Der Kranke
in der modernen Gesellschaft

„Die Anerkennung jener Rolle, die die Sozialwissenschaften für Gesundheit und Krankheit insgesamt spielen – sei's fürs Individuum, sei's für Gruppen – wird seitens der Medizin einen Meilenstein des Fortschritts der Menschheit bedeuten." Dieser Fortschritt ist eine Notwendigkeit. Die Aussage, es gäbe immer mehr Kranke im Vergleich zu früheren Zeiten, ist zwar empirisch nicht zu verifizieren; unübersehbar ist jedoch, daß Kranke in der industriellen Hochleistungsgesellschaft weniger Duldung erfahren als in agrarisch-handwerklichen Funktionszusammenhängen. Es kann nicht die Absicht sein, die Medizin an die empirische Sozialforschung auszuliefern. Das Überschreiten der naturwissenschaftlich orientierten Medizin hat vielmehr zum Ziel, eine Form der Entfremdung – die zwischen Heilkunst und Kranken – zu überwinden; die Zunahme funktionaler, der positivistischen Medizin kaum zugänglicher Leiden fordert diesen Schritt. Die Beiträge gruppieren sich relativ eng um die Titelthematik; das Paradigmatische steht im Vordergrund.

Der Kranke in der modernen Gesellschaft

Herausgegeben von
Alexander Mitscherlich
Tobias Brocher, Otto von Mering
Klaus Horn

Syndikat

CIP-Kurztitelaufnahme der Deutschen Bibliothek

Der Kranke in der modernen Gesellschaft / hrsg. von Alexander Mitscherlich ... – Frankfurt am Main : Syndikat, 1984.
(Taschenbücher Syndikat, EVA; Bd. 29)
ISBN 3-434-46029-2

NE: Mitscherlich, Alexander [Hrsg.]; GT

Taschenbücher
Syndikat / EVA Band 29

Die Originalausgabe erschien im Verlag Kiepenheuer & Witsch, Köln
Lizenzausgabe mit freundlicher Genehmigung
der Verlag Anton Hain Meisenheim GmbH, Königstein/Ts.
Motiv: Gerhard Ullmann
Reproduktion, Druck und Bindung: Hain-Druck GmbH, Meisenheim/Glan
Printed in Germany 1984
ISBN 3-434-46029-2

Inhalt

VIERTER TEIL

DIE LEISTUNGSGESELLSCHAFT ALS PATHOGENES FELD

FÜNFTER TEIL

ZUR GESELLSCHAFTLICHEN SITUATION KRANKER

SECHSTER TEIL

GESUNDHEITSVERHALTEN UND MEDIZINISCHE INSTITUTIONEN

SIEBTER TEIL

KRANKHEIT UND HEILUNGSPROZESS

ACHTER TEIL

PROBLEME DER EPIDEMIOLOGIE

Vorwort

Eine Bestimmung der Situation der Medizin in der nachliberalistischen Gesellschaft orientiert sich primär an Institutionellem: an medizinischen Verfahrensweisen, die der einzelne Arzt genauso als Norm vorfindet wie die Medizin funktionale Forderungen der Gesellschaft. Das Verlangen nach Veränderung jedoch, das aus einem solchen Versuch der Situationsbestimmung hervorgehen kann, richtet sich an jene, die sicher den Zwang jener Institutionen als praktizierende und theoretische Mediziner am eigenen Leib verspüren: als Widerspruch zwischen ihrer Absicht, Kranken zu helfen einerseits und den von der Gesellschaft an den Arzt als Rolle gestellten Aufgaben andererseits*. Eine Übermacht der Verhältnisse ins Feld zu führen, wenn es darum geht, Positionen zu überdenken, bedeutet, die Tradition der Aufklärung, aus der ja die moderne Medizin selbst hervorging, zu verlassen: Das Institutionalisierte wenigstens insofern im Griff zu behalten, indem die Notwendigkeit seiner Verselbständigung kritisch reflektiert wird, bleibt eine Aufgabe der Individuen. Die hier anhand des vorliegenden Materials vorgeschlagene Neuorientierung medizinischen Denkens ist für jene, an die sich diese Anregungen richten, eine objektive Belastung, denn hier wird nicht nur gegen besondere Bräuche einer wissenschaftlichen Disziplin argumentiert, sondern gegen eine allgemeine gesellschaftliche Tendenz, innerhalb deren sich die spezifische, bloß positivistische Entwicklung der Medizin vollzieht.

Der gemeinhin gültige, gesellschaftliche Krankheitszusammenhänge nicht kritisch reflektierende somatologische Krankheitsbegriff** kann dem kranken Individuum, dem doch der Arzt zu helfen hat, entgegen ärztlichem Selbstverständnis nicht gerecht werden. Wenn der Mediziner dieses Problem aufgreift, ficht er aber nicht nur gegen eine medizinische Tradition. Das Gewicht, das die Gesellschaft der Lebensgeschichte und dem Erleben beimißt (die beide für die Krankheit eine so große Rolle spielen), läßt aufgrund der gesamtgesellschaftlichen Entwicklung allgemein nach. Verlangt wird im soziofunktionalen Sinne in erster Linie, daß Rollenaufgaben aktuell erledigt werden, man sozialen Forderungen reibungslos gehorcht. In dem Maße, wie der gesellschaftliche Funktionszusammenhang sich verdichtet, erlaubt diese Tendenz zur Integration immer weniger das Sich-Aussondern als Individuum. Insofern dies eine Gesamttendenz ist, ist es so schwer, ihr partikular, auf einem bestimmten Gebiet,

* Vgl. König, Gerhard, Die ärztliche Praxis als Problemfeld, in: *ÄM*, Nr. 17 v. 27. 4. 1963, S. 948–958.

** Vgl. Mitscherlich, Alexander, Zur Soziologie des ärztlichen Berufes, in: *Festgabe für Carlo Schmid*, herausgegeben von Th. Eschenburg, Th. Heuss, G. A. Zinn unter Mitwirkung von W. Hennis, Tübingen 1962, S. 129 ff.

entgegenzuwirken. Mag sie nun beim Arzt als »Funktionsüberbürdung«* überhaupt erscheinen, als Forderung nach einer spezifischen medizinischen Arbeitsweise, die aus einer innerwissenschaftlichen Entwicklung, aus der Differenzierung von Diagnostik und therapeutischen Verfahren hervorgeht, oder aber in der spezifischen gesellschaftlichen Forderung nach rechtserheblichen Diagnosen, wo diese nach den Regeln der ärztlichen Kunst nicht gestellt werden können, zutage treten**, immer spürt der Arzt praktisch den Antagonismus zwischen der gesellschaftlichen Forderung an seine Rolle und dem Bedürfnis des Kranken. Daß der Arzt auf diesen Widerspruch aufmerksam gemacht wird, ist sicher nur sinnvoll, wenn es wie hier in einem größeren Zusammenhang geschieht. Diese objektive Zumutung ersparen zu wollen hieße jedoch, den Ernst zu unterschätzen, mit dem die Ärzte ihre Aufgabe wahrnehmen; es hieße auch zu vergessen, daß nur ein Bewußtsein, das der sachkundigen Spontaneität fähig ist, Traditionen fruchtbar weiterentwickeln kann, aufklärerische Traditionen, die aufgrund ihrer einseitigen Entwicklung in Mythologie umzuschlagen drohen, wie es bei der bloß naturwissenschaftlichen Medizin der Fall werden könnte. Denn im Verlauf der fortschreitenden Differenzierung der naturwissenschaftlichen Medizin hat die Heilkunde den Kranken als integrale Einheit, der mehr als die Summe seiner Organe ist, aus den Augen verloren. Kein solipsistisches Wesen, sondern zu gesellschaftlicher Kooperation genötigt, ist diese fühlende und denkende Einheit jedoch auf eine Medizin angewiesen, die über Organbehandlung und medizinische Statistik hinausgeht. »Die Anerkennung jener Rolle, die die Sozialwissenschaften für Gesundheit und Krankheit insgesamt spielen – sei's fürs Individuum, sei's für Gruppen –, wird seitens der Medizin einen Meilenstein des Fortschritts der Menschheit bedeuten***.« Dieser Fortschritt ist eine Notwendigkeit. Denn zwar die Aussage, es gäbe immer mehr Kranke im Vergleich zu früheren Zeiten, empirisch nicht zu verifizieren; unübersehbar ist jedoch, daß Kranke in der industriellen Hochleistungsgesellschaft weniger Duldung erfahren als in agrarisch-handwerklichen Funktionszusammenhängen.

Wenn im Rahmen dieses Problemhorizontes die psychosomatische Medizin einen hervorragenden Platz einnimmt, geht es nicht etwa darum, Medizin und Magie in romantischer Weise einander wieder näherzubringen, sondern das scheinbar Magische dieser Zusammenhänge wissenschaftlich zu kontrollieren. Es kann auch nicht die Absicht sein, die Medizin an die empirische Sozialforschung auszuliefern. Das Transzendieren der naturwissenschaftlich orientierten Medizin hat vielmehr zum Ziel, eine Form der Entfremdung – die zwischen Heilkunst und Kranken – zu überwinden; die Zunahme funktionaler, der positivistischen Medizin kaum zugänglicher Leiden fordert diesen Schritt.

* Vgl. Mitscherlich, lit. cit., S. 132.

** Vgl. König, lit. cit., S. 954.

*** Galdston, Iago, Hrsg., *Social Medicine. Its Derivations and Objectives.* The New York Academy of Medicine. Institute on Social Medicine, 1947, The Commonwealth Fund, New York 1949, S. IX.

Der Soziologe wird den Arbeiten entnehmen können, daß er sich vor Schlüssen hüten muß, die jeden spezifischen Krankheitsfall vorschnell unter ihm geläufige Kategorien subsumieren. Seine Kritik am ideologischen Bewußtsein der Medizin – die ja *den Menschen,* von dem sie immer redet, schon gar nicht mehr behandelt, sondern nur seine Organe! – schießt über das Ziel hinaus, wenn er der Medizin die eigene wissenschaftliche Basis aberkennen und sie eingemeinden will; die wesentliche Seite der Heilkunde, so soziologisch diese auch fundiert sein müßte, bleibt der Umgang mit dem kranken Individuum. Der Mediziner hingegen wird sehen, daß jener zu diagnostizierende und zu heilende Kranke gerade auch in seiner Individualität von etwas Allgemeinem geprägt ist, eben von seiner Gesellschaft, und daß dieses Allgemeine jenseits der bloßen Summierung von Einzelfällen eine eigene Qualität hat – der Leistungszwang zum Beispiel –, ein Bereich, der Gegenstand der Soziologie ist. Adäquat angelegte gemeinsame Problemlösungsversuche von Medizinern und Soziologen werden diese Spannung zwischen Individuum und Gesellschaft in ihrem jeweiligen Gegenstand neu entdecken müssen, wenn sie ihm gerecht werden wollen.

Solches Problembewußtsein zu schaffen war die Absicht der Herausgeber. Insofern ist dieser Reader eine Einführung in medizinsoziologisches Denken*. Zugunsten dieses Problembewußtseins mußte auf Vollständigkeit der Darstellung einzelner und auf viele medizinsoziologische Probleme überhaupt verzichtet werden**, die aufzuzählen müßig wäre. Die Beiträge gruppieren sich relativ eng um die Titelthematik; das Paradigmatische steht im Vordergrund.

Den Autoren, Herausgebern und Verlegern, die uns das Zusammenstellen des Bandes ermöglichten, fühlen wir uns verpflichtet. Dank schulden wir Herrn Dr. Carl Nedelmann für seine Ratschläge; insbesondere aber Fräulein Jutta Walter für ihre geduldige, gewissenhafte und konstruktive Mitarbeit.

Die Herausgeber

* Andere Einführungen sind z. B. Simmons, Leo W. u. Wolff, Harold G., *Social Science in Medicine.* Russel Sage Foundation, New York 1954; sowie: Scott, W. R. und Volkart, E. H. (eds.), *Medical Care: Readings in the Sociology of Medical Institutions,* London 1966.

** Als Handbücher sind zu nennen: Freeman, Howard E.; Levine, Sol u. Reeder, Leo G., Hrsg., *Handbook of Medical Sociology,* Englewood Cliffs, New York 1963; sowie: Jaco, E. Gartley, Hrsg., *Patients, Physicians and Illness,* Glencoe, Ill. 1958. Eine gute Bibliographie ist: Pearsall, Marion, *Medical Behavioral Science. A Selected Bibliography of Cultural Anthropology, Social Psychology and Sociology in Medicine,* University of Kentucky Press 1963.

Einen guten Übersichtartikel über die Zusammenarbeit von Medizin und Sozialwissenschaften mit ausführlicher Bibliographie gibt Steven Polgar, Health and Human Behavior: Areas of Interest Common to the Social and Medical Sciences. In: *Current Anthropology* 3 (1962), S. 159–205.

ERSTER TEIL

Exkurs

In einer der ersten größeren deutschsprachigen Veröffentlichungen auf dem Gebiet der Medizinsoziologie stellt Thure von Uexküll* fest, daß die soziale Medizin, die sich wesentlich auf die »Zusammenhänge zwischen Infektionsmodus und Art und Weise des Zusammenlebens der Menschen« beschränkte, bereits ein Fortschritt war gegenüber jener medizinischen Perspektive, die nur das gemeinsame Wirken von inneren und äußeren Naturgesetzlichkeiten untersuchte. Aber erst die auf mehrere Ursprünge zurückzuführende moderne psychosomatische Medizin habe eine wirkliche Brücke zwischen Medizin und Soziologie geschlagen, weil erst durch sie auch für das medizinische Denken das entscheidende Faktum relevant wurde: der Mensch ist Zoon politikon; er erarbeitet sich sein Leben im gesellschaftlichen Verband, indem er äußere und innere Natur umformt**. Dieses spezifische, gesellschaftlich vermittelte Zusammenwirken von Körper und Geist rechtfertigt es, zunächst einen Blick auf die Geschichte der psychosomatischen Medizin zu werfen, die potentiell eine gelungene Integration medizinischer und soziologischer Erkenntnisse ist. Freilich war diese neue medizinische Perspektive erst möglich, nachdem sowohl der naturwissenschaftliche Aspekt hochdifferenziert als auch die Methoden der psychosomatischen Forschung, vor allem die Psychoanalyse, erarbeitet waren. Der vorliegende Exkurs soll aus der historischen Distanz diese Entwicklung veranschaulichen.

Hufelands *Makrobiotik*, die 1796 als Werk über »Die Kunst, das menschliche Leben zu verlängern« erschien, ist der Höhepunkt einer seit den Pythagoreern tradierten Naturheillehre. Hufeland schreibt eine aufgeklärte »Diätetik« für Kranke und Gesunde. Ohne in den Irrationalismus der romantischen Medizin zu verfallen – Naturheilkunde und Medizin waren noch nicht prinzipiell getrennt – steht bei ihm, der Körper und Seele als einheitlichen Wirkungszusammenhang begreift, die Bedeutungsdiagnose im Vordergrund; in der Zustandsdiagnose sieht er eine bloße Rubrifizierung naturwissenschaftlicher Sachverhalte, die allein der Therapie nicht dienlich sind. Denn für Hufeland, der sich auf Kant beruft, ist der Mensch ein moralisches Wesen: die natürlichen Kräfte ausnutzend, begreift er es als sittliche Pflicht, durch Selbstbeherrschung das Leben zu verlängern. Hufeland sieht das Physische in einem teleologischen Zusammenhang: es ist auf einen höheren Zweck hin angelegt, die Vernunft hat den Körper dem Sittengesetz unterzuordnen. Zu Recht nennt ihn Berg einen »Künder der Prophylaxe«***.

* Thure von Uexküll, Was kann ein Spezialsystem soziologische Medizin für eine allgemeine Medizin leisten? *Kölner Zeitschrift für Soziologie und Sozialpsychologie*, Sonderh. 3: *Probleme der Medizinsoziologie*. Köln und Opladen 1958, S. 58–79, hier S. 62 ff.

** Vgl. dazu Einleitung zum 4. Teil, Seite 155.

*** Alexander Berg, Hufeland als Sozialhygieniker. In: *Deutsches Ärzteblatt*, Nr. 9/1964, S. 498–506.

Hufeland nimmt das platonische Bild vom Reiter und Pferd wieder auf. Er stellt sich in die idealistische Tradition. Der Reiter – die Vernunft – muß das Pferd – den Leib – lenken. Erst durch Freud wird dieser Optimismus der Aufklärung, daß es dazu nur des Willens bedürfe, in Frage gestellt: Das Ich lenkt das Pferd nur mit geborgten Kräften und, wie Nietzsche es schon beschrieb, oft dorthin, wohin das Pferd will*. Hufeland spricht noch von einem tödlichen Sturz, wenn sich der Mensch dem Tierischen unterwirft.

Hufeland sandte seine *Makrobiotik* an Kant als Huldigung zu dessen 74. Geburtstag und erhielt schon wenige Wochen später eine Abhandlung als Gegengabe: *Von der Macht des Gemüts, durch bloßen Vorsatz seiner krankhaften Gefühle Meister zu sein.* Erst 1827 erschien diese Schrift in Buchform. Kant fordert im Sinne des Sittengesetzes auf, den Geist gegenüber dem Körper zu stärken und körperlichen Beeinträchtigungen, die sich dem Geist nicht unterwerfen wollen, nur nachzugehen, wenn eine Ursache zu finden ist, die abzuwenden möglich erscheint. Kann eine solche Ursache nicht gefunden oder eine gefundene nicht beseitigt werden, so habe pflichtgemäß die ungeteilte Aufmerksamkeit sich sogleich den täglichen Geschäften wieder zuzuwenden, um in solchem Agieren die vom Körper gesetzte Hemmung zu überwinden. Das »wahre Ich« wird »niemals krank«. Kants aufklärerischer Optimismus bekämpft unerbittlich die Grenze des Unbewußten, die habituelle Schwäche des Ich gegenüber den Bedürfnissen seiner physischen Basis und dem gesellschaftlichen Druck. Die Schwächen des Geistes galten im bürgerlichen Zeitalter als moralische Defekte, die gesellschaftliche Irrationalität nicht implizierten.

Trotz seines Vertrauens in die Vernunft sieht Kant, der den Traum schon als Wächter des Schlafes verstanden wissen wollte, daß Probleme auftauchen können, gegenüber denen der Geist versagt. Nicht nur bei Alterskrankheiten, sondern zum Beispiel auch bei der Hypochondrie bemerkte er die Nutzlosigkeit des bloßen Vorsatzes, die Herrschaft über sich selbst wiedergewinnen zu wollen. Doch erst Freuds Lehre vom Widerstand gegen die ins Unbewußte verdrängten Triebregungen bringt diese frühen Einsichten in den systematischen Zusammenhang eines wissenschaftlichen Kategoriengefüges. Kants Einsicht, daß das Sittengesetz »nicht für alles« helfe, kam bei Freud zu einer späten Differenzierung.

Allerdings hat auch Freud niemals die Moralität, die Tatsache aus den Augen verloren, daß die Menschen mit Verantwortung für sich selbst belastet sind. Nur sind die Mittel, welche dieses Verantwortungsvermögen zurückgeben, bei Freud um ebensoviel differenzierter, wie die moderne psychosomatische Medizin es gegenüber der Hufelands ist.

Aber diese Verbesserung der Mittel bedeutet zugleich auch eine Ausdehnung der Problematik. Der Fortschritt der Naturbeherrschung erweitert den von den Menschen selbst handhabbaren Bereich. Was zunächst als bloß moralisches Problem erscheinen mochte, zeigte sich in seiner konkret historischen gesellschaftlichen Dimension. In derselben Zeit, in der Hufeland die extrem idealistische *Makrobiotik* schrieb,

* Sigmund Freud, Das Ich und das Es. In: *Gesammelte Werke*, Bd. XIII, S. 253.

hob Schiller in den *Briefen zur ästhetischen Erziehung des Menschen* (1795) bereits hervor, daß die Kultur selbst es sei, die ihre Individuen zerstückelt, verformt und verelendet. Jahrzehnte später wies Marx den ökonomischen Grund solcher Verelendung nach. Als schließlich Freud die Einsicht in die Funktion der Gesellschaft um die psychologische Dimension erweitert hatte, waren die Interaktionen einer Gesellschaft und deren psychische Repräsentanzen in den Individuen enthüllt und gaben den Blick frei auf somatische und psychische Deformationen, die auch aus dem Fortschritt der Naturbeherrschung folgen.

Die Medizin jedoch klammerte diese gesellschaftlichen Implikationen weiter aus und reduzierte sich weitgehend auf bloß naturwissenschaftlich orientierte Verfahrensweisen. So verfehlte sie in Diagnose und Therapie die gesellschaftliche Verflochtenheit der Ätiologie und blieb insofern dem Kreis der dogmatischen Wissenschaften verhaftet. Den Anspruch, den Kant und Hufeland ebenso an sie stellten wie Freud, kann die Medizin erst in einer neuen Orientierung erfüllen. Erst dann wird die Medizin ihrer moralischen Verantwortung gerecht: den Menschen zur Herrschaft über sich selbst zu verhelfen.

Aus Hufelands *Makrobiotik* und Kants von Hufeland kommentierter Replik auf diese Schrift legen wir hier Auszüge vor.

Eine frühe Diskussion über psychosomatische Probleme

CHRISTOPH WILHELM HUFELAND – IMMANUEL KANT

VORREDE ZUR MAKROBIOTIK

Christoph Wilhelm Hufeland

Das menschliche Leben ist, physisch betrachtet, eine eigentümliche, animalisch-chemische Operation, eine Erscheinung, durch die Konkurrenz vereinigter Naturkräfte und immer wechselnder Materien bewirkt. Diese Operation muß, so wie jede andere physische, ihre bestimmten Gesetze, Grenzen und Dauer haben, insofern sie von dem Maß der verliehenen Kräfte und Materie, ihrer Verwendung und manchen anderen äußeren und inneren Umständen abhängt; aber sie kann, so wie jede physische Operation, befördert und gehindert, beschleunigt oder retardiert werden. Durch Festsetzung richtiger Grundsätze über ihr Wesen und ihre Bedürfnisse und durch Erfahrung lassen sich die Bedingungen bestimmen, unter welchen dieser Prozeß beschleunigt und verkürzt oder retardiert und also verlängert werden kann; es lassen sich hierauf Regeln der diätetischen und medizinischen Behandlung des Lebens zur Verlängerung desselben bauen, und es entsteht daraus eine eigene Wissenschaft, die *Makrobiotik* oder die Kunst, das Leben zu verlängern, die den Inhalt des gegenwärtigen Buches ausmacht.

Man darf diese Kunst nicht mit der gewöhnlichen Medizin oder medizinischen Diätetik verwechseln, sie hat andere Zwecke, andere Mittel, andere Grenzen. Der Zweck der Medizin ist Gesundheit, der der Makrobiotik hingegen langes Leben. Die Mittel der Medizin sind nur auf den gegenwärtigen Zustand und dessen Veränderung berechnet, die der Makrobiotik aber aufs Ganze. Dort ist es genug, wenn man imstande ist, die verlorene Gesundheit wiederherzustellen; aber man fragt sich dabei nicht, ob durch die Art, wie man die Gesundheit wiederherstellt, das Leben im ganzen verlängert oder verkürzt wird, welches letztere bei manchen Methoden der Medizin der Fall ist. Die Medizin muß jede Krankheit als ein Übel ansehen, das nicht bald genug weggeschafft werden kann, die Makrobiotik zeigt, daß manche Krankheiten Verlängerungsmittel des Lebens werden können. Die Medizin sucht, durch stärkende und andere Mittel jeden Menschen auf den höchsten Grad seiner physischen Vollkommenheit und Stärke zu erheben; die Makrobiotik aber zeigt, daß es auch hier ein Maximum gibt und daß ein zu weit getriebener Grad von Stärkung das Mittel werden kann, das Leben zu beschleunigen und folglich zu verkürzen. Die praktische Medizin ist also, in Beziehung auf die Makrobiotik, nur als eine Hilfswissenschaft zu betrachten, die einen Teil der Lebensfeinde, die Krankheiten, erkennen, verhüten und wegschaffen lehrt, die aber selbst dabei den höheren Gesetzen der Makrobiotik untergeordnet werden muß.

Erschienen zwischen 1796 und 1827, Halle/Saale, o. J.

Langes Leben war von jeher ein Hauptwunsch, ein Hauptziel der Menschheit; aber wie verworren, wie widersprechend waren und sind noch jetzt die Ideen über seine Erhaltung und Verlängerung! Der strenge Theologe lächelt über solche Unternehmungen und fragt: Ist nicht jedem Geschöpf sein Ziel bestimmt, und wer vermag ein Haarbreit seiner Länge oder eine Minute seiner Lebensdauer zuzusetzen? Der praktische Arzt ruft uns zu: Was sucht ihr nach besonderen Mitteln der Lebensverlängerung? Braucht meine Kunst, erhaltet Gesundheit, laßt keine Krankheit aufkommen, und die, welche sich etwa einstellen, heilen; dies ist der einzige Weg zum langen Leben. Der Adept zeigt uns sein Lebenselixir und versichert, nur wer diesen verkörperten Lebensgeist fleißig einnehme, könne hoffen, alt zu werden. Der Philosoph sucht das Problem so zu lösen, daß er den Tod verachten und das Leben durch intensiven Gebrauch verdoppeln lehrt. Die zahllose Legion von Empirikern und Quacksalbern hingegen, die sich des großen Haufens bemeistert haben, erhält ihn in dem Glauben, daß kein besseres Mittel alt zu werden sei, als zur rechten Zeit Ader zu lassen, zu schröpfen, zu purgieren usf.

Es schien mir also nützlich und nötig, die Begriffe über diesen wichtigen Gegenstand zu berichtigen und auf gewisse einfache und feste Grundsätze zurückzuführen, wodurch diese Lehre Zusammenhang und systematische Ordnung bekäme, die sie bisher nicht hatte.

Seit acht Jahren ist dieser Gegenstand die Lieblingsbeschäftigung meiner Nebenstunden gewesen, und ich würde mich sehr freuen, wenn sie anderen auch nur halb soviel Unterhaltung und Nutzen schaffen sollte, als sie mir verschafft hat. Ja, selbst in den zeitherigen traurigen und menschenverschlingenden Zeiten fand ich meine beste Tröstung und Aufheiterung darin, an der Aufsuchung der Mittel zur Verlängerung des Lebens zu arbeiten.

Mein Hauptzweck war zwar allerdings der, die Lehre von der Kunst der Lebensverlängerung systematisch zu gründen und die Mittel dazu anzugeben; aber unvermerkt bekam sie noch einige Nebenzwecke, die ich hier anführen muß, um die Beurteilung des Ganzen dadurch zu berichtigen. Einmal nämlich schien mir dies der beste Weg zu sein, um mancher diätetischen Regel ein höheres Interesse und allgemeinere Gültigkeit zu geben, weil ich immer fand, daß es weit weniger Eindruck machte, wenn man sagte, diese oder jene Sache, diese oder jene Lebensweise ist gesund oder ungesund (denn dies ist relativ, hängt von der stärkeren oder schwächeren Konstitution und andern Nebenumständen ab und bezieht sich auf die unmittelbaren Folgen, die gar oft außen bleiben und dem Nichtarzt das ganze Vorgeben unglaublich machen), als wenn man den Satz so stellte: Diese Dinge, diese Lebensarten verlängern oder verkürzen das Leben. Denn dies hängt weniger von Umständen ab und kann nicht nach den unmittelbaren Folgen beurteilt werden. Zweitens wurde diese Arbeit unvermerkt ein Archiv, in welchem ich mehrere meiner Lieblingsideen niederlegte, wobei ich mich auch wohl zuweilen mancher kosmopolitischen Digression überließ und mich freute, diese Ideen an einen so schönen, alles verbindenden Faden, als der Lebensfaden ist, anreihen zu können.

Nach dem Standpunkte, den ich bei Betrachtung meines Gegenstandes nehmen mußte, war es natürlich, daß ich ihn nicht bloß medizinisch, sondern auch moralisch behandelte. Wer kann vom menschlichen Leben schreiben, ohne mit der moralischen Welt in Verbindung gesetzt zu werden, der es so eigentümlich zugehört? Im Gegenteil habe ich bei dieser Arbeit es mehr als je empfunden, daß sich der Mensch und sein höherer moralischer Zweck auch physisch schlechterdings nicht trennen lassen, und ich darf es vielleicht dieser Schrift als ein kleines Verdienst anrechnen, daß sie nicht allein die Wahrheit und den Wert der moralischen Gesetze in den Augen vieler dadurch erhöht, daß sie ihnen die Unentbehrlichkeit derselben auch zur physischen Erhaltung und Verlängerung des Lebens zeigt, sondern daß sie auch mit unwiderleglichen Gründen dartut, daß schon das Physische im Menschen auf seine höhere moralische Bestimmung berechnet ist, daß dieses einen wesentlichen Unterschied der menschlichen Natur von der tierischen macht und daß ohne moralische Kultur der Mensch unaufhörlich mit seiner eignen Natur im Widerspruch steht sowie er hingegen durch sie auch physisch erst das vollkommenste Geschöpf wird. Wäre ich doch so glücklich, auf diese Weise einen doppelten Zweck zu erreichen, nicht bloß die Menschen gesunder und länger lebend, sondern auch durch das Streben danach besser und sittlicher zu machen. Wenigstens kann ich versichern, daß man eins ohne das andere vergebens suchen wird, nur daß physische und moralische Gesundheit so genau verwandt sind wie Leib und Seele. Sie fließen aus gleichen Quellen, schmelzen in eins zusammen und geben vereint erst das Resultat der veredelten und vollkommenen Menschennatur.

...

Übrigens will ich im voraus recht gern zugeben, daß manches anders, manches vollständiger, manches besser sein könnte. Ich bin zufrieden mit der süßen Überzeugung, die mir niemand rauben wird, daß das wenigstens, was ich geschrieben habe, Nutzen stiften kann, ja Nutzen stiften wird.

Jena, im Julius 1796

EINLEITUNG IN DIE MAKROBIOTIK

Christoph Wilhelm Hufeland

Der Geist allein lebt. – Das Leben des Geistes allein ist wahres Leben.

Das Leben des Leibes muß jenem immer untergeordnet und von ihm beherrscht werden, nicht umgekehrt der Geist sich den Launen, Stimmungen und Trieben des Körpers unterordnen, wenn das wahre Leben erhalten werden soll.

Die große Wahrheit wurde von jeher von den Weisesten dieser Welt als der Grundpfeiler aller Sittlichkeit, aller Tugend, aller Religion, genug alles dessen, was groß und göttlich ist im Menschen und sonach auch aller wahren Glückseligkeit, betrachtet und gepredigt

Sie kann aber nicht oft genug wiederholt werden, da es dem natürlichen Menschen immer näher liegt und bequemer ist, leiblich zu leben als geistig, noch mehr, wenn, wie in den neuesten Zeiten geschehen, selbst die Philosophie, sonst die Trägerin des geistigen Lebens, in dem Identitätssystem den Unterschied zwischen Geist und Körper ganz aufhebt und sowohl Philosophen als Ärzte die Abhängigkeit des Geistes von dem Körper dergestalt in Schutz nehmen, daß sie selbst alle Verbrechen damit entschuldigen, Unfreiheit der Seele als ihre Quelle darstellen und es bald dahin gekommen sein wird, daß man gar nichts mehr Verbrechen nennen kann.

Aber wohin führt diese Ansicht? – Ist sie nicht geradezu göttlichen und menschlichen Gesetzen entgegen, die ja auf jene Grundlage gebaut sind? – Führt sie nicht zum gröbsten Materialismus? Vernichtet sie nicht alle Moralität, alle Kraft der Tugend, die eben in dem Leben der Idee und ihrer Herrschaft über das Leibliche besteht? – Und somit alle wahre Freiheit, Selbständigkeit, Selbstbeherrschung, Selbstaufopferung, genug das Höchste, was der Mensch erreichen kann: den Sieg über sich selbst.

Ewig wahr bleibt das Sinnbild, den Menschen als den Reiter eines wilden Pferdes sich zu denken; einen vernünftigen Geist mit einem Tiere vereinigt, das ihn tragen und mit der Erde verbinden, aber von ihm nun wiederum geleitet und regiert werden soll. Es zeigt die Aufgabe seines ganzen Lebens. Besteht sie nicht darin, diese Tierheit in ihm zu bekämpfen und der höheren Macht unterzuordnen? Nur dadurch, daß er sich dies Tier unterwirft und sich möglichst unabhängig davon macht, wird sein Leben regelmäßig, vernünftig, sittlich und so nur wahrhaft glücklich. Läßt er dem Tier die Oberhand, so geht es mit ihm durch, und er wird ein Spiel seiner Launen und Sprünge – bis zum tödlichen Sturze.

Aber nicht bloß für das höhere geistige Leben und dessen Gesundheit bedarf es dieser psychischen Selbstbeherrschung, sondern sie dient ebensosehr zur Erhaltung und Vervollkommnung des physischen Lebens und zu dessen Gesundheit und wird dadurch eins der wichtigsten Diät- und Heilmittel.

Wir wollen keineswegs den Einfluß des Leiblichen auf das Geistige leugnen. Aber ebenso auffallend, ja noch größer ist die psychische Macht des Geistes über das Leibliche. Sie kann Krankheiten erregen und heilen. Ja, sie kann töten und lebendig machen. Sehen wir nicht sehr häufig durch Schrecken und andere Leidenschaften, also durch geistigen Einfluß, Epilepsie, Ohnmachten, Lähmungen, Blutflüsse und eine Menge anderer Krankheiten, ja, den Tod selbst entstehen? – Und woran stirbt ein solcher Mensch? Lediglich an einer gewaltsamen, dem Blitzstrahl ähnlichen Einwirkung des Geistes auf den Körper. – Wie oft sind nicht die schwersten Krankheiten durch nichts anderes geheilt als durch Freude, Erhebung und Erweckung des Geistes! Der lange an der Zunge gelähmte Sohn des Krösus bekommt die Sprache wieder, als man seinen Vater ermorden will. Pinel sah, daß bei der allgemeinen leidenschaftlichen Aufregung, welche die Französische Revolution hervorbrachte, eine Menge seit Jahren kränklicher und schwächlicher Menschen gesund und stark wurden und besonders die gewöhnlichen Nervenübel der vornehmen und müßigen Stände ganz verschwanden. – Ja, ich sage nicht zu viel, wenn ich behaupte, daß der größte Teil unsrer langwierigen Nervenkrankheiten und sogenannten Krämpfe gar nichts anderes ist als Trägheit und Passivität des Geistes, die Folge des schlaffen Hingebens an körperliche Gefühle und Einflüsse.

Wer kann leugnen, daß es Wunder und Wunderheilungen gibt? – Aber was sind sie anders als Wirkungen des festen Glaubens entweder an himmlische Kräfte oder auch an irdische und folglich Wirkungen des Geistes?

Jedermann kennt die Kraft der Imagination. Niemand zweifelt daran, daß es eingebildete Krankheiten gibt und daß eine Menge Menschen an nichts anderem krank sind als an der Krankheitseinbildung. Ist es nun aber nicht ebensogut möglich und unendlich besser, sich einzubilden, gesund zu sein? Und wird man nicht dadurch ebensogut seine Gesundheit stärken und erhalten können als durch das Gegenteil, die Krankheit?

Als ein Beitrag zu dieser wichtigen Lehre und als Beförderungsmittel der Herrschaft und Heilkraft des Geistes über den Körper mögen auch folgende Worte Kants, die letzten, die dieser große Geist zu uns gesprochen, dienen. Er schrieb sie auf meine Veranlassung vor dreißig Jahren, und gern habe ich der Aufforderung des Herrn Verlegers zu einem neuen besonderen Abdrucke gewillfahrt und sie mit einigen Bemerkungen versehen. Mögen sie ihren Zweck erreichen.

ADRESSE IMMANUEL KANTS AN CHRISTOPH WILHELM HUFELAND

Daß meine Danksagung für das an mich bestellte Geschenk Ihres lehrreichen und angenehmen Buchs *»von der Kunst, das menschliche Leben zu verlängern«* selbst auf ein langes Leben berechnet gewesen sein dürfte, möchten Sie vielleicht aus dem Datum dieser meiner Antwort vom Januar dieses Jahres zu schließen Ursache haben; wenn das Altgewordensein nicht schon die öftere *Vertagung* wichtiger Beschlüsse bei sich führte, dergleichen doch wohl der des Todes ist, welcher sich immer zu früh uns anmeldet und den man warten zu lassen an Ausreden unerschöpflich ist.
Sie verlangen von mir »ein Urteil über Ihr Bestreben, das Physische im Menschen moralisch zu behandeln, den ganzen, auch physischen Menschen als ein auf Moralität berechnetes Wesen darzustellen und die moralische Kultur als unentbehrlich zur physischen Vollendung der überall nur in der Anlage vorhandenen Menschennatur zu zeigen«, und setzen hinzu: »Wenigstens kann ich versichern, daß es keine vorgefaßte Meinungen waren, sondern ich durch die Arbeit und Untersuchung selbst unwiderstehlich in diese Behandlungsart hineingezogen wurde.« – Eine solche Ansicht der Sache verrät den Philosophen, nicht den bloßen Vernunftkünstler; einen Mann, der nicht allein die von der Vernunft verordneten *Mittel* der Ausführung, wie sie die Erfahrung darbietet, zu seiner Heilkunde mit der Geschicklichkeit, sondern als gesetzgebendes Glied im Corps der Ärzte aus der reinen Vernunft hernimmt, welche zu dem, was *hilft*, auch das, was zugleich an sich *Pflicht* ist, mit Weisheit zu verordnen weiß: so, daß moralisch-praktische Philosophie zugleich eine Universalmedizin abgibt, die zwar nicht allen für alles hilft, aber doch in keinem Rezepte fehlen darf.

Dieses Universalmittel betrifft aber nur die *Diätetik*, das ist, es wirkt nur *negativ*, als Kunst, Krankheiten *abzuhalten*. Dergleichen Kunst aber setzt ein Vermögen voraus, das nur Philosophie oder der Geist derselben, den man schlechthin voraussetzen muß, geben kann. Auf diesen bezieht sich die oberste diätetische Aufgabe, welche in dem Thema enthalten ist:

VON DER MACHT DES GEMÜTS DES MENSCHEN, ÜBER SEINE KRANKHAFTEN GEFÜHLE DURCH DEN BLOSSEN FESTEN VORSATZ MEISTER ZU SEIN

Immanuel Kant

Die die Möglichkeit dieses Ausspruchs bestätigenden Beispiele kann ich nicht von der Erfahrung *anderer* hernehmen, sondern zuerst nur von der an mir selbst angestellten, weil sie aus dem Selbstbewußtsein hervorgeht und sich nachher allererst andere fragen läßt: ob es nicht auch sie ebenso in sich wahrnehmen. – Ich sehe mich also genötigt, mein Ich *laut* werden zu lassen, was im dogmatischen Vortrage Unbescheidenheit verrät, aber Verzeihung verdient, wenn es nicht gemeine Erfahrung, sondern ein inneres Experiment oder eine Beobachtung betrifft, welche ich zuerst an mir selbst angestellt haben muß, um etwas, was nicht jedermann von selbst und ohne darauf geführt zu sein beifällt, zu seiner Beurteilung vorzulegen. – Es würde tadelhafte Anmaßung sein, andere mit der inneren Geschichte meines Gedankenspiels unterhalten zu wollen, welche zwar subjektive Wichtigkeit für mich, aber keine objektive für jedermann geltende enthält, doch da dieses Aufmerken auf sich selbst und die daraus hervorgehende Wahrnehmung nicht so gemein, sondern eine Sache ist, die es bedarf und verdient, daß jeder dazu aufgefordert werde, so kann dieser Übelstand, mit seinen Privatempfindungen andere zu unterhalten, wenigstens verzeihlich erscheinen.

Ehe ich nun mit dem Resultat meiner, in Absicht auf Diätetik angestellten Selbstbeobachtung aufzutreten wage, muß ich noch etwas über die Art bemerken, wie Herr Hufeland die Aufgabe der Diätetik stellt, das ist der Kunst, Krankheiten *vorzubeugen*, im Gegensatz mit der *Therapeutik*, sie zu heilen

Er nennt sie »die Kunst, das menschliche Leben zu verlängern«.

Er nimmt seine Benennung von demjenigen her, was die Menschen am sehnsüchtigsten wünschen, ob es gleich vielleicht weniger wünschenswert sein dürfte. Sie möchten zwar gern zwei Wünsche zugleich haben: nämlich *lange* zu leben und dabei *gesund zu sein;* aber der erstere Wunsch hat den letzteren nicht zur notwendigen Bedingung, sondern er ist unbedingt. Laßt den Hospitalkranken jahrelang auf seinem Lager leiden und darben und ihn oft wünschen hören, daß ihn der Tod je eher je lieber von dieser Plage erlösen möge; glaubt ihm nicht, es ist nicht sein Ernst. Seine Vernunft sagt es ihm zwar vor, aber der Naturinstinkt will es anders. Wenn er dem Tode als seinem Befreier (Jovi liberatori) winkt, so verlangt er doch immer noch eine kleine Frist und hat immer irgendeinen Vorwand zur *Vertagung* (procrastinatio) seines peremtorischen Dekrets. Der in wilder Entrüstung gefaßte Entschluß des Selbstmörders, seinem Leben ein Ende zu machen, macht hiervon keine Ausnahme, denn er ist die Wirkung eines bis zum Wahnsinn exaltierten Affekts. – Unter den zwei Verheißungen für die Befolgung der Kindespflicht – »auf daß dir es wohl gehe und du lange lebest auf Erden« – enthält die letztere, die stärkere Triebfeder, selbst im Urteile der Vernunft, nämlich als Pflicht, deren Beobachtung zugleich *verdienstlich* ist.

Die Pflicht, das *Alter zu ehren,* gründet sich nämlich nicht auf die billige Schonung, die man den Jüngeren gegen die Schwachheit der Alten zumutet, denn diese ist kein Grund zu einer ihnen schuldigen *Achtung.* Das Alter will vielmehr für etwas *Verdienstliches* angesehen werden; ihm wird *Verehrung* zugestanden, nicht etwa weil Nestorjahre zugleich durch viele und lange Erfahrung erworbene *Weisheit* zur Leitung der jüngeren Welt bei sich führen, sondern nur, weil, wenn keine Schande dasselbe befleckt hat, der Mann, welcher sich so lange erhalten hat, das ist der Sterblichkeit als dem demütigendsten Ausspruch, der über ein vernünftiges Wesen nur gefällt werden kann – »du bist Erde und sollst Erde werden« –, so lange hat ausweichen und gleichsam der Unsterblichkeit hat abgewinnen können, weil, sage ich, ein solcher Mann sich so lange lebend erhalten und zum Beispiel aufgestellt hat.

Mit der *Gesundheit,* als dem zweiten natürlichen Wunsche, ist es dagegen nur mißlich bewandt. Man kann sich gesund *fühlen* (aus dem behaglichen Gefühl seines Lebens urteilen), nie aber wissen, daß man gesund sei. – Jede Ursache des natürlichen Todes ist Krankheit: man mag sie fühlen oder nicht. – Es gibt viele, von denen man sagt, ohne sie eben verspotten zu wollen, daß sie immer *kränkeln* und nie *krank* werden können; deren Diät ein immer wechselndes Abschweifen und Wiedereinbeugen ihrer Lebensweise ist und die es im Leben, wenngleich nicht den Kraftäußerungen, doch der Länge nach, weit bringen. Wie viele aber meiner Freunde oder Bekannten habe ich nicht überlebt, die sich einer einmal angenommenen ordentlichen Lebensart, einer völligen Gesundheit rühmten, während der Keim des Todes (die Krankheit), der Entwicklung nahe, unbemerkt in ihnen lag, und der, welcher sich gesund *fühlte,* nicht *wußte,* daß er krank war; denn die *Ursache* eines natürlichen Todes kann man doch nicht anders als Krankheit nennen. Die *Kausalität* aber fühlt man nicht, dazu gehört Verstand, dessen Urteil irrig sein kann, indessen das Gefühl untrüglich ist, aber nur dann, wenn man sich krankhaft *fühlt,* den Namen Krankheit führt. Fühlt man sich aber auch nicht so, kann der Keim gleichwohl in dem Menschen verborgenerweise und zur baldigen Entwickelung bereit liegen; daher der Mangel dieses Gefühls keinen anderen Ausdruck des Menschen für sein Wohlbefinden verstattet, als daß er *scheinbar* gesund sei. Das lange Leben also, wenn man dahin zurücksieht, kann nur die *genossene* Gesundheit bezeugen, und die Diätetik wird vor allem in der Kunst, das Leben *verlängern* (nicht es zu *genießen*), ihre Geschicklichkeit oder Wissenschaft zu beweisen haben; wie es auch Herr *Hufeland* so ausgedrückt haben will.

...

Von der Hypochondrie

Die Schwäche, sich seinen krankhaften Gefühlen überhaupt, ohne ein bestimmtes Objekt mutlos zu überlassen – mithin ohne den Versuch zu machen, über sie durch die Vernunft Meister zu werden, die *Grillenkrankheit* (hypochondria vaga, zum Unterschiede von der topischen hypochondria intestinalis), welche gar keinen bestimmten Sitz im Körper hat, ein Geschöpf der Einbildungskraft ist und daher auch die *dichtende* heißen könnte, wo der Patient alle Krankheiten, von denen er in Büchern liest, an sich zu bemerken glaubt –, ist das gerade Widerspiel jenes Vermögens des Gemüts, über seine krankhaften Gefühle Meister zu sein, nämlich Verzagtheit, über Übel, welche Menschen zustoßen *könnten,* zu brüten, ohne, *wenn* sie kämen, ihnen widerstehen zu können; eine Art von Wahnsinn, welchem freilich wohl irgendein Krankheitsstoff (Blähung oder Verstopfung) zum Grunde liegen mag, der aber nicht unmittelbar, wie er den Sinn affiziert, gefühlt, sondern als bevorstehendes Übel von der dichtenden Einbildungskraft vorgespiegelt wird, wo dann der Selbstquäler (Heautontimorumenos), statt sich selbst zu ermannen, vergeblich die Hilfe des Arztes anruft, weil nur er selbst, durch die Diätetik seines Gedankenspiels, belästigende Vorstellungen, die sich unwillkürlich einfinden, und zwar von Übeln, wider die sich doch nichts veranstalten ließe, wenn sie sich wirklich einstellten, aufheben kann. – Von dem, der mit dieser Krankheit behaftet und so lange er es ist, kann man nicht verlangen, er solle seiner krankhaften Gefühle durch den bloßen Vorsatz Meister werden. Denn wenn er dieses könnte, so wäre er nicht hypochondrisch. Ein vernünftiger Mensch *statuiert* keine solche Hypochondrie, sondern, wenn ihn Beängstigungen anwandeln, die in Grillen, das ist selbst ausgedachte Übel, ausschlagen wollen, so fragt er sich, ob ein Objekt derselben da sei. Findet er keines, welches gegründete Ursache zu dieser Beängstigung abgeben kann, oder sieht er ein, daß, wenn auch gleich ein solches wirklich da wäre, doch dabei nichts zu tun möglich sei, um seine Wirkung abzuwenden, so geht er mit diesem Anspruche eines innern Gefühls zur Tagesordnung, das ist, er läßt seine Beklommenheit (welche alsdann bloß topisch ist) an ihrer Stelle liegen (als ob sie ihn nichts anginge) und richtet seine Aufmerksamkeit auf die Geschäfte, mit denen er zu tun hat.

Ich habe wegen meiner flachen und engen Brust, die für die Bewegung des Herzens und der Lunge wenig Spielraum läßt, eine natürliche Anlage zur Hypochondrie, welche in früheren Jahren bis an den Überdruß des Lebens grenzte. Aber die Überlegung, daß die Ursache dieser Herzbeklemmung vielleicht bloß mechanisch und nicht zu heben sei, brachte es bald dahin, daß ich mich an sie gar nicht kehrte, und während ich mich in der Brust beklommen fühlte, im Kopf doch Ruhe und Heiterkeit herrschte, die sich auch in der Gesellschaft nicht nach abwechselnden Launen (wie Hypondrische pflegen), sondern absichtlich natürlich mitzuteilen nicht ermangelte. *Und da man des Lebens mehr froh wird durch das, was man im freien Gebrauche desselben tut, als was man genießt*, so können Geistesarbeiten eine andere Art von befördertem Lebensgefühl den Hemmungen entgegensetzen, welche bloß den Körper angehen. Die Beklemmung ist mir geblieben, denn ihre Ursache liegt in meinem körperlichen Bau. Aber über ihren Einfluß auf meine Gedanken und Handlungen bin ich Meister geworden durch Abwendung der Aufmerksamkeit von diesem Gefühle, als ob es mich gar nicht anginge.

Selbst bei wirklichen Krankheiten müssen wir wohl unterscheiden: die *Krankheit* und das *Gefühl der Krankheit.* – Das letztere übertrifft mehrenteils die erste bei weitem; ja, man kann behaupten, man würde die eigentliche Krankheit, die oft nur in einer örtlich gestörten Verrichtung eines unbedeutenden Teiles besteht, gar nicht bemerken, wenn nicht die dadurch erregte allgemeine Unlust und Unbehaglichkeit oder unangenehme Gefühle und Schmerzen unsern Zustand höchst peinlich machten. Diese Gefühle aber, diese Einwirkung der Krankheit auf das Ganze, stehen größtenteils in unserer Gewalt. Eine schwache, verweichlichte Seele, eine deshalb erhöhte Empfindlichkeit wird dadurch völlig übermannt; ein starker, abgehärteter Geist weist sie zurück und unterdrückt sie. – Jedermann gibt zu, daß es möglich ist, durch ein unerwartetes Ereignis, durch eine angenehme Zertreuung, genug, durch etwas, was die Seele stark von sich abzieht, sein körperliches Leiden zu vergessen. – Warum sollte dies nun nicht der eigene feste Wille, die eigene Seelenkraft selbst bewirken können? –

Das größte Mittel gegen Hypochondrie und alle eingebildeten Übel ist in der Tat das *Objektivieren seiner selbst* so wie die Hauptursache der Hypochondrie und ihr eigentliches Wesen nichts anderes ist als das *Subjektivieren aller Dinge,* das heißt, daß das physische Ich die Herrschaft über alles erhalten hat, der alleinige Gedanke die fixe Idee wird und alles andere unter diese Kategorie bringt. – Ich habe daher immer gefunden, daß je praktisch tätiger das Leben eines Menschen ist, das heißt, je mehr es ihn immer nach außen zieht, desto sicherer ist er vor Hypochondrie. Den besten Beweis geben uns die praktischen Ärzte. Sie sind unaufhörlich mit Krankheiten beschäftigt, und Krankheiten, Übelbefinden wird zuletzt der herrschende Gegenstand ihres Denkens. Hier sollte also sehr leicht dasselbe auch der herrschende Gegenstand ihres Ichs werden, und es müßten folglich alle Ärzte endlich hypochondrisch werden. – Und dennoch sehen wir, daß gerade praktische Ärzte fast nie an Hypochondrie leiden. – Warum? Weil sie sich von Anfang an gewöhnen, alle Übel zu objektivieren, wodurch sie am Ende dahin gelangen, sich selbst und ihre eigenen Übel zu objektivieren, sie von ihrem wahren Ich zu trennen und zum Gegenstand der Außenwelt und der Kunst zu machen. – Denn das wahre Ich wird niemals krank.

Hufeland

Vom Schlafe

Was die Türken nach ihren Grundsätzen der Prädestination über die Mäßigkeit sagen, daß nämlich im Anfange der Welt jedem Menschen die Portion zugemessen worden, wieviel er im Leben zu essen haben werde und, wenn er sein beschieden Teil in großen Portionen verzehrt, er auf eine desto kürzere Zeit zu *essen,* mithin zu *sein,* sich Rechnung machen könne: das kann in einer Diätetik als *Kinderlehre* – denn im

Genießen müssen auch Männer von Ärzten oft als Kinder behandelt werden – auch zur Regel dienen, nämlich, daß jedem Menschen von Anbeginn her vom Verhängnisse seine Portion *Schlaf* zugemessen worden und der, welcher von seiner Lebenszeit in Mannesjahren zu viel (über das Dritteil) dem Schlafen eingeräumt hat, sich nicht eine lange Zeit zu schlafen, das ist zu leben und alt zu werden, versprechen darf. – Wer dem Schlaf als süßen Genuß im Schlummern (der *Siesta* der Spanier) oder als Zeitkürzung viel mehr als ein Dritteil seiner Lebenszeit einräumt oder ihn sich auch teilweise (mit Absätzen), nicht in einem Stück, für jeden Tag zumißt, verrechnet sich sehr in Ansehung seines Lebensquantums, teils dem Grade, teils der Länge nach. – Da nur schwerlich ein Mensch wünschen wird, daß der Schlaf überhaupt gar nicht Bedürfnis für ihn wäre – woraus doch wohl erhellt, daß er das lange Leben als eine lange Plage fühlt, von dem, so viel er verschlafen, ebensoviel Mühseligkeit zu tragen er sich erspart hat –, so ist es geratener, fürs Gefühl sowohl als für die Vernunft, dieses genuß- und tatleere Drittel ganz auf eine Seite zu bringen und es der unentbehrlichen Naturrestauration zu überlassen, doch mit einer genauen Abgemessenheit der Zeit, von wo an und wie lange sie dauern soll. –

Die naturgemäßeste Einteilung des Tages bleibt gewiß diese: Acht Stunden der Arbeit, acht Stunden der Ruhe und acht Stunden der Nahrung, körperlichen Bewegung, Gesellschaft und Aufheiterung.

Hufeland

Es gehört unter die krankhaften Gefühle, zu der bestimmten und gewohnten Zeit nicht schlafen oder auch nicht wach halten zu können; vornehmlich aber das erstere: in dieser Absicht sich zu Bette zu legen und doch schlaflos zu liegen. – Sich alle *Gedanken* aus dem Kopf zu schlagen ist zwar der gewöhnliche Rat, den der Arzt gibt, aber sie oder andere an ihrer Stelle kommen wieder und erhalten wach. Es ist kein anderer diätetischer Rat, als beim inneren Wahrnehmen oder Bewußtwerden irgendeines sich regenden Gedankens die Aufmerksamkeit davon sofort abzuwenden (gleich als ob man mit geschlossenen Augen diese auf eine andere Seite kehrte), wo dann durch das Abbrechen jedes Gedankens, den man inne wird, allmählich eine Verwirrung der Vorstellungen entspringt, dadurch das Bewußtsein seiner körperlichen (äußern) Lage aufgehoben wird und eine ganz verschiedene Ordnung, nämlich ein unwillkürliches Spiel der Einbildungskraft (das im gesunden Zustande der *Traum* ist), eintritt, in welchem durch ein bewunderungswürdiges Kunststück der tierischen Organisation der Körper für die animalischen Bewegungen *abgespannt*, für die Vitalbewegung aber innigst *agitiert* wird, und zwar durch Träume, die, wenn wir uns gleich derselben im Erwachen nicht erinnern, gleichwohl nicht haben ausbleiben können, weil sonst bei gänzlicher Ermangelung derselben, wenn die Nervenkraft, die vom Gehirn, dem Sitze der Vorstellung, ausgeht, nicht mit der Muskelkraft der Eingeweide vereinigt wirkte, das Leben sich nicht einen Augenblick erhalten könnte. Daher träumen vermutlich alle Tiere, wenn sie schlafen.

Jedermann aber, der sich zu Bette und in Bereitschaft zu schlafen gelegt hat, wird bisweilen, bei aller obgedachten Ablenkung seiner Gedanken, doch nicht zum Einschlafen kommen können. In diesem Falle wird er im Gehirn etwas *Spastisches* (Krampfartiges) fühlen, welches auch mit der Beobachtung gut zusammenhängt, daß ein Mensch gleich nach dem Erwachen etwa 1/2 Zoll länger sei, als wenn er sogar im Bette geblieben und dabei nur gewacht hätte. – Da Schlaflosigkeit ein Fehler des schwächlichen Alters und die linke Seite überhaupt genommen die schwächere ist – denn es ist ein ganz unrichtiges Vorgeben, daß, was die Stärke im Gebrauch der äußeren Gliedmaßen betrifft, es nur auf Übung und Gewohnheit ankomme –, so fühlte ich seit etwa einem Jahre diese krampfhaften Anwandlungen und sehr empfindliche Reize dieser Art (obzwar nicht wirkliche und sichtbare Bewegungen der darauf affizierten Gliedmaßen als Krämpfe) an der linken Körperhälfte, die ich nach der Beschreibung anderer für *gichtische* Zufälle halten und dafür einen Arzt suchen mußte. Nun aber, aus Ungeduld, am Schlafen mich gehindert zu fühlen, griff ich bald zu meinem stoischen Mittel, meine Gedanken mit Anstrengung auf irgendein von mir gewähltes gleichgültiges Objekt, was es auch sei (zum Beispiel auf den viel Nebenvorstellungen enthaltenen Namen Cicero), zu heften, mithin die Aufmerksamkeit von jener Empfindung abzulenken, wodurch diese dann, und zwar schleunig, stumpf wurden und so die Schläfrigkeit sie überwog; und dieses kann ich jederzeit bei wiederkommenden Anfällen dieser Art in den kleinen Unterbrechungen des Nachtschlafs mit gleich gutem Erfolg wiederholen. Daß aber dieses nicht etwa bloß eingebildete Schmerzen waren, davon konnte mich die des andern Morgens früh sich zeigende glühende Röte der Zehen des linken Fußes überzeugen. – Ich bin gewiß, daß viele *gichtische* Zufälle, wenn nur die Diät des Genusses nicht gar zu sehr dawider ist, ja, *Krämpfe* und selbst *epileptische* Zufälle (nur nicht bei Weibern und Kindern, die dergleichen Kraft des Vorsatzes nicht haben), auch wohl für das unheilbar verschriene *Podagra* bei jeder neuen Anwandlung desselben durch diese Festigkeit des Vorsatzes (seine Aufmerksamkeit von einem solchen Leiden abzuwenden) abgehalten und nach und nach gar gehoben werden könnten. –

Unglaublich ist es, was der Mensch vermag, auch im Physischen, durch die Kraft des festen Willens und so auch durch die Not, die oft allein einen solchen festen Willen hervorzubringen vermag. Woher kommt es, daß die arbeitende, durch Not oder Pflicht zur Arbeit getriebene Klasse viel weniger kränkelt als die müßiggehende? Hauptsächlich daher, daß jene *keine* Zeit hat, krank zu sein, und also eine Menge Anwandelungen von Krankheiten übergeht, das heißt, in der Arbeit sie vergißt und dadurch wirklich überwindet und aufhebt, statt daß der Müßige, den Gefühlen nachgebend und sie pflegend, dadurch oft den Keim zu Krankheiten ausbildet.

Wie oft habe ich diese Erfahrung in meinem Berufsleben an mir selbst gemacht, und welcher Pflicht- und Berufsmensch hat sie nicht gemacht? – Wie oft glaubte ich früh nicht imstande zu sein, wegen körperlicher Beschwerden das Zimmer zu verlassen – die Pflicht rief zum Krankenbett oder aufs Katheder, und so sauer es anfangs wurde, nach einiger Zeit der Anstrengung war das Übel vergessen, der Geist siegte über den Leib, und die Gesundheit war wiederhergestellt.

Ja, am auffallendsten zeigt sich die Kraft des Geistigen bei ansteckenden und epidemischen Krankheiten. Es ist eine ausgemachte Erfahrungssache, daß die, welche guten Mut haben, sich nicht fürchten und ekeln, am wenigsten angesteckt werden. Aber daß eine schon wirklich geschehene Ansteckung noch durch freudige Exaltation des Geistes wieder aufgehoben werden könne, davon bin ich selbst ein Beispiel. – Ich hatte in dem Kriegsjahre 1807, wo in Preußen ein pestartiges Faulfieber herrschte, viel solche Kranke zu behandeln und fühlte eines Morgens bei dem Erwachen alle Zeichen der Ansteckung: Schwindel, Kopfbetäubung, Zerschlagenheit der Glieder, genug, alle Vorboten, die bekanntlich mehrere Tage dauern können, ehe die Krankheit wirklich ausbricht. – Aber die Pflicht gebot; andere waren kränker als ich. Ich beschloß, meine Geschäfte wie gewöhnlich zu verrichten und mittags einem frohen Mahle beizuwohnen, wozu ich eingeladen war. Hier überließ ich mich einige Stunden ganz der Freude und dem lauten Frohsinn, der mich umgab, trank absichtlich mehr Wein wie gewöhnlich, ging mit einem künstlich erregten Fieber nach Hause, legte mich zu Bett, schwitzte die Nacht hindurch reichlich und war am andern Morgen völlig hergestellt.

Hufeland

...

Denkgeschäft – Alter

Krankhafte Zufälle, in Ansehung deren das Gemüt das Vermögen besitzt, des Gefühls derselben durch den bloßen standhaften Willen des Menschen – als einer *Obermacht des vernünftigen Tieres – Meister* werden zu können, sind alle von der spastischen (krampfhaften) Art. Man kann aber nicht umgekehrt sagen, daß alle von dieser Art durch den bloßen festen Vorsatz gehemmt oder gehoben werden können. – Denn einige derselben sind von der Beschaffenheit, daß die Versuche, sie der Kraft des Vorsatzes zu unterwerfen, das krampfhafte Leiden vielmehr noch verstärken, wie es der Fall mit mir selber ist, da diejenige Krankheit, welche vor etwa einem Jahr in der Kopenhagener Zeitung als »epidemischer, mit *Kopfbedrückung* verbundener Katarrh« beschrieben wurde (bei mir aber wohl ein Jahr älter, aber doch von ähnlicher Empfindung ist), mich für eigene Kopfarbeiten gleichsam desorganisiert, wenigstens geschwächt und stumpf gemacht hat, und da sich die Bedrückung auf die natürliche Schwäche des Alters geworfen hat, wohl nicht anders als mit dem Leben zugleich aufhören wird.

Die krankhafte Beschaffenheit des Patienten, die das Denken, insofern es ein Festhalten eines Begriffs – der Einheit des Bewußtseins verbundener Vorstellungen – ist, begleitet und erschwert, bringt das Gefühl eines spastischen Zustandes des Organs des Denkens (des Gehirns) als eines Drucks hervor, der zwar das Denken und Nachdenken selbst, desgleichen das Gedächtnis in Ansehung des ehedem Gedachten, eigentlich nicht schwächt, aber im Vortrage (dem mündlichen oder schriftlichen) das feste Zusammenhalten der Vorstellungen in ihrer Zeitfolge wider Zerstreuung sichern soll, sie bewirkt selbst einen unwillkürlichen, spastischen Zustand des Gehirns, als ein Unvermögen, bei dem Wechsel der aufeinanderfolgenden Vorstellungen die Einheit des Bewußtseins derselben zu erhalten. Daher begegnet es mir, daß, wenn ich, wie es in einer Rede immer geschieht, zuerst zu dem, was ich sagen will, den Hörer oder Leser vorbereitete, ihm den Gegenstand, *wohin* ich gehen will, in der Aussicht, dann ihn auch auf das, *wovon* ich ausgegangen bin, zurückgewiesen habe – ohne welche zwei Hinweisungen kein Zusammenhang der Rede stattfindet – und ich nun das letztere mit dem ersteren verknüpfen soll, ich auf einmal meinen Zuhörer oder stillschweigend mich selbst fragen muß: Wo war ich doch? Wovon ging ich aus? Welcher Fehler nicht sowohl ein Fehler des Geistes noch des Gedächtnisses allein, sondern der *Geistesgegenwart* (im Verknüpfen), das ist unwillkürliche *Zerstreuung*, und ein sehr peinigender Fehler ist, dem man zwar in Schriften – zumal den philosophischen, weil man da nicht immer so leicht zurücksehen kann, von wo man ausging – mühsam vorbeugen, aber trotz aller Mühe nie völlig verhüten kann.

Mit dem Mathematiker, der seine Begriffe oder die Stellvertreter derselben (Größen- und Zahlenzeichen) in der Anschauung vor sich hinstellen und, daß, so weit er gegangen ist, alles richtig sei, versichert sein kann, ist es anders bewandt als mit dem Arbeiter im Fache der vornehmlich reinen Philosophie (Logik und Metaphysik), der seinen Gegenstand in der Luft von sich schwebend erhalten muß und ihn nicht bloß teilweise, sondern jederzeit zugleich in einem Ganzen des Systems sich darstellen und prüfen muß. Daher es eben nicht zu verwundern ist, wenn ein Metaphysiker eher *invalid* wird als der Studierende in einem anderen Fache, desgleichen alle Geschäftsphilosophen; indessen es doch einige derer geben muß, die sich jenem ganz widmen, weil ohne Metaphysik überhaupt es gar keine Philosophie geben könnte.

Hieraus ist auch zu erklären, wie jemand *für sein Alter* gesund zu sein sich rühmen kann, ob er zwar in *Ansehung* gewisser ihm obliegender Geschäfte sich in die Krankenliste müßte einschreiben lassen. Denn weil das *Unvermögen* zugleich den Gebrauch und mit diesem auch den Verbrauch und die Erschöpfung der Lebenskraft abhält und er gleichsam nur auf einer niedrigeren Stufe (als vegetierendes Wesen) zu leben versteht, nämlich essen, trinken, sehen und schlafen zu können, was für seine animalische Existenz gesund, für die bürgerliche (zu öffentlichen Geschäften verpflichtete) Existenz aber krank, das ist invalid, heißt, so widerspricht sich dieser Kandidat des Todes hiermit gar nicht.

Dahin führt die Kunst, das menschliche Leben zu verlängern, daß man endlich unter den Lebenden nur so geduldet wird, was eben nicht die ergötzlichste Lage ist.

Hieran aber bin ich selber schuld. Denn warum will ich auch der hinaufstrebenden jüngeren Welt nicht Platz machen und um zu leben mir den gewohnten Genuß des Lebens schmälern! Warum ein schwächliches Leben durch Entsagungen in ungewöhnliche Länge ziehen, die Sterbelisten, in denen doch auf den Zuschnitt der von Natur Schwächeren und ihre mutmaßliche Lebensdauer mit eingerechnet ist, durch mein Beispiel in Verwirrung bringen, und das alles, was man sonst Schicksal nannte (dem man sich demütig und andächtig unterwarf), dem eigenen festen Vorsatze unterwerfen, welcher doch schwerlich zur allgemeinen diätetischen Regel, nach welcher die Vernunft unmittelbar Heilkraft ausübt, aufgenommen werden und die therapeutischen Formeln der Offizin jemals verdrängen wird. –

Dies Resultat, so wenig tröstlich es ist, ist vollkommen richtig, sobald wir an das, was der Mensch im vollkommenen Sinne ist und sein soll, denken. Aber selbst das Beispiel des würdigen Herrn Verfassers gibt ja einen sprechenden Beweis, was der Mensch auch im Alter noch für andere sein kann, wenn die Vernunft immer, wie hier, seine oberste Gesetzgeberin war. – Und gesetzt auch, es fehlte ganz an dieser objektiven und bürgerlichen Existenz, sind uns nicht auch die Ruinen eines schönen und großen Gebäudes heilig und schätzbar? Dienen sie uns nicht als Denkzeichen des Vergangenen, als Winke der Zukunft, als Lehre und Beispiel?

Hufeland

ZWEITER TEIL

Medizin als Sozialwissenschaft?

Die Wirklichkeit der Industriegesellschaft als Krankheitsfaktor

HORST BAIER

I DIE BEDEUTUNG DES SOZIALEN FAKTORS FÜR DIAGNOSE UND THERAPIE

Es dürfte heute in Medizin und Soziologie unumstritten sein, daß für Erkenntnis und Behandlung von Krankheiten soziale Faktoren in einem erheblichen Maße relevant sind. Neben den physikalischen, chemischen, biologischen und psychologischen Wirkungs- und Einwirkungsfeldern gerät so ein neuer Bereich in den Umkreis des ärztlichen Erkenntnis- und Handlungsinteresses, der zwar implizit schon immer vorhanden war, der aber explizit jetzt erst zunehmend erfaßt, das heißt systematisch in die medizinische Theorie eingearbeitet und in der medizinischen Praxis angewendet wird. Es handelt sich jedoch bei diesem neuartigen Wirklichkeitsaspekt nicht nur um eine Erweiterung des ätiologischen und therapeutischen Feldes – das wäre nur eine strukturelle Veränderung am medizinischen Objekt, dem kranken Individuum oder Kollektiv –, sondern auch, und das erst ist entscheidend, um einen prinzipiellen Wandel in der Beziehung von Medizin und Krankheit, von Arzt und Patient.

Die klassische Medizin hatte, unter dem Einfluß der Naturwissenschaften und deren Wissenschaftskonzeption, eine distanzierte und entsubjektivierte Position zum kranken Menschen eingenommen. Sie begriff ihn als exemplarischen »Fall« für ihre objektive, das heißt experimentell gesicherte und an Gesetzen orientierte Erkenntnis und für ihre technische Behandlung, die eben nach diesen Gesetzen kunstgerecht und fallweise gesteuert werden mußte. Als Subjekt solcher »objektiven« Theorie und Praxis trat sie ganz hinter ihre eigene Tätigkeit zurück und entzog sich kritischer Eigen- wie Fremdreflexion gleichermaßen. Für die nachklassische Medizin aber, für die der Einbruch der Psychoanalyse in der Zwischenkriegszeit und der Soziologie in unserer Gegenwart bestimmend ist, stellt sich mit zunehmender Schärfe die Frage nach dem Akteur solcher diagnostischer und therapeutischer Handlungsprozesse, und zwar aus zwei Gründen: Einmal schlägt die enorme Wirksamkeit der naturwissenschaftlichen Medizin in der Bekämpfung von Krankheiten am einzelnen »Fall« gleichsam als kumulierter sozialer Effekt auf sie selbst zurück; sie muß in ihrer Diagnostik mit den sozialen Folgen ihrer Therapie rechnen (Beispiel: veränderte Verbreitungs- und Zustandsbilder von Infektionskrankheiten, etwa die sogenannten banalen Kinderkrankheiten). Zum anderen zwingt die theoretische Analyse von Sozialfaktoren und ihr Einbau in die Krankheitsätiologien zur Frage nach der Mög-

Aus: *Hippokrates*, 36. Jg., H. 20/1965, S. 795–803. Mit freundlicher Genehmigung des Hippokrates-Verlages, Stuttgart.

lichkeit ihrer therapeutischen Beherrschung; die Antwort muß deshalb die Bedingungen, unter denen die Medizin sozial handeln kann, das heißt die soziale Relevanz ihrer Stellung, ihrer Ziele und ihrer Mittel, geklärt haben (positives Beispiel: die soziale Effizienz der Gesundheitsämter bei der Impfaktion gegen die Poliomyelitis; negatives Beispiel: trotz Vorliegen von zuverlässigen Sozialdaten und hochentwickelter Frühdiagnose beim Portio-Karzinom nur geringe sozialwirksame Chancen für Vorbeugung und Therapie).

Übrigens hat die psychosomatische Medizin als Vorläufer dieses veränderten, das heißt ins Bewußtsein gehobenen aktiven Bezugs von Medizin und Krankheit, von Arzt und Patient gewirkt[1]. Sie hatte bereits den Arzt nicht als unpersönlichen, auswechselbaren Gesundheitstechniker, sondern als aktiven und reaktiven psychischen Partner, freilich im Gegensatz zum Patienten selbstkontrolliert und selbstgesteuert durch das Heilungsziel, im Heilungsprozeß eingesetzt[2]. Es ist also eigentlich für die Medizin nicht etwas grundsätzlich Neues, wenn wir über den psychischen Wechselbezug Arzt–Patient hinaus für eine in sozialen Bezügen stehende Medizin die Selbstreflexion ihrer Erkenntnis- und Handlungschancen im sozialen Feld als konstitutiv ansehen.

Liegen nun für Diagnose und Therapie tatsächlich wesentliche Wirkungs- und Einwirkungsfaktoren im Sozialen, so ist es nur folgerichtig, wenn sich der Schwerpunkt der Medizin aus der dualen Personbeziehung Arzt–Patient[3] in der traditionellen Praxis über die »technische« Beziehung Spezialist–Organerkrankung in der Klinik[4] zu einer sozial verantwortlichen und sozial handelnden Medizin verschiebt. Diese Entwicklung wird zweifellos gerade von den Klinikern gesehen, wenn sie den Ausbau der präventiven Medizin zur Ergänzung der heute an einer kritischen Schwelle angelangten kurativen Medizin fordern. Freilich ist der Begriff und die Definition der Prävention als *Früh*erkennung und *Früh*behandlung, etwa mittels der Methode der Epidemiologie[5], noch typisch für die Perspektive der Klinik, die das diagnostische und therapeutische Ausgreifen in den Sozialbereich als eine der Klinik zeitlich und räumlich vorgeschobene »Reflexion der Umwelteinflüsse«[6] begreift.

II MEDIZINSOZIOLOGIE ALS KOOPERATION VON MEDIZIN UND SOZIOLOGIE

Noch sichtbarer ist die wachsende Bedeutung der Sozialfaktoren in den ausdrücklich sozialen und soziologischen Disziplinen der Medizin. Sozialmedizin oder Sozialhygiene, medizinische Soziologie, soziologische Medizin oder die »Soziologie in der Medizin« wären als Beispiele zu nennen. Aber auch von seiten der Sozialwissenschaften, insbesondere der Soziologie, macht sich ein verstärktes Interesse in Gestalt der »Soziologie der Medizin« oder der »Soziologie des Gesundheitswesens« bemerkbar. Ist es im deutschen Sprachgebiet schon einerseits umstritten, wie Sozialmedizin und Sozialhygiene innermedizinisch abgegrenzt oder ineinander übergeführt werden sollen[7] und andererseits, wie die Soziologie ihren Untersuchungsgegenstand, die

Medizin, angemessen bestimmen soll[8], so ist es erst recht unklar geblieben, wie das Verhältnis von Medizin und Soziologie zu verstehen ist. Jedoch hat sich seit Schelskys[9] Übernahme der amerikanischen Terminologie, die eine Trennung der »medical sociology« in eine »sociology of medicine« und eine »sociology in medicine« (R. Straus[10]) vorsieht, allgemein eine Tendenz durchgesetzt, die eine Aufteilung der Medizinsoziologie in eine fachmedizinisch orientierte »Soziologie in der Medizin« (soziologische Medizin usw.) und in eine reine »Soziologie der Medizin« (oder des Gesundheitswesens, des Krankenhauses usw.) vornimmt. Freilich ist die Zuordnung des Gegenstandsgebietes und der Methoden, ja die Übersetzungsvorschläge der amerikanischen Definition selbst, variant genug (R. König[11], Th. v. Uexküll[12], J. J. Rohde[13], M. Pflanz[14] u. a.). Wir halten eine derartige definitorische Trennung von neuen Forschungsgebieten *vor* ihrer Bewährung für die Forschungspraxis für hinderlich, für die Medizinsoziologie und den von ihr verlangten medizinisch-soziologischen Doppelaspekt für gefährlich. Drei Argumente sollen unseren Einwand verdeutlichen:

Erstens ist die zitierte Terminologie mit ihren forschungspraktischen Konsequenzen in Amerika zu einem Zeitpunkt aufgekommen, an dem die Mediziner und Soziologen bereits Mühe hatten, sich über die Fülle der medizinsoziologischen Publikationen zu informieren, sie zu ordnen und zu verarbeiten. Die ansteigende Zahl der medical sociologists mußte nach deren konkreten Forschungs- und Lehrvorhaben gesichtet und definiert werden, um die rapide Entwicklung der Disziplin in der Hand zu behalten. So ist die Textgrundlage des vielzitierten Aufsatzes von R. Straus ein Referat vor der American Sociological Society (1956), die einen Situationsbericht wünschte, eben veranlaßt durch »the desirability of establishing some channels of communication about the many developments in this area«[15]. Die Deutschen dagegen standen am Anfang eines neuen Forschungsansatzes ohne nennenswerte gesicherte Vorarbeiten und ohne Übereinstimmung in der Methodologie. Es wäre zweifellos nützlicher gewesen, Mediziner und Soziologen hätten erst miteinander gearbeitet, bevor sie ihre Arbeitsgebiete gegeneinander abgrenzten. Beispielhaft sind dafür die Monographien des Soziologen Rohde[4], dem sein Rezensent Pflanz mangelnde Einsicht in den medizinischen Wissenschafts- und Krankenhausbetrieb vorhält[16], und des Mediziners Pflanz[7], dem eine gründliche soziologische Verarbeitung seiner Sozialstatistiken, vorwiegend aus dem Gebiet der Inneren Medizin, zu wünschen gewesen wäre; eine soziokulturelle *Differenzierung* statistischen Datenmaterials ersetzt ja noch nicht seine Erklärung mittels einer Theorie des soziokulturellen *Wandels*, wie es Titel und Programm des Buches erwarten lassen.

Zweitens ist ein wissenschaftstheoretisches Gegenargument vorzubringen. Es entspricht naturwissenschaftlicher oder, wie man verschärft sagen könnte, positivistischer Denkweise, Wissenschaften und Wissenschaftsfächer als abgrenzbare und definierbare Einheiten zu behandeln, die jeweils auf ein bestimmtes Objekt bezogen werden können. Daß in einem Falle der Gegenstand der Soziologie die Medizin »as an institution or behaviour system«[17] sein soll, der somit eine neue Forschungsrichtung für die Soziologie konstituiert, und daß im anderen Falle die Medizin als solche auf den kranken Menschen als Objekt ihrer Diagnose und Therapie traditionell bezogen bleibt, wobei innerhalb ihrer die Soziologie die Funktion einer methoden- und datenliefernden Hilfswissenschaft ausübt, ist von daher plausibel. Ob aber unter den oben geschilderten Bedingungen für eine sozial verantwortliche und sozial handelnde Medizin eine solche von den Naturwissenschaften geprägte Wissenschafts- und das heißt hier Definitionshaltung sinnvoll ist, scheint uns fragwürdig.

Dies führt zu unserem dritten Argument: Die Wirklichkeit der industriellen Gesellschaft mit ihren Anforderungen an die Medizin und die Wirklichkeit einer sozial aktiven und reaktiven Medizin für die Soziologie scheinen eher ein offenes und nicht definitorisch abgegrenztes Verhalten der beiden Disziplinen füreinander zu fordern. Schließlich hat die Medizin im Handlungsgefüge der modernen Gesellschaft, das heißt in den von Menschen produzierten Sozialgebilden aller Art einen guten Teil *praktizierte* Soziologie (freilich auch anderer Sozial- und Humanwissenschaften) vor sich – unsere Gesellschaft wurde deshalb nicht ohne Grund als wissenschaftliche oder verwissenschaftlichte Zivilisation bezeichnet[18]. Auf der anderen Seite stößt die Soziologie in ihrem Untersuchungsfeld, eben der von Menschen geplanten, erzeugten und gesteuerten modernen Gesellschaft, auf die Wirkungen und sogar zunehmend kalkulierten Einwirkungen sozial aktiver Medizin, und zwar so unübersehbar und in so hohem Maße sozial effizient, daß man von der Medizin und vom Gesundheitswesen überhaupt als Konstituentien einer funktionsfähigen industriellen Leistungsgesellschaft sprechen könnte.

Medizin und Soziologie haben sich also in ihren sozialen Wirksamkeiten jeweils zum Gegenstand ihrer Erkenntnisse und Handlungen. Es dürfte deshalb sinnvoller sein, sich nicht nach überholten Wissenschaftsidealen voneinander abzuschließen, sondern miteinander kritisch über die wechselseitig sich mitbedingenden Erkenntnis- und Handlungschancen zu reflektieren. Das heißt aber auch die Zwänge und sozialen Interdependenzen zur Einsicht bringen, die beide Wissenschaften als sozial relevante Wert-, Wissens- und Handlungssysteme aufeinander ausüben[19]. Den Ort solchen kritischen Gesprächs und gemeinsamer Forschungsarbeit sollte man eigentlich *Medizinsoziologie* nennen. Sie wäre demnach weder eine Spezialdisziplin der Medizin noch eine »Bindestrichsoziologie«, wie zum Beispiel Wirtschafts-Soziologie oder Rechts-Soziologie[20], sondern derjenige Punkt im Kooperationsgefüge der Wissenschaften, an dem zwei institutionalisierte Disziplinen aufeinandertreffen: zwecks kritischer Reflexion ihrer Erkenntnis- und Handlungsbedingungen in der modernen Industriegesellschaft[21].

III DIE MEDIZIN UNTER DEM EINFLUSS DER INDUSTRIEGESELLSCHAFT

Haben wir festgehalten, daß Medizin und Soziologie sich im Handlungsgefüge der Industriegesellschaft wechselseitig mitbedingen und beeinflussen, so gehen wir jetzt der Frage nach, welchem Wandel die Medizin, begriffen als soziales Wert-, Wissens-

und Handlungssystem, durch die Wirklichkeit unserer Gesellschaft unterworfen ist, und wie dieser Wandel kooperativ von Medizinern und Soziologen ins Bewußtsein gehoben und kontrolliert werden kann. Freilich unterliegt auch der Kooperationspartner, die Soziologie als spezifisches theoretisch-praktisches Wissenschaftssystem, gesellschaftlichen Wandlungsprozessen, die schon sehr frühzeitig und bis heute von den Soziologen selbstkritisch reflektiert worden sind[22]. Doch wollen wir diesen Problemaspekt hier beiseite lassen.

Uns interessiert die medizinsoziologische Fragestellung einer systematischen Analyse der Medizin als eigenständiges Phänomen mit eigentümlichen Binnenstrukturen, gleichwohl eingeflochten in den sozialen Kontext. Man müßte zu diesem Zweck etwa folgendermaßen fragen: Welche handlungs- und informationssteuernden Leitwerte, welche typischen Wissens- und Kommunikationsformen und welche institutionell gesicherten, wert- und wissensstabilisierenden Handlungsformen finden wir im Binnenraum der Medizin vor? Und umgekehrt, die Binnenstrukturen von ihrer sozialen Verklammerung her aufschlüsselnd, müßten wir fragen: Welche medizin-internen fungiblen Leitwerte, Wissens- und Handlungsformen sind kongruent oder diskongruent mit gesamt- oder teilgesellschaftlichen Phänomenen oder werden durch diese positiv oder negativ beeinflußt oder beeinflussen diese? Bei der von uns skizzierten zunehmenden Interdependenz von Medizin und Gesellschaft wird die zweite Fragestellung nicht weniger dringlich sein als die erste.

Es ist überraschend, wie wenig systematische Untersuchungen nach dem Einsetzen der Medizinsoziologie in Deutschland, ungefähr im Jahre 1958, bisher vorgelegt worden sind, die es gestatten würden, hierzu befriedigende Antworten zu geben[23]. Entweder wird die Medizin als reines Objekt der Soziologie betrachtet, das heißt ihren Methoden, etwa der strukturell-funktionalen Analyse, der Rollenanalyse, der Institutionen-, Organisations- oder Betriebssoziologie unterworfen – ohne Rücksicht auf das gerade bei der Medizin hochentwickelte Selbstverständnis des Systems. Typisch hierfür ist Rohdes Buch über die »Soziologie des Krankenhauses«[4]. Oder die Medizin übernimmt statt Theorie und Methodik nur die soziologische Terminologie bei der Definition und Interpretation von statistisch ermittelten Krankheitsgruppen – und läßt sich die Chance entgehen, mangels Zusammenarbeit mit den Soziologen, dem medizinischen Datenmaterial gleichsam eine neue Erkenntnis- und Handlungsschärfe abzugewinnen und damit das traditionelle Wissens- und Handlungssystem der Medizin von innen heraus zu revolutionieren. Wir denken dabei an das zitierte Buch von M. Pflanz[7]. Dagegen hat W. Schoene als einziger in seinen Studien, beeinflußt durch die wohl »objektsensiblere« Kulturanthropologie, jene Doppelperspektive auf medizininterne wie medizinexterne Strukturen fruchtbar angewandt. Insbesondere zeigt er, wie in der klassisch-naturwissenschaftlichen Medizin die ärztliche Ethik, die kausal-mechanische Naturauffassung und die typischen Sozial- und Handlungsformen der Klinik zusammengehören und gleichzeitig in einem gesamtgesellschaftlichen Beziehungsgefüge stehen[24].

Überhaupt wird eine derartige *systematische* Untersuchungsperspektive, die das medizinische Binnensystem wie seine sozialen Außenverflechtungen erfassen will, dann notwendig, wenn Wirkungen und Rückwirkungen gesamt- oder teilgesellschaftlicher Wandlungsprozesse auftreten und festgehalten werden sollen. Gerade dies trifft aber für eine Medizin in der industriellen Gesellschaft zu, die nicht nur durch Integration, verstärkte Interdependenz, Steigerung des Reflexionsgrades ihrer Akteure, sondern auch durch permanente Wandlungsaktivität ausgezeichnet ist.

Zwei Beispiele – eines zur Binnenstruktur des Medizinsystems, ein anderes über die wechselseitige Abhängigkeit von Medizin und Gesellschaft anhand des Krankheitsbegriffes – sollen unsere Überlegungen weiterführen.

IV BEISPIEL 1: DER ZUSAMMENHANG DES MEDIZINISCHEN WISSENS- UND HANDLUNGSSYSTEMS

W. Schoene hat in seinen Arbeiten darauf hingewiesen, wie eng eine kausalmechanisch konzipierte, also naturwissenschaftliche Diagnoseerhebung und Therapieeinwirkung mit den medizinischen Sozial- und Handlungsformen zusammenhängen. Die Wissenschaftsform und die Wissenschaftspraxis der klassischen Medizin des 19. und 20. Jahrhunderts – das heißt ihre Isolierung und körperliche Lokalisierung von Krankheitsursachen und -verläufen, deren theoretische Fixierung in abgrenzbare, jedoch zu Lehrsystemen verknüpfbare Ursache-Wirkungskonstellationen[25] und die therapeutische Korrektur von pathologischen Abweichungen normalphysiologischer Kausalprozesse – haben insgesamt revolutionierend auf das Handlungssystem der Medizin eingewirkt. Jetzt wird der Patient beziehungsweise dessen Organismus in der Hausarztpraxis (Maxime: Bett hüten!) und noch viel einschneidender im Krankenhaus zwecks Diagnose und Therapie leibhaftig isoliert und am Ort festgehalten[26] (etwa der Wandel vom Krankensaal zum Krankenzimmer, Pavillonsystem in der Krankenhausarchitektur, Krankenhausreglement usw.). Darüber hinaus entsteht erst mit der modernen Medizin, wie Schoene uns zeigt, ein »quasi ›künstlicher‹ Lebensraum«[27] des Kranken mit dem ihm eigenen Verhaltensmuster der »Patientenrolle« (vgl. T. Parsons[28]). »Wo die naturwissenschaftliche Medizin zu wirken vermag, dort kann Krankheit ein *Zustand*, eine Lebens*form* sein, die dann auch ihre besondere sozial-kulturelle Sphäre verlangt. Wo diese Medizin fehlt, da ist Krankheit fast stets nur eine Lebens*krise:* der Kranke wird entweder wieder gesund – oder er stirbt[29].«

Auch ein zweiter Aspekt, den Schoene in die Diskussion einbringt, scheint uns beachtenswert. Der für den Wissenschaftspositivismus des 19. Jahrhunderts (und bis heute) typische Leib-Seele-Dualismus, oder erkenntnistheoretisch formuliert: der psycho-physische Parallelismus[30] wird im ärztlichen Handeln praktisch umgesetzt, insofern der Arzt einerseits dem Patienten als Naturwissenschaftler und »Gesundheitstechniker« gegenübertritt und andererseits dennoch eine bipersonale Beziehung (im Sinne V. v. Weizsäckers[12]) aufrechterhalten kann. »Wenn der Arzt seinen Patienten schon ›verobjektivieren‹ mußte ..., so bot sich auch hier eine überaus zweckmäßige Aufteilung an: der Arzt konnte sich darauf beschränken, den Körper des

Patienten zum Objekt wissenschaftlicher Haltung, zum Objekt diagnostischen Bemühens zu machen – und er konnte die andere Haltung, die ›Umgangsform der Mitmenschlichkeit‹ für die ›geistig-seelischen Aspekte‹ der Persönlichkeit seines Patienten reservieren[31].« Von hier bekommt auch die These Parsons von der »emotionalen Neutralität« der Arztrolle ihr wissenssystematisches (und medizingeschichtliches) Komplement[32].

Eine Probe auf unser Exempel zeigt sich auch in der neueren Entwicklung der medizinischen Wissenschaftskonzeption. Mit der Einsicht und Erkenntnis in psychisch verursachte und psychosomatisch ablaufende Krankheitsprozesse wurde nicht nur die Diagnose der schwer fixierbaren, experimentell kaum reproduzierbaren, multifaktoriell verursachten und beeinflußten[33] Krankheitsbilder erschwert, nicht nur die Therapie auf Grund der geforderten aktiv-reaktiven Arzt-Patientbeziehung strukturell geändert, sondern auch die Krankenhausformen – zum Teil faktisch, zum Teil noch geplant – wandelten sich unter den neuen Bedürfnissen psychosomatischer Wissensformen. V. v. Weizsäcker schildert zum Beispiel, wie eine psychotherapeutische Behandlung die Auflockerung des klinischen Stationsbetriebes, den Abbau hierarchischer Kompetenzen von seiten des ärztlichen und Pflegepersonals, gemeinschaftliches Zusammenleben der Patienten usw. notwendig macht; A. Mitscherlich meint, ähnliche Konsequenzen aufführend, daß die »Kliniken der Zukunft sehr andersartig als die gegenwärtigen strukturiert sein werden«[34 35].

Noch auffälliger ist die Umwandlung der traditionellen Klinik in den Zweigen der Medizin, die die wachsende Bedeutung der Sozialfaktoren bei der Verursachung, beim Verlauf und bei der Heilung von Krankheiten schon heute beachten. Hier ist vor allem die Sozialpsychiatrie zu nennen, die in den angelsächsischen Ländern einen starken Aufschwung erlebt hat. H. Strotzka berichtet in seinem zitierten Buch[33] über Theorie und Praxis der Sozialpsychiatrie, das heißt über die für uns relevante enge Verzahnung von medizinischem Wissens- und Handlungssystem. Gruppenpsychotherapie, Einbau der Sozialkontakte der Krankenbesuche in den klinischen Heilungsprozeß, Tageskrankenhäuser mit neuartigen Arbeitstherapien und Methoden zur Resozialisation, community care usw. sind Beispiele für die eingreifenden Umwandlungen der Innen- und Außenbezüge des Krankenhauses – stimuliert durch einen ursprünglich rein theoretischen Wissensfortschritt[36]. Wie sich überhaupt das Krankenhaus unter dem Einfluß einer sozial verantwortlichen und sozial handelnden Medizin umstrukturieren wird, vor allem, wie sich seine Position und Funktion im Sozialgefüge verändern wird, ist freilich noch völlig offen.

V BEISPIEL 2: DER KRANKHEITSBEGRIFF ALS INDIZ DES SOZIALEN WANDELS

Der Krankheitsbegriff, verstanden als Begriffsmuster spezifischer Wertvorstellungen, Wissens- und Handlungsformen, scheint uns ein Schlüsselindiz zu sein, einerseits für die Binnenstruktur der Medizin selbst, andererseits für den Zusammenhang des

Medizinsystems mit dem Sozialsystem insgesamt. Deshalb zeigen sich an ihm – zum Beispiel wenn wir ihn und sein Komplement, den Gesundheitsbegriff, als Leitwerte medizininternen und -externen Handelns ansehen – wohl am frühesten, zumindest am deutlichsten gesamt- oder teilgesellschaftliche Wandlungsprozesse. Gerade an ihm müßte sich auch die Umstrukturierung vorindustrieller Gesellschaften zur modernen Industriegesellschaft und deren Tendenzen zu weiter fortschreitender Rationalisierung, Technisierung und Integrierung aller Lebensbereiche abzeichnen.

In der Tat können wir durch einen Vergleich des Krankheitsbegriffes der klassischen Medizin mit dem der nachklassischen Medizin eine typische Veränderung festhalten, die – so will es scheinen – mit dem Wandel bestimmter Wert- und Verhaltensformen in der Gesamtgesellschaft korrespondiert. Freilich bewegen wir uns hier im noch recht Ungewissen, wo uns die Logik der Entwicklung statt der faktischen Entwicklung mehr oder minder aushelfen muß.

Der klassische Krankheitsbegriff ist dadurch erstens definiert, daß er ein *naturhaftes* Ereignis im körperlichen Bereich des Menschen bezeichnet, das neben seiner subjektiven Wohlbefindlichkeit seine objektive Funktionsfähigkeit beeinträchtigt. K. E. Rothschuh hat in diesem Sinne die Krankheit bestimmt »als Naturereignis, als einen Zustand, in dem der Organismus und seine Glieder den normalen Leistungsanforderungen nicht mehr gewachsen sind«[37].

W. Schoene hat ein zweites Moment herausgestellt: den Charakter des *Zufalls*, den die Krankheit für eine naturwissenschaftliche Medizin besitzt. Geht diese zwar auf eine möglichst umfassende Analyse der Kausalitätsketten aus, die zu einer Krankheit führen – eben zwecks korrigierenden therapeutischen Eingriffs –, so kann sie doch nie hoffen, alle und vor allem die letzten Gründe des Ursache-Wirkungskomplexes »Krankheit« in den Griff zu bekommen. »Daß solche Kausalfaktoren im einzelnen menschlichen Organismus zusammentreffen und eine Krankheit auslösen, das ließ sich letzten Endes nur als ›Zufall‹ erklären, das heißt als die Überschneidung mehrerer Kausalketten, deren Anfänge sich im nicht mehr Übersehbaren verlieren«[38].

Damit wird der Krankheitsprozeß als ein naturhaft ablaufendes, für menschliche Erkenntnis und Behandlung niemals voll determiniertes Körpergeschehen, aber zum dritten dadurch ausgezeichnet, daß er prinzipiell *willensunabhängig* auftritt und teilweise auch verläuft – abzüglich der theoretischen und praktischen Kenntnisse, über die die Medizin jeweils verfügt und mit denen sie in das Naturgeschehen heilend eingreifen kann.

Der diagnostisch und therapeutisch nicht determinierbare, übrigens den wissenschaftlichen Fortschritt der Medizin permanent provozierende Anteil des naturhaften Krankheitsprozesses übernimmt die Funktion eines »dritten Partners« in der sozialen Beziehung zwischen Arzt und Patient. Die »Natur« wird demnach einerseits zu einer Instanz, die ärztliches Wissen um Einsicht und Heilung von Krankheiten vermittelt und sie legitimiert; sie wird andererseits zur Berufungs- und Entlastungsinstanz im Falle ärztlichen Versagens für den Arzt und Patient gleichermaßen. »Wenn die Krankheit als ein Naturereignis definiert ist, so ist der Patient durch die Krankheit von der Verantwortung für die Krankheit entlastet ... Und wenn andererseits der Arzt ›die Pflichten, welche man ihm übertrug, gewissenhaft und pünktlich ausgeübt‹ und vielleicht sogar noch etwas mehr getan hat, ohne daß er den Patienten retten konnte, so ist auch der Arzt von der Verantwortung für den Tod des Patienten (oder für den ungenügenden Heilungserfolg, H. B.) entlastet. Nicht er hat dann versagt, sondern jener dritte Partner, die Natur, war stärker« (W. Schoene[39]). Insofern ist es also angebracht, von der »extra-kulturellen Basis«, nämlich der Naturbasis der Medizin zu sprechen, auf der sie als sozialkulturelles Gebilde ruht[40].

Es ist nun die Frage, ob ein derartiger für die naturwissenschaftliche Medizin typischer und brauchbarer Krankheitsbegriff sich auch dann durchhält, wenn die soziale Stellung der Medizin zusammen mit ihrem Binnensystem sich einschneidend ändern. Wir würden das bestreiten. Denn eine zunehmend sozial integrierte, das heißt sozial verantwortliche und sozial handelnde Medizin ist ja dadurch gekennzeichnet, daß sie nicht nur die Relevanz der Sozialfaktoren in ihr Krankheitskonzept aufnehmen und verarbeiten muß, sondern daß sie auch die Wirkungen und Rückwirkungen ihrer eigenen Tätigkeit im sozialen Handlungsraum kritisch reflektieren muß. Gerade den letzten Punkt haben wir ja als die entscheidende Verschiebung im Verhältnis von Medizin und Krankheit festgehalten.

Folgende Tatsachen erhärten unsere These und machen den Wandel des Krankheitsbegriffes – so wie er sich zur Zeit schon andeutet – sichtbar. Im Gegensatz zum naturhaften, zufälligen und willensunabhängigen Krankheitsereignis werden zunehmend Krankheiten von den Handlungen der Menschen gesetzt. Denken wir an die sogenannten Zivilisationskrankheiten (etwa der Formenkreis der vegetativen Dysfunktion), deren Umfang und ätiologische Zurechnung zwar noch umstritten ist, deren Faktum aber dadurch nicht hinwegdiskutiert werden kann, insofern es sich um pathologische Reaktionen auf Noxen handelt, die erst die Gesellschaft unserer Tage hervorgebracht hat[41]. Laufen die krankheitsauslösenden sozialen Mechanismen hier noch weitgehend unterhalb der Reflektionsschwelle der gesellschaftlich handelnden Menschen ab, so trifft dies bei den Wirkfaktoren, die die Sozial- und Gesundheitspolitik in Gang setzt, nicht zu. So haben sozialpolitische Maßnahmen, zum Beispiel die Herabsetzung der Pensionierungs- und Altersrentenschwelle, ganz bestimmte, von Experten kalkulierbare und medizinstatistisch feststellbare Folgen, zum Beispiel das statistische Ansteigen des sogenannten »Pensionierungstodes« (A. Jores[42]) oder andere pathologische Entlastungsphänomene[43] frühzeitigen Ruhestands. Wenn solche Maßnahmen trotzdem ergriffen werden, dann nur, weil massivere Sozial- und Ideologieinteressen zum Zuge kommen, für die derartige von der Gesellschaft gesetzte Krankheitsbedingungen sozialpolitische Nebenwirkungen darstellen.

Ein zweiter Tatsachenkomplex, der für eine Veränderung des Krankheitsbegriffs spricht, ist die wachsende Bedeutung der *vom Arzt verantworteten* Krankheitsbedingungen. Ist zum Beispiel die vom begutachtenden Arzt geforderte Definition des Krankheits- oder Gesundheitszustandes bei den ihm zugeleiteten Patienten schon dort bloßer Willensakt, wo die Bestimmungsgründe der naturwissenschaftlichen Medizin nicht mehr zureichen, gerät also in die Zurechnung der nur teildiagnostizierten Krankheitsattribute jeweils ein gut Teil Subjektivität (die der herrschenden Meinung nach durch das ärztliche »Gewissen« abgestützt werden sollte), so ist diese Entwicklung in der Therapie noch offensichtlicher. Je therapeutisch effizienter die Medizin wird, und das heißt je zielsicherer und intensiver ihre Mittel werden, desto stärker machen sich die Nebenwirkungen bemerkbar. Sei es auf Grund der unvermeidbaren »Risikobreite« bei den individuellen Behandlungsprozeduren, sei es auf Grund vorhersagbarer, aber durch den Heileffekt objektiv (jedoch nicht im subjektiven Krankheitsverständnis) eingerechneter Nebeneffekte. Auch an diesen *iatrogenen* Krankheitsbedingungen zeigt sich, wie sehr sich das Schwergewicht vom »nichtpersonalen Agens ›Natur‹« (W. Schoene[39]) auf die Seite der im Sozialverband – medizinintern oder medizinextern – handelnden Menschen verschiebt.

Schließlich sei noch ein drittes Moment erwähnt. Unter dem Eindruck der geschilderten sozialen und ärztlichen Bedingtheiten der Krankheit ist die Einstellung ihr gegenüber auch dort im Wandel, wo sich Traditionen am längsten halten: beim Patienten. Während die psychischen Reaktionen auf sozial- und gesundheitspolitische Maßnahmen, zum Beispiel die Institutionalisierung des Sozialversicherungswesens[44] oder auf die veränderte Rolle des Arztes als »Verwalter des Gesundheitsideals«[45] und des medizinischen Herrschaftswissens, sehr bald ins Blickfeld der Mediziner und Gesundheitspolitiker gelangten, so ist der tieferliegende individuelle und kollektive Einstellungswandel zum Phänomen der Krankheit schlechthin bis heute nicht vollends durchschaut worden[46]. »Das Recht auf Gesundheit«, formuliert der Psychiater H. Strotzka[47], »ist in einer gewissen Gefahr, durch die derzeitige Organisation von einem *Recht auf Krankheit* verdrängt zu werden.« Damit zielt er auf eine schon vielerorts beobachtete Tatsache im Krankheitsverhalten der Menschen unserer Tage, die uns einige hypothetische Überlegungen wert sein sollen.

Die dem durchschnittlichen Menschen heute zugängliche Einsicht, daß Krankheit kein nur naturhaftes, zufälliges und willensunabhängiges Ereignis ist, sondern von den handelnden Menschen und den menschlichen Verhältnissen mitverantwortet wird, könnte in der Tat eine für die moderne Gesellschaft bezeichnende Änderung des Krankheitsbewußtseins zur Folge haben. Schiebt sich nämlich einmal die soziale Ätiologie der Krankheit, also alle diejenigen Krankheitsbedingungen, die das Handeln der Menschen im weitesten Sinne induziert, über die Reflexionsschwelle der einzelnen, so wäre der dann ablaufende psychologische Mechanismus konsequent, der das Krankheitsereignis nicht nur auf Handlungen und den Willen anderer Menschen zurückführt, sondern es auch mit der eigenen Aktivität und vor allem mit dem eigenen Willen besetzt[48]. Das Subjekt trägt, in *seinem* Verständnis, gleichsam seinen individuellen Teil zum sozial gesetzten Krankheitsprozeß bei und bringt ihn damit in seinen Verfügungsbereich[49]. Die in der Psychoanalyse und Psychosomatik beobachteten Schuldgefühle der Neurotiker hätten hier ihren Ort[50]. Dieser individuelle Mechanismus würde übrigens auch dann funktionieren, wenn – aus der Sicht des Arztes – objektiv gar keine faßbaren Krankheitsgründe oder subjektiv nur etwa flüchtige Sensationen oder Fehlinterpretationen organischer Prozesse vorliegen. Noch wichtiger wären aber für den Medizinsoziologen Massenphänomene, in die solche psychologische Mechanismen umschlagen, wenn so disponierte Individuen in das Einzugsgebiet kollektiver Reaktionen geraten oder, umgekehrt, diese kumulieren und auslösen. Zumal gesamt- oder teilgesellschaftliche Tendenzen hier unterstützend eingreifen, wenn wir an die breite Risikosicherung denken oder an die vorsorglich einkalkulierten Produktivitätsausfälle durch das sogenannte »Krankfeiern« in den Betrieben oder an die gesellschaftlich sanktionierten Verhaltensweisen in den sogenannten Grippezeiten (»Haben Sie Ihre Grippe schon genommen?«), die allesamt Pseudomorbiditäten geradezu provozieren müssen. Das dubiose »Recht auf Krankheit«, als Simulation wie als bloße Neurose sicherlich mißverstanden, könnte sich also, wenn unsere hypothetischen Annahmen zutreffen, als eine von der Gesellschaft latent zugebilligte *Freiheit zur Krankheit* entpuppen[51], und das um so mehr, als die Steigerung der individuellen Reflexivität und Reaktionsbereitschaft und die Wahrnehmung der zugeteilten Freiheitschancen konstitutiv und ausdrücklich zur demokratischen Form der industriellen Gesellschaft gehören.

Mit Recht wird man den angeführten Beispielen eine gewisse Überpointierung und vor allem die zu geringe Einrechnung der gegenwärtig noch dominanten naturwissenschaftlichen Medizin vorhalten. Uns kam es jedoch darauf an, Ansätze zu einem neuen Krankheitsbegriff zu zeigen, der sich signifikant vom traditionellen unterscheidet – auf Grund medizininterner wie medizinexterner, das heiß gesamtgesellschaftlicher Tendenzen. So gesehen, wird man sicher sagen dürfen, daß der klassische *somatogene*, also am Körper des Menschen orientierte Krankheitsbegriff von einem *soziogenen* abgelöst wird, das heißt von einem solchen, der sich primär auf das soziale Handeln der Menschen, ihre Handlungswirkungen und die individuellen Reaktionen darauf bezieht. Auch hier zeigt sich, wie eine Medizin, die nicht den Erkenntnis- und Handlungskontakt zur Wirklichkeit der industriellen Gesellschaft verlieren will, auf die Kooperation mit der Soziologie angewiesen ist.

ANMERKUNGEN

1. Grundlegend dafür V. v. Weizsäcker, *Soziale Krankheit und soziale Gesundung*, 1930, 2. Auflage, Göttingen 1955; und *Menschenführung*, Göttingen 1955.

2. »Der entscheidende Fortschritt der psychosomatischen Medizin bestand in der Nutzung der tiefenpsychologischen Entdeckungen, von deren Qualität man vielleicht abgekürzt sagen könnte, sie erlaubten uns die objektive Erkenntnis, daß unser Wissen um den Menschen als ein Subjekt durch unsere eigene Subjekthaftigkeit vermittelt wird. Oder feldtheoretisch: das Verhalten des einen Partners wird immer durch das Verhalten des anderen konstelliert«, A. Mitscherlich, Soziologisches Denken in der Medizin, in: Die Soziologie der Medizin, *Der deutsche Arzt,* Hrsg. Verband der Ärzte Deutschlands (Hartmannbund), Sonderdruck, Mainz o. J., S. 18–29, Zit. S. 22; vgl. v. gl. Verf. Rationale Therapie und Psychotherapie, in: *Psyche*, 12, 1958, S. 721–731. Dazu auch Th. v. Uexküll, *Grundfragen der psychosomatischen Medizin,* Hamburg 1963, S. 71 ff., 102 ff. u. a.

3. Vgl. P. Christian und R. Haas, *Wesen und Formen der Bipersonalität,* Stuttgart 1949.

4. J. J. Rohde, *Soziologie des Krankenhauses. Zur Einführung in die Soziologie der Medizin,* Stuttgart 1962, vgl. S. 247 ff. u. a.

5. S. Heyden, Definition und Aufgabe der Präventivmedizin, in: *Münchener Medizinische Wochenschrift,* 107, 1965/H. 6, S. 275–279. Vgl. auch M. Pflanz, Die epidemiologische Methode in der medizinischen Soziologie, in: Probleme der Medizin-Soziologie, Sonderheft 3 der *Kölner Zeitschrift für Soziologie und Sozialpsychologie,* Köln und Opladen 1958, S. 134 bis 149.

6. Heyden, a. a. O., S. 276.

7. Vgl. M. Pflanz, *Sozialer Wandel und Krankheit. Ergebnisse und Probleme der medizinischen Soziologie,* Stuttgart 1962, S. 12 ff.

8. Vgl. J. J. Rohde, a. a. O., S. 15 ff.; und M. Tönnesmann, Einige Aspekte zur Entwicklung einer Medizin-Soziologie und Sozialpsychologie in Deutschland. In: Probleme der Medizin-Soziologie, Sonderheft 3 der *Kölner Zeitschrift für Soziologie und Sozialpsychologie,* Köln und Opladen 1958, S. 294–336.

9. H. Schelsky, Die Soziologie des Krankenhauses im Rahmen einer Soziologie der Medizin, 1958, in: *Auf der Suche nach Wirklichkeit,* Düsseldorf–Köln 1965, S. 222–237.

10. R. Straus, The Nature and Status of Medical Sociology, in: *American Sociological Review* 22, 1957, S. 200–204.

11. R. König, Probleme der Medizin-Soziologie, in: Sonderheft 3 der *Kölner Zeitschrift für Soziologie und Sozialpsychologie,* Köln und Opladen 1958, S. 1–9.

12. Th. v. Uexküll, Was kann eine Spezialdisziplin »Soziologische Medizin« für eine allgemeine Medizin leisten? ebenda S. 58–79.

13. J. J. Rohde, a. a. O., S. 15 ff. und 22 ff.

14. M. Pflanz, a. a. O., S. 22 ff. und 26 ff.

15. R. Straus, a. a. O., S. 200.

16. Rezension von M. Pflanz in: *Kölner Zeitschrift für Soziologie und Sozialpsychologie,* 15, Köln und Opladen 1963, S. 754–757.

17. R. Straus, a. a. O., S. 203.

18. H. Schelsky, *Der Mensch in der wissenschaftlichen Zivilisation,* Köln und Opladen 1961; J. Habermas, Dogmatismus, Vernunft und Entscheidung – Zu Theorie und Praxis in der verwissenschaftlichten Zivilisation, in: *Theorie und Praxis,* Neuwied und Berlin 1963, S. 231–257.

19. Die vielerorts registrierte Empfindlichkeit der Ärzte gegenüber medizinsoziologischen Arbeiten hätte hier ihren systematischen Ort; vgl. z. B. A. Mitscherlich, Zur Soziologie des ärztlichen Berufes, in: *Festgabe für Carlo Schmid* (Hrsg. Th. Eschenburg u. a.), Tübingen 1962, S. 129–139. Aber auch umgekehrt zeigen die Soziologen Reizbarkeiten, wenn sie mit dem Beharrungsvermögen der institutionalisierten Medizin und Ärzteschaft konfrontiert werden, z. B. J. J. Rohde, Gesundheitspolitik, Arzt und Sozialwissenschaft, in: *Berliner Ärzteblatt* 77, 1964, H. 10.

20. Begriff und Erläuterung bei Karl Mannheim, *Die Gegenwartsaufgaben der Soziologie,* Tübingen 1932, S. 14 ff.

21. Grundzüge für eine solche kritische Reflexionshaltung hat H. Schelsky für die Soziologie entwickelt, vgl. seine *Ortsbestimmung der deutschen Soziologie,* Düsseldorf–Köln 1959, S. 93 ff.

22. Vgl. etwa H. Schelsky, *Ortsbestimmung der deutschen Soziologie,* Düsseldorf–Köln 1959, S. 5 ff. und 12 ff.

23. Vorzügliche Arbeiten sind dagegen von amerikanischen Soziologen vorgelegt worden: Zum Problem des medizinischen Wertsystems etwa R. K. Merton u. a. (Ed.), *The Student-Physician. Introductory Studies in Sociology of Medical Education,* Cambridge/Mass. 1957, bezüglich der Wechselwirkung von Wissens- und Handlungssystem T. Parsons, *The Social System,* Glencoe/Ill. 1951 (Kap. X, übersetzt mit dem Titel: Struktur und Funktion der modernen Medizin, in: Probleme der Medizin-Soziologie, Sonderheft 3 der *Kölner Zeitschrift für Soziologie und Sozialpsychologie,* Köln–Opladen 1958, S. 10–57).

24. W. Schoene, Die Medizin als Faktor im Akkulturationsgeschehen, in: *Sociologus* 8, 1958, 113–125; »Einige kulturanthropologische Betrachtungen über die Medizin«, in: Probleme der Medizin-Soziologie, Sonderheft 3 der *Kölner Zeitschrift für Soziologie und Sozialpsychologie,* Köln–Opladen 1958, S. 80–114; Zur sozialen Funktion und zur soziologischen Problematik des Gesundheitsideals, in: *Soziale Welt* 14, 1964, 109–126.

25. Vgl. K. E. Rothschuh, Die Methodik der Szientifikation, Kap. in: *Theorie des Organismus,* 2. Aufl., München–Berlin 1963, S. 1–40. Auch O. F. Ranke: *Einleitende Bemerkungen zur Vorlesung Physiologie,* Erlangen o. J. (1952).

26. Damit übereinstimmend hat J. J. Rohde das moderne Krankenhaus von seinen vier Zweckbestimmungen: *Isolierung,* Diagnose, Therapie und Pflege definiert und fruchtbar analysiert (vgl. *Soziologie des Krankenhauses,* Stuttgart 1962, S. 141 f., 152 ff., 172 ff.); darüber auch v. gl. Verf., Probleme des Arztberufs im Krankenhaus, in: *Hippokrates* 36, 1965, Heft 1, S. 27–34.

27. W. Schoene, Einige kulturanthropologische Betrachtungen über die Medizin, a. a. O., S. 92.

28. Vgl. T. Parsons, a. a. O. (dt. Text), S. 19 ff.

29. W. Schoene, ebenda S. 91.

30. Vgl. F. Austeda, *Axiomatische Philosophie,* Berlin 1962, S. 114 ff. und 148 ff.; vgl. auch K. E. Rothschuh a. a. O., S. 212 ff.

31. W. Schoene, Die öffentliche Aufgabe des Arztes, ihre individuale und ihre soziale Bedeutung – Vom Standpunkt der Soziologie, in: *Mensch und Medizin* I, 1964, Heft 4. Vgl. auch O. F. Ranke, a. a. O., S. 16 f.

32. T. Parsons, a. a. O. (dt. Text), S. 14 ff.

33. H. Strotzka spricht z. B. von der »multifaktoriellen Kausalität der psychischen Krankheit«, in: *Einführung in die Sozialpsychiatrie,* Hamburg 1965, S. 25; M. Pflanz fordert »polyätiologisches Denken in der Medizin«, *Sozialer Wandel und Krankheit,* Stuttgart 1962, S. 4. Darüber bereits K. Jaspers im Kap. Die kausalen Zusammenhänge des Seelenlebens seiner *Allgemeinen Psychopathologie,* 4. Aufl. Berlin und Heidelberg 1946, S. 375 ff.

34. Vgl. V. v. Weizsäcker, *Soziale Krankheit und soziale Gesundung,* 2. Aufl. Göttingen 1955, und A. Mitscherlich, *Soziologisches Denken in der Medizin,* a. a. O., insbesondere S. 26 ff., Zit. S. 28.

35. Daß auch andere Fächer der Medizin einen Wandel des Krankenhauses unter dem Einfluß veränderter Krankheitsbilder und veränderten Krankheitsverständnisses zeigen, hat in einer informativen Arbeit O. Gsell nachgewiesen, Wandel der Infektionskrankheiten durch die moderne Therapie und Prophylaxe, in: *Das Krankenhaus* 57, 1965, S. 172–178.

36. H. Strotzka, a. a. O., vgl. S. 24 ff.

37. K. E. Rothschuh, a. a. O., S. 283 (Sperrung von uns nicht wiedergegeben).

38. W. Schoene, Krankheit und Verantwortung – gesellschaftlich definiert, Wissenschaftliche Beilage Nr. 8 der: *Politica,* Münster, 3. Jg., März 1965, S. 2.

39. W. Schoene, Die öffentliche Aufgabe des Arztes ..., a. a. O.

40. W. Schoene, Einige kulturanthropologische Betrachtungen über die Medizin, a. a. O., S. 97, sowie Zur sozialen Funktion und zur soziologischen Problematik des Gesundheitsideals, a. a. O., vgl. S. 117 f.

41. Etwa A. Jores, Zivilisation und Krankheit, in: *Münchener Medizinische Wochenschrift* 101, 1959, S. 145–149.

42. Vgl. A. Jores und H. G. Puchta, Der Pensionierungstod. Untersuchungen an Hamburger Beamten, in: *Medizinische Klinik* 54, 1959, S. 1158–1164.

43. Auf die Pathogenität der »Entlastung«, d. h. Lösung von z. B. beruflichen Spannungs- und Konfliktsituationen, machte M. Pflanz und Th. v. Uexküll aufmerksam, vgl. Entlastung als pathogenetischer Faktor, in: *Klinische Wochenschrift* 30, 1952, S. 414 ff. sowie die oben zit. Arbeiten beider Verfasser.

44. Vgl. den Problemkreis der sogenannten »Rentenneurosen«, frühzeitig von W. Hellpach, M. Scheler, V. v. Weizsäcker entdeckt und soziologisch reflektiert, zu dem R. König neuerdings sozialpolitische Überlegungen zur Grippeepidemie 1957/58 beigetragen hat: Strukturwandlungen unserer Gesellschaft und einige Auswirkungen auf die Krankenversicherung, in: Probleme der Medizin-Soziologie, Sonderheft 3 der *Kölner Zeitschrift für Soziologie und Sozialpsychologie,* Köln und Opladen 1958, S. 115–133 (dort auch über iatrogene Krankheitsfaktoren, S. 119 und S. 127).

45. Vgl. W. Schoene, Zur sozialen Funktion und zur soziologischen Problematik des Gesundheitsideals, a. a. O., S. 120 f.

46. Eine Ausnahme bildet z. B. J. J. Rohde, der solcher »kulturpsychologischen Einstellungsverschiebung« ein Kapitel (vgl. S. 28–37) in seinem Buch *Soziologie des Krankenhauses,* Stuttgart 1962, widmet; dazu auch sein Aufsatz: Das Dilemma der Gesundheitspolitik. Soziologische Ansichten zur Auseinandersetzung der Gesellschaft mit der Krankheit, in: *Die Neue Gesellschaft* 11, 1964, Heft 1, S. 1–12.

47. H. Strotzka, *Sozialpsychiatrische Untersuchungen. Beiträge zu einer Soziatrie,* Wien 1958, S. 6 (Hervorhebung von uns).

48. Wie überraschend hoch der Anteil an der Verursachung von inneren Krankheiten ist, den der Patient seinem subjektiven Verfügungs- und Vorstellungsbereich zurechnet (»Überanstrengung«, »Aufregung«, »seelische Belastungen« usw.), zeigt M. Pflanz, Entstehung und Bedeutung von Vorstellungen über die Ursachen der Krankheiten, in: *Acta psychotherapeutica, psychosomatica et orthopaedagogica*/Basel 6, 1958, 156–168.

49. Zum Einfluß des Willens in der psychosomatischen Medizin, vgl. V. v. Weizsäcker, *Fälle und Probleme. Anthropologische Vorlesungen in der medizinischen Klinik,* 2. Aufl. Stuttgart 1951, S. 147 ff., und A. Mitscherlich, *Freiheit und Unfreiheit in der Krankheit,* 2. Aufl. Hamburg 1948, besonders S. 76 f. und 98 ff.

50. Vgl. *Angst und Schuld in theologischer und psychotherapeutischer Sicht* (Hrsg. W. Bitter), Stuttgart 1953.

51. Welche institutionellen Folgen die »Einführung des Willensfaktors in die Krankheitsauffassung« haben würde, zeigt uns W. Schoene, *Krankheit und Verantwortung – gesellschaftlich definiert,* a. a. O.

DRITTER TEIL

Krankheit als soziales und medizinisches Phänomen

Das Verhältnis von Soziologie und Medizin hat sich differenziert. Das ätiologische Feld wurde entscheidend erweitert, insofern es Gesellschaftliches einbezog; andererseits wurde Krankheit als soziales Verhalten zum Gegenstand der Sozialwissenschaft.

Krankheit ist, gleichgültig wie sie sich manifestiert, von der Soziologie her gesehen, eine Möglichkeit des Individuums, sein Nichtübereinstimmen mit gesellschaftlichen Forderungen zum Ausdruck zu bringen; Krankheit ist *eine* »Reaktionsmöglichkeit des erlebenden Individuums in hilfloser Lage«*.

Abweichendes Verhalten, das aus einem Konflikt zwischen dem Zwang der sozialen Norm und der individuellen Motivation, die nicht auf die Erfüllung dieser normativen Erwartung zielt, hervorgehen kann, hat viele Äußerungsmöglichkeiten. Ruesch stellt zum Beispiel fest, daß politische und künstlerische Radikalität Reaktionsbildungen sind, Antwort auf spezifische Erziehungsanforderungen**; Arbeiten über die Auswirkung der Differenz zwischen gesellschaftlich zugeschriebenem und tatsächlich erreichtem Status haben ähnliche Ergebnisse gebracht: Statuskonsistenz und Inkonsistenz haben Einfluß auf die politische Haltung***. Die Bearbeitung des Konflikts kann repressiv erfolgen; individualpsychologisch als Krankheit, sozialpsychologisch als vorurteilsvolle Verhärtung des Bewußtseins und kollektive Aggression; sie kann jedoch auch progressiv vonstatten gehen, als rationale Arbeit im Sinne der Suche nach neuen sozialen Kompromißformen, in denen unterdrückte oder deformierte Interessen befreit werden. Andererseits besteht die Möglichkeit, daß soziale Konflikte somatisch verarbeitet werden*.

Jede dieser Reaktionsmöglichkeiten ist – ebenso wie das vielgestaltige Phänomen Krankheit selbst – ein ausdrücklich nicht artspezifisches, sondern gesellschaftsspezi-

* Mitscherlich, Alexander, *Krankheit als Konflikt. Studien zur psychosomatischen Medizin I*, Frankfurt/M. 1966, S. 9 f.

** Ruesch, Jürgen, Social Technique, Social Status, and Social Change in Illness. In: *Personality in Nature, Society, and Culture*, hrsg. v. Clyde Kluckhohn u. Henry A. Murray unter Mitarbeit von David M. Schneider, New York 1965, S. 123–136, hier S. 131 f.

*** Vgl. z. B. Jackson, Elton F., Status Consistency and Symptoms of Stress. *American Sociological Review*, Vol. 27 (Aug. 1962) Nr. 4, S. 469–480.

* Vgl. Teil VIII, insbesondere die Ergebnisse über das Ulcus.

S. a. Mitscherlich, Alexander, Anmerkungen über die Chronifizierung psychosomatischen Geschehens, in: *Psyche*, XV, 1961/62, S. 1–25.

Zum Angstschocktod durch Kreislaufzusammenbruch vgl. insbes. Cannon, Walter B., Voodoo Death, in: *American Anthropologist*, 44, 1942, nachgedruckt in: *Psychos. Med.*, 19, 1957, S. 182–190; sowie Richter, Curt P., On the Phenomenon of Sudden Death in Animals and Man, in: *Psychos. Med.*, 19, 1957, S. 191–198.

fisches, im jeweiligen Sozialisationsprozeß erworbenes Verhaltungspotential: Ein Verhalten also, an dem zwar Naturfaktoren beteiligt sind, aber doch gesellschaftlich überformte Naturfaktoren.

Schon die Schwierigkeit, Krankheit als Konfliktlage oder, umgekehrt, Gesundheit eindeutig zu definieren, weist auf den historischen Gehalt dieser Phänomene hin und damit auf gesellschaftliche Implikationen. Die »Anpassungsfähigkeit«, die oft mit Gesundheit gleichgesetzt wird, darf jedoch nicht einseitig verstanden werden: weder einseitig passiv noch einseitig aktiv*. Gesundheit heißt beides zugleich: Indem einer die Anpassungsforderungen der Gesellschaft auf ihre objektive Notwendigkeit hin überprüft, ändert sich auch der Prüfende selbst.

Ausschließlich unter dem Gesichtspunkt der Erhaltung des einmal vorhandenen Normensystems, in dem auch Rollen für ephemer Abweichende vorgesehen sind, sieht Parsons das Phänomen Krankheit. Obgleich dieser Ansatz der gesellschaftlichen Vermittlung des Individuums formal gerecht zu werden versucht, indem er es auf den Verinnerlichungsprozeß rekurriert, sind doch diese Vorstellungen des Zusammenspiels von gesellschaftlich geprägten und zugleich mit eigener Motivationsdynamik ausgestatteten Organismen einerseits und der Gesellschaft andererseits soziologistisch. Zwar weiß Parsons, daß Krankheit Reaktion auf gesellschaftlichen Druck sein kann**, doch legt er die Lösung des Konflikts ausschließlich in die Hände des Individuums; daran wird sichtbar, wie sehr puritanisch-liberalistische Normvorstellungen dieses Denken bestimmen. Denn die Möglichkeit, daß gerade dieser Prozeß der Verinnerlichung gar kein soziofunktionaler Vorgang zu sein braucht, sondern insofern pathogen wirken kann, als nun im Individuum selbst der Konflikt des Individuums mit der Norm sich als Krankheit reproduziert, die man auch heilen kann, indem man die gesellschaftlichen Bedingungen ändert, hat in diesem Kategoriensystem keinen Platz***.

Dem Dilemma, daß Krankheit sowohl gesellschaftliche als auch individuelle Implikationen hat, sucht Redlich klinisch-empirisch zu entgehen. Das ist die Lösung, welche den Kliniker befriedigen kann, der aber damit die für ihn zumeist akademische Frage, was Krankheit allgemein ist, auf seine Beurteilung des Befundes, des Heilungsbedürfnisses, des Leidensdrucks oder auf die herrschende gesellschaftliche Vorstellung darüber reduziert, was als Krankheit zu behandeln ist oder als kriminell. Noch problematischer wird diese Frage, wenn man Margret Mead folgt, die darauf insistiert, daß keine gesellschaftliche Norm quasi gesunder Naturzustand ist, sondern immer als spezifische gesellschaftliche Prägung der Individuen, als Prägung

* Vgl. z. B. Landauer, Karl, Erkranken und Gesunden, in: *Psychoanalyse und Medizin*, hrsg. v. Heinrich Meng, München 1965, S. 124–131.

** Vgl. Parsons, Talcott, Struktur und Funktion in der modernen Medizin. In: *Kölner Zeitschrift für Soziologie und Sozialpsychologie*, Sonderheft 3, Probleme der Medizinsoziologie. Köln und Opladen 1958, S. 10–57, hier S. 12.

*** Vgl. dazu z. B. Wrong, Dennis H., The Over-Socialized Conception of Man in Modern Sociology. In: *Psychoanalysis and the Psychoanalytic Review*, Vol. 49, Summer 1962, Nr. 2, S. 53–69.

eines offenen biologischen Potentials verstanden werden muß, die als Norm bereits Deformationen enthalten kann.

Damit wird eine klare, feststehende Definition von Krankheit und Gesundheit überhaupt in Frage gestellt, und es bietet sich an – wie wir es schon versuchten –, Krankheit als Symptom eines Konfliktes im Spannungsfeld zwischen Individuum und Gesellschaft zu begreifen, das sich psychisch, somatisch oder psychosomatisch ausdrückt. Was Krankheit ist, was Gesundheit, ist zunächst Sache der gesellschaftlichen Definition dieser Sachverhalte. Gegenüber diesen Normen hat die Medizin zu zeigen, daß der Anpassungsprozeß im Sinne dieses Normengefüges scheitern kann und ein Individuum in seiner spezifischen Weise vom Niveau rationaler Kommunikation auf die zwangshafte, unbeherrschte Demonstration dieses Konflikts regredieren kann; anstatt einer Lösung des Konflikts ergibt sich dann dessen zwangshaftes pantomimisches Wiederholen*. Diagnose und Therapie solcher somatisch und psychisch sedimentierter Arrangements können von einer allein nomologisch, nach naturwissenschaftlichem Muster vorgehenden Medizin, die objektivierte Methoden verwendet, nicht geleistet werden. Eine soziologisch orientierte Medizin muß über die kausalen Erklärungen hinaus auch den in psychosomatische Zusammenhänge eingehenden Sinn, die Motivation, in den Griff zu bekommen versuchen. Daß damit nicht der Boden von Wissenschaft überhaupt verlassen wird, sondern in Erkenntnis eingehende Subjektivität auch heuristisch kontrolliert werden kann, ist neuerlich nachgewiesen worden**. Die traditionelle Vorstellung von Krankheit ist nicht nur objektiv einfacher; das diagnostische und therapeutische Muster ist darüber hinaus für die Beteiligten bequemer*** und entspricht offensichtlich dem primär instrumentalistisch-technischen Selbstverständnis unserer Gesellschaft eher.

* Vgl. z. B. Mitscherlich, Alexander, *Freiheit und Unfreiheit in der Krankheit*, Hamburg 1948, insbes. S. 98–112.

** Vgl. Habermas, Jürgen, in: *Philosophische Rundschau*, Beiheft 5, Sonderheft zur Logik der Sozialwissenschaften. Tübingen, Februar 1967, insbes. S. 185 ff;
vgl. auch von Uexküll, Thure, Der Körper als Problem der psychosomatischen Medizin. *Psyche*, XV, 1961/62, 76–87.

*** Vgl. Mitscherlich, Alexander, *Die psychosomatische und die konventionelle Medizin*, in diesem Teil.

Definition von Gesundheit und Krankheit im Lichte der Wertbegriffe und der sozialen Struktur Amerikas

TALCOTT PARSONS

Die vorliegende Arbeit setzt sich zum Ziel, die soziokulturelle Definition von Gesundheit und Krankheit in den Vereinigten Staaten in erster Linie im Lichte der amerikanischen Wertbegriffe, weiter aber auch im Hinblick auf die Formen zu untersuchen, in denen die relevanten Aspekte des Wertsystems in der Sozialstruktur institutionalisiert worden sind.

Zunächst muß versucht werden zu bestimmen, in welcher Hinsicht Gesundheit und Krankheit als universelle Kategorien angesehen werden können, die für alle Menschen in allen Gesellschaften gelten, und dann davon zu unterscheiden, in welcher Hinsicht sie als sozial und kulturell relativ zu betrachten sind. Man wird hier nur einige ziemlich allgemeine Aussagen machen können, aber die Entwicklung der Sozialwissenschaft erlaubt uns nach unserer Meinung, um einiges bestimmter zu sein, als dies bis vor recht kurzer Zeit möglich war.

Es gibt offensichtlich eine Gruppe allgemeinmenschlicher Züge von Gesundheit und Krankheit; ja, wahrscheinlich gibt es darüber hinaus eine Gruppe von Komponenten, die vielleicht für alle Gattungen von Säugetieren Geltung haben. Es gibt keinen generellen Grund für die Annahme, daß diese gemeinsamen Komponenten auf die somatische Krankheit beschränkt sind; ich möchte meinerseits annehmen, daß auch die psychische Krankheit solche Komponenten aufweist. Jedoch scheint die Ansicht vertretbar, daß es einen Bereich gibt, der sich – grob gesagt – vom »rein Somatischen« zum »rein Psychischen« erstreckt (beides sind natürlich Abgrenzungsbegriffe), und daß beim Abschreiten dieses Bereichs die Faktoren der Relativität als Funktionen der Kultur und der Sozialstruktur zunehmend mehr in den Vordergrund treten. Die Bedeutung der gegenseitigen Durchdringung zwischen somatischen und psychischen Aspekten ist indes so groß, daß es falsch wäre, im Empirischen zwischen beiden eine scharfe Trennungslinie zu ziehen.

Ein Punkt ist relativ eindeutig: daß nämlich die primären Kriterien für psychische Krankheit mit Bezug auf die soziale *Rollenerfüllung* des Individuums definiert werden müssen[1]. Da die hauptsächliche, gegenseitige Durchdringung der Sozialsysteme und der Persönlichkeiten auf der Ebene der Rollenstruktur deutlich wird, wird die psychische Krankheit gerade als Unfähigkeit, die Erwartungen sozialer

Parsons, Talcott, Definition of Health and Illness in the Light of American Values and Social Structure. Aus: *Patients, Physicians and Illness* by E. G. Jaco, New York 1964. Mit freundlicher Genehmigung von The Free Press of Glencoe, A Division of the Macmillan Co. Übersetzt von G. H. Müller.

Rollen zu erfüllen, ein Problem der sozialen Beziehungen, und daraufhin sollten auch Kriterien für ihr Vorhandensein oder Nichtvorhandensein formuliert werden. Dies heißt natürlich keineswegs, daß der Zustand, den wir als psychische – im Gegensatz zur somatischen – Krankheit bezeichnen, kein Zustand des Individuums wäre; selbstverständlich ist er das. Aber dieser Zustand tritt sowohl für den Kranken wie für andere, mit denen er im Zusammenhang der sozialen Beziehungen in Verbindung steht, in Erscheinung und ist für beide Teile problematisch; und im Blick auf dieses Problem ist meine Bemerkung über Rollenerfüllung zu verstehen.

Zugleich möchte ich aber auch psychische Gesundheit nicht so auffassen, als wäre damit eine Bindung an die Erfüllung einzelner Rollen verknüpft. Eine solche Bindung würde die spezifische Zugehörigkeit zu spezifischen Beziehungssystemen, das heißt zu Kollektiven, einschließen. Geistige Gesundheit betrifft vielmehr die *»Fähigkeit«*, solche Beziehungen einzugehen und die Erwartung solcher Zugehörigkeiten zu erfüllen. Im Begriffszusammenhang der Organisation des Motivationssystems des Individuums steht sie also auf einer »generelleren Ebene« als die spezifischeren sozialen Bindungen.

Es gibt eine Gruppe von Mechanismen, in deren Wirken Aspekte des Sozialsystems und der Persönlichkeit verflochten sind, die die vielen komplexen Anpassungen an sich wandelnde Situationen ermöglichen, die im Ablauf der sozialen Prozesse stets und kontinuierlich auftreten. Wenn die in diese Anpassungsprozesse eingeschalteten Mechanismen versagen (»Anpassung« hier die zwischen Persönlichkeiten, die in sozialer Wechselwirkung miteinander stehen), wird die psychische Krankheit zur Möglichkeit, das heißt, sie stellt eine Weise dar, in der das Individuum auf die »Spannungen« reagieren kann, die ihm im Laufe des sozialen Prozesses aufgezwungen werden. Dies kann natürlich an jedem Punkt seines eigenen Lebenszyklus eintreten, von der frühesten Kindheit an. Ich unterstelle auch als selbstverständlich, daß psychische Krankheit nur eine von mehreren Alternativformen ist, die »Abweichung« annehmen kann, wiederum in jeder Ablaufstufe. Die psychische Krankheit, einschließlich ihrer Therapien, ist also eine Art von »zweiter Verteidigungslinie« des Sozialsystems gegenüber den Problemen der »Steuerung« des Verhaltens seiner Mitglieder. Eine Gruppe von Mechanismen wird ins Spiel gebracht, die an die Stelle der primären Mechanismen treten, wenn diese sich als unzureichend erweisen. In diesem Zusammenhang läßt sich auch ohne weiteres erkennen, daß das Wirken der in Frage stehenden Mechanismen zwei Hauptaspekte hat. Erstens wäre das Individuum, das unfähig geworden ist, seine Rollenfunktionen zu erfüllen, jedoch Möglichkeiten ausprobiert, sie zu erfüllen, ein störendes Element innerhalb des Systems. Wir können deshalb sagen, daß es wichtig ist, irgendeine Möglichkeit zu haben, um das Individuum von diesem Versuch abzuhalten, und zwar sowohl in seinem eigenen Interesse wie in dem des Systems selbst. Zweitens jedoch ist das das therapeutische Problem: wie es nämlich möglich ist, dem Individuum seine volle Leistungsfähigkeit zurückzugeben und es nach einer Pause wieder zur Rollenerfüllung zurückzuführen.

Bisher habe ich von der psychischen Gesundheit, besonders im Hinblick auf ihre

Bedeutung für die Beziehung zwischen Sozialsystem und Persönlichkeit, gesprochen. Psychische Gesundheits- und Krankheits- sind Persönlichkeitszustände, definiert in bezug auf ihre Relevanz für die Fähigkeit der Persönlichkeit, institutionalisierte Rollen zu erfüllen. Für analytische Zwecke habe ich es jedoch notwendig gefunden, eine Unterscheidung zu treffen, die von einer ganzen Reihe von Psychologen nicht gemacht wird, nämlich die zwischen Persönlichkeit und Organismus. Es sind natürlich keine konkret trennbaren Wesenheiten, aber es sind analytisch unterscheidbare Systeme. Man könnte die Unterscheidung auf verschiedene Arten treffen, aber für den vorliegenden Zweck scheint es mir am besten festzulegen, daß die Persönlichkeit jener Teil der mit der Steuerung des konkreten Verhaltens befaßten Mechanismen ist, der genetisch auf die Verinnerlichung sozialer Objekte und kultureller Muster im Verlauf des Sozialisierungsprozesses zurückgeht. Zum Unterschied davon besteht der Organismus aus jenem Teil des konkreten lebenden Individuums, der der ererbten Konstitution und den Formungsprozessen der physischen Umwelt zuzuschreiben ist. Es ist also, vom Gesichtspunkt seiner Beziehung zur Persönlichkeit her gesehen, jener Aspekt der das Verhalten lenkenden Mechanismen, der nicht der Erfahrung der Sozialisierung in den Prozessen und durch die Prozesse sozialer Wechselwirkung zuzuschreiben ist[2].

Man wird bemerkt haben, daß ich sorgfältig vermieden habe zu sagen, die Mechanismen, durch die die Persönlichkeitskomponente des konkreten Individuums funktioniert, seien nicht »physiologisch«. Nach meiner Meinung ist in diesem Zusammenhang die signifikante Unterscheidung nicht die zwischen physiologischen und in gewissem Sinne »psychischen« Prozessen. Ja, ich glaube vielmehr, daß *alle* Verhaltensprozesse, gleich auf welcher Ebene, durch physiologische Mechanismen vermittelt wurden. Die physiologischen Mechanismen, die im Hinblick auf die komplexeren Verhaltensformen am bedeutsamsten sind, haben jedoch in der Hauptsache die Natur von Systemen der »Nachrichtenvermittlung«, wobei die physiologischen Mechanismen den physikalischen Übermittlungsträgern ähnlich sind. In beiden Fällen läßt sich deshalb der Inhalt von »Botschaften« nicht aus den physikalischen Eigenschaften der Übermittlungsträger ableiten. Bei den höheren Organismen, den Menschen eingeschlossen, liegt der Fokus dieser Mechanismen offenbar im Zentralnervensystem, besonders im Gehirn, und die nächstniedrige Ebene in der Ordnung der Steuerungssysteme hängt mit den Hormonen zusammen, die im Blutstrom zirkulieren.

Die Betonung dieser »gegenseitigen Durchdringung« zwischen Persönlichkeit und Organismus ist wichtig, weil ohne sie die komplexen Phänomene, die man gewöhnlich als »psychosomatisch« bezeichnet, nicht verstanden werden können. Entsprechend glaube ich nicht, daß die Art und Weise, in der somatische *und* psychische Gesundheit und Krankheit sich in einen gemeinsamen soziologischen Rahmen fügen können, ohne die Unterscheidung zwischen Persönlichkeit und Organismus und die äußerste Intimität ihrer sich gegenseitig durchdringenden Beziehung verstanden werden können.

Um auf die Beziehung beider zum sozialen System zurückzukommen, möchte ich eine Unterscheidung einführen, die von den Soziologen weder in diesem noch in anderen Zusammenhängen konsequent getroffen worden ist, die ich aber für die hier in Frage stehenden Zwecke für sehr wichtig halte. Dies ist die Unterscheidung zwischen *Rolle* und *Aufgabe*. Es gibt viele verschiedene Definitionen des Begriffes Rolle in der soziologischen Literatur. Für meinen vorliegenden Zweck halte ich jedoch eine sehr einfache für ausreichend, nämlich: Eine Rolle ist das organisierte System der Beteiligung eines Individuums an einem sozialen System unter spezieller Bezugnahme auf die Organisation dieses sozialen Systems als Kollektiv[3]. In dieser Weise gesehene Rollen bilden das primäre Zentrum der Artikulation und damit der gegenseitigen Durchdringung zwischen Persönlichkeiten und Sozialsystemen. Aufgaben andererseits sind sowohl differenzierter als auch spezifischer als Rollen; die Analyse einer Rolle kann eine Vielheit verschiedener Aufgaben ergeben.

So gesehen ist, glaube ich, die Auffassung legitim, daß die Aufgabe die Ebene definiert, auf der das Handeln des Individuums mit der physischen Welt gekoppelt ist, das heißt die Ebene, auf der der Organismus in dem oben angeführten analytischen Sinne in Wechselwirkung mit seiner Umwelt – im üblichen Sinn der biologischen Theorie – steht. Eine Aufgabe kann mithin als jenes Untersystem einer Rolle angesehen werden, das durch eine genau bestimmte Gruppe physischer Wirkungsvorgänge definiert wird, die eine oder mehrere Funktionen mit Bezug auf eine Rolle und/oder auf die Persönlichkeit des die Rolle spielenden Individuums erfüllen. Es ist von großer Wichtigkeit, daß Kommunikationsprozesse, deren *Bedeutung* durch die damit zusammenhängenden physischen Prozesse auf der Ebene der Aufgabe keineswegs ausreichend definiert wurden, im Begriff der Aufgabe nicht nur eingeschlossen sind, sondern daß sie auch zumindest eine der wichtigsten Kategorien von Aufgaben oder von Komponenten derselben, wenn nicht sogar die wichtigsten, darstellen[4].

Um auf das Problem von Gesundheit und Krankheit zurückzukommen, möchte ich jetzt vorschlagen, somatische Krankheit als Unfähigkeit zu relevanter Aufgabenerfüllung zu definieren, in Parallele zu dem Sinne, in dem wir psychische Krankheit als Unfähigkeit zur Rollenerfüllung angesehen haben. Im somatischen Fall erstreckt sich der Bezug nicht auf eine bestimmte einzelne Aufgabe, sondern vielmehr auf Kategorien von Aufgaben, obwohl natürlich eine plötzliche Erkrankung das Aufgeben der Ebene anstatt des Aufgebens einer bestimmten Aufgabe erzwingen kann[5]. Umgekehrt ausgedrückt: *Somatische Gesundheit ist, soziologisch definiert, der Zustand optimaler Fähigkeit zur wirksamen Erfüllung von für wertvoll gehaltenen Aufgaben.*

In dieser Weise gesehen, hat die Beziehung zwischen somatischer und psychischer Gesundheit beziehungsweise Krankheit unmittelbaren Bezug auf das Problem der Organisationsebenen der Verhaltenslenkung. Sie impliziert, daß der »Geist« nicht eine gesonderte »Substanz« ist, sondern wesentlich eine Organisationsebene, deren Komponenten »nichtpsychisch« sind in dem gleichen grundsätzlichen Sinne, in dem zum Beispiel das hypothetisch isolierte Individuum »nichtsozial« ist. Sie impliziert ferner, daß die psychische Ebene den somatischen oder in diesem Sinne physischen Aspekt des Individuums, den »Organismus« lenkt. Somatische Zustände sind deshalb notwendige, im allgemeinen aber *nicht* ausreichende Bedingungen für wirksames psychisches Funktionieren[6].

DAS PROBLEM DER »KULTURELLEN RELATIVITÄT« BEI GESUNDHEIT UND KRANKHEIT

Gegenwärtig beschäftigen wir uns mit der Beziehung von Persönlichkeit und Organismus auf der einen Seite, sozialem System und Kultur auf der anderen Seite. Wir sind jetzt in der Lage, etwas über die Frage der Beziehungen zwischen den universell menschlichen und den soziokulturellen variablen Elementen bei Gesundheit und Krankheit auf beiden Ebenen auszusagen. Offensichtlich besitzen nach der oben gegebenen Definition *alle* menschlichen Gruppen hoch organisierte Persönlichkeiten, die vermittels jener komplexen Prozesse, die wir Sozialisation nennen, aufgebaut werden müssen und die verschiedenen Arten von Fehlfunktionen auf der erwähnten Ebene der sozialen Anpassung unterworfen sind. Alle menschlichen Gesellschaften haben eine Sprache, eine relativ komplexe soziale Organisation, komplexe Systeme kultureller Symbole und ähnliches mehr. Das Individuum in einer solchen Gesellschaft, wie primitiv auch immer sie sein möge, ist stets in eine Vielzahl verschiedener Rollen verwickelt, die die integrierende Matrix der verschiedenen Aufgaben ausmachen, die es ausführt.

Offensichtlich steht dieses Persönlichkeitselement in der Struktur der individuellen Person mit dem organisch-somatischen Aspekt in engem gegenseitigem Durchdringungs- und Abhängigkeitsverhältnis. Folglich gibt es offensichtlich »Probleme« sowohl der somatischen wie der psychischen Krankheit und Gesundheit für alle menschlichen Gruppen. Fernerhin hängen sie alle aufs tiefste mit den Strukturen des Sozialsystems und der Kultur zusammen.

Es versteht sich von selbst, daß es in der Konstitution aller menschlichen Gruppen auf der organischen Ebene Gleichförmigkeiten gibt und daß infolgedessen viele Probleme der somatischen Medizin von sozialer und kultureller Variabilität unabhängig sind. So sind Dinge wie die Folgen und die Möglichkeiten der Beherrschung der Infektion durch spezifische Bakterien, die Folgen von und die Anfälligkeit gegen Krebs und vieles andere offenkundig ganz allgemeiner Natur. Dies heißt jedoch nicht, daß die Inzidenz und die wahrscheinlichen Grade der Heftigkeit vieler somatischer Krankheiten nicht aufgrund vieler verschiedener Einflußmöglichkeiten eine Funktion sozialer und kultureller Bedingungen sind. Aber innerhalb recht großer Bereiche sind die auftauchenden medizinischen Probleme – unabhängig von der Bedeutung, die solche Faktoren ätiologisch haben – im wesentlichen die gleichen, obschon es natürlich wiederum zum Teil ein soziokulturelles Problem ist, wie medizinische Techniken wirksam verbessert werden können.

Aus der hier vorgetragenen Konzeption der Persönlichkeit folgt, daß Konstanz auf dem Gebiet der psychischen Gesundheit aufs engste mit Gleichförmigkeiten im Charakter der Kultur und der sozialen Struktur zusammenhängen. Hier ist es von besonderer Wichtigkeit, daß nach einer Periode, in der eine recht ungenaue Version der Lehre von der »kulturellen Relativität« sich in den Vordergrund schob, neuerdings den universellen Elementen, die auf diesen Ebenen feststellbar sind, sehr viel mehr Aufmerksamkeit gewidmet wird. Es ist an dieser Stelle nicht möglich, auf diesem Gebiet ins Detail zu gehen, aber einige herausragende Punkte mögen erwähnt werden.

Das fundamentalste Faktum ist wohl, daß alle bekannten menschlichen Gesellschaften eine Kultur besitzen, die in Symbolsystemen, unter Einschluß vor allem von Wertbegriffen und Erkenntnismustern, ziemlich hohe Ebenen der Generalisierung erreicht, und daß ihre Sozialstrukturen so komplex sind, daß sie Kollektive auf mehreren nach Reichweite und Differenzierung unterschiedlichen Ebenen umfassen. Obgleich es – wie dies für die meisten der »primitiveren« der uns bekannten Gesellschaften zutrifft – kaum eine Sozialstruktur von Bedeutung gibt, die nicht auf einer konkreten Ebene eine Verwandschaftsstruktur wäre, so sind solche Systeme offensichtlich hochdifferenziert und bestehen aus einer Vielzahl von Untersystemen, die funktional voneinander verschieden sind.

Mit minimalen Ausnahmen ist die Kernfamilie, die aus den Eltern und den noch abhängigen Kindern besteht, eine konstante Einheit aller Verwandtschaftssysteme, wenn auch der innere strukturelle Akzent wechselt[7]. Offensichtlich ist sie der zentrale Ausgangspunkt für den Prozeß der Sozialisation und die Quelle der primären Grundlagen der menschlichen Persönlichkeitsorganisation. *Niemals* steht jedoch die Kernfamilie allein als eine Sozialstruktur da, sie ist stets auf komplexe Weise mit anderen Strukturen verbunden, die außerhalb ihrer und auf einer höheren Organisationsebene als sie stehen. Dieser Zusammenhang der Kernfamilie mit der weiterreichenden sozialen Struktur ist vom strukturellen Gesichtspunkt aus die primäre Grundlage für das Inzesttabu, von dem wir wissen, daß es in seiner Anwendung auf die Kernfamilie nahezu universelle Geltung hat[8]. Psychologisch ausgedrückt bedeutet dies, daß die Verinnerlichung der Objektsysteme und der Werte der Kernfamilie und ihrer Untersysteme (von der Mutter–Kind-Beziehung angefangen) die *Grundlage* der Persönlichkeitsstruktur in allen menschlichen Gesellschaften bildet. Es gibt natürlich sehr wichtige Varianten, aber es sind alles Variationen über eine einzige Themengruppe. Da die Verinnerlichung der Kernfamilie die Grundlage der Persönlichkeitsstruktur ist, nehme ich an, daß *alle psychische* Pathologie ihre Wurzeln in Störungen der Beziehungsstruktur der Kernfamilie, die auf das Kind einwirken, hat. Dies soll keineswegs aussagen, daß es in der psychischen Pathologie keine somatischen Faktoren gäbe; es mag durchaus zutreffen, daß manche Kinder konstitutionell unfähig sind, zureichend sozialisiert zu werden. Aber die *Struktur* pathologischer Syndrome, die legitimerweise psychisch genannt werden können, wird stets Reaktionen auf Familienbeziehungen mit einschließen.

Es ist jedoch ebenso wahr und wichtig, daß in keiner Gesellschaft die Sozialisation eines Erwachsenen sich in seiner Erfahrung in der Kernfamilie erschöpft und deshalb seine Persönlichkeit *nur* eine Funktion jenes Familienobjektsystems ist, das er verinnerlicht hat. Entsprechend werden in der psychischen Pathologie stets zusätzlich zu den Störungen der Beziehungen in der Kernfamilie andere Elemente mit enthalten sein, vor allem vielleicht solche, die sich um Beziehungen in Gruppen Gleichaltriger während der Latenzperiode und in der Adoleszenz gruppieren. Diese anderen Faktoren involvieren Beziehungen zu sozialen Gruppen außerhalb der Kernfamilie sowie zu höheren Ebenen kultureller Generalisierung und sozialer Verantwortlichkeit als alle mit der Familie zusammenhängenden.

Es ist deshalb nach meiner Meinung vollauf gerechtfertigt, sowohl für die psychische als auch für die somatische Pathologie anzunehmen, daß sie Elemente, die allen menschlichen Gruppen gemeinsam sind, enthalten. Gleichzeitig aber kann von beiden angenommen werden, daß sie als Funktion sozialer und kultureller Bedingungen in wichtigen Bezügen variieren, und dies wahrscheinlich um so mehr, wenn man von den mehr »vegetativen« Aspekten der organischen Funktion und seiner Störungen zu den mehr verhaltensbestimmten fortschreitet und dann von den »tieferen« Schichten der Persönlichkeitsstruktur zu den »höheren«, mehr »ichstrukturierten« Schichten. Es ist auch wahrscheinlich, daß, je weiter unten man sich in diesem Bereich befindet, die Variante desto eher eine der Inzidenz als eine des eigentlichen Wesens der Pathologie ist, je höher man aber gelangt, desto eher dringt man zur Variante »Konstitution der Krankheit selbst« vor.

DIE GESUNDHEIT IM ZUSAMMENHANG DER PROBLEME SOZIALER STEUERUNG

Gesundheit und Krankheit sind jedoch nicht nur »Bedingungen« oder »Zustände« des menschlichen Individuums, betrachtet auf der Ebene der Persönlichkeit und des Organismus. Es sind auch Zustände, die in der Kultur und der sozialen Struktur der Gesellschaften gewertet und institutionell anerkannt werden. Läßt sich etwas darüber aussagen, wie das Problem der Konstanz und Variabilität sich auf diesen Ebenen darstellt?

Offensichtlich ist die Institutionalisierung von Erwartungen bezüglich der Rollenerfüllung wie auch der Aufgabenerfüllung ein fundamentaler Bestandteil aller Gesellschaften. Es muß deshalb stets Maßstäbe der »Zulänglichkeit« dieser Erfüllung geben sowie der ihr zugrunde liegenden »Leistungsfähigkeiten«, die in Betracht gezogen werden müssen, und infolgedessen auch eine entsprechende Gruppe von Unterscheidungen zwischen Zuständen von einzelnen, die, von diesen Maßstäben aus gesehen, »zufriedenstellend« sind oder eben nicht. Keineswegs aber können alle Typen von »Konformität« mit diesen Maßstäben »Gesundheit« genannt werden, sowenig wie alle Typen oder Spielarten der Abweichung von solcher Konformität »Krankheit« genannt werden können. Sind die Kategorien Gesundheit und Krankheit, wie wir sie begreifen, völlig »kulturgebunden« oder ist etwas an ihnen, das auf der Ebene der sozialen Rollendefinition generalisiert werden kann? Um diese Frage zu beantworten, müssen wir uns etwas näher mit den soziologischen Problemen beschäftigen, die diese Definition aufwirft.

Da ich versuche, Krankheit im Gesamtzusammenhang der »sozialen Steuerung« zu behandeln, möchte ich das Problem so angehen, daß ich den Versuch mache, die verschiedenen Arten zu klassifizieren, in denen die einzelnen von jenen Erwartungen bezüglich Status und Rollen abweichen können, die in der Struktur ihrer jeweiligen Gesellschaft institutionalisiert worden sind. Obwohl dadurch die Dinge komplizierter werden, erscheint es unvermeidbar, das Problem auf zwei verschiedenen Ebenen zu behandeln.

Die erste dieser beiden Ebenen betrifft das Verhältnis des Problems Gesundheit und Krankheit zu dem Gesamtbereich der Kategorien abweichenden Verhaltens. In diesem Zusammenhang werde ich versuchen, die relative Bedeutung festzustellen, die dem Gesundheitskomplex in verschiedenen Gesellschaftstypen beigemessen wird, und zu zeigen, daß er im Falle Amerikas von besonderer Bedeutung ist. Die zweite Ebene wird sich mit dem Problem der Selektivität und der Variation *innerhalb* des Gesundheit–Krankheit-Komplexes selbst beschäftigen. Hierbei werde ich untersuchen, welche Beziehung von hier aus zu der Selektionshervorhebung der verschiedenen Komponenten der Rolle der Krankheit und des therapeutischen Prozesses besteht, und zu zeigen versuchen, daß die amerikanische Gesellschaft nicht nur dem Problem der Krankheit überhaupt eine größere Bedeutung als andere Gesellschaften beimißt, sondern daß auch ihre Akzentsetzung bei der Definition der Rolle und hinsichtlich der Therapie charakteristische Merkmale aufweist.

Ich werde die Klassifizierung, die mir vorschwebt, auf der ersten Ebene so skizzieren, wie sie in unserer eigenen Gesellschaft aussieht, und dann die Frage aufwerfen, wie weit man ganz allgemein annehmen darf, daß die relevanten Kategorien tatsächlich in verschiedenen Gesellschaften voneinander differieren. Die erste Kategorie ist die der Steuerung der Leistungsfähigkeit von Einheiten in der Sozialstruktur in dem Sinne, in dem diese Vorstellung oben im Zusammenhang mit der Definition von Gesundheit und Krankheit behandelt wurde. Jeder Gesellschaft muß das Niveau dieser Fähigkeiten ein wichtiges Anliegen sein. Der gegenwärtige Zusammenhang erstreckt sich jedoch nur auf die soziale Steuerung, nicht auf die Sozialisation; es handelt sich also nicht darum, wie diese Leistungsfähigkeiten zunächst überhaupt entwickelt werden können, vielmehr wie man Tendenzen, die stören, begegnen kann oder wie diese, einmal eingetreten, wieder ausgeschaltet werden können.

Obschon vergleichbare Überlegungen ebenso für Kollektive gelten, ist im vorliegenden Zusammenhang die relevante Einheit das menschliche Individuum, und mit Bezug auf dieses müssen wir beide von uns unterschiedliche Aspekte untersuchen, nämlich somatische und psychische Gesundheit. Leistungsfähigkeit wird, wie man sich erinnern wird, als auf »allgemeiner« Ebene befindlich betrachtet, gegenüber der Bindung an jede besondere Rollen- oder Aufgabenverpflichtung. Sie schließt jedoch die Motivation ein, solche Verpflichtungen zu akzeptieren, wenn eine passende Situation und Gelegenheit gegeben ist.

Es gibt eine zweite Problemkategorie der sozialen Lenkung in Beziehung auf das Individuum, das in einem anderen Sinne ebenfalls auf einer allgemeineren Ebene steht als alle einzelnen Handlungsbindungen. Man kann es das Problem der *Mo-*

ralität nennen. Es betrifft den Zustand der Einzelperson, nicht aber bezüglich seiner Leistungsfähigkeiten in dem Sinne, wie diese mit dem Problem der Gesundheit zusammenhängen, sondern bezüglich seiner Bindung an die Wertvorstellungen der Gesellschaft. Dieses Gebiet der sozialen Steuerung ist herkömmlicherweise aufs engste mit der Religion verbunden, vor allem, wenn man sich mehr auf die Person bezieht und weniger auf eine kollektive Einheit der Gesellschaft. Wenn ich selbst das Problem mit der Religion zusammenbringe, so möchte ich damit nicht zu verstehen geben, daß jedes Verbundensein mit einer Religion oder einer religiösen Bewegung automatisch auch eine Verstärkung der Bindung an die Werte einer *Gesellschaft* bedeutet. Das ist keinesfalls notwendigerweise so. Worauf es ankommt ist vielmehr, daß gerade in der Sphäre der religiösen Orientierung oder deren »funktioneller Äquivalente« auf der Ebene dessen, was Tillich »die letzten Dinge« nennt, der einzelne sich mit dem Problem auseinandersetzen muß, inwieweit er an die Werte seiner Gesellschaft gebunden ist oder nicht.

Es gibt natürlich eine große Zahl historischer und nach Kulturen verschiedener Variationen der Art und Weise, in welcher das Individuum als in einem religiösen Zustand befindlich angesehen werden kann, der geheilt oder korrigiert werden muß. Es erscheint jedoch vernünftig, zwei sehr umfassende Typen zu unterscheiden, nämlich jene, die in irgendeiner Weise mit »ritueller Unreinheit«, und jene, die mit dem Problem der »Erlösung« oder dem »Stand der Gnade« zusammenhängen, in dem oder einem ähnlichen Sinne, in dem diese Begriffe innerhalb der christlichen Überlieferung verstanden werden. Wenn ich in diesem Zusammenhang von Religion spreche, so möchte ich auch Fälle nicht ausscheiden, die keinen ausdrücklich »übernatürlichen« Bezug haben, in der Bedeutung, die wir diesem Begriff zu geben geneigt sind. So bleibt vom humanistischen Gesichtspunkt aus das Problem, die Bindung an die humanistischen Werte zu sichern, noch immer bestehen. Vielleicht ist das beste Einzelbeispiel dieses Bezugs der rituelle Aspekt der klassischen chinesischen Kultur mit ihrem »weltlichen« Ideal des »überlegenen Menschen«.

Beide oben angeführten Zusammenhänge des Problems der sozialen Steuerung von Individuen beziehen sich auf ziemlich generalisierte Zustände der einzelnen, die als »hinter« ihren Bindungen an differenziertere und spezifischere Rollenverpflichtungen und Normen liegend gedacht werden können. Wenn diese letzteren Kategorien beide in ihrem Zusammenhang mit dem Einbezogensein in das Sozialsystem interpretiert werden, dann erhebt sich für jede Gesellschaft das Problem, wieweit verschiedene Elemente ihrer jeweiligen Mitgliederschaft wirksame Bindungen auf diesen beiden Ebenen aufrechterhalten, die mit dem sozialen Interesse vereinbar sind.

Der Bezug auf Normen, an die ich in erster Linie denke, wenn ich eine Gesellschaft als Ganzes meine, hat seinen Fokus im Rechtssystem. Jede funktionierende Gesellschaft muß eine ziemlich generalisierte »Achtung vor der Rechtsordnung« pflegen, die ihrerseits in verschiedenen Richtungen spezifiziert werden muß, um zu der Ebene einzelner Rechtspflichten hinabzureichen.

Es ist wichtig, sich klarzumachen, daß die Bindung an die Einhaltung der Rechtsordnung auf einer generelleren Ebene liegt als die Bindung an eine einzelne Rolle.

Prinzipien wie Ehrlichkeit im Sinne der Achtung vor den Eigentumsrechten anderer, »Verantwortungsgefühl« im Sinne jener Pflicht, einmal eingegangene vertragliche Verpflichtungen zu erfüllen, oder die Anerkennung der allgemeinen Legitimität der politischen Obrigkeit – keines dieser Prinzipien gehört spezifisch zu einer besonderen Rolle in einem besonderen Kollektiv. Man kann sagen, daß in einer hochdifferenzierten Gesellschaft wie der unseren die Juristen auf diesem Gebiet Funktionen der sozialen Steuerung ausüben, die in mancher Hinsicht denen der Mediziner auf dem Gebiet der Gesundheit entsprechen[9].

Natürlich beschränkt sich die Bindung an Normen keineswegs auf jene Normen, die in einem modernen Gesellschaftstypus mit »Rechtszwang« ausgestattet sind. Aber die Rechtsordnung kann erstens als Prototyp dienen und ist zweitens in einer wohlintegrierten Gesellschaft notwendigerweise das oberste Normensystem hinsichtlich der Gesellschaft als System, obschon Normen der »Moralität«, wie oben erwähnt, auf religiöser oder rein »ethischer« Ebene Vorrang haben können. »Unterhalb« der Ebene des Rechts jedoch hat jedes Kollektiv in der Gesellschaft einen Bestand von mehr oder weniger formellen Regeln, wobei es von wesentlicher Bedeutung ist, ein Mindestmaß an Bindung an diese Regeln seitens der Mitglieder des Kollektivs sicherzustellen.

Der letzte der vier Gesamtzusammenhänge, in dem sich das Problem der sozialen Steuerung im hier gemeinten Sinne erhebt, ist der der Bindung an Rollenverpflichtungen in einzelnen Kollektiven. Auch dies ist eine weitgespannte Kategorie, die die ganze Breite von den Verpflichtungen in der Ehe und denen aus einem bestimmten Arbeitsverhältnis bis zu den Loyalitätspflichten des Bürgers gegenüber seiner Regierung umfaßt. Es läßt sich erwarten, daß Mechanismen der sozialen Steuerung auf diesem Feld in Hülle und Fülle vorhanden sind. In unserer eigenen Gesellschaft ist dies das am wenigsten differenzierte der vier Gebiete, aber gewisse relativ spezialisierte Wirkungsträger beginnen in Erscheinung zu treten. Auf den »unteren« Ebenen ist die Sozialarbeit eine der wichtigsten. Ein anderer ist die Industriesoziologie, soweit sie auf das Problem des einzelnen Arbeiters als Mitglied einer formalen Organisation hin orientiert ist. Dies ist das Gebiet, von dem Chester Barnard als vom Gebiet der »efficiency« gesprochen hat[10], in der technischen Bedeutung, die er diesem Begriff gegeben hat.

Ich habe dem Überblick über diese vier verschiedenen Zusammenhänge, in denen das Problem der sozialen Steuerung steht, so viel Raum gewidmet, weil ich eine solche Klassifizierung als Grundlage für wesentlich halte, um die Behandlung jedes einzelnen dieser Probleme in einen Vergleichsrahmen zu stellen. In einer hochdifferenzierten Gesellschaft wie der unseren sind diese vier Funktionen relativ deutlich voneinander abgegrenzt worden, und die Wirkungsprozesse der sozialen Steuerung finden sich – natürlich mit gewissen unbestimmten Grenzlinien – in der Hand verschiedener organisatorischer Stellen. Die letzte der vier skizzierten Funktionen ist mit Abstand am wenigsten als eigenständige fest institutionalisiert, und es ist wahrscheinlich bezeichnend, daß sie in unserer Gesellschaft durch die Sozialarbeit am weitesten für die unteren Gesellschaftsschichten entwickelt ist.

Die gegenwärtige Situation bezüglich der Differenzierung kann jedoch nicht als typisch für alle Gesellschaften angesehen werden; ja, ich bezweifle, daß irgendein anderer Fall gefunden werden kann, der eine vergleichbare, so weit entwickelte Differenzierung aufweist.

Zwei »Hauptsachen« der Differenzierung waren in der oben vorgetragenen Klassifizierung impliziert. Beide müssen in Betracht gezogen werden, wenn man das Problem von Gesundheit und Krankheit relativ zu den anderen sehen will. Die erste kann als Differenzierung in Hinsicht auf die Orientierung verstanden werden: einerseits als Orientierung gegenüber den Erfordernissen der *Situation,* in der die Person handeln muß, andererseits als Orientierung an *normativen Mustern* oder durch diese. Die zweite Achse betrifft nicht diesen Aspekt, sondern jenen, ob das »Problem« im Zustand der Person als Ganzes liegt, also auf einer tieferen Ebene als das Problem der Bejahung besonderer Verpflichtungen, oder ob es in der Frage nach seiner »Bereitschaft« liegt, gewisse spezifischere Verpflichtungen gegenüber besonderen Normen und Normenklassen sowie gegenüber besonderen Rollen in besonderen Kollektiven zu akzeptieren.

Die erste dieser beiden Achsen differenziert die Typen der Abweichung, die mit Krankheit und Störung der Bindungen an Kollektive verbunden sind, von jenen, die mit Störungen der Bindungen an Normen und Werte verknüpft sind. Die zweite Achse differenziert die Probleme von Krankheit und Störung der Bindung an Werte von den Problemen der Bindung an Kollektive und an normative Muster (Regeln und Rechtsvorschriften). Die folgende Tabelle mag dem Leser von Nutzen sein.

Störung der Gesamtperson	Störung besonderer Erwartungen
»Situations«-Blickwinkel	
Problem der »Leistungsfähigkeiten« für Aufgaben- und Rollenerfüllung	Problem der Bindung an Kollektive (Barnards »efficiency«)
Krankheit als Abweichung, Gesundheit als »Konformität«	Disloyalität als Abweichung, Loyalität als Konformität
»Normativer« Blickwinkel	
Problem der Bindungen an Werte oder der »Moralität«, »Sünde« und »Unmoral« als Abweichung	Problem der Bindungen an Normen der »Legalität«, »Verbrechen« und »Illegalität« als Abweichung
im Stand der Gnade oder »guter Charakter« als Konformität	Achtung der Rechtsordnung als Konformität

Zum Begriffssystem der ersten Achse läßt sich nun eine fundamentale Art der Differenzierung treffen, nämlich jene, die Gesundheit als einen »naturalistischen« Zustand ansieht, der durch religiös-magische Medien weder erklärt noch behandelt werden kann. Es ist natürlich eine Binsenwahrheit, daß in allen Gesellschaften, die Lesen und Schreiben nicht kennen, diese Differenzierung – von verhältnismäßig unbedeutenden Ausnahmen, wie zum Beispiel Frakturen, abgesehen – noch nicht stattgefunden hat und daß sich etwa das gleiche von den Hochzivilisationen des Ostens, wie Indien und China, sagen läßt, bevor sie mit der Medizin des Westens in Berührung kamen. Dies bedeutet natürlich keineswegs, daß »Therapien«, die in magisch-religiöse Begriffe eingebettet sind, notwendigerweise wirkungslos seien. Es gibt im Gegenteil umfangreiches Beweismaterial dafür, daß sie in gewissen Fällen sehr wirkungsvoll waren. Man wird jedoch schwerlich abstreiten können, daß mit der klaren Rollendifferenzierung auf diesem Gebiet, die in der modernen Welt stattgefunden hat, eine sehr viel größere Effektivität möglich geworden ist – wenigstens für einen sehr großen Teil dieses Bereichs.

Obgleich die Differenzierung auf der ersten Achse das Problem der Gesundheit von dem des »rituellen« Zustandes des Individuums trennt oder jenes des In-der-Gnade-Seins von dem, genereller, der Bindung an Werte, unterscheidet diese Differenzierung nicht zwischen der allgemeineren Ebene seines Zustandes »als Person« und seiner Bindung an die spezifischeren Verpflichtungen der Zugehörigkeit zu und Tätigkeit in der Gesellschaft. Hier scheint ein Hauptproblem zu liegen, das in der modernen Welt bei der Grenzziehung zwischen Problemen der psychischen Gesundheit und Rechtsproblemen von zentraler Wichtigkeit gewesen ist. Es ist die Frage, ob und inwieweit man die »Abweichung« des Individuums von der Übereinstimmung mit sozialen Erwartungen als »vorzüglich« ansehen kann, das heißt die Frage, wieweit er legitimerweise für seine Handlungen verantwortlich gemacht werden darf. Auf einem Gebiet wenigstens wird dies jetzt tatsächlich als ein hauptsächliches Differenzierungskriterium akzeptiert; meiner Meinung nach mit Recht.

Lassen Sie mich versuchen, einige der Folgerungen in unserem gegenwärtigen Zusammenhang ein wenig zu erhellen. Seit langem ist es eines der Hauptkriterien der Krankheit, daß der Kranke »nichts dafür konnte«. Wenn er auch vielleicht durch irgendeine Unachtsamkeit oder Nachlässigkeit krank oder invalide geworden ist, so kann man doch legitimerweise nicht von ihm verlangen, daß er einfach durch den Entschluß, wieder gesund zu werden, oder durch »Sichzusammenreißen« gesund wird. Irgendein biologischer oder »psychischer« Grundprozeß der Reorganisation muß stattfinden, der auf verschiedene Weisen gelenkt oder kontrolliert, aber nicht einfach durch einen »Willensakt« eingeschaltet werden kann. In diesem Sinne ist der Zustand der Krankheit unfreiwillig. Auf der anderen Seite sieht man gewöhnlich sowohl die Befolgung von Normen wie die Erfüllung von Verpflichtungen gegenüber Kollektiven in Rollen als mit »freiwilligen« Entscheidungen verknüpft an; das normale Individuum kann legitimerweise »verantwortlich gemacht« werden.

Gewiß gibt es auf Gebieten wie denen des Rechts oder denen der Pflichten gegenüber einem Kollektiv viele Fälle, in denen es dem Individuum nicht »angelastet« wird, wenn es nicht in vollem Umfang »formellen« Verpflichtungen nachkommt. Aber im ganzen ist die Unterscheidung eindeutig: Wenn der Betreffende nicht »krank« (oder in einem Zustand ritueller Unreinheit, der »Sünde«) oder bewußt und gewollt widerspenstig ist, dann muß die Schuld bei jemand anderem oder am »System« liegen. Die entscheidende Grundlage dieser Möglichkeit, »verantwortlich zu machen«, ist die Besonderheit spezifischer Normen und Rollenverpflichtungen. Ein normaler Mensch hat die Fähigkeit, einzelne Verpflichtungen zu akzeptieren oder abzulehnen, ohne damit eine Reorganisation der Hauptstrukturen seiner Persönlichkeit oder seines Körpers auszulösen. Nur wenn eine »Störung« eintritt, die über diese besonderen Einzelheiten hinausgeht, können wir von Krankheit oder von gestörter Bindung an Werte sprechen[11].

Das gleiche Problem liegt in bezug zur Bindung an Werte vor, die durch Religion und verwandte Mechanismen wirksam wird. Es ist ganz offensichtlich, daß bei vielen Völkern, die nicht lesen und schreiben können, Zustände ritueller Unreinheit als außerhalb der Kontrolle des einzelnen Opfers stehend angesehen werden. Es sind Zustände, für die es legitimerweise nicht verantwortlich gemacht werden kann, außer dafür – und dies ist eine äußerst wichtige Ausnahme, die auch für die Krankheit gilt –, daß es sich der richtigen Behandlung unterwirft, die institutionell für jene vorgeschrieben ist, die sich in einem solchen Zustand befinden. Im allgemeinen ist irgendein ritueller Vorgang erforderlich, der manchmal sogar von dem Betroffenen selbst angewandt werden kann, um seinen Zustand zu »korrigieren«.

Ich sehe davon ab, die Situation bei anderen großen Religionen zu behandeln; es ist jedenfalls ein wichtiges Faktum, daß der Begriff der Erbsünde in der christlichen Überlieferung die Situation in verwandter Weise definiert. Obwohl rückwirkend und mythologisch gesehen Adam »aus freiem Willen« gesündigt hat, wird die Last der Erbsünde, die auf der Menschheit liegt, nicht als die Verantwortlichkeit des einzelnen angesehen, sondern als etwas, das dem Zustand des Menschseins inhärent ist. Umgekehrt kann man ihr ohne Hilfe von außen nicht entrinnen.

Wichtig ist die Unterscheidung der Erbsünde von dem Verstoß gegen die Normen und Rollenverpflichtungen eines religiösen Kollektivs. Ich glaube, man kann, ohne ungerecht zu sein, sagen, daß jener Aspekt der »Sünde«, den die Kirche als *innerhalb* der Verantwortlichkeit des Individuums liegend betrachtet, in strenger Analogie steht zu der bürgerlichen Verantwortlichkeit für die Einhaltung der Verpflichtungen einer besonderen Rolle, in diesem Falle der Kirchenzugehörigkeit. Das Christentum hat also die Differenzierung dieser beiden Aspekte des Problems der sozialen Steuerung institutionalisiert. Die Erbsünde gehört, mit Bezug auf *diese* Achse der Differenzierung, auf die gleiche Seite wie die Krankheit.

Bezüglich der Hauptkategorien, mit denen ich mich auf den letzten Seiten beschäftigt habe, läßt sich erwarten, daß die Gesellschaften in zwei Hauptzügen verschieden sind. Den ersten habe ich schon hervorgehoben, nämlich hinsichtlich des *Grades*, in dem diese Haupttypen der Abweichung *voneinander differenziert* sind und in dem die Funktionen der sozialen Steuerung mit Bezug auf sie in differenzierten Stellen institutionalisiert sind. Im Sinne der Evolution (dies auf das Gesellschaftliche, nicht auf das Organische bezogen) läßt sich von ihnen sagen, daß sie alle aus der Religion hervorgegangen sind[12]. Priester und Zauberer sind also überall die »ursprünglichen« Träger der sozialen Steuerung gewesen. Die Rollen des Arztes, des

Rechtskundigen und, wenn man will, des »Verwaltungsfachmanns« und des Sozialleiters haben sich erst ganz allmählich und ungleichmäßig aus den religiösen Rollen differenziert.

Der zweite Variationsbereich betrifft den relativen Druck, der in Hinsicht auf die Konformität mit sozialen Erwartungen in jeder dieser Kategorien gelegt wird, und wie ernst man folglich die Abweichung jeweils nimmt und die Bedeutung, die dem Aufbau wirksamer Mechanismen sozialer Steuerung auf dem in Frage stehenden Gebiet zum Unterschied von anderen beigemessen wird. So scheint in einer Gesellschaft wie der der Hindukaste in Indien der alles überragende Akzent der des Religiösen gewesen zu sein, wobei die Hauptsorge auf der einen Ebene der rituellen Reinheit, auf einer anderen dem hinduistischen Gegenstück der christlichen Erbsünde galt, und zwar seiner Lenkung und der Emanzipation davon. Die Vernachlässigung der Gesundheit, wie sie der Westen versteht (in Indien bis vor ganz kurzer Zeit), ist zu bekannt, als daß sie besonders unterstrichen werden müßte. Die sowjetische Gesellschaft kann als ein Typ bezeichnet werden, der den Hauptakzent auf die wirkungsvolle Rollenerfüllung im sozialistischen Staat legt und deshalb seine Hauptanstrengung darauf richtet, die Bindungen der Bevölkerung an die äußerste Leistungsbemühung, speziell in der Produktion, zu lenken (vor allem durch »Propaganda« und »Agitation«)[13]. Schließlich läßt sich – natürlich mit gewissen Unterschieden – sowohl vom klassischen Rom wie vom modernen England sagen, daß sie mehr Gewicht auf das Recht und auf Integration durch das Rechtssystem legten als auf einen der andern Hauptzüge, mit denen sich unsere Untersuchung befaßt hat.

In dieser Perspektive gesehen, ist die amerikanische Gesellschaft der Gegenwart hinsichtlich der Institutionalisierung von Mechanismen der sozialen Steuerung wahrscheinlich so hochdifferenziert wie jede uns bekannte Gesellschaft, ganz gewiß wie jede außerhalb der modernen westlichen Welt. Aber unter den hochdifferenzierten Gesellschaften gehört sie auch zu denen, die dem Gebiet und den Problemen von Gesundheit und Krankheit im Verhältnis zu anderen sehr große Wichtigkeit beimessen; wahrscheinlich wird sie darin von keiner anderen Gesellschaft übertroffen. Es ist auch offenbar, daß unser Interesse für Gesundheitsprobleme ungefähr seit der Jahrhundertwende stark gewachsen ist und ferner, daß wir insofern einem neuen Phänomen gegenüberstehen, als das Problem der psychischen Gesundheit ungewöhnlich stark in den Vordergrund getreten ist.

NEUFORMULIERUNG DER KRITERIEN VON GESUNDHEIT UND KRANKHEIT

Bevor wir darangehen, diese Akzentsetzung systematisch zu den Wertbegriffen und der sozialen Struktur Amerikas in Beziehung zu setzen, wollen wir versuchen, etwas präziser darzulegen, welches die hauptsächlichen generellen Charakteristika von Gesundheit und Krankheit sind, wenn wir sie im Zusammenhang der sozialen Rollenstruktur und der sozialen Steuerung sehen.

Gesundheit kann definiert werden als der Zustand optimaler *Leistungsfähigkeit* eines Individuums für die wirksame Erfüllung der Rollen und Aufgaben, für die es sozialisiert worden ist. Sie wird damit definiert in bezug auf die Teilhabe des Individuums am Sozialsystem. Sie wird ferner damit definiert als *relativ* zu seinem »Status« in der Gesellschaft, das heißt zu einem differenzierten Rollentypus und entsprechender Aufgabenstruktur – differenziert zum Beispiel nach Geschlecht oder Alter, nach der erreichten Bildungsstufe und ähnlichem. Natürlich gibt es auch qualitative Spannweiten in der Differenzierung der Leistungsfähigkeiten, innerhalb von Geschlechtsgruppen und auf einer gegebenen Bildungsstufe. Schließlich möchte ich wiederholen, daß ich Gesundheit als auf die Leistungsfähigkeit bezogen definiere, nicht auf die Bindung *an einzelne* Rollen, Aufgaben, Normen oder sogar Werte als solche. Die Frage, ob ein Mann bei einer Frau bleiben will oder seine berufliche Tätigkeit gern hat oder selbst, ob er sich verpflichtet fühlt, sich auf keinen Straßenraub einzulassen, ist nicht *als solche* ein Gesundheitsproblem, obgleich ein Gesundheitsproblem mit Problemen dieser Art eng verknüpft sein oder ihnen zugrunde liegen kann.

Krankheit ist auch ein sozial institutionalisierter Rollentyp. Am allgemeinsten wird er charakterisiert durch eine ihm zugeschriebene generalisierte Störung der Leistungsfähigkeit des Individuums für die normalerweise erwartete Erfüllung von Aufgaben oder Rollen, die nicht spezifisch ist für seine Bindung an eine besondere Aufgabe, Rolle, ein besonderes Kollektiv, eine Norm oder einen Wert im besonderen. Unter diesem allgemeinen Titel der Anerkennung eines Zustandes gestörter Leistungsfähigkeit figurieren dann die folgenden vier spezifischeren Eigenschaften der *Rolle* des Erkrankten: 1. Diese Unfähigkeit wird gedeutet als jenseits seines Vermögens liegend, sie allein durch den Prozeß des Entschlußfassens zu überwinden; in diesem Sinne kann er für die Unfähigkeit nicht »verantwortlich gemacht« werden. Irgendeine Art von spontanem oder unterstütztem »therapeutischen« Prozeß wird für die Genesung für notwendig angesehen. 2. Unfähigkeit, definiert als Krankheit, wird gedeutet als legitime Grundlage für die *Befreiung* des kranken Individuums von seinen normalen Rollen- und Aufgabenverpflichtungen, und zwar in verschiedenen Gradstufen, auf verschiedene Weisen und für verschieden lange Zeiträume, je nach der Art der Krankheit. 3. Kranksein bedeutet also, sich in einem teilweise und bedingt *legitimierten* Zustand befinden. Die entscheidende Vorbedingung der Legitimierung ist jedoch die Anerkennung durch den Erkrankten, daß Kranksein inhärenterweise *unerwünscht* ist, daß er deshalb die Verpflichtung hat, sich zu bemühen, daß es mit ihm »wieder gut« wird; und zu diesem Ziel mit andern zusammenzuarbeiten. 4. Soweit sich nicht erwarten läßt, daß spontane Kräfte, die *vis medicatrix naturae,* ausreichend und rasch wirken, haben der Kranke und die für sein Wohlergehen Verantwortlichen, vor allem seine Familienangehörigen, die Pflicht, kompetente Hilfe zu suchen und mit den kompetenten Stellen bei deren Versuchen, ihn wieder genesen zu lassen, zusammenzuarbeiten. Die Hochbewertung der Gesundheit schließt natürlich auch die Verpflichtung ein, drohende Krankheit zu *verhindern,* wo dies möglich ist.

Auf der Ebene des gesunden Menschenverstandes sind diese Kriterien scheinbar kaum etwas anderes als eine Binsenwahrheit, aber einige Aspekte ihrer subtileren Bedeutsamkeit treten zutage, wenn wir die Art und Weise betrachten, in der durch die Bahnen der psychischen und psychosomatischen Krankheit das Gleichgewicht von Gesundheit und Krankheit mit dem Gleichgewicht der Lenkung der Motivation von Individuen in ihrer Beziehung zur Gesellschaft als System verknüpft ist. Dies hatte ich vor Augen, als ich zuerst die Krankheit im Zusammenhang der Probleme der Abweichung und der sozialen Steuerung besprach. Ich will aus Raumgründen hier auf diese Problemgruppe nicht näher eingehen, als sie an anderer Stelle behandelt worden ist, sondern will nur auf sie aufmerksam machen und einige Folgerungen ziehen[14].

Die wichtigsten Folgerungen für die hier verfolgten Ziele betreffen die Wichtigkeit *zweier* verwandter, aber verschiedener Funktionen der Gesundheit–Krankheit-Rollenstruktur für die Gesellschaft. Die erste dieser Funktionen ist die *Absonderung* des Kranken von gewissen Arten gegenseitiger Einflußnahme zwischen ihm und den Nichtkranken und vom Zusammensein mit ihnen. Der entscheidende Grund für diese Absonderung, der im gegenwärtigen Zusammenhang von Wichtigkeit ist, ist nicht, daß der Kranke besondere »Betreuung« braucht, vielmehr, daß die Krankheit – sowohl was die Motivation betrifft wie bakteriologisch – möglicherweise »ansteckend« ist. Die Motive, die der Krankheit als abweichendem Verhalten zugrunde liegen, sind teilweise identisch mit denen der andern Typen der Abweichung, die dem Verbrechen und dem Zusammenbruch der Bindung an die Werte der Gesellschaft zugrunde liegen, teilweise sind sie mit diesen dynamisch verknüpft, so daß die Stimulierung einer Motivgruppe auch zur Stimulierung anderer Motivgruppen führen kann.

Unter dem Blickwinkel des Motivationsproblems ist die entscheidende Seite der Absonderung, daß dem Kranken jeder Anspruch auf eine allgemeinere Legitimität für sein Muster der Abweichung genommen wird. Wie oben bemerkt, wird die bedingte Legitimation, die er genießt, um den Preis der Anerkennung erkauft, daß die Krankheit selbst ein unerwünschter Zustand ist, von dem man sich so schleunig wie möglich wieder erholen muß. Um diesen Preis nur ist es ihm gestattet, die oft recht starken Befriedigungen des sekundären Gewinnes zu genießen. Die Bedeutung der Institutionalisierung der Krankheitsrolle beschränkt sich jedoch nicht auf deren Auswirkung auf das Motivationsgleichgewicht des Kranken. Wie Dürkheim für das Verbrechen dargelegt hat, ist die Kennzeichnung der Krankheit als illegitim deswegen von größter Wichtigkeit für die Gesunden, weil sie deren eigene Motivation, *nicht* krank zu werden, stärkt, um so zu vermeiden, in ein Muster abweichenden Verhaltens zu verfallen. Die Brandmarkung der Krankheit als unerwünscht und die Mobilisierung beträchtlicher Hilfsquellen des Kollektivs zur Krankheitsbekämpfung unterstreicht die Hochbewertung der Gesundheit und den Widerstand dagegen, daß die Verlockung zur Krankheit und damit die verschiedenen Komponenten ihrer Motivation wachsen und sich ausbreiten. Damit wird verhindert, daß der Kranke als Beispiel wirkt, dem sich anzuschließen andere versucht sein könnten.

Die zweite wichtige Folgerung der Institutionalisierung der Rollen liegt darin, daß die Einreihung in die Kategorie »krank« den einzelnen in die Lage bringt, als »hilfsbedürftig« bestimmt zu werden, und ihn verpflichtet, Hilfe zu akzeptieren und aktiv mit der Stelle zusammenzuarbeiten, die Hilfe anbietet. Das heißt, daß die Rolle der Krankheit diejenigen, die als in diese Kategorie gehörig eingereiht sind, den Kontakt mit den therapeutischen Institutionen einleitet. Sie ist deshalb mit sowohl negativen wie positiven Mechanismen der sozialen Steuerung verknüpft, negativ darin, daß die Ausbreitung gewisser Typen der Abweichung verboten sind, positiv darin, daß Heilungsprozesse erleichtert werden.

Ein interessanter und wichtiger Zwischenaspekt ist noch zu vermerken. Durch die Definition des Kranken als hilfsbedürftig und durch die Tendenz, ihn in Beziehung zu Therapieträgern zu bringen, hat die Rolle der Krankheit auch die Tendenz, ihn in eine Position der *Abhängigkeit* von Personen, die *nicht* krank sind, zu bringen. In der strukturellen Einreihung werden also die Kranken je einzeln gewissen Kategorien der Nichtkranken zugeordnet, nicht etwa Gruppen von Kranken einander gegenseitig[15].

DIE AMERIKANISCHEN WERTBEGRIFFE UND DAS GESUNDHEITSPROBLEM

Wir wollen uns jetzt der Frage zuwenden, in welcher Weise die Wertbegriffe und die soziale Struktur Amerikas selektiv wirksam werden, sowohl bezüglich der Stellung, die dem Gesundheit–Krankheit-Komplex im Verhältnis zu anderen Mechanismen der sozialen Steuerung zukommt, wie auch hinsichtlich der Akzentuierung innerhalb des Gesundheit–Krankheit-Komplexes selbst. Es wird notwendig sein, zu Beginn den Grundriß des amerikanischen Wertsystems in den hier relevanten Punkten zu skizzieren.

Ich vertrete die Ansicht, daß selbst eine so komplexe und hochdifferenzierte Gesellschaft wie unsere ein relativ wohlintegriertes System institutionalisierter gemeinsamer Werte auf der gesellschaftlichen Ebene besitzt. Ich charakterisiere unser System als ein Muster, das auf »Aktivismus« in einem besonderen Sinn, »Weltzugewandtheit« und »Instrumentalismus« spezielles Gewicht legt. Ich will versuchen, diese Begriffe kurz zu erklären.

Ein gesellschaftliches Wertsystem betrifft in erster Linie die Ausrichtung seiner Mitglieder auf Vorstellungen, was einerseits für die Gesellschaft, aber zugleich auch selbst als ein System oder Objekt der Bewertung wünschenswert ist. Nur im Wege der Ableitung liefert es auch Bewertungsmuster für das Individuum. Wenn ich von Aktivismus spreche, so meine ich, daß die Gesellschaft in Beziehung auf *ihre* Situation oder Umwelt auf die Meisterung dieser Umwelt im Namen von Idealen und Zielen ausgerichtet sein sollte, die mit Bezug auf sie transzendent sind. Die relevante Umwelt kann physisch oder sozial sein, aber infolge unserer relativen Isolierung von anderen Gesellschaften bis ungefähr zur letzten Generation stand in unserem Falle die physische Umwelt besonders stark im Vordergrund. Der Bezugspunkt für die Ausübung des »Einflusses« auf die Umwelt ist historisch in erster Linie der der Religion gewesen. Es ist hier nicht möglich, auf die Frage einzugehen, in welchem Sinne oder bis zu welchem Grad dies heute noch der Fall ist; immerhin ist die Hauptorientierung deutlich auf die Aufrechterhaltung des Musters der Bewältigung ausgerichtet, nicht auf die »Anpassung« an das Unausweichbare. Auf keinem Gebiet war das so ins Auge fallend wie auf dem Gebiet der Gesundheit, wo die Krankheit eine Herausforderung darstellte, der durch die vollständige Mobilisierung der Mittel der Forschung, der Wissenschaft usw. zu begegnen war.

Wenn ich von der »Weltzugewandtheit« des amerikanischen Wertsystems spreche, so meine ich, daß trotz seiner religiösen Wurzeln das *Feld* der zuvörderst hochgewerteten Aktivität das der praktischen, weltlichen Betätigung ist, nicht das der Kontemplation oder der reinen Frömmigkeit oder etwa das ästhetischer Befriedigungen. In der gesellschaftlichen Anwendung bedeutet dies die Idee einer idealen *Gesellschaft,* die ursprünglich das Reich Gottes *auf Erden* war und in einer säkularisierten Abwandlung eine gute Gesellschaft ist, in der Ideale wie Freiheit, Gerechtigkeit, Wohlfahrt und Gleichheit der Chancen herrschen.

Wenn ich schließlich von »Instrumentalismus« spreche, so beziehe ich mich auf die Tatsache, daß es in erster Linie für die Gesellschaft als System keinen endgültigen »vollendeten« Zustand gibt, der idealisiert wird, keinen definitiven sozialen Endzustand, der entweder erreicht wird oder nicht, wie es beim »Kommunismus« der Fall ist. Vielmehr liegt eine unbegrenzte Perspektive möglicher Verbesserung vor, die des »Fortschritts«, der das Ideal gradweise durch Fortbewegung in der richtigen *Richtung* erfüllt.

Dadurch, daß kein endgültiges Ziel für das System als Ganzes da ist, liegt der primäre Akzent für aktive Leistung auf der Ebene der Ziele von *Einheiten* und werden auch deren Leistungen mit entsprechenden Begriffen gemessen. Eine Art »liberaler« Pluralismus liegt insofern vor, als jede individuelle oder kollektive Einheit in der Gesellschaft die Freiheit hat, Ziele zu verfolgen, die ihr lohnend erscheinen, wichtiger aber ist, daß es Maßstäbe für den *Beitrag* zum Fortschritt der Gesellschaft gibt. Das vielleicht deutlichste Feld eines solchen Beitrags (jedoch nicht das einzige) ist das der wirtschaftlichen Produktivität, denn die Produktivität der Wirtschaft ist die Grundlage der Verfügung über Möglichkeiten, *jedwede* Ziele zu erreichen, die am lohnendsten erscheinen, da das Einkommen als allgemeine Kaufkraft bezüglich der Verwendung im einzelnen unspezifisch ist. Dies ist die allgemeinste Grundlage für die Gelegenheit, »gute Dinge« zu tun. Ebenso wichtig ist es jedoch, daß die Gesellschaft mit Einheiten ausgestattet ist, die die *Leistungsfähigkeit* zur Erbringung hochgewerteter Leistungen haben.

Es mag vermerkt werden, daß kollektive Einheiten und ihre Leistungen im amerikanischen System von höchster Wichtigkeit sind – zum Beispiel die Geschäftsfirma. Aber ihre Leistungen hängen letztlich von den Fähigkeiten und Bindungen der menschlichen Individuen ab, die in ihnen Rollen und Aufgaben erfüllen. Gerade in diesem Zusammenhang wird die Relevanz der Hochbewertung der Gesundheit sichtbar. Für das Individuum ist der primäre Brennpunkt der Wertung die universalistisch beurteilte *Leistung*. Die Möglichkeit der Leistung ist natürlich eine Funktion der Gelegenheit an jedem gegebenen Punkt seines Lebenszyklus, die ihrerseits wieder eine Funktion des wirtschaftlichen Niveaus der Gemeinschaft ist, da die Möglichkeiten sowohl für die selbständige Tätigkeit, zum Beispiel im unabhängigen Geschäftsleben, wie für die Anstellung durch andere eine Funktion der Märkte und Kapitalmittel sind, woher letztere auch kommen mögen. Auf einer »tieferen« und in gewissem Sinne allgemeineren Ebene jedoch hängt diese Leistung von zwei Grundgruppen von Vorbedingungen ab, die den Fähigkeiten des Individuums zugrunde liegen, nämlich von der Erziehung im weitesten Sinne und von der Gesundheit. Die Gesundheit des Individuums wird in erster Linie als wesentliche Bedingung hochbewerteter Leistung selbst hoch bewertet.

Es gibt noch einen weiteren sehr zentralen Bestandteil im Muster unserer Bewertung in beiderlei Hinsicht. Dies ist die Beziehung von Erziehung und Gesundheit zu der *Gleichheit* der Chancen. Aus Gründen, auf die hier nicht eingegangen werden kann, die sich aber vor allem auf das hohe Niveau struktureller Differenzierung unserer Gesellschaft beziehen, herrscht in ihr eine große Mobilität der Mittel. Vorgegebener Status spielt eine relativ geringe Rolle. Der »Pluralismus der Ziele«, der mit der instrumentalen Akzentuierung in unserem Wertsystem zu tun hat, läßt das Problem der »Gerechtigkeit« außerordentlich akut werden. Ein Aspekt davon ist die Verteilungsgerechtigkeit in Beziehung auf das Zuteilen von Belohnungen. Aber bei der gegebenen Betonung der aktiven Leistung ist noch kritischer und entscheidender als die Gerechtigkeit bei der Verteilung der Belohnung das gerechte Bereitstellen der Chance zur Wertleistung. Erziehung und Gesundheit sind jedoch eindeutig fundamentalere Bedingungen der Leistung als der Zugang zu Kapitalmitteln oder Beschäftigung, da sie die Fähigkeit zur Ausnutzung der Gelegenheit in diesem engeren Sinne bedingen. Infolgedessen wird der *Zugang* zu Erziehungs- und Gesundheitsleistungen in einer Gesellschaft wie der unseren ein besonders zentraler Punkt des Problems der Gerechtigkeit in der Gesellschaft.

Aus technischen Gründen klassifiziere ich die Erziehung nicht als eine Funktion der sozialen Steuerung in einer Gesellschaft[16]. Innerhalb des Feldes der Probleme sozialer Steuerung, wie oben diskutiert, bildet das Problem der Gesundheit offensichtlich den »alleruntersten Grund« der ganzen Reihe von Gründen, über die ich einen kurzen Überblick geben will, warum in Amerika die Gegenwart dieses Problems besonders ins Scheinwerferlicht gerückt ist.

Zunächst – und dies ist natürlich ein sehr wichtiger Punkt – hat die Entwicklung der Medizin und der Gesundheitswissenschaften, die ihr zugrunde liegen und mit ihr zusammenhängen, eine völlig neue Stufe der präventiven und therapeutischen Krankheitsbeherrschung möglich gemacht, die sehr viel höher liegt als je zuvor in der Geschichte. Es gibt natürlich eine Interdependenz. Die amerikanische Medizin hat nicht einfach eine fertige medizinische Wissenschaft übernommen, sondern hat die europäischen Anfänge mit einer Energie und Findigkeit weiterentwickelt, die wahrscheinlich nur auf dem Gebiet der industriellen Technologie eine Entsprechung hat. Es liegt deshalb eine Interdependenz vor zwischen der Entwicklung der Medizin und der Technologie einerseits und dem Interesse und der inneren Beteiligung an Gesundheitsproblemen und ihrer wirkungsvollen Behandlung andererseits.

Zweitens ist die Rangordnung der Probleme der sozialen Steuerung – angefangen mit der Bindung an die höchsten Werte selbst, dann der Bindung an Normen, schließlich an Rollen und Aufgaben – wahrscheinlich in einem sehr allgemeinen Sinne von evolutionärer Bedeutsamkeit. Das heißt, daß die Tendenz besteht, daß ein Problemgebiet erst dann in den Vordergrund tritt, wenn die in der Prioritätsliste vor ihm rangierenden Werte in gewissem Sinne »gelöst« sind. Dies heißt nicht, daß eines von ihnen endgültig gelöst wäre, aber in einem relativen Sinne kann man von Lösung sprechen.

Es ist nicht möglich, diese Frage hier im einzelnen zu behandeln. Aber man darf darauf hinweisen, daß gegen die Mitte des 19. Jahrhunderts – allerdings mit der sehr wichtigen Ausnahme des Problems des Südens – eine weitgehende nationale Einheit der Werte und Normen erreicht wurde[17]. Es kann weiter davon ausgegangen werden, daß in der zweiten Hälfte des 19. Jahrhunderts sich alles auf die Probleme des Aufbaus des neuen industriellen Systems konzentrierte mit der Institutionalisierung der hauptsächlichen Rollenkategorien, die dafür benötigt werden, insbesondere natürlich eines beruflichen Rollensystems, das strukturell von dem der vorhergehenden Gesellschaft von »Bauern und Handwerkern« ganz verschieden war. Von Bedeutung war in diesem Zusammenhang nicht zuletzt die Institutionalisierung der Auswirkungen dieser Veränderungen auf die Familie infolge der drastischen Differenzierung der beruflichen von den familiären Rollen. Vom Blickpunkt des Individuums aus läßt sich sagen, daß die Entwicklung der Industriewirtschaft mit einem strukturellen Typus, der mit den amerikanischen Werten übereinstimmte, eine neue Lösungsebene für das Problem der Chance bereitstellte.

Man könnte von diesem Gesichtspunkt aus sagen, daß nach der Jahrhundertwende die Bühne vorbereitet war für eine neue Ebene der Beschäftigung mit den Problemen der Erziehung und der Gesundheit, die in der Tat in dieser Periode stark im Vordergrund standen, ohne freilich die anderen Probleme etwa ganz zu verdrängen. Ihre Bedeutung wird nach meiner Meinung durch eine andere Erscheinung der Gesellschaftsentwicklung weiter unterstrichen. Ich meine die Tatsache, daß mit der Entwicklung der Industrialisierung, der Verstädterung, einer fortgeschrittenen Technologie, der Massenkommunikationsmittel und vieler anderer Erscheinungen unserer Gesellschaft die höheren Ebenen der Verantwortlichkeit allgemein an Wertschätzung gewannen. Das Leben wurde notwendigerweise komplexer und stellte höhere Anforderungen an das typische Individuum, wenngleich verschiedener Art auf verschiedenen Ebenen. Das nackte Problem der Leistungsfähigkeit, diesen Anforderungen zu entsprechen, wurde dringlicher. Die Motivation, über psychische oder psychosomatische Bahnen den Rückzug in die Krankheit anzutreten, verstärkte sich und damit die Bedeutung wirksamer Mechanismen, um mit denen fertig zu werden, die einen solchen Rückzug antreten.

In dieser historischen Perspektive gesehen, ist es nach meiner Meinung einleuchtend, daß *die erste große Entwicklungswelle der Einrichtungen des Gesundheitswesens das Gebiet der somatischen Krankheit sowie die Techniken ihrer Behandlung erfaßte und daß darauf eine Welle des Interesses an psychischer Gesundheit nachfolgte.* Dies ist zum Teil, aber keinesfalls in ganzem Umfang, darauf zurückzuführen, daß die wissenschaftliche Basis für die Behandlung somatischer Krankheit früher und weitergehend entwickelt wurde. Darüber hinaus ist es wohl bekannt, daß die Widerstände gegen die Anerkennung der Existenz von Gesundheitsproblemen auf dem Gebiet der psychischen Gesundheit stärker sind als auf dem der somatischen Gesundheit. Weiterhin wird ein größerer Teil der Phänomene der psychischen Krankheit wahrscheinlich über die Motivation wirksam und ist deshalb mit den Problemen und Mechanismen der sozialen Steuerung verknüpft. Die sozialen Veränderungen haben jedoch nicht nur die Belastung der einzelnen und mit die Notwendigkeit von Mechanismen auf diesem Gebiet verstärkt, sondern es sind auch einige der älteren Mechanismen zerstört oder geschwächt worden, wodurch eine Neustrukturierung notwendig wurde.

Einmal sind Stufen der psychischen Pathologie, die unter vorindustriellen Lebensbedingungen toleriert werden konnten, unter dem verschärften Druck des modernen Lebens nicht mehr tolerierbar; dies schließt wahrscheinlich den Vorgang ein, daß viele Persönlichkeitstypen über die Grenzlinie in die offene Psychose gestoßen worden sind, die sonst noch in der Lage gewesen wären, »zurechtzukommen«. Ferner liegt zum Beispiel auf der Familie eine sehr viel schwerere Last auf dem Gebiet der Sozialisation und der Persönlichkeitsbehandlung, und neue institutionelle Vorkehrungen sind erforderlich geworden, um mit den Gesundheitsproblemen der Familienmitglieder fertig zu werden. Dies ist beispielsweise anscheinend einer der Hauptfaktoren für die rasche Ausbreitung der Hospitalisierung[18].

Ich kann diesen Aspekt der Untersuchung in der Aussage zusammenfassen, daß die amerikanische Gesellschaft durch ihr Wertsystem und durch den hohen Differenzierungsgrad ihrer Sozialstruktur eine Gesellschaftsform ist, bei der erwartet werden konnte, daß das Gesundheitsproblem – und innerhalb dessen besonders das Problem der psychischen Gesundheit – besonders ausgeprägt in den Vordergrund treten würde. Ihre »liberale« Prägung, die im Kampf liegt mit einer sehr strengen Integration in Richtung eines Zieles des Gesamtsystems, tendiert zu einer Betonung des Problems, Einheiten dazu zu bringen, »sich ranzuhalten«. Das menschliche Individuum ist der Endpunkt der Reihe von Einheiten, von denen das Funktionieren der Gesellschaft abhängt, und ist deshalb in diesem Zusammenhang die »letzte Zuflucht«. Gleichzeitig steht die aktivistische Orientierung der Gesellschaft im Kampf gegen jede Art von Orientierung, die es den Individuen gestatten könnte, »es sich bequem zu machen«, und legt größten Wert auf den Schutz und die Entwicklung des Leistungsvermögens in dem oben behandelten Sinn.

Die gleichen Faktoren, besonders wenn man sie im Gesamtzusammenhang der Entwicklungsstufe der Gesellschaft sieht, wirken dahin, eine allzu starke Betonung anderer primärer Probleme und Formen der sozialen Steuerung zu verhindern. Allgemein glaube ich, daß man im Gegensatz zu zahlreichen gegenteiligen Meinungen sagen kann, daß die amerikanische Gesellschaft an ihren primären Werten sehr stark festhält – in so starkem Maße, daß sie gern aus dem Gebiet ernsthafter Beschäftigung ausgeklammert werden. Gewiß gibt es viele Auseinandersetzungen über das, was man für Veränderungen im Wertsystem erklärt. Eine sorgfältige Analyse, die hier nicht vorgenommen werden kann, würde jedoch zeigen, daß zumindest sehr viel davon nicht auf dieser Ebene, vielmehr auf der Ebene der Ideologien liegt.

Ein sehr gutes Beispiel dafür ist das Interesse, das dem immer stärkeren Hervortreten der Probleme der psychischen Gesundheit entgegengebracht wird, sowie der Raum, den man den Elementen des Gewährenlassens und der Unterstützung bei der Einstellung gegenüber den psychisch Kranken einräumt. Aber die Leute, die dieses Interesse zum Ausdruck bringen, vergessen häufig, der Kehrseite der Medaille die entsprechende Beachtung zu schenken, nämlich der gleichermaßen im Vordergrund stehenden Sorge um die Therapie, die die psychisch Kranken zur vollen sozialen Teilhaberschaft zurückführt, was vor allem bedeutet: zu einer uneingeschränkten Leistungsfähigkeit. Besonders aufschlußreich ist nach meiner Meinung die Konzeption, daß der therapeutische Prozeß die aktive *Mitarbeit* des Patienten einschließt, sein ernsthaftes *Bemühen,* gesund zu werden. Er wird keineswegs als passives Objekt der Verrichtungen des therapeutischen Personals gesehen, vielmehr als das gerade Gegenteil dazu.

DIE AMERIKANISCHE AKZENTSETZUNG INNERHALB DER MUSTER VON GESUNDHEIT UND KRANKHEIT

Ich habe oben das Argument vertreten, daß die amerikanische Gesellschaft aufgrund ihres Wertsystems und ihrer Sozialstruktur dahin tendiert, unter den Problemen und Mechanismen der sozialen Steuerung jenen Problemen von Gesundheit und Krankheit besondere Wichtigkeit beizumessen, die die Bindung an Rollen betreffen, weniger hingegen jenen, die sich auf die Bindung an Kollektive, normative Regeln und auf die Werte selbst beziehen. Das bedeutet im wesentlichen, daß die *Leistungsfähigkeit* für uns das primäre Zentrum des Problems der sozialen Steuerung ist. Mit der zunehmenden Komplexität und »Reifung« der Gesellschaft wird das Problem der Motivation für die zureichende Rollenerfüllung und damit für die psychische Gesundheit zu einer Frage von brennender Wichtigkeit.

Wir stehen jetzt dem Problem gegenüber, welche Art von Akzentuierung wir aufgrund der oben gegebenen Analyse *innerhalb* des Krankheitskomplexes und der entsprechenden Einstellung gegenüber der Therapie zu erwarten haben, und zwar gegenüber anderen Arten, das Problem der Krankheit als solches zu behandeln. Um dieser Frage näher zu kommen, möchte ich die Formulierung der Hauptkomponenten der Definition der Krankheit, wie sie hier weiter oben gegeben wurde, als Hauptbezugspunkt verwenden. Der erste Punkt, nämlich Störung der Leistungsfähigkeit, ist allgemein und bildet das Bindeglied zu der vorangegangenen Untersuchung der Akzentuierung unter den Problemen der sozialen Steuerung. Dies heißt, daß wir in den Vereinigten Staaten die Schwierigkeit eines Individuums in der Erfüllung sozialer Rollenerwartungen eher als Störung der Leistungsfähigkeit, das heißt als Krankheit, interpretieren, als dies in anderen Gesellschaftstypen mit anderen Typen von Wertsystemen der Fall ist.

Die anderen vier Kriterien waren, wie man sich erinnern wird, die Befreiung von Rollenverpflichtungen, das Nichtverantwortlichmachen des Patienten für seinen Zustand, die bedingte Legitimierung des Zustandes und die Akzentuierung dessen, daß man Hilfe benötigt und verpflichtet ist, mit der hilfebringenden Institution zusammenzuarbeiten.

Ich schlage vor, anzunehmen, daß im Vergleich mit anderen Gesellschaften, in denen andere Wertsysteme institutionalisiert worden sind, Amerika dazu tendiert, dem letzten Kriterium die größte Bedeutung beizumessen. Dies rührt wesentlich von jenem Element im amerikanischen Wertsystem her, das ich weiter oben »Aktivismus« genannt habe. Für die Persönlichkeit des Individuums folgt aus diesem Element in seinem Zusammenhang mit den andern mit ihm verknüpften Elementen die Hochbewertung der *Leistung*. Dies wiederum impliziert, wie oben dargelegt, eine betonte Hochbewertung der Fähigkeiten, die der Leistung zugrunde liegen, Fähigkeiten, die primär durch Erziehung oder Sozialisation entwickelt und durch die Einrichtungen der Gesundheitsbetreuung geschützt und wiederhergestellt werden. Im Falle Amerikas bedeutet dies aber nicht, daß der Hauptakzent auf dem Abhängigkeitsaspekt der »Hilfsbedürftigkeit« liegt; ich werde auf die Frage der Rolle der Abhängigkeit nachher zurückkommen. Im Vordergrund steht vielmehr, vom Gesichtspunkt der Gesellschaft aus, die Haltung, die die *Meisterung* der Gesundheitsprobleme als wünschenswert unterstreicht und daraus folgend die Verpflichtung des einzelnen Kranken, mit dem Träger der Therapie ohne Einschränkung zu kooperieren, das heißt, an seiner eigenen Genesung zu *arbeiten*. Die logische Basis dafür ist offensichtlich, daß, wenn er nicht die Motivation hat, sich um das Erlangen der Bedingung effektiver Leistung zu bemühen, man ihm auch nicht die Motivation für jene Leistungen zuschreiben kann, die gute Gesundheit als Vorbedingung erfordern.

Es läßt sich also sagen, daß die anderen drei Komponenten der Rolle der Krankheit gegenüber der den besprochenen als subsidiär und hilfsweise mitwirkend institutionalisiert sind. Bezüglich der Legitimation liegt ein besonders starker Akzent auf ihrem *bedingten* Aspekt, darauf, daß Krankheit nur so lange legitimisiert wird, als eindeutig anerkannt wird, daß sie ihrem Wesen nach ein unerwünschter Zustand ist, von dem man sich so rasch wie möglich erholen muß. Ähnlich verhält es sich mit dem Faktor der Befreiung von der Rollenerfüllung und der »Unterstellung«, daß der Patient in dem oben dargelegten Sinne nicht verantwortlich gemacht werden kann. In diesem Zusammenhang gibt es eine sehr wichtige Beziehung zu dem naturwissenschaftlichen Aspekt unserer kulturellen Tradition. Daß der Patient »nicht anders kann«, ist einfach eine Lebenstatsache, die von der wissenschaftlichen Medizin bewiesen wird. Wo kein wissenschaftliches Beweismaterial vorliegt, geht die Tendenz dahin, im Zweifel anzunehmen, daß er anders kann. So neigen wir dazu, Plänen für eine »unentgeltliche« Gesundheitsfürsorge relativ mißtrauisch gegenüberzutreten, und zwar wegen der Bereitwilligkeit, »Krankspielen« zu unterstellen, wo immer eine objektive Möglichkeit dafür existiert.

Ich möchte nachher durchaus versuchsweise darlegen, wie diese amerikanische Betonung der aktiven Therapie sich von den Akzentuierungen in anderen Gesellschaften unterscheidet; bevor ich darangehe, möchte ich in groben Zügen zwei andere Fragengruppen hinsichtlich der amerikanischen Situation beantworten. Die erste erstreckt sich darauf, wie das Abstecken des Rahmens Krankheit in unserer Gesellschaft mit dem Problem der *Richtungen* abweichenden Verhaltens zusammenhängt, die zweite auf die selektiven Akzentuierungen der sozialen Komponenten, die mit dem therapeutischen Prozeß verknüpft sind.

In einer früheren Publikation habe ich versucht, die Richtungen, die abweichende Orientierungen einschlagen können, durch drei Hauptdimensionen zu klassifizieren, von denen zwei den von Merton dargelegten sehr nahekamen oder sogar identisch mit ihnen waren[19]. Dies waren die Variationen erstens zwischen *Entfremdung* von den sozialen Erwartungen und *erzwungener Konformität* mit ihnen, zweitens zwischen *Aktivität* und *Passivität,* drittens zwischen *Objekt*primat und *Norm*primat. Die beiden ersteren sind die auch von Merton gewählten.

Im Rahmen der beiden ersten Dimensionen gehört die Krankheit offensichtlich zu der allgemeinen Kategorie eines Typus der Abweichung, die durch Entfremdung und Passivität gekennzeichnet ist. Diesen allgemeinen Typus habe ich als »withdrawal« bezeichnet, während Merton ihn »retreatism« nennt. Diese Tendenz zum Rückzug – der am meisten in Erscheinung tretende Typus der Abweichung – ist typisch für die amerikanische Gesellschaft ganz allgemein. Aber einige ihrer Dynamismen sind relevant für die Fragen der Selektivität innerhalb der Komponenten des Musters der Krankheit.

Bevor wir darauf eingehen, ist jedoch festzustellen, daß, wie ich meine, beim amerikanischen Muster der Krankheit das Hauptzentrum mehr objektorientiert als normorientiert ist. Dies vor allem, weil Krankheit die Ebene der Leistungsfähigkeit für die Rollen- und Aufgabenerfüllung zum Mittelpunkt hat, nicht die Ebene der Normen und Werte und der Konformität mit ihnen. Dies würde auch für die Krankheit ganz allgemein zutreffen, aus Gründen jedoch, auf die ich etwas später eingehen werde. Ich halte es für wahrscheinlich, daß im Falle Amerikas der Akzent stärker ist als in anderen Fällen[20].

Was können wir mithin als einige der Hauptmuster der Motivationsdynamik bezüglich des Problems der Krankheit in der amerikanischen Gesellschaft ansehen, wiederum in bezug auf deren Verhältnis zu diesen Charakteristika der Krankheitsrolle als einer institutionalisierten Rolle? Zunächst möchte ich annehmen, daß alle Muster abweichenden Verhaltens – zum Unterschied von der schöpferischen Veränderung der kulturellen oder normativen Tradition – mit dem Vorherrschen von Elementen *regressiver* Motivationsstruktur im psychologischen Sinne verknüpft sind[21]. Aber bei den verschiedenen Typen der Abweichung und innerhalb der Kategorie Krankheit als eines Typus der Abweichung werden verschiedene Phasen der psychologischen Regression selektiv akzentuiert.

Es ist hier nicht möglich, auf alle diese Komplikationen einzugehen, aber ich bin der Auffassung, daß im Falle Amerikas der primäre Brennpunkt in den Residuen der präödipalen Mutter-Kind-Beziehung zu finden ist, in jener Phase, von der Freud gesagt hat, sie beinhalte die »erste wahre Objektbindung«. Die Grundlage, auf der diese sich entwickelt, geht zurück auf die sehr große und noch zunehmende Bedeutung der *isolierten* Kernfamilie bei der Sozialisierung. Das »amerikanische Dilemma« besteht in diesem Fall darin, daß das Kind typischerweise ermutigt wird, in dieser Zeit eine äußerst intensive Bindung an die Mutter zu entwickeln, während gleichzeitig von ihm verlangt wird, späterhin mit dieser frühen Abhängigkeit radikaler zu brechen, weil der Prozeß der Emanzipation von der Orientierungsfamilie weiter und schneller vorangetrieben wird als in anderen Systemen. Die Schulung zur Unabhängigkeit, heißt das, stellt einen besonders wichtigen Teil unseres Sozialisationsprozesses dar, und die Stärke der Mutter-Bindung ist eine wesentliche Bedingung für ihre erfolgreiche Durchführung.

Die in der Motivation zur Krankheit eingeschlossene Entfremdung kann dahin interpretiert werden, daß sie eine Entfremdung von einer Gruppe von Erwartungen einschließt, die auf unabhängige Leistung besonderen Wert legt. Infolge dieses Komplexes ist die Bedeutung der Passivitätskomponente der Abweichung, die in der Krankheit ausgedrückt wird, besonders groß, da die ambivalente Motivationsstruktur beim Problem Abhängigkeit – Selbständigkeit besonders stark im Vordergrund steht. Die Therapie konzentriert sich also auf die Stärkung der Motivation zur Selbständigkeit gegenüber der Abhängigkeit sowie auf die Überwindung der Entfremdung, wobei die Erwartungen der Selbständigkeit und – über sie – die der Leistung im Brennpunkt stehen[22].

Ich vertrete also die Meinung, daß das amerikanische Muster der Krankheit seinen Brennpunkt im Problem des Leistungsvermögens der einzelnen Person hat. Therapeutisch wird für ihn die Genesung als »job« definiert, der in Kooperation mit jenen geleistet werden muß, die technisch qualifiziert sind zu helfen. Dieser Brennpunkt bewirkt sodann die Polarisierung der Komponenten des »Problems« in der Weise, daß die *primäre, zu überwindende Bedrohung seines Leistungsvermögens Abhängigkeit ist.* Das Element der Befreiung von den gewöhnlichen Rollenverpflichtungen kann dann interpretiert werden als Gestatten einer zeitweiligen Entlastung von den Anstrengungen, sich hart um Leistung zu mühen. Dem Patienten wird erlaubt, seinen Abhängigkeitsbedürfnissen unter streng geregelten Bedingungen nachzugehen, vor allem unter der Bedingung, daß er den bedingten Charakter der Legitimität seines Zustandes anerkennt und sich der therapeutischen Aufgabe aussetzt[23].

Diese Elemente der Situation stehen ihrerseits wieder in Verbindung zu den Komponenten des therapeutischen Prozesses. Ich habe diese an anderer Stelle[24] in der Ausdrucksform des Rollenmusters bezeichnet als Erlaubnis, Unterstützung, selektive Belohnung und Stärkung. Ein wesentlicher Punkt ist, daß die Abhängigkeitskomponente der Abweichung der Krankheit im therapeutischen Muster konstruktiv benützt wird, vor allem durch etwas, was in gewisser Hinsicht eine Rekapitulierung der Sozialisationserfahrung ist. Das heißt, daß der Patient durch die Erlaubnis, Abhängigkeit auszudrücken – sowohl in der Befreiung von Rollenverpflichtungen wie in Unterstützung gewährenden Beziehungen zu anderen –, ermutigt wird, eine abhängige Bindung an andere zu entwickeln. Die gewährende und unterstützende Behandlung des Kranken unterminiert dadurch, daß sie gibt, was er will, die Entfremdungskomponente der Motivationsstruktur seiner Krankheit. So ist es sehr viel schwieriger für ihn, sich gegenüber sozialen Objekten entfremdet zu fühlen, die ihn mit Güte und Rücksicht behandeln; freilich kann hier natürlich das Problem auftauchen, vor allem bei einigen Typen psychischer Krankheit, ihn dazu zu bringen, diese Güte und Rücksicht zu akzeptieren, ja sogar zu akzeptieren, daß er die Befreiungen braucht, die ihm infolge der Krankheit gewährt werden[25].

Gleichzeitig ist das Element der Abhängigkeit durch »Übertragung« die Grundlage einer starken Bindung an die behandelnden Personen, die dann als Hebelansatz benutzt werden kann, die therapeutische »Arbeit« zu motivieren, die schließlich zur Überwindung der Abhängigkeit selbst führen soll oder doch zu einer hinreichenden Milderung, so daß sie die Fähigkeiten des Patienten nicht mehr ernsthaft beeinträchtigt. Darauf aufbauend kann dann die aktive Arbeit der Therapie, indem sie sich an die Grundbedingungen der biologischen und psychologischen Zustände des Patienten anpaßt, Fuß fassen und dahin wirken, den Kranken der Genesung zuzuführen.

Schließlich möchte ich mich nun einer kurzen und sehr versuchsweisen Darlegung der hauptsächlichen Unterschiede zuwenden, die zwischen der Einstellung zur Krankheit in den Vereinigten Staaten und in zwei anderen modernen Gesellschaften bestehen, nämlich in Sowjetrußland und in Großbritannien. Wir wollen mit Sowjetrußland beginnen[26].

Während ich für Amerika dargelegt habe, daß unser Interesse an der Leistungsfähigkeit zur Rollenerfüllung den Hauptakzent auf die Wiederherstellung dieser Fähigkeit durch die therapeutische Arbeit legt, ist die allgemeine Orientierung der Sowjetgesellschaft anders; sie richtet sich auf die Erreichung eines kollektiven Ziels für die Gesellschaft als Ganzes, auf den »Aufbau des Sozialismus«. Hinsichtlich des Problems der Krankheit wird dadurch der Akzent von der Verpflichtung zur Kooperation in der Therapie auf das Problem der Verantwortlichkeit oder Nichtverantwortlichkeit verlagert. Dies wird am offenkundigsten auf dem Gebiet der psychischen Krankheit, wo die sowjetische Haltung gerade in diesem Punkt eine extreme Antithese zu der unseren darstellt[27]. Ein sehr bezeichnender Ausdruck dafür ist das vollständige Verbot der Psychoanalyse, während in den Vereinigten Staaten die Psychoanalyse erfolgreicher als in jedem anderen Land gewesen ist. Ich würde dies so deuten, daß die Psychoanalyse vom sowjetischen Gesichtspunkt aus eine Drohung ist, da sie durch die Theorie des Unbewußten die Persönlichkeitselemente des Individuums, die außerhalb seiner Willenskontrolle stehen, so stark betont. Sie würde zu vielen Leuten zu viele plausible Entschuldigungen für das Ausweichen vor der Verantwortung liefern. In Amerika andererseits wird die Psychoanalyse mehr dahin definiert, daß sie die *Chance* zu konstruktiver therapeutischer Arbeit bietet, und zwar sowohl für den Patienten wie für den Behandelnden[28].

Nach dem Bericht Fields tritt auf dem Gebiet der somatischen Medizin offenbar die gleiche allgemeine Betrachtungsweise in Erscheinung. Die Einstellung ist anscheinend die der widerwilligen Konzession an menschliche Gebrechlichkeiten. Natürlich gehört es zum Sozialismus, einen nationalen Gesundheitsdienst zu haben, aber zu gleicher Zeit hat das Partei- und Verwaltungspersonal ein wachsames Auge auf die in der Medizin Tätigen, um sicherzustellen, daß sie kein Simulieren begünstigen, wozu sie infolge der äußerst strengen Arbeitsdisziplin stark gedrängt werden. Mit amerikanischen Augen gesehen, ist die sowjetische Behandlung der Krankheit anscheinend durch eine gewisse Oberflächlichkeit gekennzeichnet, als wäre es die Aufgabe des Patienten, zu beweisen, daß er »wirklich« krank ist, und nicht die Aufgabe des Arztes, aus eigener Initiative die gegebenen Möglichkeiten zu untersuchen. Dies ist wohl mehr als nur eine Folge des Mangels an Personal und Hilfsmitteln; wahrscheinlich ist es zumindest teilweise ein authentischer Ausdruck des sowjetischen Wertsystems.

Diese Folgerung wird gestützt durch die Wahrscheinlichkeit der Annahme, daß für die Sowjetgesellschaft Krankheit nicht der primäre Typ der Abweichung in dem Sinne ist, wie ich das für Amerika dargestellt habe. Ich halte es für wahrscheinlich, daß der am stärksten hervortretende Typus das ist, was ich »erzwungene Hinnahme von Statuserwartungen« genannt habe. Diese tritt ganz allgemein natürlich überhaupt nicht offen als Abweichung in Erscheinung und ist deshalb schwer zu entdecken[29].

Das sowjetische Bild hat jedoch auch eine andere Seite, gerade so, wie es im Falle Amerikas die Polarität zwischen der Betonung der aktiven Meisterung und dem Problem der Abhängigkeit gibt. Diese andere Seite besteht darin, daß bei der ärztlichen Betreuung, vor allem im Krankenhaus, der Akzent der Unterstützung offenbar besonders stark ist. Das heißt, wenn einmal der Status des Krankseins zugebilligt worden ist, so wird der bedingte Charakter der Legitimität des Krankseins längst nicht so stark betont wie in Amerika, und die Patienten werden dazu ermuntert, sich zu entspannen und die Betreuung zu genießen[30].

Dies läßt auf eine Bereitschaft zur Gestattung der Regression schließen, jedoch einer Regression, die anders strukturiert ist als die amerikanische. Es ist weniger das Bedürfnis, Abhängigkeit von besonderen sozialen Objekten auszudrücken, was die wesentliche Akzeptierung oder Zugehörigkeit nicht bedroht. Psychologisch deutet es auf das Vorherrschen oraler Komponenten hin, nicht auf die Mutter–Kind-Liebesbindung.

So wird auf der einen Seite der Rolle der Krankheit in Sowjetrußland nicht entfernt ein so weiter Spielraum gewährt wie in den Vereinigten Staaten, vor allem in Richtung der psychischen Krankheit. Gleichzeitig ist sie insofern verschieden strukturiert, als der hauptsächliche Brennpunkt das Problem der Verantwortlichkeit des einzelnen ist, nicht seine Fähigkeit in unserem Sinne, die Genesung zu erlangen und an ihr mitzuarbeiten. Das Element der Gestattung geht mehr auf die »Ruhe«, das Ausruhen von der Verantwortlichkeit gerichtet als auf den direkten Ausdruck objektgerichteter Abhängigkeit.

Der Fall Großbritannien liegt anscheinend nicht ganz so klar, ist aber nach meiner Meinung in bedeutsamen Aspekten sowohl von Amerika wie von Sowjetrußland verschieden. Im Gegensatz zu den beiden anderen Gesellschaften weist die britische Gesellschaft einen besonders starken Akzent der Integration auf. Von diesem Gesichtspunkt aus ist die Krankheit weniger eine Bedrohung der Leistung des Individuums oder seiner Verantwortlichkeit als eine Bedrohung seines *Status* als akzeptables Mitglied der Gesellschaft und ihrer verschiedenen einschlägigen Untergruppierungen. Bei der Behandlung läge mithin der Hauptakzent auf der Reintegration – ein stets vorhandenes Element, das aber im Falle Großbritanniens stärker als in den anderen Fällen betont wird.

Ein wichtiger Typus von Beweismaterial ist das besonders ausgeprägte britische Empfinden, daß der einzelne ein *Recht* auf Betreuung im Falle der Krankheit hat. Der ganze Wohlfahrtsstaat hängt mit dem Betonen der Integration in der Gesellschaft zusammen, aber die besonders umfassende Kostendeckung, die der Nationale Gesundheitsdienst der gesamten Bevölkerung bietet, ist ein stark ins Auge fallender Aspekt dieser allgemeinen Orientierung. Von seiten der Nation und ihrer Gesundheits-Dienststellen wird also mit Nachdruck erklärt, daß Krankheit keineswegs den Status des Individuums gefährdet, sondern ihm besondere Ansprüche an das Kollektiv verleiht. Die Beweislast dafür, daß er »wirklich« krank ist, fällt bei weitem nicht so stark auf ihn wie in Amerika oder in Sowjetrußland. Man könnte von einer abnehmenden Skala der »Toleranz der Möglichkeit des Simulierens« in der Reihenfolge Großbritannien, Amerika, Sowjetrußland sprechen.

Ein weiterer interessanter Punkt ist der, daß bezüglich des Spielraums, der der Anerkennung psychischer Krankheit gewährt wird, Großbritannien in der Mitte zwischen Amerika und Rußland liegt; die Position der Psychoanalyse ist dabei einbegriffen. Ich möchte annehmen, daß das mit der sehr ausgeprägten britischen Betonung der Wichtigkeit der Selbstbeherrschung in sozialen Beziehungen zu tun hat. Somatische Krankheit liegt im allgemeinen eindeutig außerhalb der Verantwortlichkeit des Individuums, und im allgemeinen wird die Legitimität der Krankheit nicht so stark unter Bedingungen gestellt wie im Falle Amerikas. Aber Leistungsvermögen wird nicht so hoch bewertet, und psychische Störung wird nicht im gleichen Umfang als eine Gelegenheit für therapeutische Leistung angesehen. Die absichtlich ermutigte Regression, die trotz aller Unterschiede Sowjetrußland und Amerika gemeinsam ist, tritt im Falle Großbritannien erheblich weniger in Erscheinung.

Die oben niedergelegten Eindrücke haben, wie ich schon betont habe, einen äußerst versuchsweisen und skizzenhaften Charakter; es sind Eindrücke von verhältnismäßig systematischen Unterschieden zwischen den amerikanischen, sowjetischen und britischen Selektivitäten bei der Definition von Gesundheit und Krankheit sowie bei der Rolle des Patienten und der Rolle der Therapieträger. Ich habe sie lediglich eingeführt und die Analyse so weit vorangetrieben, um den Versuch zu machen, der allgemeinen Anschauung vom Wesen der Variabilität zwischen den verschiedenen Gesellschaften in den hier dargelegten Bezügen eine gewisse empirische Substanz zu geben.

ANMERKUNGEN

1. Ich möchte Gesundheit wie Krankheit allgemein als Zustände der Einzelperson auffassen; die »Pathologie« sozialer Systeme, so real und wichtig sie ist, sollte nicht »Krankheit« und ihr Nichtvorhandensein nicht »Gesundheit« genannt werden. Vgl. Talcott Parsons, The Mental Hospital as a Type of Organization, in: *The Patient and the Mental Hospital*, herausgegeben von Milton Greenblatt, Daniel J. Levinson und Richard H. Williams; The Free Press, 1957.

2. Ich habe diese generelle Auffassung schon früher bei zwei verschiedenen Anlässen vorgebracht. Für die allgemeine Konzeption der Beziehung zwischen der Persönlichkeit und der Verinnerlichung sozialer und kultureller Objekte siehe Parsons and Bales, *Family, Socialization and Interaction Process;* Free Press, 1955.

Eine ausführliche Untersuchung der Beziehung zwischen Persönlichkeit und Organismus findet sich in Parsons, An Approach to Psychological Theory in Terms of the Theory of Action, American Psychological Association, *Studies in General Theory*, herausgegeben von Sigmund Koch, McGraw-Hill, 1958.

3. Diese Definition entspricht offensichtlich der von Merton als »role-set« vorgebrachten. Siehe R. K. Merton, The Role-Set, *British Journal of Sociology*, Juni 1957.

4. So bin ich gegenwärtig mit der Aufgabe beschäftigt, einen Aufsatz über die Institutionalisierung der Muster von Gesundheit und Krankheit in der amerikanischen Gesellschaft zu »schreiben«. Die von mir für diese Aufgabe gewählte »Technik« ist die Handhabung der Tastatur und anderer Teile einer Schreibmaschine. Dieser Prozeß engagiert offensichtlich die Hände und Finger, die Augen und andere Teile des physischen Organismus; innerlich vor allem das Gehirn. Das physische Ergebnis ist das Arrangement einer sehr großen Zahl von linguistischen Symbolen, wie wir das nennen, auf einer Anzahl vorher leerer Papierblätter: Buchstaben, die in Wörtern, Sätzen und Absätzen arrangiert sind. Ich hätte auch eine andere Technik wählen können, zum Beispiel die Handschrift mit der Feder oder vielleicht das Diktieren in ein Aufnahmegerät. In einem solchen Fall hätte das physische Ergebnis durchaus verschieden sein können. In jedem Fall aber ist die »Bedeutung« der Aufgabe nur zum Teil »physisch«, sie liegt mehr in dem »Bedeuten« des physisch »Geschriebenen«. Schließlich ist die Aufgabe, diesen Aufsatz zu schreiben, nur *ein* ziemlich klar definiertes Untersystem meiner *Rolle* als Soziologe.

5. Bezüglich der Aufgabe des Schreibens würde eine Lähmung beider Arme es mir offensichtlich unmöglich machen, diesen oder einen anderen Aufsatz auf der Schreibmaschine zu schreiben und irgendwelche andere Arten manueller Aufgaben auszuführen, nicht aber notwendigerweise auch, solche Aufsätze einer Sekretärin zu diktieren.

6. Diese Auffassung von der Beziehung zwischen Geist und Körper und deren Beziehungen wiederum zu den zwei großen Kategorien Gesundheit und Krankheit, die uns hier beschäftigen, bedeutet nicht, daß alle »somatischen« Erscheinungen als auf einer Ebene liegend aufgefaßt werden können. Aus verschiedenen Gründen glaube ich, daß wenigstens eine vergleichsweise grundlegende Unterscheidung innerhalb des Organismus, wie er oben definiert wurde, getroffen werden muß, nämlich die zwischen dem »Verhaltens«system und dem, was man »homeostatisches« System nennen könnte (Franz Alexander nennt es das »vegetative« System – vgl. sein *Psychosomatic Medicine: Its Principles and Applications*, W. W. Norton & Co., Inc., 1950). Für die hier verfolgten Absichten ist es jedoch nicht nötig, auf diese weiteren Verfeinerungen näher einzugehen.

7. Vgl. M. Zelditch jr., Role Differentiation in the Nuclear Family, Kapitel VI, in: Parsons & Bales, *Family, Socialization and Interaction Process*, Free Press, 1955.

8. Eine generelle Behandlung der Bedeutung des Inzesttabus findet sich in dem Aufsatz des Verfassers Das Inzesttabu in seiner Beziehung zur Sozialstruktur und zur Sozialisierung des Kindes, in: Talcott Parsons, *Soziologische Theorie*, Soziologische Texte Bd. 15, herausgegeben und eingeleitet v. Dietrich Rüschemeyer, Neuwied/Rhein und Berlin 1964, S. 109 bis 135.

9. Vgl. Talcott Parsons, A Sociologist Looks at the Legal Profession, in: *Essays in Sociological Theory*, revidierte Auflage, Free Press, 1954.

10. Vgl. I. Barnard, *The Functions of the Executive*, Harvard University Press, 1938.

11. Ein interessantes Beispiel für die Schwierigkeiten, die bezüglich der oben besprochenen Unterscheidungslinie auftreten können, gibt Mark Field in seiner Untersuchung der ärztlichen Praxis in Sowjetrußland, wo die Ärzte stärker als in unserem System unter dem Druck stehen, Entschuldigungen zu liefern, damit Patienten sich extrem belastenden und rigoros erzwungenen Rollenverpflichtungen entziehen können. Siehe seine Arbeit *Doctor and Patient in Soviet Russia*, Harvard University Press, 1957.

12. Dies ist eine der Hauptthesen Durkheims in seinem Buch *The Elementary Forms of the Religions Life*, Free Press, 1947.

13. Vgl. Alex Inkeles, *Public Opinion in Soviet Russia*, Harvard University Press, 1950.

14. Ich habe mich damit hauptsächlich an folgender Stelle beschäftigt: *The Social System*, Kapitel X, Free Press, 1951; in dem Aufsatz Illness and the Role of the Physician, in: *American Journal of Orthopsychiatry*, Juli 1951, S. 452–460, abgedruckt auch bei Kluckhohn, Murray & Schneider, *Personality in Nature, Society and Culture*, 2. Aufl., Alfred A. Knopf, 1953; und in etwas speziellerem Zusammenhang in Parsons and Fox, Illness, Therapy and the Modern Urban American Family, in: *Journal of Social Issues*, Bd. 8, S. 31 bis 44.

15. Letzteres kommt natürlich in der Krankenhaussituation vor. Es ist deutlich dargetan worden (vgl. Ivan Belknap, *Human Problems of a State Mental Hospital*, McGraw-Hill Book Co., 1956, und Barbara Burt Arnasons unveröffentlichte Dissertation, Radcliffe College, 1958), daß in einem psychiatrischen Krankenhaus die soziale Gruppe der chronischen Patienten – vor allem in einer Art von Symbiose mit dem Pflegepersonal – unter gewissen Umständen eine ernstlich *anti*therapeutische soziale Gemeinschaft bilden kann.

16. In meiner eigenen Terminologie ist es eine »Musterbewahrungs«funktion.

17. Dr. R. N. Bellah hat in einem unveröffentlichten Vortrag auf die große Bedeutung der »Erweckungs«-Religion im ersteren Zusammenhang hingewiesen.

18. Vgl. Parsons und Fox, a. a. O., für eine nähere Analyse dieses Problems.

19. Vgl. *The Social System*, Free Press, 1951, Kapitel VII, und R. K. Merton, *Social Theory and Social Structure*, Free Press, 1957, revid. Aufl., Kapitel IV.

20. Nach den drei Kriterien Entfernung, Passivität und Objektorientierung müßte also das Muster der Krankheit als ein Fall von »erzwungener Unabhängigkeit« angesehen werden (*Social System*, S. 259). Erzwungene Unabhängigkeit kann in diesem Fall dahin interpretiert werden, daß sie Reaktionsbildung gegen unbewußte Abhängigkeitsbedürfnisse einbegreift.

21. Eine ausführlichere Behandlung des Wesens der »Regressionsskala« findet sich in *Family, Socialization and Interaction Process*, vor allem Kapitel II.

22. Unter diesem Blickwinkel kann die Motivation zur Krankheit mit einem nur scheinbaren Paradoxon als ein Fall von »erzwungener Unabhängigkeit von der Forderung, un-

abhängig zu sein« charakterisiert werden. Es ist eine Art von »Alles soll der Teufel holen« – Muster des Rückzugs.

23. Leider habe ich in diesem Aufsatz nicht die Möglichkeit, das empirische Problem aufzugreifen, inwieweit die verfügbaren Daten über Krankheit diese Interpretation der zentralen Bedeutung der »Abhängigkeit–Unabhängigkeit-Achse« bestätigen. Ich bin der Meinung, daß diese nicht nur in Amerika wichtiger ist als anderswo, sondern daß sie auch für somatische und psychische Krankheit in gleicher Weise zutrifft. Es wird weithin angenommen, daß der Ulcuskomplex speziell mit diesem Problem zusammenhängt. Es läßt sich auch annehmen, daß die besonders starke Beschäftigung mit der Kinderlähmung in Amerika mit unserem Horror vor der Abhängigkeit zusammenhängt, die der dauernd Gelähmte ertragen muß. Besser fast der Tod, als nicht mehr imstande sein, etwas zu leisten, sondern stets von anderen abhängig sein.

24. Vgl. *The Social System*, Kapitel VII, und Parsons, Bales & Shils, *Working Papers in the Theory of Action*, Kapitel V. In früheren Fassungen wurde das, was ich jetzt selektive Belohnung nenne, »Verweigerung der Gegenseitigkeit« genannt (dieser Terminus unterstrich nur den negativen Aspekt), während das, was ich jetzt Stärkung nenne, »Manipulierung von Belohnungen« genannt wurde. Der letztere neue Terminus betont die zeitliche Kontinuität eines *Musters* von Belohnungen.

25. In der oben näher bezeichneten Arbeit von Parsons und Fox wurde die These vorgebracht, daß der Trend zur Hospitalisierung – wiederum gleichermaßen in Fällen psychischer wie somatischer Krankheit – mit diesen Faktoren zusammenhängt. Auf der einen Seite ist sie mit den technologischen Erfordernissen der modernen Medizin verknüpft. Sie ist auch eine Möglichkeit, den Familien die Lasten der »Betreuung« abzunehmen. Aber zugleich stellt auch sie sowohl eine Möglichkeit dar, die Familie vor dem Patienten zu schützen, das heißt vor allem vor dem Ansturm seiner Abhängigkeitsbedürfnisse auf die anderen Familienmitglieder, wie auch den Patienten vor der Familie zu schützen, und das ist gegenwärtig der wichtigste Punkt. Denn es ist immer sehr wahrscheinlich, daß die Familie sich allzu beschützend und allzu unterstützend verhält. Infolge der Versuchungen des Patienten, sich zu mehr oder weniger permanenter Abhängigkeit »verführen« zu lassen, fehlt der Familie die Grundlage für einen wirksamen Einfluß, wie ihn eine »unpersönlichere« Stelle eher ausüben kann. Wie oben bemerkt, haben wir auch Grund zu der Annahme, daß das Abhängigkeitsproblem sich durch die Veränderungen in der Familienstruktur der letzten Zeit verschärft hat.

26. Meine wichtigsten Quellen über die sowjetische Medizin sind Field, op. cit., und R. A. Bauer, *The New Man in Soviet Psychology*. Ich schulde Dr. Field auch Dank für mündliche Anregungen, die über dieses Buch hinausgehen.

27. Vgl. Bauer, op. cit.

28. Mit dieser Deutung scheint übereinzustimmen, daß in den amerikanischen Formen der Psychoanalyse das Ich – zum Unterschied vom Es – in so hohem Maße betont wird.

29. Vgl. *Social System*. Dies ist Mertons »Ritualismus«.

30. In diesem Punkt schulde ich unmittelbar Dr. Field Dank (persönliches Gespräch).

Der Gesundheitsbegriff in der Psychiatrie

F. C. REDLICH

Die Vorstellung von Gesundheit ist für alle klinischen Fachgebiete, einschließlich der Psychiatrie, von Bedeutung; ihr wird jedoch nur selten ernsthafte Aufmerksamkeit gewidmet. Das Wort »Gesundheit« findet nachlässige Anwendung in der alltäglichen psychiatrischen Praxis und der Literatur, und eben diese Nachlässigkeit spiegelt unser Unwissen wider. Das Fehlen einer völlig zufriedenstellenden und allgemein anerkannten Theorie des Verhaltens mag eine wichtige Ursache dieser Unkenntnis sein; die andere liegt bei einer gewissen Neigung von uns Psychiatern, uns mit einem Schleier von Geheimnissen über therapeutische Verfahren, Ziele und Kriterien zu umgeben, was das Problem nur weiter vergrößert. Wie gerade Lewis (52) betonte, käme einem festen Begriff von Gesundheit große Bedeutung bei der Einschätzung therapeutischer Verfahren zu. Könnten die Psychiater Übereinstimmung über einen solchen einheitlichen Begriff erzielen, gäbe es auch mehr Einverständnis über Nutzen und Ziele der Therapie. In diesem Aufsatz soll der Versuch gemacht werden, den Begriff der Gesundheit oder Normalität von theoretischem und praktischem Gesichtspunkt aus zu behandeln, indem einer vorangehenden Arbeit über diesen Gegenstand neue Gedanken hinzugefügt werden (64).

Der Begriff Gesundheit wird von der Weltgesundheitsorganisation definiert als ». . . ein Zustand des vollkommenen körperlichen, seelischen und sozialen Wohlbefindens, nicht allein Abwesenheit von Krankheit und Gebrechen.« Lewis wies darauf hin, daß diese Bestimmung kaum allgemeiner und inhaltsloser sein könnte.

Ohne Zweifel hat das Wort normal eine Anzahl von Bedeutungen und Nebenbedeutungen, und es gibt verschiedene bessere Annäherungsversuche zu einer operationalen Definition. Es wird von Epidemiologen und Psychologen im statistischen Sinne verwendet und bezeichnet den Durchschnitt. Für Psychiater dagegen, die wie die meisten Ärzte nicht gewohnt sind, in der Sprache mathematischer Samples zu denken, hat das Wort kaum eine derartige Bedeutung. Die vorherrschende psychiatrische Bestimmung ist klinischer Art, das heißt, Gesundheit ist die Abwesenheit von Krankheit. Das Vorhandensein von Krankheit kann durch bestimmte Verfahren festgestellt werden, und Gesundheit erweist sich dann, wenn keine Anzeichen einer Krankheit auszumachen sind. Da jedoch das Gebiet der Psychiatrie ein Gebiet der Verhaltensstörungen ist, wird eine Ausweitung und Modifikation des Gesundheitsbegriffs – der dann mehr enthält als der Krankheitsbegriff – für die Psychiatrie notwendig sein. Weil viele Ansichten über Gesundheit in den Bereichen der Psychiatrie

Redlich, F. C., The Concept of Health in Psychiatry. Aus: *Explorations in Social Psychiatry*, ed. by A. H. Leighton, J. A. Clausen, R. N. Wilson, New York 1957, S. 138–164. Mit freundlicher Genehmigung von Basic Books, Inc., New York. Übersetzt von Dirk Hartung.

und der organischen Medizin Werturteile sind, müssen wir diese normativen Vorschläge genau untersuchen.

DIE STATISTISCHE BESTIMMUNG

King (39) unterschied deutlich zwischen dem statistischen Begriff »durchschnittlich« und dem Begriff »normal«. Durchschnitt ist das, was durch mathematische Berechnung auf der Grundlage mehr als eines Samples entsteht – hat also exemplarische Bedeutung; normal ist das, was in Übereinstimmung mit vorgegebener Bestimmung funktioniert – hat also die Bedeutung einer vorgeprägten Norm. Kein ernsthafter Verhaltensforscher hätte etwas gegen die Beschreibung verschiedener Verhaltensweisen in Begriffen der Häufigkeit einzuwenden. Tatsächlich gibt es aber nur wenige quantitative und messende Daten auf unserem Gebiet. Ausnahmen davon bilden lediglich Daten über Intelligenz, die auf dem Gebiet der Kindesentwicklung gesammelten Daten sowie die wichtige messende Erhebung von Kinsey und Mitarbeitern (40, 41) über das Sexualverhalten. Gewöhnlich werden jedoch jene Daten von Psychiatern nicht in Erwägung gezogen, die von Soziologen, Ökologen (zum Beispiel die Arbeit von Faris und Dunham [20]) und Sozialpsychologen über Arbeit, Erziehung, ökologische Verteilung sowie über Einstellungen und Meinungen zu einer großen Vielfalt von Institutionen und Bestrebungen gesammelt wurden. Im Gegensatz zu dem großen Fundus an Daten über die generelle Epidemiologie sind epidemiologische Befunde über psychiatrische Erkrankungen ziemlich begrenzt*. In einer kritischen Übersicht wiesen Lemkau, Tietze und Cooper (51), vor kürzerer Zeit Lemkau (50), auf unseren Mangel an verläßlichen und gültigen Daten über Auftreten und Verbreitung von Geisteskrankheiten hin. Tatsächlich beschränken sich die meisten Arbeiten, wie die von Malzberg (57) und Dayton (13), auf amtlich festgestellte Erkrankungen. Mit Ausnahme von recht konzentrierten Versuchen – wie der ausgezeichneten Monographie von Fraser (21), der die Belegschaft eines feinmechanischen Betriebes in England, und der Arbeit von Bremer (6), der ein norwegisches Fischerdorf psychiatrisch untersuchte – sind keinerlei Daten über eine nichtausgewählte Gesamtpopulation veröffentlicht worden. Dagegen finden sich eine Reihe guter Untersuchungen, die sich in erster Linie mit Geisteskranken in Krankenhäusern befassen, wie Arbeiten von Brugger (8) in Deutschland, Sjögren (78), Ødegaard (62) und Stromgren (81) in den skandinavischen Ländern; auch sind noch unübersetzte japanische Arbeiten vorhanden, die vermutlich ebenfalls interessante Informationen enthalten (Suwa [83]).

Tatsächlich wissen wir nichts über die Verteilung derjenigen Verhaltensabweichungen in der Gesamtbevölkerung, an denen Psychiater insbesondere interessiert sind, wie Angst, Depression und Halluzinationen (wobei Identifikation, Verdrängung, Projektion usw., auf die sich schließen läßt, noch völlig ausgelassen werden). In der

* Vgl. dazu Heide Berndt, Zur Soziogenese psychiatr. Erkrankungen, S. 454 ff. dieses Bandes.

Tat wäre ein statistischer Begriff der vollkommenen geistigen Gesundheit sehr komplex, da derart viele Variablen eingeschlossen sind. Unsere Unfähigkeit, diese Variablen sinnvoll zu isolieren und zu quantifizieren, und die noch größere Schwierigkeit, eine Population zu erreichen, die sich nicht bereits in Behandlung beim Psychiater befindet, tragen weiter zu unserer Unkenntnis bei. Alle praktisch tätigen Forscher sind beim Sammeln derartiger Informationen auf große Schwierigkeiten gestoßen, wenn die untersuchte Person sich nicht veranlaßt sah, Auskünfte zu ihrer Hilfe durch Behandlung zu erteilen. Zweifellos hat John Dollard (14) recht, wenn er die Psychotherapie als Fenster zu menschlichem Verhalten bezeichnet.

Beim Sammeln von Informationen hat wieder einmal Kinsey besser gearbeitet als irgendein anderer, und es wäre von Bedeutung, wenn unsere Disziplin einige seiner Techniken übernehmen und auf andere Bereiche als das Sexualverhalten ausdehnen könnte. Bei Versuchen, Daten im Rahmen verschiedener Untersuchungen und Experimente zu sammeln, waren Mitarbeiter des Yale Department of Psychiatry und viele andere über ihre Befunde erschrocken, als sie Personen untersuchten, die nicht psychiatrische Patienten waren. Reiches pathologisches Material fanden Freedman et al. (22) bei Untersuchungen von schwangeren Frauen, Eron (19) bei Studenten und Redlich (68) bei nicht ausgewählten Kontrollpersonen. Solche Erfahrungen machen deutlich, wie wenig wir über die Häufigkeitsverteilung derjenigen Charakterzüge, Handlungen und Vorkommnisse wissen, die wir als pathologisch bezeichnen. Diese Unkenntnis erschwert die Auswahl von Kontrollpersonen bei der Erforschung von Psychoneurosen; und die Unfähigkeit, geeignete Kontrollen für viele unserer Entdeckungen zu finden, führt dann oft zu ungewissen Folgerungen, wie der einer Beziehung zwischen sozialen und persönlichen Variablen. Dennoch bieten neuere epidemiologische Forschungen von Clausen (11), Goldhamer (27), Gruenberg (28), Hollingshead und Redlich (33–35), den Leightons (47–49), Lindemann (54), Rennie (70), Roberts und Myers (71) in Amerika, von Lewis (52) am Occupational Psychiatric Unit des Maudsley Hospital in England und Maramatsu (60) in Japan neue Hoffnung, daß einige dieser Probleme überwunden werden können.

Es ist offensichtlich, daß statistische und klinische Norm sich nicht gleichen. So gibt es Krankheiten wie Karies, Fußfäule oder in bestimmten Gebieten auch Malaria und endemische Syphilis, die in statistischer Hinsicht äußerst häufig (oder »normal«) sind, aber dennoch aus klinischer Sicht für den einzelnen als anormal gelten müssen. Solche Unterscheidungen sollten vielen von Kinseys Befunden hinzugefügt werden – so zum Beispiel dem Ergebnis, daß 40 % aller verheirateten Männer mittleren Alters masturbieren, während eine derartige Betätigung doch keineswegs als klinisch gesund bezeichnet werden kann. Das Problem wird jedoch noch komplexer, ja sogar verwirrend, wenn wir im Gegensatz zu obigen Beispielen Fälle finden, in denen statistische und klinische Beobachtungen streng und fest korrelieren.

Im Laborbereich der Medizin ist der statistisch häufigste Wert für gewöhnlich mit optimaler Funktion identisch, so bei der Zahl der Blutkörperchen und bei verschiedenen chemischen Titern der Plasmasubstanzen. Auf dem Gebiet des Verhaltens finden wir die schwerwiegendsten Formen bestimmter Arten von Abweichungen, wie Idiotie, die Kriminalität Geisteskranker usw., nur selten. Das gleiche gilt allerdings auch für die gewünschtesten Charakterzüge, wie schöpferische Intelligenz auf dem Niveau des Genies, »Heiligkeit« und dergleichen. Die am häufigsten anzutreffende Art des Verhaltens ist die als Konformität bezeichnete. Dennoch ist Konformität keineswegs ein geeigneter Maßstab für normales Verhalten, da gerade Nonkonformismus häufig sehr hoch bewertet wird. Bestimmt gibt es eine gewisse Korrelation zwischen Konformität und statistischem Durchschnitt, aber man muß mit einer komplexen Beziehung zwischen Verhaltensextremen und deren sozialer Einschätzung rechnen.

Wir glauben, daß der statistische Versuch einer Bestimmung durch Aufstellen von Häufigkeitsverteilungen wichtig ist, wenn er auch wenig unmittelbare und offensichtliche Bedeutsamkeit für den Kliniker hat, der wenig Nutzen darin sehen kann, die Position seines Patienten auf der Häufigkeitsverteilungskurve zu kennen. Es ist jedoch ein Versuch, der aus der Forschung nicht mehr wegzudenken ist, und wenn wir auch in den meisten Fällen noch nicht in der Lage sind, Variablen menschlichen Verhaltens zu zählen oder zu messen, so wird die zukünftige Forschung dennoch in wachsender Zahl signifikante Items herausarbeiten, die statistisch zu quantifizieren sind, und solche, bei denen dies nicht möglich ist. Der verfrühte Versuch zu quantifizieren hat ansonsten wertvolle und ehrenwerte Techniken ein wenig diskreditiert. Es gibt hervorragende Gründe für die Annahme, daß diese Techniken der Psychiatrie ebenso wichtige Hinweise zur Ätiologie von Krankheiten liefern werden, wie sie es in der Medizin getan haben.

DIE KLINISCHE BESTIMMUNG

In der klinischen Medizin werden die Begriffe »normal« und »gesund« austauschbar verwendet. Obgleich der grundlegende Vorschlag der Weltgesundheitsorganisation festlegt, daß Gesundheit mehr ist als Abwesenheit von Krankheit, ist es vom klinischen Gesichtspunkt her ausreichend, Gesundheit mit der Abwesenheit von Krankheit gleichzusetzen, vorausgesetzt, der Begriff Krankheit wird sehr allgemein gebraucht. Solange wir es mit offensichtlichen Fällen zu tun haben, gibt es keinen Zweifel, jemanden als gesund oder krank zu bezeichnen; sobald wir jedoch in die Bereiche feinerer Abstufungen gelangen, kommt Zweifel auf, und wir sind nicht mehr in der Lage, eine klare Trennungslinie zu ziehen.

Internisten wenden drei Methoden an, um zu bestimmen, ob eine Person gesund oder krank ist. 1. Sie erhalten Auskünfte über die subjektiven Symptome und Beobachtungen des Informanten. 2. Sie erfassen bestimmte objektive physische Merkmale. 3. Sie wenden Labormethoden an. Ausgehend von diesen drei Datensammlungen versuchen sie, Existenz und Art der Krankheit, beziehungsweise des Fehlens von Krankheit, auszumachen. Bestimmte Gesichtspunkte dieses Vorgehens scheinen für eine Diskussion von Normalität besonders bedeutsam.

Bei der Diagnose des Vorhandenseins von Krankheit hält sich der Arzt fest an objektive Zeichen und Tests und ist bestrebt, die Einflüsse der Umgebung, in denen sie vorkommen, klein zu halten. Mit der Entwicklung einer umfassenderen Medizin in neuerer Zeit, die sowohl Erfahrungen und Umwelt des Patienten wie auch seine biologische Verfassung in ihre Erwägungen einbezieht, ist dieser Standpunkt unter Beschuß geraten; im Grunde genommen befassen sich dennoch von Ausbildung und Blickpunkt her traditionelle Mediziner recht wenig mit psychologischen und sozialen Faktoren, wenn es auch auf der Hand liegt, daß die Wirkungen einer Krankheit stark mit unterschiedlichen psychologischen und Umgebungseinflüssen variieren. Eine definitive Orientierung an Umgebungseinflüssen und möglichen Folgen von Krankheit ist nur von einigen wenigen vorgenommen worden* oder in bestimmten Spezialdisziplinen, wie der Arbeitsmedizin und der Psychiatrie, ausgeführt worden.

Eine weitere Überlegung verlangt hier Erwägung. Wird Gesundheit als die Abwesenheit von Krankheit definiert, so kann der Gesundheitszustand nicht maximal, sondern nur minimal sein. Bei der Behandlung und Diagnose eines Patienten mit Muskelschwäche in den Beinen wird sich der Arzt um die Fähigkeit des Patienten, zu laufen, nicht aber um seine Fähigkeit, einen neuen Sprint-Rekord aufzustellen, kümmern. Der Begriff Krankheit impliziert einen minimalen Zustand des Befindens, dem der Patient nichts entgegenzusetzen hat.

Im weitesten Sinn kann Krankheit als Schwächung der Lebenskräfte bezeichnet werden. Der Organismus kann sich bestimmten gegen ihn gerichteten internen und externen Beanspruchungen, denen er ausgesetzt ist, nicht anpassen; Äußerungen einer derartigen Unfähigkeit zur Anpassung sind die Anzeichen und Symptome von Trauma und Krankheit. Dieser Standpunkt wurde von Bernard (4), in neuerer Zeit von Romano (74), Engel (17) und von Smith (79) als eine der Hauptbestimmungen im Zusammenhang mit geistiger Gesundheit und Krankheit vertreten. In ganz allgemeinen Begriffen lehrt uns dieses Anpassungskonzept, was normal und anormal ist.

Selbstverständlich sind Erwägungen über Normalität in der organischen Medizin komplex genug; noch wesentlich komplexer sind sie jedoch auf dem Gebiet der Verhaltensabweichungen. Während eine präzise Bestimmung der Ursachen der meisten organischen Erkrankungen möglich ist, wenn auch schwer, so ist die genaue Definition einer bestimmten Geisteskrankheit noch schwieriger und oft gar nicht möglich. Es gibt eine Reihe von Verhaltensstörungen – wie organische und toxische Infektionspsychosen – und bis zu einem bestimmten Grad auch die sogenannten psychosomatischen Erkrankungen und die Funktionspsychosen, die mit Erkrankungen aus dem Bereich der organischen Medizin ziemlich vergleichbar sind. Es gibt andere, wie die Neurosen, die mit diesen Zuständen nur noch entfernte Ähnlichkeit haben. Solche Störungen sind keine echten Krankheiten, bloß weil sie durch ein Wort gekennzeichnet sind, das auf »ose« endet, oder weil Ärzte für gewöhnlich solche Zustände diagnostizieren und behandeln, oder auch nur, weil vorherrschende Einstellungen in der Öffentlichkeit dazu neigen, sie als Krankheiten zu bezeichnen. (Die

* Vgl. dazu Lawrence E. Hinkle jr. u. Harold G. Wolff, Health and the Social Environment. In: A. H. Leighton, a. a. O., S. 105–137.

Art und Weise, wie die Öffentlichkeit eine Störung kennzeichnet, Koos [42], ist dennoch vom Gesichtspunkt einer späteren Rückwirkung von großer Bedeutung.)

Neurosen sind eher ein Unbehagen als eine Krankheit; sie sind offenkundig Schwierigkeiten bei interpersonellen Beziehungen. Die Unterschiede und Ähnlichkeiten dieser Fehlverhaltensweisen und Krankheiten im engeren Sinne des Wortes sowie Folgerungen aus diesen Unterschieden und Ähnlichkeiten gehen über die Reichweite dieses Beitrages hinaus, aber sie machen es nötig, den Begriff der geistigen Gesundheit über den der physischen Gesundheit hinaus auszuweiten. Störungen, die in dieser Hinsicht die größten Schwierigkeiten darstellen, sind Charakterneurosen (im engeren Sinn) und antisoziale Reaktionen.

Als Sigmund Freud das Verhalten anormaler Personen zu untersuchen begann und in der Lage war, ähnliche oder gleiche Phänomene bei sich selbst, bei seinen Mitarbeitern sowie bei schwerer Gestörten nachzuweisen, begann er, die feste Mauer zwischen dem Normalen und dem Anormalen einzureißen. (Freud spürte auch, daß völlige Normalität wie völliges Glück unmöglich sind und daß der Konflikt ständig im Menschen gegenwärtig ist.) Psychiater, die seinem Denken folgten, begannen die Insel der im alten, engen Sinne psychiatrischen Erkrankungen zu verlassen und wurden so von einem grenzenlosen Meer menschlicher Probleme verschlungen, von mehr als nur von Problemen der Diagnose und Behandlung. Absolutes Urteilen wurde schwierig, und eine Zeitlang fügte anwachsendes Wissen nur neue Schwierigkeiten hinzu. Die eindeutigste Äußerung, daß der Begriff von Geistesstörungen umfassender sei als der Begriff anderer Erkrankungen, stammt von Sullivan (82). Er definiert Geistesstörungen als unzulängliche interpersonelle Beziehungen, die sich vom Vergessen des Namens einer Person, die man gerade um einen Gefallen bitten möchte, bis hin zu chronischen Psychosen erstrecken.

Die Methode der Psychiatrie, deren Inhalt darin besteht, Grenzen zwischen normal und anormal zu errichten, sind in vielen Beziehungen den Methoden der Medizin nachgebildet; schließlich ist die Psychiatrie auch Zweig der Medizin. Diese Methoden können ebenfalls aufgeteilt werden in 1., Ermittlung des Bildes subjektiver Symptome, 2., Gewinnung von objektiver Merkmalen und 3., Anwendung von Labormethoden. Dabei ist ziemlich klar, daß der Erhebung subjektiver Symptome in der Psychiatrie mehr Bedeutung zukommt als in der inneren Medizin und daß die Ermittlung objektiver Merkmale schwieriger und begrenzter ist. Die Anwendung von Labormethoden steckt zum Beispiel noch in den Kinderschuhen, und wenn die Testmethoden der klinischen Psychologie auch einen gewaltigen Fortschritt erzielt haben, können sie doch in bezug auf Gültigkeit und Verläßlichkeit kaum mit den Labormethoden der organischen Medizin verglichen werden.

Die Information, die der Arzt bei der Diagnose in der Psychiatrie nutzen muß, ist sowohl komplex als auch diffus. Wenn auch Leiden als eines der Hauptsymptome aller Krankheiten angesehen werden kann, so ist doch das Symptom des Leidens für sich nicht pathologisch. Tatsächlich ist, wie Hartmann erwähnte, gerade das Fehlen einer Fähigkeit zu Leiden pathologisch. Halluzinationen werden oft als eindeutiges Zeichen von Geistesstörungen gewertet, obgleich Halluzinationen auch bei normalen Personen vorkommen können. Während wir in der biologischen Medizin in der Lage sind, das Ausmaß vieler Merkmale zu messen, was uns häufig erlaubt zu bestimmen, wann Krankheit beginnt und Gesundheit endet, sind wir nicht in der Lage, dies in vergleichbarer Weise im Bereich der psychiatrischen Symptomatologie zu tun. Besonders bei der Behandlung von Psychoneurosen wissen wir nicht, wie Angst, zwanghafte Züge, Aggression, Depression usw. zu messen sind, und klare Urteile über normal und anormal, basierend auf verläßlicher und gültiger Prüfung von Zeichen und Symptomen, sind oft nicht möglich.

Falls jedoch irgendwelche gültigen Aussagen über Normalität und Anormalität gemacht werden können, müssen sie auf die genaue Untersuchung einer einzelnen Handlung beschränkt werden, wie Kubie betonte, und dürfen sich nicht auf ein Urteil über das Gesamtverhalten beziehen. Jede Extrapolation auf das Gesamtverhalten muß mit größter Vorsicht vorgenommen werden.

Drei Punkte müssen in Erwägung gezogen werden, bevor eine Handlung auch nur andeutungsweise als normal oder anormal bezeichnet werden könnte. Der erste ist die Motivation. Der Unterschied zwischen einem Waschzwang und »normalem« Waschen hängt nicht allein von der Häufigkeit ab, sondern von der bewußten und unbewußten Motivation dieser Handlung.

Der zweite Punkt schließt die Betrachtung des Zusammenhangs ein, in dem die Handlung vorkommt. Einen Mann, der in Badehosen auf einer Hauptstraße in Neu England im Januar spazierengeht, mag man als »anormal« bezeichnen, die gleiche Handlung am Strand im Sommer wird ein derartiges Urteil nicht herausfordern.

Der dritte Punkt hat mit der Frage, von wem das Urteil gefällt wird, zu tun. Wird es von Experten, zum Beispiel Psychiatern, die sich auf größere Erfahrung mit anormalem Verhalten berufen können, oder von der allgemeinen Öffentlichkeit gefällt? Wenn es Übereinstimmung zwischen dem Experten und der Öffentlichkeit gibt, so wird wenig Gelegenheit gegeben sein, das Expertenurteil in Zweifel zu ziehen. Sind die Urteile unterschiedlich, so werden sie entweder von jüngeren Wissenschaftlern oder der Öffentlichkeit angezweifelt. Ist die Expertenmeinung zu weit von den Vorstellungen der Öffentlichkeit entfernt, so wird sie auf Unglauben, Spott und Kritik treffen. Da wir keine universale und genaue Wissenschaft vom Menschen besitzen, haben viele Vorschläge für eine Normalität des Verhaltens einen fühlbar geringen Grad von Gültigkeit und Verläßlichkeit und sind so dem Zweifel einer erstaunten Öffentlichkeit ausgesetzt, besonders wenn der wissenschaftliche Beweis für sie nicht besonders fest ist oder der vorherrschenden öffentlichen Meinung zuwiderläuft (Ruesch und Bateson [75]). Das illustrative Beispiel eines derartigen Geschehens wird im Expertenverhör der Gerichtsszene von Wouks *Die Caine war ihr Schicksal* geliefert (87):

»Greenwald fuhr fort: ›Doktor, konnten Sie irgendeine besondere Gewohnheit feststellen, die Kapitän Queeg hatte? Irgend etwas, das er mit seinen Händen tat?‹

›Meinen Sie das Rollen der Kugeln?‹

›Ja, tat er das in Ihrem Beisein?‹

›Nicht in der ersten Woche oder so. Dann erzählte er mir davon, und ich empfahl ihm, die Gewohnheit wiederaufzunehmen, wenn es ihm angenehmer sei. Und das tat er.‹

›Beschreiben Sie die Gewohnheit, bitte.‹

›Nun, es ist ein andauerndes Rollen und Schütteln von zwei Kugeln in seiner Hand – in einer von beiden Händen.‹

›Hat er gesagt, warum er das tat?‹

›Seine Hände zittern! Er tut es, um seine Hände stillzuhalten und das Zittern zu unterdrücken.‹

›Warum zittern seine Hände?‹

›Die innere Spannung. Das ist eines der äußeren Symptome dafür.‹

›Hat das Rollen von Kugeln eine Bedeutung in der Freudschen Analyse?‹

Bird warf einen unsicheren Blick zum Gericht hinüber. ›Nun, Sie kommen da in eine technische Fachsprache.‹

›Bitte, machen Sie es so nichttechnisch wie möglich.‹

›Nun, ohne Untersuchung der Person kann man nur von den symbolischen Bedeutungen ausgehen. Es kann unterdrückte Masturbation sein. Es kann ein Liebkosen giftiger Kotkügelchen bedeuten. Das hängt alles ab von . . .‹

›Kot?‹

›In den Vorstellungen der Kinder sind Exkremente ein tödliches Gift und daher ein Mittel zur Rache. Dann würde es einen Ausdruck der Wut und Feindschaft gegen die Welt bedeuten.‹

Die Mitglieder des Gerichts tauschten halb amüsierte, halb entsetzte Seitenblicke aus. Challee protestierte wiederum gegen die Vergeudung von Verhandlungszeit, und Blakely verwarf erneut seinen Einspruch. Der Vorsitzende schielte zu dem Freud-Doktor hinüber, als sei dieser eine ganz unglaubliche Erscheinung.

›Doktor‹, fuhr Greenwald fort, ›Sie haben bestätigt, daß der Kapitän eine gestörte und keine angepaßte Person ist.‹

›Ja.‹

›Nach Begriffen von Laien ist er dann krank.‹

Bird schmunzelte. ›Ich bin mir bewußt, einer oberflächlichen Ähnlichkeit der Begriffe *gestört* und *krank* zugestimmt zu haben. Aber nach diesen Begriffen wäre eine erschreckende Menge von Menschen krank . . .‹

›Aber dieses Gericht hat hier nur Kapitän Queegs Krankheit zum Thema. Wenn er krank ist, wie konnte Ihr Ausschuß ihm dann ein einwandfreies Gesundheitszeugnis ausstellen?‹

›Sie spielen mit Worten, fürchte ich. Wir fanden keine Unfähigkeit.‹

›Könnte seine Krankheit, wesentlich heftiger geworden, ihn dienstunfähig machen?‹

›Sehr viel heftiger geworden schon.‹

Greenwald sagte mit plötzlicher Schärfe: ›Gibt es da nicht noch eine andere Möglichkeit, Doktor?‹

›Woran denken Sie?‹

›Nehmen Sie an, die Anforderungen des Kommandos wären vielfach schwerer, als Sie vermuten – würde das nicht einen geringeren Grad von Krankheit erfordern, um Queeg unfähig zu machen?‹

›Das ist abwegig hypothetisch, weil ...‹

›Ist es das? Sind Sie jemals in Seenot geraten, Doktor?‹

›Nein.‹

›Sind Sie jemals zur See gefahren?‹

›Nein.‹ Bird verlor zunehmend sein selbstsicheres Aussehen.

›Wie lange haben Sie bei der Marine gedient?‹

›Fünf Monate – nein, sechs, nehme ich an, nun ...‹

›Haben Sie vor diesem Fall irgend etwas mit Schiffskapitänen zu tun gehabt?‹

›Nein.‹

›Worauf gründen Sie Ihre Einschätzung der Belastungen eines Kommandos?‹

›Nun, meine allgemeinen Kenntnisse ...‹

›Denken Sie, daß ein Kommando eine hochbegabte, außergewöhnliche Person verlangt?‹

›Nun, nein ...‹

›Es verlangt sie nicht?‹

›Nicht hochbegabt, nein. Geeignete Reaktionen, ziemliche gute Intelligenz, ausreichende Ausbildung und Erfahrung, aber ...‹

›Ist das genügend Rüstzeug für einen, sagen wir einmal, geschickten Psychiater?‹

›Nun, nicht genau – das heißt, es ist ein anderes Gebiet ...‹

›Mit anderen Worten: Verlangt es mehr Fähigkeiten, Psychiater zu sein als Kapitän eines Marinefahrzeugs?‹ Der Anwalt schaute zu Blakely hinüber.

›Es verlangt – das heißt, verschiedene Fähigkeiten werden verlangt. Sie machen den abzulehnenden Vergleich, nicht ich.‹

›Doktor, Sie haben zugegeben, daß Kapitän Queeg krank ist, was mehr ist als das, was Doktor Lundeen tat. Die einzige verbleibende Frage ist, wie krank. Sie denken, er ist nicht krank genug, um unfähig für ein Kommando zu sein. Ich vermute – zumal Sie offensichtlich nicht viel Ahnung von den Anforderungen eines Kommandos haben –, daß Sie mit Ihrem Schluß unrecht haben.‹

›Ich weise Ihre Unterstellung zurück.‹ Bird sah aus wie ein gescholtener Junge. Seine Stimme bebte. ›Sie haben vorsätzlich das Wort *krank*, welches ein sehr ungenaues, schillerndes Wort ist, für das korrekte ...‹

›Verzeihen Sie, welche Art von Wort?‹

›Schillernd – vieldeutig, abzulehnen –, ich habe niemals *krank* gesagt. Meine Vorstellungen von den Anforderungen eines Kommandos sind zutreffend, sonst hätte ich mich von meinem Dienst im Ausschuß selbst disqualifiziert ...‹

›Vielleicht hätten Sie das tun sollen.‹

Challee rief: ›Der Zeuge wird beleidigt.‹

›Ich ziehe meine letzte Äußerung zurück. Keine weiteren Fragen.‹ Greenwald schritt zu seinem Platz zurück.«

Beim Definieren von Normalität geben sich die meisten Psychiater und Verhaltensforscher, Psychoanalytiker eingeschlossen, mit einer Aufzählung bestimmter Charakterzüge, Fähigkeiten und Beziehungen zufrieden, die sie für normal halten. Jones (37) führt als Kriterien die verwickelten Beziehungen zwischen Bestrebungen nach Glück und Effektivität sowie sensitiven sozialen Beziehungen an. Glover (26) beschreibt Normalität als gekennzeichnet durch Freisein von Krankheitssymptomen, insofern man ungehindert von Konflikt ist und die Fähigkeit besitzt, andere wie sich selbst zu lieben. Eine ausgewogene und integrierte Bestimmung hat Hacker (31) befürwortet, der ein einzelnes oder einfaches Kriterium für nicht annehmbar erachtet, und Normalität als eine erfolgreiche Integration der Persönlichkeit definiert. Hartmann (32) betont die Bedeutung der Ausgewogenheit von instinktiven und Ich-Kräften. Menninger (58) schreibt in einer vielzitierten Äußerung: »Wir wollen geistige Gesundheit als die Anpassung der Menschen an die Welt und aneinander bei einem Maximum an Effektivität und Glück bezeichnen. Nicht Effektivität allein oder nur Zufriedenheit oder der Beschluß, den Spielregeln freudig zu gehorchen. Es ist alles das zusammen. Es ist die Fähigkeit, ein ausgeglichenes Temperament, rege Intelligenz, sozial gebilligtes Verhalten und eine glückliche Sinnesart beibehalten zu können. Das ist, denke ich, ein gesunder Geist.«

Fromm (24) äußert in *Die Furcht vor der Freiheit*: »Der Begriff normal oder gesund kann auf zwei Arten definiert werden. Erstens kann man vom Standpunkt der funktionsfähigen Gesellschaft her eine Person als normal oder gesund bezeichnen, wenn sie in der Lage ist, der sozialen Rolle gerecht zu werden, die sie in der bestehenden Gesellschaft zu übernehmen hat – wenn sie also in der Lage ist, an der Reproduktion der Gesellschaft teilzunehmen. Zweitens, vom Standpunkt des Individuums her, sehen wir Gesundheit oder Normalität als ein Optimum an Reife und Glück für das Individuum an.«

Fromm (25) *liefert eine umfassende Definition geistiger Gesundheit in* Der moderne Mensch und seine Zukunft: *»Geistig-seelische Gesundheit ist gekennzeichnet durch die Fähigkeit, zu lieben und schöpferisch zu sein; durch die Erhebung über die inzestöse Bindung an Clan und Boden, durch ein Gefühl der Identität, aufgrund des Erlebens seiner selbst als Subjekt und Organ der Eigenkräfte durch Erfassen der Realität in uns und um uns, das heißt durch die Entwicklung von Objektivität und Vernunft.« Fromm stellt fest, daß ein derartiges Konzept dem Gehalt nach mit den Normen übereinstimmt, die von den großen geistigen Lehrmeistern der menschlichen Rasse postuliert wurden.*

Eine Anzahl von Autoren bezieht sich bei der Diskussion über Normalität auf den Begriff der Reife, der mit geistiger Gesundheit gleichgesetzt wird (Rennie und Woodward [70]). Binger (5) stellt fest, daß das Verhalten eines zweijährigen Knaben, träfe man es bei einem Erwachsenen an, als anormal angesehen werden müßte. Allports (1) Kriterien sind Objektivität, Abstraktionsfähigkeit, Selbstzufriedenheit und Humor. Leon Saul (76) führt als Kriterien der vollkommenen emotionalen Entwicklung hohe Anpassungsfähigkeit, geringe Neigung zur Regression und minimale Verletzbarkeit an. Whitehorn (86) schlägt einen Vergleich von Entwicklungsstadien vor – das heißt das Verhältnis von zeitlicher Entwicklungsstufe und Stufe der Regression als Annäherung an eine quantitative Bestimmung.

Zwei interessante Bestimmungen wurden von Jahoda (36) und Smith (79) geliefert. Jahoda weist auf Anpassung durch aktive Beherrschung und auf die Einheit der Persönlichkeit durch Beibehaltung einer stabilen, aber dennoch flexiblen internen Organisation als operationale Kriterien der Anpassung hin. Smith ist der Ansicht, daß vielwertige überprüfbare Kriterien der geistigen Gesundheit – wie Anpassung, Integration und Angemessenheit beim Erkennen der Realität – in der zukünftigen Forschung Anwendung finden sollten.

Nach Ansicht des Autors führt Waelders (84) treffende Äußerung zur Überdetermination und seinem Prinzip multipler Funktionen zu einer Analogie in bezug auf den Normalitätsbegriff. Nach Waelder dient Verhalten gleichzeitig den Wünschen des Es, Ich und Über-Ich. Nimmt man diese Prämisse als Ausgangspunkt einer integrativen Bestimmung, so wird sich das Verhalten der Normalität annähern, wenn es gleichzeitig instinktive Bedürfnisse belohnt und nicht frustriert, eher zu Erfolg als zu Versagen führt und mehr soziales Lob als Bestrafung hervorruft. Offensichtlich werden die Bedingungen der Sättigung, Beherrschung und des Ansehens nur selten, wenn nicht gar nie in voller Form im Leben anzutreffen sein, aber markante Abweichungen von einem solchen Ideal könnten auf verschiedene Grade der Anormalität hinweisen. Die Einschätzung von Belohnung, Gelingen und sozialer Billigung wird von einem integrierten und verknüpften Urteil von Individuum und Gesellschaft abhängen. Bei den meisten unserer psychiatrischen Patienten werden wir in der Lage sein, einige Dysfunktionen in allen drei Bereichen feststellen zu können; beim antisozialen Charakter wird die Dysfunktion in erster Linie, wenn auch nicht ausschließlich, in einem Abweichen von sozialen und ethischen Standards liegen; beim Neurotiker wird sich die Dysfunktion mehr als Frustration, Versagen und Selbstbestrafung äußern.

GESUNDHEIT UND UNBEWUSSTE VORGÄNGE

Kubie (46) hat eine tiefschürfende Analyse von Normalem und Neurotischem unternommen, wobei er auf jene Differenz zielte, die seiner Ansicht nach in der relativen Mischung von bewußten, vorbewußten und unbewußten Kräften liegt, welche eine einzelne Handlung bestimmen. Er definiert als Ziel der Psychotherapie die Ausdehnung der Bereiche von Persönlichkeit, in denen bewußte Prozesse beherrschende Rollen spielen, und das Zurückdrängen der Bereiche von Persönlichkeit, in denen unbewußte Prozesse beherrschende Rollen spielen.

Kubies Hypothese ist ein treffender Versuch, normal und anormal innerhalb des Bezugsrahmens der analytischen Theorie zu definieren, und verdient sorgsame Aufmerksamkeit und Kritik. Sein kühner Versuch scheint den alten therapeutischen Satz der Psychoanalyse »Wo Es war, soll Ich werden« in »Wo unbewußte Kräfte walten, sollen bewußte Kräfte walten«, umzuschreiben. Mit dem Aufstellen seiner Hypothese beschränkt er Geisteskrankheiten auf grundlegende Unterschiede zwischen normal und neurotisch. Er denkt dabei nicht an anormales Verhalten, hervorgerufen durch organische Ursachen, oder an das Problem geistiger Defizienz. Er unterstützt eine quantitative Bestimmung, indem er die verschiedenen Mischungsgrade jener

Kräfte, auf denen er sein Urteil über Normalität aufbaut, unterscheidet, ist sich dabei aber bewußt, daß wir ein derartiges Instrument nicht besitzen.

In einem früheren Aufsatz warf ich die Frage auf, ob Kubies Gesichtspunkt nicht Werturteile enthielte. Kubie spürt nicht, daß es so ist; trotzdem scheint mir, daß die Annahme, rationale Handlungen, bestimmt durch bewußte und vorsätzliche Kräfte, seien gesünder als solche, die durch irrationale, unbewußte und unkontrollierte Kräfte bestimmt werden, ein derartiges Urteil enthält – wie es alle Definitionen der Gesundheit enthalten. Urteile dieser Art basieren jedoch nicht auf universal anerkannten Fakten; ihre Annahme hängt in gewissem Maß von historischem Zeitabschnitt, Kultur, Subkultur und schließlich von dem spezifischem Zusammenhang ab, in dem diese Urteile abgegeben wurden. Kubies Betonung der Motivation einer einzelnen Handlung ist eine wichtige neue Idee, obgleich es schwierig ist, zu sagen, was eine einzelne Handlung bestimmt. Jede Handlung kann nur im Zusammenhang mit anderen Handlungen beurteilt werden (vielleicht sogar dem Gesamtverhalten), und sie kann ohne Kenntnis der Motivation nicht in Begriffen von normal und anormal betrachtet werden. Trotzdem gibt es keinen Zweifel, daß unbewußte Motivation in den meisten Fällen Rigidität, Wiederholungszwang und Unersättlichkeit mit sich bringt, während Bewußtsein Flexibilität und Lernfähigkeit beinhaltet.

Darauf die Aufmerksamkeit konzentriert zu haben, ist das wesentliche Verdienst von Kubies Denken über dieses Problem. Aber bringen alle unbewußten Motivationen Rigidität, Wiederholungszwang und Unersättlichkeit mit sich? Würden starke Emotionen, wie sie in Zuständen der Not auftreten, oder mächtige Affekte – wie Liebe, Leidenschaft, Ekstase und vielschöpferisches Verhalten, bei denen unbewußte und vorbewußte Kräfte sehr stark sind – anormal sein? Sind nicht Abwehrmechanismen von eindeutig unbewußtem Charakter zeitweise ebenfalls anpassend (worauf Hartmann hinwies) – wie zum Beispiel die Nutzbarmachung von Identifikation und Projektion bei Einfühlungsvermögen und Kunstverständnis oder der Mechanismus der Verleugnung bei unvermeidbarer großer Gefahr, wie beim Nahen des Todes? Der Punkt, den ich klären möchte, ist, daß auch die Folgen eines solchen Verhaltens – ob es zur Sättigung, Beherrschung oder erhöhten Selbsteinschätzung führt – und nicht allein seine unbewußte Motivation bestimmen, ob es normal oder anormal ist. Bestimmt müßten wir nach Kubies Kriterien allein, wenigstens nach seiner älteren Formulierung, das Verhalten von Kindern, Liebenden und Künstlern unabänderlich für anormal halten.

In einer späteren Arbeit (45), die seine gründlichste Äußerung darstellt, antwortet Kubie auf verschiedene Kritiken und arbeitet seine frühere Formulierung aus. Er erwidert, daß er sich der bestehenden Begrenzungen einer quantitativen Diskussion der Bewegkräfte psychologischer Motivation vollkommen bewußt sei, aber daß eine derartige Annahme, die Verfügbarkeit aktueller Methoden vorwegnehmend, dennoch heuristisch wertvoll sei. Er stellt jetzt ziemlich überzeugend fest, seine Ideen beinhalten nicht, daß der »gut analysierte Eingeweihte nicht berechtigt ist, auf den Rest der Welt in der Annahme herabzusehen, er habe völligen Einblick in jede Motivation zu jedem Zeitpunkt«. Beseitigt das aber die Voraussetzung, daß die Vereinigung von bewußt-vorbewußt stets der Vereinigung von vorbewußt-unbewußt vorzuziehen ist?

Die wichtigste Neuerung ist, daß seine vorliegende Hypothese klar und eindeutig die Bedeutung von vorbewußten Kräften in derartigen Bündeln von Motivationskräften einschließt. Dies ist eine wichtige Bereicherung und Klärung, zumal er, Freud und Kris (44) folgend, annimmt, daß vorbewußte Kräfte schöpferisches Verhalten in Kunst und Wissenschaft bestimmen. Dennoch bleibt das Hauptproblem, wie ich es sehe, unberührt – und das ist: klare Unterscheidung zwischen vorbewußten und unbewußten Kräften und jeder Mischung dieser Kräfte und deren Bedeutung dafür, was pathologisch und was gesund ist.

Die Lösung kann bei einer weiteren Differenzierung von bewußten, vorbewußten und unbewußten Kräften in solchen liegen, die zerstörerisch, unersättlich und unbezähmbar sind, und anderen, die zur Sättigung, Sublimierung und Bändigung fähig sind. Tatsächlich bemerkt Kubie dies, wenn er feststellt, daß nicht alle verborgenen Tiefen der Persönlichkeit böswillig sind. Die Unterscheidung in bösartige und gutartige unbewußte Kräfte und damit die Erkundung der Beschaffenheit von Regression, intersystematischem und intrasystematischem Konflikt sowie angepaßtem und nichtangepaßtem Verhalten ist Aufgabe für zukünftige Forschung, die gut Licht auf die grundlegende Differenz zwischen gesunden und neurotischen Prozessen werfen kann.

Tatsächlich stimmen jetzt Kubies Gedanken über geistige Gesundheit und meine kritischen Antworten auf diese weitgehender überein, wie man aus Kubies Aufsatz »Social Forces and the Neurotic Process*« ersehen kann. Indem er seine Theorien darüber veröffentlichte, daß Ausgewogenheit von unbewußten, vorbewußten und bewußten Kräften die Normalität oder Anormalität einer jeden Handlung bestimmen, hat Kubie neuerlich einen eindeutigen und einschneidenden Versuch unternommen, diese Prozesse zu unterscheiden, und betont nunmehr das Kriterium der Flexibilität als besonders wichtig. Eine Anzahl von Autoren – zum Beispiel Hartmann (32), Jahoda (36), Smith (79) und ich – stimmen vollkommen zu, daß Flexibilität sowie Lern- und Anpassungsfähigkeit Elemente des Normalen sind. Diese Kriterien so zu verfeinern, daß sie zu einer großen Anzahl und möglicherweise auch zu allen Situationen, Handlungen und dem Gesamtverhalten passen, würde eine wertvolle Forschungsaufgabe sein.

DIE NORMATIVE BESTIMMUNG

Die meisten Bestimmungen normalen und anormalen Verhaltens enthalten normative Elemente. Wir stimmen mit Reider überein, daß sich die Frage nach normal oder anormal gewöhnlich als eine Frage nach gut oder böse erweist. Einige der

* In: Leighton u. a., a. a. O., S. 77 ff.

meistzitierten Äußerungen – wie die von Menninger – sind eindeutig Werturteile. Es ist keineswegs klar, ob sich solche Äußerungen auf eine ideale Anpassung (für gewöhnlich unerreichbar) oder auf einen mittleren Spielraum beziehen, in dem es Menschen fertiggebracht haben, eine einigermaßen erträgliche Anpassung auszuarbeiten (Kraines [43]). Es ist offensichtlich, daß Normalität im Sinn von Freisein von Geistesstörung mit Konformität zu sozialen Normen nicht identisch ist. Allerdings ist auch Konformität, selbst mit den Normen, die man als herrschende bezeichnen kann, nicht mit klinischer Normalität identisch.

Kulturelle Einflüsse (wie auch kulturelle Urteile) sind auf dem Gebiet der Geistesstörungen ebenso schwer zu isolieren wie zu bestimmen. In einer Gesellschaft wie der unsrigen können einige der schwersten Neurotiker Konformisten sein, und einige der radikalsten Nonkonformisten können sich als relativ gesund erweisen. Patienten mit einer Geistesstörung sind nicht notwendig moralisch schlecht oder verdorben, und einige von ihnen haben während ihres Leidens und bei Lösung ihrer Probleme die höchsten Tugenden an den Tag gelegt.

Psychiater versuchen bei ihrer Tätigkeit als Sachverständige vor Gericht, Kriminalität von Geisteskrankheit zu unterscheiden. Gerichte werden einen Verbrecher wegen Wahnsinn nur dann von Schuld freisprechen, wenn eindeutige Beweise vorliegen, daß seine Motivation und die Art und Weise seiner Kommunikation radikal von denen anderer Personen verschieden sind, was sein Verhalten unberechenbar macht und seine Verantwortlichkeit annulliert. Nur in sehr schweren Fällen, eingeschlossen eher klar umrissene und gewöhnlich andauernde Störungen als vorübergehende Störungen und Neurosen, wird der Antrag auf Zurechnungsunfähigkeit befürwortet werden.

Lewis legt ein anderes Argument vor, indem er anormales von asozialem und antisozialem Verhalten unterscheidet, mit dem Effekt, daß sogar in Gesellschaften, in denen Selbstmord sozial und ethisch akzeptiert wird, er eine klinisch anormale Handlung sein kann, falls er von einem psychotischen Patienten ausgeführt wird.

Akzeptiert man diese Unterscheidung, so sehen wir uns mit der Tatsache konfrontiert – zumal wenn eine Geistesstörung sich in Ländern mit einer höheren und komplexeren Zivilisation als allgemein erweist (uns fehlen noch gute wissenschaftliche Beweise dafür) –, daß Kenntnisse des sozialen Systems und der Kultur verhältnismäßig wenig zum Verständnis der Psychosen beitragen. Andererseits wird unser Verständnis für die Neurosen in weitem Maß durch Kenntnis der Kultur und Subkultur, in denen sie vorkommen, vergrößert. Verhaltensforscher haben kaum begonnen, eine derartige anthropologisch orientierte Forschung auszuführen (verwiesen wird auf Benedict und Jacks [3] und Caudill [10]) oder Unterschiede in Symptomatologie, Behandlungsfähigkeit und Einstellungen der verschiedenen sozialen Klassen zu erkunden (Faris und Dunham [20] Ruesch u. a. [75], Clausen und Kohn [11], Hollingshead, Redlich u. a. [33–35])*. Viele Werturteile auf dem Gebiet geistiger

* Vgl. dazu Heide Berndt, Zur Soziogenese psychiatr. Erkrankungen, S. 454 ff. dieses Bandes; sowie Brill, Soziale Schicht und psychiatrische Behandlung, S. 483 ff. dieses Bandes.

Gesundheit sind von Psychiatern der Mittelklasse gemacht worden und waren auch nur für Personen aus der Mittelklasse gedacht und von diesen verstanden worden (Davis [12], Redlich u. a. [66, 67]). Wir fanden nur zwei Sozialforscher, Smith und Jahoda, die ein transkulturelles Konzept der geistigen Gesundheit einem kulturellen Relativismus vorzuziehen scheinen. Medizinische Autoren sind eher gewohnt, ein universales Konzept der geistigen Gesundheit zu verwenden. Trotzdem ist bis jetzt noch nicht festgestellt worden, ob Unterschiede in der Kultur nicht nur verschiedene Einstellungen, sondern auch tatsächliche Unterschiede in Typ und Auftreten von Neurosen bewirken.

EINE OPERATIONALE BESTIMMUNG DES NORMALITÄTSBEGRIFFS

Obgleich wir in klaren wissenschaftlichen Ausdrücken nicht wissen, was Normalität ist, so wissen wir für gewöhnlich recht gut, wer von Psychiatern behandelt werden müßte. Psychiater haben einige allgemeine Richtlinien dafür, und sie sind normalerweise in der Lage, zu entscheiden, ob ein bestimmter Patient behandelt werden sollte oder nicht. Ich glaube, daß das Problem, wer zu behandeln sei – wenn das auch nicht identisch ist mit dem Problem der Normalität –, ein wichtiges praktisches Problem darstellt, auf das die soziale Psychiatrie ein wenig Licht werfen kann. Gruenberg (28), der sich in erster Linie in seinem Aufsatz über geistige Gesundheit mit Problemen der Vorbeugung befaßte, weist auf drei Gruppen hin, die Abstufungen psychologischer Unfähigkeit darstellen: gefährliche oder abhängige Personen, die institutioneller Pflege bedürfen, Personen die ambulanter Behandlung bedürfen, und Fälle, bei denen psychiatrische Hilfe durch nichtpsychiatrisches Personal, das Verantwortung für eine bestimmte Person hat, ausreichend ist. Gruenbergs Konzept des Fehlschlags der Selbstrealisierung als Ausdruck von Geisteskrankheit scheint eine recht wichtige Idee zu sein. Sein Gesichtspunkt hat gewisse Ähnlichkeit mit den Äußerungen in den folgenden Abschnitten.

Wer behandelt werden sollte, ist nicht identisch mit dem, der einer Behandlung zustimmt oder der behandelt wird; dennoch sind beide Fragen bei der Erkundung, wer nach dem Urteil von Psychiatern und Gesellschaft behandelt werden sollte, von Bedeutung. Die Frage, wer behandelt werden sollte, wird im Prinzip mit anderen Problemen der Auswahl und Entscheidung in Zusammenhang gebracht, wie: wer zum Militär eingezogen werden sollte oder nicht, wer Zugang zu höheren Bildungsstätten erhalten sollte, wer für bestimmte Positionen vorgeschlagen werden sollte usw. Für viele dieser Entscheidungen haben wir allgemein übliche und technische Verfahrensweisen, die uns im wesentlichen mitteilen oder doch den Anspruch erheben, uns mitzuteilen, wer für Militär, Schule und Berufe ein Problem darstellt oder darstellen könnte und wer besonders geeignet sei. Wenn auch Psychiater einiges Interesse an derartigen Problemen gezeigt haben, so bleibt doch ihre Hauptfrage und sollte es auch bleiben: Wer muß und kann behandelt werden?

Das Problem der Normalität, wie es der Autor sieht, kann in die Form der

Fragen »normal wofür?« und »normal für wen?« gefaßt werden. Eine in harmloser Weise unfähige Person, die an einer Position geringer Verantwortung in einem Industriebetrieb arbeitet, kann ein geringes Problem für jeden außer sich selbst darstellen. Die Situation ist davon vollkommen verschieden, falls der Mann mit »Problemen« ein wichtiger Geschäftsführer ist. Es macht einen Unterschied, ob psychiatrische Hilfe aus geographischen, kulturellen und psychologischen Gründen nicht zur Verfügung steht oder ob solche Hilfe bequem in Anspruch genommen werden kann und bei Problemen dieser Art für nützlich angesehen wird. Tatsächlich sollten wir nur im letzten Fall von »psychiatrischen« Problemen sprechen. In anderen Fällen wäre es passender, einfach von »Problemen« zu sprechen. Bis zu welchem Grad derartige Probleme von Personen, die an ihnen leiden, erduldet werden, oder ob Berufsgruppen – zum Beispiel Ärzte, Lehrer, Richter, Geistliche, Fürsorgepersonal, Psychiater usw –, die auf sie stoßen, bereit sind, sie zu übersehen, ist eine andere Frage. Die Selbsteinschätzung der in Frage stehenden Person sowie die Rollenzuweisung aller damit in Zusammenhang stehenden Akteure wird die nachfolgende Kennzeichnung (normal oder anormal in bezug auf bestimmte Aufgaben) und die nachfolgende Handlung bestimmen.

Ich schlage vor, besonders die Interaktion zwischen Psychiater, Patient und der Gesellschaft, in der sie fungieren, zu untersuchen. Wenn man dies tut, stehen die Errichtung des Kontakts zwischen Psychiater und dem Patienten, einige der sozialen Übereinkünfte, die im Behandlungsprozeß eingeschlossen sind, sowie Beendigung und Ziele der Behandlung im Blickpunkt. Man kann davon ausgehen, daß diese Prozesse mit einer gewissen Bezugnahme auf Normen, Sitten, Gesetze und soziale Institutionen, die das Verhalten der beteiligten Akteure steuern, ausgeführt werden.

Als Einleitung werde ich versuchsweise eine Aufteilung der »anormalen« Personen in eine »ernsthaft anormale« und eine »gemäßigt anormale« Gruppe vorschlagen. Es ist offensichtlich, daß die erste Gruppe weder nach Symptomen oder Ätiologie noch nach Verlaufsform streng abgegrenzt von der zweiten Gruppe geschildert werden kann und daß die zweite Gruppe sich gleichermaßen mit der sogenannten »normalen« Bevölkerung vermischt. Manchmal kann eine schwere Störung durch ein scheinbar normales Erscheinungsbild getarnt sein, und ernsthaftere Zustände können sich schnell oder langsam aus den harmloseren heraus entwickeln. Das Erkennen derartiger Zustände verlangt für gewöhnlich große diagnostische Fertigkeit vom Experten und geht oft genug in seinen Anforderungen über die vorhandenen Fähigkeiten des Experten hinaus. Doch glaube ich, daß die schwerwiegende Gruppe, die alle Psychotiker und ernsthaften Neurotiker umfaßt, nicht allein von Experten, sondern auch von Laien, die mit diesen anormalen Personen in Kontakt stehen, wesentlich öfter klar erkannt werden kann. Das Erkennen der leicht gestörten Gruppe ist für gewöhnlich wesentlich schwieriger und verlangt in den meisten Fällen bestgeschultes Fachurteil. Ich schlage die obige Aufteilung vor, weil ich denke, daß sie uns bei unserer Untersuchung der sozialen Interaktion zwischen Psychiater, Patient und Gesellschaft förderlich sein wird. Eine derartige

Untersuchung bezieht nicht nur die Beobachtung der sozialen Folgen von Geisteskrankheit ein, sondern auch den Versuch, Handlung in Begriffen der sozialen Theorie zu verstehen.

Der erste Punkt der Untersuchung befaßt sich mit dem Kontakt zwischen Psychiater und dem Patienten. Wie wird man Patient? Es gibt beträchtliche klinische Erfahrung auf diesem Gebiet, aber wenig systematisches Wissen.

Die Beziehung zwischen Psychiater und Patient ist durch Gewohnheiten, Sitten und Gesetze bestimmt; diese sind in den beiden Gruppen von schweren und leichten Störungen verschieden. Einer der auffälligeren Unterschiede ist der Grad der Dringlichkeit für eine Behandlung, der für gewöhnlich im Fall der schweren Erkrankung im Vergleich zur leichteren Störung größer ist; manchmal wird man auf eine Situation stoßen, in der akute Gefahr für Leben und Sicherheit des Patienten oder derjenigen, die mit ihm in Kontakt stehen, vorhanden ist. Ein Eingreifen wird oft als so dringlich erachtet, daß Behandlung und für gewöhnlich auch Hospitalisierung Pflicht ist. Wie Parsons (63)* betonte, steht eine Verzögerung oder das Vermeiden von Behandlung den Erwartungen der Krankheitsrolle entgegen. Der Kontakt zwischen Psychiater und dem ernsthaft kranken Patienten wird manchmal zwangsweise herbeigeführt. Mitarbeit von seiten des Patienten wird in einem derartigen Fall für wünschenswert, aber nicht für notwendig erachtet. Man geht von der Voraussetzung aus, daß ein derartiger Schritt sowohl vom Gesichtspunkt des Patienten wie auch dem der Gesellschaft notwendig ist, auch wenn der Patient nicht in der Lage oder Willens ist, dies zu erkennen.

Der Auftrag der Gesellschaft an den Psychiater ist in solchen Fällen klar: den Patienten abzusondern, zu verwahren und zu behandeln und den Ausbruch seiner Emotionen zu verhindern, bis für ihn und die Gesellschaft Sicherheit gewährleistet ist. Indem sie einen solchen Auftrag gutheißt, will die Gesellschaft den Patienten, falls notwendig, eines seiner wichtigsten Bügerrechte berauben und ihn in ein Verhältnis der Pflege und Behandlung zwingen. Dies geschieht durch starken sozialen Druck von Familie, Freunden und Fachpersonen oder in den meisten Fällen – besonders in der niedrigeren sozioökonomischen Gruppe – durch gesetzliche Verordnungen. In den schweren Fällen ist zumindest theoretisch psychiatrische Hilfe für alle verfügbar, die sie benötigen. Falls es keine Psychiater oder psychiatrische Einrichtungen gibt – wie in bestimmten geographischen Gebieten – wird das Fehlen psychiatrischer Hilfe als genauso schwerwiegend empfunden wie das Fehlen anderen medizinischen Personals und anderer medizinischer Einrichtungen und Versorgungsmöglichkeiten. Letztlich entscheidet nicht das Individuum, sondern die Gesellschaft über eine Intervention; der Psychiater handelt dabei in Übereinstimmung mit Gewohnheiten und Gesetzen seiner Kultur.

Bei leichter Störung und im nahezu normalen Fall, für den wir keinen Namen haben, gibt es keine derartige Dringlichkeit oder solchen Grad von Zwang, sich

* Vgl. dazu Talcott Parsons, Definition von Gesundheit und Krankheit im Lichte der Wertbegriffe und der sozialen Struktur Amerikas. S. 57 ff. dieses Bandes.

einer Behandlung zu unterziehen. Das Abkommen zwischen Patient und Psychiater ist mit Ausnahme der allgemeinen Regeln, die für alle Beziehungen zu in der Medizin Tätigen gelten, freiwillig und informell. Im Vergleich mit der Behandlung schwerer Störungen wird die Behandlung der leichten Gruppe von der Gesellschaft als weniger grundlegend erachtet. Sie hat bis zu einem gewissen Grad noch die Eigenschaften eines »Luxus« für die oberen Klassen, die sich derartiges leisten können und Gefallen daran finden. Dennoch gibt es auch hier einen Wandel in Form eines weitgehenderen Verständnisses und einer besseren Verfügbarkeit einer derartigen Behandlung in weniger privilegierten Klassen (67).

In den meisten Fällen wird der Kontakt nur hergestellt und beibehalten werden, wenn der Patient den Kontakt wünscht, ihn schätzt und seine Mitarbeit durch sehr bestimmte Bemühungen personeller oder, wenn Mittel verfügbar sind, finanzieller Natur ausdrückt. Während im schweren Fall der Psychiater für gewöhnlich ein Krankenhauspsychiater ist, findet der Kontakt im leichten Fall in einer Privatklinik oder einem privaten Behandlungsraum statt. In den letzten Jahren gab es in der Psychiatrie einen anwachsenden Trend zu diesem Typ des Vorgehens mit einer eindeutigen Änderung von Interesse, Orientierung und Ausbildung. Die Einstellung der Gesellschaft zu diesem neuen Typ von Psychiatrie, im wesentlichen einer Disziplin, die sich mit dem Verstehen und der Unterstützung interpersoneller Beziehungen befaßt, ist bisher noch nicht geklärt. Wenn auch anwachsendes Verlangen nach dieser Art von Psychiatrie besteht, konnte doch die Gesellschaft mit der Entwicklung des Fachs nicht mithalten, das selbst in einem Zustand dauernden Wandels zu sein scheint.

Diese neue Art der Behandlung – dynamische Psychotherapie und Psychoanalyse – ist ohne eine Motivation zur Behandlung auf seiten des Patienten nicht denkbar, wenn es auch bis zu einem gewissen Grad beim Psychiater liegt, bestehende Motivationen zu modifizieren und zu verstärken. Folglich sind dynamische Psychotherapien auf solche Personen beschränkt, mit denen Psychiater kommunizieren können, und in der überwiegenden Zahl der Fälle auf solche, die für eine derartige Kommunikation bezahlen können. In der Praxis hat das eine Beschränkung auf die obere Stufe des sozioökonomischen Status und auf solche Patienten zur Folge, die zumindest teilweise die Prämissen der psychodynamischen Theorie akzeptieren. Tatsächlich scheinen sozioökonomische Beschränkungen bei der Bestimmung der Art eines therapeutischen Eingreifens in der Psychiatrie genauso wichtig zu sein wie die diagnostisch-therapeutischen Indikationen*.

Offensichtlich sind Ziele oder Zwecke therapeutischen Vorgehens im Fall der schweren Störung verschieden von denen im Fall der leichten Störung. Bei der schweren Störung liegt das Ziel bei einer Beendigung des pathologischen Prozesses, wogegen das Ziel der Psychoanalyse – und im geringeren Maße der dynamischen Psychotherapie – in einer tiefgehenden Änderung der Persönlichkeit besteht. Tatsächlich treten nach der erfolgreichen Psychoanalyse grundlegende Änderungen im

* Vgl. dazu Brill, Soziale Schicht und psychiatrische Behandlung, S. 483 ff. dieses Bandes.

Gleichgewicht von Ich-, Über-Ich- und Es-Kräften auf, die eine andere Kontrolle und Befriedigung von Trieben zur Folge haben. Dies geht mit einer Änderung der Werte und der Beherrschung der Realität in Übereinstimmung mit den eigenen Fähigkeiten einher. Der Anreiz zu einer Änderung muß vom Patienten ausgehen, der oft über einen langen Zeitraum auf sie hinarbeiten muß.

Bei diesem Lösungsversuch sind gute Kommunikation und Übereinstimmung über gewisse grundlegende Werte wesentlich. Die Psychoanalyse hat wenig Ähnlichkeit mit den meisten Formen medizinischer Behandlung; ihre Methoden sind erzieherischer Art, und ihre Ziele schreiben ein neues Lebensmuster und eine Umorientierung vieler grundlegender Werte vor. Ein anderer Aspekt einer solchen analytischen Behandlung ist ihre Nichtbeendbarkeit. Die geringe Zahl von Kriterien, die den Zeitpunkt zur Beendigung der Analyse zeigen, werden nur mit Widerstreben und Sorge zugelassen; Freud (23) widmete sein letztes Werk über Therapie diesem Problem. Da ein Wandel in der grundlegenden Struktur der Persönlichkeit ihr Ziel ist, kann die Therapie nicht mit dem Aufhören der Symptome enden; der Prozeß kann ein Leben lang dauern, und nur praktische Beschränkungen werden ein Ende verlangen; auch verminderte Rückschläge können eine Form des Widerstandes sein. Der Begriff der Gesundheit wird so zu einem Ideal, das niemals völlig erreicht wird.

Diese Diskussion der Differenz zwischen dem schwer anormalen und dem leicht anormalen Patienten gründete auf der Übertragung der sozialen Theorie zu klinischer Erfahrung, nicht auf systematischer Forschung. Ehe diese Vorschläge wahrhaft überzeugend wirken, werden sie auf dem soliden Beweis einer gut angelegten Forschung ruhen müssen – einem Beweis, der einen Fall, sein Auftreten und Vorkommen erklären kann, der erklären kann, wie Menschen Patienten werden, wie sie sich mit und ohne spezifisches Eingreifen verändern und wie eine Behandlung beendet wird. Wir erwarten, daß Folgerungen aus einer derartigen Forschung uns mit grundlegenderem Wissen über Normalität versorgen werden.

Insgesamt besitzen wir weder vom statistischen noch vom klinischen Standpunkt her eine allgemeine Definition von Normalität und geistiger Gesundheit. So können Kliniker tatsächlich zur Zeit kaum Übereinstimmung über zufriedenstellende Kriterien erzielen. Übereinstimmung gibt es nur in bezug auf Extreme, nicht über Bereiche des Überganges oder des Umschlagpunktes. Die gründliche epidemiologische Erforschung der Normalität steckt noch in ihren Kinderschuhen. In diesem Aufsatz wird eher der Versuch gemacht, festzustellen, wer psychiatrisch behandelt werden sollte, als das komplexere Problem der Normalität zu erwägen. Die empirische Erforschung der psychologischen und sozialen Elemente der Interaktion von Psychiater, Patient und ihrer sozialen Umwelt wird zur Lösung des Problems der geistigen Gesundheit beitragen; trotzdem ist offensichtlich, daß gewichtige Kriterien für Behandlung und Geisteskrankheit nicht identisch sind. Auf jeden Fall können sinnvolle Bestimmungen von Normalität am besten innerhalb eines spezifischen kulturellen Bezugsrahmens gemacht werden, was einigen allgemeinen Bestimmungen, die einen kulturellen Relativismus verneinen, nicht entgegensteht.

Wahr ist, daß zur Zeit das Niemandsland zwischen Geisteskrankheit und geistiger Gesundheit schlecht definiert ist. Dennoch erscheint es vertretbar, Krankheit und Gesundheit in zwei Kategorien zu teilen – wobei die erste grob mit Psychosen und schweren Neurosen zusammenfällt und die zweite harmlose und vorübergehende geistige Störungen einschließt.

LITERATUR

(1) Allport, G. W., *Personality, a Psychological Interpretation.* Holt, 1937.

(2) Alvarez, W. C., *The Neuroses.* Saunders, 1951.

(3) Benedict, P. R. u. Jacks, Irving, Mental Illness in primitive society. In: *Psychiat.*, 17, 1954, S. 377–391.

(4) Bernard, Claude, *An Introduction to the Study of Experimental Medicine.* Macmillan, 1927.

(5) Binger, Carl, What is maturity?, in: *Harper's*, 202, 1951, S. 70–78.

(6) Bremer, Johan, A social-psychiatric investigation of a small community in northern Norway. In: *Acta psychiat. et neurol.*, Nachtrag 62, 1951.

(7) Brill, N. Q. u. Beebe, G. W., Some applications of a follow-up study to psychiatric standards for mobilization. In: *Am. J. Psychiat.*, 109, 1952, S. 401–410.

(8) Brugger, C., Versuch einer Geisteskrankenzählung in Thüringen. In: *Ztschr. f. d. ges. Neurol. u. Psychiat.*, 145, 1931, S. 516–544.

(9) Cameron, D. E., *Objective and Experimental Psychiatry.* Macmillan, 1941.

(10) Caudill, William, Applied Anthropology in Medicine. In: *Anthropology Today*, hrsg. v. Kroeber, Univ. of Chicago Press, 1953, S. 771–806.

(11) Clausen, J. u. Kohn, M., The ecological approach in social psychiatry. In: *Am. J. Sociol.*, 60, 1954, S. 140–151.

(12) Davis, Kingsley, Mental hygiene and the class structure. In: *Psychiat.*, 1, 1938, S. 55 bis 64.

(13) Dayton, N. A., *New Facts on Mental Disorders.* Thomas, 1940.

(14) Dollard, John, Persönliche Mitteilung.

(15) Eaton, J. W., The assessment of mental health. In: *Am. J. Psychiat.*, 108, 1951, S. 81–90.

(16) Eliot, F. S., *The Cocktail Party.* Harcourt, Brace, 1950.

(17) Engel, G., Homeostasis, behavioral adjustment and the concept of health. In: *Mid-century Psychiatry*, hrsg. v. Roy R. Grinker, Thomas, 1952.

(18) Erikson, E. H., *Kindheit und Gesellschaft.* Zürich 1957.

(19) Eron, L. D., The use of the Rorschach method in medical student selection. In: *J. Med. Educ.*, 29, 1954, S. 35–39.

(20) Faris, R. E. L. u. Dunham, H. W., *Mental Disorders in Urban Areas.* Univ. of Chicago Press, 1939.

(21) Fraser, Russel. *The Incidence of Neuroses among Factory Workers.* Medical Research Council Report No. 90. London, His Majesty's Stationery Office, 1947.

(22) Freedman, L. Z.; Redlich, F. C.; L. D. u. Jackson, E. B., Training for natural childbirth. II. Remembrance of labor. In: *Psychosomat. Med.*, 14, 1952, S. 439–452.

(23) Freud, Sigmund, Die endliche und die unendliche Analyse. *Werke*, Bd. XVI, S. 57 ff., London/Frankfurt/M. ab 1940.

(24) Fromm, Erich, *Die Furcht vor der Freiheit*. Zürich 1945.
(25) Fromm, Erich, *Der moderne Mensch und seine Zukunft*. Frankfurt/M., 1960, S. 65.
(26) Glover, Edward, Medico-psychological aspects of normality. In: *Brit. J. Psychol.*, 23, 1932, S. 152–166.
(27) Goldhamer, Herbert u. Marshall, A. W., *Psychosis and Civilization*. Free Press, 1953.
(28) Gruenberg, E. M., The epidemiology of mental disease. In: *Scientific American*. 190, 1954, S. 38–42.
(29) Gruenberg, E. M., The prevention of mental disease. In: *Ann. Am. Acad. Polit. and Soc. Sci.*, 1953, S. 286.
(30) Gruenberg, E.M., Mental Health. In: H. R. Leavell u. E. G. Clark, *Textbook of Preventive Medicine*. McGraw-Hill, 1953, S. 290–321.
(31) Hacker, Frederick, The concept of normality and its practical significance. In: *Am. J. Orthopsychiat.*, 15, 1945, S. 47–64.
(32) Hartmann, Heinz, Psychoanalysis and the concept of health. In: *Int. J. Psychoanal.*, 20, 1939, S. 308–321.
(33) Hollingshead, A. B. u. Redlich, F. C., Social stratification and psychiatric disorders. In: *Am. Sociol. Rev.*, 18, 1953, S. 163–169.
(34) Hollingshead, A. B., Social stratification and schizophrenia. In: *Am. Sociol. Rev.*, 19, 1954, S. 302–306.
(35) Hollingshead, A. B., Schizophrenia and social structure. In: *Am. J. Psychiat.*, 110, 1954, S. 695–701.
(36) Jahoda, Marie, Toward a Social Psychology of Mental Health. In: A. M. Rose, *Mental Health and Mental Disorder*. Norton, 1955.
(37) Jones, Ernest, *Essays in Applied Psychoanalysis*. London, Hogarth Press, 1951.
(38) Jones, M. S., *Social Psychiatry*. London, Tavistock, 1952.
(39) King, C. D., The meaning of normal. In: *Yale J. Biol. and Med.*, 17, 1954, S. 493–501.
(40) Kinsey, A. C., *Das sexuelle Verhalten des Mannes*. Berlin/Frankfurt/M. 1955.
(41) Kinsey, A. C., *Sexual Behavoir in the Human Female*. Saunders, 1953.
(42) Koos, E. L., *The Health of Regionville: What the People Thought and Did about It*. Columbia Univ. Press, 1954.
(43) Kraines, S. H., *Therapy of the Neuroses und Psychoses*. Lea and Febiger, 1948.
(44) Kris, Ernst, On preconscious mental processes. In: *Psychoanalyt. Quart.*, 18, 1950, S. 540–560.
(45) Kubie, L. S., *Practical and Theoretical Aspects of Psychoanalysis*. Internat. Univ. Press, 1950.
(46) Kubie, L. S., The fundamental nature of the distinction between normality and neurosis. In: *Psychoanalyt. Quart.*, 23, 1954, S. 167–204.
(47) Leighton, A. H., *Human Relations in a Changing World*. Dutton, 1949.
(48) Leighton, A. H., A Proposal for Research in the Epidemiology of Psychiatric Disorders. In: *Epidemiology of Mental Disorder*. Milbank Memorial Fund, 1950.
(49) Leigthon, D. C., The distribution of psychiatric symptoms in a small town. In: *Am. J. Psych.*, 112, 9, March 1956.
(50) Lemkau, P. V., The epidemiological study of mental illnesses and mental health. In: *Am. J. Psychiat.*, 111, 1955, S. 801–809.
(51) Lemkau, P. V.; Tietze, C. u. Cooper, M., Survey of statistical studies on the prevalence and incidence of mental disorders in sample populations. In: *Public Health Report*, 58, 1943, S. 1909–1927.

(52) Lewis, Aubrey, Social aspects of psychiatry. In: *Edinburgh Med. J.*, 58, 1951, S. 214 bis 247.
(53) Lewis, Aubrey, Health as a social concept. In: *Brit. J. Sociol.*, 4, 1953, S. 109–124.
(54) Lindemann, Erich, The Wellesley Project for the Study of Certain Problems in Community Health. In: *Interrelation Between the Social Environment and Psychiatric Disorders.* Milbank Memorial Fund, 1953, S. 167–186.
(55) Linton, Ralph, *Culture and Personality.* American Council on Education, 1941.
(56) Malinowski, Bronislaw, *Eine wissenschaftliche Theorie der Kultur und andere Aufsätze.* Zürich 1949.
(57) Malzberg, Benjamin, *Social and Biological Aspects of Mental Disease.* State Hospitals Press, 1940.
(58) Menninger, Karl, *The Human Mind.* Knopf, 1946.
(59) Moloney, J. C., *The Magic Cloak.* Montrose Press, 1949.
(60) Muramatsu, Tsuneo, Mündliche Mitteilung.
(61) Myers, J. K. u. Schaffer, Leslie, Social stratification and psychiatric practice. In: *Am. Sociol. Rev.*, 19, 1954, S. 307–310.
(62) Ødegaard, Ø., The distribution of mental diseases in Norway. In: *Acta psychiat. et neurol.*, 20, 1945, S. 247.
(63) Parsons, Talcott, *The Social System.* Free Press, 1953.
(64) Redlich, F. C., The concept of normality. In: *Am. J. Psychother.*, 6, 1952, S. 551–576.
(65) Redlich, F. C., The influence of environment on mental health. In: *Bull. N. Y. Acad. of Med.*, 30, 1954, S. 608–621.
(66) Redlich, F. C.; Hollingshead, A. B. u. a., Social structure and psychiatric disorders. In: *Am. J. Psychiat.*, 109, 1953, S. 729–734.
(67) Redlich, F. C., u. Bellis, E., Social class differences in attitudes toward psychiatry. In: *Am. J. Orthopsychiat.*, 25, 1955, S. 60–70.
(68) Redlich, F. C.; Ravitz, L. J. u. Dession, G. H., Narcoanalysis and truth. In: *Am. J. Psychiat.*, 107, 1951, S. 586–593.
(69) Reider, Norman, The concept of normality. In: *Psychoanalyt. Quart.*, 19, 1950, S. 43 bis 51.
(70) Rennie, T. A. C. u. Woodward, L. E. *Mental Health in Modern Society.* Commonwealth Fund, 1948.
(71) Roberts, B. H. u. Myers, J. K., Religion, national origin, immigration, and mental illness. In: *Am. J. Psychiat.*, 110, 1954, S. 759–764.
(72) Robinson, H. A., Redlich, F. C. u. Myers, J. K., Social structure and psychiatric treatment. In: *Am. J. Orthopsychiat.*, 24, 1954, S. 307–317.
(73) Robinson, H. A.; Redlich, F. C. u. Hollingshead, A. B., An investigation of social structure and psychiatric disorder. In: *Am. Psychol.*, 7, 1952, S. 348.
(74) Romano, John, Basic orientation and education of the medical student. In: *J. A. M. A.*, 143, 1950, S. 409–415.
(75) Ruesch, Jurgen u. Bateson, Gregory, *Communication, the Social Matrix of Psychiatry,* Norton, 1951.
(76) Saul, L. J., *Emotional Maturity.* Lippincott, 1947.
(77) Schaffer, Leslie u. Myers, J. K., Psychotherapy and social stratification. In: *Psychiat.*, 17, 1954, S. 83–93.
(78) Sjögren, Torsten, Genetic-statistical and psychiatric investigations of a west Swedish population. In: *Acta psychiat. et neurol.*, Nachtrag 52, 1948.

(79) Smith, M. Brewster, Optima of mental health. In: *Psychiat.*, 13, 1950, S. 503–510.

(80) Stainbrook, E. J., Some characteristics of the psychopathology of schizophrenic behavior in Bahian society. In: *Am. J. Psychiat.*, 109, 1952, S. 330–335.

(81) Stromgren, E., Social surveys. In: *J. Ment. Sci.*, 94, 1948, S. 226.

(82) Sullivan, H. S., *The Interpersonal Theory of Psychiatry*. Herausgegeben von H. S. Perry u. M. L. Gawel. Norton, 1953.

(83) Suwa, Nozomi, Mündliche Mitteilung.

(84) Waelder, Robert, The principle of multiple function. In: *Psychoanalyt, Quart.*, 5, 1936, S. 45–62.

(85) Wegrocki, H. J., A critique of cultural statistical concepts of abnormality. In: *J. Abn. and Soc. Psychol.*, 34, 1939, S. 166–178.

(86) Whitehorn, J. C., Guide to interviewing and clinical personality study. In: *Arch. Neurol. and Psychiat.*, 52, 1944, S. 197–216.

(87) Wouk, Herman, *The Caine Mutiny*. Doubleday, 1951.

Kulturbegriff und psychosomatische Medizin

MARGARET MEAD[1]

Die Grundkonzeption, mit der die psychosomatische Medizin gegenwärtig arbeitet, ist, daß die Persönlichkeit, die sich nach feststehenden Wachstumsgesetzen entwickelt, durch den Konstitutionstypus begrenzt und bestimmt wird, den Zufällen der sozialen Entwicklung unterworfen ist und nachdrücklichen Umwelteinflüssen unterliegt; diese Einflüsse variieren, je nachdem, ob sie während der Periode der frühen Entwicklung auftreten, oder erst, nachdem die Organisation der Persönlichkeit abgeschlossen ist. Die Persönlichkeit kann psychosomatische Defekte entwickeln, die das Ergebnis der Reaktivierung früher Schwierigkeiten oder der mangelnden Anpassungsfähigkeit der Persönlichkeit an aktuelle Zwangssituationen sind. Diese Defekte können reversibel oder irreversibel sein.

Diese Formulierung läßt die Kultur außerhalb des Individuums, ja, zieht die Kultur gar nicht in Betracht, vielmehr lediglich die soziale Umwelt, die als außerhalb des Individuums befindlich aufgefaßt wird, repräsentiert durch eine oder mehrere Personen, die auf das Individuum nicht nur einwirken, sondern auch auf es reagieren. Weiter besteht die Annahme, daß es einen *Normalzustand* gibt, den jene Einzelpersonen in unserer Gesellschaft repräsentieren, mit denen sich die verschiedenen therapeutischen Institutionen – Medizin, Gerichte, Sozialinstitution – nicht zu befassen haben, und die nur jenen Grad leichter Zusammenbrüche aufweisen, den wir in unserer Definition des Terminus *normal* mit einbezogen haben. Variationen dieser normalen Persönlichkeit sind auf die Wechselwirkung der oben aufgeführten Kräfte zurückzuführen, und diese Wechselwirkung kann – ohne die Vergangenheit aufzurufen – als aktuelle Einheit im Sinne der »Persönlichkeitsorganisation« oder der psychosomatischen Mechanismen des Individuums behandelt werden. Ungeachtet des Gewichts, das man dem einen oder anderen Aspekt dieses Bildes beimessen mag – ob man zum Beispiel dem asthenischen Habitus besondere Bedeutung zuschreibt oder dem Keuchhusten im vierten Lebensjahr oder einer übermäßig besorgten Mutter, die damit ihre Feindseligkeit dem Kind gegenüber kompensiert, oder einem Vorgesetzten, der ein Vaterersatz ist –, wird die in Frage stehende Einzelperson als Abweichung vom Normalen gesehen und das Normale als natürliches menschliches Funktionieren betrachtet. Innerhalb dieser Konzeption herrschen zwei Vorstellungen von Gesundheit. Wir haben den Ausdruck »normalgesund«, der implizit jene Abweichungen vom idealen Gesundheitszustand zuläßt, die statistisch üblich sind und keinerlei Form von Zusammenbruch zur Folge haben, und dann das Ideal der vollkommenen Gesundheit, die »lehrbuchmäßige Normalität«, die selten oder überhaupt nicht vorkommt[2].

Mead, Margaret, The Concept of Culture and the Psychosomatic Approach. Aus: *Psychiatry*, Heft 10/1947, S. 57–76. Mit freundlicher Genehmigung der William Alanson White Psychiatric Foundation, Inc. Übersetzt von G. H. Müller.

Diese Vorstellung vom Individuum, das in Übereinstimmung mit seinem Konstitutionstypus einem normalen Entwicklungsgang folgt und nur solchen Defekten unterliegt, die in seinem Körper als zu seiner eigenen, inneren Organisation gehörig existieren oder sich entwickeln – es sei denn, die Umwelt mische sich in Gestalt von Infektion, übertriebener Beschützung, Trauma oder Unterernährung ein –, diese Vorstellung ist nur um einen Bruchteil weniger hemmend als die alte Auffassung, bei der die einzelnen Organe ohne Rücksicht auf ihren Beziehungszusammenhang mit dem übrigen Körper betrachtet und der Körper als ein System unabhängiger Organe aufgefaßt wurde, von denen eines – durch inneren Defekt oder äußere Einflüsse – erkrankt und schließlich, wegen seiner Erkrankung, die anderen Organe und zuletzt den ganzen Körper (die ganze Ansammlung von Organen)[3] in Mitleidenschaft zieht. Heute aber, nachdem die Forscher der psychosomatischen Medizin eine so weitreichende theoretische Arbeit geleistet haben[4], indem sie den Organismus als Ganzes in den Brennpunkt der Aufmerksamkeit rückten, so daß er nicht mehr als eine bloße Ansammlung von Organen und Leistungsfähigkeiten oder als Dualismus zwischen Geist und Körper angesehen wird, sollte es nicht schwerfallen, die psychosomatische Betrachtungsweise dahin zu erweitern, daß sie den Kulturbegriff mit einbezieht, weil dieses Einbeziehen lediglich eine Weiterführung der gleichen Denkmethode ist, die beim Aufbau der psychosomatischen Betrachtungsweise angewandt wurde.

Wenn wir in vollem Umfang die Folgerungen bejahen, die sich aus der Feststellung ergeben, daß der Mensch nicht lediglich ein »Tier«, sondern daß er »ein kulturschaffendes Tier ist«, dann dürfen wir billigerweise als Arbeitsdefinition dessen, was ein menschliches Wesen ist, ein einzelnes Mitglied der Spezies *Homo sapiens* zugrunde legen, das im gesamten Verlauf seiner individuellen Existenz systematischen kulturellen Einflüssen ausgesetzt war. Obwohl es denkmöglich ist, daß ein neugeborenes Mitglied der Gattung von Eltern einer anderen Gattung angenommen würde und überleben könnte, wäre dieses Individuum nicht in dem Sinne *menschlich*, wie ich diesen Begriff verwende. Es wäre ohne Sprache und ohne menschliche Überlieferung und wäre von seiner unmittelbaren Fähigkeit abhängig, sich mit seiner Umwelt ohne Werkzeuge und ohne die angesammelte Erfahrung des Menschengeschlechts auseinanderzusetzen[5]. Solche Individuen könnten in einer hinreichend günstigen Umwelt – wo sie vor Angriffen feindlicher Gattungen sicher wären, wo ihnen Nahrungsmittel zur Verfügung stünden, die zum Sammeln, Fangen und Zubereiten keine Vorrichtungen oder Techniken erforderten, und wo es keine Gifte gäbe – überleben, sich paaren, säugen, ihre Jungen aufziehen und sterben, in einem fast ursprünglichen Naturzustand und fast ausschließlich von der Weisheit des Körpers abhängig. Es gibt keine Garantie dafür, daß ihre Abkömmlinge je zu menschlichen Wesen würden, und es gibt auch keine Garantie dafür, daß die lange historische Folge unwahrscheinlicher Entdeckungen und Erfindungen je wieder auftreten würde.

Der Betrachter menschlicher Krankheit, der von »normal« spricht und glaubt, er meine mit diesem Begriff jene Form menschlichen Verhaltens, die sich »natürlich« ergeben würde, wenn es keine Verzerrungen durch Umwelteinflüsse gäbe – der Betrachter, der glaubt, er spreche von einer biologischen oder basalen menschlichen Normalität, bezieht in Wirklichkeit in seine Definition stets jene besondere Variante der menschlichen Kultur ein, deren sich die jeweiligen Subjekte als hauptsächliches Instrument des Überlebens bedienen. In diesem Sinne kann man sagen, daß es für menschliche Wesen »normal« ist, das Sprechen zu erlernen, da ja menschliche Wesen der Definition nach in Kulturen hineingeboren werden, die über eine Sprache verfügen, so daß nur jene Menschen nicht sprechen lernen, die einen konstitutionellen Defekt oder einen Unfall erlitten haben; während es aber normales menschliches Verhalten ist, *das Sprechen zu erlernen,* gibt es doch keine normale Sprache. Wollen wir noch weiter generalisieren, so können wir nur sagen: *Es ist normal, daß ein Kind die Sprache – oder die Sprachen – erlernt, die von den Erwachsenen und den älteren Kindern gesprochen werden, mit denen es in Kontakt kommt, wobei diese Personen das Erlernen von ihm erwarten.* Es gibt nachgewiesene Fälle, wo Kinder Sprachen verstehen lernen, die sie nie sprechen. Wir können nicht sagen, es sei normal, eine einzige Sprache zu erlernen, nicht einmal, es sei normal, eine Sprache besser als eine andere zu erlernen; wir können auch nicht sagen, es sei normal, daß ein kleines Kind diejenige Sprache lernt, die es später als Erwachsener spricht. Es gibt an Sprachgrenzen Gemeinschaften, wo alle zwei Sprachen sprechen, es gibt Kulturen, die eine Kindersprache entwickelt haben, die alle Erwachsenen Kindern gegenüber anwenden und die deshalb zur ersten Sprache des Kindes wird; es gibt Kulturen, in denen Männer und Frauen unterschiedliche Formen der Sprache sprechen und die kleinen Knaben zuerst die Sprache der Mutter und dann die Sprache des Vaters lernen. In unserer Gesellschaft ist es unnormal, daß Kinder sich eine vollständige Spezialsprache schaffen, und nur besondere Zwischenfälle in seiner Lebensgeschichte können ein Kind zu einem solchen Verhalten bringen. Es gibt jedoch Kulturen, in denen es normal ist, daß Kinder eine Geheimsprache sprechen, die sie fortwährend ändern (in denen schöpferisches linguistisches Manipulieren das von Kindern gewisser Altersstufen erwartete Verhalten ist). Unsere Feststellung, daß Kinder normalerweise zwischen ein und zwei Jahren das Sprechen lernen, bedeutet lediglich, daß sie in allen uns bekannten Gesellschaften der Sprache ausgesetzt werden und daß man von ihnen erwartet und sie nötigenfalls dazu zwingt, eine gewisse Form dieser Sprache zu beherrschen – sowie, daß sie nach ihrer neurologischen Entwicklung zwischen ein und zwei Jahren fähig sein sollten, mit der Meisterung der Sprache zu beginnen. Aus den zufälligen Lauten, die ein Kind hervorbringt, wählen die älteren gewisse Laute aus, wiederholen sie und belohnen sie, bis eine gewisse Gruppe von Lauten, die systematisch zueinander in Beziehung stehen, standardisiert wird[6]. Während andere Laute, von denen das Kind einige zuerst systematisch bildete, zuerst schwieriger und schließlich für die meisten Erwachsenen unmöglich hervorzubringen sind. Wir wissen nicht einmal, ob ein Kind, das nicht auf diese Weise angelernt wird, fortfahren würde, seine zufälligen Lautfolgen zu plappern; vielleicht würde es stumm oder fast stumm, außer in Fällen extremer Gemütsbewegung. Alles, was wir aussagen können, ist dies: daß das menschliche Kleinkind, das in einer Welt lebt, in der die Menschen sich untereinander durch Laute verständigen, die systematisiert sind, zuerst plappert und später lernt, jene Laute nachzuahmen, die es nach der Meinung der Erwachsenen lernen sollte. Wir wissen nicht, ob alle Unter-Gattungen der Spezies *Homo sapiens* fähig sein würden, sprechen zu lernen; wir wissen lediglich, daß alle Unter-Gattungen, von denen wir wissen, daß sie jetzt auf der Erde leben, fähig sind, eine Sprache zu erlernen. Ferner haben Untersuchungsergebnisse aus Waisenhäusern bewiesen[7], daß das Sprechenlernen für eine ganze Gruppe von Kindern dadurch hinausgeschoben werden kann, daß sie von jedem Kontakt mit Menschen isoliert werden, die zu ihnen oder untereinander sprechen.

Es mag den Anschein haben, als ob diese Ausführungen über das Sprechenlernen unnötig weit getrieben wurden und eigentlich nichts anderes bringen, als was jedem Gebildeten wohl bekannt ist. Aber bei den gegenwärtigen Diskussionen im Rahmen der psychosomatischen Medizin sind die Folgerungen aus diesem Wissen noch nicht einbezogen worden. Denkt man diese Folgerungen zu Ende, so ergibt sich, daß bei jedem Menschen durch die Kultur einige seiner potentiellen Möglichkeiten für die Weiterentwicklung ausgewählt wurden, andere unbeachtet blieben und wieder andere unterdrückt wurden und daß der völlig sozialisierte Mensch *normal* in dem Sinne ist, daß er *sozialisiert* ist, daß aber kein einziges Element der Sozialisation ein biologisch gegebenes Stück Verhalten ist, das nicht durch seine Kultur geformt, und zwar systematisch geformt wäre. Das Wesen der menschlichen Reifung setzt dieser Formung selbstverständlich Grenzen. Man kann keinen fünf Tage alten Säugling dazu bringen, allein zu laufen. Die Physiologie des Menschen bietet Schlüsselpositionen an, die ein kulturelles System zu einer Vielfalt ohne Grenzen entwickeln kann; bis zu einem gewissen Grad wird die Struktur des menschlichen Körpers das Muster des kulturellen Symbolismus bestimmen. So sehen wir, daß eine Kultur, die sich weitgehend auf das Essen als Schlüsselposition verläßt, diese Position in vielerlei Hinsicht differenziert; eine solche Kultur (zum Beispiel die der Arapesch auf Neuguinea) kann auch einer Verbindung zwischen dem Esser und dem, was nach dem Essen übrigbleibt, besonders Gewicht beilegen; und die Beziehungen zwischen Eltern und Kind, zwischen dem Ehemann und seiner Frau, zwischen den Älteren und der Jugend wurden im Zusammenhang mit dem Füttern konzipiert; das Erbrechen ist ein außerordentlich gefürchtetes Verhalten, und die Stuhlentleerung wird zur automatischen Reaktion auf extremen Abscheu. All diese Einstellungen und Zeremonien zeigen ein Muster, das zur Struktur des Körpers und zur Physiologie des Essens in Beziehung gesetzt werden kann, aber keine unmittelbare Notwendigkeit hat die Kultur dazu gezwungen, gerade diese Symbolgruppe zu übernehmen.

In ähnlicher Weise kann sich die Betonung der Vollkommenheit der Einzelperson und der Bedeutung des unversehrten Körpers in dem Streben nach rascher Wundheilung äußern, in einer sozialen Regel, die den mit einer offenen Verletzung Behafteten von der Teilnahme an religiösen Zeremonien ausschließt; das äußert sich in einer Reihe von Totenritualen, die sich über viele Jahre erstrecken, in denen versucht wird, die Leiche und Surrogate der Leiche zu vernichten, die ihrerseits in der fortlaufenden Schaffung neuer Surrogate ihr Gegenstück haben[8].

Es gibt Grundprobleme der Welt der Säugetiere – wie die Ernährung der Jungen –, die auch jede menschliche Gesellschaft lösen muß, aber es wechselt von Kultur zu Kultur, ob diese Probleme teilweise dadurch gelöst werden, daß die Brüste nicht laktierender Frauen stimuliert werden, so daß sie Adoptivkinder säugen können, oder dadurch, daß den Säuglingen von der Geburt an neben Muttermilch auch Kindernahrung verabreicht wird, Ammenmilch, Kuhmilch, Stutenmilch oder Ziegenmilch. Weiterhin wird die Form der Sozialisation in jeder Kultur bis zu einem gewissen Grad wahrscheinlich durch die Reifungsgeschwindigkeit eingegrenzt, aber auch durch eine systematische Wechselbeziehung zwischen dem Sozialisationsprozeß, der biologischen Ausrüstung des Kindes und dem gesamten Kultursystem. So kann zum Beispiel die Besorgnis der Eltern um die Nahrungsaufnahme die Besorgnis des Kindes um die Stuhlentleerung zur Folge haben, die eine Reaktion auf die Kombination der elterlichen Pression und seiner eigenen physiologischen Funktionen ist. Diese abgeleitete Besorgnis des Kindes wird ihrerseits die Einstellung der Eltern gegenüber den Gewohnheiten des Kindes hinsichtlich des Stuhlganges mitformen. Die Form des Sozialisationsprozesses in jedem beliebig gewählten Zeitpunkt stellt eine historisch entwickelte Arbeitsanpassung dar, die diese wechselseitige Abhängigkeit zwischen dem Organismus und den kulturellen Formen widerspiegelt. Die Beherrschung des Schließmuskels, die man Kindern beibringt, hängt deshalb davon ab, wie man die Kinder zuvor beim Essen angeleitet hat, weiter von ihrer Reaktion auf diese vorhergehende Anleitung und ferner von der Reaktion der Eltern auf diese Reaktion; sie hängt jedoch auch von dem Verhalten ab, das innerhalb der gegebenen Kultur »richtig« ist für Erwachsene einer Lebensstufe, die selbst die Eltern noch nicht erreicht haben. In der Anleitung des Kindes durch die Eltern wird zum Beispiel der kulturelle Imperativ reflektiert, daß alte Männer im Sterben sich immer noch bemühen müssen, ihre Körperfunktionen zu beherrschen und sich an den Rand des Dorfes schleppen, um sich zu entleeren.

Jede gegebene Formung des jungen Organismus hat sodann ihre Grenzen in der Natur des jungen Organismus; sie ist eine Funktion des gesamten Kulturschemas und steht in homogenen und stabilen Kulturen in systematischer Beziehung zu jedem anderen Element. Keine Kultur ist vollständig homogen, denn dies würde voraussetzen, daß in ihr jedes Individuum mit gleichem Erfolg sozialisiert wäre; auch ist keine Kultur vollständig stabil, denn selbst ohne Druck von außen trägt gerade dieses Faktum verschiedenartiger Sozialisation Möglichkeiten zur Veränderung in sich. Eine Kultur kann in dem Maße homogen genannt werden, wie die Sozialisationsprozesse und die den Erwachsenen zur Verfügung stehenden Lebensformen ihre systematische Beziehung untereinander nicht verloren haben. Eine spanische Gemeinde, in der eine Gruppe Zigeuner lebt und wo sich Überreste maurischer Architektur befindet, besitzt nicht notwendigerweise eine heterogene Kultur, denn wenn wir wissen, daß eine bestimmte Einzelperson ein in dieser Stadt geborener Zigeuner oder Spanier ist, so wissen wir sofort fast alles Wichtige über seine Erziehung, seine Meinungen und das von ihm erwartete Verhalten: wir kennen seinen Charakter, die Grundstruktur seiner Persönlichkeit[9]. Wir können andererseits von einer Einzelperson sagen, sie gehöre zu einer heterogenen Kultur, einfach aufgrund der geringen Zahl an Elementen seiner bisherigen Erfahrung und seines wahrscheinlichen künftigen Verhaltens, die wir aus der bloßen Feststellung seiner allgemeinen kulturellen Position ableiten können. Wenn man uns sagt, daß Mr. A. ein Amerikaner ist, dessen Großeltern schon in den Vereinigten Staaten geboren wurden, so sagt uns das noch nichts darüber, ob er Weißer oder Neger ist; welche Sprache in seinem Elternhaus gesprochen wurde, als er klein war; welche Art Nahrung er zu sich nimmt (Stärke mit sehr wenig Fleisch oder eine ausgesprochene Mischung von Fetten, Proteinen und Kohlehydraten); ob seine Religion ständige moralische Wachsamkeit verlangt oder ein periodisches Auslöschen der zurückliegenden Verhaltensfehler gestattet; ob er Bankier oder Dieb ist; ob seine Frau sich in ein Krankenhaus begibt, wenn sie ein Kind zur Welt bringt, oder die Hebamme ruft; und ob er sein ganzes Leben von Trunkenheit, Gezänk und Gewalttat umgeben war oder nie Schläge gesehen hat, außer auf der Leinwand oder Bühne. In der Tat ist eine der methodischsten Aussagen über eine heterogene Kultur die, daß in vieler Hinsicht die kulturelle Erfahrung[10] jedes Individuums von der Erfahrung der anderen Individuen, mit denen es Umgang hat, zutiefst verschieden ist. Weiterhin finden wir in unserer Kultur verschiedene standardisierte Formen für die Behandlung dieser kulturellen Einzigartigkeit: 1. *Das Alibi der Vergangenheit.* In unserer Gesellschaft, in der es jedem offenkundig ist, daß jedem einzelnen viele Dinge widerfahren sind, die in der gleichen Zusammenstellung keinem anderen widerfuhren, ist es ihm gestattet, die Schuld an vielem Ungenügen und Versagen in der Gegenwart Geschehnissen in der Vergangenheit zuzuschreiben. Solche Feststellungen machen einen großen Teil der sozialen Geschichte der einzelnen aus[11]. »Ich hatte nie eine Chance.« – »Wir waren zehn zu Haus, Mutter war krank, und Vater vertrank immer den größten Teil seines Lohnes, und so ging's halt weiter.« – »Ich hatte nie eine Chance, eine anständige Ausbildung zu bekommen.« – »Mit zwölf mußten wir alle in der Fabrik arbeiten, zehn Stunden am Tag, und nachher gab's häufig Prügel zu Haus[12].« 2. *Die Benützung der Vergangenheit als konstrastierenden Hintergrund für eine positive Leistung in der Gegenwart.* »Ich mußte mit sechzehn arbeiten gehen, aber ich war entschlossen, es zu etwas zu bringen, studierte nachts und machte schließlich mein Universitätsexamen.« – »Meine Eltern waren arm und ungebildet und wollten uns nicht in die Schule lassen, aber ich ging trotzdem.« 3. *Die Schutzfarbe außerordentlich gleichförmiger Manieren und Kleidungsgewohnheiten, die wenig mehr als Geld erfordert, damit ein einzelner die Frage nach seiner sozialen Herkunft verwischen kann.* Die in Middletown beschriebenen Haltungen[13], Kleider als den manchmal einzigen Hinweis auf die soziale Stellung eines Menschen zu betrachten, spiegeln diese Position wider. In einer Gesellschaft, in der die Herkunft jedes einzelnen von der seines Nachbarn nicht nur verschieden sein kann, sondern auf eine Art verschieden, deren man sich schämen muß und in der diese Verschiedenheit als Erklärung für jede Schurkerei und für jedes Versagen dienen kann, gleicht die Schutzhülle dieser leicht erreichbaren Ähnlichkeit der Kleidung und des Benehmens einem dünnen Firnis. Abweichung von den gewöhnlichen Standards amerikanischen Verhaltens – klassentypischen oder anderen – wird als gefährlich empfunden, und der Druck in Richtung auf schützende Konformität ist beträchtlich groß[14].

Wenn wir uns klarmachen, mit welchem Nachdruck in der amerikanischen Stadtkultur Geschehnissen in der Vergangenheit eine entscheidende Bedeutung für den einzelnen zugesprochen werden kann, dann erkennen wir darin einen weiteren Faktor, den derjenige Forscher berücksichtigen muß, welcher den Patienten nicht isoliert, sondern im Rahmen seiner sozialen Umwelt zu sehen bestrebt ist. Die besonderen Umstände im Leben des Patienten – die verschiedenen Schocks, Entbehrungen und außergewöhnlichen Erfahrungen – heben sich plastisch ab, während das typische kulturelle Bild, innerhalb dessen der Patient nur einer von vielen Mitspielern ist, im dunkeln bleibt. Jeder Patient wird nicht als ein kultureller Typus mit geringen Abweichungen, der von seiner Geburt an geformt wurde, gesehen, sondern als eine spezielle Verzerrung einer Persönlichkeit, die sonst »normal« gewesen wäre. Dieses Wort »normal« hat zwei Bedeutungen: es kann sich auf das statistisch Übliche in der Kultur beziehen und schließt dann gewöhnlich die Erkenntnis nicht ein, daß »normal« kulturell relativ ist; das statistisch Übliche wird mit einer Grundnatur des Menschen gleichgesetzt. Oder das Wort »normal« wird als Synonym für gesund, für medizinisch ohne Befund verwendet. Wenn die Konzeption der Norm auf der Grundlage einer Gruppe von Menschen gebildet worden ist, bei denen ein gegebener Zustand, wie zum Beispiel Tryptophanmangel, statistisch unüblich ist und als dysgenetischer Zustand angesehen wird, und wenn später eine Gruppe entdeckt wird (wie zum Beispiel gewisse Gruppen armer Weißer in den Südstaaten), bei denen ein solcher Mangel statistisch üblich ist, so wird der Zustand dieser Menschen in den Südstaaten nicht als »normal« oder »gesund« angesehen, sondern als Gegensatz zu dem »normalen« oder »gesunden« Zustand gesehen, der zuvor als statistisch üblich bei der anderen Gruppe festgestellt worden war. Selbst ohne Vergleichsdaten dieser Art können somatische Erscheinungen, die in einer Generation so häufig sind, daß sie kaum erwähnt werden – wie zum Beispiel die Sommerkrankheit (»summer complaint«) bei Kleinkindern –, durch eine neue Entdeckung auf dem Gebiet der Bakterienbekämpfung plötzlich in einem anderen Licht erscheinen, so zum Beispiel als Störungen, die mit einer bestimmten Lebensform zusammenhängen, und nicht einfach als das unausweichliche Schicksal von Kindern, die zu einer Jahreszeit geboren wurden, die ihren zweiten Sommer schwierig macht.

Jedesmal jedoch, wenn die Medizin einen Schritt weitergekommen ist auf dem Weg zur Beseitigung einer früher vorherrschenden Folgeerscheinung der Fehlernährung, zum Beispiel der Zahnkaries, wird der neue Zustand der Bevölkerung mit dem der Grundnormalität des Menschen gleichgesetzt, und rachitische Kinder oder junge Menschen mit schlechten Zähnen werden dann als pathologische Abweichungen von diesem Normalzustand angesehen. Vielleicht sollten wir auch die Neigung erwähnen, alle solche Erscheinungen wie Zahnverfall einem einzigen Element in der zivilisierten Umwelt zuzuschreiben und sich einen hypothetischen Frühmenschen vorzustellen, dessen Zähne kräftig und gegen Verfall resistent waren, weil er viel rohes Fleisch und keine Bonbons aß. Der üblichere Vorgang ist jedoch, Krankheitserscheinungen, über deren Ätiologie die moderne Medizin eine Arbeitshypothese hat, der Unkenntnis der Naturgesetze zuzuschreiben, die für den menschlichen Körper gelten, oder der Unkenntnis spezifischer Behandlungsmöglichkeiten für konstitutionelle Defekte; unter diesen Obertitel ließe sich die Entdeckung der Antigene für die Behandlung von Allergien bringen.

So könnte einerseits jede feststellbare pathologische Erscheinung zusammen mit Zuständen rubriziert werden, die durch Unkenntnis, Schmutz, schlechte Lüftung, unzulängliche Abwasserbeseitigung usw. hervorgerufen werden, und mit falschen und ungenügenden Anpassungen irgendwelcher Art, die nur beseitigt werden müssen, damit auch die genannte Erscheinung verschwindet; auf der anderen Seite könnte sie der Konstitution oder einem bestimmten Geschehnis zugeschrieben werden, wobei dann der wissenschaftliche Fortschritt in der Therapie und nicht das fortschreitende Verständnis der Ätiologie den Menschen, der konstitutionell abnormal ist oder dem ein bestimmtes Geschehnis widerfuhr, in den Stand setzt, länger zu leben oder angenehmer zu leben. Beiden Fällen liegt die Vorstellung zugrunde, daß wir mit Hilfe der Medizin einem *normalen* menschlichen Funktionieren entgegengehen, das medizinische Hilfe in dieser spezifischen Hinsicht überflüssig macht.

Sobald ein gegebenes Symptom oder Syndrom einmal als Pathologie festgestellt und als Pathologie objektiv beschrieben ist, wird es für den Arzt möglich, Daten über die Gruppe zu sammeln, in der diese pathologische Erscheinung vorherrscht, sie mit Daten einer Kontrollgruppe zu vergleichen, in der diese Pathologie fehlt, und vielleicht die speziellen dazu beitragenden Umweltsbedingungen zu isolieren, die in einem Fall die Erscheinung hervorrufen, im anderen nicht[15]. Es war ziemlich leicht zu erkennen, daß Eskimos gute Zähne haben oder daß Eingeborenenstämme, die der Infektion durch Tuberkulose nie ausgesetzt waren, lehrbuchmäßig normale Lungen haben. Eine derartige Erkenntnis wird jedoch vor dem Hintergrund bereits identifizierter Pathologien vollzogen. Erst das psychosomatische Denken ermöglichte die Annahme, daß die Funktion jedes Teiles des menschlichen Körpers durch die Kultur geformt wird, in der das Individuum aufwächst: nicht nur durch Nahrung, Sonnenlicht, ansteckende und infektiöse Krankheiten, durch Überbeanspruchung, Risiken von Berufskrankheiten, Katastrophen und traumatische Erfahrungen, sondern auch durch die Art und Weise, in der der in eine Gesellschaft mit bestimmter Kultur Hineingeborene genährt und erzogen, verwöhnt und zu Bett gebracht, gestraft und belohnt wird. Sobald man erkannt hatte, daß der *Charakter* des Individuums – die psychodynamischen Mechanismen, die ihn dazu befähigen, seine Funktion in der Gesellschaft zu erfüllen und Nachkommen zu haben – in integralem Zusammenhang mit jenen verschiedenen somatischen Erscheinungen steht, derentwegen er ins Krankenhaus kommt, war die Brücke geschlagen zwischen der Medizin und der Wissenschaft von der Kultur. In den letzten fünfzehn Jahren haben Forscher auf dem Gebiet der Medizin Untersuchungen angestellt, die zeigen, daß Herzleiden, Frakturen, Asthma, essentieller Hochdruck, Anorexia nervosa,

Migräne usw. nicht ausschließlich durch den Bezug auf einen konstitutionellen Mangel oder ein Ereignis in der Lebensgeschichte des einzelnen Patienten erklärt werden können, sondern in systematischem Zusammenhang mit seiner Verhaltensweise, mit seiner Gesamtpersönlichkeit gesehen werden müssen. Im gleichen Zeitraum haben Kulturanthropologen Material gesammelt, welches nicht nur zeigt, daß Gegensätze im Verhalten von einzelnen, die verschiedenen Kulturen angehören, nicht auf rassische Unterschiede zurückzuführen waren, sondern auch, daß sie ihre Ursache in den systematisch unterschiedlichen Weisen hatten, in denen historisch entwickelte kulturelle Systeme dem sich entwickelnden Organismus einverleibt werden. Der Krankheitsforscher weiß heute, daß er, will er essentiellen Hochdruck verstehen[16], nicht nur nach einem eventuellen konstitutionellen Defekt im Kreislauf des Patienten suchen, sondern den Blick ebenso auf den Charakter des Patienten wie auf einen konstitutionellen Defekt richten muß und erwarten kann, signifikante Wechselbeziehungen zu entdecken, wie etwa die zwischen dem Passivitätsverlangen des Patienten und den Restriktionen, das ausdrücken zu dürfen, sowie zwischen seinen aggressiven Tendenzen und dem Verbot ihres Ausdrucks. Zugleich sagt jedoch der Kulturanthropologe, daß wir, wenn wir verstehen möchten, wie es die Zuni-Indianer fertigbringen, in ihren übervölkerten Dörfern mit einem Minimum an formeller Ordnung friedlich zu leben, nicht seine rassische Konstitution heranziehen dürfen, nicht einmal einen physischen Typus, der vom Herausheben bestimmter Merkmale ausginge[17], sondern auf das psychodynamische Muster im einzelnen Zuni zurückgreifen müssen, das die historisch gewordenen kulturellen Formen spiegelt, die die Zuni-Indianer in Jahrhunderten der Selektion und Erfindung aufgebaut haben. Die Aussage des Psychosomatikers schließlich bedeutet, daß wir zum Verständnis des psychodynamischen Reaktionsschemas die Lebensgeschichte des einzelnen Patienten heranziehen müssen, das heißt die eigentümliche Art und Weise, in der die Ereignisse auf seine Entwicklung eingewirkt haben. Der Kulturanthropologe sagt uns, daß wir uns an den der Zunikultur eigentümlichen Sozialisationsprozeß des Kindes halten müssen, wenn wir den erwachsenen Zuni-Indianer in seinem Unterschied zu Angehörigen anderer Gesellschaften verstehen wollen. Im Verlauf dieses Sozialisationsprozesses wird ein bestimmtes Verhaltensmuster in den wachsenden Organismus eingeprägt und Teil von ihm, im gleichen Sinne wie eine bestimmte Veränderung an den Gefäßen ein Merkmal des Patienten mit Raynaudscher Krankheit ist. Kultur wird nicht als ein Geflecht äußerer Belastungen und Katastrophe gesehen, denen ein Organismus unterworfen wird, dessen normales Funktionieren genau dem bei einem Angehörigen einer anderen Gesellschaft entspricht; Kultur ist vielmehr Hauptelement in der Entwicklung des Individuums, das sich in einer Struktur, einem Funktionstypus und Reizmuster niederschlägt, die sich grundsätzlich von denen anderer Gesellschaften unterscheiden. Nach dieser Konzeption werden durch das Eintauchen in eine Kultur, durch den ständigen Umgang mit Individuen, die in gleicher Weise in ihr leben, in dem heranwachsenden Organismus eine große Zahl von Tendenzen aufgebaut, deren Irreversibilität fortlaufend verstärkt wird, weniger in dem Sinne, daß jede Tendenz ein genaues Gegenstück im Soma hätte, wie in Jelliffes Hypothese über die Dupuytrensche Kontraktur[18], als vielmehr in dem Sinne, daß die gesamte Verhaltensweise des Individuums von diesen systematischen Wechselbeziehungen zwischen einer großen Zahl von Tendenzen abhängig ist. . . .

Wenn ein Arzt, der einen psychosomatischen Krankheitsfall beschreibt, notiert: »Die Patientin ist eine unverheiratete, fünfundzwanzigjährige Frau und eine fromme Katholikin«, so trifft er damit eine kulturelle Feststellung. Jeder Arzt, der mit Katholiken zu tun gehabt hat, weiß sofort, daß die Patientin gewisse Haltungen gegenüber dem Sexuellen und gegenüber gegebenen Autoritäten in sich aufgenommen hat und daß die im Verlauf der Anamnese zutage tretende Persönlichkeit – ob nun die Patientin wegen Migräne, Asthma oder Anorexia nervosa zur Behandlung kommt – die Haltungen ausdrückt, die jedem katholischen Mädchen anerzogen werden. Der Arzt, der diese Feststellung niederschreibt, hat jedoch seinen Patienten nicht vollständig in einen kulturellen Bezugsrahmen eingefügt; denn wenn er auch die katholische Variante der ihm begegnenden Persönlichkeitstypen als Gegensatz zu den Persönlichkeitstypen der Methodisten oder der Quäker oder der Menschen ohne religiöse Erziehung erkennt, so sieht er sie doch immer noch als Variante eines universalen menschlichen Persönlichkeitstypus an. Man kann erkennen, daß eine solche junge Frau starke sexuelle Hemmungen hat, autoritätsabhängig ist und ein starkes Schuldgefühl besitzt; aber sexuelle Hemmungen, Abhängigkeit und Schuldgefühl gelten – jedenfalls bis zu einem gewissen Grad – als das normale Schicksal aller Menschen. Mit anderen Worten: Bei dem gegenwärtigen Typus einer psychosomatischen Krankengeschichte wird die Geschichte jedes Patienten als Abweichung vom Normalen angesehen und die Abweichung als mehr oder weniger systematisch klassifiziert. Wenn wir sagen, daß die Patientin Katholikin ist, so wissen wir schon ziemlich viel über sie; wenn wir sagen, sie ist Protestantin, wissen wir weniger und müssen unsere Beschreibung weiter präzisieren; wenn wir aber sagen, daß sie ohne religiöse Erziehung ist, so müssen wir die Einzelheiten ihrer Position noch weitergehend bestimmen. Wenn wir sagen: »Der Patient ist Angestellter mit höherer Schulbildung«, so lassen wir es dabei bewenden, weil das mit der allgemeinen Erwartung übereinstimmt. Die Feststellung jedoch, daß »der Patient, der den Doktorgrad der Philosophie besitzt, Verkäufer von Seidenstrümpfen ist«, würde nähere Angaben erfordern, es sei denn, wir wüßten, daß der Patient ein neu angekommener Flüchtling ist; im letzteren Fall würden wir annehmen, uns wieder auf das Normale und Erwartete zurückziehen zu können.

Jede derartige Krankengeschichte ist eine Kombination von spezifischen und weniger spezifischen Feststellungen. Alter und Geschlecht des Patienten lassen sich in Beziehung setzen zu unserer Kenntnis von der Anfälligkeit innerhalb eines bestimmten Alters- und Geschlechtsbereichs für eine spezifische Krankheit; berufliche Tätigkeit und Wohnung geben einen Hinweis auf den wirtschaftlichen Druck, unter dem der Patient steht; Feststellungen über die Religion werden als Hinweise auf ethische Haltungen gewertet. Innerhalb dieses Gesamtbildes, in dem jeder Einzelpunkt, der den Patienten betrifft, in einer geordneten Beziehung zu dem Wissen des

Arztes über ähnliche Klassifizierungen von Menschen steht, sucht dann der Arzt nach den außergewöhnlichen Umständen – nach jenem Element in der Lebensgeschichte des Patienten, das ihn von anderen Individuen unterscheidet[19].

Der große Beitrag der Freudschen Psychologie in ihrer Anwendung auf psychosomatische Untersuchungen bestand darin, die Suche zu systematisieren, den Arzt zu lehren, bei Patienten mit ähnlichen Störungen ähnliche vorherbestimmende Voraussetzungen oder, genauer, ähnlicher Reaktionen auf auslösende Geschehnisse in der Außenwelt zu erwarten. So wird der mit der Untersuchung des Bluthochdrucks Befaßte, der mit den Ergebnissen Alexanders[20] arbeitet, nach einer frustrierten Abhängigkeitsbeziehung als Persönlichkeitskomponente des Patienten Ausschau halten; der mit der Untersuchung von Asthma Befaßte, der sich an Deutschs[21] Formulierungen hält, wird nach einem Infekt der oberen Luftwege suchen, vor allem nach Keuchhusten in jener Entwicklungsperiode, als die oralen Phantasien noch im Vordergrund standen – und nach einer überbetonten Reaktion seitens der Eltern oder des Elternersatzes auf Eßschwierigkeiten des Kindes. Sie alle werden stets nach einer Über- oder Unterbetonung suchen, nach einer Reihe verstärkender traumatischer Umstände, nach einer übermäßig dominierenden oder einer übermäßig abwehrenden Mutter, nach früh aufgezwungener Verantwortung usw. Bei der gesamten Untersuchung wird sich zeigen, daß der Arzt, wenn er nicht bequemerweise alles auf eine kostitutionelle Disposition schiebt, sondern versucht, das Krankheitsbild als Ausdruck der Gesamtpersönlichkeit des besonderen Patienten zu sehen, fortlaufend Abweichungen vom Erwarteten zutage fördert, Abweichungen vom Entwicklungsablauf, den er für normal ansieht. Dieses Vorgehen schließt die Annahme ein, daß das Krankheitsbild, falls keine solchen Abweichungen entdeckt werden, der konstitutionellen Disposition oder einem konstitutionellen Defekt zuzuschreiben ist, wobei die Beurteilung *soziale Anamnese ohne Befund* lautet, ebenso wie die Beurteilung Herz und Lungen *ohne Befund* lautet, wenn festgestellt wird, daß Herz und Lungen eines Menschen mit der statistischen Norm für einen Patienten des gleichen Alters und Geschlechts, des gleichen Gewichts und derselben Berufstätigkeit übereinstimmen. Diese Beurteilung schließt die Folgerung ein, daß das heranwachsende Individuum sich innerhalb seiner Umwelt spontan entwickeln und nur den Begrenzungen der Konstitution unterliegen würde, wenn die Umwelt sich nicht irgendwie in die Entwicklung einmischte, die sonst eine *normale menschliche* Entwicklung wäre.

In analoger Weise gibt es bei der Untersuchung von Einzelpersonen auf diätetische Mängel zwei Alternativgesichtspunkte. Vor vierzig Jahren hätte ein Arzt vielleicht eine ganze Serie von Fällen gehabt: Einige, die aus Armut nie genug Fleisch bekommen hatten, andere mit übermäßigen speziellen Eßbegierden; einen Asketen, der regelmäßig längere Zeit fastete; einen politischen Gefangenen im Hungerstreik; eine Frau, die an Unterernährung gestorben in ihrem Bett aufgefunden wurde; und einen Mann, der den Konventionen seiner Zeit entsprechend gut und herzhaft aß, mit Huhn und Maiskolben und zwei verschiedenen Pasteten zum Sonntagabendessen. Diesen letztgenannten Mann hätte man mit dem Urteil: *Diäte-*

tische Anamnese ohne Befund abgetan, da man die übliche Ernährung als die richtige Ernährung angesehen hätte. Mit der Entwicklung der Diätkunde jedoch würde ein zweiter Arzt nach der Durchsicht dieser vierzig Jahre alten Aufzeichnungen vielleicht feststellen, daß die übliche Ernährung jener Tage einen bedauerlichen Mangel an gewissen Vitaminen und Mineralien aufwies, und würde in dieser ganzen Reihe nicht einen einzigen Fall entdecken, der die Beurteilung *Diätetische Anamnese ohne Befund* verdiente. Befänden sich jedoch unter den eigenen Patienten dieses Arztes Kinder, deren Ernährung er von Geburt an überwachen könnte, so würde er bei der Betrachtung eines dieser Kinder unter dem Gesichtspunkt einer bestimmten Krankheit vermutlich niederschreiben: *Diätetische Anamnese ohne Befund.* Diese Reaktionen – die Verdammung aller Ernährungsformen von vor vierzig Jahren – wie die Annahme, daß ein richtig überwachtes Kind *ipso facto* ohne Befund sei, gehen beide davon aus, daß es keine relevanten Ereignisse außer falschen Ereignissen gibt. Die diätetische Geschichte eines Individuums ist ohne Befund, außer wenn es falsche Nahrung, zu viel Nahrung oder zu wenig Nahrung oder eine falsche Zusammenstellung von Nahrungsmitteln zu sich nimmt. Der Mann, der vergiftete Krabben ißt, hat eine »positive« Erfahrung, und der Mann, der keine vergifteten Krabben ißt, hat überhaupt keine medizinisch relevante Erfahrung. Stellt sich jedoch auf Befragen heraus, daß er jeden Tag Krabben gegessen hat, dann besteht die Möglichkeit, daß die Krabben wieder Aufmerksamkeit erregen, infolge der Annahme, daß er zu viele gegessen habe.

So dient dem praktizierenden Arzt seine Konzeption des Normalen, als welches entweder das Übliche oder das als wünschenswert Bekannte verstanden wird, als Ausgangspunkt und Basis. Zu jedem gegebenen Zeitpunkt sind die Proportionen, in denen das Übliche und das Ideale in diesem Bild des Normalen vertreten sind, das er im Hintergrund seiner Gedanken trägt, abhängig von der Geschichte der Kultur im allgemeinen und von der Geschichte der Medizin im besonderen. Vor fünfzig Jahren wäre der Einzelpunkt, »die ersten zwölf Monate gestillt«, in einer Krankengeschichte als normal klassifiziert worden; heute würden viele Ärzte »die ersten drei Monate gestillt« als normal und deshalb als *negativ* (ohne Befund) klassifizieren, während gewisse Ärzte mit speziellen Theorien über die Bedeutung des Saugreflexes[22] ihre Diagnose auf einer Stillperiode von neun Monaten als wünschenswert (das heißt negativ) aufbauen und deshalb jede kürzere Stillzeit als positiv klassifizieren würden – »Befund positiv« in dem Sinne, daß man annehmen könne, das Kind habe eine Versagung erlitten. Aber welche Kriterien auch der Arzt bei der Bewertung dieses Punktes in der Lebensgeschichte anwendet – entweder seine Vorstellung von dem, was statistisch üblich und deshalb normal ist, oder seine Vorstellung von dem, was wünschenswert ist –, in jedem Fall würde die Lebensgeschichte in dem besonderen Punkt dann als »Befund negativ« gewertet werden, wenn sie mit den von ihm angewandten Kriterien übereinstimmte. Wenn wir uns nun überlegen, was geschehen würde, wenn ein Arzt, der die psychosomatische Methode anwenden will, eine Lebensgeschichte vor sich hätte, bei dem jeder einzelne Punkt sich als *negativ* herausstellte[23], so werden wir unausweichlich mit der Tatsache konfrontiert, daß die Entwicklung der psychosomatischen Theorie ohne ein kulturelles Bezugssystem nicht auskommen kann. Nach der gegenwärtigen Praxis wäre der Arzt, der den Fall ausschließlich im Rahmen des psychosomatischen Bezugssystem zu sehen gelernt hat, logischerweise gezwungen, die Gesundheitsstörung entweder einem konstitutionellen Defekt oder einer bestimmten somatischen Pathologie zuzuschreiben, die eine von der gesamten Persönlichkeitsstruktur des Patienten unabhängige Ätiologie haben müßte. Darüber hinaus erhebt sich das Problem, woran eigentlich ein Mensch, dessen gesamte Lebensgeschichte in dem genannten Sinne negativ (ohne Befund) wäre, sterben würde[24].

Der eigentliche Grund dieses Dilemmas liegt in der Tendenz, nur die ungewöhnlichen und von der Norm abweichenden Geschehnisse, nur die Geschehnisse in einer Lebensgeschichte, die zuviel, zuwenig, zu früh, zu spät, zu häufig oder zu selten sind, als diejenigen anzusehen, die einen integrierten Ausdruck im Organismus finden – der Organismus hingegen, der keinem Zwang und keinen Ereignissen außergewöhnlicher Art ausgesetzt war, stehe außerhalb des psychosomatischen Bezugssystems, weil er außerhalb des therapeutischen Bezugssystems steht. ...

Wenn man die psychosomatische Theorie so entwickeln will, daß sie alles hergibt, was in ihr steckt, so ist es am zweckdienlichsten, wenn man die dramatische Entsprechung zwischen psychischem Konflikt und somatischem Symptom, wie sie zum Beispiel bei der Anorexia nervosa in Erscheinung tritt[25], als das eine Ende einer kontinuierlichen Reihe ansieht, während die allmähliche Abnützung des Körpers aufgrund der allgemeinen Beanspruchung durch die Reaktion der Gesamtpersönlichkeit auf die Lebensansprüche in der speziellen sozialen Umwelt als deren anderes Ende betrachtet wird. Jede kontinuierliche Reihe dieser Art kann vor den Hintergrund einer Kultur gestellt werden, gegen den Gesamtkomplex des Erlernten und der Erfahrungen, die in einer Sozialgeschichte vorkommen, die »negativ« ist, das heißt, die für jedes in diese Sozialgeschichte hineingeborene Individuum typisch und ohne Besonderheit ist. Man muß sich klarmachen, daß jedes in eine Gesellschaft hineingeborene Individuum von Geburt an – und höchstwahrscheinlich vor seiner Geburt – einer progressiven Formung durch die Kultur unterliegt, und zwar durch all die, mit denen es in Berührung kommt, so daß das kulturelle Muster in seine Gesamtpersönlichkeit in einem einzigen Prozeß eingebaut wird, in dem es keinen Dualismus gibt, so daß die Wutanfälle, die Muskelspannung, die Veränderung im Blutzuckerspiegel und die den Eltern entgegengeschleuderten Verbalinjurien – daß all das nach *einem* Muster geformt und integriert wird. Und dann erkennen wir, daß wir jedes Individuum, nicht nur jeden Patienten, vom psychosomatischen Blickpunkt aus betrachten können, von dem aus gesehen Einzelpersonen, die bestimmte organische Neurosen aufweisen, nur extreme und spezielle Entwicklungen *einer* Möglichkeit der Gesamtpersönlichkeit darstellen. Und wir erkennen ferner, daß es keine Grund-Persönlichkeit des Menschen an sich gibt, sondern daß jedes Individuum vor dem Hintergrund der Gesamtkultur gesehen werden muß, daß es eine spezielle, hochspezifische Variante einer einzigen von vielen kulturell einzigartigen Formen ist, in der sich die Persönlichkeit des Menschen entwickelt.

Die *Befund-negative*-Lebensgeschichte erscheint dann als Dokument erfolgreicher Anpassungsformung der Einzelpersönlichkeit an die kulturelle Norm, der erfolgreichen Über- und Unterbetonungen, der Entwicklung von Teilen der Persönlichkeit und der Unterdrückung anderer. Und diese erfolgreiche Formung verlangt eine ebenso große oder noch größere Spezialisierung der menschlichen Natur wie die Schaffung einer Persönlichkeit, deren Lebensgeschichte *befund-positiv* ist, das heißt, angefüllt mit von der Norm abweichenden Geschehnissen, die seine Persönlichkeit so geformt haben, daß er sich an seine Kultur nicht anpassen kann, ohne gewisse Symptome aufzuweisen. In diesem Sinne bezahlt jeder Mensch für seine Anpassung eine Vielzahl von ausgesprochen psychosomatischen Kaufpreisen; sind diese Kaufpreise spezieller oder extremer Natur, so sehen wir ihn als krank an, als potentiell *sterbend;* ähneln sie denen, die seine Nachbarn entrichten, so bezeichnen wir sie als normale Ermüdung, normales Altern, normale Folgen des Stadtlebens oder normale Wirkungen des Lebens unter freiem Himmel, und wir sehen ihn als *lebend.* Aber der Unterschied zwischen dem Kranken und dem Gesunden ist nur ein Gradunterschied; beide sind integrierte und spezialisierte Kompromisse zwischen psychosomatischem Funktionieren und kulturellem Druck.

Wir können natürlich, wenn wir das wünschen, Kulturen danach einteilen, welche Art von Formung unter einem gegebenen Gesichtspunkt dem menschlichen Organismus in der Entwicklung aufgezwungen wird. Erikson[26] hat darauf hingewiesen, daß bei den amerikanischen Indianern die Erziehung sich der Methode einer frühen Verwöhnung des kleinen Kindes bedient, der sich später eine Periode ziemlich strenger Zucht anschließt, zu einem Zeitpunkt, wo das Kind (das sich geborgen fühlt, da es keine schwerwiegenden Enttäuschungen erlebt hat) diese Zucht ertragen kann. Andererseits stützen sich andere Eingeborenenvölker[27], wie unsere eigene Kultur auch, aufs ziemlich frühe Aufzwingen spezieller Verhaltensformen, gekoppelt mit Sanktionen – elterliche Mißbilligung, Entziehung der elterlichen Liebe und Bestrafung durch die Eltern –, die stark genug sind, diese früh eingeflößten Disziplinierungsformen aufrechtzuerhalten. Kulturen können natürlich auch nach größeren Unterschieden in der Lebenserwartung der Menschen eingeteilt werden. Wir können Kulturen nach dem Ausmaße einordnen, in dem es bei ihnen Praktiken gibt, die für das Überleben des Kleinkindes förderlich oder schädlich sind. So geben Kulturen, die den Geschlechtsverkehr während der Zeit des Stillens mit einem Tabu belegen, nicht nur den Säuglingen eine bessere Überlebenschance, sondern sie verändern damit auch die Altersgruppierungen der Geschwisterrivalität, so daß das Wirken des Stilltabus nicht nur im besser ernährten Kind, sondern auch in einer anderen Gestaltung des Charakters erblickt werden kann. Gehen wir einen Schritt weiter, so stellen wir fest, daß die verschiedene Formulierung des Stilltabus die Bereitschaft der Mutter zum Stillen, die Gesundheit des Kindes und den Altersabstand zwischen den Kindern beeinflußt, je nachdem, ob das Tabu mit liebevollen elterlichen Gefühlen verbunden und um des Kindes willen eingehalten wird oder ob es mit spezifischen sexuellen Motivationen in Konflikt steht, so daß es sich wegen der Furcht vor einer Beeinträchtigung der Gesundheit der Eltern durchsetzt. Die Sitte, wie Kinder getragen werden, kann darüber entscheiden, ob sie je ins Sonnenlicht kommen, bevor sie ein Jahr alt sind; und diese Sitte wiederum läßt sich nicht nur zu der Methode in Beziehung setzen, mit der Kanus durch Stoßstangen fortbewegt werden, bei der die Erwachsenen beide Hände frei haben müssen, so daß das Kind imstande sein muß, sich allein festzuhalten, sondern auch zu einem kulturellen Wertsystem, das die Bedeutung der Willenskraft besonders betont. So kommen bei den Manus Kinder nicht ins Freie, bevor sie alt genug sind, sich festzuhalten, obwohl ihre Nachbarn Netztaschen haben, in denen sie ihre Kinder tragen und in denen auch die Manus ihre Kinder tragen und zugleich ihre Kanus fahren könnten. Aber Kinder in Netztaschen zu tragen, in denen sie gemütlich liegen würden, wäre nicht mit der Überzeugung der Manus zu vereinbaren, daß Kinder so früh wie möglich moralisch und physisch verantwortlich werden müssen. Infolgedessen bleiben die kleinen Kinder drinnen und kommen nie in den Sonnenschein; die Kindersterblichkeit bei den Manus ist sehr hoch.

Alexander und seine Mitarbeiter[28] haben dargelegt, daß gewisse psychodynamische Vorgänge sich in der Formel zusammenfassen lassen: »Ich brauche nicht zu nehmen oder zu empfangen, infolgedessen brauche ich auch nicht zu geben«, wobei die Ablehnung des Gebens symbolisch durch Verstopfung ausgedrückt wird. Aber der Grad der Verstopfung oder des Gegenteils ist selbst kultureller Standardisierung unterworfen. Die Iatmul auf Neuguinea, die viel Energie darauf verwenden, ihren Kindern beizubringen, in keine menschlichen oder tierischen Exkremente zu treten, aber kein Interesse für Fragen extremer Prüderie oder starrer Routine haben, haben lockere und häufige Stuhlentleerungen. Die Manus, die ungefähr die gleiche Ernährung (Sago, Yams und Fisch) wie die Iatmul haben und im gleichen Klima leben, haben einen festgeformten Stuhl und kennen nur eine Entleerung am Tag, frühmorgens zu einer genau bestimmten Zeit und an einem bestimmten Platz. Dieses Verhalten stimmt mit ihrer Prüderie und Starrheit überein, mit ihrer generellen Charakterstruktur. Wenn sich aufgrund intensiven Studiums ausgewählter Fälle, bei denen Verstopfung zu einem chronischen Mittel symbolischen Ausdrucks geworden ist, behaupten läßt, daß auf diese Weise eine generelle somatische Veränderung entstehen kann, die irreversibel werden kann, dann läßt sich auch die Meinung vertreten, daß ein Leben lang eingeschärfte Gewohnheiten der Stuhlentleerung vermutlich ebenfalls definitive somatische Veränderungen bewirken. Solange jedoch jeder Angehörige einer Gesellschaft eine generelle Charakterformel ausdrückt, wie zum Beispiel: »Ich bin gut, weil ich mich jeden Tag entleere und mich streng auf einen einzigen schwierigen, verstopften Stuhlgang beschränke, so daß keine Gefahr besteht, daß ich unerwartet und außer Kontrolle überrascht werde und damit die Gefühle anderer verletze«, solange wird man einen harten Stuhl pro Tag als »normal« bezeichnen, und eine Krankengeschichte, die dies berichtete, wäre *negativ*[29].

Eine Fülle von Beobachtungen zeigt die enge Beziehung zwischen der Gesamtpersönlichkeit und Hauterkrankungen wie Ekzemen usw.[30]. Unterschiede der Persönlichkeitsorganisation in verschiedenen Kulturen können ebenfalls durch die Haut ausgedrückt werden. Auf Neuguinea liegt bei der Behandlung von Schnitten und Wunden das Problem darin, die Wunde zum Schließen zu bringen, und es ist feste Praxis der Heilgehilfen und Apotheker geworden, die Wunde mit einem Desinfizierungsmittel auszuwaschen und mit einem Zinkklebepflaster zu verschließen. Auf Bali, wo eine extreme Angst vor Verstümmelung oder vor einer Verletzung der Vollkommenheit des Körpers herrscht – eine Einstellung, die in starkem Gegensatz zu der Sorglosigkeit steht, die die Eingeborenen Neuguineas Wunden gegenüber an den Tag legen –, kann diese Behandlung überhaupt nicht angewandt werden. Selbst der kleinste und völlig harmlos aussehende Schnitt muß mehrere Tage lang durch ständig feuchte Verbände offengehalten werden, um die Neigung des Schnittes zu bekämpfen, zu rasch zuzuheilen und sich dann zu entzünden. Zweifellos würde eine psychoanalytische Persönlichkeitsexploration der Individuen, die diese gegensätzlichen Einstellungen zu Verletzung und Heilung aufweisen, zu einer Formel führen, welche die spezifischen im jeweiligen Habitus sich ausdrückenden Haltungen zusammenfaßt; es ist möglich, daß solche Einstellungen zur Standardausstattung jedes wohlangepaßten Individuums werden, das für eine spezifische Kultur in vollem Umfang repräsentativ ist.

Jedes Einzelbild einer Krankheit würde eine ganz andere Bedeutung erhalten, wenn die Vertreter der psychosomatischen Medizin in die Gesamtauffassung, die ihrer Systematik von Krankengeschichten zugrunde liegt, die Erkenntnis aufnähmen, daß der Patient in dem Maße, in dem er »normal« und seine Lebensgeschichte »negativ« ist, ein Exemplar des speziellen Formungstypus seiner »Kultur«, daß er nicht nur ein Einzelbeispiel der lokalen kulturellen Variante ist, die für seine Gesellschaftsschicht, Berufsgruppe und geographische Lozierung charakteristisch ist, sondern auch jener kulturellen Grundstruktur (wie zum Beispiel der Vereinigten Staaten), die er in ihren Hauptakzenten mit allen anderen Mitgliedern dieser Gesellschaft teilt. Kurz, die psychosomatische Medizin müßte jeden Menschen als ein Individuum sehen, das in den Funktionen seines gesamten Körpers zu einem Ausdruck seiner Kultur geformt worden ist. Man würde dann das sogenannte gesunde oder normale Individuum als einen Menschen betrachten, der mit seinem Körper die gleichen Kompromisse geschlossen und der die gleichen somatischen Symbolisierungen vorgenommen hat wie die Mehrheit seiner Mitmenschen; von hier aus weitergehend könnte dann festgestellt werden, welches diese Standardkompromisse sind. Einige dieser Kompromisse sind teilweise identifiziert worden; die Beziehung zwischen der Ernährung mit der Flasche von Geburt an und Verstopfung; die Betonung der Wichtigkeit eines einzigen täglichen Stuhlganges – verbunden mit Angstgefühl, wenn diese Vorschrift nicht erfüllt wird – und die damit zusammenhängende Verwendung von Abführmitteln und Einläufen; Zentralheizung, Zunahme der Erkältungskrankheiten bei Kindern und die Folgen; willkürliche Schlafzeiten bei Kindern und die dazugehörigen Schlafstörungen im späteren Leben; die Unterbindung der kindlichen Sexualität und die Einpflanzung so strenger sexueller Tabus, daß die Genitalfunktionen beeinträchtigt werden usw. Man braucht diese und ähnliche Punkte nur in eine systematische Ordnung zu bringen, um zu erkennen, daß zum Beispiel der gewöhnliche »gesunde« Erwachsene in Amerika das

Produkt einer in einer vorgegebenen Richtung sich vollziehenden progressiven und regelhaften Prägung ist, die ihn für gewisse Arten des Sterbens besonders anfällig macht, die jeweils eine Funktion der von Grund auf nach Verhaltensmustern geformten Lebensweise sind, in der er aufgewachsen ist[31].

Die Wirkung der Kultur auf die gesamten Funktionen des Menschen läßt sich in verschiedener Weise betrachten; je nachdem, ob der Hauptakzent auf dem einzelnen Kranken liegt oder auf dem Verständnis für die psychosomatischen Beziehungen im allgemeinsten und fundamentalsten Sinne. Wird der Hauptakzent auf den Einzelfall gelegt, so wird der psychosomatische Theoretiker in seinem Denken dem Faktor Kultur weitaus mehr Raum geben müssen als bisher, falls er imstande ist, zwei Menschen mit verschiedenem kulturellen Hintergrund so zu betrachten wie die Erscheinungen der Raynaudschen Krankheit unter verschiedenen Temperaturbedingungen, wobei eine niedrigere Temperatur für den spezifischen pathologischen Zustand einen stärker prädisponierenden Umweltsrahmen liefert als eine höhere Temperatur. In dieser Weise könnte die amerikanische Kultur gegenüber der chinesischen als eine die Entstehung von Angina pectoris leichter zulassende Kultur angesehen werden[32]. Ein solches Verstehen der kulturellen Positionen ist jedoch nur ein erster Schritt, wenn es auch mithilft, den Patienten einzuordnen, der infolge seines Konstitutionstemperaments und seiner Lebensgeschichte mehr oder weniger deutlich das Vorhandensein einer Gesundheitsstörung verrät – je nach den kulturellen Pressionen, denen er sein ganzes Leben lang unterworfen war. Der nächste Schritt ist dann getan, wenn wir den kulturellen Prozeß nicht als ein generalisiertes Anheben oder Absenken von Schwellen auffassen, wodurch wenige oder viele Menschen einem Krankheitszustand erliegen, für den sie durch ihr spezifisches Entgegenkommen, ihre Empfindlichkeiten anfällig sind, sondern als das *Muster* einer Wechselwirkung zwischen dem psychosomatisch funktionierenden Organismus und dem Kultursystem. Wir werden dann feststellen, daß dieses Muster ebenso spezifisch ist wie jene, die man bei der Untersuchung der individuellen Psychodynamik einzelner pathologischer Zustände findet.

Wir können die Basedowsche Krankheit als Beispiel nehmen. Es ist allgemein anerkannt, daß die Häufigkeit dieser Überfunktion der Schilddrüse mit dem Ausmaß an Angst zusammenhängt, unter der der einzelne lebt[33]. Diese Angst kann somit als idiosynkratischer Zug der individuellen Lebensgeschichte angesehen werden; oder wenn wir die Zunahme des Basedow im ersten Weltkrieg[34], sowohl beim Heer wie bei der Zivilbevölkerung, betrachten und das Faktum, daß ihre Häufigkeit jetzt wieder zunimmt[35], so kann die Zunahme an Angst als Funktion der allgemeinen sozialen Lage angesehen werden, in der zahlreiche Personen, die individuell zu einer Schilddrüsenüberfunktion neigen, positive Symptome entwickeln. Wenn wir jetzt weiter nicht die Annahme einer vorübergehenden Notlage, wie eine Depression oder eine Kriegsdrohung, zugrunde legen, sondern einen »Kulturtyp«, der auf den sich entwickelnden Organismus in kritischen Stadien der Reifung systematisch einen derartigen Angst schaffenden Druck ausübt, so dürften wir wohl eine Veränderung des Schilddrüsenstoffwechsels erwarten, die chronisch würde und welcher sich andere homöostatische Systeme des Organismus systematisch anzupassen hätten. Der durchschnittliche Vertreter einer solchen Kultur würde eine dauernde Abweichung im homöostatischen Muster aufweisen, die in die gleiche Richtung gehen würde wie die bei Patienten, die an einer Störung des Schilddrüsenstoffwechsels leiden. Im Lichte einer solchen Auffassung wird jedes sozialisierte Individuum als so tiefgehend durch seine Kultur geformt angesehen, daß selbst die fundamentalsten Lebensprozesse systematisch verschiedene Prägungsmuster aufweisen, obschon alle diese Muster innerhalb der Sicherheitsgrenze für das Funktionieren des Organismus liegen mögen.

Wir können uns jetzt der Untersuchung der Bedeutung der Homogenität einer Kultur für den einzelnen Organismus zuwenden sowie der Möglichkeit, daß die Konzentration abweichender Haltungen in spezifischen somatischen Symptomen mit dem Mangel an Homogenität der Kultur verknüpft ist. Wir dürfen erwarten, daß wir auch in einer außerordentlich homogenen Kultur feste pathologische Zustände leichter Natur antreffen wie auch gleichförmige und systematische somatische Modifikationen. Wir können ferner erwarten, daß wir bei Individuen mit größerer konstitutioneller Verwundbarkeit und bei solchen, die einem ungewöhnlich starken Druck ausgesetzt waren, eine gewisse Verschärfung des allgemein bestehenden pathologischen Zustandes antreffen werden. Aber das Ausmaß, in dem eine *Fülle* somatischer Ausdrucksformen der verschiedensten psychischen Konflikte oder hartnäckiger charakterlicher Überbeanspruchung anzutreffen ist, kann sehr wohl mit kultureller Heterogenität zusammenhängen. In einer heterogenen Kultur unterscheiden sich die individuellen Lebenserfahrungen so stark voneinander, daß fast jedes Individuum die bestehenden kulturellen Ausdrucksformen unzureichend dafür finden kann, seine besondere Artung auszudrücken, und damit in immer speziellere Formen psychosomatischen Ausdrucks getrieben wird. Es ist wohlbekannt, daß Massenhysterien häufig bei primitiven Völkern in Zeiten rascher kultureller Veränderung auftreten, wenn die einzelnen extrem orientierungslos sind. Bewegungen wie der »Geistertanz[36]« oder der »Vailala-Irrsinn[37]« fegen über einen ganzen Bezirk förmlich hinweg. Es ist durchaus möglich, daß die Geschwindigkeit, mit der eine verstörte Bevölkerung sich auf eine solche Standardhysterie stürzt, eine Funktion des Ausmaßes ist, in dem eine große Zahl von einzelnen divergente idiosynkratische Symptome dazu benützt haben, ihre Desorientierung auszudrücken – Symptome, die nun insgesamt durch die neue, sozial gebilligte Verhaltensform ersetzt werden. Da Perioden kulturellen Wandels unvermeidbar ein größeres Maß von Heterogenität mit sich bringen, findet man in der Geschichte jeder Kultur oder Subkultur Zeiten, in denen es an zureichenden sozialen Formen für den Ausdruck von Überlastung und Spannung in der Persönlichkeit mangelt und der einzelne zwangsläufig auf den eigenen Körper für den symbolischen Ausdruck angewiesen ist.

Bei dem Versuch, in der Lebensgeschichte von Patienten, die an gewissen psychosomatischen Störungen leiden, systematische Beziehungen festzustellen, ist die Überlegung wichtig, inwieweit der einzelne Patient sich von anderen Angehörigen seiner Gesellschaftsschicht, seines Alters, seines Geschlechts und seiner Berufsgruppe unterscheidet (die alle ein Hinweis auf die kulturellen Formen sind, die er verkörpert) und in welchem Umfang übliche Formen des symbolischen Ausdrucks ihm versagt sind. So ist zum Beispiel in der Untersuchung von Bruch und Touraine[38] einer der auffallendsten gemeinsamen Züge der dargestellten Krankheitsfälle die Abgeschlossenheit der Eltern, vor allem der Mutter, von Kontakten mit der Gemeinschaft. Die Verfasser kommentieren diesen Zusammenhang in einem Absatz: »Die sozialen Kontakte und kulturellen Interessen der Familie reichten im allgemeinen nicht über die Grenzen der engsten Familie hinaus.« Sie legen Beweise dafür vor, daß die Wohnungen, aus denen diese an Fettleibigkeit leidenden Kinder kamen, gepflegt waren, daß die Mütter Gummibäume und Möbelausstattung dazu benützten, ihr Streben nach eigenem Erfolg auszudrücken, wie sie den Körper ihrer Kinder als Mittel zur Wiedergutmachung der Abneigung benutzten, die sie gegen ihre Kinder hegten, weil diese ihnen bei der Erreichung eigenen Erfolges im Wege standen. Die üblichen Formen, in denen sonst weiblicher Ehrgeiz in der Gemeinschaft abreagiert wird – Vergleich ihrer Kochkünste mit denen anderer Frauen, Vergleich der von den eigenen Kindern erreichten Selbständigkeit mit anderen Müttern, Ämter und Tätigkeiten in kirchlichen Vereinigungen usw., fehlten sämtlich bei diesen Familien. Diesen besonders ehrgeizigen, jedoch nicht besonders begabten Müttern fehlte infolge ihrer Isolierung in großen städtischen Gemeinschaften jedes äußere Medium zum Abreagieren ihrer individuellen Konflikte – mit Ausnahme ihrer Wohnungen und ihrer Kinder. Sie standen völlig abseits der Kontrolle durch die öffentliche Meinung, die sonst das mütterliche Verhalten reguliert, so daß es nicht allzu eigenartig wird.

In Zeiten des Wandels, der Auswanderung oder rascher Verschiebungen von Arbeitskräften, des schnellen Wachstums von Städten mit einer Bevölkerung gemischter Herkunft, während eines Kriegs oder einer Revolution geraten immer mehr Menschen außer Kontakt und außer Reichweite der sozialen Formen, die durch Generationen langsamer Anpassung zu Techniken geworden sind, mit denen die üblichen Spannungen gelöst werden, die mit der Zugehörigkeit zu dieser Kultur verbunden sind. Unter diesen Umständen treten zwei Tendenzen in Erscheinung, die sich gegenseitig verstärken; der kulturell desorientierte Mensch wird neuen Belastungen der Einsamkeit und Isolierung unterworfen, die die Spannung innerhalb der Persönlichkeit verschärfen, und gleichzeitig wird er aller kulturell üblichen Mittel beraubt, um diese Spannungen zu mildern. Die verfügbaren Materien, an denen psychische Konflikte ausgetragen (und abreagiert) werden können, sind dann nur noch der eigene Körper und der unmittelbar von ihm erfaßte Umweltsbereich und die eigene Familie, vor allem Kinder. Wird die letztere Ausdrucksform gewählt, so kann sie ihrerseits zu weiteren psychosomatischen Konfliktsäußerungen führen, und zwar dadurch, daß sie das betreffende Kind in kritischen Perioden seiner Entwicklung in Mitleidenschaft zieht. In ähnlicher Weise kann ein Mann oder eine Frau mit einer konstitutionell oder durch die Entwicklung bedingten Verwundbarkeit gegenüber einer bestimmten Störung durch den

Ehepartner zum Ausbruch einer psychosomatischen Krankheit getrieben werden. Es entsteht ein Circulus vitiosus, der enorme Möglichkeiten für verhängnisvolle soziale Auswirkungen in sich trägt, denn der Patient kann auch mit anderen Gliedern der Gesellschaft in einem bedeutsamen Kontakt stehen – als Vorarbeiter, Lehrer oder Geschäftsmann in leitender Position. Die Regelmäßigkeit, mit der der gleiche Typus in der Familiengeschichte wiederkehrt – wie zum Beispiel bei Mc Dermotts und Cobbs[39] Lebensgeschichten von Asthmatikern –, zeigt, wie die Tendenz, den Körper als Symbolträger zu benützen, zu einer Dauererscheinung innerhalb einer Familie werden kann, in der eine zufällige oder konstitutionelle Schwäche bei jedem neuen Familienmitglied vertieft und weiterentwickelt wird. Von dem kontinuierlichen Austausch mit anderen Personen abgeschnitten, die, wenn nicht frei von psychosomatischen Störungen, doch wenigstens solche anderer Art haben, blühen und gedeihen diese Familiensituationen und werden für die Gesellschaft ständig kostspieliger: durch Herabsetzung der Leistung, Krankheitskosten und durch die Ruinierung von Menschenleben.

Die Balinesen haben eine Art von Gottesurteil, bei der jeder, der einen Eid leistet, ein bestimmtes Vergehen nicht begangen zu haben, auf sich und seine Nachkommen eine lange Liste schrecklicher und unheilbarer Krankheiten herabruft. Wenn einem von denen, die den Schwur abgelegt haben, später die Schuld nachgewiesen wird, so bezahlt die Gemeinschaft die Kosten für die rituelle Aufhebung des Schwurs; dies wird damit begründet, daß die Leute es vergessen könnten, und dann könnte eines Tages ein Nachkomme von *ihm* jemand aus *unserer* Nachkommenschaft heiraten, und die Strafen fielen dann auf *unsere* Urenkel. Die gleiche Haltung könnten moderne Gemeinschaften einnehmen gegen das Zulassen der kulturellen Isolierung von Einzelpersonen, die dadurch mit viel größerer Wahrscheinlichkeit psychosomatische Störungen entwickeln werden, die sich selbst möglicherweise ad infinitum fortpflanzen.

Gegenwärtig hat die psychosomatische Forschung sich die Aufgabe gestellt, den Charaktertypus, die psychodynamische Ordnung festzustellen, die zu bestimmten Krankheitsbildern gehört. Dunbar und Wolfe haben die Typen beschrieben, die zu Herzkrankheiten und Unfallfrakturen neigen[40]; Deutsch hat den Asthmatiker und die Asthmatikerin beschrieben[41]; H. G. Wolff hat den Migränecharakter beschrieben[42], der aufs genaueste mit der Beschreibung Jensens[43] übereinstimmt, die einen völlig verschiedenen theoretischen Ausgangspunkt hat; Alexander[44] und seine Mitarbeiter versuchen, die Charakterstruktur der an Magen- und Darmstörungen und an Bluthochdruck Leidenden zu identifizieren. Ob nun der Hauptakzent auf die gegenwärtigen psychodynamischen Gegebenheiten gelegt wird oder auf den Entwicklungshintergrund, der eine psychodynamische Einheit schafft (wie Deutsch[45] es genannt hat), die unvermeidlich zum Schauplatz eines Konfliktes wird: stets wird der Versuch unternommen, systematische Beziehungen herzustellen. Die Einbeziehung des Kulturbegriffs würde noch eine weitere Ebene solcher systematischer Beziehungen ins Spiel bringen. Durch die kontrastierenden Charakterstrukturen, die der Asthmatiker und der an Migräne Leidende, der an essentiellem Bluthochdruck

Leidende und das Opfer der Basedowschen Krankheit aufweisen, zieht sich eine signifikante Regelhaftigkeit, die Prozesse gleicher Ordnung enthält wie jene, die schon zur Erklärung der verschiedenen Einzelsyndrome herangezogen worden sind. Wir können nicht unmittelbar von den Einzelheiten der speziellen Charakterstruktur des Asthmatikers zu einer Grundnatur des Menschen übergehen, in der Annahme, das einzige hier beteiligte Mittelstück sei die Veränderung, die zum Asthma geführt hat. Auch können wir das Problem nicht mit einem vagen Hinweis auf den Druck der Zivilisation abtun. Um zu einem umfassenden und systematischen psychosomatischen Vorgehen zu gelangen, müssen wir feststellen, was den in unserer Gesellschaft aufgewachsenen Individuen gemeinsam ist, und wir müssen die speziellen Charaktertypen, die in Verbindung mit speziellen Krankheitsbildern vorgefunden werden, als Varianten dieses kulturellen Grundtypus sehen. Obwohl sich zweifellos in Individuen aus anderen Gesellschaften verwandte Mechanismen finden lassen, müßten die speziellen Charaktertypen einer anderen Grundlage gegenübergestellt werden, weil in einer anderen Kultur der menschliche Organismus auf andere Art geformt wäre. Wenn man Mängel in der Ernährung untersuchen will, so ist es nicht ausreichend, das offenbare Fehlen eines wichtigen Vitamins in der Ernährung einer Gruppe von Individuen, dessen offenbares Vorhandensein bei einer anderen Gruppe festzustellen. Wir müssen vielmehr die gesamte Ernährung der Gruppe untersuchen, wenn wir die Wechselwirkung zwischen sehr verschiedenen einzelnen Nahrungsmitteln bei der Ernährung von Menschen verstehen wollen, die imstande sind, ihren Platz in einer Gesellschaft auszufüllen und sich fortzupflanzen. Das Nichtvorhandensein eines einzigen Bestandteils kann entscheidend dafür sein, ob eine bestimmte Ernährung – von weißen Gebirgsbewohnern oder von Eskimos oder von Singhalesen – eine bestimmte Mangelerscheinung zur Folge hat; dieser eine Bestandteil zeigt sich aber nur dann in seiner eigentlichen Bedeutung, wenn man ihn im Rahmen der Gesamternährung betrachtet sowie unter Berücksichtigung der uns bekannten Fakten über die menschliche Ernährung.

Die Kultur läßt sich mit der Standardernährung vergleichen, von der die einzelnen Angehörigen der Kultur von Geburt an gelebt haben. Wenn der psychosomatische Forscher lediglich die Wirkungen der verschiedenen spezifischen Faktoren untersucht – extremes unbefriedigtes Abhängigkeitsverlangen oder die Überbetonung des Essens, wenn das Kind mit zwei Jahren Keuchhusten hatte, oder die Angst davor, Erwartungen zu enttäuschen und dadurch Liebe zu verlieren –, so befindet er sich in der Lage des Ernährungsspezialisten, der die Wirkungen von zuwenig Grüngemüse oder von sehr wenig Fett untersucht, ohne die Gesamternährung systematisch zu berücksichtigen. Es ist notwendig, eigens und ausdrücklich zu untersuchen, in welcher Beziehung die spezifischen Faktoren zum gesamten Sozialisationsprozeß stehen. Die spezifischen Faktoren müssen alle in Beziehung zu den allgemeinen kulturellen Bedingungen gesetzt werden: Die Rolle, die extremes Abhängigkeitsverlangen bei einem Mann spielt, ist teilweise eine Funktion unseres Festhaltens an einem gegensätzlichen Ethos der Geschlechter[46], so daß Abhängigkeit mit Feminität gleichgesetzt wird und Homosexualität befürchten läßt;

das übermäßige Besorgtsein um das Essen seitens der Mutter ist mit unserer stereotypen Festlegung der Mutterrolle verknüpft, die darin gesehen wird, die Kinder dazu zu bringen, das zu essen, was gut für sie ist (in manchen Kulturen richtet sich die Bemühung der Mutter darauf, die Kinder abzuhalten, zuviel zu essen); und die Angst davor, Erwartungen zu enttäuschen, ist eine Funktion der Art und Weise, in der in unserer Kultur die Mutterliebe von der Leistung des Kindes abhängig gemacht wird. Genau wie der extreme Ausdruck dieser kulturellen Akzente, wenn sie in Individuen mit gewissen konstitutionellen Anfälligkeiten und gewissen besonderen Lebensgeschichten ausgedrückt werden, in somatischen Prozessen zu finden ist, die im Laufe der Zeit irreversibel werden, so müssen wir auch annehmen, daß auch die hauptsächlichen kulturellen Akzente systematische somatische Entsprechungen haben, die ebenfalls differenziert irreversibel werden.

Falls dies jedoch zutrifft, falls also das Verständnis der Kultur für das Verständnis des individuellen psychosomatischen Bildes wesentlich ist, so ist die Frage durchaus berechtigt, warum die psychosomatische Methode soviel erreichen konnte, wie sie tatsächlich erreicht hat, wenn doch in ihren Arbeitshypothesen ein wesentlicher Faktor fehlte. Kein Ernährungsforscher könnte soweit kommen, wenn er nur gewisse signifikante Abnormitäten untersuchte und die Ernährung als Ganzes außer Betracht ließe. Die Antwort darauf ist, daß der Arzt, weil er selbst der Kultur angehört, diese in Wirklichkeit mitberücksichtigt *hat*, nur hat er den besonderen Typus der Kulturformung, den er in sich selbst, in seinen Kollegen und in seinen Patienten vor Augen hat, mit der *menschlichen Natur* gleichgesetzt. Es ist so, wie wenn eine spezielle Form der Entbindung mit hoher Zange, die eine bestimmte Formung des Schädels des Neugeborenen zur Folge hat, zu einem universellen Muster der Geburtshilfe in unserer Gesellschaft geworden wäre und alle Säuglinge auf diese Weise zur Welt gebracht würden. Jeder Arzt würde bei der Untersuchung eines zwei Tage alten Säuglings diese Formung bei der Aufstellung von Diagnosen und Prognosen berücksichtigen. Man braucht nur zu vergessen oder nicht zu wissen, daß Säuglinge je ohne eine entsprechende Formung des Schädels zur Welt gebracht wurden, um die Formung des Schädels als unvermeidbare Folge der menschlichen Geburt anzusehen. Aus rein praktischen Gründen würde der Arzt die Schädelformung als Faktor in Rechnung stellen, und es würde nicht sehr darauf ankommen, ob er die Formung des Schädels als untrennbare Begleiterscheinung der menschlichen Geburt ansehen würde oder lediglich als einen Einzelpunkt menschlichen Verhaltens, der durch Zeitpunkt und Ort bestimmt ist. Wäre jedoch der Arzt nicht nur Heilkundiger, sondern darüber hinaus auch noch ein Wissenschaftler, der daran interessiert wäre, seine Kenntnisse menschlicher Schädel und sein Wissen um die Bedeutung von Abweichungen in der Schädelform eines zwei Tage alten Säuglings in ein System zu bringen, dann wäre es von absolut entscheidender Bedeutung, daß er sich klarmachte, daß diese Schädelformung, der er dauernd begegnet, dem menschlichen Organismus durch die Vertreter einer Kultur aufgezwungen wird, in die dieser Organismus hineingeboren ist, und nicht etwa die unausweichliche Folge seines Menschseins ist. So haben der Psychiater, der

Psychoanalytiker und der erfahrene praktische Arzt immer mit einer Grundkenntnis unserer kulturell standardisierten Charakterstruktur gearbeitet und diese die »menschliche Natur« genannt. Der Arzt als Forscher jedoch muß in sein Begriffsschema die Anerkenntnis aufnehmen, daß man die biologischen Möglichkeiten des Menschen nur aus dem Studium jener Menschen einschließen kann, die vielerlei Arten kulturellen Drucks ausgesetzt waren, und daß das Verhalten keines einzigen Menschen unmittelbar auf diese Möglichkeiten bezogen werden kann.

Eine solche Anerkenntnis hat weitreichende Bedeutung für die Präventivmedizin. Wäre die Verhaltensform, die mehr oder weniger vollständig jeder Vertreter unserer Kultur aufweist, unveränderbar, wie das in der Bezeichnung *»die menschliche Natur«* zum Ausdruck kommt, dann wäre es Aufgabe des Arztes, die Bedingungen *im* Individuum zu verändern – oder allenfalls die Bedingungen in der unmittelbaren Umwelt des Individuums –, die zu seiner Krankheit beitragen. Mehr könnte er nicht tun. Er wäre ebenso behindert wie der Ernährungsexperte, der von der Annahme ausginge, daß die Menschen notwendigerweise sich von Maismehl und eingesalzenem Schweinefleisch ernähren, so daß seine vorbeugende Tätigkeit sich darauf beschränken würde, die Leute zum Essen von Niacin zu überreden oder äußerstenfalls die Sozialbehörden dazu zu bringen, Niacin zur Verfügung zu stellen, wenn der einzelne Patient zu arm wäre, es zu kaufen.

Legte man die Annahme zugrunde, daß Maismehl und eingesalzenes Schweinefleisch die unvermeidliche Ernährung des Menschen sei, so wäre es zwecklos, die Wirkungen dieser speziellen Nahrungsmittel auf den menschlichen Organismus zu untersuchen. Sie könnten als selbstverständlich hingenommen werden. Sobald man jedoch erkennt, daß keine einzige Grundnahrung – weder Makkaroni noch Reis noch Weizenbrot noch Kartoffeln noch Yams noch Sago noch Seehund- und Walroßfleisch – eine unvermeidbare Ernährungsform des Menschen darstellt, sondern daß sie alle durch den Menschen ausgewählt wurden, dann wird es sowohl möglich wie notwendig, die Auswirkungen der im Einzelfall vorliegenden Grundernährung auf den menschlichen Organismus zu untersuchen wie auch die Wirkung der entscheidenden Bestandteile der Ernährung, die Krankheit oder Gesundheit bestimmter Individuen zur Folge haben.

So werden die Untersuchungsergebnisse der psychosomatischen Medizin, wenn man sie in einen kulturellen Rahmen stellt, relevant für die Erziehung und zu Grunddaten für die soziale Planung. Es werden sich Beweise dafür sammeln lassen, daß gewisse Typen psychosomatischer Veränderungen, die festumrissene Möglichkeiten einer Pathologie in sich tragen, die im Laufe der Zeit strukturell und irreversibel wird, mit unserer gesamten Lebensform zusammenhängen und damit Umstände sind, die wir in unsere Erwägungen einbeziehen müssen. Dies trifft in jedem Fall zu, gleich welche Form diese Erwägungen annehmen: ob wir kulturelle Kompensationsformen entwickeln, die die somatische Belastung erleichtern, oder ob wir zum Beispiel der Hypertonie Würde verleihen, indem wir sie als eine Form des Sterbens auffassen, oder unsere kulturellen Akzente anders setzen, so daß nicht die einzelnen Organismen für den Anpassungsprozeß den Kaufpreis entrichten müssen, den sie heute zahlen. Für die Planung jeder einzelnen dieser Formen der Präventivmedizin »ist die Gesellschaft der Patient«[47]; und der forschende Arzt allein ist in der Lage, relevante Daten zu liefern und konstruktive Pläne für ein Gesundheitsprogramm aufzustellen, das umfassend genug ist, sich damit zu befassen, wie der neue Organismus sozialisiert wird und welcher Art eine Welt sein muß, in der ein auf diese Weise sozialisiertes Individuum mit einem Minimum an Belastung und mit einem Maximum guter Anpassung leben kann[48].

ANMERKUNGEN

1. *Anmerkung der Autorin zu ihrer Arbeit:* Diese Arbeit ist das Ergebnis einer Forschungsarbeit, die im Sommer 1940 mit Hilfe der Josiah H. Macy Jr. Foundation unternommen wurde. Die Veröffentlichung verzögerte sich aufgrund einer Reihe von kritischen Einwänden, die mir als Antwort auf ein erstes Zirkulieren der Arbeit gemacht wurden, die so widersprüchlich waren und der inneren Konsistenz ermangelten, wodurch deutlich wurde, daß ein nicht identifizierter Faktor am Werk war. Diesen erkannte ich im Jahre 1941 als ein Vermischen der von mir vorgebrachten Argumente mit einem internen theoretischen Streit der zeitgenössischen Psychoanalyse, die das Wort »Kultur« in recht verschiedenem Sinn gebraucht. Ich fand darüber hinaus, daß in dieser Diskussion, deren mir zuteil werdende widersprüchliche Kritik ich zu erklären suchte, sehr berechtigt sich darüber Furcht ausdrückte, daß ich eine Art der Therapie empfehlen möchte, die die kulturistischen Kategorien an die Stelle intensiver Fallstudien setzt, wie zum Beispiel die Diagnose, die vom Patienten aussagt, daß er »an der ökonomischen Depression leidet« oder »ein Opfer kultureller Dynamik« ist und dabei die individuelle Dynamik des Falles nicht in Rechnung stelle. Was den ersten Teil der Kritik angeht, so konnte ich sie nur kurz bezeichnen. Was den zweiten betrifft, so meine ich nach einem sorgfältigen Wiederlesen der Arbeit, daß ich das kulturistische Konzept als wünschenswerte *Komponente* der psychosomatischen Theorie, als eine *Planungsbasis* der Präventivmedizin und nur als *Hintergrund* – in den meisten Fällen vom Praktiker für selbstverständlich genommen – für die individuelle Therapie diskutiert habe. Ich habe mich bemüht, jede Formulierung zu korrigieren, die den Eindruck hervorrufen könnte, daß die Kenntnis der Kultur in bestimmter Hinsicht ein primäres therapeutisches Werkzeug ist oder das Einordnen von Fehlanpassungen in kulturistischer Terminologie in irgendeiner Hinsicht weniger unerwünscht ist als andere Kategoriensysteme, die den individuellen Faktor zugunsten systematischer Versuche, die in Frage stehende Störung zu klassifizieren, aufgehen.

Eine endgültige Revision der Arbeit vor ihrer Veröffentlichung wurde des weiteren durch den Krieg hinausgezögert. Die zitierte Literatur fällt ausnahmslos in die Vorkriegsjahre; doch ist mir kein Material zur Kenntnis gelangt, das die hier vertretenen Positionen entkräften könnte, obgleich seit jener Zeit viel ausgezeichnetes Material veröffentlicht wurde. Dazu gehört unter anderem: Richardson, H. B., *Patients Have Families.* New York 1945; Mittleman, Bela, Wolff, H. G., and Scharf, M. P., Emotions and Gastroduodenal Functions: Experimental Studies on Patients with Gastritis, Duodentis and Peptic Ulcer. In: *Psychosomatic Med.*, 4, 1942, S. 5–61; sowie Booth, G. C., Variety in Personality and its Relation to Health. In: *The Review of Religion*, New York 1946.

2. Im Jahre 1925 traf ich in Samoa einen Tuberkulosespezialisten, der eine dreiwöchige

Reise nach Samoa unternommen hatte, um eine »lehrbuchgerechte« Brust abhören zu können, eine Brust ohne eine einzige Spur vergangener oder gegenwärtiger tuberkulöser Infektion, denn er behauptete, daß er eine solche Brust in den Vereinigten Staaten nicht finden könne.

3. Die Schwäche dieses Ansatzes wird diskutiert bei Dunbar, H. Flanders, *Emotions and Bodily Changes.* New York 1938.

4. Siehe insbesondere: Alexander, Franz, Psychological Aspects of Medicine. In: *Psychosomatic Med.*, 1, 1939, S. 7–18; Symposium on Hypertension: Psychoanalytic Study of a Case of Essential Hypertension. In: *Psychosomatic Med.*, 1, 1939, S. 139–152. Deutsch, Felix, The Choice of Organ in Organ Neuroses. In: *Internat. J. Psychoanal.*, 20, 1939, Nr. 3 u. 4. Dunbar (s. Anm. 3), Character and Symptom Formation: Some Preliminary Notes with Special Reference to Patients with Hypertensive, Rheumatic and Coronary Disease. In: *Psychoanalytic Quart.*, 8, 1939, S. 18–47. Fremont-Smith, Frank, The Influence of Emotional Factors upon Physiological and Pathological Processes. In: *Bull. N. Y. Acad. Med.*, 15, 1939, S. 560–569. Jelliffe, Smith Ely, Sketches in Psychosomatic Medicine. *Nervous and Mental Disease Monographs*, Nr. 65, New York 1939. Andere Ansätze zum gleichen Problem sind: Robinson, G. Canby, *The Patient as a Person,* New York 1939. Propst, Duane, W., *The Patient is the Unit of Practice,* Springfield, Ill. 1939. Wolfe, Theodore P., Emotion and Organic Heart Disease. In: *Amer. J. Psychiatry*, 93, 1936, S. 681–691.

5. Ich schneide hier das Problem, ob Tiere, speziell Haustiere, nicht vielleicht auch einige »Kultur« haben, nicht an. Im Zusammenhang dieser Diskussion genügt es, wenn wir uns auf die »menschliche Kultur« beschränken.

6. Sapir, Edward, Sound Patterns in Language. In: *Language,* 1, 1925, S. 37–51.

7. Persönliche Mitteilung von Professor Franz Boas.

8. Diese Aussagen basieren auf Feldforschung in Bali, die in den Jahren 1936–1939 von Gregory Bateson und Margaret Mead durchgeführt wurde. *Balinese Charakter: A Photographic Analysis.* New York 1942.

9. Die Terminologie dieses Gebietes ist so verwirrend, daß es zum Entwirren mehr als des Eingreifens eines Menschen bedarf. Unterscheiden muß man zwischen dem konstitutionellen Temperament des Individuums – bestimmt durch Erblichkeit – und jenem Teil des individuellen Funktionierens, der aus der Interaktion zwischen dem Individuum und seiner kulturellen Geformtheit hervorgeht, die ich gern Charakterstruktur nennen möchte und die von Abram Kardiner kürzlich »basic personality structure« genannt wurde (*The Individual and His Society,* New York 1939, S. 12). Davon müssen wiederum die idiosynkratischen Aspekte des Individuums unterschieden werden, für die kein befriedigender Terminus in Gebrauch ist. Der Terminus »personality« könnte benutzt werden, um alle diese verschiedenen Aspekte zu umgreifen.

10. Mit dem Terminus »kulturelle Erfahrung« möchte ich anzeigen, daß es sich hier nicht um die Zufälle des individuellen Lebens handelt, wie zum Beispiel um die Auswirkung des Todes eines Elternteils bei einem Eisenbahnunglück oder das Eingeschlossenwerden in ein kleines Zimmer durch eine unsichere Kinderwärterin, sondern vielmehr um jene Art der Erfahrung, die in einer homogenen Kultur systematisch gemacht und mit einer Gruppe anderer Individuen so geteilt wird, daß die Kenntnis eines Details es schon erlaubt, die anderen selbst auszufüllen.

11. Solche Behauptungen werden natürlich von einem geschickten, in der Aufnahme von Anamnesen besonders geschulten Arzt nicht für bare Münze genommen.

12. Diese Art, Verantwortung generell der Vergangenheit anzulasten, ist uns so vertraut

und stimmt so sehr mit den gegenwärtigen Theorien über die Wechselbeziehung zwischen dem Individuum und seiner Umgebung überein, daß es uns seltsam erscheinen mag, wenn wir es ein kulturelles Phänomen nennen. Wenn jedoch der Balinese einen Fehlschlag oder ein Mißgeschick kommentiert, dann wird es, falls er das gegenwärtige Mißgeschick als übereinstimmend mit vorangegangenen Erfahrungen sieht, bloß bemerken: »In dieser Inkarnation habe ich einfach kein Glück; na, schön, vielleicht in einer anderen.« Dabei versteht er seine Seele als sich selbst wandelnde – wie sich auch andere Seelen in aufeinanderfolgenden Inkarnationen verändern –, die das Gute und das Schlechte des Lebens prüft. Und dort, wo wir dazu neigen, die gesamte unglückliche Vergangenheit für einen einzigen gegenwärtigen Fehltritt oder Fehlschlag verantwortlich zu machen, da wird der Iatmul-Stamm auf Neuguinea eine ganze Milchstraße einzelner Unglücksfälle wie Krankheit, Tod, das Mißgeschick von zwanzig oder dreißig Leuten einer einzigen Begebenheit in der Vergangenheit zuschreiben, in der man sich eine andere Gruppe, die schwarze Magie zu Hilfe nahm, zum Feind machte.

Es ist wichtig genug, hier noch hinzuzufügen, daß einer der Punkte, in denen es sehr schwer ist, kulturelle Einflüsse zu identifizieren, dort liegt, wo die kulturelle Ausdrucksweise mit der wissenschaftlichen übereinstimmt. In eine Monographie schloß ich einst eine Beschreibung der samoanischen Vorstellungen über Geburt ein, die zufällig in den meisten Aspekten mit der unseren übereinstimmt. Das Manuskript wurde mir zurückgegeben mit einer Anmerkung des Herausgebers: »Überall in der Welt das gleiche.« Dieser Herausgeber meinte, daß Schwangerschaft, nach dem, was *wir* wissen, neun Monate dauert und es infolgedessen nicht wichtig ist, das zu berichten, was die Samoaner darüber für Vorstellungen haben; hätte ich hingegen von der Bereitschaft der Iatmul berichtet, an eine dreimonatige Schwangerschaft zu glauben – dort wird von einem Kind, das drei Monate nach der Rückkehr seines Vaters von der Arbeit geboren wird, gesagt, daß »es sich beeilt habe, seinen Vater zu sehen« –, dann wäre mir eine solche Opposition nicht zuteil geworden. In ähnlicher Weise braucht es keine Differenz zu geben zwischen dem Inhalt der wissenschaftlichen Theorie und den individuellen Vorstellungen über Vitamine; dennoch können die letzteren auf sehr unterschiedlichen psychologischen Mechanismen beruhen.

Es besteht die Gefahr, man vergegenwärtigt sich nicht, daß die Übereinstimmung zwischen dem kulturellen Verhalten und der wissenschaftlichen Theorie aus sehr verschiedenen Ordnungssystemen herstammen kann: Die wissenschaftliche Theorie kann vom Volksglauben her geformt sein; sowohl Volksglaube als auch wissenschaftliche Theorie können aus der Beobachtung des gleichen Datenkranzes stammen; der Volksglaube kann das Ergebnis der Popularisierung und Ausbreitung der wissenschaftlichen Theorie sein. Solche Versäumnisse führen zu Feststellungen wie der von Ross Stagner und M. H. Krout (A Correlational Study of Personality Development and Structure. In: *J. Abnormal and Social Psychol.*, 35, 1940, S. 339–355; S. 350): »Die vielleicht interessanteste Phase unserer Daten bezieht sich auf die Studien der Art und Weise, wie unsere Befragten ihre Behandlung in der Kindheit mit gegenwärtigen Berichten über ihre gegenwärtige Haltung in Verbindung brachten. (Wir möchten noch einmal betonen, daß die Befragten nicht auf bewußte Assoziationen oder vorgegebene Theorien über diese Beziehung zurückgreifen konnten.)«

13. Lynd, Robert S. u. Helen M., *Middletown.* New York 1929.

14. Dazu kontrastiert – in einer homogenen Kultur – die Position eines Aristokraten, der jede Anstrengung macht, durch idiosynkratisches Benehmen aufzufallen.

15. Interessant wäre auch, über den Effekt auf Theorien über die Immunisierung gegen Poliomyelitis zu spekulieren, wenn die Experimente in einer Bevölkerung, die zu 30 Pro-

zent – sehr gering – oder, wie den Bewohnern der Fidschiinseln bescheinigt wird, dagegen total immun sind.

16. Siehe Symposium on Hypertension. In: *Psychosomatic Med.*, 1, 1939, S. 93–179.

17. Benedict, Ruth, *Race, Science and Politics*. New York 1940.

18. Jelliffe (Anm. 4); vergleiche das Kapitel über die Dupuytrensche Kontraktur, S. 36–51.

19. In der Regel haben die Ärzte die Vorstellung von verwundbaren Stellen. Ein Patient zeigt eine Krankheit, von der die meisten anderen Individuen des entsprechenden Alters und Geschlechts frei sind. Welcher Faktor ihrer Konstitution, ihrer Geschichte, ihrer vorliegenden Charakterstruktur hat zu dieser Verletzbarkeit geführt? Nur bei wissenschaftlichen Untersuchungsbedingungen – im Gegensatz zur therapeutischen Situation – wird auch gefragt, warum dieses Individuum nicht verletzbar, sondern immun ist, warum das zu erwartende Krankheitsbild nicht erscheint. Solche Fragen stehen in Zusammenhang mit dem von Dunbar aufgeworfenen Problem der Art und Weise, wie ein bestimmter Typ der Pathologie, das heißt eine Tendenz zu Frakturen, bis zu einem gewissen Grad – wegen der Inkompatibilität der zugrunde liegenden Tendenzen der Persönlichkeit – die Neigung zu einer anderen Pathologie, das heißt Herzbeschwerden, ausschließen kann. Solch eine Unterscheidung kann systematischen Ausdruck finden in der Differenz zwischen zwei Kulturen, von denen die eine zu einem spezifischen Verhaltensmuster anhält, das die Grundlage bildet, auf der sich eine Neigung zu Frakturen entwickeln kann, während die andere Kultur eine Verhaltensweise begünstigt, die der Entwicklung von Herzsymptomen angemessener ist. Immunität, sei es individuelle oder kulturelle, kann ausgedrückt werden als Offenheit gegenüber einer anderen Störung, und diese Frage kann in jeder beliebigen Hinsicht gestellt werden. Jede Kultur wäre dann zu verstehen als eine spezifische Anregung für Individuen, in ihr einen systematischen Immunitäts- und Anfälligkeitszusammenhang auszubilden; ob ein bestimmtes Individuum dem sozialen Druck unterliegt, wäre auf seine Konstitution und seine Lebensgeschichte und die idiosynkratische Ausprägung der Erfahrung auf dieser kulturellen Basis zurückzuführen. In einer anderen Kultur könnte das gleiche Individuum mit der gleichen Konstitution und einer ähnlichen Lebensgeschichte und ähnlichen idiosynkratischen Ausprägungen eine ganz andere Pathologie entwickeln.

20. Alexander (Anm. 4); Symposium on Hypertension, S. 139–152 und S. 173–179.

21. Deutsch (Anm. 4).

22. Siehe insbesondere: Levy, David, Fingersucking and Accessory Movements in Early Infancy. In: *Amer. J. Psychiatry*, 7, 1928, S. 881–918.

23. Diese Diskussion ist rein theoretisch, insofern sie voraussetzt, daß der Arzt eine genaue und vollständige Anamnese erhält. In der Praxis hat sich aber gezeigt, daß Patienten in bezug auf die Ereignisse ihres Lebens, die die größte Relevanz für ihre Pathologie haben, eine systematische Amnesie aufweisen. Fremont-Smith, vgl. Anm. 4. Sargant, William u. Slater, Eliot, Acute War Neuroses. In: *The Lancet*, Vol. II, July 1940.

24. Cowdry, E. V., Hrsg., *Problems of Aging*. Baltimore 1939.

25. Waller, John V.; Kaufman, Ralph, M. u. Deutsch, Felix, Anorexia Nervosa: A Psychosomatic Entity. In: *Psychosomatic Med.*, 2, 1940, S. 3–16.

26. Erikson, Erik Homburger, Observations on Sioux Education. In: *J. of Psychol.*, 7, 1939, S. 101–156.

27. Die Manus der Admiralitätsinseln zum Beispiel: Mead, *Growing up in New Guinea*. New York 1930.

28. In einer Übersicht zusammengefaßt in: *Psychosomatic Med.*, 1, 1939, S. 429–430, Alexander, Franz, The Influence of Psychologic Factors upon Gastro-Intestinal Disturbances:

A Symposium: A Report upon Research Carried on at the Chicago Institute for Psychoanalysis. I. General Principles, Objectives and Preliminary Results.

29. Ein weiteres Problem bleibt, inwieweit der Druck, der natürlich zu krankhaftem Funktionieren eines Individuums gehört, dann vermehrt oder vermindert wird, wenn seine Symptome und die standardisierten, aber weniger extremen Manifestationen kultureller Prägung, die allen Mitgliedern dieser Kultur gemeinsam sind, sich gleichen. Bei einem gegebenen Subjekt, dessen spezielle Persönlichkeitsausprägung sich in Konstipation ausdrückt, wird der Grad des damit verbundenen Druckes nicht nur eine Funktion der Veränderungen des Intestinaltraktes, des Schmerzes, der »Energie«, die von anderen Funktionstypen abgezogen wird, also der Sekundärwirkung seines Symptoms sein, des Ausmaßes, in dem der Verdauungsapparat schon in der einen oder der anderen Richtung vermittels kulturellen Drucks geprägt war usf., sondern auch vom Standard der Verdauungsfunktion in seiner Kultur überhaupt. Von dieser Übereinstimmung zwischen dem individuellen Symptom und der Betonung, mit der es von der Kultur her belastet ist, wird nicht nur das Ausmaß abhängen, in dem die Symptome einen Menschen anfällig werden lassen und ihn unmittelbarem sozialen Druck aussetzen, sondern auch das Ausmaß des Drucks, das aus einem Konflikt zwischen seinem idiosynkratischen Symbolismus und den Standards des kulturellen Symbolismus resultiert. Wenn zum Beispiel in der symbolischen Sprache der Kultur die Gleichung Konstipation = Kontrolle = Güte lautet, wird das Problem ganz anders gelagert sein als wenn Konstipation = Vorenthalten = Geiz gilt. Die Verästelung dieses Problems geht zu weit, als daß man es in dieser einführenden Arbeit diskutieren könnte.

30. Stokes, John H.; Beerman, Herman und Ingraham, Norman R., The Psychoneurogenous Component of Cutaneous Reaction Mechanisms. In: *Amer. J. Med. Sciences,* 198, 1939, S. 577–588, und insbesondere The Psychoneurogenous Component of Cutaneous Reaction Mechanisms (Teil II), in: *Amer. J. Med. Sciences,* 200, 1940, S. 560–576.

31. In diese Diskussion geht weder eine moralische Wertung ein noch liegt die Annahme zugrunde, daß eine Dichotomie zwischen einer »natürlichen« oder »spontanen« und einer kulturell geordneten Lebensweise besteht. Wenn man an kulturelle Modifikationen des menschlichen Organismus glaubt, dann setzt man auch eine Verflechtung in dem Sinn voraus, daß der neue Organismus und die soziale Umgebung eine kontinuierliche, systematische und unentrinnbare Wechselbeziehung eingehen.

32. Dunbar (Anm. 3), bes. S. 219.

33. Dunbar (Anm. 3), bes. S. 151–163. Miller, Emanuel und Crichton-Miller, H., *The Neuroses in War.* New York 1940.

34. Maranon, G., zitiert nach Dunbar (Anm. 3), S. 152.

35. Shorr, Ephraim, persönliche Mitteilungen vom 3. Dez. 1940: »Obgleich ich noch nicht die Gelegenheit hatte, die aktuellen Aufnahmezahlen des New Yorker Hospitals hinsichtlich der Gravesschen Krankheit in den letzten acht Jahren zusammenzustellen, so kann doch mit Sicherheit über deren Schwanken folgendes gesagt werden:

A. Von 1932 bis 1935 war die Zahl der Neuaufnahmen groß.

B. Von 1935 bis in den Herbst 1939 war ein deutlicher Rückgang der Patientenzahl zu verzeichnen, insbesondere während der ersten acht Monate des Jahres 1939.

C. Die Zahl der Patienten vermehrte sich dann wieder langsam bis ins zeitige Frühjahr 1940, wo ein außerordentliches Anwachsen der Patientenzahl zu verzeichnen war.

Von einer großen Anzahl der Patienten wurden psychiatrische Anamnesen erhoben mit der Absicht, das Material einmal zusammenzustellen. Mein Eindruck ist, daß die Fälle in den Jahren 1932 bis 1935 mit den ökonomischen Bedingungen jener Zeit in Zusammenhang standen. Die niedrige Zahl der Neuerkrankungen in den darauffolgenden drei Jahren kann auf die bescheidene Verbesserung der ökonomischen Notlage zurückgeführt werden. Das starke Ansteigen im Frühjahr 1940 geht auf Fälle zurück, die schon viele Monate alt waren, als sie ins Krankenhaus kamen. Sie schienen nicht unmittelbar aus der Kriegssituation hervorzugehen, können jedoch durchaus den Einfluß der im Verhältnis zur normalen Problemlage gestiegenen Spannung in den Patienten mit dieser Krankheit ausdrücken.«

36. Mooney, J., *The Ghost-dance Religion and the Sioux Outbreak of 1890*. Bureau of Amer. Ethnology, Fourteenth Annual Report, 1892–1893.

37. Williams, F. E., The Vailala Madness in Retrospect. In: *Essays Presented to C. G. Seligman*, hrsg. v. E. E. Evans-Pritchard u. a. London 1934, S. 368–379.

38. Bruch, Hilde and Touraine, Grace, Obesity in Childhood: V. The Family Frame of Obese Children. In: *Psychosomatic Med.*, 2, 1940, S. 141–206.

39. McDermott, Neil T. u. Cobb, Stanley, A Psychiatric Survey of Bronchial Asthma. In: *Psychosomatic Med.*, 1, 1939, S. 203–244.

40. Dunbar, H. F.; Wolfe, Theodore P. und Rioch, J. McK., The Psychic Component of the Disease Process (including Convalescence) in Cardiac, Diabetic, and Fracture Patients. In: *Amer. J. Psychiatry*, 93, 1936, S. 649–679. Dunbar, H. F.; Wolfe, Theodore P.; Tauber, E. S. und Brush, A. L., unter Mitarbeit von Rioch, J. McK. und Coffin, Marian, The Psychic Component of the Disease Process (including Convalescence) in Cardiac, Diabetic, and Fracture Patients (Part II). In: *Amer. J. Psychiatry*, 95, 1939, S. 1319–1342.

41. Deutsch, Felix, *Emotional Factors in Asthma and other Allergic Conditiones*. Mimeographiert, American Ass. of Medical Social Workers, 1938.

42. Wolfe, H. G., Personality Features and Reactions of Subjects with Migraine. In: *Arch. Neurol. and Psychiat.*, 37, 1937, S. 895–921.

43. Jensen, M. B., Some Psychological Aspects of Migraine. In: *Psychological Record*, 2, 1938, Dezemberausgabe.

44. Alexander, s. Anm. 28.

45. Deutsch, s. Anm. 4.

46. In dem Maße, wie die Bedeutung der Bisexualität der Menschen immer evidenter wird, tritt die Signifikanz der psychosomatischen Theorie für die kulturelle Standardisierung der Geschlechtsrollen immer deutlicher ins Licht. Jedwede strenge kulturelle Reglementierung der Individuen mit wechselndem Gehalt von Männlichkeit und Weiblichkeit ist mit bedeutsamen psychosomatischen Manifestationen verbunden. Vgl. z. B. den Kontrast zwischen Deutschs asthmatischem Mann, der »feminine« Züge, und Deutschs asthmatischer Frau, die »maskuline« Züge zeigt.

47. Frank, Lawrence K., Society as the Patient. In: *Amer. J. Sociology*, 42, 1936, S. 335 bis 344.

48. Dollard, John, Mental Hygiene and a Scientific Culture. In: *Internat. J. Ethics*, 45, 1935, S. 431–439.

Die psychosomatische und die konventionelle Medizin

Von der Bedeutung sozialer Vorentscheidungen für die medizinische Forschung und Praxis

ALEXANDER MITSCHERLICH

1. Die psychosomatische Medizin hat eine kompliziertere Arbeitshypothese als die konventionelle, die sogenannte Schulmedizin. Das läßt sich an den gewandelten Vorstellungen von den leib-seelischen Zusammenhängen in der Krankheitsentstehung deutlich machen. Dieses Grenzproblem unseres Verstehens bleibt in der Praxis von Forschung und Therapie im Hintergrund stillschweigender Voraussetzungen.

Wir beschäftigen uns mit ihm einmal ausdrücklich nicht, um uns auf erkenntnistheoretische Erörterungen einzulassen, sondern in der Absicht, der Bedeutung von Anschauungskonventionen nachzugehen. Die leib-seelischen Zusammenhänge interessieren nicht den Arzt allein. Ein Vergleich vorherrschender Modellvorstellungen in Theologie, Philosophie, Rechtswissenschaft, Pädagogik, Soziologie wäre ein interessantes Unternehmen. Unsere Absicht ist es, die Kontroverse innerhalb der Medizin zu beleuchten. Diese läßt sich zwar in einem Satz zusammenfassen, hat aber doch vielfältige Auswirkungen. Der eine Satz würde lauten – in der klassischen Schulmedizin: Krankheiten sind das Ergebnis im Körper beginnender Leistungsveränderungen; und in der psychosomatischen Medizin: Krankheiten entwickeln sich im Korrelationsfeld von Erlebnis und diesem Erlebnis zugeordneten körperlichen Leistungen. Kennt die klassische Schule eigentlich nur die somatopsychische Beeinflussung, den Erlebniswandel durch die Krankheitserfahrung, so die psychosomatische Schule ein Spektrum seelisch-leiblicher Beeinflussungen entsprechend der Vielzahl von Erlebnissen und Gefühlen und deren spezifischer »Ausbreitung« im Somatischen. Es hat einen Sinn, von Spektrum zu sprechen, weil am einen Ende die Extremfälle erbgenetisch verursachter Krankheiten mit bedeutungsloser Erlebniskomponente stehen und am anderen Ende die überwiegend erlebnisbedingten, zum Beispiel »psychoneurotischen« Krankheiten, bei denen die Disposition ganz zurücktritt.

2. Was die praktische Seite des Problems betrifft, so wird immer wieder versucht, ihr durch Abstraktion beizukommen. Hier verschleiert der Begriff Abstraktion, daß es sich um ein Pseudoverständnis handelt. Tatsächlich verliert man Wesentliches dabei aus dem Auge. Zunächst gelingt es, die Meinung aufrechtzuerhalten,

Aus: Mitscherlich, Alexander, *Krankheit als Konflikt. Studien zur psychosomatischen Medizin*, Frankfurt a. M. 1966, S. 53–73. Mit freundlicher Genehmigung des Suhrkamp Verlages, Frankfurt a. M.

das, wovon man absehen dürfe, seien nur Epiphänomene, sei nur das Unwesentliche, Irrtümer Verursachende. Und dann kommt es gleichsam zu einer Wiederkehr des Verdrängten. Die Konstanz, mit der ungelöste Fragen wieder auftauchen, verweist auf ungenügende Einblicke in Wirkungszusammenhänge. Bequeme Lösungen haben aber eine nicht geringe Attraktionskraft. Das verhilft ihnen zu Anhängern und Ansehen.

An dem berühmt-berüchtigten Leib-Seele-Problem ist nicht nur der Meinungsstreit um die ungezählten Lösungsvorschläge bemerkenswert, sondern ebenso der soziologische Aspekt, wie sich Konventionen herausentwickeln, die sich dann zum Beispiel für eine geschlossene Berufsgruppe wie die Ärzteschaft als *dogmatisierte Lösungen* anbieten. Das Verhalten des Forschers oder des Arztes vor einem therapeutischen Problem erlangt nur dann den Charakter wissenschaftlicher Legalität, wenn in ihm die dogmatisierte Prämisse, zum Beispiel: Krankheiten sind Körperkrankheiten, anerkannt wird. Die Reaktionen auf die von Freud Ende des letzten Jahrhunderts aufgestellte These: Hysterien sind erlebnisbedingte Krankheiten, haben dies nachdrücklich gezeigt. Der Ausweg, der sich anbot, war, den Hysterien den Krankheitscharakter, sozusagen den Charakter seriöser Krankheit abzusprechen und die Patienten an Ärzte zu überweisen, denen man gleichermaßen Seriosität absprach.

Was sich als wissenschaftliche Überzeugung dem Selbstbewußtsein präsentiert, hängt also keineswegs nur von Beweisbarem ab, von faktischem Sachwissen, sondern in nicht geringem Ausmaß vom Druck, den Gruppendogmen auf das einzelne Gruppenmitglied ausüben. Wer zu seiner Zeit nicht dem materialistischen Monismus oder heutzutage nicht dem faktorenanalytischen Positivismus Ehrerbietung bezeigt, gilt als Außenseiter. Er kann nicht auf Karriere als wissenschaftlicher Arbeiter rechnen. Derlei Machtmittel können schon Konformität erzeugen und bewahren; sie funktionieren, wie eine Majoritätsreligion, als selbstverständliche Grundlagen der Gemeinsamkeit.

Ketzerei stirbt trotzdem nicht aus. Eine hartnäckige Opposition – wenn auch praktisch einflußlos – hat sich gegen den Monismus der somato-psychischen Krankheitsbegründung erhalten. In dieser Gegenposition wird die These vertreten, die menschliche Existenz sei bipolar organisiert. Ein erbgenetisch gesichertes Regelungssystem hält die Organprozesse in Normallage, und ein ebenso erbgenetisch bedingtes System psychischer Leistungskreise schafft die Voraussetzungen unseres Seelenlebens. Diese Erlebniswelt gehorcht nun ihrerseits immanenten Motivationen. Sie spiegelt also keineswegs nur den Ablauf somatischer Prozesse, etwa eine angenommene Eigentätigkeit des Großhirns, wider. Seelenleben heißt Verarbeitung von Erfahrungen aus der Außen- wie aus der triebbestimmten Innenwelt.

Seelische Erregungen *bedeuten* für uns etwas, und wir beantworten sie nach diesem Bedeutungszusammenhang. Sie können kommen und gehen, und sie können gleichsam für dauernd erstarren. In alledem haben sie eine nach innen, dem Organismus zugewendete Seite. Hier ist seelische Erregung simultan zur Funktionsveränderung eines Organs oder eines Zusammenspiels von Organen. Bei dieser Auffassung hängen seelische und leibliche Erregungen derart zusammen, daß sie Aspekte *eines* Vorgangs sind. Eindeutig bleibt aber die erregende Erfahrung, die dem Subjekt widerfährt und der es sich nicht gewachsen zeigt, die leitende Krankheitsmotivation, und nicht eine biochemisch anonyme Fehlschaltung im erbgenetisch programmierten Funktionsverlauf.

Die Differenziertheit der seelischen Organisation des Menschen und seine somatische Anpassungsgewandtheit an die unterschiedlichsten Naturbedingungen und die unterschiedlichen selbstgeschaffenen sozialen Umwelten sind nicht getrennt voneinander zu verstehen. Der Unangepaßtheit im Körperbau korrespondiert die Entfaltung der »Werkzeugintelligenz«. Das zeigt die psychosomatische Korrelation auf ontogenetischer Ebene.

3. Die psychosomatische These formuliert also eine polare Zuordnung von zugleich weitgehend eigenständigen Prozeßverläufen. Die Blutzuckerregulation und ein philosophischer Gedankengang sind ohne direkte Wirkung aufeinander zu deuten. Sie beziehen ihre Regulation aus je verschiedenen Bedingungs- beziehungsweise Motivationszusammenhängen. Der »stille« Gedanke mag weitgehend desomatisiert verlaufen, er bedarf der Funktion von bestimmten Abschnitten des Zentralnervensystems. »Die Deutschen sind übrigens wunderliche Leute! Sie machen sich durch ihre tiefen Gedanken und Ideen, die sie überall suchen und überall hineinlegen, das Leben schwerer als billig!« Die Begegnung mit dieser Bemerkung Goethes zu Eckermann (6. Mai 1827) wird beim Leser wahrscheinlich im Bereich des Sinnverstehens und der mit ihm verknüpften Hirnleistung bleiben, ohne daß die Lektüre sogleich Alarm im Haushalt des Organismus schlüge. Goethe fährt fort: »Ei! So habt doch endlich einmal die Courage, euch den Eindrücken hinzugeben, euch ergötzen zu lassen, euch rühren zu lassen, . . . und zu etwas Großem entflammen und ermutigen zu lassen«. Sobald wir uns den »Eindrücken« hingeben, sich unser Gedankengang mit erregenden Gefühlen verknüpft, weitet sich der Einfluß, den er auf organisches Funktionsgeschehen nimmt. Der Gedanke stimmt uns, und das ist ein durchaus leib-seelisches Geschehen. Übersteigt die psychische Erregungskomponente die Spannweite physiologischer Variationen, so provoziert sie den Übergang in die pathologische Reaktion.

So vielfältig hier die Bedingungszusammenhänge sind, von denen wir langsam eine Vorstellung gewinnen, ihre Wahrnehmung setzt ein verändertes Konzept der Pathogenese voraus. Krankheit beginnt nicht dort, wo sich eine meßbare Veränderung im organischen Substrat nachweisen läßt, sondern dort, wo diese Veränderung als von einem Erregungszusammenhang motiviert verstanden werden kann. Hier befinden wir uns im Übergang zu einer Medizin, die nicht nur die Objektivität organischer Verläufe in Rechnung setzt, sondern auch die *Objektivität seelischen Geschehens* im Individuum.

Die Veränderung unseres theoretischen Krankheitsverständnisses geht also auf zwei Quellen zurück: die biologische Forschung hat mit großer Progression bisher unbekannte Regulationszusammenhänge aufgedeckt, und die psychosomatische Forschung ihrerseits hat, in wesentlich bescheidenerem Umfang, ihre Modellvorstellungen durch Erfahrungen unterbauen können. Daraus ist eine verbreiterte Perspektive entstanden, die beide Schulen zu unkonventionellen Hypothesenbildungen zwingt. In der Praxis hängt beides aneinander: die Evolution der messenden biologischen Verfahren und die Revolution, die das Hinüberwechseln zu neuen Kategorien, in die wir unsere Vorstellungen einordnen können, nötig macht.

Da die psychologische Medizin eine prinzipielle Erschwerung der Problemauflösung mit sich bringt und nicht nur eine spezialistische Verfeinerung des Wissens, mobilisiert sie Widerstand. Die Geschichte der Psychoanalyse ist nicht nur dadurch charakterisiert, daß sie es mit Widerständen im kranken Individuum gegen die Einsicht in die krankheitserregenden Zusammenhänge seiner Lebensgeschichte zu tun bekam, sondern daß sie Widerstände gleicher Dynamik unter den Ärzten hervorrief. Am Schicksal der psychoanalytischen Theorien läßt sich gut die politische Reichweite wissenschaftlicher Konventionen beobachten; dabei ging und geht es nicht ohne wechselseitige Anklagen ab. So möchte die offizielle Medizin die psychosomatische Arbeitshypothese nicht als ein Generalkonzept verstanden sehen, sondern als randständige Spezialdisziplin, wenn nicht als eine Außenseitermethode. Die Vertreter der Psychoanalyse umgekehrt beklagen sich über die illoyale Ausnutzung der Machtmittel in den Händen derer, die Forschung und Lehre bestimmen. Es wäre eine schlechte Abstraktion, wollte man den Machtfaktor nicht mit in Rechnung setzten, wo im Selbstbewußtsein sich die Vorstellung einnistet, es gehe nur um Probleme des Wissens.

4. Vieles Leiden ist zunächst schmerzliche Lebenserfahrung, Erlebnis von Gefühlskälte, Härte, Einsamkeit, Angst, Enttäuschung, Scham, Erlebnis von Wünschen, welche die Mitwelt mit allen Mitteln verfolgt. Das Subjekt ist dann in Konflikte verwickelt, zerrissen. Ist seine Widerstands- oder Entschlußkraft den eigenen Triebwünschen, den Über-Ich-Ansprüchen oder den Versagungen und Verführungen der Mitwelt nicht gewachsen, dann klingen die erregenden Einflüsse nicht ab. Wir sind ihnen nicht nur passiv hingegeben, sondern können uns von ihnen nicht losreißen. Dies bedeutet unserer Ambivalenz entsprechend permanente (vielleicht unter der Schwelle des Bewußtseins schwelende) antagonistische Innervation; so gegensätzlich, wie der Konflikt in sich gegensätzliche Gefühle bindet. Aus dem Eindruck, mit dem unser Ich umzugehen, dem es sich hinzugeben und von dem es sich wieder loszumachen vermag, wird jetzt eine Obsession, die unsere Person als ganze besetzt hält. Diese Fehlsteuerung psychosomatisch verlaufenden Affektgeschehens als Anfang chronischer Krankheit findet man, sobald das Krankheitsmodell, mit dem der Arzt arbeitet, den Blick in dieser Richtung freigibt. Freilich muß man hinzusetzen: falls dieser Arzt es gelernt hat, psychologische Zusammenhänge mit der gleichen Sorgfalt und methodischen Feinheit zu erforschen, die ihm in der körperlichen Untersuchung Selbstverständlichkeit sind.

Der Optimimus, alles, was am und im Körper an kranken und gesunden Tagen geschieht, eines Tages durch Kausalzusammenhänge auf einer einzigen Wirkungsebene erklären zu können, verflüchtigt sich. Ein solches Modell ist zu simpel, als daß es attraktiv bleiben könnte. Jetzt stellt sich das Problem der Selbsterkenntnis und Selbsttäuschung im Widerstreit von Gesundheit und Krankheit. Das ist ein Zuwachs an Dignität für unsere Fragestellung.

Vorerst sieht es so aus, als gehöre es zu den Grundeigentümlichkeiten der menschlichen Existenz, sich in vielen Motivationen des Denkens und Verhaltens selbst verborgen zu bleiben. Ein Endwissen ist eine ebenso trügerische Verheißung wie eine Endordnung im Leben der Menschen untereinander. Die vermehrte Selbsteinsicht, die wir brauchen, um neue Anlässe unseres Unglücks zu meiden, wird uns nicht in Autismus, in egozentrische Verstrickung versetzen. Was sich vielmehr zu ändern beginnt, ist unsere Naivität; unsere dogmatisch gesicherten Auffassungen beginnen zu schwanken, wir erkennen den Konventionscharakter wissenschaftlicher Grundthesen, die für die Dauer einer geschichtlichen Epoche Gültigkeit hatten. Glaubensgewißheit war wohl die tiefste Wurzel des Optimismus vieler naturforschender Ärzte. Wir sehen aber mehr als nur dies. Wir sehen in der großen Haltbarkeit von Vorurteilen, die in der Medizin mit der Vorstellung von Wissenschaftlichkeit verknüpft bleiben, die Wirksamkeit eines psychischen Abwehrsystems. Es trägt zur Selbstverborgenheit des Menschen bei. Erforderlich ist statt dessen ein Denken, welches mehr Unsicherheit, mehr vorläufige Widersprüche erträgt; das demnach sich besser freizumachen weiß von der Zudringlichkeit magischer Einschläge in unserem Denken. Derselbe Arzt, der höflich einem Kongreßreferat lauscht, in dem Asthma nicht allein als allergische Reaktion behandelt wird, sondern diese Anfälle von Atemnot unbewußten Phantasien zugeordnet werden, welche über eine allergische Reaktionsauslösung sich bekunden – und nur so sich bekunden können –, dieser höfliche Kongreßbesucher äußert sich im Foyer unwillig: alles Unsinn. Das geschieht nicht unmotiviert, denn er hat in der Tat nie von solchen Phantasien vernommen. Daß ein anderer, ein Fachgenosse, ihm zumutet, zu wissen, was er nicht weiß, ist eine harte Kränkung seines Selbstgefühls, die er sogleich mit einem psychischen Mechanismus, nämlich mit der Projektion seines tatsächlichen Unwissens auf das angebliche Unwissen des anderen, beantwortet.

5. Der revolutionär wirkende Fortschritt am Konzept der psychosomatischen Medizin besteht unter anderem darin, daß sie die »latente Anthropologie« einer materialistisch-monistischen Naturforschung in den Stand der Reflexion gebracht hat. Das läßt sich gut an einem Beispiel skizzieren: Die Psychiatrie hat es mit den Geisteskrankheiten, den eigentlichen Verrücktheiten, zu tun, die meist in drei große Gruppen eingeteilt werden: die Schizophrenie, das manisch-depressive Irresein und die Dämmerzustände und Verstimmungen, wie sie bei nachweisbaren organischen Hirnstörungen, zum Beispiel bei arteriosklerotischen Veränderungen, auftreten können. Die drei Psychosegruppen werden aber in der Psychiatrie als sogenannte »endogene« zusammengefaßt, womit die Übereinkunft angedeutet ist, daß man für alle diese Krankheiten *primäre* Veränderungen im körperlichen Geschehen annimmt, also am Gehirn oder auch an den anderen Organen, die auf Hirnabschnitte

in irgendeinem unbekannten Zusammenhang materieller Beeinflussung einwirken. Bei der senilen Demenz, beim Dämmerzustand nach schwerer Hirnerschütterung ist die somato-psychische Verursachung klar genug. Bei den anderen beiden sogenannten endogenen Psychosegruppen ist sie nie klargeworden. Denn bei den Hirnveränderungen, die man etwa im Falle der Schizophrenie fand, hat es sich nie erwiesen, ob man sie primär für die Verrücktheit verantwortlich machen darf, oder ob es sich um Veränderungen handelt, die im Lauf der Krankheit aus deren Wirkungen selbst entstanden, also sekundärer Natur sind.

Die erfolglose Forschung nach den primären Krankheitsursachen im Hirnorgan dauert jetzt schon mindestens hundert Jahre. Wenn auch der Eifer rühmenswert ist, so ist man doch nach dieser Zeit berechtigt, zu fragen, warum die Forschung nicht eine Richtungsänderung ihres Suchens vornehmen mochte. Die Erklärung kann nur im sozialpsychologischen Milieu gefunden werden. In ihm herrschte während dieser Zeitspanne die nahezu ungebrochene stillschweigende Übereinkunft, daß jede Krankheit eine primäre körperliche Ursache habe, also auch so schwere Erkrankungen wie die Psychosen. Das ist die Auswirkung der *latenten Anthropologie,* die auch der psychiatrischen Forschung so lange vorangestanden hat.

Der Geisteskranke, der die Konventionen seiner Gesellschaft nicht einhält, hat in der christlichen Zivilisation lange eine Behandlung erfahren, die sich nicht von der des Verbrechers unterschied. Diese Sitten haben sich bis zu den erst in jüngster Zeit entwickelten erregungsdämpfenden Drogen (die immer noch keine kausale Therapie darstellen) nur wenig gemildert: Quälen, Erwecken von Todesangst, technisch perfektionierter Elektroschock. Das verwundert nicht, solange man sich bewußt bleibt, wie wehrlos die meisten Individuen den Verhaltens- und Urteilsnormen ausgeliefert sind, mit denen ihre Gesellschaft Angst vor irrationalem Unglück abwehrt. Das gilt auch für das Individuum in der Rolle des Forschers, der sich hier zur Bekämpfung der Angst des Materialismus als Glauben oder Ideologie bedient. In der Tat kann die Einstellung der Gesellschaft zu den der Therapie trotzenden Geisteskrankheiten ebenfalls im Zusammenhang mit dieser Gewalt provozierenden Unzulänglichkeit betrachtet werden. Unzweifelhaft muß der Wahnkranke, der die Welt, in der die übrigen Mitglieder der Gesellschaft sich einigermaßen miteinander verständigen können, verläßt, Schuldgefühle erwecken, mögen sie halb oder gar nicht bewußt sein. Wenn in unserer Umgebung ein Mitglied unserer engeren Familiengemeinschaft in geistige Umnachtung fällt, wird keiner von uns sich der Frage entziehen können, ob er an diesem Schicksal nicht mitbeteiligt sei. Wird diese Verantwortung abgewehrt, findet sich der Kranke in abgelegene Heilanstalten verbannt, vergessen. Das Elend seiner Existenz wird aus dem Bewußtsein seiner Beziehungspersonen, ja der Öffentlichkeit überhaupt, ausgeschlossen. Und wiederum funktioniert der Projektionsmechanismus: nicht das eigene Versagen wird untersucht, sondern die so lästigen Kranken verschwinden hinter Anstaltsmauern. Schließlich waren wir Zeugen des Grauen verbreitenden Bündnisses zwischen repräsentativen Psychiatern und der öffentlichen Meinung unseres Landes, als man unter dem irreführenden Titel »Euthanasie« zur Massenvernichtung solcher Kranken ausholte.

Es bedurfte eines neuen Ansatzes in der Theorie, eines veränderten Konzepts von der Krankheitsentstehung, um die sogenannten endogenen Psychosen nicht länger als das Ergebnis anonymer, sinnentrückter Organprozesse zu deuten. Aber die Gewohnheit sperrte sich gegen die Arbeitshypothese, die Geisteskrankheit könne auch als Versuch des Selbstschutzes verstanden werden; eines Schutzes gegen extrem verwirrende und erregende Beeinflussungen aus der Umwelt, die es auch nicht gestatten, die bedrängenden Triebwahrnehmungen im eigenen Inneren realitätsgerecht einzuschätzen.

Das Beispiel der bis auf den Tag andauernden Auseinandersetzungen in der Psychiatrie um die Pathogenese der Geisteskrankheiten beweist, wie für lange Zeit auch eine Serie von Mißerfolgen keine Zweifel an der Richtigkeit einer dogmatisierten wissenschaftlichen These aufkommen läßt. Natürlich hätten wir statt an den psychiatrischen Denkstereotypien auch an manchen der inneren Medizin die dogmatische Verfestigung illustrieren können. Wie immer die Forschung sich weiter entwickeln mag, die Hartnäckigkeit, mit der eine auf zweifelhafte Beweismittel gestützte Lehrmeinung sich erhalten konnte, ist ein Indiz, daß die Kraft, die sie ausstrahlt, die Kraft eines Vorurteils ist. Vorurteilen eignet diese quasi souveräne Resistenz gegen Korrektur aus widersprechenden Erfahrungen. Auch komplizierte, in ihren weiteren Schritten experimentell operierende Forschungsmethoden können sich auf einer theoretischen Basis erheben, die aus magischem, sich allmächtig wähnendem Denken gebildet ist. Die Vorstellung, mit einer einzigen Hypothese das Zustandekommen aller Krankheiten des Menschen erklären zu können, stellt eine derartige Allmachtsphantasie dar.

6. Blickt man in die Geschichte zurück, so erkennt man einen ständigen Wechsel zwischen zwei Vereinfachungsmöglichkeiten des Leib-Seele-Problems. Entweder die Seele wird in ihrer Wirkungskraft überbewertet oder der Körper. Man neigt entweder zu einem spirituellen oder zu einem materiellen Monismus, in welchem eine Kraft nur Abbild der anderen ist. Die Entwicklung, in der wir noch, aber schon nicht mehr ganz stehen, ist durch eine Gegenbewegung zu älteren Theorien, insbesondere den Spekulationen der Romantik, bestimmt. Wie wird das, was körperlich geschieht, auch seelisch empfunden? Welche Bedingungen bestehen dafür? Geforscht wird unter dieser naturwissenschaftlichen Prämisse quantitativ, das heißt, es wird gemessen. Erlebt werden aber von uns Qualitäten. Es ist deutlich, daß hier zwei Phänomene vorliegen, die man gar nicht auseinander hervorgehen lassen kann; wir können nur die Voraussetzungen, die Konditionen zu ermitteln versuchen, unter denen das eine Moment dem anderen die fortschreitende Verwirklichung gestattet. Für die monistische Konzeption gibt es aber nur eine einseitige Richtung der Beeinflussung; die organische Gegebenheit wird zur allein determinierenden Geschehnisreihe, zur primären Basis des ganzen Geschehens, das dann vielleicht auch seelisch erlebt wird.

Im Alltag bleibt Seelisches von Leiblichem getrennt. Auch wenn manches Lippenbekenntnis im quasi philosophischen Gespräch diese harte These abzuschwächen bereit ist, wenn ziemlich unbestimmt neben Genetik auch von Peristase (dem »Milieu«) gesprochen wird – sobald dieser versöhnlich sprechende Arzt die Tür seines Sprechzimmers hinter seinem nächsten Patienten und sich geschlossen hat, denkt er weiter in einer Physiologie, in der selten einmal Affekte, nie höheres Seelenleben vorkommen. Unter dem Leitbild des Menschen als einer primär materiell sich strukturierenden Organisation setzte die quantitative Messung an den Organleistungen an. Aber auch die Psychologie war von dieser Konzeption gebannt. Parallel zur Experimental-Medizin entstand eine Experimental-Psychologie; sie ist heute vielleicht noch naturwissenschaftlicher als die Medizin. Was dabei ermittelt wurde und ermittelt wird, sind seelische Einzelleistungen und Elementarfunktionen, die so lange aufbereitet werden, bis sie quantifizierbar sind. Verstehen ist im Jargon dieser Psychologie ein suspekter Terminus.

7. Wie ist es überhaupt zu diesem bereitwilligen Einverständnis mit der Grundannahme gekommen, nur objektivierende, also die subjektiven Erfahrungen und Urteile möglichst ausschaltende Verfahren ermöglichten verläßliche Auskunft, wenn wir uns um Selbstverständnis bemühen? Da drückt sich wohl eine Teilerscheinung des umfassenden Objektivierungsvorganges aus, den wir Naturforschung in der Moderne nennen. In diesem Prozeß wurde sich der Mensch selbst in einer bisher unbekannten Weise und ohne moralische Beschränkung zum sorgfältig analysierten Objekt. Das ist ein neuer, die Epoche charakterisierender Aspekt: die durch nichts gehemmte Zudringlichkeit. Man wagt diese Leidenschaft, die zu außerordentlichen Anstrengungen in den Naturwissenschaften und zur gründlichsten Veränderung der Welt geführt hat, kaum zu kritisieren. Denn ohne Zweifel handelt es sich um eine Leidenschaft; aber es läßt sich auch nicht leugnen, daß ihre Organisationsstufe ziemlich primitiv ist. Legt man die Entwicklungsstufen der Libido zugrunde, so müssen wir dem Verhaltensstil der Forscher ebenso wie vieler anderer Zeitgenossen entnehmen, daß ihre Leidenschaften voyeuristischer Art sind. Aus unzähligen Einzelphänomenen läßt sich nachweisen, daß der Schautrieb (und korrespondierend die Exhibition) in den unbewußten Zielsetzungen der großen »Abenteuer« unserer Zeit keine Vorlust vermitteln soll, sondern die endlich gesuchte Lust, die Endlust. Dabei sollte man in der Manufaktur von »Pin-ups« nur die vulgärste Befriedigung der Schaulust erkennen, während die irrationale Begeisterung für Raumfahrt etwa oder die zwanghafte Sucht, alle wissenschaftlichen Erkenntnisse in Diapositive mit graphischen Kurven umzusetzen, die elaborierteren Formen dieser Lustbefriedigung darstellen. Das nicht Gesehene muß gesehen und das nicht Anschauliche muß anschaubar gemacht werden.

Die Befriedigung des Schau- und Zeigetriebes ist, wie Freud entdeckte, eine infantile Lustbefriedigung. Zum Fortschritt der Kultur gehört also auf der Ebene der Affekte und ihrer Gestaltung durch das Kollektiv ein Rückschritt; ein Rückschritt in der Libido-Organisation und, damit untrennbar verknüpft, in der Organisation der Aggression. So daß man zu der betrüblichen Einsicht kommt, aller wissenschaftliche Fortschritt habe nicht eigentlich zur affektiven Entwicklung der Menschheit beigetragen. Das kollektive Lustziel, das die Wertnormen der Gesellschaft empfehlen, hat sich bisher unter Erwachsenen als Perversion ausgenommen. Das hat nur noch für den allerengsten sexuellen Geltungsbereich des Wortes Gültigkeit behalten, während voyeuristische Stimulierung und Befriedigung zu den legitimen Einrichtungen der Kultur gehören. Sie sind so verbreitet, daß man sich fragen muß, ob der in solcher Umwelt aufwachsende Mensch noch zu dieser infantilen Lusterfahrung regrediere oder ob er im wesentlichen auf dieser Stufe fixiert bleibe. Für diese Behauptung findet sich ein starker Beweis in der Tatsache, daß, wie erwähnt, die aus den objektivierenden Forschungsverfahren stammenden Einsichten keine Humanisierung der Menschheit bewirkt haben. Revolutionen und Kriege sind nicht seltener geworden. Eine zivilisatorische Milderung der Grausamkeit ist nirgendwo eingetreten. Die Medizin verfügt zwar über eine hochentwickelte Methode der Diagnose und staunenswerte operative Techniken, aber auch sie humanisiert sich deswegen keineswegs, vielmehr versteht sie ihre Patienten weniger und weniger.

Nun ist der Arzt kein Weltverbesserer, und sein tatsächlicher Einfluß auf Krankheit und Leiden war immer gering und ist es geblieben. Aber er befindet sich heutzutage mit seinen Drogen und chirurgischen Künsten doch in einer besonderen, von ihm nur selten reflektierten Lage. Aus dem gleichen Grund, aus dem er zu seinen Patienten nur einen so schmalen verstehenden Zugang bewahrt hat, versteht er diese seine Lage auch nicht; es ist die materialistische Krankheitsauffassung, die ihn so fest gefangen hält. Sie zwingt ihn zu einer Anthropologie, in der es seine Aufgabe ist, materielle Hilfe zu bringen. Diese Haltung wird geradezu als ein Teil der ärztlichen Ethik definiert. In einem Unfallkrankenhaus und bei der Behandlung einer Nierensteinkolik werden sich daraus keine Probleme ergeben. Fatal wird es erst, wenn mit diesem Katechismus alle Symptomatologie bewältigt werden soll. Beim Kranken, den eine dauernde Erlebnisbelastung quält und der ihr keinen angemessenen und entspannenden Ausdruck zu geben vermag, sieht sich der Arzt auf Strand gesetzt. Er verfängt sich in einem wirkungslosen Polypragmatismus. Den vegetativen Fehlregulationen, die sich unter Dauerbelastung herausgebildet haben, kommt man vom Symptom her nur unzureichend und nicht auf die Dauer bei. Zumal deshalb, weil diese Fehlsteuerungen die Tendenz haben, in einem sekundären Automatismus zu gerinnen, der (wenn überhaupt) nur von den primären Motivationen und nicht von der krankhaften Reaktion in der Endstrecke her aufzulösen ist.

Für solche pathogenetischen Zusammenhänge ist der durchschnittlich vorgebildete und approbierte Arzt blind. Seine anthropologische Orientierung läßt es, streng genommen, gar nicht zu, daß er sich als Arzt mit dem subjektiven Erleben seines Patienten auseinandersetzt. Wo er es trotzdem tut, geschieht es zumeist so, wie es der Nervenarzt Dr. Heinrich Hoffmann in seinem *Struwwelpeter* getan hat.

8. Psychoanalytische Methode ist unabtrennbar von der Therapie. Sie besteht in der Wahrnehmung unwillkürlicher Mitteilungen des Patienten durch den Arzt und in der Rückvermittlung dieser Beobachtungen an den Kranken. Die Verständigung zwischen beiden setzt eine Überwindung emotioneller Widerstände gegen das Her-

aufkommen alter und abgewehrter Konflikte voraus. Der Arzt muß hier dem Kranken ein gutes Stück voraus sein; seine Psychologie muß die bessere sein. Eine solche Psychologie muß er sich erworben haben, sie erwächst ihm nicht aus dem gesunden Menschenverstand. Wenn das als ärztliche Aufgabe erkannt werden soll, muß dem zunächst eine Neuorientierung an einem psychosomatischen Krankheitsbegriff vorausgehen. Wie schwierig dies ist, wird sofort klar, wenn man sich nochmals vergegenwärtigt, daß eine derartige Neuorientierung den Abbau emotioneller Widerstände im Arzt selbst zur Voraussetzung hat. Dazu besteht nicht nur in Deutschland – zu schweigen von den Ländern, in denen der materialistische Monismus ideologisches Generalkonzept und Religionsersatz geworden ist – wenig Neigung; auch in den Vereinigten Staaten, wo doch die psychoanalytischen Theorien mit wesentlich weniger Widerstand aufgenommen wurden als in Europa, ist es nur sehr beschränkt zu einer wirklichen Rezeption zentraler psychoanalytischer Positionen gekommen. Es gibt auch hier Scheinanpassungen. Das Schicksal der Psychoanalyse in den USA verweist auf sehr zeittypische Gefahren, denen jede Wissensorientierung ausgesetzt ist, die von den positivistischen Schnittmustern sich unterscheidet.

Dabei ist Psychoanalyse ohne Zweifel eine Wissenschaft im modernen objektivierenden Sinn. Auch sie macht den Menschen zum Gegenstand eines Verfahrens, in dem mehr erkennbar werden soll, als durch einfache Phänomenbeobachtung zutage tritt. Wenn sie vom »seelischen Apparat« spricht und von »Abwehrmechanismen« (gegen erschütternde Reize) und die Gesetzmäßigkeiten, denen dieser Apparat und diese Mechanismen gehorchen, zu beschreiben versucht, ist Psychoanalyse eine Wissenschaft, die sich nicht prinzipiell von den anderen Naturwissenschaften unterscheidet. Auch formulierte Freud seine Ziele gleichlautend mit denen der übrigen Ärzte. Er wollte dem kranken Menschen helfen, wieder arbeits- und liebesfähig zu werden. Das hat zu großen Mißverständnissen beigetragen, vor allem unter Beobachtern, die nie das psychoanalytische Verfahren selbst erlebt haben. Denn unter Arbeits- und Genußfähigkeit kann man in der Tat sehr Verschiedenes verstehen. Was Freud vorschwebte, war eine reife Form menschlichen Umgangs mit den Objekten der Welt. Arbeitslust und Liebeslust sind gute Worte unserer Sprache, in denen sich die Freiheit des Individuums in seiner Lust ausdrückt. Arbeitslust ist nicht Arbeitswut, Liebeslust nicht der Zwang, sich selbst die sexuelle Potenz zu beweisen. Viele Kritiker der Psychoanalyse meinten, von ihr fordern zu müssen, was ihr selbst immanentes therapeutisches Ziel ist: die Vermehrung der autonomen Freiheit des Individuums im Umgang mit seinen Triebbedürfnissen. Aber man kann die Psychoanalyse mißbrauchen dadurch, daß man ihre Einsichten und Erkenntnisse als »verfügbares Wissen« außerhalb ihrer Zielsetzung verwendet. Was sich in der psychoanalytischen Theorie niedergeschlagen hat, ist die Erfahrung aus dem Verständigungsvorgang zweier Subjekte. Der Inhalt dieser Kommunikation sind die Konflikte eines dieser Partner, des Kranken. Der Fortschritt der Therapie besteht in der Erweiterung der Autonomie des Ich, in der Vertiefung der Einsicht in die Motive des Verhaltens, im Zugänglichmachen von Gefühlen, die bisher nicht erlebbar waren. Und solange diese Gefühle nicht auftauchen, bleiben die Einsichten

»trocken«. Es geht, kurz gesagt, um die Motivationen des Denkens und Fühlens und ihre Herleitung aus der Lebensgeschichte des einzelnen.

Dieser Prozeß, um es nochmals zu wiederholen, vollzieht sich zwischen zwei Subjekten, die für einander zu Objekten in der Welt werden, auf die sie ihre Sinnerfahrung mit anderen Schlüsselpersonen übertragen. Ohne diesen *Übertragungsvorgang* kein Sichtbarwerden bisher verborgenen seelischen Erlebens. Erst wenn der Kranke in der Lage ist, auf seinen Arzt Vorstellungen, Gefühle, Erwartungen zu übertragen, als ob der nicht dieses in der Realität so und so beschaffene Individuum wäre, sondern das Objekt der Phantasie des Kranken, kann dieser letztere aus einer Wiederbelebung der Erfahrungen seine Einstellung und Erwartungshaltung korrigieren. Bericht und Erinnerung gewinnen Farbe, Unmittelbarkeit durch das Hier und Jetzt der Übertragung. Die Einsprüche des Es gegen seine Beherrschung durch Über-Ich und Ich und umgekehrt die Widerstände des Gewissens, des kritischen Verstandes gegen die Macht triebhafter Ansprüche ereignen sich in diesem Modell der Interaktion. So daß, wo schließlich die Krankheitszeichen selbst als Erlebnis auftauchen, nie ihr Zusammenhang mit diesen aktuellen Erfahrungen aus einer mitmenschlichen Beziehung verlorengeht. Der Kranke erlebt unmittelbar die relative Enge oder Weite seines Entscheidungsspielraums.

Trotzdem läßt sich das Verfahren natürlich korrumpieren, umfälschen in billiges Anpassungstraining, ausnutzen für Motivforschung in der Werbestrategie. Aber das ist kein Argument gegen die Psychoanalyse als solche. Ihr Beobachtungsprinzip hat sie vielmehr als einzige Wissenschaft vom Menschen davor bewahrt, der voyeuristischen Perversion zu verfallen, der Befriedigung eines Partialtriebes also.

Das Ziel der Kommunikation in der Psychoanalyse ist Heilung, die im Kontext des Übertragungsgeschehens nur unter der Voraussetzung einer Erweiterung der Erlebnisfähigkeit, der Erinnerung und der Autonomie des Ich geschehen kann. Infolgedessen werden in der Übertragungsanalyse die Erlebnisfähigkeit, das Sinnverständnis und die Vorurteilsneigung des Kranken angesprochen. Die »wohlwollende Neutralität« des Arztes – womit seine Abstinenz von affektiver Selbstdarstellung gemeint ist –, also eine überraschende neue Erfahrung, soll dem Kranken die Möglichkeit eröffnen, affektiver Selbstdressate, Verhaltensschablonen, mit anderen Worten: erstarrter Verhaltensweisen, die weiteres Lernen aus Erfahrung verhindern, inne zu werden, um dadurch neuerlich Beweglichkeit für Wahrnehmung und Reaktion zu gewinnen. In der psychoanalytischen Therapie wird außerdem versucht, die regressiv verlorengegangenen oder in primärer Erlebnisfixierung gar nicht entfalteten Gefühlsqualitäten zu stärken. Auch das sollte zu einer Veränderung der affektiv besetzten Einstellungen des Kranken führen und damit die Konflikte dem Bewußtsein so weit annähern, daß mit ihnen eine Auseinandersetzung auf sprachlicher Ebene gelingt und ihre Ersatzbearbeitung im Symptom überflüssig wird.

9. Das »Gespräch« (die Interaktion von Mitteilung und Deutung) erscheint den meisten Ärzten – wenn sie ehrlich sind – wie auch ihren Patienten nicht als ein wirkungsvolles Heilmittel. Auch das ist eine Konsequenz aus der latenten Überein-

kunft über Krankheit als somatischem Geschehen und dem Sprachverlust der konventionellen Medizin. In ihr kann man sich über Organveränderungen messend informieren, die sich nicht im Erlebnis, zum Beispiel als Schmerz, abbilden. Umgekehrt erfährt der Psychoanalytiker von Motiven einer Funktionsstörung, die man aus den Meßergebnissen nie erraten kann. Als Therapie ist die psychoanalytische Methode dann wirksam, wenn es ihr mit Hilfe der sprachlichen Verständigung glückt, die von Affekten getragenen Phantasien des Kranken in die Nähe seines bewußten Ich vordringen zu lassen und gleichzeitig dieses Ich so weit zu stabilisieren und tolerant zu stimmen, daß es diese Phantasien erträgt, mit ihnen umgeht, zum Beispiel sie sublimierend verändert, statt sie in einer Art Vogel-Strauß-Politik abzuwehren.

Die objektivierende Tendenz endet in diesem Verfahren also nicht bei einem Versuch der qualitativen Triebdiagnostik und der quantitativen Erregungsmessung, sondern in der Bemühung, die Wahrnehmungsfähigkeit des Ich des Patienten zu entwickeln; so daß es diesem Ich gelingt, bald affektive Äußerungen zu wagen, bald diese zu beherrschen. Das setzt in der Tat eine objektivere Realitätswahrnehmung, Einfühlungsvermögen, freiere Erinnerung voraus, kurz Leistungen, in denen sich ein Teil der Triebenergie dem Vorgang der Einsicht, des erkennenden Prüfens, des Lernens unterwirft und mit ihm verschmilzt. Will man Bedingungen psychosomatischer Therapie beschreiben, so lassen sich einige Etappen gut bezeichnen; etwa: Bindung von Triebenergie, die sich zuvor als unbeherrschbar erwies, an das Ich; damit verknüpfte Ich-Stärkung und Ich-Entlastung von Abwehraufgaben dadurch, daß den Konfliktinhalten die Rückkehr in bewußte Wahrnehmung gestattet wird. Das läuft auf eine Revision der Konfliktbehandlung hinaus: statt Abwehr und unbewußt verlaufender Somatisierung (mit Überbeanspruchung vegetativer Funktionen) bewußtes Erlebnis der konträren, konfliktstiftenden Affekte. Das Vehikel in diesen Prozessen ist die Übertragungserfahrung und ihre sprachliche Mitteilung.

Sprache hat hier einen vielfältigen Vermittlungsauftrag zu erfüllen: sie vergewissert die Verständigungsmöglichkeit zwischen Individuen, dazu noch die innere Verständigungsmöglichkeit zwischen den Instanzen unserer seelischen Organisation. Ausdruck, der sich bisher nicht zeigen durfte, findet seine Sprache, und mit der Sprache die dialektische Distanz. Stellvertretender Ausdruck für die Krise (zum Beispiel ein unstillbares Erbrechen) oder Zeichen chronischer Dauerbelastung durch Affekte, die sich nicht offen äußern dürfen (zum Beispiel chronischer Kopfschmerz, erhöhter Blutdruck), können ersetzt werden durch unchriffrierte und damit der kritischen Prüfung zugängliche Mitteilungen, durch den bewußt erfahrenen ambivalenten Affekt, durch die eingestandene Neigung oder Angst.

Weder von diesen Chiffrierungsvorgängen noch von der Methode ihrer Entschlüsselung erfährt der Arzt etwas während seiner Ausbildung. Vielleicht wird sich im Lauf der Zeit an der sozialen Vorentscheidung, was unter Krankheit zu verstehen und auf welchen Wegen sie zu behandeln sei, einiges ändern. Es bleibt dann immer noch das in seinem Ausgang unbekannte Problem der sprachlichen Ausdrucksfähigkeit des Kranken. Offenbar finden nicht wenige Menschen in ihrem Verhalten einen unmittelbaren Gefühlsausdruck, sind aber nicht fähig, ihre Notlage, sobald sie frustriert werden, in sprachlichen Symbolen zu reflektieren. Es darf nicht übersehen werden, daß die Sprache bei der gegenwärtigen kulturellen Stimulierung des durchschnittlichen Individuums immer noch ein überaus einfach strukturiertes Instrument bleibt. Der Konflikt wirkt dann in sehr vielen Fällen nicht sprachstimulierend, regt nicht das Ich an, sondern entlastet sich ichfern im somatischen Drama. Das scheint vor der Aufhellung der klassischen hysterischen Konversionen (dem großen hysterischen Anfall, der hysterischen Lähmung oder Blindheit usw.) häufiger in der naiv drastischen, szenischen Darbietung geschehen zu sein, während sich das Defizit an Wunscherfüllung heute in weniger auffälligen, aber nicht weniger quälenden Störungen kundgibt, in Schwindel, Schwitzen, Unruhe, Erschöpfung, Schlaflosigkeit und ähnlichem. Fraglich ist, ob die Kulturentwicklung die Sprachfähigkeiten fördern wird. Das wird über die Chance mitentscheiden, ob die unkonventionelle Psychoanalyse mit ihrem psychosomatischen Modell in die Breite wirken kann, auf Ärzte und Kranke; oder ob die Wirkungen, die von diesem Instrument der Selbsterkenntnis ausgehen, an natürliche Begabungsgrenzen geknüpft bleiben, ebenfalls bei Ärzten und Kranken. Eine Frage, die man heute nicht zu beantworten wagt.

VIERTER TEIL

Die Leistungsgesellschaft als pathogenes Feld

Den Menschen fehlt jene nur langfristig sich ändernde erbgenetische Fixierung der Tiere an eine natürliche Umwelt; vor allem soziale Verhaltensweisen müssen die Menschen durch gesellschaftlich organisierte reale und kategoriale Arbeit an der Natur, durch Lernprozesse sich aneignen. Der Mensch ist, wie Nietzsche konstatierte, das noch nicht festgestellte Tier; er ist unfertig und muß sich selbst produzieren. Die jeweils erreichte Form der Naturbeherrschung, also das wissenschaftliche und in Technik umgesetzte Verhältnis zur Natur, bestimmt auch das Verhältnis der Menschen zueinander, strukturiert ihr Handeln und Denken im sozialen Bereich. Man kann also von einer konstanten, ewig sich gleichbleibenden »Natur des Menschen« nicht sprechen, weil die strukturierenden Einflüsse der Gesellschaft keine natürlichen, sondern ständig sich wandelnde, von den Menschen selbst gemachte sind. Dennoch ist die biologische Basis der Menschen nicht unendlich plastisch; vor allem dann nicht, wenn der Sozialisationsprozeß die Bedingungen erfüllen soll, sich ihrer selbst bewußte, substantiell rational handelnde und körperlich gesunde Individuen heranzuziehen. Die Kultivierung des biologischen Potentials Mensch – zeitextensiv und auf psychisch zu integrierende körperliche Reifungsvorgänge verwiesen – ist in einer zeitintensiv orientierten Gesellschaft besonders prekär*. Psychosomatische Störungen, die auf sehr frühe ontogenetische Schädigungen schließen, scheinen mit dieser Entwicklung verbunden zu sein**. Spitz' Ergebnisse über die hygienisierte, emotional sterile Verwaltung von Säuglingen demonstrieren ein nicht nur für jenes Heim, sondern in nuce für unsere Gesellschaft charakteristisches Klima***: Der gesamte Sozialisationsprozeß scheint heute eher auf eine archaische Verknüpfung von Person und Gesellschaft und weniger auf die Erziehung substantiell rationaler Individuen abzuzielen*. In diesem Rahmen muß die Erkrankung des Individuums letzten Endes gesehen werden.

Krankheit demonstriert das repressive Verarbeiten der überschrittenen Grenzen individueller, gesellschaftlich vermittelter Leistungsfähigkeit; sie ist aber in der naturwissenschaftlich-medizinischen Reduktion auf ihre biologische Basis jener Heilungsmöglichkeit beraubt, die der Ätiologie entspräche, weil darin die prägenden Einflüsse der Gesellschaft außer acht bleiben. Schon die Sprache der Medizin zeigt

* Zu diesem Widerspruch zwischen biologischem Wachstum und der zweckrational organisierten Naturbeherrschung vgl. Mitscherlich, A., Pubertät und Tradition. In: *Verhandlungen des 16. deutschen Soziologentages in Bad Meinberg.* Köln – Opladen 1957, S. 65 ff.

** Halliday, James L., Industriegesellschaft als psychosoziale Umwelt. S. 159 dieses Bandes.

*** Vgl. Spitz, René, Hospitalismus, S. 172 dieses Bandes.

* Vgl. dazu Mitscherlich, A., *Auf dem Wege zur vaterlosen Gesellschaft. Ideen zur Sozialpsychologie.* München 1963, sowie Mitscherlich, A., Das soziale und das persönliche Ich. In: *Kölner Zeitschrift für Soziologie und Sozialpsychologie,* 18, 1966, S. 21 ff.

dies an: sie rekurriert bei organisch nicht einwandfrei begründbaren, aber in Patienten deutlich zum Vorschein kommenden Krankheiten auf eine eigentümliche, nicht näher fixierte biologische Basis und bezeichnet diese als »hereditär«, »konstitutionell«, »essentiell« oder »idiopathisch«. Die vagen Bezeichnungen füllen sich erst mit einem adäquaten Inhalt, wenn zu dem differenziert-naturwissenschaftlich, aber naiv angewandten Können das handhabbare Wissen von der Verflechtung der Krankheit in die individuelle Motivation hinzutritt. Diese Motivation wiederum ist eingebettet in allgemeine gesellschaftliche Strukturierungen des biologischen Potentials Mensch, die jeweils von der spezifischen Dynamik einer Gesellschaftsordnung vermittelt werden. Nach Margaret Meads allgemeiner Behandlung dieses Problems zeigen Halliday und Spitz die spezifischen, bereits ganz früh einsetzenden Strukturierungseinflüsse unserer Gesellschaft, die gegenüber so evidenten Entwicklungen wie dem Zurücktreten der Tuberkulose als Ursache frühzeitiger Invalidität seit 1953 und dem Vordringen der Herz- und Kreislaufkrankheiten zumeist übersehen werden*.

Hallidays Versuch, die charakteristischen Prägungen in der von der hochorganisierten Naturbeherrschung determinierten Gesellschaft herauszuarbeiten, könnte leicht mißverstanden werden; vergangene Lebensformen verlocken, weil sie ihre reale soziale Gewalt verloren haben, zu Romantizismus und verleiten gelegentlich zum Glauben, die Grenzen der Anpassungsfähigkeit seien erreicht und man müsse einhalten oder vielleicht umkehren; hier setzt gewöhnlich die konservative Kulturkritik an.

Im physiologischen Bereich kann diese Anpassungsgrenze oft leicht gefunden werden: an der Zerstörung der Hörnerven bei bestimmter angebbarer Phonzahl ist nicht zu rütteln**. Im psychosomatischen Bereich aber, der ins Sozialpsychologische hinüberspielt, sind diese Grenzen nicht so ohne weiteres abzustecken. Gerade dort, wo – wie etwa bei der Doppelrolle der Frau*** – versucht wird, auf ältere soziale Lösungen zu rekurrieren, anstatt die Aufklärung voranzutreiben, entsteht die Ge-

* Vgl. dazu z. B. Jusatz, H. J., Hauptursachen der sogenannten Frühinvalidität. *Nachrichtendienst des Deutschen Vereins für öffentliche und private Fürsorge*, April 1963, H. 4, S. 177 ff.

** Vgl. Lehmann, Gunther, Lärmeinwirkungen auf den heutigen Menschen. S. 196 dieses Bandes.

*** v. Uexküll, Thure, Die Berufstätigkeit der Frau in psychosomatischer Sicht. S. 204 dieses Bandes. Vgl. auch Vasterling, H. W., Die Berufstätigkeit der Frau aus der Sicht des Gynäkologen. In: *Hippokrates*, 35, 1964, H. 9, S. 365–369; sowie Sussman, Marvin B., Needed Research on the Employed Mother. In: *Marriage and Family Living*, Vol. 23, Nov. 1961, Nr. 4, S. 368–373. Untersuchungen über medizinische, psychologische und soziologische Aspekte des Klimakteriums wurden veröffentlicht: Gesundheit und Erwerbstätigkeit der Frau im mittleren Lebensalter. Gutachtliche Äußerungen zum Gesundheitszustand und zur Leistungsfähigkeit der Frau im fünften und sechsten Lebensjahrzehnt mit Vorschlägen zu ihrer bestmöglichen Einordnung in die Gesellschaft. Im Auftrage des Bundesministeriums für Gesundheitswesen, Bad Godesberg, bearbeitet von P. Hülsmann, H. Kirchhoff, U. Lehr, H. A. Paul und H. Thomae. Frechen 1966.

fahr, daß das Bewußtsein die Realität nicht mehr erreicht. Daraus ergeben sich – reaktiv – spezifische psychische Deformationen und gesellschaftliche Probleme*.

Die große Bedeutung der Arbeitssphäre für Gesundheit und Krankheit wird nicht mehr in Zweifel gezogen. Untersuchungen über den Krankenstand** konnten den Mythos von der schlechten Arbeitsmoral*** bislang nur im wissenschaftlichem Bereich selbst zerstören. Für einen hohen Krankenstand sind – neben chronischen Leiden – ausschließlich soziale Sachverhalte ausschlaggebend*. Die vorliegenden Untersuchungen gehen allerdings nicht von jenem theoretischen Stand aus, den die soziologische Untersuchung des »Betriebsklimas« erreicht hat**, und zeigen damit einen generell festzustellenden Mangel an wirklicher Integration medizinischen und soziologischen Denkens auf***.

Krankheit wäre auch hier zu verstehen als eine dem Individuum aufgrund seiner spezifischen psychischen Ausrüstung sich anbietende Möglichkeit der Lösung eines sozialen Konflikts†. Vordergründig erscheint zwar seit der Kritik des Taylorismus die Psychodynamik der informellen Gruppe als Konfliktursache††; v. Friedeburg stellt jedoch in der Kritik dieses subjektivistischen Ansatzes fest, daß diese nur »Produkt und Vermittlungsinstanz gesellschaftlicher Antagonismen« ist†††. Krankheit im Betrieb wäre demnach in der Verschränkung der gegebenen objektiven Arbeitsverhältnisse – dazu gehört das politische Selbstverständnis einer Gesellschaft ebenso wie der Stand ihrer Produktivkräfte – mit den subjektiven Erwartungseinstellungen zu suchen, die als Reaktion auf die herrschenden Bedingungen zu verstehen sind. Daß für die subjektiven Erwartungen und deren Objektivierung, das Betriebsklima, noch andere Faktoren eine Rolle spielen*, macht die Isolierung pathogener Fakto-

* Vgl. Horn, Klaus, *Dressur oder Erziehung. Schlagrituale und ihre gesellschaftliche Funktion.* Frankfurt/Main 1967.

** Stirn, Hans, Der Aussagewert des Krankenstandes, in: *Beiheft zum Zentralblatt für Arbeitswissenschaft* (Frechen/Köln) 1963, S. 9–36. Vgl. auch Kellner, Wolfgang, Ursachen eines hohen Krankenstandes. In: *Ärztliche Mitteilungen*, 40, 1963, S. 2021–2030.

*** Zu diesem Standpunkt vgl. die Einleitungen der Teile I u. III. S. 17 bzw. S. 53 ds. Bds.

* Diese Feststellung findet sich bei Kellner; der Ursache der Chronifizierung ist allerdings nachzugehen. Vgl. dazu Mitscherlich, A., Anmerkung über die Chronifizierung psychosomatischen Geschehens. In: *Psyche*, 15, 1961/62, S. 1 ff. sowie Ruesch und Bowman, Persönlichkeit und chronische Krankheit. Teil 5, S. 253 dieses Bandes.

** v. Friedeburg, Ludwig, *Soziologie des Betriebsklimas. Studien zur Deutung empirischer Untersuchungen in industriellen Großbetrieben.* Frankfurt/M. 1963 (Frankfurter Beiträge zur Soziologie Bd. 13).

*** Baier, Horst, Die Wirklichkeit der Industriegesellschaft als Krankheitsfaktor. S. 37 dieses Bandes.

† Vgl. Jaques, Elliot, Executive Organization and Individual Adjustment. In: *J. Psychosom. Res.*, 10, 1966, S. 77–82.

†† Insbes. bei Kellner, lit. cit.

††† v. Friedeburg, lit. cit., S. 13.

* »Die sogenannten Grundbedürfnisse der Arbeiter und Angestellten, deren Befriedigung sie um den Preis abhängiger Lohnarbeit im Industriebetrieb anstreben und die ihre Er-

ren im sozialen Feld nicht nur des Betriebes so schwierig*, zumal soziale Interessenkonflikte in vielerlei Gestalt zutage treten können; deren Pseudoauflösung in Form von Krankheit kein notwendiger Ausweg ist und bis heute wenig spezifische pathogene Kausalzusammenhänge bekannt sind**.

Je isolierter der Untersuchungsansatz gewählt wird – zum Beispiel der Zusammenhang zwischen zeitlicher Ausdehnung außerhäuslicher Arbeit einer alleinstehenden Mutter und der Erkrankungshäufigkeit des betreffenden Kindes –, desto fragwürdiger werden die Ergebnisse, weil die operationell festgelegten Variablen selbst viele Determinanten haben, deren Gewicht außer acht bleibt; im genannten Fall zum Beispiel die Art der Ersatzbetreuung und die Qualität der emotionalen Beziehungen zwischen Mutter und Kind***. Ein Problemansatz, der das in Frage stehende Phänomen in seiner ganzen Vermittlung in den Griff zu bekommen versucht, vermeidet sachlich falsche, meist konservativ orientierte und zu Lasten des Individuums gehende Kurzschlüsse – daß zum Beispiel Frauenarbeit an sich von Übel oder jemand nicht rehabilitierbar, sondern höchstens zu berenten ist. Jedes Individuum ist als gesellschaftlich gewordene Einheit zu begreifen, deren Sozialisationsprozeß – das Verhältnis zum Körper ist hier einzubeziehen* – charakteristische schwache Stellen aufweist, an denen – bei vielen und unspezifischen Konfliktsituationen – die Homöostase zusammenbrechen kann. Nur in einem solchen Spannungsfeld bleiben Prophylaxe und Therapie problemgerecht, insofern die Grenzen der Anpassung zunächst einmal im fehlenden Vorantreiben der Aufklärung selbst gesucht werden; und das kann sowohl die bessere Einrichtung der psychosozialen Umwelt als auch ein aufzuhebendes individuelles Lerndefizit sein, das zu mangelnder Anpassungsfähigkeit führte. Erst dieses Problembewußtsein erfüllt den Begriff des pathogenen gesellschaftlichen Feldes**.

wartungen bestimmen, sind weder individuellen Konstanten noch einer abstrakten Natur des Menschen immanent, sondern inhaltlich und in ihrer charakteristischen Ausprägung gesellschaftlich vermittelt, das heißt vom objektiven Zusammenhang der Produktions- und Herrschaftsverhältnisse einer Gesellschaft abhängig. Die Bedürfnisse nach wirtschaftlicher Sicherheit, nach angemessener Bezahlung, nach sozialem Prestige und Anerkennung der geleisteten Arbeit, um nur einiges zu nennen ..., variieren mit dem Stand der Produktivkräfte ebenso wie mit dem Grad der Industrialisierung eines Landes, der Krisenanfälligkeit des Wirtschaftssystems, der Stärke gewerkschaftlicher Organisation.« v. Friedeburg, lit. cit., S. 18.

* Vgl. dazu auch Einleitung zu Teil VIII, S. 365 dieses Bandes.

** Vgl. z. B. die Ulcusthematik auf S. 417 dieses Bandes.

*** Vgl. v. Uexküll, Th., lit. cit. auf S. 204 dieses Bandes.

* Vgl. Halliday, J. L., lit. cit., auf S. 159 dieses Bandes.

** Der gesellschaftliche Zusammenhang der Krankheit wird besonders deutlich bei der Rauschgiftsucht. Vgl. Clausen, John, *Social and Psychological Factors in Narcotics Addiction.* In: *Law and Contemporary Problems* (School of Law, Duke University), Vol. 22, 1957, S. 34–51.

Industriegesellschaft als psychosoziale Umwelt

JAMES L. HALLIDAY

Eine epidemiologische Interpretation des Vorkommens jeder Krankheit muß deren biologische Ätiologie in Rechnung stellen. Was aber ist über die »kausalen Ursachen« der psychosomatischen Erkrankungen bekannt, die immer häufiger auftreten? Im ätiologischen Feld der Person ist das Vorhandensein deutlicher zwanghafter Züge ein relevantes Charakteristikum; diese sind, zusammen mit einer unverhältnismäßigen Tendenz zu psychophysiologischen Dysfunktionen – nach der ontogenetischen Theorie –, durch exzessive Frustrationen in den prägenitalen (oder präpersonalen) Phasen determiniert. Im ätiologischen Feld der Umwelt sind es beunruhigende Ereignisse oder Lebensumstände, die zu klinischen Formen jener als Prädisposition vorhandenen psychophysiologischen Störungen führen.

Ein Ansteigen der psychosomatischen Neuerkrankungen kann deshalb verursacht sein durch eine Veränderung der Umwelt a. in der Kindheit, in der die emotionale Entwicklung sowohl extensiv als auch intensiv in zunehmendem Maße vor allem in den prägenitalen Phasen frustriert wird und/oder b. einer Veränderung der Erwachsenenwelt von der Art, daß immer häufiger sowohl extensive als auch intensive störende emotionale Reaktionen wie Angst, Unsicherheit, Erschöpfung, Ärger, Isolierung und dergleichen provoziert werden. Diese Veränderungen der Kindheitsatmosphäre und die der Erwachsenenumwelt würden in deutlicher Weise die »Massen« betreffen, das heißt die arbeitenden kleinbürgerlichen Bevölkerungsschichten, die die Haupttrends der statistisch feststellbaren Bevölkerungsbewegung bestimmen.

Jene Veränderungen, auf die man vermittels der ätiologischen Befunde und der ontogenetischen Theorie schließen kann, die eine höhere Neuerkrankungsziffer für psychosomatische Leiden »erklären«, fanden in der »Kindheitsatmosphäre« und »Erwachsenenwelt« der Massen zwischen dem Ende des 19. Jahrhunderts und dem Ausbruch des Zweiten Weltkrieges tatsächlich statt. Wie beträchtlich diese Veränderungen waren, offenbart sich, wenn wir die Kindheitsatmosphäre und die Erwachsenenwelt in den siebziger Jahren des 19. und den dreißiger Jahren des 20. Jahrhunderts nicht unter physikalischen, chemischen oder mikroorganischen Gesichtspunkten, sondern im Hinblick auf die psychophysiologischen Veränderungen miteinander konfrontieren.

Aus: Halliday, J. L., Psychosocial Medicine. *A Study of the Sick Society,* New York 1948, S. 111–129. Mit freundlicher Genehmigung des Autors. Übersetzt von Klaus Horn.

VERÄNDERUNGEN DER KINDHEITSATMOSPHÄRE

Kindheitsumwelt in den siebziger Jahren des 19. Jahrhunderts

Brusternährung war allgemein üblich, zumindest fast allgemein. Bei Schwierigkeiten sprangen Ammen ein. Diese standen zur Verfügung, denn eins von fünf Kindern starb, bevor es ein Jahr alt war. (Milchflaschen, in England seit dem letzten Jahrhundert bekannt, wurden nur in reicheren Schichten benutzt. Als Sauger wurden entweder Kalbszitzen verwendet, die in Weingeist konserviert wurden, man nahm auch Ziegenleder oder Pergament und befestigte den Schnuller mit Zwirn am Flaschenhals. Über Sterilisation war nichts bekannt, und die Sterblichkeit jener Flaschenkinder muß beträchtlich gewesen sein. Nicht bevor die Versorgung mit Gummi zureichend war, wurde die Milchflasche unter den arbeitenden Klassen bekannt[1]). Auf die Fütterungszeiten wurde beim Brustgeben keine Aufmerksamkeit verwendet, die Sauggelegenheiten wurden von den Wünschen des Kindes und der Mutter bestimmt. Das wurde erleichtert durch den längeren Körperkontakt zwischen dem Kind und der Mutter, die ihr Baby in einem Schal oder einer Decke mit sich herumtrug. Ein holzrädriger Kinderwagen war das Vorrecht der Reichen und für die arbeitenden Klassen zu teuer. Von seinem Gebrauch rieten die Ärzte jener Zeit ab, weil es dem Kind die Bequemlichkeit kräftiger, liebender Arme vorenthielt. »Ein Kleinkind«, hieß es, »muß auf dem Arm getragen werden.« (Der moderne Kinderwagen kam nicht vor den achtziger Jahren auf den Markt.) Nachts mochte das Kind in einer hölzernen Wiege schlafen, oft aber lag es bei den Eltern oder Geschwistern, eine Praxis, die, besonders wenn die Eltern betrunken waren, was in jenen Tagen nicht selten war, oft zum Tod durch Ersticken führte, weil die Eltern sich auf das Kind legten. (Dieser Erstickungstod wurde nicht zu ernst genommen und vom Gericht jener Zeit eher als Vergehen und nicht als Verbrechen betrachtet). Was die Bekleidung anbetraf, so war das Kind eingewickelt, das heißt mit Binden umhüllt, ja sogar für Monate hintereinander eingenäht. Es wurde als gefährlich angesehen, das Kind zu waschen.

Vor dem zweiten oder dritten Lebensjahr wurde mit dem Sauberkeitstraining wenig Aufhebens gemacht. Die infantile Inkontinenz bedeutete für jene Generation, die – vor Einführung der auf Wasser angewiesenen sanitären Anlagen – eine gleichgültige Toleranz gegenüber Fäkalgerüchen an den Tag legten, wenig. Wozu die Aufregung? Wenn man dem Kind Zeit gab, würde es natürlicherweise die Sphinkterkontrolle bewältigen und ganz allein die Vorteile der auf keine Hilfe angewiesenen Vervollkommnung entdecken. Die Fußböden waren entweder aus Stein oder aus rohem Holz, Teppiche rar und Linoleum unbekannt. Es gab wenige Möbelstücke, aber die waren gewichtig: Ein Tisch aus Tannen- oder Fichtenholz, wenige Holzstühle oder -sessel, das waren außer dem Strohbett oft alle Möbel. Das Kind hatte deswegen nicht nur sehr viel Freiheit, zum Vergnügen bei passender Gelegenheit zu defäzieren, sondern auch, Objekte auszukundschaften und zu manipulieren.

Die Familie war sehr groß, es gab viele Kinder, und jugendliche Aufpasser und Spielgefährten gab es im Übermaß. Spielzeug hatte man wenig und nur einfaches, und die Kinder fanden ein natürliches Vergnügen darin, sich untereinander zu beschäftigen; so fanden frühe soziale Impulse ihre adäquate Erfüllung. Erwachsene machten wenig Aufhebens von Kindern, von denen weder erwartet wurde, daß sie sich als »junge Persönlichkeiten« gaben, noch wurden sie dazu ermuntert. Kinder, so hieß es, sollte man sehen, aber nicht hören.

Es gab keine obligatorische Ausbildung, Schulen kosteten Geld. In bestimmten Industriebezirken war die Hälfte der Kinder in unserem »Schulalter« nicht in der Lage zu lesen. Anstatt zur Schule wurden viele Kinder zur Arbeit geschickt. (Die Beschäftigung von Kindern unter neun Jahren wurde in England 1833 durch Gesetz untersagt; man griff jedoch nicht durch.) Noch in den sechziger Jahren konnten Kinder zwischen 9 und 13 Jahren legal für 48 Stunden pro Woche beschäftigt werden.

Die Familienstruktur war patriarchalisch. Der Vater herrschte über Mutter und Kinder, er befahl ihnen und ließ an ihnen freimütig seine Stimmungen aus. Der Gott jener Zeit war nach den Vorstellungen vom Vater geformt: jemand Schreckliches, unberechenbar und allmächtig. Die Priester, die Pfarrer und die Prediger drohten den jüngeren Kindern mit den Feuern der Hölle. Nicht vor der Jahrhundertwende, als sich die patriarchalischen Bande zu lockern begannen, kam eine weniger sadistische Gottheit auf, und der böse Feuergott im Himmel wurde durch einen freundlicheren ersetzt, einen »Freund der kleinen Kinder oben im hellen blauen Himmel«.

Physiologisch gesehen war die Umgebung des Kindes über alle Maßen schlecht. Dreck, der Mangel an einer Versorgung mit reinem Wasser und sanitären Anlagen, die Überfüllung der zudem schlechten Wohnungen, Armut, Unterernährung und ein langer Arbeitstag – all das trug zu den tragisch hohen Raten der körperlichen Schäden und Todesfälle bei. Psychologisch gesehen aber war die Umgebung des Kindes nicht so schlecht, denn in diesen frühen Jahren entwickelte und entfaltete sich die emotionale Reifung größtenteils nach ihren eigenen Gesetzen und gerade zur eigenen rechten Zeit. Die vitalen Triebäußerungen der ersten und zweiten (der oralen und der analen) Phase fanden daher ein entsprechendes Maß äußeren Ausdrucks, und es darf unterstellt werden, daß jene physiologischen Dysfunktionen und Spannungszustände, die mit dem emotional gestörten Gleichgewicht des vegetativen Nervensystems einhergehen, weder akut hervorgerufen noch unangemessen häufig waren. Nicht vor der dritten (der genitalen) Phase der Kindheit scheint es eine größere Frustration der emotionalen Entwicklung gegeben zu haben, und das fand statt, indem man das Kind ignorierte – indem man hinsah, aber nicht hinhörte –, ein Brauch, der, zusammen mit dem Vaterproblem, zu der offensichtlich großen Hysteriehäufigkeit in der Viktorianischen Ära beigetragen haben mag.

Kindheitsumwelt in den dreißiger Jahren des 20. Jahrhunderts

Wenn wir die Kindheitsumwelt von 1930 mit der von 1870 konfrontieren, stoßen wir darauf, daß sich im Verlauf dieser 60 Jahre ein grundlegender Wandel vollzogen hat. Kinder werden nicht mehr »instinktiv« oder aus einer natürlichen Haltung heraus aufgezogen, die von Gegend zu Gegend in Übereinstimmung mit den Traditionen der jeweiligen weisen alten Frauen der betreffenden Sippen variierten. Statt dessen finden wir ein bewußt ausgerichtetes öffentliches Bestreben, Kinder in Übereinstimmung mit den Prinzipien der neuesten wissenschaftlichen physischen Hygiene aufzuziehen. Diese Prozeduren beschränkten sich nicht auf die besseren sozialen Schichten, sondern – als Resultat der öffentlichen Propaganda und der Einrichtung der Child-Welfare Clinics in England zum Beispiel – breiteten sich auch unter den Massen aus. Dieser Wandel bedeutete einen völlig neuen Ausgangspunkt für die Kindererziehung. Ähnliches weist die Menschheitsgeschichte nicht auf. Das hatte jedoch weitreichende soziale Auswirkungen; nicht nur gingen die vorher erschreckend hohen Sterblichkeitsraten für Kinder herunter, und die Lebenserwartung erhöhte sich – diese Wirkungen konnte man voraussehen. Es wurden auch die Grundlagen der Persönlichkeitsstruktur der neuen Generation verändert – ein Resultat, das nicht vorausgesehen worden war.

Brusternährung gab es nur teilweise. Wenigstens die Hälfte der Kinder wurden im Alter von 3 Monaten schon mit der Flasche gefüttert, wobei die Zahl jener, die künstliche Nahrung erhielten, in den städtischen Gebieten beträchtlich höher war als auf dem Lande und in abseits liegenden Gegenden[2]. Die Fütterzeiten der Flaschen-Kinder (und vieler Brustkinder auch) wurden nicht vom biologischen Rhythmus, sondern von der Uhr und dem Stundenplan bestimmt. Dem Bedürfnis des Kindes, an der Brust zu spielen, wurde nicht länger nachgegeben; Ersatzbrüste zum Spielen, die im 19. Jahrhundert so populär waren, »um das Kind zu beruhigen«, wurden nun als unhygienisch aufgegeben. Der Körperkontakt zwischen Mutter und Kind war auf ein Minimum reduziert. Eine große Zahl von Geburten, besonders im städtischen Bereich, fand in öffentlichen Einrichtungen oder Hospitälern statt, wo das Neugeborene in der Kinderabteilung isoliert gehalten wurde. Schals und Tücher als Attribute weiblicher Kleidung verschwanden; das »Wickelkind« wurde zum »Kinderwagenkind«. Das Kind schlief in einem separaten Kinderbett. Selbst der seelische Kontakt zwischen Mutter und Kind wurde reduziert. Wenn das Kind nach dem Füttern hingelegt wurde, so wurde der Mutter von medizinischer Seite eingeschärft, es allein zu lassen, wenn es schrie. Dieses etwas strenge unpersönliche Regiment wurde jedoch gewöhnlich durch das täglich Bad und Gymnastikübungen, die das Kind, wie der Beobachter feststellen konnte, sehr schätzte, unterbrochen.

Mit dem Sauberkeitstraining wurde nicht selten schon am zweiten oder dritten Tag des extrauterinen Lebens begonnen, und wenn die Uhr eine bestimmte Stunde schlug, wurden kleine Popos pünktlich auf kleine Töpfe gesetzt. Das fließende Wasser war allgemein verbreitet, und die Bevölkerung war sich dessen bewußt geworden, was Schmutz und Fäkaliengerüche waren. Mit der Einführung einer relativ üppigen Ausrüstung des Haushalt – wie Möbel, Teppiche, Bettzubehör und dergleichen – wurden auch die Massen besitzbewußt. Frauen wetteiferten miteinander, eine »schöne Wohnung« zu haben. Dieses Ideal konfligierte mit dem Bedürfnis des Kindes, seiner Forschungs- und Zerstörungslust freien Ausdruck zu verleihen. Auch den sozialen Tendenzen des Kleinkindes wurden in zunehmendem Maße Hindernisse in den Weg gelegt. Viele der neuen Häuser waren separat gebaut; die Familien wurden kleiner; Spielgefährten waren nicht mehr so zahlreich, manchmal gab es gar keine. Das Kind wurde deshalb mehr und mehr auf die Eltern verwiesen, die zu spüren begannen, daß sie nie mehr allein waren, und ihre fortwährenden reaktiven Verbote und Ermahnungen machten das Kind innerlich unsicher und nach außen hin »schwierig«; das dauerte so lange, bis das Kind außerstande war, sich an die von den Eltern geforderte Ordentlichkeit, Sauberkeit, Pünktlichkeit, Pflichterfüllung usf. als Verhaltensnorm anzupassen.

Insofern Kinder seltener wurden, achtete man mehr auf sie; sie waren kostbarer. Besonders die Eltern der *kleinen Familien* widmeten ihnen mehr Aufmerksamkeit, aus dem Schuldgefühl heraus, dem Kind alles zu verdanken; während, wie Gillespie[3] herausstellte, den Kindern im Viktorianischen Zeitalter von ihren Eltern bedeutet wurden, daß sie alles ihnen verdankten – abgesehen von Gott, der sie geschaffen hatte.

Das Aufkommen des Automobilverkehrs schuf für das Kind ein neues Problem. Noch beim Laufenlernen mußte es doch schon versuchen, eine standardisierte, aufmerksame Beobachtungsgabe und motorische Koordination zu entwickeln – einen »Verkehrssinn«, ganz außerhalb der Möglichkeiten der kortikalen Entwicklung, die feine Abstufungen willentlicher Kontrolle nicht gestattete.

Im Alter von vier oder fünf Jahren wurde das Kind – gewöhnlich zum großen Kummer der Mutter – aus dem Haus und in den Gemeindekindergarten oder eine Tagesvorschule gebracht, wo es nach wenigen Jahren mit den Altersgenossen konkurrierte, um bei Tests oder Prüfungen »Sternchen« oder gute Zensuren zu bekommen, kleine Schindereien, die, wenn sich die Eltern zu sehr mit ihrem Zögling identifiziert hatten, im Kind viel Scheu und Angst, ja gar Panik hervorrufen konnten.

Nicht länger war die Familienstruktur patriarchalisch. Man war auch nicht zum prähistorischen matriarchalischen Arrangement zurückgekehrt. Aber es hatte sich etwas ganz neuartig entwickelt, der Versuch, die Familie auf die elterliche Dyade, die in der Rolle von Freunden, Gleichen, als Kameraden in Erscheinung trat, zu begründen. Diese Neutralisation der sexuellen Differenz der Eltern spiegelte sich im Rückzug des lieben Gottes mit seinem Donnerkeil aus dem Himmel und seinem Gegenbild mit dem Feuerofen aus der Hölle. Sogar der »Freund der kleinen Kinder«, der um die Jahrhundertwende so selbstverständlich gewesen war, verblaßte und wurde wirkungslos, als die Kinder den hellen blauen Himmel als Hintergrund für Flugzeuge anzusehen begannen und in der Schule lernten, daß jenseits der Stratosphäre kein Leben möglich war.

Physisch gesehen kann die wissenschaftliche Verbesserung der hygienischen Bedingungen insofern als gut bewertet werden, als eine weit größere Anzahl Kinder als vorher überlebten und physisch gesund waren und insofern der Grund für ein Erwachsenenleben in verbessertem Gesundheitszustand gelegt war. Aber psychologisch gesehen war die Kindheitsumwelt nicht so gut. Die oralen und damit verbundenen Triebregungen der ersten Phase der Kindheit wurden nicht adäquat durchlebt oder herausgearbeitet, mit dem Ergebnis, daß das Kind in seinem Leben ein tief verwurzeltes Übermaß an Unsicherheit zurückbehielt – psychoanalytisch ausgedrückt: viele nicht zum Ausdruck gekommene Abhängigkeitswünsche. Ähnlich wurden die Triebwünsche der zweiten Phase in ihrem adäquaten Ausdruck unverhältnismäßig beschränkt, so daß das Kind ein großes, nicht zum Ausdruck gekommenes Maß an Ärger und Feindseligkeit in sich speicherte. Etwas von dieser unterdrückten Energie verwandelte sich, es bildeten sich zwangshafte Züge; von jetzt an wurde das Leben nach dem Stundenplan oder das Roboterhafte immer deutlicher vorherrschend. Weiss und English[4] fassen verschiedene Aspekte dieser Situation in bezug auf das amerikanische Kind von 1942 wie folgt zusammen:

»Dem Kind wurde zuwenig Freundlichkeit zuteil und zuviel Betonung darauf gelegt, daß es die Kontrolle über sich gewinnen müsse. Mit dem Beginn der Zeit des Stuhltrainings wird es einer strengen Disziplin unterworfen. Gefühle der Scham und Demütigung werden ihm vermittelt, wenn es die Kontrolle des Sphinkter und der Blase nicht schnell meistert. Es wird kritisiert, wenn es nicht Ordentlichkeit, Sauberkeit und Pünktlichkeit und ein Gedächtnis für Details erwirbt – kurzum, es wird schon in einem sehr frühen Alter gezwungen, nach dem Standard der Erwachsenen zu leben.«

Dieser relativ hohe Frustrationsgrad in den zwei ersten Phasen der Kindheit hat definitive psychosomatische Auswirkungen. Anstatt daß das »Leben« sich natürlich, in Übereinstimmung mit der Reifung der körperlichen Organisation entfalten kann, wird ihm ein Konditionierungssystem auferlegt, das, weil diese Forderungen vor der eigentlichen Reifung gestellt werden, körperliche Störungen hervorruft oder doch dafür prädisponiert, indem Spannungszustände oder Funktionsstörungen im gastrointestinalen Trakt, dem Atmungssystem, dem cardiovaskularen oder dem willkürlichen Muskelsystem usf. angelegt werden. Die dritte Kindheitsphase aber wird insofern vielleicht weniger frustriert als im vorausgehenden Jahrhundert, als den Kindern mehr Beachtung und Aufmerksamkeit geschenkt wird; der phallische Vater war nicht mehr Mode und war zunächst durch »Daddy« (der freundlich war) ersetzt worden und danach durch »Pop« (der unwirksam war, ja, den man verachten konnte); außerdem gab es weniger positive Indoktrination im Sinne von Sünde und Schuld angesichts eines allgegenwärtigen und allmächtigen Gottes.

Dieser Überblick zeigt sehr deutlich, daß die Veränderung im Kindheitsmilieu, die zwischen 1870 und 1930 eingetreten war, sowohl intensiv als auch extensiv dahingehend wirkte, die emotionale Entwicklung in den prägenitalen Lebensphasen zu frustrieren. Nach dem ätiologischen Wissen und der Theorie der Ontogenese würde das die Wirkung haben, jenen Anteil der Bevölkerung ständig anzuheben, der für »physiologische« Dysfunktionen prädisponiert ist. Dieser Einfluß wird sich jedoch nicht sofort in den Zuwachsraten der psychosomatischen Leiden niederschlagen, denn der Ausdruck dieser Prädisposition in klinischen Formen kommt nicht vor dem Erwachsenenalter oder in irgendeiner Verhältniszahl vor der Adoleszenz zur Geltung. Deswegen ist mit einer Latenzperiode von wenigstens zwanzig oder dreißig Jahren zu rechnen, die zwischen dem allgemeinverbindlichen Einführen jener Veränderungen in der Kindheitsumwelt und deren offensichtlichen Auswirkungen in der Statistik liegt. Können wir etwas darüber sagen, wann die Revolution des Konditionierens der Kinder in England allgemein verbindlich wurde? Unglücklicherweise können wir das nicht. Es ist wahrscheinlich, daß die neuen Bräuche in der Gesellschaft langsam vordringen und daß die Veränderungen nicht bevor eine beträchtliche Zeitspanne des 20. Jahrhunderts schon vergangen war, sich in den breiten Schichten eingespielt hatten. Sicher war die Institution der speziellen Kinderkliniken nicht vor dem Ersten Weltkrieg allgemein verbreitet. Deshalb scheint es richtig, zu unterstellen, daß die Veränderungen der Kinderaufzucht höchstens erst nach 1920 bei der Majorität zur Geltung kam. Gehen wir von dieser Vermutung aus, dann kann die Zuwachsrate für psychosomatische Leiden, die durch jene Veränderungen des Kindheitsmilieus hervorgerufen werden, nicht vor 1950 zur Geltung kommen ...

Der Überblick zeigt auch, daß die dritte allgemeine Phase der Kindheit in zunehmendem Maße weniger frustrierend wirkte, und das könnte den Effekt haben, daß der Anteil der Bevölkerung, der für jene »neurologischen« Dysfunktionen, die als Hysterie bekannt sind, prädisponiert sind, sich zunehmend verringert.

Veränderungen der Zuwachsrate psychosomatischer Leiden hängen jedoch nicht nur von Veränderungen in der Kindheit ab. Auch die Veränderungen in der Erwachsenenwelt müssen in Erwägung gezogen werden – ihnen wenden wir uns jetzt zu.

VERÄNDERUNGEN IN DER ERWACHSENENWELT

Die Erwachsenenwelt, im Verhältnis zu der des Kindes so komplex, kann nicht mit einigen kurzen Formulierungen beschrieben werden. In den Jahren nach 1870 wurde ihre Kompliziertheit noch verwirrender, und viele Bände wären notwendig, das Spezifische ihrer zunehmenden Differenzierung zu beschreiben. Für den vorliegenden Zweck ist es glücklicherweise nicht notwendig, die Veränderungen im Detail aufzuführen. Notwendig ist nur, zu zeigen, wie die Triebe und Triebimpulse des emotionalen Lebens der Erwachsenen in zunehmendem Maße zerstört, abgelenkt, frustriert oder deformiert werden im Kontext des ständig sich beschleunigenden Wandels der psychosozialen Umgebung. Wir bedürfen hier auch keines Versuchs, die quantitative Bedeutung jeder Veränderung einzuschätzen.

...

Zunehmende Trennung von äußerer Verwurzelung in Mutter Erde. Die Bevölkerung wurde zunehmend städtisch. Während 1860 über 50% der Menschen auf dem Land lebten, betrug in den dreißiger Jahren des 20. Jahrhunderts die Rate nur noch 20%*. Welche Rolle diese fortschreitende Verstädterung an sich spielte, können wir nicht abschätzen, wir dürfen aber vermuten, daß sie in zunehmendem Maße dazu führte, mehr und mehr Personen von den Zeiten und Gezeiten der Natur abzuschneiden, die so viele tief angelegte emotionale Reaktionsweisen auslösen und in Gang halten. Auch die Möglichkeit des freien Muskelspiels in unbegrenztem Raum und an frischer Luft wird dadurch beschnitten, überhaupt ein wachsender Anteil des sozialen Lebens der Regulation durch die Uhr unterworfen.

Zunehmende Mißachtung des kosmischen und biologischen Rhythmus. Die wachsende Gleichgültigkeit gegenüber jahres- und tageszeitlichen Rhythmen und die zunehmende Abtrennung des Individuums von den tiefsten Schichten seines emotionalen Lebens waren nicht allein eine Funktion wachsender Verstädterung, sondern auch beeinflußt durch die Expansion der »Maschine«, die Entwicklung des Transports und die Einführung des künstlichen Lichts. Die Erfindung und Ausbreitung solcher Begriffe wie Zeitplan, Tagschicht und Nachtschicht und Stückarbeit illustrieren diese Tendenz. Der jedem Individuum eigene Arbeitsrhythmus wurde in zunehmendem Maße mißachtet und gesellschaftlich mißbilligt.

Zunehmende Frustration der manipulativen Kreativität. Ein charakteristischer Zug war die Veränderung der industriellen Mittel und Methoden. 1860 wurde die meiste Arbeitskraft in der Industrie von menschlichen Muskeln hervorgebracht; 1930 jedoch stammte sie aus elektrisch angetriebenen Maschinen. Der ältere, handgemachte Artikel wurde durch den massenproduzierten ersetzt, und der Rahmen der kreativen Manipulation als Mittel des emotionalen Ausdrucks wurde kleiner und kleiner. Selbst jene Befriedigung, aus der Bedienung einer Maschine hervorgebracht, wurde während der gravierenden Massenarbeitslosigkeit zwischen den beiden Weltkriegen vielen verwehrt. Eine etwas feinere, aber ebenso effektive Wirkung hatten Rationalisierungsrestriktionen in bezug auf Ausstoß (an sich schon ein »neurotisches« Symptom), die dazu führten, daß auch die noch in Arbeit befindlichen Arbeiter frustriert wurden. Ein Beispiel dieses Phänomens des Handelns des Menschen gegen sich selbst war der nationale Bedarf an Häusern einerseits und die

* England, auf das sich diese Zahlen beziehen, war am Ende des 19. Jahrhunderts das am stärksten großstädtisch entwickelte Land in Europa. Die deutschen Großstädte wuchsen zwischen 1850 und 1871 stärker als zuvor, jedoch noch nicht in dem Maße wie die englischen bis 1840. Erst nach dem Krieg von 1871 und der Reichsgründung setzte das industrielle Großstadtwachstum in Deutschland ein. Im ehemaligen Deutschen Reich nahmen die einzelnen Ortsklassen zwischen 1875 und 1900 so zu:

die Orte mit	über 100 000	Einwohnern um	242,1 Prozent,
die Orte mit	20 000–100 000	Einwohnern um	103,9 Prozent,
die Orte mit	5 000– 20 000	Einwohnern um	47,8 Prozent,
die Orte mit	2 000– 5 000	Einwohnern um	27,0 Prozent,
die Orte	unter 2 000	Einwohnern um	1,3 Prozent.

Nach Martin Leinert, *Die Sozialgeschichte der Großstadt*, Hamburg 1929.

Kartellbildung der Baufirmen und das Verhängen von Arbeitsbeschränkungen für Maurer seitens der Gewerkschaften.

Zunehmende Schnelligkeit des Wechsels der gesellschaftlichen Struktur. Dieser Gesichtspunkt kann beschrieben werden als die »Unsicherheit der kollabierenden Basis«, insofern Personen nicht wissen, wo sie stehen oder wie lange sie stehen werden. Das kann technischer und kürzer als »Desintegration der Gesellschaft« bezeichnet werden. Im Jahre 1860 war die Klasseneinteilung der Gesellschaft (in England) noch recht gut definiert und allgemein anerkannt. Jedermann »kannte seinen Platz«, wußte um seinen Rang, arbeitete zuversichtlich und verbrachte seine Freizeit ebenso; jedermann stützte sich auf die ihm offensichtlich unwiderruflich verliehene Position. In den darauffolgenden Jahren begann der Klassenkampf. Die alte Ordnung veränderte sich und brach auseinander, aber es konnte noch keine Reintegration gefunden werden. Das Symptom der Massenarbeitslosigkeit verhinderte das Individuum nicht nur, seinem emotionalen Bedürfnis an kreativer Aktivität nachzugehen, sondern isolierte es auch von der Gesellschaft. Zugegebenermaßen wurde durch abgestufte Hilfsprogramme die partielle Befriedigung seiner Grundbedürfnisse an Nahrung, Kleidung und Unterkunft befriedigt, aber diese Befriedigung allein war für einen Erwachsenen ungenügend.

Das Bedürfnis nach »Sicherheit« – sei es gegenüber dem von außen drohenden Arbeitsplatzverlust, der ausbleibenden Beförderung, finanziellen Verlegenheit oder sozialen Mißbilligung oder gegenüber innerer Bedrohung, die aus den Frustrationen im »Leben« hervorgehen – trug dazu bei, einen Lebensstil herbeizuführen, der von zwangshaften Mechanismen als Abwehr einer übermächtigen Gefahr reguliert wird. Es war kein Zufall, sondern eine Manifestation dieses Trends, daß Mr. Baldwin in den frühen dreißiger Jahren »safety first« als Großbritanniens neues Motto anbot, auch war es kein Zufall, daß im Jahre 1939 das unterdrückte emotionale Leben seine Entlastung, ja sogar Befriedigung im Ausbruch des Krieges fand.

Zunahme der Standardisierung und Unterdrückung des individuellen Ausdrucks. Die Standardisierung wurde durch die zunehmende Massenproduktion der Information, der Unterhaltung, der Kleidung und, spezifischer, der »Bildung« gefördert. Die zunehmende Standardisierung der »Bildung« in Schulen und Universitäten war verbunden mit dem alles aufsaugenden Wachstum eines Prüfungssystems, das sich hauptsächlich auf den Erwerb der Informationen durch Bücher stützt und das gleichfalls große (ja in der Tat größere) Bedürfnis nach emotionaler Bildung nicht anerkennt – das heißt leben lernen und die Entwicklung der Persönlichkeit und des Charakters. (Lehren impliziert eine menschliche Beziehung – das heißt eine Beziehung, die in allererster Linie emotional und erst in zweiter Linie intellektuell fundiert ist –, und wenn wir in unserem Leben zurückblicken, wird uns deutlich, wie wenig Menschen, die uns ihr Wissen oder ihre Weisheit mitteilen – selbst in einer streng technischen Angelegenheit –, das nicht aufgrund ihrer standardisierten Qualifikation und der Diplome taten, sondern aufgrund ihrer Persönlichkeit. Das Mitteilen und Aneignen sachlicher Information sind außerordentlich notwendig, aber an sich als Ersatz einer empirischen Bildung inadäquat.)

Zunehmender Mangel an Zielstrebigkeit. Das Leben kann nicht ausschließlich als von Kräften angetrieben verstanden werden, die von rückwärts Anstoß geben. Es ist nicht bloß eine Sache des rückwärtigen Impulses, sondern auch die eines Vorwärtswollens zu einem Objekt, einem Ziel, einem in Sicht befindlichen Punkt. Jeder Arzt hat schon bemerkt, wie das Finden eines neuen Lebenszieles oder eines neuen Gesichtspunktes sich günstig auswirkt, weil er »dem Patienten etwas gibt, wofür er leben kann«, und ein bedeutender Faktor für die Genesung ist. Ein bedeutendes Ziel im Leben vieler verschwand mit der aktiven Ausübung einer Religion, und dieses Zurücktreten nahm dem Leben Bedeutung und Sinn. Eines der natürlichen Ziele der Heirat, wenigstens für Frauen, ist, Kinder zu bekommen, aber mit der Veränderung der Verhältnisse geriet dieses Ziel in Konflikt mit der Sicherheit des Ehemannes oder der Freiheit, dem Narzißmus, der Respektabilität der Frau. Das Ziel der Arbeit ist, etwas zu schaffen; aber während der herkömmliche Handwerker das Produkt seiner manipulativen Aktivität unmittelbar vor sich wachsen sah, bearbeitet der neue Arbeiter nur Teile, ihm wird die Befriedigung verweigert, seine Bestrebungen ins vollendete Produkt eingegangen zu sehen. Kurz, es gab eine fortschreitende Einschränkung des emotionalen Sehens, aber nicht nur des Ansehens, sondern auch des Einsehens. Vielleicht nur zu Kriegszeiten und unter einer inspirierenden Führerschaft gewannen die Massen etwas von dem Sinn für einen Zweck, eine Richtung, eine Bewegung auf ein klar sichtbares Ziel wieder.

Die verschiedenen oben beschriebenen Tendenzen können dahingehend zusammengefaßt werden: Zwischen den siebziger Jahren des 19. und den dreißiger Jahren des 20. Jahrhunderts verzeichnen wir ein Anwachsen der »inneren Unsicherheit«, die (abgesehen von den Einflüssen veränderter gesellschaftlicher Aufzuchtsformen für Kinder) eine Antwort darstellt auf die fortschreitende Vermehrung der äußeren Unsicherheit im Hinblick auf Beschäftigung, Einkommen und den Status des Individuum im sozialen Kontext; die dadurch erzeugten emotionalen Spannungen konnten aufgrund der fortschreitenden Beschränkung der schöpferischen Aktivität des Machens und Hervorbringens von »Gütern« und wegen der zunehmenden Vernachlässigung der angeborenen, biologisch wirkenden Rhythmen nicht adäquat verarbeitet werden. Diese Spannungen konnten auch nicht kanalisiert werden in Form des Strebens nach einem guten Objekt oder Ziel, weder eines in diesem noch eines in einem zukünftigen Leben. Es war auch eine fortschreitende Beschränkung der Sphäre des »Göttlichen« zu verzeichnen, die mit der zunehmenden Säkularisierung des Denkens, das heißt mit dem Rationalismus in Zusammenhang steht. Dieser Rückzug »Gottes« ist alles andere als unbedeutend in seinen praktischen psychologischen und sozialen Auswirkungen.

Diese kurze Aufzählung zeigt, daß die Veränderungen der Erwachsenenwelt, die von der epidemiologischen Theorie als der zweite mögliche Grund für die zunehmende Neuerkrankungsrate der psychosomatischen Leiden postuliert werden kann, zwischen 1870 und 1930 stattfanden. Die emotional frustrierenden Einflüsse nahmen an Intensität in dieser Zeitspanne zu und führten dazu, daß weitverbreitete und tiefsitzende Angstgefühle sich ausbreiteten, Gefühle der Unsicherheit, der Hilflosigkeit, der Verbitterung und Isolierung. Von jenen, die zutiefst unsicher waren, verfielen einige in einen chronischen Zustand der Abhängigkeit und Hilflosigkeit und erwarteten vom Staat, daß er sich zu ihnen wie eine Mutter verhalten müsse; andere aber wehrten sich gegen diese Gefühle durch exzessive Selbsthilfe und zwangshafte Unabhängigkeit. (»Wenn ich nicht rastlos arbeite, habe ich keine Ruhe«, sagte einst ein Patient zu mir. Er litt an einem Magengeschwür.) Von jenen, die gereizt, verbittert und feindselig waren, verfielen einige in ein weinerliches Querulantentum, in übermäßige Reizbarkeit, Überempfindlichkeit oder wurden Aufwiegler; andere verkehrten ihre nicht zum Ausdruck kommende Feindseligkeit in eine Verstärkung zwangshafter Neigungen; und wieder andere verschwendeten ihre Energie in einem zwangshaften Drang, indem sie unbarmherzig und unermüdlich arbeiteten, um Macht- und Autoritätspositionen zu erreichen oder zu erhalten. Die allgemeine Ebbe des natürlichen emotionalen Ausdrucks wurde erreicht, als – wie es einer meiner Freunde (nicht ganz angemessen) nannte – »die moralistischste Generation, die es je gab«, lebte. Er erinnerte sich daran, wie Beobachter, denen noch die zügellose Soldateska der Burenkriege (1898–1902) vor Augen stand, den Beginn einer zunehmenden Zucht bei den Soldaten des Krieges von 1914–1918 feststellten und entzückt waren von der relativen Ordentlichkeit, Nüchternheit, Unterwürfigkeit und Keuschheit der Söhne im Krieg von 1939–1945. Diese Zunahme der »Respektabilität« kann man mit den psychiatrischen Befunden vergleichen, nach denen in den Jahren 1914–1918 in den Mannschaftsrängen die Hysterie allgemein verbreitet war und Angstzustände unter Offizieren; 1939–1945 wurde Hysterie weniger häufig beobachtet, in den Vordergrund traten hingegen Angstzustände, und reaktive Depressionen hatten eine relativ hohe Zuwachsrate aufzuweisen[5].

Die zunehmende Wahrnehmung dieser sozialen Unsicherheit, welche das Bedürfnis nach dem Wiedergewinn der Sicherheit hervorrief, war sicher verantwortlich für die außerordentliche Zunahme des Rauchens in dieser Zeit. Im Jahre 1850 lag der durchschnittliche Tabakverbrauch pro Kopf in Großbritannien bei einem englischen Viertelpfund, 1940 war er bis auf 4 englische Pfund gestiegen. Das impliziert nicht notwendig, daß die Unsicherheit sechzehnmal so groß geworden war. Ein anderes Symptom der wachsenden Unsicherheit war die sich schnell ausbreitende Popularität und der Verbrauch von Patentmedizinen; ein weiteres war die Verbreitung von Magazinen, die sich Dingen wie der Vitalität, der körperlichen und geistigen Gesundheit widmeten.

WEITERE EPIDEMIOLOGISCHE IMPLIKATIONEN

Akzeptiert man den psychosomatischen Gesichtspunkt der Interpretation, dann wird nicht nur Licht auf die steigende Zunahme der psychosomatischen Leiden geworfen, sondern es bietet sich auch eine Methode an, die unsere Verständnismöglichkeiten statistischer Zahlen verbessert. So zum Beispiel:

Die Altersverschiebung. Die Tatsache, daß das Alter des häufigsten Auftretens mit der Zunahme der Neuerkrankungen sich immer mehr zu den jüngeren Altersgruppen verschob, kann (wenigstens teilweise) mit der Häufung prädisponierter Individuen in Zusammenhang gebracht werden – eine Auswirkung des zunehmenden Wandels der Kinderaufzucht.

Die Geschlechtsverschiebung. Die Tatsache, daß – außer beim Diabetes – die Steigerungsrate bei Männern größer war als bei Frauen, kann nicht direkt mit dem Wandel der Kindheitsumwelt in Zusammenhang gebracht werden, denn beide Geschlechter werden dort gleichmäßig beeinflußt. Die psychoanalytische Theorie legt jedoch die Annahme nahe, daß möglicherweise das männliche Kind, das eine engere und andere emotionale Beziehung zur Mutter hat, die Zunahme der oralen Frustration schlimmer empfand (oder doch zumindest anders) als das weibliche. Aber abgesehen davon, ob wir diese Erklärung ablehnen oder annehmen, die Veränderungen der Erwachsenenwelt haben in der Tat und sehr deutlich die beiden Geschlechter auf verschiedene Weise betroffen. Die Veränderungen in der Welt der Frau brachten die »neue Frau« mit sich, deren »Emanzipation«, obgleich sie ihr Zutritt zu vielen neuen Interessen und Befriedigungsmöglichkeiten verschaffte, nicht einherging mit dem gleichzeitigen Zurückziehen der sozialen Sanktionen, die ihr gestatteten, ihre Stimmungen und weiblichen Verhaltensweisen beizubehalten, aufgrund deren sie weiterhin in der Lage bleibt, ihre emtionalen Spannungen in vielen Formen und Ausdrucksweisen, die dem Manne verweigert sind, zu befreien.

Verschiedene Neuerkrankungsraten in verschiedenen sozialen Gruppen. Daß die Zahl der Neuerkrankungen an psychosomatischen Leiden in städtischen Gegenden höher war als in ländlichen, kann, wenigstens zum Teil, mit der Tatsache in Zusammenhang gebracht werden, daß das ländliche Milieu in der Kindheit nicht im gleichen Ausmaß zur Prädisposition anreizt. So war der Anteil der künstlich ernährten Babies, wie schon erwähnt, auf dem Lande viel niedriger als in den Städten, und das junge heranwachsende Leben war den Einflüssen der Mutter Natur mehr und unmittelbar ausgesetzt. Dem Erwachsenen gestattet das ländliche Milieu mehr individuellen Ausdruck; die Abnahme der Religiosität war dort relativ geringer; der Intellektualismus erhielt wenig Anregung, und die Arbeit stimmte mehr mit dem Tages- und Jahreszeitrhythmus überein. Kurz, die alten Sitten überwogen noch weitaus mehr als in den Städten. Ein Mann war berechtigt, nicht so zu sein wie seine Kameraden. Die niedrigere Zuwachsrate psychosomatischer organischer Erkrankungen in abgelegenen und ländlichen Gebieten kann kritisch verglichen werden mit der bekannten relativen Seltenheit dieser Erkrankungen bei »primitiven Rassen«, das heißt in Gesellschaften, die von der »industrialisierten westlichen Zivilisation« nicht beeinflußt sind. Zugegebenermaßen existieren keine adäquaten statistischen Daten für »primitive Rassen«, aber der Eindruck vieler Beobachter, daß psychosomatische Leiden dort entweder unbekannt oder selten sind, stimmt mit der ätiologischen und epidemiologischen Erwartung überein.

...

Besonderheiten spezifischer Neuerkrankungsraten. Eine epidemiologische Interpretation der Neuerkrankungsraten jedes Syndroms oder jeder Krankheit würde es erforderlich machen, die »Ätiologie« jedes Leidens mit bestimmten Frustrationen, die aus der Kindheit stammen, und sozialem Druck, der in verschiedenen historischen Epochen und sozialen Schichten im Erwachsenenalter ausgeübt wird, in Zusammenhang zu bringen. So steht zum Beispiel die signifikant hohe Todesrate bei an Koronarthrombose gestorbenen Ärzten in den vergangenen 20 Jahren* – besonders bei denjenigen Medizinern, die in ihrem Beruf eine Bedeutung gewannen – nicht allein mit dem Erziehungsmilieu, sondern ebenso mit ihren Arbeitsbedingungen in Zusammenhang, die von ihnen fordern, immer auf der Höhe zu sein, was ihre Dienstleistungen ebensosehr betrifft wie die Forderung ihrer Kollegen, die sie in der Rolle der »Autorität« sehen möchten. In diesem Sinne können zwangshafte Neigungen wenn schon nicht hervorgerufen, so doch verstärkt werden. Shakespeares Wort über die Größe variierend, könnte man sagen, obgleich es sehr zweifelhaft ist, daß einige Menschen mit zwangshaften Zügen geboren werden, so ist es doch definitiv, daß viele sie durch elterliche Erziehung erwerben; und andere haben zwangshafte Neigungen, die ihnen »auferlegt« sind von den Erfordernissen ihrer spezifischen Arbeitsbedingungen ...

Um zum Schluß zu kommen: Das Auftreten vieler invalidisierender Leiden und Krankheiten, die in den Bereich der allgemeinen Medizin fallen, können, wie Infektionskrankheiten, »eine Epidemiologie haben«, aber ungleich den Infektionskrankheiten kann ihre Ätiologie nicht verstanden werden, wenn die Umgebung nicht in bezug auf ihre psychophysiologischen Auswirkungen untersucht wird.

ANMERKUNGEN

1. Taylor, F. Sherwood, *The Century of Science.* Heinemann Ltd., London 1941.
2. *Report on Infant Mortality in Scotland.* H. M. Stationery Office, 1943.
3. Gillespie, R. D., *Psychological Effects of War on Citizen and Soldier.* Norton, New York 1942.
4. Weiss, E. u. English, O. S., *Psychosomatic Medicine.* Saunders, Philadelphia 1943.
5. Halliday, James L., *British Medical Journal,* I, 1945, S. 913.

* D. h. seit Ende der zwanziger Jahre.

Hospitalismus

Eine Untersuchung der Genese psychiatrischer Krankheitsbilder in der frühen Kindheit (vorläufiger Bericht)

RENÉ A. SPITZ

»En la Casa de Ninos Expositos el nino se va poniendo triste y muchos de ellos mueren de tristeza.«
(1760,
aus dem Tagebuch eines spanischen Bischofs)

I DAS PROBLEM

Das Wort *Hospitalismus* bezeichnet einen Entkräftungszustand des Körpers auf Grund eines langen Aufenthaltes im Krankenhaus, aber auch die ungesunde Atmosphäre in einem Krankenhaus. Der Ausdruck wird immer mehr benützt, um, besonders aus der Sicht des Psychiaters, spezifisch die nachteilige Wirkung des Aufenthalts in Pflegeanstalten auf Säuglinge zu umschreiben, die sehr früh in solche Anstalten eingewiesen werden. Die vorliegende Untersuchung beschäftigt sich besonders mit der Wirkung eines fortgesetzten Anstaltsaufenthalts auf Kleinkinder unter einem Jahr, die nicht wegen Krankheit in einer Institution versorgt werden. Ein Muster für solche Anstalten ist das Findelhaus.

Ärzte und Verwaltungsbehörden haben die Unzulänglichkeiten derartiger karitativer Institutionen seit langem erkannt. An Anfang dieses Jahrhunderts hatte eines der großen Findelhäuser in Deutschland bei den Säuglingen im ersten Lebensjahr eine Sterblichkeitsquote von 71,5 %[1] (1). Chapin (2) zählte 1915 zehn Anstalten in den größeren Städten der USA auf, hauptsächlich an der Ostküste, in denen die Sterblichkeitsquote der im ersten Lebensjahr aufgenommenen Kinder am Ende des zweiten Lebensjahres zwischen 31,7 und 75 % lag. Im gleichen Jahr stellte Dr. Knox aus Baltimore anläßlich einer Diskussion im Rahmen der American Pediatric Association (3) fest, daß in den Anstalten der Stadt Baltimore 90 % der Säuglinge vor dem Ende ihres ersten Lebensjahres starben. Er war der Ansicht, daß die übrigen 10 % wahrscheinlich gerettet wurden, weil sie rechtzeitig aus der Anstalt heraus-

Aus: *The Psychoanalytic Study of the Child,* I, New York 1945, S. 53–74, und II, New York 1946, S. 115–117. Mit freundlicher Genehmigung von International Universities Press, Inc., New York. Die vom Autor genehmigte Übersetzung von Frau Gudrun Theusner-Stampa erschien zuerst in »Einführung in pädagogisches Sehen und Denken«, Texte, hrsg. von Andreas Flitner und Hans Scheuerl. *Erziehung in Wissenschaft und Praxis,* Bd. 3, München, Piper 1967.

genommen worden waren. Dr. Shaw aus Albany sagte in der gleichen Diskussion, die Sterblichkeit im Randalls Island Hospital betrage wahrscheinlich 100 %.

Die Zustände haben sich seither sehr verändert. Zur Zeit verzeichnen die besten amerikanischen Institutionen, wie z. B. das Bellevue Hospital in New York City, eine Sterblichkeitsziffer von weniger als 10 % (4), die sich von den Sterblichkeitsziffern des übrigen Landes vorteilhaft abhebt. Während in den USA und in Europa diese und ähnliche Erfolge erzielt wurden, stellte sich den Ärzten und Verwaltungsbehörden bald ein neues Problem: Sie entdeckten, daß die »Anstaltskinder« praktisch ohne Ausnahme später psychische Störungen bekamen und asozial, kriminell, geistesschwach, psychotisch oder schwer erziehbar wurden. Wahrscheinlich hatte vorher die hohe Sterblichkeit diese Folgen nicht offenkundig werden lassen. Nun, da die Kinder weiterlebten, kamen die anderen Nachteile des Anstaltsaufenthalts deutlich zum Vorschein. In den USA führte dies dazu, daß man die Heimpflege weitgehend durch eine Unterbringung in Pflegefamilien ersetzte.

Die erste Untersuchung der an den psychischen Folgen der Heimpflege bei Säuglingen im ersten Lebensjahr beteiligten Faktoren wurde 1933 von H. Durfee und K. Wolf (5) in Österreich durchgeführt. L. G. Lowrey (6), L. Bender und H. Yarnell (7), H. Bakwin (4) und W. Goldfarb (8–11) haben weitere Beiträge zu diesem Thema geleistet. Die Ergebnisse all dieser Untersuchungen sind ungefähr gleich.

Bakwin fand eine stark erhöhte Infektionsanfälligkeit, obwohl Hygiene und Ernährung hohen Ansprüchen genügten. Durfee und Wolf stellten fest, daß Kinder unter drei Monaten keine nachweisbare Schädigung als Folge eines Anstaltsaufenthalts zeigen; aber Kinder, die im ersten Lebensjahr mehr als acht Monate lang in einer Anstalt gewesen waren, zeigten so schwere psychische Schäden, daß man sie nicht testen konnte. Bender, Lowrey und Goldfarb stellten fest, daß nach dreijährigem Anstaltsaufenthalt die eingetretenen Veränderungen irreversibel sind. Lowrey beobachtete, daß zwar die Schädigung der im ersten Lebensjahr in einer Anstalt untergebrachten Kinder sich anscheinend nicht wiedergutmachen läßt, daß jedoch die im zweiten oder dritten Lebensjahr erlittenen Schäden heilbar sind.

Die meisten Autoren machen zwei Faktoren, auf die schon Durfee und Wolf hingewiesen haben, für die psychischen Schädigungen dieser Kinder verantwortlich.

Der erste Faktor heißt: Mangel an Reizen. Am schlechtesten schnitten die am besten ausgestatteten und hygienisch einwandfreiesten Anstalten ab, denen es zwar gelang, die Umgebung des Kindes keimfrei zu machen, die aber zugleich die Psyche des Kindes der Sterilität aussetzten. Selbst die ärmlichste Heimstatt bietet mehr geistige Anregung als die übliche Krankenstation.

Der zweite Faktor ist die Anwesenheit oder Abwesenheit der Mutter des Kindes. Die Anregung durch die Mutter ist immer stärker als die durch noch so gut ausgebildetes Personal (12). Die Anstalten, in denen die Mütter anwesend waren, erreichten bessere Ergebnisse als diejenigen, in denen nur voll ausgebildete Kinderschwestern verwendet wurden. Die Anwesenheit der Mütter konnte sogar zahlreiche andere Mängel ausgleichen.

Wir glauben, daß weitere Forschungsarbeit notwendig ist, um die Faktoren klar herauszustellen, die in dem Verfall wirksam werden, der auf einen langdauernden Anstaltsaufenthalt folgt. Die Anzahl der von Bakwin, Durfee-Wolf und Lowrey in einzelnen Institutionen untersuchten Säuglinge ist sehr gering, und Bender, Yarnell und Goldfarb haben die Kinder nicht während des ersten Lebensjahres beobachtet. Wir stellen hier nicht die Frage, ob Anstalten den Pflegefamilien vorzuziehen seien – ein Thema, das heute kaum noch erörtert wird –, die Entscheidung versteht sich nach den Ergebnissen der Iowa-Studiengruppe bei ihren umfassenden Forschungen in bezug auf die Kontroverse »Natürliche Bedingungen gegen künstliche Bedingungen« (Nature versus Nurture) (13–18) von selbst. Es mag einem seltsam vorkommen, daß im Verlauf dieser Kontroverse keine Untersuchung sich mit dem Gebiet des ersten Lebensjahres in Anstalten und Heimen befaßt hat[2]. Alle Forscher der Universität Iowa haben entweder Kinder in Pflegefamilien untersucht oder aber Kinder, die älter waren als ein Jahr, und haben dann ihre Feststellungen retrospektiv gedeutet[3]. Sie hatten keine Untersuchungsmethode zur Verfügung, die die Bewertung und quantitative Erfassung der geistigen, körperlichen und sozialen Entwicklung im ersten Lebensjahr gestattet hätte. Ihr einziges Instrument ist der I. Q., der unzuverlässig (21) und im ersten Lebensjahr nicht anwendbar ist. Die von Hetzer und Wolf (22) entwickelten Baby-Tests füllen jedoch diese Lücke und liefern nicht nur einen Intelligenzquotienten, sondern auch quantifizierbare Daten für die Entwicklung als ganzes, wie z. B. einen Meßwert für das Entwicklungsalter und einen Entwicklungsquotienten (E. Q.). Außerdem liefern sie quantifizierbare Daten über sechs deutlich abgegrenzte Bereiche der Persönlichkeit, nämlich: Entwicklung der Wahrnehmung, Beherrschung der Körperbewegungen, soziale Beziehungen, Gedächtnis, Beziehung zu unbelebten Gegenständen und Intelligenz (die im ersten Lebensjahr auf das Verstehen von Beziehungen zwischen Objekten und Einsicht in ihre Funktionen beschränkt ist).

Mit Hilfe dieser Daten (»Dimensionen«) wird ein Entwicklungsprofil (eine Persönlichkeitskurve) erstellt, aus dem relevante Schlüsse gezogen werden können und das den Vergleich von Kindern untereinander ermöglicht. So können für bestimmte Umweltbedingungen Durchschnittswerte der Entwicklung in jedem einzelnen Bereich oder für alle Bereiche insgesamt ermittelt werden. Schließlich kann man die relevanten Fortschritte ein und desselben Kindes in den einzelnen Bereichen der Persönlichkeit verfolgen. Die Profile bieten einen Querschnitt durch die Entwicklung des Säuglings in jedem gegebenen Zeitpunkt, aber sie lassen sich auch zu longitudinalen Kurven der Entwicklungsfortschritte der Gesamtpersönlichkeit des Kindes zusammenfügen; das gleiche ist für die verschiedenen Einzelbereiche der Persönlichkeit möglich.

Das Ziel meiner Forschung besteht darin, die krankmachenden Faktoren zu isolieren und zu untersuchen, die dafür verantwortlich sind, ob die Entwicklung des Kindes eine günstige oder eine ungünstige Wendung nimmt. Hier könnte ein psychiatrisches Vorgehen wünschenswert erscheinen; die Säuglingspsychiatrie als eigene Disziplin besteht jedoch noch nicht; sie zu fördern ist eines der Anliegen der vorliegenden Untersuchung.

II DAS MATERIAL[4]

Im Hinblick auf dieses Ziel wurde eine auf einen längeren Zeitraum angelegte Untersuchung von 164 Kindern begonnen[5]. Angesichts der Ergebnisse früherer Untersuchungen wurde diese Studie weitgehend auf das erste Lebensjahr begrenzt und beschränkte sich auf zwei Anstalten, um die Gesamtpopulation beider (130 Säuglinge) zu erfassen. Da die beiden Anstalten in verschiedenen Ländern der westlichen Welt lagen, wurde dadurch eine Vergleichsgrundlage geschaffen, daß wir in beiden Ländern Kinder der gleichen Altersgruppe, die nicht in Heimen lebten, in ihrer Familienumgebung untersuchten. Von diesen Kindern wurden insgesamt 34 untersucht. Wir haben also vier verschiedene Umwelten:

Tabelle 1

Art der Umwelt	Anstalt Nr. 1[1]	Entsprechendes Familienmilieu[2]	Anstalt Nr. 2	Entsprechendes Familienmilieu
Anzahl der Kinder	69	11	61	23

[1] Die Anstalt Nr. 1 wird von nun an als »Säuglingsheim«, die Anstalt Nr. 2 als »Findelhaus« bezeichnet.

[2] Die geringe Anzahl der Kinder, die in dieser besonderen Umwelt untersucht wurde, war durch den Umstand gerechtfertigt, daß sie früher schon von anderen Forschern gründlich untersucht worden war; wir hatten dabei nur die Absicht, unsere Ergebnisse mit den ihren zu korrelieren. Im Lauf eines Jahres wurde jedoch jedes Kind mindestens in regelmäßigen Abständen von einem Monat getestet.

III DAS VERFAHREN

In jedem Fall wurde eine Anamnese gemacht, die nach Möglichkeit Angaben über die Mutter des Kindes enthielt. In jedem Fall wurden die Hetzer-Wolf-Babytests verwendet. Im Verlauf der Untersuchung auftauchende Fragen, die in der Testsituation nicht gelöst werden konnten, wurden mit Hilfe besonderer, jeweils für den spezifischen Zweck entworfener Experimente bearbeitet. Solche Fragen stellten sich z. B. in bezug auf Einstellung und Verhalten der Kinder als Reaktion auf Reize in der Form unbelebter Gegenstände, sozialer Situationen usw. Jedes beobachtete ungewöhnliche oder unerwartete Verhalten eines Kindes wurde sorgfältig protokolliert und untersucht.

Eine große Anzahl von Tests, alle Experimente und einige der besonderen Situationen wurden auf 16-mm-Film aufgenommen. Die Ergebnisse unserer Untersuchungen bis heute sind auf über zehntausend Metern Film aufgezeichnet. Bei der Filmanalyse wurde folgende Methode angewendet: Das Verhalten wurde mit Tonfilmgeschwindigkeit, das heißt mit 24 Bildern pro Sekunde, gefilmt. Das erlaubt bei der

Projektion eine Verlangsamung der Handlung auf etwa ein Drittel der ursprünglichen Geschwindigkeit, so daß das Verhalten in verlangsamter Form beobachtet werden kann. Ein Projektor mit zusätzlichem Handantrieb erlaubt darüber hinaus ein Betrachten der einzelnen Bilder nacheinander und, wenn nötig, ein Zurückdrehen und eine Wiederholung der Projektion jeder Einzelheit, so oft es erforderlich ist. Zugleich werden die schriftlichen Protokolle der Experimente studiert und beide Beobachtungen miteinander verglichen.

IV ERGEBNISSE

Zum Zweck der Orientierung ermittelten wir den durchschnittlichen Entwicklungsquotienten für das erste Drittel des ersten Lebensjahres in jedem der untersuchten Milieus. Wir stellten dann diese Durchschnittszahlen neben die durchschnittlichen Entwicklungsquotienten aus dem letzten Drittel des ersten Lebensjahres. Dieser Vergleich gibt einen ersten Hinweis auf die Bedeutung von Umwelteinflüssen auf die Entwicklung.

Tabelle 2

Art der Umwelt	Kulturelles und soziales Milieu	Entwicklungsquotienten Durchschnitt für die ersten 4 Monate	Entwicklungsquotienten Durchschnitt für die letzten 4 Monate
Familie	Akademiker	133	131
	Dorfbevölkerung	107	108
Anstalt	Säuglingsheim	101,5	105
	Findelhaus	124	72

Die Kinder der ersten Kategorie stammen aus Akademikerfamilien in einer großen Stadt; ihr E. Q. ist von Anfang an hoch und bleibt es auch im Verlauf der Entwicklung.

Die Kinder der zweiten Kategorie stammen aus einem abgelegenen Fischerdorf mit 499 Bewohnern, wo die Bedingungen der Ernährung, der Unterbringung, der Hygiene und der ärztlichen Versorgung sehr schlecht sind; ihr durchschnittlicher E. Q. in den ersten vier Lebensmonaten ist viel niedriger und bleibt auch auf einer niedrigeren Stufe als der der ersten Kategorie.

In der dritten Kategorie, im Säuglingsheim, waren die Kinder durch ihre Herkunft von Geburt an benachteiligt; die näheren Umstände sollen später erörtert werden. Am Anfang ist ihr E. Q. sogar noch etwas niedriger als bei den Dorfkindern; im Lauf der Entwicklung nimmt er aber etwas zu.

In der vierten Kategorie, im Findelhaus, stammen die Kinder aus einem städtischen (lateinamerikanischen) Milieu, sie stellen keine Auslese dar. Bei der Aufnahme liegt ihr E. Q. unter dem unserer besten Kategorie, aber wesentlich über dem der beiden anderen. Am Ende des ersten Jahres hat sich das Bild vollkommen gewandelt; nun ist ihr E. Q. auf die erstaunlich niedrige Stufe von 72 gesunken.

Die Kinder in den ersten drei Umwelten waren also am Ende des ersten Lebensjahres im großen ganzen gut entwickelt und normal, ob sie nun in ihren fortschrittlichen Familien der Mittelklasse aufgezogen wurden (wo offensichtlich optimale Bedingungen herrschten und wo die Kinder der durchschnittlichen Entwicklung um ein gutes Stück voraus waren) oder in einer Anstalt oder in einer dörflichen Familie, wo die Entwicklung zwar nicht hervorragend war, aber doch einen vollkommen normalen und befriedigenden Durchschnitt erreichte. Die Kinder in der vierten Umgebung hatten zwar mit einem fast ebenso hohen Durchschnitt begonnen wie die besten der drei anderen, aber sie hatten sich auffallend verschlechtert.

Die Kinder im Findelhaus zeigten alle Symptome des Hospitalismus, und zwar physisch und psychisch. Obwohl die Hygiene und die Vorsichtsmaßregeln gegen Ansteckungen untadelig waren, zeigte sich bei den Kindern vom dritten Monat an eine extreme Anfälligkeit für Infektionen und Erkrankungen jeder Art. Es gab kaum ein Kind, in dessen Fallgeschichte wir keine Angaben über Mittelohrentzündung, Masern, Windpocken, Ekzeme oder die eine oder andere Darmerkrankung fanden. Wir konnten keine Zahlen über die allgemeine Sterblichkeit in Erfahrung bringen, aber während meines Aufenthalts in der Anstalt wurde diese von einer Masernepidemie heimgesucht, die erstaunlich hohe Sterblichkeitsziffern zur Folge hatte, obwohl in reichlichem Maß Rekonvaleszentenserum und Globuline gegeben wurden und obwohl die hygienischen Verhältnisse ausgezeichnet waren. Von insgesamt 88 Kindern bis zum Alter von 2½ Jahren starben 23. Besonders auffallend ist der Vergleich der Sterblichkeit bei den 45 Kindern bis zu 1½ Jahren mit der der 43 Kinder zwischen 1½ und 2½ Jahren; gewöhnlich ist das *Vorkommen* von Masern bei der jüngeren Altersgruppe gering, aber die Sterblichkeit der Infizierten ist höher als in der Gruppe der älteren. Da in dem Findelhaus alle Kinder infiziert waren, bleibt die Frage des Vorkommens hier ohne Belang; entgegen den Erwartungen war aber die Sterblichkeit bei den älteren Kindern viel höher. Von den jüngeren starben 6, das heißt, etwa 13 %; von der Gruppe der Älteren starben 17, das heißt, nahezu 40 %. Wie bedeutsam diese Zahlen sind, wird klar, wenn man erfährt, daß die Sterblichkeit bei Masern im ersten Lebensjahr in der betreffenden Stadt *außerhalb* der Anstalt weniger als ½ % betrug.

Angesichts der Schäden, die die Kinder während ihres Aufenthalts in dieser Anstalt in allen Persönlichkeitsbereichen erlitten, halten wir die Annahme für vertretbar, daß ihre Vitalität (was immer das sein mag), ihre Widerstandskraft gegen Krankheiten ebenfalls allmählich untergraben wurde. Auf der Station der Kinder zwischen 18 Monaten und 2½ Jahren sprechen nur zwei von den sechsundzwanzig überlebenden Kindern ein paar Worte. Die gleichen Kinder können auch laufen; ein drittes Kind fängt gerade damit an. Fast keines der Kinder kann allein essen; sie sind noch nicht sauber und alle nässen noch ein.

Das Bild, das die ältesten Kinder im Säuglingsheim – 8 bis 12 Monate alt – bieten, steht hierzu in scharfem Gegensatz. Das Problem ist hier nicht, ob die Kinder gegen Ende des ersten Lebensjahres laufen oder sprechen können; bei diesen 10 Monate alten Kindern ist es ein Problem, wie man die Neugier und Unternehmungslust der gesunden Dreikäsehochs eindämmen soll. Sie klettern an den Gitterstäben ihrer Bettchen hoch, wie Südseeinsulaner auf Palmen klettern. Man mußte besondere Sicherheitsmaßnahmen einführen, um sie vor Schaden zu bewahren, nachdem es einem 10 Monate alten Kind tatsächlich gelungen war, sich über das mehr als 60 cm hohe Geländer seines Bettchens zu schwingen. Sie lallen eifrig vor sich hin, und manche sprechen wirklich schon ein oder zwei Wörter. Alle aber verstehen die Bedeutung einfacher sozialer Gebärden. Wenn man sie aus dem Bettchen nimmt, können alle mit Unterstützung laufen, einige können es auch schon allein.

Was sind nun die Unterschiede zwischen den beiden Anstalten, die zur Folge haben, daß aus der einen normale akzeptable Kinder hervorgehen und daß die andere derart erschreckende Wirkungen zeitigt?

A Ähnlichkeiten[6]

1. Herkunft der Kinder

Das *Säuglingsheim* ist eine Anstalt des Strafvollzugs, in der straffällige Mädchen abgesondert werden. Wenn sie, wie es oft der Fall ist, bei der Einlieferung schwanger sind, werden sie in einer nahe gelegenen Entbindungsanstalt entbunden, und nach dem Wochenbett werden ihre Kinder bis zum Ende des ersten Lebensjahres in dem Säuglingsheim versorgt. Die Herkunft dieser Kinder macht sie zu einer deutlich negativ geprägten Auslese, da die Mütter meistens straffällige Minderjährige sind, oft auf Grund sozialer Fehlanpassung oder Debilität oder weil sie psychisch geschädigt, psychopathisch oder kriminell sind. Psychische Normalität und angemessene soziale Anpassung kommen fast überhaupt nicht vor.

Die andere Anstalt ist ganz einfach ein *Findelhaus*. Eine gewisse Anzahl von Kindern unterscheidet sich ihrer Herkunft nach nicht sehr von den Kindern im Säuglingsheim; aber eine genügend große Anzahl stammt von sozial gut angepaßten Müttern, die nur nicht in der Lage sind, sich und ihre Kinder zu erhalten (was bei Frauen lateinamerikanischer Herkunft kein Zeichen von mangelnder Anpassung ist). Dies drückt sich in dem durchschnittlichen E. Q. während der ersten 4 Monate in den beiden Anstalten aus, wie er aus Tabelle 2 zu entnehmen ist.

Durch die Herkunft der Kinder in den beiden Anstalten wird also das Säuglingsheim nicht begünstigt; im Gegenteil, sie bedeutet einen deutlichen Vorteil für das Findelhaus.

2. Die Verhältnisse der Unterbringung

Beide Anstalten liegen außerhalb der Stadt in großen, weiträumigen Gärten. In beiden werden die Gebote der Hygiene und Asepsis sorgfältig beachtet. In beiden werden die Neugeborenen von Geburt an sechs Wochen lang von den älteren Säuglingen getrennt und in einer besonderen Neugeborenenabteilung untergebracht, in die man nur eingelassen wird, wenn man sich die Hände gewaschen und einen frisch sterilisierten Kittel angezogen hat. In beiden Anstalten werden die Säuglinge nach 2 oder 3 Monaten von der Neugeborenenabteilung in die Abteilung der älteren Säuglinge verlegt, wo sie in einzelnen Abteilen liegen, die im Säuglingsheim rundherum verglast sind, im Findelhaus an drei Seiten verglast, an der vierten aber offen sind. Im Findelhaus bleiben die Kinder bis zum Alter von 15 bis 18 Monaten in ihren »Einzelzellen«; im Säuglingsheim werden sie nach dem 6. Monat in Zimmer mit je vier bis fünf Bettchen verlegt. Die eine Hälfte der Kinder im Findelhaus liegt in einem verhältnismäßig matt beleuchteten Teil des Saales; die andere Hälfte liegt im vollen Licht der großen Fenster, die nach Südosten gehen und durch die reichlich Sonnenschein hereinkommt. Im Säuglingsheim haben alle Kinder gut beleuchtete Abteile. In beiden Anstalten sind die Wände in einer hellen neutralen Farbe gestrichen, die im Säuglingsheim weiß wirkt, im Findelhaus dagegen graugrün. Die Bettchen der Kinder sind in beiden Häusern weiß gestrichen. Das Säuglingsheim steht finanziell weit besser da: Man findet dort gewöhnlich in jedem Abteil einen kleinen Metalltisch mit dem Zubehör für die Kinderpflege sowie einen Stuhl, während es im Findelhaus eine Ausnahme ist, wenn man einen niedrigen Schemel in den Abteilen findet, in denen gewöhnlich nichts weiter ist als das Kinderbett.

3. Ernährung

In beiden Anstalten wird angemessene Nahrung ausgezeichnet zubereitet und den Bedürfnissen der einzelnen Kinder in jedem Alter angepaßt; die Trinkflaschen der Kinder werden sterilisiert. In beiden Anstalten wird ein hoher Prozentsatz der kleineren Kinder gestillt; im Säuglingsheim ist der Anteil kleiner, so daß in den meisten Fällen Flaschennahrung zugesetzt wird, und in vielen Fällen wird früh abgestillt. Im Findelhaus werden grundsätzlich alle Kinder gestillt, so lange sie noch nicht 3 Monate alt sind, außer wenn eine Krankheit es notwendig macht, von dieser Regel abzuweichen.

4. Kleidung

Die Kleidung ist in beiden Anstalten praktisch gleich. Die Kinder haben zweckmäßige pastellfarbige Kleidchen und Bettdecken. Die Raumtemperatur ist angemessen. Wir haben in keiner der beiden Einrichtungen jemals ein fröstelndes Kind gesehen.

5. Ärztliche Versorgung

Das Findelhaus wird mindestens einmal, oft zweimal am Tag vom Chefarzt und dem Ärztepersonal besucht; bei diesen Visiten wird jedes Kind und sein Kurvenblatt kontrolliert. Für besondere Beschwerden stehen ein Hals-Nasen-Ohren-Arzt und andere Fachärzte zur Verfügung, die ebenfalls tägliche Visiten machen. Im Säuglingsheim gibt es keine täglichen Visiten, da sie nicht notwendig sind. Der Arzt kommt zu den Kindern, wenn er gerufen wird.

Bis hierher scheint es wenig wichtige Unterschiede zwischen den Kindern in den beiden Anstalten zu geben. Das Findelhaus zeigt allenfalls einen geringen Vorteil vor dem Säuglingsheim, und zwar in bezug auf die Auslese der aufgenommenen Kinder, das Stillen und die ärztliche Versorgung. Erst in den nun folgenden Punkten treten fundamentale Unterschiede zutage.

B Unterschiede

1. Spielzeug

Im Säuglingsheim ist es die Ausnahme, wenn ein Kind kein Spielzeug hat, die meisten haben mehrere. Im Findelhaus hatte ich zunächst den Eindruck, kein einziges Kind habe ein Spielzeug. Dieser Eindruck wurde später berichtigt. Im Lauf der Zeit, möglicherweise als Reaktion auf unsere Anwesenheit, tauchte immer mehr Spielzeug auf, manchmal war es ganz geschickt mit einer Schnur über dem Kopf des Kindes befestigt, so daß es danach greifen konnte. Als wir fortgingen, hatte ein Großteil der Kinder im Findelhaus ein Spielzeug.

2. Gesichtskreis

Im Säuglingsheim vermittelt der Gang zwischen den Abteilen, obwohl er streng in Weiß gehalten ist und keinen besonderen Schmuck aufweist, einen freundlichen Eindruck von Wärme. Das kommt vermutlich daher, daß man an beiden Seiten die Landschaft und den Himmel sieht und weil gewöhnlich eine geschäftige Betriebsamkeit herrscht, Mütter ihre Kinder hin und her tragen, versorgen, füttern und mit ihnen spielen oder mit Kindern auf dem Arm miteinander schwatzen. Die Abteile der Kinder sind zwar von Glaswänden umgeben, aber diese gehen so weit herunter, daß jedes Kind jederzeit alles beobachten kann, was ringsumher vor sich geht. Sobald es sich auf die Ellbogen stützt, kann es in den Gang hineinschauen. Es kann zum Fenster hinaussehen, und wenn es nur den Kopf dreht, kann es die Kinder in den Nachbarabteilen sehen. Ein Beweis dafür: Immer, wenn ein Experimentator in einem der Abteile mit einem Baby spielt, schauen die Kinder in den beiden Nachbarabteilen fasziniert zu, versuchen, sich an dem Spiel zu beteiligen, klopfen an die gläsernen Trennwände und fangen oft an zu weinen, wenn man sie nicht beachtet. Bei den meisten Bettchen sind die Gitterstäbe weit genug voneinander entfernt, so daß sie die Sicht nicht behindern. Wenn das Kind mit 6 Monaten auf die Station der größeren Kleinkinder verlegt wird, bereichert sich sein Gesichtskreis, da dann mehrere Kinder im gleichen Raum zusammen sind und auch miteinander spielen.

Im Findelhaus ist der Gang, nach dem hin die Abteile offen sind, obwohl er wenigstens auf einer Seite volles Licht hat, immer trostlos und verlassen, außer zur Zeit der Fütterung, wenn fünf bis acht Schwestern hereinkommen und die Kinder versorgen. Meistens geschieht gar nichts, was die Aufmerksamkeit der Kinder erregen könnte. Außerdem herrscht in dem Findelhaus der besondere Brauch, daß über das Fußende und die Seitengitter der Bettchen Bettücher gehängt werden. Das Bett selbst ist etwa 45 cm hoch, die Seitengitter sind etwa 50 cm hoch, und die Gitter am Fuß- und Kopfende etwa 70 cm. Wenn also Bettücher über die Gitter gehängt werden, ist das in dem Bettchen liegende Kind wirksam von der Welt abgeschirmt. Es ist auch von den anderen Abteilen isoliert, denn die Glasscheiben in den hölzernen Trennwänden fangen erst 18 bis 20 cm über der Höhe des Gitters am Kopfende an. Infolge dieses Systems liegt jedes Kind so lange in »Einzelhaft«, bis es im Bettchen stehen kann, und sein einziger Anblick ist die Zimmerdecke.

3. Spielraum der Lokomotion

Im Säuglingsheim wird der Spielraum der Lokomotion von dem innerhalb des Bettchens zur Verfügung stehenden Raum bestimmt, der bis zum Alter von etwa 10 Monaten einen ziemlich befriedigenden Bereich darstellt.

Theoretisch gilt für das Findelhaus dasselbe. Aber in der Praxis ist dies nicht der Fall, denn die Säuglinge liegen, wahrscheinlich weil ihnen so wenig Reize geboten werden, viele Monate lang in ihren Bettchen auf dem Rücken, so daß sich in ihren Matratzen eine Vertiefung bildet. Wenn sie das Alter erreichen, in dem sie sich aus der Rückenlage auf die Seite drehen könnten (etwa im siebten Monat), hemmt diese Vertiefung sie derart in ihrer Aktivität, daß sie sich tatsächlich nicht nach irgendeiner Seite drehen können. Infolgedessen finden wir die meisten Kinder, selbst mit 10 und 12 Monaten, auf dem Rücken liegend vor; sie spielen mit dem einzigen Objekt, das ihnen zur Verfügung steht, mit ihren eigenen Händen und Füßen.

4. Personal

Im Findelhaus stehen für insgesamt 45 Säuglinge eine Oberschwester und 5 Hilfsschwestern zur Verfügung. Diese Schwestern haben *ganz und gar* für diese Kinder zu sorgen, eine Ausnahme bilden nur die Säuglinge, die noch so klein sind, daß sie gestillt werden. Die Brustkinder werden in gewissem Maß von ihren eigenen Müttern oder von Ammen versorgt, aber nach ein paar Monaten werden sie in die Einzelabteile der allgemeinen Station verlegt, wo sie sich die Fürsorge *einer* Schwester mit mindestens sieben anderen Kindern teilen müssen. Es ist klar, daß eine Schwester, die für acht Kinder zu sorgen hat, für das einzelne Kind nur sehr wenig tun kann. Diese Schwestern sind ungewöhnlich mütterliche, kinderliebe Frauen, aber trotzdem fehlt natürlich den Säuglingen im Findelhaus den größten Teil des Tages über jeder menschliche Kontakt.

Das Säuglingsheim wird von einer Oberschwester und ihren drei Helferinnen betrieben; ihre Pflichten bestehen nicht darin, selbst die Kinder zu versorgen, sondern hauptsächlich in der Unterweisung der Mütter in der Kinderpflege und in deren Beaufsichtigung. Die Kinder werden von ihren eigenen Müttern gefüttert, gepflegt und versorgt oder, wenn aus irgendeinem Grund eine Mutter von ihrem Kind getrennt wird, von der Mutter eines anderen Kindes oder von einem schwangeren Mädchen, das auf diese Weise die für die Pflege ihres eigenen zukünftigen Kindes notwendige Erfahrung sammelt. So hat also im Säuglingsheim jedes Kind die ganze Zeit die Fürsorge seiner eigenen Mutter oder wenigstens einer Ersatzmutter, die von der sehr fähigen Oberschwester nach Möglichkeit so lange ausgewechselt wird, bis sich jemand findet, der das Kind wirklich gern hat.

V BESPRECHUNG

Wenn wir sagen, daß in dem Säuglingsheim jedes Kind eine »hauptamtliche« Mutter hat, dann bedeutet das vom psychologischen Standpunkt aus ein »understatement«, das heißt wir sagen damit noch zu wenig. So modern eine Strafanstalt auch sein mag, und wie konstruktiv und nachsichtig auch die Umerziehungsmethoden, sie nimmt den straffälligen Mädchen doch zwangsläufig sehr viel. Ihre Möglichkeiten, Ventile für ihre Interessen, ihren Ehrgeiz, ihre Aktivität zu finden, werden sehr stark eingeschränkt. Die früheren sexuellen Befriedigungen wie auch die Befriedigungen des Wettbewerbs auf sexuellem Gebiet, hören plötzlich auf: Vorschriften verbieten auffallend bunte Kleider, leuchtenden Nagellack und extravagante Frisuren. Die Art des Gesellschaftslebens, in dem die Mädchen sich wichtig machen konnten, ist nicht mehr vorhanden. Das ist besonders traumatisch, da diese Mädchen ja straffällig werden, weil sie nicht in der Lage sind, ihren Sexualtrieb zu sublimieren und Ersatzbefriedigung zu finden; darum haben sie auch keine Verhaltensweise entwickelt, die ihnen erlaubt, auf ein Vergnügen zu verzichten, wenn es ihnen versagt wird. Außerdem finden sie keinen Ausgleich in Beziehungen zu Familie und Freunden, wie sie ihn vorher hatten. Diese Faktoren verbinden sich mit dem Verlust der persönlichen Freiheit, dem Aufgeben des persönlichen Besitzes und der strengen Ordnung in der Strafanstalt zu einem schweren narzißtischen Trauma, das mit der Einweisung beginnt und während der ganzen Haftzeit die narzißtischen und libidinösen Bereiche beeinflußt.

Glücklicherweise bleiben noch ein paar Sicherheitsventile für ihre Emotionen übrig: 1. die Beziehung zu Wärterinnen, Hausmüttern und Schwestern, 2. zu den Mitgefangenen und 3. zu dem Kind. In der Beziehung zu Wärterinnen, Hausmüttern und Schwestern, die offensichtlich Elternfiguren darstellen, wird ein Großteil der Aggressionen und des Grolls der Gefangenen gebunden. Ein anderer Teil wird in der Haß-Liebe-Beziehung zu den Mitgefangenen ausgelebt, in der alle Phänomene der Geschwisterrivalität wieder auferstehen.

Das Kind jedoch wird für die Gefangenen zum Repräsentanten ihrer Sexualität, ein Produkt, das sie hervorgebracht haben, ein Objekt, das sie besitzen, das sie herausputzen und schmücken können, an das sie ihre Zärtlichkeit und ihren Stolz verschwenden können und mit dessen Fertigkeiten, Leistungen und Aussehen sie prahlen können. Das äußert sich in dem unter ihnen beständig herrschenden Wettstreit, wer das besser angezogene, besser entwickelte, intelligentere, hübschere, schwerere, größere, aktivere – mit einem Wort, der das bessere Kind hat[7]. Für sich selbst haben sie den Wettstreit um Liebe mehr oder weniger aufgegeben, aber sie sind höchst eifersüchtig auf jede Aufmerksamkeit, die ihren Kindern von den Hausmüttern, Wärterinnen und Mitgefangenen zuteil wird.

Nur ein sehr genauer Versuchsleiter würde ein Experiment erfinden, das in bezug auf die Mutter-Kind-Beziehung derart diametral entgegengesetzte Bedingungen aufwiese, wie es in diesen beiden Anstalten der Fall ist. Das Säuglingsheim stellt jedem Kind eine potenzierte Mutter zur Verfügung, eine Mutter, die dem Kind alles gibt, was ihm eine gute Mutter zu geben pflegt, und darüber hinaus auch noch alles übrige, was sie hat[8]. Das Findelhaus gibt dem Kind nicht nur keine Mutter, auch keine Ersatzmutter, sondern nur ein Achtel einer Schwester.

Wir sind nun in der Lage, uns die in jeder der beiden Anstalten erreichten Resultate genauer und mit größerem Verständnis anzusehen. Wir haben schon einige erwähnt. Wir haben gesagt, daß der E. Q. im Säuglingsheim am Ende des ersten Lebensjahres einen normalen Durchschnitt von etwa 105 erreicht, während er im Findelhaus auf 72 sinkt, außerdem haben wir von dem auffallenden Unterschied zwischen den Kindern in den beiden Anstalten gesprochen, den man schon auf den ersten Blick bemerkt. Wir wollen zunächst den Punkt betrachten, an dem die Wege der Entwicklung in den beiden Anstalten auseinandergehen.

Bei der Aufnahme haben Kinder des Findelhauses einen weit besseren Durchschnitt als die Kinder des Säuglingsheims; ihre Erbanlagen sind besser als die der Kinder von straffälligen Minderjährigen. Aber während im Findelhaus der Entwicklungsindex rasch absinkt, steigt er im Säuglingsheim stetig an. Die Kurven der beiden Werte kreuzen sich zwischen dem 4. und 5. Monat, und von diesem Punkt an fällt die Kurve des durchschnittlichen Entwicklungsquotienten im Findelhaus mit zunehmender Geschwindigkeit, um nie wieder anzusteigen. Der Kreuzungspunkt der beiden Kurven ist bedeutungsvoll. Die Zeit, in der die Kinder im Findelhaus entwöhnt werden, liegt am Anfang des vierten Lebensmonats. Die Zeitverschiebung um einen Monat beim Absinken des E. Q. unter den Normalwert erklärt sich aus dem Umstand, daß der Quotient einen Querschnitt aus allen Bereichen der Entwicklung repräsentiert, und daß in einigen der anderen Bereiche Kompensationsversuche gemacht werden.

Wenn wir jedoch den Bereich der Körperbeherrschung (Abb. 1, Profil II) betrachten, der nach Wolf[9] am meisten über die Mutter-Kind-Beziehung aussagt, dann stellen wir fest, daß die Kurven der Kinder im Säuglingsheim die Kurve für Körperbeherrschung der Kinder im Findelhaus zwischen dem 3. und 4. Monat kreuzen. Die Folgerung ist klar. Sobald die Säuglinge im Findelhaus entwöhnt werden, fallen die bescheidenen menschlichen Kontakte fort, die sie während der Stillzeit gehabt haben, und ihre Entwicklung sinkt unter den Normalwert.

Man könnte geneigt sein, Vermutungen anzustellen, ob der weitere Verfall der Kinder im Findelhaus nicht auch noch auf andere Faktoren zurückgehen könnte, wie zum Beispiel die Entbehrungen, die sie auf den Gebieten der Wahrnehmung und der Motorik zu leiden haben. Man könnte die Ansicht vertreten, daß die besseren Fortschritte der Kinder im Säuglingsheim dem Umstand zu verdanken sind, daß sie in bezug auf Spielzeug und andere Wahrnehmungsreize besser versorgt waren. Wir wollen darum die Art des Mangels an Wahrnehmungsreizen und lokomotorischen Reizen noch etwas genauer analysieren.

Zunächst darf man nicht vergessen, daß die Art des unbelebten Wahrnehmungsreizes, ob es sich um ein Spielzeug oder um irgendeinen anderen Gegenstand handelt,

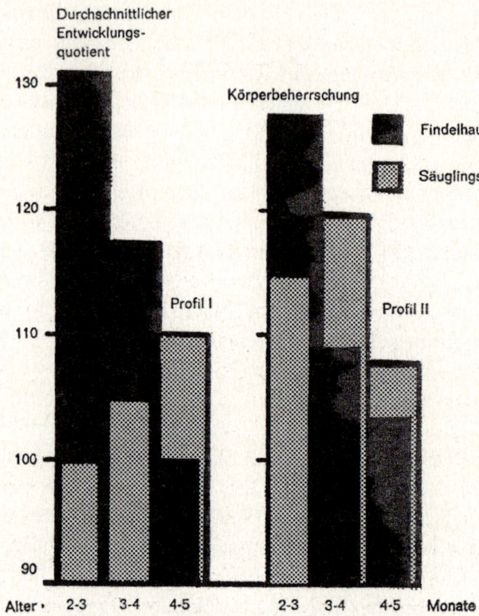

Abb. 1 Vergleich der Entwicklung im Säuglingsheim und im Findelhaus

für ein Kind unter 12 Monaten von sehr geringer Bedeutung ist. In diesem Alter ist das Kind noch nicht fähig, den wirklichen Zweck eines Gegenstandes zu erkennen. Es kann ihn nur in einer Weise benützen, die seinen eigenen funktionalen Bedürfnissen entspricht (23). Unsere These lautet: Wahrnehmung ist eine Funktion libidinöser Besetzung und daher das Ergebnis des Hinzutretens einer so oder so gearteten Emotion[10]. Emotionen werden dem Kind durch das Hinzutreten (Eingreifen) eines menschlichen Partners geboten, das heißt durch die Mutter oder ihre Stellvertreterin. Eine fortschreitende Entwicklung des emotionalen (affektiven) Austauschs mit der Mutter liefert dem Kind Wahrnehmungserlebnisse seiner Umwelt. Das Kind lernt zu »be-greifen«, indem es an der Brust der Mutter trinkt und die emotionale Befriedigung dieses Erlebnisses mit taktilen Wahrnehmungen verbindet. Es lernt lebendige Objekte von unbelebten zu unterscheiden durch den Anblick, den ihm das Gesicht seiner Mutter (28) in Situationen gewährt, die von emotionaler Befriedigung erfüllt sind. Der Austausch zwischen Mutter und Kind ist beladen mit emotionalen Faktoren, und in diesem Austausch lernt das Kind, zu spielen. Es lernt seine Umgebung dadurch kennen, daß die Mutter es herumträgt; mit ihrer Hilfe lernt es die Sicherheit bei der Fortbewegung ebenso wie in jeder anderen Hinsicht. Diese Sicherheit (Geborgenheit) wird dadurch verstärkt, daß die Mutter dem Kind vollständig zur Verfügung steht. In diesen emotionalen Beziehungen mit der Mutter wird das Kind mit dem Lernen vertraut und später mit der Nachahmung. Wir haben schon erwähnt, daß die mutterlosen Kinder im Findelhaus nicht sprechen, nicht allein essen und keine Sauberkeitsgewohnheiten erwerben können: Die Sicherheit, die ihm die Mutter auf dem Gebiet der Lokomotion bietet, die emotionale Lockung, die sich darin ausdrückt, daß sie das Kind ruft, »veranlassen« das Kind, zu laufen. Wenn dieser Anreiz fehlt, können selbst zwei- bis dreijährige Kinder nicht laufen.

Die Kinder im Findelhaus haben theoretisch ebensoviel Spielraum für die Lokomotion wie die Kinder im Säuglingsheim. Sie hatten zwar zunächst kein Spielzeug, aber sie hätten sich greifend und tastend an den Bettdecken, an ihrer Kleidung, selbst am Bettgitter betätigen können. Wir haben auch im Säuglingsheim Kinder ohne Spielzeug gesehen; sie sind dort die Ausnahme – aber der Mangel an Material genügt nicht, um sie am Erwerb lokomotorischer Fähigkeiten und am Greifenlernen zu hindern. Die Gegenwart der Mutter oder einer Stellvertreterin reicht aus, um alle anderen Mängel auszugleichen.

Es ist wahr, daß die Kinder im Findelhaus zur Einzelhaft in ihren Bettchen verurteilt sind. Aber wir glauben nicht, daß es der *allgemeine* Mangel an Wahrnehmungsreizen ist, der für ihre Entbehrungen wesentlich ist. Wir glauben, daß sie leiden, weil ihre Wahrnehmungswelt von menschlichen Partnern entleert ist, weil ihre Isolierung sie von jeder Anregung durch irgendwelche Menschen abschneidet, die für ein Kind in diesem Alter Muttergestalten darstellen könnten[11]. Die Folge ist, wie Abbildung 2 zeigt, eine vollständige Einschränkung der psychischen Kapazität am Ende des ersten Lebensjahres.

Diese Einschränkung der psychischen Kapazität ist keine vorübergehende Erscheinung. Sie ist, wie man an dem Profil ablesen kann, ein fortschreitender Prozeß. In welchem Maß dieser Verfall hätte aufgehalten werden können, wenn man die Kinder am Ende des ersten Lebensjahres aus dem Heim herausgenommen hätte, ist eine offene Frage. Der Umstand, daß sie im Findelhaus bleiben, fördert wahrscheinlich diesen fortschreitenden Prozeß. Am Ende des zweiten Jahres sinkt der Entwicklungsquotient auf 45, was einem Entwicklungsalter von ungefähr 10 Monaten entspricht und diese Kinder als Imbezille ausweisen würde.

Das Entwicklungsprofil der Kinder im Säuglingsheim weicht nicht signifikant von der Norm ab. Die Kurve fällt an zwei Stellen, zwischen dem 6. und 7. Monat und zwischen dem 10. und 12. Monat. Diese Abweichungen liegen innerhalb des Normalbereichs; ihre Bedeutung wird in einem besonderen Artikel[11a] erörtert werden. Sie hat nichts mit dem Einfluß von Anstalten zu tun, denn die Kurve der Dorfgruppe ist fast gleich.

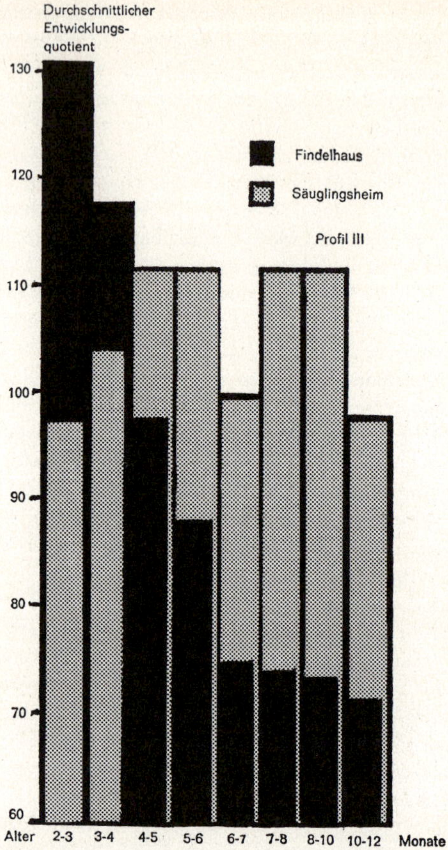

Abb. 2 Vergleich der Entwicklung im Säuglingsheim und im Findelhaus

VI VORLÄUFIGE SCHLUSSFOLGERUNGEN

Die gegensätzlichen Bilder dieser beiden Anstalten zeigen die Bedeutung der Mutter-Kind-Beziehung für die Entwicklung des Kindes im ersten Lebensjahr. Entbehrungen auf anderen Gebieten, wie z. B. Gesichtskreis und Spielraum der Lokomotion, können durch angemessene Mutter-Kind-Beziehungen ganz ausgeglichen werden. »Angemessen« ist hier kein vager, allgemeiner Ausdruck. Die gewählten Beispiele stellen die beiden Extreme des Maßstabs dar.

Die Kinder im Findelhaus haben zwar eine Mutter – eine Zeitlang, am Anfang –, aber sie müssen sie sofort mit mindestens einem anderen Kind teilen, und vom Alter von 3 Monaten an sogar mit sieben anderen Kindern. Der quantitative Faktor springt hier ins Auge. Es gibt ein Maß, unter das man die Mutter-Kind-Beziehungen im ersten Lebensjahr des Kindes nicht herabsetzen kann, ohne einen Schaden anzurichten, der nicht wiedergutzumachen ist. Die übertriebene Mutter-Kind-Beziehung im Säuglingsheim andererseits führt einen quantitativen Faktor anderer Art ein. Für jeden, der mit diesem Gebiet vertraut ist, ist es überraschend, daß das Säuglingsheim so ausgezeichnete Ergebnisse aufzuweisen hat, denn man weiß ja, daß ein Heimaufenthalt für Kinder im ersten Lebensjahr schädlich ist; aber im Säuglingsheim sind die schädigenden Faktoren durch die gesteigerte Intensität der Mutter-Kind-Beziehung ausgeglichen worden.

Diese Feststellungen sollten nicht als eine Empfehlung gedeutet werden, Kinder übermäßig besorgt zu behandeln. Grundsätzlich ist die libidinöse Situation im Säuglingsheim fast ebensowenig wünschenswert wie das andere Extrem im Findelhaus. Weder in dem Säuglingsheim einer Anstalt des Strafvollzugs noch in einem Findelhaus für elternlose Kinder kann man die normale libidinöse Situation erwarten, die in einer Familie herrscht. Die beiden Anstalten sind hier als experimentelle Beispielfälle gewählt worden, um Variationen libidinöser Faktoren zu untersuchen, die von äußerster Versagung (Frustration) bis zu äußerster Befriedigung reichen. Daß die extreme Versagung, die im Findelhaus praktiziert wird, beklagenswerte Folgen hat, ist gezeigt worden; die extreme Befriedigung im Säuglingsheim ist für die dort untergebrachten Kinder aus zwei Gründen erträglich:

1. Die Mütter haben das Glück, von der Oberschwester und ihren Helferinnen verständig angeleitet zu werden; auf diese Weise werden die schlimmsten Übertreibungen abgestellt.

2. Kinder können die ungünstigen Wirkungen einer derartigen Situation im ersten Lebensjahr viel besser vertragen als später. In dieser Hinsicht hat das Säuglingsheim gut daran getan, die Dauer des Aufenthalts der Kinder im Heim auf die ersten zwölf

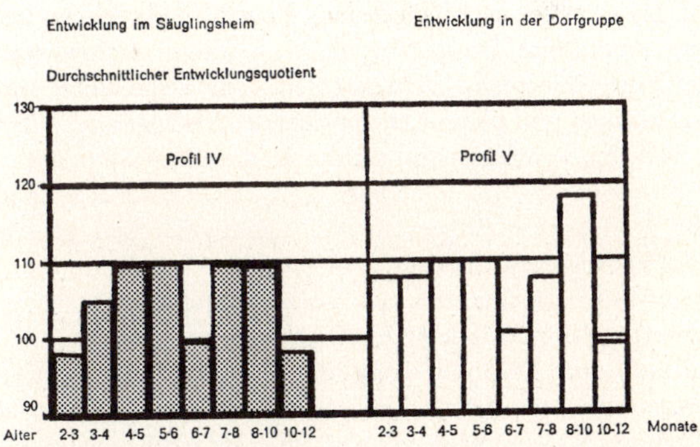

Abb. 3

Lebensmonate zu beschränken. Wir würden eine libidinöse Konstellation wie die im Säuglingsheim für ältere Kinder als sehr gefährlich ansehen.

VII WEITERE PROBLEME

Dies ist die erste einer Reihe von Veröffentlichungen über die Ergebnisse eines Forschungsprojekts über Kleinkinder, das wir durchführen. Es handelt sich also um einen vorläufigen Bericht. Wir haben nicht die Absicht, mehr zu zeigen als den allgemeinsten Umriß der Folgen der Heimunterbringung in der frühen Kindheit, wobei wir zugleich andeuten, in welcher Weise wir vorgehen. Die ganze Reihe anderer Probleme, über die diese Untersuchung einigen Aufschluß erbracht hat, sowie die Formulierung jener Probleme, die erst im Verlauf der Untersuchung als solche zu erkennen waren, sind in der vorliegenden Studie nicht berührt worden und können nur kurz erwähnt werden; es sind gewissermaßen Überschriften der Kapitel unseres zukünftigen Veröffentlichungsprogramms.

Abgesehen von der schweren Entwicklungsverzögerung war der auffallendste Einzelfaktor, der im Findelhaus zu beobachten war, die Veränderung in der Verhaltensweise gegenüber Fremden im letzten Drittel des ersten Lebensjahres (29). Das gewohnte Verhalten wurde abgelöst durch ein Verhalten, das von extremer Freundlichkeit gegenüber jedem menschlichen Partner, kombiniert mit ängstlicher Scheu vor unbelebten Gegenständen, bis zu einer allumfassenden Angst gehen konnte, die sich in markerschütterndem Schreien ausdrückte, das unter Umständen unaufhörlich fortgesetzt wurde. Es ist klar, daß diese von der Norm abweichenden Verhaltensweisen eine gründlichere und ausführlichere Erörterung erfordern, als sie im Rahmen der vorliegenden Untersuchung möglich gewesen wäre.

Wir haben auch ungewöhnliche Abweichungen von der Norm in bezug auf das Erscheinen und Verschwinden bekannter Entwicklungsphänomene beobachtet; ferner Erscheinungen, die beim normalen Kind unbekannt sind, wie z. B. bizarre, gleichförmige motorische Phänomene, die deutlich an die Stereotypie der katatonen Motilität erinnern. Diese und andere Phänomene, die wir im Findelhaus beobachtet haben, erfordern eine umfassende Erörterung, damit bestimmt werden kann, welche von ihnen als Reifungsphänomene einzuordnen sind (die sogar unter den ungünstigsten Umständen erscheinen und die mit entsprechender Verzögerung auftreten, wenn ein allgemeiner Rückstand vorliegt) und welche als die ersten Symptome des Entstehens schwerer psychischer Störungen anzusehen sind. Im Zusammenhang mit diesem Problem ist eine gründlichere Erörterung der Geschwindigkeit geplant, mit der im Findelhaus die Entwicklungsquotienten absinken.

Eine weitere Studie soll sich mit den Problemen beschäftigen, die durch die enorme »Über-Bemutterung« im Säuglingsheim entstehen.

Schließlich muß auch noch die eigentliche Grundlage der Routine in dem einen Heim im Gegensatz zu der Routine im anderen Heim eingehender besprochen werden. Diese Studie wird es möglich machen, zu entscheiden, wie man unvermeidliche Veränderungen in der Umwelt von früh verwaisten Kindern ausgleichen kann. Sie wird auch einigen Aufschluß geben über die sozialen Folgen des fortschreitenden Zerfalls des Familienlebens auf Grund der zunehmenden Berufstätigkeit der Frauen und der Anforderungen des Krieges. Wir dürfen wohl sagen, daß wir im Verlauf dieser Entwicklung eine entsprechende Zunahme der Asozialität, der Anzahl schwer erziehbarer und straffälliger Kinder, der geistig Geschädigten und Psychotiker voraussehen.

Es wird notwendig sein, in unseren Anstalten und Heimen, in unseren karitativen Einrichtungen und in unserer Sozialgesetzgebung die übermächtige und einzigartige Bedeutung ausreichender und befriedigender Mutter–Kind-Beziehungen im ersten Lebensjahr zu berücksichtigen, wenn wir die unvermeidlichen und nicht wiedergutzumachenden psychischen Folgen eindämmen wollen, die jede Vernachlässigung während dieses Lebensabschnitts mit sich bringt.

KATAMNESE

1

Das eindrucksvolle Bild der im Findelhaus untersuchten Kleinkinder hat uns ermutigt, alle nur möglichen Anstrengungen zu unternehmen, so viele Informationen über die weitere Entwicklung der einzelnen Kinder zu bekommen, wie wir konnten. Die Entfernung hat es dem Autor unmöglich gemacht, selbst diese Aufgabe auf sich zu nehmen. Der Untersucher, der bei der ursprünglichen Studie assistiert hatte, wurde daher angewiesen, in regelmäßigen Abständen bestimmte objektiv feststellbare Fakten über all jene Kinder in Erfahrung zu bringen, die noch greifbar waren. Er hat in den zwei auf unsere eigene Studie folgenden Jahren das Findelhaus in viermonatlichen Abständen besucht. Bei diesen Anlässen hat er, ausgestattet mit einem vom Autor vorbereiteten Fragebogen, dem Pflegepersonal eine Reihe von Fragen gestellt. Er hat das allgemeine Verhalten jedes Kindes beobachtet und versucht, mit jedem Kontakt aufzunehmen. Er hat einige Filme von den Kindern aufgenommen und am Ende der zwei Jahre eine Reihe von Fotos. Schließlich wurden auch noch einige Körpermessungen vorgenommen; Gewicht, Größe und Kopfumfang wurden festgestellt.

Die Fragen bezogen sich auf drei Hauptbereiche der Persönlichkeit:

1. körperliche Leistungsfähigkeit; der grobe Maßstab war, ob das Kind sitzen, stehen oder laufen konnte;

2. intellektuelle Fähigkeit der Handhabung von Material; der grobe Maßstab war, ob das Kind in der Lage war, allein mit Hilfe eines Löffels zu essen, und ob es sich allein anziehen konnte;

3. soziale Beziehungen; diese wurden eruiert, indem man feststellte, wieviel Wörter jedes Kind sprechen konnte, und ob es sauber war.

Wir sind uns nur allzu klar darüber, daß die Informationen, die man auf diese Weise bekommt, für eine gründliche Untersuchung unzureichend sind. Wir werden jedoch sehen, daß sogar diese unzureichende Nachuntersuchung eine Reihe instruktiver Daten erbracht hat.

Wie es gewöhnlich bei Nachuntersuchungen der Fall ist, konnte auch hier nur eine relativ kleine Anzahl der ursprünglich untersuchten Kinder überprüft werden. Zwei Jahre vorher, als wir die Station der Kinder zwischen 0 und 1 1/2 Jahren und die Station der Kinder zwischen 1 1/2 und 3 Jahren zum erstenmal besucht hatten, waren dort insgesamt 91 Kinder. Im Verlauf des ersten Jahres starben 27 von ihnen aus verschiedenen Gründen, darunter waren: eine Masernepidemie, interkurrente Erkrankungen und Kräfteverfall. Bis zum Ende des zweiten Jahres waren von der ursprünglichen Untersuchungspopulation weitere 7 gestorben; das bedeutet eine Sterblichkeit von insgesamt über 37 % in einem Zeitraum von zwei Jahren.

Über 36 Kinder war nichts in Erfahrung zu bringen, denn 23 waren von ihren Familien wieder zurückgeholt worden, 7 waren adoptiert worden (meistens von ihren eigenen illegitimen Eltern), 2 waren in Kinderheime verlegt worden und über 4 weitere war nichts bekannt.

Zur Zeit dieser Niederschrift (12. Juni 1946) befinden sich von den ursprünglich von uns dort untersuchten Kindern noch 21 in der Anstalt. Das jüngste von ihnen ist zwei Jahre alt, das älteste vier Jahre und einen Monat. Die Angaben über ihre Entwicklung lauten wie folgt:

1. Körperliche Entwicklung:

Unfähig zur Lokomotion überhaupt	5
Können allein sitzen (nicht laufen)	3
Laufen mit Unterstützung	8
Laufen allein	5
	21

2. Handhabung von Material:

Können nicht allein mit dem Löffel essen	12
Essen allein mit dem Löffel	9
	21
Können sich nicht allein anziehen	20
Zieht sich allein an	1
	21

3. Anpassung an die Forderungen der Umwelt:

Überhaupt noch nicht sauber	6
Ein gewisser Grad von Sauberkeit vorhanden[12]	15
	21

4. Sprachentwicklung:

Können überhaupt nicht sprechen	6
Wortschatz: 2 Wörter	5
Wortschatz: 3–5 Wörter	8
Wortschatz: ein Dutzend Wörter	1
Sätze	1
	21

Wie man aus diesen Angaben ersehen kann, sind diese 21 Kinder in ihrer geistigen Entwicklung außerordentlich zurückgeblieben, wenn man sie mit der normaler Kinder zwischen zwei und vier Jahren vergleicht, die den ganzen Tag lang in Bewegung sind, klettern und plappern und die sich den erzieherischen Forderungen der Umwelt fügen oder gegen sie ankämpfen. Dieser Entwicklungsrückstand (retardation), der einem (geistigen) Verfall gleichkommt, wird ebenso durch Gewicht und Längenwachstum dieser Kinder bestätigt wie durch ihr Erscheinungsbild.

Normale Kinder wiegen am Ende des zweiten Lebensjahres im Durchschnitt etwa 12 kg und sind etwa 85 cm groß. Zur Zeit dieser Niederschrift sind zwölf der Kinder im Findelhaus zwischen 2;4 und 2;8 Jahre alt, vier zwischen 2;8 und 3;2 und fünf zwischen 3;2 und 4;1. Aber von all diesen Kindern haben nur drei das Gewicht eines normalen *Zweijährigen,* und nur zwei haben dessen Körpergröße. Alle anderen liegen in bezug auf Gewicht und Größe unter dem Durchschnitt der normalen Zweijährigen – in einem Fall um 45 % des Gewichts und um etwa 23 cm in der Größe. Mit anderen Worten: Körperlich erwecken die Kinder beim flüchtigen Beobachter einen Eindruck, wie ihn halb so alte Kinder machen würden.

In unserem vorigen Artikel über dieses Thema haben wir den Verdacht geäußert, der Schaden, der den Kindern im Findelhaus durch das Fehlen mütterlicher Fürsorge, mütterlicher Anregung und mütterlicher Liebe wie auch durch ihre vollständige Isolierung zugefügt wird, sei nicht wiedergutzumachen. Unsere Nachuntersuchung bestätigt diese Annahme. Nach dem 15. Lebensmonat wurden diese Kinder in günstigere Umweltbedingungen als vorher versetzt, d. h., in den Saal der älteren Kinder. Dies ist ein großer Raum, sonnig, ohne die Trennwände, die in der Station der kleineren Kinder die Säuglinge voneinander und von jedem Umweltreiz isoliert hatten. Drei bis fünf Schwestern sind ständig in dem Raum und schwatzen miteinander und mit den Kindern. Die Kinder werden auch aus ihren Bettchen herausgenommen und auf den Fußboden gesetzt. Sie sind also unendlich viel mehr aktiven Reizen ausgesetzt, als sie es vorher in der Station der kleineren Kinder waren. Ungeachtet dieser Verbesserung der Umweltbedingungen hat sich der Verfallsprozeß als fortschreitend erwiesen. Es scheint, als ob die Disharmonie in der Entwicklung, die durch die ungünstigen Umweltbedingungen im ersten Lebensjahr der Kinder hervorgerufen wird, einen psychosomatischen Schaden verursacht, der durch normale Maßnahmen nicht wiedergutgemacht werden kann. Ob er durch therapeutische Maßnahmen behoben werden kann, ist noch zu untersuchen.

Wir haben mit Bedacht von psychosomatischer Schädigung gesprochen. Aus den oben angegebenen Zahlen kann man ersehen, daß all diese Kinder, ganz abgesehen von der unzureichenden psychischen und physischen Entwicklung, eine gefährlich herabgesetzte Resistenz gegen Erkrankungen und eine erschreckend hohe Sterblichkeit zeigten. Alle Überlebenden hatten ein Gewicht, das weit unterhalb des altersangemessenen Durchschnitts lag, der von normalen Kindern vergleichbaren Alters erreicht wird.

2

Angesichts dieser Feststellungen haben wir noch einmal die Daten über das Säuglingsheim geprüft, die Anstalt, die in unserem vorhergehenden Artikel mit dem Findelhaus verglichen wurde. Die Organisation des Säuglingsheims erlaubte keine auf das fünfte Lebensjahr ausgedehnte Nachuntersuchung, wie es die des Findelhauses ermöglichte. In der Regel verlassen die Kinder das Säuglingsheim, wenn sie ein volles Jahr alt sind. Von dieser Regel werden jedoch eine Reihe von Ausnahmen gemacht, und im Verlauf unserer Untersuchung im Säuglingsheim, die sich bisher über einen Zeitraum von dreieinhalb Jahren erstreckt, wurden 29 Kinder ermittelt, die länger als ein Jahr dortblieben. Diese Kinder verließen das Heim zwischen dem dreizehnten und achtzehnten Monat (1;1 bis 1;6). Das bedeutet, daß das *älteste* von ihnen ein *halbes Jahr jünger* war als das jüngste Kind bei unserer Nachuntersuchung im Findelhaus, und *zweieinhalb Jahre jünger als das älteste.* Trotz dieses enormen Altersunterschieds liefen die Kinder im Säuglingsheim alle munter auf dem Boden herum; einige von ihnen zogen sich allein an und aus; sie aßen allein mit dem Löffel; fast alle sprachen ein paar Worte; sie verstanden Anweisungen und befolgten sie, und die älteren zeigten ein gewisses Verständnis für Erfordernisse der Sauberkeit. Sie alle spielten lebhafte gesellige Spiele miteinander und mit den Beobachtern. Die Aufgeweckteren machten die Tätigkeiten der Schwestern nach, kehrten den Boden, trugen Windeln herum und verteilten sie usw. Bei all diesen Kindern zeigten die Tests, daß die Entwicklungsquotienten, die im elften und zwölften Monat etwas gesunken waren[13], nicht nur den normalen Altersdurchschnitt erreichten, sondern ihn in den meisten Fällen weit übertrafen.

Aber schon das physische Gesamtbild, wie es sich in den Zahlen über Krankheit und Sterblichkeit der Kinder im Säuglingsheim ausdrückt, ist eindrucksvoll genug. Während der dreieinhalb Jahre unserer Untersuchung im Säuglingsheim hatten wir Gelegenheit, 122 Säuglinge zu verfolgen, und zwar jeden ungefähr ein ganzes Jahr lang[14]. In diesem Zeitraum ist *nicht ein einziges Kind gestorben.* Es gab keine Epidemie in der Anstalt. Interkurrente Erkrankungen beschränkten sich im allgemeinen auf jahreszeitlich bedingte Erkältungen, von denen sich eine geringe Anzahl zu leichten Erkrankungen der Atemwege entwickelten; es gab verhältnismäßig wenig Darmstörungen; die störendste Erkrankung war das Säuglingsekzem. Der im Säuglingsheim gehaltene ungewöhnlich hohe Gesundheitsstand veranlaßte uns, die Rechenschaftsberichte über frühere Jahre zu überprüfen. Wir untersuchten die Krankenblätter des Säuglingsheims über einen Zeitraum von zehn Jahren vor dem Beginn unseres Forschungsprojekts in diesem Haus. Wir stellten fest, daß in dem gesamten Zeitraum der letzten vierzehn Jahre nur drei Kinder dort gestorben sind: eines an Lungenentzündung im Alter von drei Monaten und zwei an Pylorusstenose, das erste im Alter von einem Monat, das zweite, nach mehreren Operationen, im Alter von neun Monaten.

Im Hinblick auf diese Feststellungen, die zeigen, was in einer Anstalt unter günstigen Bedingungen und durch angemessene Organisation erreicht werden kann, sollten die Folgen der im Findelhaus praktizierten Methoden beurteilt werden.

ANMERKUNGEN

1. Die in Klammern gesetzten Zahlen beziehen sich auf die Bibliographie am Ende dieses Aufsatzes.

2. Bei der Erörterung der Ergebnisse der Child Welfare Research Station der Universität Iowa macht Woodworth (19) die folgenden kritischen Bemerkungen (S. 71): »Die Gründe für das schlechtere Abschneiden der Waisenhauskinder sind offenbar umstritten ... Man sollte erwarten, daß eine vergleichende Untersuchung und ein Überblick über Pflegeanstalten für Kinder instruktiv wäre ...«

3. Jones (20) erhebt folgende Einwände gegen diese Methode: »Wahrscheinlich werden wir uns von der retrospektiven Betrachtung von Umständen, denen wir einen früheren Einfluß zuschreiben, abkehren und werden es vorziehen, uns mit den gegenwärtigen und kumulativen Wirkungen spezifischer Umweltfaktoren zu befassen. Man darf auch erwarten, daß unser Interesse sich in gewissem Maß von statistischen Massenuntersuchungen ... auf Untersuchungen der Dynamik des Entwicklungsprozesses im Individuum verlagert.«

4. Es ist interessant, daß Woodworth (19) unabhängig von unserem Vorgehen in bezug auf dieses Problem (das 1936 geplant und begonnen wurde) ein ganz ähnlich aufgebautes Forschungsprogramm als wünschenswert zum besseren Verständnis des Problems von Vererbung und Umwelt empfiehlt:

»Waisenhäuser. Auf Grund einer gewissen Anzahl von Beweisen ist man heute der Meinung, Waisenhäuser seien eine ungünstige Umwelt für das Kind, aber man weiß nur wenig über die Gründe. Man könnte zwei allgemeine Projekte vorschlagen.

a) Eine allgemeine Überprüfung der Einrichtungen für die Dauerunterbringung von Kindern im Hinblick auf die vorhandenen Unterschiede in bezug auf Ausstattung, Personal und Behandlung der Kinder, wobei versucht werden sollte, die erreichten Resultate zu beurteilen.

b) Experimentelle Untersuchungen in ausgewählten Waisenhäusern, in denen die Kinder längere Zeit bleiben, mit der Absicht, die Wirkung spezifischer Umweltfaktoren auszutesten. Man könnte dabei z. B. bei einigen Kindern die Kontakte mit Erwachsenen steigern und auf diese Weise feststellen, ob dieser Faktor für die geistig-seelische Entwicklung wichtig ist. Es ist durchaus denkbar, daß man ein Waisenhaus derart organisieren könnte, daß es für das heranwachsende Kind zu einer eindeutig günstigen Umwelt wird, aber zur Zeit wissen wir noch nicht, wie man zu diesem Ergebnis gelangen könnte.«

5. Ich möchte hier K. Wolf, Ph. D., für ihre Hilfe bei den im Säuglingsheim und in Familien durchgeführten Experimenten danken, ebenso für ihre Mitarbeit bei der statistischen Auswertung der Ergebnisse.

6. Unter dieser Überschrift zählen wir nicht nur die Ähnlichkeiten auf, sondern auch Unterschiede, die keine ätiologische Bedeutung für den Verfall der Kinder im Findelhaus haben. Diese Unterschiede umfassen zweierlei: Unterschiede, die überhaupt keine Bedeutung haben, und Unterschiede, die der Entwicklung der Kinder im Findelhaus sogar förderlich sind.

7. Der psychoanalytisch orientierte Leser erkennt natürlich, daß für diese Mädchen im Gefängnis das Kind zu einem kaum verhüllten phallischen Ersatz geworden ist. Für die Zwecke dieses Artikels habe ich es jedoch sorgfältig vermieden, irgendeine ausführliche psychoanalytische Deutung zu geben, sei sie auch noch so verlockend, und habe mich so eng wie möglich auf die Ergebnisse direkter Verhaltensbeobachtung beschränkt. Auch an zahlreichen anderen Stellen wäre es nicht nur möglich, sondern natürlich, analytische Begriffe zu verwenden, das ist jedoch späteren Veröffentlichungen vorbehalten.

8. Für den nicht psychoanalytisch orientierten Leser merken wir an, daß diese intensive Mutter–Kind-Beziehung nicht mit einer Beziehung gleichzusetzen ist, die auf Liebe zu dem Kind gegründet ist. Schon der Umstand, daß das Kind als phallischer Ersatz benützt wird, weist darauf hin, wie groß die Rolle ist, die unbewußte Feindseligkeit hier spielt.

9. K. Wolf, *Body Mastery of the Child as an Index for the Emotional Relationship between Mother and Child (Körperbeherrschung des Kindes als Index für die emotionale Beziehung zwischen Mutter und Kind,* in Vorbereitung).

10. Damit bringen wir nur in psychoanalytischer Formulierung die Überzeugung der meisten modernen Psychologen zum Ausdruck; angefangen mit Compayré (24) und geteilt von so vertrauten Autoritäten der Kinderpsychologie wie Stern (25) und Bühler (26) und in der Tierpsychologie von Tolman (27).

11. Diese These soll in einem demnächst erscheinenden Artikel: *Der Beginn sozialer Beziehungen beim Kinde* weiterentwickelt werden.

11a. René A. Spitz, Katherine M. Wolf, Autoerotism. Some Empirical Findings and Hypotheses of its Manifestations in the First Year of Life, in: *The Psychoanalytic Study of the Child,* Vol. III/IV, New York 1947, S. 85–120. (Anmerkung der Herausgeber.)

12. Diese Kinder sind »in gewissem Umfang« sauber. Nach Aussage meines Beobachters haben viele der sogenannten »sauberen« Kinder im Bett eingenäßt und eingekotet; ihre Sauberkeitserziehung scheint sich darauf zu beschränken, daß sie den Topf benützen, wenn man sie daraufsetzt.

13. Siehe Artikel Hospitalismus I, S. 172. Die durchschnittliche Verzögerung des Entwicklungsquotienten betrug im elften und zwölften Monat ungefähr 12 Punkte; das soll in einer späteren Veröffentlichung erörtert werden.

14. Eine Ausnahme hiervon bilden 6 Kinder, die aus familiären Gründen vor dem zehnten Monat das Heim verließen. Sie wird mehr als aufgewogen durch die Gruppe von 29 Kindern, die länger als ein Jahr dortblieben.

BIBLIOGRAPHIE

(1) Schlossman, A., Zur Frage der Säuglingssterblichkeit, *Münchner Med. Wochenschrift,* 67, 1920.

(2) Chapin, H. D., Are Institutions for Infants Necessary? *Journal of American Medical Association,* Januar, 1915.

(3) Chapin, H. D., A Plea for Accurate Statistics in Infants' Institutions, *Archives of Pediatrics,* Oktober, 1915.

(4) Bakwin, H., Loneliness in Infants, *American Journal of Diseases of Children,* 63, 1942, S. 30–40.

(5) Durfee, H. und Wolf, K., Anstaltspflege und Entwicklung im ersten Lebensjahr, *Zeitschrift für Kinderforschung,* 42/3, 1933.

(6) Lowrey, L. G., Personality Distortion and Early Institutional Care, *American Journal of Orthopsychiatry,* X, 3, 1940, S. 576–585.

(7) Bender, L. und Yarnell, H., An Observation Nursery: a Study of 250 Children in the Psychiatric Division of Bellevue Hospital, *American Journal of Psychiatry,* 97, 1941, S. 1158–1174.

(8) Goldfarb, W., Infant Rearing as a Factor in Foster Home Placement, *American Journal of Orthopsychiatry,* XIV, 1944, S. 162–167.

(9) Goldfarb, W., Effects of Early Institutional Care on Adolescent Personality: Rorschach Data, *American Journal of Orthopsychiatry*, XIV, 1944, S. 441–447.
(10) Goldfarb, W., Effects of Early Institutional Care on Adolescent Personality, *Journal of Experimental Education*, 12, 1943, S. 106–129.
(11) Goldfarb, W. und Klopfer, B., Rorschach Characteristics of Institutional Children, *Rorschach Research Exchange*, 8, 1944, S. 92–100.
(12) Ripin, R., A Study of the Infant's Feeding Reactions During the First Six Months of Life, *Archives of Psychology*, 116, 1930, S. 38.
(13) Skeels, H. M., Mental Development of Children in Foster Homes, *Journal of Consulting Psychology*, 2, 1938, S. 33–43.
(14) Skeels, H. M., Some Iowa Studies of the Mental Growth of Children in Relation to Differentials of the Environment: A Summary, *39th Yearbook, National Society for the Study of Education*, II, 1940, S. 281–308.
(15) Skeels, H. M., Updegraff, R., Wellman, B. L. und Williams, H. M., A Study of Environmental Stimulation; an Orphanage Preschool Project, *University of Iowa Studies in Child Welfare*, 15, 4, 1938.
(16) Skodak, M., Children in Foster Homes, *University of Iowa Studies in Child Welfare*, 16, 1, 1939.
(17) Stoddard, G. D., Intellectual Development of the Child: an Answer to the Critics of the Iowa Studies, *School and Society*, 51, 1940, S. 529–536.
(18) Updegraff, R., The Determination of a Reliable Intelligence Quotient for the Young Child, *Journal of Genetic Psychology*, 41, 1932, S. 152–166.
(19) Woodworth, R. S., *Heredity and Environment*, Bulletin 47, Social Science Research Council, 1941.
(20) Jones, H. E., Personal Reactions of the Yearbook Committee, *39the Yearbook, National Society for the Study of Education*, I, 1940, S. 454–456.
(21) Simpson, B. R., The Wandering I. Q., *Journal of Psychology*, 7, 1939, S. 351–367.
(22) Hetzer, H. und Wolf, K., Baby Tests, *Zeitschrift für Psychologie*, 107, 1928.
(23) Bühler, Ch., *Kindheit und Jugend*, Leipzig, 1931, S. 67.
(24) Compayré, G., *L'évolution intellectuelle et morale de l'enfant*, Paris, 1893.
(25) Stern, W., *Psychologie der frühen Kindheit*, Leipzig, 1927.
(26) Bühler, K., *Die geistige Entwicklung des Kindes*, 4. Aufl. Jena, 1942, S. 106 und S. 116.
(27) Tolman, E. C., *Purposive Behavior*, New York, 1932, S. 27 ff.
(28) Gesell, A. und Ilg, F., *Feeding Behavior of Infants*, Phila., 1937, S. 21.
(29) Gesell, A. und Thompson, H., *Infant Behavior, its Genesis and Growth*, New York, 1934, S. 208.

Lärmeinwirkungen auf den heutigen Menschen - Ergebnisse medizinischer Forschung

GUNTHER LEHMANN

Wenn man einen Gegner bekämpft, so ist es in erster Linie notwendig, möglichst viel über ihn zu wissen. Daher setzt auch der Kampf gegen den Lärm eine Kenntnis dessen voraus, was Lärm eigentlich ist, wie er auf den Organismus einwirkt und wie er dem Menschen schaden kann.

Kennzeichnend für das, was Lärm ist, ist seine Bedeutung für den Menschen. Diese kann aber je nach Art und Stärke des Lärms recht verschieden sein. Es empfiehlt sich daher, zunächst in bezug auf diese Einwirkungen eine gewisse Systematisierung vorzunehmen. Die Wirkung des Lärms ist also von der subjektiven Empfindung des Betreffenden abhängig. Was für den einen Lärm ist, braucht es für den anderen durchaus noch nicht zu sein. In diesem Sinne können auch Geräusche, die eine nur sehr geringe Lautstärke haben, zu Lärm werden. Umgekehrt besteht ein psychischer Lärmeffekt auch bei den allerstärksten Geräuschen, hier aber neben Einwirkungen anderer Art. Bei relativ geringer Lautstärke, praktisch bis zu etwa 65 Phon, ist der Lärm nur eine Frage der Einwirkung auf die Psyche. Das heißt nicht, daß er ein leichtzunehmender oder gar zu vernachlässigender Faktor sei. Maschinengeräusche, die von außen in die Wohnung eindringen, können schon bei Lautstärken von 40 Phon außerordentlich lästig sein, insbesondere in den Stunden der Ruhe und vor allem, wenn der Schlaf gesucht wird.

Derartige Lautstärken können bei entsprechendem Charakter des Geräusches und entsprechend langer Einwirkung zu einem sich allmählich immer mehr steigernden psychischen Reagieren auf den Lärm führen und können, vor allem über die Schlaflosigkeit, die als Folge derartiger Lärmbelastungen eintritt, allmählich zu ernsteren Störungen im Vegetativum führen.

Die Empfindlichkeit der einzelnen Menschen in bezug auf die psychische Lärmwirkung ist sehr verschieden. Geräusche, die für einen Menschen unerträglich sind, bedeuten unter Umständen für einen anderen noch keine Belastung. Diese Empfindlichkeit schwankt nicht nur von Mensch zu Mensch, sie schwankt auch bei den gleichen Menschen von Tag zu Tag und schwankt vor allen Dingen je nach der momentanen Situation, in der sich der dem Geräusch Ausgesetzte befindet. Es ist letzten Endes die innere Einstellung des Menschen zu dem Geräusch beziehungsweise zu der Geräuschquelle, die dafür bestimmend ist, ob und in welchem Maße das gehörte Geräusch als Lärm empfunden wird. Daher kommt es, daß Geräusche, die man selbst hervorruft oder die mit einem Vorgang verbunden sind, an dem man positiv

Aus: *Universitas*, 19. Jg., H. 7/1964, S. 689–698. Mit freundlicher Genehmigung des Autors und der Wissenschaftlichen Verlagsgesellschaft, Stuttgart.

interessiert ist, in ihrer Lautstärke unterschätzt werden und oft keinen Lärmcharakter annehmen, während sehr viel schwächere Geräusche, die andere hervorrufen und denen wir innerlich aus irgendeinem Grunde von vornherein ablehnend gegenüberstehen, einen unerträglichen Lärm darstellen. Aus diesem Grunde wird zum Beispiel die Lautstärke eines Lärms im Innern eines geschlossenen Kraftfahrzeuges fast immer unterschätzt, der aus der Nachbarschaft in das Schlafzimmer eindringende Lärm fast immer überschätzt.

Die Tatsache, daß ein Geräusch für den Lärmerzeuger in der Regel keinen unangenehmen Lärm darstellt, ist ein Faktum, das die praktische Lärmbekämpfung stark erschwert. Selbst der Lärm eines knatternden Motorrades ist für seinen jugendlichen Benützer nicht Lärm, sondern eher Musik. Das Rollen der Kugel und das Fallen der Kegel ist ein schönes Geräusch für den Kegler; für den Zuhörer kann es eine unerträgliche Qual sein. Diese Bedeutung der inneren Einstellung zur Lärmquelle für den subjektiven Lärmeindruck findet sich sogar bei sehr starken und ausgesprochen unangenehmen Geräuschen. Das Motorengeräusch eines Flugzeuges ist für den Piloten, das Geräusch mancher Maschinen für den Arbeiter, der an dieser Maschine gut verdient und stolz darauf ist, mit der Maschine umgehen zu können, oft auch dann noch nicht subjektiv unangenehm, wenn es objektiv bereits schädigend

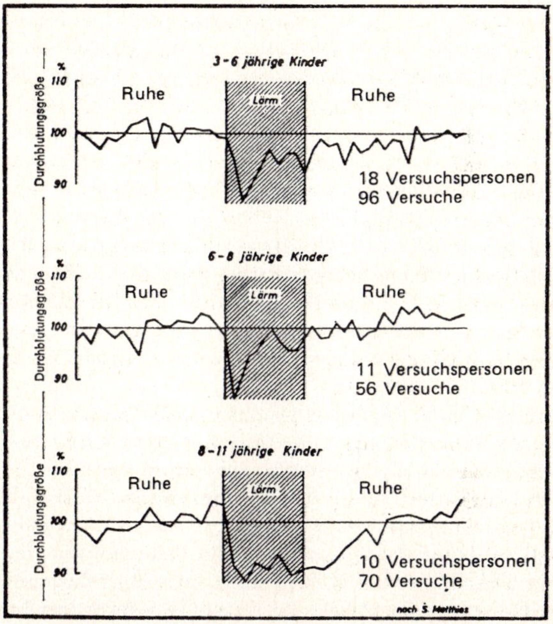

Abb. 1 Lärmbedingte Veränderungen der Hautdurchblutung bei Kindern

ist. Wenn, was durchaus vorkommt, ein Arbeiter der Geräuschminderung seiner Maschine sogar Widerstand entgegensetzt, so tut er das aus dem gleichen Grunde wie der Motorradfahrer, der den Auspufftopf seiner Maschine ausbaut, um sie lauter zu machen. Für beide ist das Geräusch Ausdruck ihrer eigenen Stärke und Bedeutung; je lauter es ist, um so mehr hebt es ihr Selbstbewußtsein. Kein Wunder, daß sie infolgedessen gar kein Verständnis dafür haben, in welchem Maße andere Menschen, die das betreffende Geräusch doch meist aus größerer Entfernung hören, hierunter leiden.

Übersteigt die Lautstärke etwa 65 Phon beim wachen und 45 Phon beim schlafenden Menschen, so treten völlig unabhängig von dem psychischen Eindruck, das heißt auch dann, wenn das betreffende Geräusch als schön, ja als Musik empfunden wird, vegetative Reflexe auf, die recht vielgestaltig sind und im einzelnen stark von der vegetativen Ausgangslage abhängen. Der typischste und vielleicht wichtigste dieser Reflexe besteht in einer Verengerung der kleinsten arteriellen Blutgefäße, vor allem in der Haut und in den Schleimhäuten. Hierdurch steigt der Widerstand im Gefäßsystem. Dies führt aber nicht, wie man erwarten könnte, zu einem Anstieg des Blutdrucks, sondern bei meist unveränderter Herzfrequenz zu einer Verminderung des gesamten Blutumlaufs im Körper. Dieser Effekt kann so stark sein, daß das Zeitvolumen des Blutumlaufs etwa halbiert wird. Am deutlichsten erkennbar wird dies durch die Abnahme der Pulsationen in den Haargefäßen. Für diese Reaktionen ist folgendes typisch: sie sind nicht abhängig von der Frequenz des Geräusches; sie sind bei älteren Menschen stärker als bei jungen, bei kleinen Kindern fehlen sie fast ganz (Abbildung 1). Sie bleiben während der ganzen Zeit der Lärmeinwirkung, also unter Umständen stundenlang, bestehen und klingen je nach der Dauer der Einwirkung dann verschieden schnell wieder ab. In bezug auf diese Reflexe gibt es keine Gewöhnung an den Lärm. Wenn viele Arbeiter erklären, sich an den Lärm ihres Arbeitsmilieus gewöhnt zu haben, so bezieht sich das nur auf den subjektiven Eindruck, nicht aber auf diese zwangsläufig ablaufenden Reflexe.

Die Frage, was derartige Reflexe für den Organismus bedeuten, läßt sich heute noch nicht mit voller Sicherheit beantworten, aber man darf wohl als sicher annehmen, daß ein gelegentliches Auslösen eines solchen Reflexes, wie es im täglichen Leben auch unter natürlichen Verhältnissen immer einmal vorkommen wird, in gesundheitlicher Beziehung völlig irrelevant ist. Etwas anderes aber ist es, wenn der Organismus längere Zeit, unter Umständen über viele Stunden des Tages, in einem Zustand erhalten wird, der einem derartigen Reflex entspricht. Dieser Zustand ist der Ausdruck einer wesentlichen Umsteuerung der gesamten vegetativen Innervation des Organismus. Die Minderung der Durchblutung, die in dem beobachteten Ausmaß viele Stunden dauern kann, dürfte vom gesundheitlichen Standpunkt betrachtet nicht ganz bedeutungslos sein. Sie bedeutet auch Verschiebungen im endokrinen System, in der Funktion von Drüsen usw. Der schon früher erhobene Befund einer Verminderung der Magensaftsekretion unter Lärmeinfluß ist nur ein Beispiel von vielen. Die unter dem Einfluß starken Lärms auftretenden Veränderungen in der Nebennierenrinde sind von verschiedenen Autoren beschrieben worden.

Um festzustellen, welche mit klinischen Mitteln erkennbaren Veränderungen bei Lärmarbeiten auftreten, und ob sich zwischen diesen Erscheinungen und dem Reflexgeschehen im vegetativen Bereich eine Beziehung herstellen läßt, hat mein Mitarbeiter Dr. Jansen eine ausgedehnte Untersuchung an Stahlwerksarbeitern ausgeführt und hat dabei eine stark belärmte mit einer schwach belärmten Gruppe, die im übrigen aber allen anderen Milieueinflüssen in gleicher Weise ausgesetzt war, verglichen (Abbildung 2). Es ergab sich, daß bei der lärmreicheren Gruppe eine deutliche Häu-

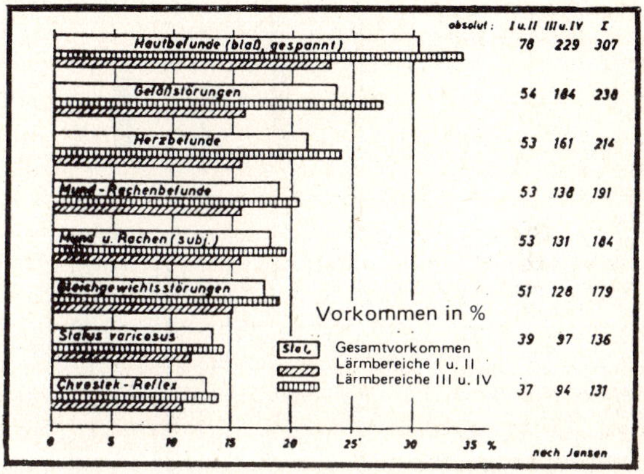

Abb. 2 Vegetative Funktionsstörungen bei 1005 Lärmarbeitern der Hüttenindustrie (I und II: 336 Arbeiter, III und IV: 669 Arbeiter)

fung von Durchblutungsstörungen in der Haut und in den Schleimhäuten vorhanden war. Es ergab sich aber auch eine größere Häufigkeit von Irregularitäten der Herztätigkeit; es ergab sich, wenn auch statistisch nicht signifikant, eine Vermehrung von Verdauungsstörungen und eine größere Häufigkeit von Gleichgewichtsstörungen. Zum mindesten ein Teil der beobachteten Erscheinungen läßt sich als ein Stationärwerden des durch die Reflexe hervorgerufenen Zustandes bei diesen Lärmarbeitern auffassen, so zum Beispiel die Durchblutungsstörungen an Haut und Schleimhaut. Andere lassen sich ohne Schwierigkeit auf die durch die Lärmreaktionen bedingten Veränderungen im Vegetativum zurückführen. Es dürfte also durch diese Untersuchungen der Beweis erbracht sein, daß die langdauernde Einwirkung intensiven Lärms auf das Vegetativum zu Dauerveränderungen führt, die bereits den Charakter klinischer Symptome tragen.

Die Untersuchung der Arbeiter in der eisenschaffenden Industrie, die sich auch auf sozialpsychologische Fragen erstreckte, ergab, daß die Arbeiter an stark belärmten Arbeitsplätzen im allgemeinen stämmigere und resistentere Typen sind. Labile Menschen werden nie einen Arbeitsplatz mit hoher Lärmbelastung anstreben. Kommen sie doch auf einen solchen, so werden sie ihn möglichst bald wieder verlassen. Die

Gruppe der Lärmarbeiter stellt also an und für sich eine positive Auswahl dar. Trotzdem zeigte es sich, daß Störungen des menschlichen Zusammenlebens – und zwar sowohl innerhalb der Familie als auch innerhalb des Betriebes – bei den Lärmarbeitern wesentlich häufiger vorhanden waren als bei der Gruppe, die nur geringen Lärmstörungen ausgesetzt war (Abbildung 3). Diese Störungen betrugen bei der

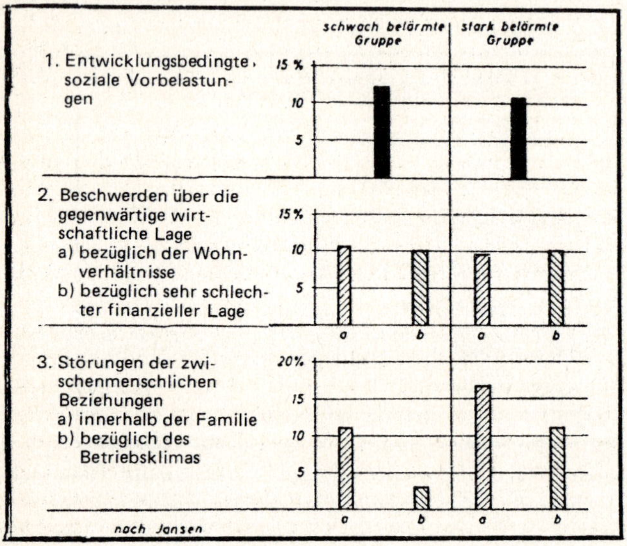

Abb. 3 Zahlenmäßiges Ergebnis eines standardisierten Interviews über die psychische und soziale Lage bei 1005 Hüttenarbeitern (lärmschwache Gruppe 336, lärmstarke Gruppe 669 Arbeiter)

hochbelärmten Gruppe ein Vielfaches der weniger belärmten und waren damit statistisch völlig signifikant. Es ist vorläufig noch nicht möglich, diesen Befund weiter zu analysieren. Insbesondere ist es noch nicht möglich, festzustellen, ob diese Unterschiede im sozialpsychologischen Verhalten etwas mit der vegetativen Beanspruchung zu tun haben oder ob hier die psychische Belastung durch den Lärm im Vordergrund steht. Auch wird sicher bei einem gewissen Teil der Lärmarbeiter naturgemäß vorhandene Schwerhörigkeit hierbei eine gewisse Rolle spielen. Auf jeden Fall aber bleibt der Befund gesichert, daß bei Menschen, die starkem Lärm ausgesetzt sind, Störungen im Gebiet des menschlichen Zusammenlebens häufiger vorkommen als bei vergleichbaren Menschen unter geringerer Lärmbelastung.

Der kranke Mensch, aber auch der von einer Krankheit genesende und der erholungsuchende, befindet sich stets in einem Zustand vegetativer Labilität. Es ist daher kein Wunder, daß sich die negativen Wirkungen der vegetativ-nervösen Lärmbelastung bei diesen Menschen ganz besonders stark auswirken. Diese Menschen sind auch subjektiv lärmempfindlicher. Es dürfte sich hier aber sehr wahrscheinlich nicht allein um einen psychischen Prozeß handeln. Wenn wir von Krankenhausärzten immer wieder hören, daß der Heilungsverlauf durch den Lärm im und um das Krankenhaus ungünstig beeinflußt wird und daß die Dauer der Heilung und damit die notwendige Dauer des Krankenhausaufenthaltes um so mehr steigt, je weniger dem Ruhebedürfnis der Kranken Rechnung getragen werden kann, so liegt die Vorstellung nahe, daß eine enge Verbindung zwischen diesen Störungen des Heilungs- und Erholungsverlaufes und der Beeinflussung des vegetativen Systems durch den Lärm besteht.

Wir haben uns daran gewöhnt, den Bereich, in dem der Lärm nur eine psychische Belastung darstellt, als Lärmstufe I zu bezeichnen und demgemäß als Lärmstufe II den Bereich von etwa 65 bis 90 Phon, in dem zu der psychischen Belastung das Auftreten vegetativer Reflexe hinzukommt. Die Grenze von 90 Phon bezeichnet den Übergang zur Lärmstufe III, die dadurch gekennzeichnet ist, daß zu den psychischen und vegetativen Einwirkungen als Drittes die schädigende Einwirkung auf das Gehörorgan hinzutritt.

Ein intensives Geräusch, insbesondere ein solches von längerer Dauer, setzt eine vorübergehende Schädigung der Sinneszellen des inneren Ohres, in denen die mechanischen Luftschwingungen, die wir Schall nennen, in Nervenerregung umgesetzt werden. Diese Schädigung tritt vorzugsweise im Frequenzbereich von etwa 4000 Hertz auf. Je nach der Dauer der Einwirkung geht diese Vertaubung, die ihrem Wesen nach etwa der Blendung des Auges entspricht, im Laufe von Stunden oder auch Tagen wieder zurück. Eine Verminderung der Hörfähigkeit, die man bei einem Arbeiter eines Lärmbetriebes feststellt, ist nur dann eine bleibende, wenn sie mehrere Tage nach der letzten Lärmeinwirkung nachgewiesen worden ist.

Abgesehen von extrem lauten Geräuschen, wie sie etwa bei Kanonenschüssen und anderen Explosionen auftreten, ist eine wiederholte Einwirkung von erheblicher Dauer notwendig, um aus der vorübergehenden Vertaubung allmählich eine bleibende Schädigung des inneren Ohres entstehen zu lassen.

Durch diese Tatsache wird es möglich, mit hoher Sicherheit die durch Lärm entstandene Schwerhörigkeit von derjenigen zu trennen, die durch Alterseinflüsse entsteht. Mit steigendem Lebensalter wird die Wahrnehmungsfähigkeit für hohe Töne in regelmäßiger Weise immer geringer. Dieser Prozeß wird etwa vom 45. Lebensjahr ab subjektiv empfunden, fängt aber schon wesentlich eher an.

Entsprechend dem subjektiven Eindruck und entsprechend der Tatsache, daß die empfindlichste Stelle des Ohres der hohen Tonfrequenz von 4000 Hertz entspricht, sind in bezug auf die Herausbildung einer Schwerhörigkeit hohe Töne im allgemeinen gefährlicher als tiefe.

Für einen mittleren Bereich der Tonhöhe kann man etwa die Lautstärke von 90 Phon als den Grenzwert annehmen, oberhalb dessen die Gefahr einer Schwerhörigkeit besteht. Die individuelle Empfindlichkeit ist dabei recht verschieden. Es gibt Menschen, die auch nach jahrelanger Belastung mit 95 Phon noch keine Veränderungen der Hörfähigkeit aufweisen, die auf Lärm zurückzuführen sind. Andererseits kommen aber natürlich auch höhere Empfindlichkeiten vor. 90 dB ist etwa das Maximum dessen, mit dem wir im heutigen Straßenverkehr rechnen müssen. Das ist aber eine Geräuschstärke, die in vielen Industriebetrieben heute noch auf den arbeitenden Menschen einwirkt und nach dem derzeitigen Stand der Technik in vielen Fällen nicht ohne Schwierigkeiten vermindert werden kann.

Die Richtlinie 2058 des Vereins Deutscher Ingenieure gibt 90 Phon als die Grenze an, die am Arbeitsplatz nicht überschritten werden soll. In der Tat dürfte das Einhalten dieser Grenze einen erheblichen Fortschritt bedeuten und das Auftreten von Lärmschwerhörigkeit als gewerbliche Erkrankung nahezu ausschalten. Sie stellt aber natürlich noch keinen Idealzustand dar, da diese Grenzziehung den Lärm als nervöse Belastung vorläufig unberücksichtigt läßt.

Bleibt der Lärmschwerhörige der Einwirkung lauter Geräusche weiterhin ausgesetzt, so steigt der Grad seiner Schwerhörigkeit allmählich immer mehr an, unter Umständen bis zur völligen Taubheit. Taubheit ist ein schweres Schicksal, das psychisch meist schwerer wiegt als völlige Blindheit. Es sollten daher alle Menschen vor diesem Schicksal mit Sicherheit bewahrt sein. Personen, bei denen Erscheinungen der Lärmschwerhörigkeit aufgetreten sind, dürfen also nicht mehr an lärmreichen Arbeitsplätzen tätig sein. Sofern es nicht gelingt, den Lärm der Maschinen zu vermindern oder durch persönliche Schutzeinrichtungen ihn vom Ohr des Menschen fernzuhalten, ist ein Arbeitsplatzwechsel unbedingt erforderlich.

Die Lautstärken, mit denen wir es in der Industrie im Extremfall zu tun haben, erreichen etwa 120 dB. Höhere Werte, also solche von 130 oder gar 150 dB, kommen nur an ganz wenigen Plätzen in Frage, und zwar fast ausschließlich bei der Erprobung von Düsentriebwerken, Raketenantrieben und dergleichen. Bei diesen extremen Geräuschen wird nicht nur die Gefahr der Schädigung des Gehörorgans besonders groß, sondern es tritt auch die Möglichkeit hinzu, daß der Schall auf anderem Wege als über das Ohr auf den Körper einwirkt. Infolgedessen können auch Frequenzen, die nicht mehr hörbar sind, also sogenannter Ultraschall, Schädigungen herbeiführen. Besonders gefährlich ist bekanntlich die Einwirkung von Schall- und Ultraschallfrequenzen auf die Ganglienzellen, also auf Zellen des Zentralnervensystems, sei es im Rückenmark oder im Gehirn. Auch hier kann die Einwirkung zunächst zu vorübergehenden Schädigungen führen; dauert sie sehr lange, oder ist sie besonders intensiv, so kann es zu einer Zerstörung der betreffenden Ganglienzellen kommen und damit zu irreversiblen Lähmungen, unter Umständen zum Tode.

Die Gefährlichkeit der Wirkung hängt von der Dicke der Gewebsschichten ab, die die Schallschwingungen zu passieren haben, bevor sie wichtige Organe erreichen. Infolgedessen sind kleine Tiere stärker gefährdet als größere. Da die Zahl der Menschen, die an derartigen Arbeitsplätzen tätig sind, im ganzen gesehen sehr klein ist, so ist auch die Zahl der beobachteten Schädigungsfälle im ganzen nicht groß. Sie hat aber dazu geführt, daß sehr strenge Sicherheitsvorschriften beim Umgang mit solchen Geräten heute in allen Ländern bestehen und im allgemeinen auch eingehalten werden.

Die Skala der Lärmeinwirkungen auf den Menschen geht von der Belästigung, einer Störung des Wohlbefindens, einer Behinderung des Ausruhens und der Erholung, einer Verzögerung der Wiedergesundung nach Krankheit und Erschöpfung bis hin zu schwersten Traumen, im Extremfall zu tödlichen Traumen. Bei dem Lärm als einem Massenproblem, als einer Frage, die alle angeht, um derentwillen es nützlich und notwendig ist, Organisationen zu schaffen, die ihn bekämpfen, und diese Organisationen zu gemeinsamem Handeln auf breiter Basis zusammenzuschließen, handelt es sich weniger um diese Extremfälle höchster Intensitäten, sondern um die weltweit verbreiteten, in zunehmendem Maße überall auf uns einwirkenden geringeren und mittleren Intensitäten. Es ist also vor allem der Lärm als nervöse Belastung, der Lärm, der uns auf der Straße, in unseren Wohnungen, heute selbst in Wald und Feld quält und nicht zur Ruhe kommen läßt, der Lärm also, den die Technisierung unseres Daseins mit sich gebracht hat und der einen brutalen Eingriff in die persönliche Sphäre darstellt.

Wir sind nicht gegen den technischen Fortschritt, wir wollen nicht eine Entwicklung zurückdrehen, wir sehen einen Fortschritt der Technik darin, wenn es ihr gelingt, das viele Gute und Nützliche, das sie für uns tut, nicht mit der Quälerei durch Lärm zu verbinden. Wir kämpfen also gegen die Rückständigkeit der Technik und arbeiten für eine reibungslose Einfügung der Technik in das menschliche Zusammenleben. Von der biologischen und medizinischen Forschung her kann nur die Wirkung des Lärms erkannt und die Notwendigkeit der Lärmbekämpfung begründet werden. Zu ihrer Durchführung aber brauchen wir die Hilfe der Techniker aller Sparten, der Juristen und vieler anderer Berufe, ja wir sind uns klar darüber, daß ein endgültiger Erfolg nur dann zu erreichen ist, wenn wir alle diejenigen Menschen, die unter dem Lärm leiden, dazu bringen, daß jeder an seinem Platze die Aufgabe übernimmt und systematisch durchführt, die ihm im Kampf gegen den Lärm zufällt.

Die Berufstätigkeit der Frau in psychosomatischer Sicht

TH. v. UEXKÜLL

I DIE PROBLEMSTELLUNG

Von den zahlreichen Problemen, welche die Berufstätigkeit der Frau aufwirft, interessieren den Arzt vor allem zwei Fragen: Ob die Gesundheit der Frau und ob die Entwicklung der Kinder durch die weibliche beziehungsweise mütterliche Berufstätigkeit beeinflußt werden.

Beide Fragen können nicht ohne Berücksichtigung psychosomatischer und soziologischer Gesichtspunkte beantwortet werden. Damit wird das Thema sehr umfangreich. Ich kann daher nur einige Umrisse andeuten.

Die Notwendigkeit, nicht nur physische, sondern auch psychische Faktoren zu berücksichtigen, ergibt sich schon aus der Tatsache, daß heute rein physische Schädigungen durch die technische Entwicklung in den verschiedenen Berufszweigen weitgehend ausgeschaltet sind. Aber viele Untersucher, welche sich über diese Notwendigkeit klar sind, machen einen grundlegenden Fehler: Sie verallgemeinern. Sie setzen voraus, daß die gleiche berufliche Situation für alle Frauen mehr oder weniger die gleiche Bedeutung und daher auch die gleichen Auswirkungen auf ihre Gesundheit haben müsse. Sie kommen daher zu sehr widersprechenden Resultaten. So finden wir von Autoren, die Frauenarbeit in Bausch und Bogen verdammen, bis zu solchen, die ihr gar keinen nachteiligen Einfluß beimessen, alle Übergänge. Hier muß man mit der banalen Feststellung beginnen, daß Menschen verschieden sind. Diese Binsenwahrheit gewinnt in psychosomatischer Sicht eine prinzipielle Bedeutung, die stufenweise zu immer neuen Konsequenzen führt.

Da ist zunächst die Feststellung, daß sich psychische Auswirkungen im Gegensatz zu Reaktionen auf physische Faktoren nicht verallgemeinern lassen. Eine Arterenolinjektion führt bei allen Menschen zu einem Blutdruckanstieg. Ein Erlebnis kann aber je nach der Einstellung des Betreffenden sehr verschiedenartige Auswirkungen auf seine Körperfunktionen haben. Das muß uns gegen alle verallgemeinernden Aussagen über die psychische Auswirkung weiblicher Berufsarbeit skeptisch machen.

Solche Verallgemeinerungen kommen aus bestimmten Vorurteilen, die wir – ohne es zu bemerken – an unsere Patienten herantragen. Balint sagt, daß jeder Arzt eine vage, aber fast unerschütterliche Vorstellung hat, wie ein Mensch sich verhalten muß, wenn er krank ist, und daß er mit heiligem Eifer versucht, seinen Patienten zu diesem Glauben zu bekehren. Er spricht in diesem Zusammenhang von einer »apostolischen Funktion« des Arztes. Wir können hinzusetzen, daß jeder Mensch eine Fülle solcher vager, aber fast unerschütterlicher Vorstellungen hat, die nicht nur die Frage betreffen, wie ein Mensch sich verhalten muß, wenn er krank ist, sondern die

Aus: *Deutsches Ärzteblatt*, 45. Jg., H. 24/1960. Mit freundlicher Genehmigung des Autors und des Deutschen Ärzte-Verlags, Köln-Berlin.

viel weiter gehen. Wir glauben zu wissen, wie es für Männer, für Frauen und für Kinder »natürlich« ist, sich in den verschiedenen Situationen des Lebens zu verhalten. Auch wir haben die Neigung, Unwissende mit apostolischem Eifer zu unseren Vorstellungen über die »natürlichen« Eigenschaften und Reaktionsweisen der Menschen zu bekehren. Daher glauben wir auch zu wissen, was für unsere Patienten eine seelische Belastung ist und was nicht.

Diese Urteile haben soziologische Hintergründe. So hat zum Beispiel schon jedes politische System seine bestimmten Vorstellungen und versucht mit apostolischem Eifer Ungläubige zu ihnen zu bekehren. Es gibt heute östliche und westliche Vorstellungen über die »natürlichen« Eigenschaften von Männern und Frauen und ihre »natürliche« Einstellung zum Beruf. Beiden entsprechen verschiedenartige Urteile über Nutzen oder Gefahr weiblicher Berufstätigkeit. Letzten Endes hat aber bereits jede Kultur ihren Mitgliedern bestimmte Vorstellungen über die »natürlichen« Eigenschaften der Menschen, über die Art und Weise, wie Männer, Frauen und Kinder sich verhalten müssen, eingeprägt. Auch sie ist bereit, ihre Überzeugungen mit apostolischem Eifer zu verbreiten.

Die anthropologischen und ethnologischen Forschungen der letzten Jahrzehnte haben nun gezeigt, daß die Vorstellungen über die natürlichen Eigenschaften von Männern, Frauen und Kindern bei den verschiedenen Kulturen verschieden sind, und daß sie von der sozialen Rolle abhängen, die den verschiedenen Geschlechtern dort zugewiesen wird. Margaret Mead sagt dazu: »Auf dem Gegensatz der männlichen und weiblichen Körperformen haben die Menschen Analogien zu Sonne und Mond, Nacht und Tag, Gut und Böse, Stärke und Zartheit, Standhaftigkeit und Wankelmut, Zähigkeit und Verletzlichkeit aufgebaut. Einmal wurde eine bestimmte Eigenschaft dem einen Geschlecht, manchmal dem anderen zugeschrieben. Einmal sind es die Knaben, die für besonders verletzlich gehalten werden, dann wieder die Mädchen. Manche Völker halten die Frauen für zu schwach, um einer Beschäftigung außerhalb des Hauses nachzugehen; andere betrachten sie als die geborenen Trägerinnen schwerer Lasten, weil ihre Köpfe stärker sind als die der Männer. In einigen Kulturen betrachtet man die Frauen als Siebe, durch die alle Geheimnisse hindurchsickern; in anderen sind die Männer die Klatschbasen. Ob wir uns mit kleinen oder mit großen Dingen befassen, mit Nichtigkeiten, wie Schmuck und Kosmetik oder mit dem geheiligten Platz des Menschen im Universum, überall finden wir festgelegte Meinungen, nach denen die Rollen der Geschlechter verteilt werden. Wir kennen keine Kultur, die behauptet, der Unterschied zwischen Mann und Frau bestehe lediglich in der Form, in der beide Geschlechter zur Erzeugung der Nachkommen beitragen, im übrigen seien aber beide nur menschliche Wesen mit verschiedenen Anlagen, von denen keine einzige ausschließlich einem Geschlecht zugesprochen werden könne. Keine Kultur nimmt an, Dummheit, Klugheit, Schönheit, Häßlichkeit, Mut, Geduld, Wankelmut, Zähigkeit oder Fleiß seien lediglich allgemein menschliche Eigenschaften. Wie willkürlich diese Eigenschaften bald diesem, bald jenem Geschlecht zugeschrieben werden, es hat diese Aufteilungen doch in jeder uns bekannten Kultur von jeher gegeben.«

Alle Kulturen haben also über den biologischen Verschiedenheiten unserer Säugetiernatur einen großen Überbau sozial bedingter Geschlechtsunterschiede errichtet, der offensichtlich nicht für die gesamte Menschheit gültig ist. Daher differieren die Vorstellungen über die »Natur« und die »natürlichen« Eigenschaften von Männern und Frauen bei den verschiedenen Völkern je nach der Rolle, die sie Männern und Frauen vorschreiben und auf die sie bereits die heranwachsenden Kinder vorbereiten.

Diese Feststellung hat drei Konsequenzen:

1. Das physiologische Faktum, eine Frau zu sein, ist nicht mit dem soziologischen Faktum einer bestimmten Frauenrolle identisch.

2. Die Rolle, für die eine Kultur die heranwachsenden Mädchen vorbereitet, bestimmt, was sie später als Frauen und Mütter von sich und von anderen erwarten werden. Sie legt das »Anspruchsniveau« fest, das sie an die eigenen und an fremde Leistungen stellen und beeinflußt damit ihre Einstellung zu den Anforderungen des Alltags und des Berufes.

3. Die Grundüberzeugungen, die eine Kultur ihren Mitgliedern aufprägt und mit denen sie sie zugleich formt und begrenzt, machen einen großen Teil von dem aus, was wir den »gesunden Menschenverstand« nennen. Von dort her beeinflussen sie nicht nur unsere emotionalen Reaktionen, sondern auch unsere wissenschaftlichen Fragestellungen und legen damit bereits die Antworten fest, die wir erhalten können. Wenn wir herausfinden wollen, welche Vorstellungen nicht wir, sondern die Frauen von ihrer Rolle haben und wie sie seelisch auf die Anforderungen der Berufsarbeit reagieren, dürfen wir nicht von dem ausgehen, was wir auf Grund unseres gesunden Menschenverstandes über die »natürlichen« Eigenschaften, Neigungen und Belastungsfähigkeiten des weiblichen Geschlechtes zu wissen glauben.

Das bedeutet aber, daß unter psychosomatischem Aspekt unser Thema *Die Berufstätigkeit der Frau* auf eine ganz unerwartete Weise problematisch wird. Wir stehen vor der Frage: Was ist eigentlich Berufstätigkeit, wodurch unterscheidet sie sich von anderen Tätigkeitsformen? Und wir stehen vor der noch seltsamer klingenden Frage: Was ist eigentlich eine »Frau«, wenn dieses Wort mehr als ein biologisches Geschlechtsmerkmal meint?

II DIE WEIBLICHE BERUFSTÄTIGKEIT IN DEN USA

Ist es aber wirklich notwendig, das Problem der berufstätigen Frau bei Adam und Eva aufzurollen? Selbst wenn der gesunde Menschenverstand nur die Vorurteile der eigenen Kultur enthält, so müßte er doch für die Orientierung in dieser Kultur ausreichen. Warum sollen wir uns also darum kümmern, ob die Vorstellungen über die Rolle und die Eigenschaften der Frau in anderen Kulturen anders sind?

Die Antwort ist einfach: Weil unsere Kultur nicht stabil ist, sondern sich in einem so raschen Wandel befindet, daß Vorstellungen von gestern schon heute nicht mehr zutreffen. Ich möchte das an einem konkreten Beispiel darlegen. Ich wähle dazu Untersuchungen über die weibliche Berufsarbeit in den USA, weil dort ziemlich

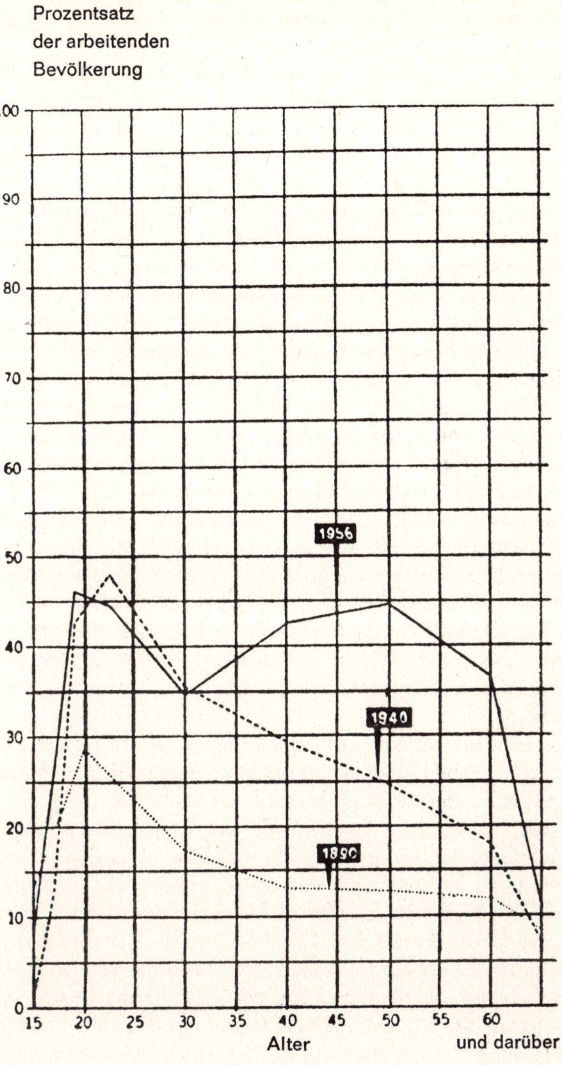

Abb. 1 Prozentsatz von Frauen in der arbeitenden Bevölkerung, aufgegliedert nach Alter, 1890, 1940, 1956

genaue Informationen über eine Situation vorliegen, die bei uns erst zum Teil eingetreten ist, die aber auf uns zukommt.

Angesichts des sprunghaften Anwachsens der Frauenarbeit vor allem seit 1940 hat man in den USA von einer sozialen Revolution gesprochen. Dieser Ausdruck ist aber nur teilweise richtig, denn Revolutionen werden, wenn auch oft nur durch kleine Gruppen, von Menschen geplant und bewußt herbeigeführt. Die Zunahme der Frauenarbeit ist aber, abgesehen von vorübergehenden Perioden in den beiden Weltkriegen, von niemandem geplant oder bewußt herbeigeführt worden. Die Wandlungen, die damit in der sozialen Struktur des amerikanischen Lebens entstehen, haben den Charakter einer Evolution, wenn man darunter Veränderungen versteht, die aus unbekannten Quellen entspringen und deren Ergebnissen man sich plötzlich gegenübergestellt sieht. So hat man drüben auch erst in den letzten Jahren begonnen, über die Zunahme der Frauenarbeit nachzudenken, und zwar zunächst unter dem Aspekt ihres wachsenden Anteiles an der gesamten nationalen Arbeitskraft.

Abbildung 1 zeigt nach Altersklassen gegliedert die prozentualen Anteile der Frauen an der berufstätigen Bevölkerung in den USA 1890, 1940 und 1956. Die Zunahme von 1890 bis 1940 ist im wesentlichen ein Anwachsen aller Altersklassen. Die Kurve rückt einfach nach oben. Nach 1940 ändert sich das. Jetzt nehmen vor allen die höheren Altersklassen zu. Wir werden noch sehen, was das zu bedeuten hat. In Zahlen ausgedrückt steht heute ein Drittel aller amerikanischen Frauen in jedem Monat und zwei Fünftel im Verlauf eines Jahres im Beruf. Frauen machen etwa 30% der arbeitenden Bevölkerung Nordamerikas aus. Sechs von zehn dieser Frauen sind verheiratet und zwei von fünf sind Mütter von Kindern im Schulalter. Die Anstellungsmöglichkeiten für Frauen sind schon heute enorm und scheinen ständig weiter zu wachsen.

Die Gründe für dieses Anwachsen der weiblichen Berufstätigkeit sind sehr komplexer Natur. Unter ihnen spielt die Ausschaltung körperlicher Schwerarbeit durch mechanische Verfahren nur eine untergeordnete Rolle. Das zeigt besonders deutlich, daß es nicht biologische Unterschiede der Geschlechter waren, welche die Frauen früher vom Beruf fernhielten. Die wirklichen Hindernisse waren anderer Art. Sie lagen in den Vorstellungen, die unsere Kultur über die Rolle und die Eigenschaften der Frau entwickelt hatte und in einer dementsprechenden Etikettierung der verschiedenen menschlichen Tätigkeitsformen. Der revolutionäre Charakter im gesellschaftlichen Leben der USA liegt daher auch nicht sosehr in der quantitativen Zunahme der berufstätigten Frauen als vielmehr in der weitreichenden qualitativen Wandlung weiblicher Beschäftigungsformen, also in den Arten der Berufe, die Frauen heute ausüben, und in den Gründen, warum sie diese Berufe ergreifen.

Eine Zusammenstellung der Berufe, in denen Frauen heute tätig sind, und des Prozentsatzes, den sie im Rahmen der gesamten weiblichen Berufstätigen ausmachen, zeigt, daß bestimmte Berufe, vor allem Lehrer- und Pflegepersonal, den Hauptanteil bilden.

Noch deutlicher werden die Verhältnisse in Abbildung 2, in der die Anteile der Männer und Frauen in verschiedenen Beschäftigungsgruppen einander gegenübergestellt sind. Hier möchte ich auf den hohen Anteil der Frauen im Beruf des Kellners und Bedienungspersonals aufmerksam machen. In Amerika fällt dem Europäer auf, wie selten männliche Kellner in den Gaststätten anzutreffen sind.

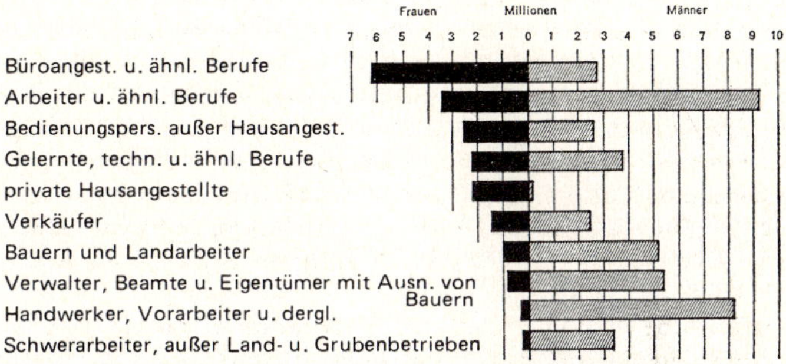

Abb. 2 Frauen und Männer in den Hauptbeschäftigungsgruppen, April 1956

Diese Zahlen illustrieren, was ich vorhin die Etikettierung der menschlichen Tätigkeitsformen genannt habe. Es gibt in jeder Kultur Berufe, die als »männlich« gelten, und es gibt Berufe, die den Stempel »weiblich« tragen. Wir sehen, wie schon innerhalb nahe verwandter Kulturen Unterschiede in der Berufetikettierung bestehen. In Europa ist der Kellner »männlich«, in den USA dagegen »weiblich«. Ein ähnlicher Unterschied existiert für den Lehrerberuf: Der Lehrer ist bei uns »männlich«, drüben aber »weiblich«. Solche Unterschiede in der Berufsetikettierung erlauben interessante Einblicke in gewisse fundamentale Verschiedenheiten zwischen bestimmten Völkern und Gesellschaftsformen, Verschiedenheiten ihrer Einstellung zur Welt, deren Unkenntnis eine Verständigung sehr erschwert, wenn nicht unmöglich macht. Ich möchte in diesem Zusammenhang auf die aufschlußreiche Schrift von Geoffrey Gorer *Die Amerikaner* verweisen.

Die Zahlen zeigen aber auch, daß heute Berufe von Frauen ausgeübt werden, die noch um die Jahrhundertwende fast ausschließlich Männern vorbehalten waren, und sie zeigen auch, daß es auch heute noch vorwiegend männliche und vorwiegend weibliche Berufe gibt. Die Unterschiede in der Etikettierung der Tätigkeitsformen haben sich zwar verwischt, aber sie haben sich nicht ausgeglichen.

Es wäre ein interessantes Studienobjekt, den Gründen für die Unterschiede in dem Wandel nachzugehen, der sich in den verschiedenen Beschäftigungszweigen vollzieht.

Wenn wir die Konsequenzen aus diesen Daten ziehen, so können wir sagen:

1. Die Hindernisse, die sich der Berufstätigkeit der Frau in den Weg gestellt haben und auch heute noch teilweise in den Weg stellen, sind nicht in ihrer biologischen Natur begründet. Sie liegen in den Vorstellungen, die eine Kultur über die

Rolle der Frau und über ihre Eignung für die verschiedenen Tätigkeitsformen entwickelt hat. Es sind die Vorurteile, die eine Gesellschaft und in dieser auch die Frauen selbst über das haben, was »weiblich« und was »unweiblich« ist. Diese Vorurteile sind emotional gefärbt. Sie bestimmten die Motive der Berufswahl und des Verzichtes auf evtl. Berufswünsche; sie bestimmen auch das Ausmaß der Feindseligkeit, die eine Frau zu erwarten hat, wenn sie diese Vorurteile durchbricht; und sie bestimmen ganz allgemein die Einstellung der Frau zu den Anforderungen des täglichen Lebens, ob diese nun aus dem Beruf oder der Tätigkeit als Hausfrau entspringen. Auf diese Weise wird das Bezugsystem, was in einer Gesellschaft als »männlich« und »weiblich« gilt, zu einer Realität erster Ordnung in unserem Leben. Hier finden wir die retardierenden Kräfte, die sich dem Wandel einer Kultur entgegenstellen, die aber auch die Kontinuität ihrer Tradition garantieren.

2. Dieses Bezugsystem ist in unserer Kultur in einem rapiden Wandel – ich sage nicht in einem Auflösungsprozeß – begriffen. Aber es sind an den verschiedensten Stellen bedeutende Einbrüche erfolgt. Die quantitative Zunahme der Frauenarbeit ist nicht die Ursache, sondern die Folge dieses Wandels, eine Folge allerdings, die den Wandel wiederum beschleunigt, soweit man bei Änderungen im sozialen Bereich überhaupt von Kausalketten sprechen kann.

3. Wir müssen uns klarmachen, daß dieser Wandel nicht nur die äußerliche Struktur der sozialen Gliederung eines Volkes betrifft, sondern daß er sich ebenso in der Struktur der Familie und im Leben eines jeden Menschen auswirkt. Wie einschneidend gerade dort die Veränderungen sind, zeigt Abbildung 3.
Hier ist die Berufstätigkeit der Frau zu ihren verschiedenen Lebensphasen in Beziehung gebracht, und die Verhältnisse von heute sind denen von 1890 gegenübergestellt.

Im einzelnen sehen wir folgendes:

1. Das Leben der Frau ist im Durchschnitt um 10 Jahre länger geworden.
2. Die Schulzeit nimmt einen größeren Zeitraum ein.
3. Die Frauen heiraten früher.
4. Die Kinder werden früher und während eines kürzeren Zeitraumes geboren. Die Mütter sind also jünger, wenn die Kinder in die Schule kommen.

Alles in allem hat eine Konzentration der Mutterperiode auf einen sehr viel kürzeren und früheren Zeitraum im Leben der Frau (zwischen ihrem 20. und 30. Lebensjahr) stattgefunden. Das gilt vor allem, wenn man bedenkt, daß bei den heutigen Schulverhältnissen in den USA die Versorgung schulpflichtiger Kinder nur noch einen relativ kleinen Raum im Leben der Mütter einnimmt.

Die Folge ist nicht nur, daß eine wachsende Zahl von Frauen ihre Lebenserfüllung im Beruf suchen, sondern daß sich ein neuer Lebensstil herausbildet. Schon die jungen Mädchen lernen, daß sie einen großen Teil ihres Lebens nicht oder nur teilweise mit Kinderaufzucht und Haushalt ausfüllen werden. Sie bereiten sich daher auf einen Beruf vor und arbeiten bis zur Heirat oder bis zur Geburt des ersten Kindes. Dann unterbrechen sie die Beruftätigkeit nur vorübergehend, um sie später wieder aufzunehmen.

Diese Entwicklung hat in den USA seit 1940 eingesetzt. Sie bedingt den bemerkenswerten Unterschied in der Altersverteilung auf Abbildung 1 mit der Bevorzugung der älteren Jahrgänge, von denen oben die Rede war. Die letzten Tafeln zeigen uns die Veränderung, welche die soziale Rolle der Frau durchmacht, außerordentlich plastisch. Wir müssen uns dabei aber klarmachen, daß die Verschiebung

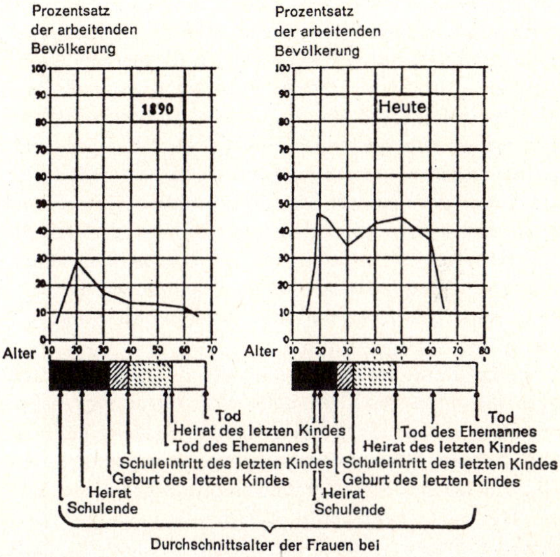

Abb. 3 Beruf in Beziehung gesetzt zu bedeutsamen Lebensphasen der Frauen 1890 und jetzt

der Zeitabschnitte auch eine Verschiebung der Wertakzente bedeutet. Sie ist in dem verschlungenen Gewebe der menschlichen Beziehungen wieder nur ein Teil der Veränderung, die sich in der gesamten Wertordnung unserer Kultur und ihrer sozialen Rollen vollzieht.

Damit tauchen Probleme auf, für die wir noch keine Lösungen gefunden haben. Was bedeutet es zum Beispiel für eine Ehe, wenn die Vorschriften, was einem Mann und was einer Frau erlaubt ist, nicht mehr festliegen, wenn die Gesellschaft duldet, daß die Frau das Haus verläßt und einen Beruf ergreift, der früher nur dem Mann vorbehalten war? Wie ändert sich damit die Rolle des Mannes innerhalb und außerhalb des Hauses? Es liegt auf der Hand, daß hier Spannungen und selbst etwas zu tun zu haben – Auswirkungen auf die Einstellung der Frauen zu ihrer Berufstätigkeit und damit auch Folgen für ihre Gesundheit haben können.

Das analoge Problem stellt sich bei der Frage nach den Auswirkungen einer Berufstätigkeit der Mütter auf die kindliche Entwicklung. Früher waren die Rollen von Mutter und Vater weitgehend festgelegt. Ihre Beziehungen zu den Kindern und

Erziehungsfragen bildeten keine Probleme. Die Fähigkeit, Kinder zu erziehen – heute eines der umstrittensten Probleme – galt als natürliche Anlage, die jeder Mensch, ob Mann oder Frau, schon mit auf die Welt bringt. Heute wissen wir, daß dem nicht so ist, und der Zweifel über die richtige Einstellung zu den Kindern verbreitet sich auf immer weitere Schichten. Er beeinflußt auch das Urteil der Mütter, ob es richtig ist, zu Hause zu bleiben und auf einen Verdienst zu verzichten, der auch den Kindern zugute kommen würde, oder Geld zu verdienen und den Kindern weniger Zeit zu widmen. Diese Zweifel können wieder zu Spannungen führen, die das Verhältnis zu den Kindern belasten, gleichgültig, ob die Mutter zu Hause bleibt oder einen Beruf ergreift. Auch diese Spannungen und ihre Auswirkung auf die kindliche Entwicklung haben mit der Berufstätigkeit der Mutter und ihrer dadurch bedingten periodischen Abwesenheit selbst gar nichts zu tun.

Hier und dort liegen daher Schwierigkeiten für die richtige Interpretation von statistischen Erhebungen über die Morbidität berufstätiger Frauen oder Entwicklungsstörungen von Kindern berufstätiger Mütter, deren Nichtbeachtung zu schwerwiegenden Fehlurteilen führt. Ohne daß wir es bemerken, können sich hier Vorurteile unserer Kultur und in ihr wieder einer bestimmten Generation oder sozialen Schicht in wissenschaftliche Fragestellungen und Interpretationen einschleichen und unseren Blick für die Realität trüben.

Diese Gefahr zeigt sich am deutlichsten auf dem politischen Sektor, wo unsere Vorurteile sich besonders rasch wandeln. Ein instruktives Beispiel dafür ist die Frauengesetzgebung in den USA. Als in den Zeiten wirtschaftlicher Depression ein Überschuß an Arbeitskräften vorhanden war, wurden zahlreiche Gesetze zum Schutz der Frau erlassen, deren Resultat eine Einschränkung der weiblichen Konkurrenz war. Die Juristen besannen sich plötzlich, daß Frauen zarte, schutzbedürftige Geschöpfe sind. In Zeiten der Prosperität und des Mangels an Arbeitskräften vergaßen sie diese Vorurteile wieder und führten Erleichterungen der gesetzlichen Vorschriften ein. Das Analoge haben wir im Hitlerdeutschland erlebt. Dort gehörten die Frauen zunächst ins Haus. Als dann die Aufrüstung und der Krieg zu einem akuten Mangel an Arbeitskräften führten, gehörten die Frauen in die Fabriken.

Es wäre falsch, in solchen Kehrtwendungen nur den Zynismus bestimmter Gruppen sehen zu wollen. Sie zeigen auch den Einfluß der sozialen Situation auf unser Denken und Urteilen. Dem sind nicht nur die Juristen, sondern auch die Mediziner ausgesetzt. Dafür sind gerade Veröffentlichungen über Probleme der berufstätigen Frau aufschlußreich. Sie zeigen uns immer wieder, daß Vorurteile, deren Stichhaltigkeit erst geprüft werden müßte, als selbstverständlich vorausgesetzt werden. So können wir zum Beispiel hören, das Erwerbsleben sei generell auf den Mann zugeschnitten, die Berufstätigkeit der Mutter müsse zu einer Schädigung der Kinder führen, und wir hören die entgegengesetzen Auffassungen mit der gleichen Überzeugungskraft vorgetragen.

In all diesen Widersprüchen bekundet sich eine tiefe Ambivalenz unserer Gesellschaft den Problemen gegenüber, die mit dem Wandel ihrer Bezugsystems auftauchen und von denen die Berufstätigkeit der Frau nur eines unter vielen ist. Diese Ambivalenz durchdringt heute alle Bereiche des öffentlichen und privaten Lebens. Die menschlichen Eigenschaften und Fähigkeiten werden wieder neu auf die Geschlechter verteilt, und bei dieser Verteilung herrscht eine große Unsicherheit, welche Bedeutung die biologischen Unterschiede dafür haben sollen. Ein Beispiel dafür

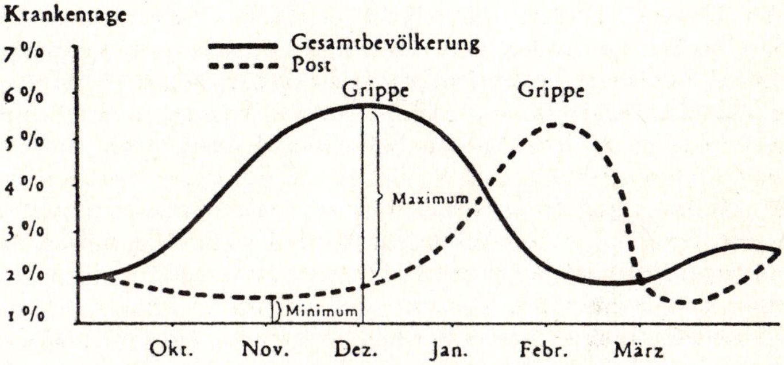

Abb. 4

scheinen mir auch die Schwierigkeiten zu sein, welche die deutsche Familiengesetzgebung hat, den politischen Gleichberechtigungsanspruch der Frau mit der Tatsache der biologischen Verschiedenheit der Geschlechter bei der Regelung der Zuständigkeit für Wohnsitz, Kindererziehung usw. adäquat zum Ausdruck zu bringen.

III DER EINFLUSS DER BERUFSTÄTIGKEIT VON FRAUEN UND MÜTTERN AUF IHRE GESUNDHEIT UND AUF DIE KINDER

Sobald man nach psychischen Faktoren sucht, die im Rahmen der Berufstätigkeit einen Einfluß auf die Gesundheit der Frau und die Entwicklung ihrer Kinder haben, stellt sich die Frage, wieweit solche Faktoren mit dem Beruf selbst zu tun haben. Auf Grund industriesoziologischer Untersuchungen der letzten Jahre wissen wir zum Beispiel, daß nicht die physische Belastung und auch nicht die Länge der Arbeitszeit, sondern das Betriebsklima für die Höhe des Krankenstandes entscheidend ist.

Sopp hat in zahlreichen Untersuchungen nachgewiesen, daß der »Krankenstand das Barometer des Betriebsklimas« ist.

Ich bringe aus seinem Buch zwei Abbildungen: Abbildung 4 zeigt, daß die Krankenstandskurve der Postbeamten bei gleicher Exposition wie bei der übrigen Bevölkerung anders verläuft als bei dieser. Die Postbeamten haben das Erkrankungsminimum in der Zeit der größten Arbeitsbelastung. Sie holen »ihre Grippe« 2 Monate später nach.

In Abbildung 5 sind die Unterschiede der Krankheitshäufigkeit bei zwei völlig gleichartigen Industriewerken dargestellt. Der einzige Unterschied war, daß in Werk A Unzufriedenheit und Kampf aller gegen alle herrschte, während man sich im Werk B an seinem Arbeitsplatz wohl fühlte. Im Werk A erkrankten doppelt soviel Beschäftigte wie im Werk B, und die Zahl der Unfälle war im Werk A sogar dreimal so hoch.

Wolfgang Kellner hat das gleiche kürzlich wieder in einer eindrucksvollen Untersuchung nachweisen können. Hier waren unter anderem in der Arbeitsgruppe eines Industriewerkes die Mitarbeiter, welche die Kameradschaft als gut bezeichneten, im Jahresdurchschnitt 13,8 Tage krank. Diejenigen dagegen, die sie als schlecht bezeichneten und zu anderen in Gegnerschaft standen, fielen im Durchschnitt 35,1 Tage aus.

Wenn aber das Klima des gleichen Betriebes für einige Arbeiter gut, für andere schlecht sein kann, zeigt sich, wie komplex das Problem ist und daß die seelische Einstellung des einzelnen dafür eine ebenso große Rolle spielt wie objektive Gegebenheiten des Arbeitsplatzes.

Für Frauen kann dabei die wechselnde und oft gegensätzliche Haltung der Umgebung, der Freunde, Verwandten und vor allem des Ehemannes zur Frage ihrer Berufstätigkeit eine Quelle von Konflikten werden, die ihnen jedes Betriebsklima vergiftet, besonders wenn der Wandel der sozialen Wertskala eine Unsicherheit über ihre Rolle als Frau erzeugt hat. Aber ist das für Hausfrauen anders? Abgesehen von der Frage, ob das Betriebsklima innerhalb der Familie grundsätzlich besser ist als im Beruf – eine Frage, die wohl niemand bejahen kann –, wird auch die Hausfrau immer häufiger mit Zweifel zu kämpfen haben, ob sie mit dem Verzicht auf die Berufstätigkeit die richtige Entscheidung getroffen hat.

Der allgemeine Mangel an Wertschätzung und Anerkennung für eine Tätigkeit, die zu den härtesten und anstrengendsten der Welt gehört, wird immer häufiger einen Vergleich mit ihren berufstätigen Freundinnen herausfordern. Viele Frauen haben heute auch eigene Erfahrungen durch frühere Berufstätigkeit. Sowohl die Entscheidung für eine Berufstätigkeit wie die Entscheidung für den Verzicht kann also zu inneren Konflikten, zu Unzufriedenheit und zu einer Einstellung führen, die sich ungünstig auf das jeweilige Betriebsklima auswirkt.

Aber was bedeutet der Beruf der Mutter für die Entwicklung der Kinder? Es ist jedenfalls in den USA eine ziemlich allgemeine Meinung, daß die Berufstätigkeit der Mutter eine der Hauptursachen für Entwicklungsstörungen, Schulschwierigkeiten und Jugendkriminalität sei. Sehr eingehende Untersuchungen haben hier aber keinen ursächlichen Zusammenhang finden können. Wo eine gewisse Häufung der Jugendkriminalität bei Kindern berufstätiger Mütter gefunden wurde waren andere Faktoren entscheidend. So fand zum Beispiel eine Untersuchung, daß in bestimmten Gegenden Chikagos 40% der straffälligen Kinder aus vaterlosen Familien stammen. Es wäre aber irreführend, die Berufstätigkeit der Mütter dafür verantwortlich zu machen, da in diesen Stadtteilen das Leben überhaupt nach kriminellen Vorbildern ausgerichtet war. Was die Schulleistung betrifft, so waren Kinder berufstätiger Mütter oft besser und selbständiger als ihre Mitschüler. Entwicklungsstörungen hingen nicht mit der Berufstätigkeit der Mütter, sondern mit niederem sozialen und ökonomischen Standard oder mit Schwierigkeiten in der Familie zusammen, die zu einem Mangel an emotionaler und intellektueller Unterstützung von seiten der Eltern geführt hatten.

	Masch.- u. Stahlbau Werk A	Masch.- u. Stahlbau Werk B
Belegschaft	469 Pers.	458 Pers.
Nichtkranke	38,4 v. H.	58,7 v. H.
Krankheitsfälle auf 100 Beschäftigte	103,6	54,1
Krankheitstage, verteilt auf alle Beschäftigten	15,0	8,1
Unfälle auf 100 Beschäftigte	58,2	16,3
Unfalltage, auf alle Beschäftigten verteilt	6,9	2,1

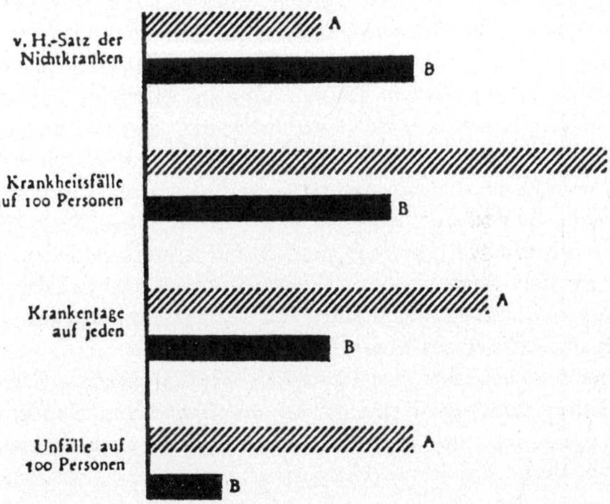

Abb. 5

Aus allen Untersuchungen geht hervor, daß nicht die Quantität, sondern die Qualität der mütterlichen Zuwendung für die Entwicklung der Kinder entscheidend ist. Die gleiche Feststellung hat v. Harnak in Hamburg gemacht. Die täglich wiederholte Abwesenheit der Mütter braucht nicht schädlich zu sein, wenn sie sich in der freien Zeit den Kindern ungestört widmen und wenn sie sich durch geeignete Ersatzpersonen vertreten lassen können. Emotionale Konflikte, die zu Unentschlossenheit, Schuldgefühl und Unzufriedenheit führen, können genau wie physische Erschöpfung die Fähigkeit einer Mutter, sich den Kindern zu widmen, mehr stören als periodische Abwesenheit. Eine Sonderstellung scheinen Kinder unter sechs Jahren einzunehmen. Bei ihnen ist die Gefahr einer Schädigung durch mütterliche Abwesenheit größer als bei anderen. Diese Meinung ist aber in den USA so weit verbreitet, daß sehr selten Mütter im Berufsleben stehen, deren Kinder jünger als sechs Jahre sind.

Wenn aber Konflikte, innere Unzufriedenheit und Schuldgefühle sowohl für die Gesundheit der Mutter wie für die Entwicklung der Kinder eine zentrale Rolle spielen, dann erhebt sich zum Schluß die Frage, warum wir unsere Untersuchungen nur auf die Berufstätigkeit konzentrieren und warum so selten nach den Auswirkungen der Hausfrauentätigkeit gefragt wird. Sind wir bei der Wahl unseres Themas vielleicht schon Opfer sozialer Vorurteile geworden und im Grunde unseres Herzens überzeugt, die Frau sei »von Natur« für diese Tätigkeit geschaffen? Oder wie ist es sonst zu verstehen, daß wir eine Beschäftigung aus dem Kreis unserer Betrachtungen ausschließen, die bei vorurteilsloser Betrachtung an erster Stelle genannt werden müßte?

David hat dies bei einer Konferenz des National Manpower Council sehr drastisch illustriert. Er schlug vor, eine Zeitungsannonce aufzugeben, in der die Stelle einer Hausfrau ausgeschrieben wird, und formuliert die Anzeige etwa folgendermaßen: »Weibliche Hilfskraft für Haus und Hof gesucht. 18-Stunden-Tag, 7-Tage-Woche; praktische Kenntnisse in Kochen, Bügeln, Medizin, Pädagogik, Kinderhygiene, elementare Kenntnisse in Elektrizitätslehre, Buchhaltung und Männerbehandlung Voraussetzung. Freie Station und Familienanschluß statt Bezahlung. Regelmäßige Mahlzeiten, Nachtruhe und freundliche Behandlung können nicht garantiert werden.« Es fehlt bis heute noch eine Analyse der Kunstgriffe, mit deren Hilfe es unsere Kultur fertiggebracht hat, daß sich immer wieder eine genügende Anzahl von Bewerberinnen für solche Posten gefunden hat. Es fehlt aber auch noch an vergleichenden Untersuchungen über die Frage, ob der Hausfrauenberuf für die Gesundheit zuträglicher ist als andere Beschäftigungen.

Das Problem der weiblichen Berufstätigkeit wird in psychosomatischer Sicht also viel komplizierter und vielschichtiger, als es ohne diesen Aspekt aussieht. Der Nachteil, der damit entsteht, wird aber – wie ich meine – durch den Vorteil aufgewogen, daß wir damit der Wirklichkeit näher kommen.

IV SCHLUSS

Zum Schluß noch einige Worte, die strenggenommen nicht mehr zu unserem Thema gehören, die aber Mißverständnisse verhindern können:

Sicher ist es gerade heute, wo jede Begabung gebraucht wird, sinnlos, Frauen von

Berufen fernzuhalten, denen sie physisch und psychisch genauso gewachsen sind wie Männer, und es ist besonders sinnlos, das mit Argumenten zu begründen, bestimmte Berufe seien eben »männlich«. Margaret Mead, die ich schon einmal zitiert habe, drückt sich so aus: »Eine einfache Überlegung sagt uns, daß – wenn Intelligenz nicht auf ein Geschlecht beschränkt ist – alles, was eine begabte Frau hindert, ihre Begabung zu nutzen, unsere Welt ärmer macht.« Sie fügt aber – und das muß ich wenigstens andeuten – auch die Gegenrechnung hinzu, die besagt, daß Kulturen um so reicher bunter und differenzierter sind, je größer in ihnen der Spannungsbereich und der Unterschied zwischen den Geschlechtern ist, und daß unsere Welt immer in Gefahr ist, mehr zu verlieren als zu gewinnen, wenn sie die Geschlechtsdifferenzen opfert. Unter diesem Gesichtspunkt ist es – wie sie ausführt – von höchst zweifelhaftem Wert, die Begabung der Frauen auf neuen Gebieten nutzbar zu machen, wenn dadurch die Männer weniger männlich und die Frauen weniger weiblich werden. Es ist keine Frage, daß die Entwicklung unserer Kultur zu einer Angleichung der Geschlechterrollen geführt hat, daß die Unterschiede in der sozialen Stellung und Aufgabe zwischen Mann und Frau früher größer und spannungsreicher waren als heute. Das kann uns veranlassen, ernstlich darüber nachzudenken, ob die Heilmittel, mit denen wir in unserer Kultur die sozialen Unterschiede der Geschlechter behandeln, nicht gefährlicher sind als die Krankheit. Unter diesem Aspekt können Argumente gegen die Tätigkeit von Frauen in bestimmten Berufen durchaus begründet sein, nur muß man sich klarmachen, daß sie nicht aus dem medizinischen Bereich stammen und nicht durch medizinische Untersuchungen begründet werden können.

Wenn wir uns auf diese Probleme einlassen, sollten wir aber nicht in kulturpessimistischen Sehnsüchten steckenbleiben. Es hat keinen Sinn, vergangenen Zeiten nachzutrauern. Wir werden sie damit nicht wieder zum Leben erwecken. Viel wichtiger ist, klarzusehen, was damals nicht ideal war, was es an Sinnlosigkeit, Enge und Willkür in der Begrenzung der Geschlechter gab, und uns vor Augen zu halten, daß es durchaus denkbar ist, auch ohne diese Sinnlosigkeit eine Kultur aufzubauen, welche die gleiche Vielgestaltigkeit und den gleichen Reichtum auf einer ebenso spannungsreichen Unterschiedenheit der Geschlechter entwickelt.

»Es gibt allerhand Dinge« sagt Margaret Mead, »die Männer nicht tun können, weil sie Männer sind, und Frauen nicht, weil sie Frauen sind. Wenn wir die sehr dringlichen Fragen nach Unterschied und Ähnlichkeit, nach Verletzlichkeit und Nachteilen der Geschlechter stellen, müssen wir gleichzeitig fragen, welche positiven Möglichkeiten in den Geschlechtsunterschieden liegen und wie wir eine bessere Welt aufbauen können, in der ihre unterschiedlichen Begabungen richtig zur Geltung kommen.« Sie schließt mit der Feststellung, daß es nicht nur der Fluch, sondern auch der Ruhm des Menschen sei, eine Kultur durch Menschen zu schaffen. An der Verantwortung, die uns gerade heute im Zeitalter des Wandels und Neubeginns auferlegt ist, hat auch die Medizin ihren Anteil. Ich glaube, sie wird ihr am ehesten gerecht, wenn sie ihre Grenzen kennt und die Motive kritisch zu beurteilen lernt, die – oft unbewußt – hinter vielen ihrer Vorstellungen und Annahmen stehen.

LITERATUR

Balint, M., *Der Arzt, sein Patient und die Krankheit.* Klett, Stuttgart 1957.
Mead, M., *Mann und Weib.* Rowohlt, Hamburg 1958.
National Manpower Council, *Womanpower.* Columbia University Press, New York 1957.
National Manpower Council, *Work in the Lifes of Married Women.* Columbia University Press, New York 1958.
Gorer, G., *Die Amerikaner.* Rowohlt, Hamburg 1956.
Sopp, H., *Was der Mensch braucht.* Econ, Düsseldorf 1958.
Kellner, W., Betriebsklima und Krankenstand. In: *Zbl. Arbeitswiss.* 8/9 (1959).
v. Harnack, G. A., *Nervöse Verhaltungsstörungen beim Schulkind.* Thieme, Stuttgart 1958.

FÜNFTER TEIL

Zur gesellschaftlichen Situation Kranker

Detaillierte und spezifische Aussagen über pathogene Einflüsse einer Sozietät sind, wie wir sahen, schwierig*. Mehr läßt sich ausmachen über den Umgang einer Gesellschaft mit ihrem Kranken. Begreift man Krankheit als Symptom eines Konflikts zwischen Individuum und Gesellschaft, dann erscheint dieser Umgang der Gesellschaft mit den kranken Individuen als Prüfstein, wie ernst es ihr mit dem Glück ihrer Mitglieder ist. In der modernen Industriegesellschaft, die unter dem Zwang zur Gewinnmaximierung steht, wird Krankheit als dysfunktionales Verhalten begriffen**. Jene allgemeine Frage erscheint deswegen in der Spezialform: Wie wirtschaftlich geht die Gesellschaft mit ihren Produktivkräften um?

Diese Frage ist natürlich zu transzendieren und einzuwenden, ob der heute vorherrschende ökonomische Aspekt überhaupt die adäquate Umgangsweise der Menschen miteinander sei. Vor dieser radikalen Wendung liegt jedoch die Möglichkeit zu fragen, ob innerhalb des zweckrationalen Beziehungsgefüges, in dem das Leistungsprinzip absolut gilt, die Zweckrationalität in spezifischen Zusammenhängen nicht weitergetrieben werden kann, indem vor allem mehr Faktoren und der Fortschritt der Wissenschaft in die Rechnung einbezogen werden. Erst katamnestische Erhebungen zum Beispiel brächten den Beweis, ob bei neurotischen Erkrankungen eine »aktive, ›kleine‹ klinische Psychotherapie (Fremdhypnose, Selbsthypnose in Form des autogenen Trainings und vernünftige praktische Menschenführung)« gegenüber einer psychoanalytischen Behandlung aus ökonomischen Gründen vorzuziehen ist***. Es ist weiter zu fragen, ob die traumatische Neurose, die – insbesondere in Wiedergutmachungsfällen – als »psychogene Wunsch- und Zweckreaktionen«* verharmlost wird, mit dieser Verdächtigung abgetan und die Verhaltensstörung auf dieser Basis in zufriedenstellender Weise beseitigt werden kann. Zu entscheiden ist, ob nicht die strukturzerstörende Wirkung eines traumatischen Erlebnisses, das heißt die bleibende regressive Veränderung des psychischen Apparates** nicht nur dem Leiden gemäßer, sondern letzten Endes auch ökonomischer behandelt wird, wenn man sie als der Willkür des Kranken entzogen begreift und nicht das Opfer durch Verdächtigungen noch tiefer in die Krankheit treibt***. Gleiche Überlegungen

* Vgl. dazu auch Einleitung zu Teil VIII, S. 365.

** Vgl. dazu Einleitung zu Teil III, S. 53.

*** *Die Neurose. Ihre versorgungs- und sozialmedizinische Beurteilung.* Schriftenreihe des Bundesversorgungsblattes. H. 1, Herausgeber: Der Bundesminister für Arbeit und Sozialordnung, Bonn 1960, S. 10.

* Ebd., S. 3, S. 10.

** Vgl. Lorenzer, Alfred, Zum Begriff der traumatischen Neurose. In: *Psyche*, XX, Juli 1966, H. 7, S. 481–492.

*** Vgl. dazu auch Ruesch u. Bowman, Persönlichkeit und chronische Krankheit. S. 253 dieses Bandes.

gelten für alle vorübergehend oder auch dauernd teilweise Leistungsschwachen: Fragen der Rehabilitation und der psychologischen Betreuung* werden zumeist von einem sehr kurzsichtigen ökonomischen Interesse bestimmt. Die sich innerhalb eines biologistischen Rahmens bewegende Medizin (von »Degeneration« bis »angeborene Charakteranomalie«) wird das Unfallrentenproblem im Falle psychischer oder psychosomatischer Befunde, außer in überdeutlichen Grenzfällen, selbst mit Hilfe der Jurisprudenz nicht lösen können, ohne willkürliche, das heißt außerwissenschaftliche, also subjektive Kriterien dafür heranzuziehen, ob einer unheilbar krank, heilbar oder nur ein simulierender Faulenzer ist**. Nur eine Medizin, die das Individuum als eine im Sozialisationsprozeß entstehende Struktur begreift – ein inzwischen von den Sozialwissenschaften in aller Welt akzeptierter Sachverhalt, der von der Medizin verdienstvoll um das Psychosomatische erweitert werden kann –, wird auch jenen Gutachterschwierigkeiten ganz anders begegnen können. Denn sie kann nachweisen, daß durch das traumatisierende Zusammenspiel sozialer und psychischer Faktoren psychische Strukturen, die mit der Herrschaft über sich selbst und Realitätskontrolle identisch sind, wieder abgebaut werden können. Nur eine Medizin, die diese sozio-somatische Brücke schlägt, kann den der bewußten Motivation und Einflußnahme entzogenen Zusammenhang zwischen Sozialem, Psychischem und Somatischem ohne die Zuhilfenahme außerwissenschaftlicher Maßstäbe aufdecken und Kriterien dafür an die Hand geben, bei welcher Hilfestellung ein Kranker voraussichtlich noch zu welchen Leistungen fähig sein wird – jene gesellschaftliche Definition der Krankenrolle von Parsons vorausgesetzt***.

Versicherungsrecht, Strafrecht und Strafvollzug* demonstrieren den Stand der Aufklärung einer Gesellschaft**: ob abweichendes Verhalten wie Homosexualität als Verbrechen, als Krankheit oder als öffentlich gleichgültige Privatsache angesehen wird, damit demonstriert eine Gesellschaft nicht nur ihre Einstellung zum Individuum; daran ist ablesbar, ob sie durch inadäquate emotional determinierte Beurteilung eines solchen abweichenden Verhaltens – zum Beispiel des Exhibitionierens – ihre Rückfalltäter geradezu planmäßig produziert.

* Vgl. Herbst, Die soziale Rehabilitation von Hirntraumatikern; Franke, Die sozialhygienische Situation tuberkulöser Jugendlicher. S. 243 bzw. S. 225 dieses Bandes.

Solange der allgemeine Beurteilungsmaßstab unserer Gesellschaft ökonomisch, das heißt am Leistungsprinzip orientiert ist, bedeutet der versäumte Rückgliederungsversuch nicht nur eine Einbuße am Sozialprodukt, sondern auch die Verurteilung der Kranken zu einer Pariaexistenz. Zur Rehabilitation vgl. z. B. Rieger, Charlotte u. Jochheim, K. A., Methoden der Aktivierung von Patienten. In: *Deutsches Ärzteblatt*, 49, 1966, S. 2847–2854.

** Vgl. dazu Schubert, E. Das Neurosenproblem. In: *Ärztliche Mitteilungen*, 12, 1963, S. 655 bis 661 sowie die Stellungnahmen zu diesem Artikel von Natho, G. W. u. Bittner, Wilh., in: *Ärztliche Mitteilungen*, 46, 1963, S. 2382–2386.

*** Vgl. dazu auch das Gutachten *Die Neurose. Ihre versorgungsrechtliche . . .*, lit. cit.

* Vgl. Waelder, Robert, Psychiatrie und das Problem der strafrechtlichen Verantwortlichkeit. S. 264 dieses Bandes.

** Vgl. *Sexualität und Verbrechen*, hrsg. v. Fritz Bauer, Hans Bürger-Prinz, Hans Giese, Herbert Jäger, Frankfurt/M. 1963.

An der Homosexualität läßt sich zeigen, wie das traditionell-medizinische Verständnis abweichenden Verhaltens als biologisch-physiologische Fehlreaktion sich dann gebärden kann, wenn es in sozial relevante Bereiche gerät. In einer Stellungnahme gegen die Neufassung des § 175 als § 216 des Entwurfs des Strafgesetzbuches von 1962 argumentierte ein Arzt und Psychotherapeut* ebenso gegen die durch nichts begründete Vorstellung, die »Entartung des Volkes und der Verfall seiner sittlichen Kräfte«** sei Folge der Homosexualität, wie gegen die dort niedergelegten abenteuerlichen Äußerungen über die Genese der Homosexualität und plädierte für Straffreiheit – außer in den Fällen der Verletzung der Rechte anderer. Diesem Plädoyer wurden zwei Antworten zuteil, die auf jener Vorstellung basieren, daß Homosexuelle abartige Psychopathen seien, die durch ihre Existenz oder ihr Handeln eine Bedrohung für die Allgemeinheit sind***. Beide Ärzte halten den Selbstmord dieser angeblich biologisch Verlorenen für die anständigste Lösung des von ihnen so ernstgenommenen Problems. Hier formiert sich politisch, nämlich als aggressive Stereotypreaktion auf abweichendes Verhalten, was wissenschaftlich im argen liegt. Ein Konzept, das auch Homosexualität ätiologisch nicht nur mit dem naturwissenschaftlich begriffenen Somatischen in Zusammenhang bringt, sondern die Bedeutung des Sozialisationsprozesses anerkennt, käme gar nicht in die Verlegenheit, rettungslos Abartige beseitigen zu müssen beziehungsweise zu wollen; in einem solchen Konzept ist es offen, ob fehlgegangene Lernprozesse nicht revozierbar und normgerechter nachholbar sind, wenn man es – im Fall der Homosexualität – überhaupt für öffentlich relevant hält*.

Auch die Institutionen für Verhaltensabweichungen, die als Krankheit anerkannt sind, und die Kenntnis der Eigengesetzlichkeit dieser Einrichtungen und ihrer Wirkung weisen auf die Art des Umgangs der Gesellschaft mit Kranken hin. Die Bundesrepublik hat zum Beispiel die psychiatrische Krankenversorgung** in symptomatischer Weise vernachlässigt. Geisteskranke*** oder alte Menschen†, denen eigene Subsistenzmöglichkeiten im Rahmen des Leistungsprinzips fehlen, werden eher als

* v. Schumann, Hans Joachim, Homosexualität und Strafrechtsreform. In: *Ärztliche Mitteilungen*, 20, 1963, S. 1130–1134.

** Zitat aus dem Strafgesetzentwurf, vgl. Schumann, lit. cit.

*** Dr. med. C. Burghard u. Dr. med. Erich Mendl, in: *Ärztliche Mitteilungen*, 47, 1963, S. 2444–2447.

* Vgl. Brocher, Tobias; Mergen, Armand u. Müller, Herbert E., *Plädoyer für die Abschaffung des § 175*. Frankfurt/M. 1967.

** Vgl. Häfner, Heinz u. Mitarbeiter v. W. v. Baeyer u. K. P. Kisker, Dringliche Reformen in der psychiatrischen Krankenversorgung der Bundesrepublik. Über die Notwendigkeit des Aufbaus sozialpsychiatrischer Einrichtungen (psychiatrische Gemeindezentren). In: *Helfen und heilen. Diagnose und Therapie in der Rehabilitation*, H. 4/5, Okt. 1965.

*** Vgl. Kaiser, Edw., Eingliederung von geistig Behinderten in unsere Gesellschaft und in das Arbeitsleben. In: *Gesundheitsfürsorge*, 16, 1966, S. 78–82.

† Edwards, F., McKeown. Th., Whitfield, A. G. W., Incidence of Disease and Disability in Elderly Men. In: *Brit. J. Prev. Soc. Med.* 13, 1959, S. 51–58 u. diess., Contributions and Demands of Elderly Men. In: *Brit. J. Prev. Soc. Med.*, 13, 1959, S. 59–66.

möglichst geräuschlos zu verwaltender Ausschuß gehandhabt, anstatt als Mitglieder dieser Gesellschaft mit ganz spezifischen Bedürfnissen anerkannt zu werden.

Daß Krankheit über die individuelle Symptomatik hinaus sich bis in eine gesellschaftliche Ätiologie verfolgen läßt – zum Beispiel in Schichtungsunterschiede und den sozialen Zwang, diese zu überwinden –; daß sich auf dem Weg über verinnerlichte Gesellschaft, also psychologisch und psychosomatisch reproduziert, was zunächst als sozialer Konflikt existierte, zeigen Untersuchungen über chronisch Kranke*; daß mangelhafte soziale Integration asozial und krank macht, wird am Problem der Sucht deutlich**. Das Verständnis der Krankheit als auch gesellschaftlich vermitteltes individuelles Problem setzt die Einsicht in die solchermaßen erweiterte Ätiologie voraus. Diese Einsicht läßt erkennen, welche Faktoren Kranke krank gemacht haben; aber auch, welche Faktoren ihnen das Leben unnötigerweise zusätzlich erschweren und die Gesundung oder soziale Wiedereingliederung verhindern***.

* Vgl. Ruesch u. Bowman, Persönlichkeit und chronische Krankheit. S. 253 dieses Bandes.

** Vgl. Chein, Isidor; Gerard, Donald L.; Lee, Robert S.; Rosenfeld, Eva, *Narcotics Delinquency and Social Policy*. London 1964.

*** Vgl. Richardson, Goodman, Hastorf u. Dornbusch, Kulturelle Übereinstimmung in der Reaktion auf Körperbehinderungen. In diesem Band S. 234; sowie Goodman, N.; Dornbusch, S. M.; Richardson, S. A.; Hastorf, A. H., Variant Reactions to Physical Disabilities. In: *Am. Soc. Rev.*, 28, 1963, S. 425–435; die Autoren zeigen dort, daß Reaktionen auf Verunstaltungen gelernt werden.

Vgl. auch Krebs, Heinz, Umweltprobleme des geistig behinderten Kindes. In: *Gesundheitsfürsorge*, 15, 1965, S. 1–6.

Die sozialhygienische Situation tuberkulöser Jugendlicher

MANFRED FRANKE

Wenngleich die sozialhygienische Situation tuberkulöser Jugendlicher nur im Zusammenhang mit dem allgemeinen Tuberkulosegeschehen gesehen und gewertet werden darf, scheint es aufgrund der Besonderheiten in der Gruppe der schulentlassenen 15–20jährigen Jugendlichen gerechtfertigt, sie zunächst isoliert zu betrachten. Von den Ergebnissen ausgehend wird zu fragen sein, ob und gegebenenfalls welche Bedeutung diese Befunde für die allgemeine Tuberkulosesituation haben. Da die Jugendlichen an sich nicht repräsentativ für die Tuberkulösen insgesamt aussagen können, bedarf es einer Beschränkung auf die Momente, von denen angenommen werden darf, daß sie allgemein vorhanden, in der Gruppe der Jugendlichen aber besonders stark ausgeprägt zu finden sind.

Es entspricht dem wissenschaftstheoretischen Vorgehen, auch scheinbar Selbstverständliches immer wieder in Frage zu stellen, wenn es gilt, eine neue Situation zu bedenken oder zu analysieren. Das kann nicht bedeuten, die Zweifel auch auf Erkenntnisse auszudehnen, die substantiiert sind. Die Tuberkulose gilt in unserem Zusammenhang als Infektionskrankheit. Diese Kennzeichnung muß zu Beginn gemacht werden, damit nicht als Folge der Erörterung sozialhygienischer Komponenten, die hier zwangsläufig vordergründig ist, der Eindruck entsteht, als seien die Komponenten in ihrer Bedeutung nicht genügend gegeneinander abgewogen worden.

Anlaß für unsere Untersuchungen waren zwei Beobachtungen: Zum einen die Stagnation im allgemeinen Tuberkulosegeschehen, am deutlichsten in den statistischen Werten ablesbar, zum anderen die sozial paralysierende Wirkung der Tuberkulose bei den Jugendlichen. Beobachtungen, die schon im Rahmen unserer Arbeiten für das Hochschulsanatorium St. Blasien gemacht und später vertieft wurden.

Die angenommenen Zusammenhänge lassen sich durch zwei Gruppen von Bestimmungsfaktoren markieren. Die erste bezieht sich auf drei statistische Momente:

1. Die Feststellung, daß im altersgegliederten Morbiditätsprofil der Tuberkulose die Gruppe der Jugendlichen zwischen 15 und 20 Jahren den Tiefpunkt bildet, von dem an in fast überstürzender Weise eine Zunahme der Morbiditätsraten in den Altersgruppen folgt.

2. Die Beobachtung, daß der Drehpunkt, in dem die regressive Tendenz der Tuberkulosehäufigkeit in eine progressive umschlägt, sowohl beim Bestand wie bei den Neuerkrankungen an aktiver Tuberkulose aller Formen in dieser Altersgruppe, etwa zwischen dem 15. und 17. Lebensjahr zu liegen scheint.

3. Die Einsicht, daß trotz der relativ niedrigen Tuberkulosemorbidität in dieser

Aus: *Gesundheitsfürsorge*, 15. Jg., H. 4/1965, S. 60–64. Mit freundlicher Genehmigung des Georg Thieme Verlags, Stuttgart.

Altersgruppe ihr Anteil an der Gesamtzahl tuberkulös erkrankter Personen vergleichsweise groß ist.

Die zweite Gruppe von Bestimmungsfaktoren umfaßt die sozialhygienisch relevanten Momente, die wir im Rahmen einer Untersuchung an 489 Jugendlichen (209 weiblichen und 280 männlichen) im Winter 1961/62 zu ermitteln versuchten. Die Befragung erfolgte schriftlich und anonym. Die abgefragten Faktoren, Meinungen und Einstellungen wurden zuvor in einer »pilot-study« an 120 Jugendlichen derselben Altersgruppe im selben Befragungsmilieu und -ablauf geprüft. Befragt wurde eine auswahlfreie Stichprobe in 41 Tuberkuloseheilstätten ohne Kliniken und Krankenhäuser. Die Ausgabe der Fragebögen erfolgte über die behandelnden Ärzte, denen wir für ihre Unterstützung zu besonderem Dank verpflichtet sind. Mit einer Ausnahme konnten alle zum Befragungstermin in den einbezogenen Heilstätten befindlichen Jugendlichen erreicht werden. Die Befragung war freiwillig. Weniger als 3 % der angesprochenen Jugendlichen lehnten die Beantwortung des Bogens ab.

Bevor wir auf die Fülle der individuellen und gruppenspezifischen Befunde näher eingehen, scheint es wichtig, die zuerst genannte Faktorengruppe zu präzisieren.

Die Tatsache, daß der Umschlagspunkt von der rückläufigen in die progressive Tendenz der Tuberkulosehäufigkeit im altersgegliederten Morbiditätsprofil mit dem Übergang von der Schule in den Beruf zusammenfällt, scheint nicht zufällig zu sein, weil die ascendierende Tendenz über das gesamte produktive Alter bis zum 45. Lebensjahr anhält. Es zeigt sich, daß die Zahl der Neuerkrankungen innerhalb dieser Altersgruppe von einem Wert unter 100 im 15. auf über 180 im 20. Lebensjahr, jeweils bezogen auf 100 000 Personen der Gruppe, ansteigen muß, wird neben dem Durchschnittswert auch der Kurvenverlauf im Zusammenhang aller Altersgruppen berücksichtigt. In keiner anderen Altersgruppe findet sich eine ähnliche Entwicklung der Neuerkrankungen. Fast noch wichtiger ist die Beobachtung, daß erstmals in der Gruppe der 20–25jährigen, also der unmittelbar nachfolgenden Altersgruppe, eine Zunahme des Bestandes zu finden ist, die durch die Neuerkrankungen in dieser Gruppe nicht ausreichend erklärt scheint. Man ist verleitet anzunehmen, daß die starke Zunahme der Zahl der Neuerkrankungen zwischen dem 18. und 20. Lebensjahr auf den Bestand in der nachfolgenden Altersgruppe Einfluß hat. Das wäre nur verständlich, wenn entweder deren Zahl so groß ist, daß sie wie eine überschwappende Woge in den Bestand der nachfolgenden Gruppe einfließen oder daß synchron mit der Steigerung der Zahl auch eine Verlängerung der durchschnittlichen Krankheitsdauer einhergeht. Hier fehlen verläßliche Angaben.

Die von Gaballo mitgeteilten Beobachtungen über eine Verschiebung der Tuberkulosemorbidität in die höheren Altersstufen können diese Annahme stützen. Er fand in der Altersgruppe der 13–20jährigen 1951 einen Anteil von 25,7 % für die 18–20 Jahre alten Personen der Gruppe, 1960 dagegen 72,7 %! Zu prüfen bleibt, ob dieser Befund nicht darauf zurückzuführen ist, daß von der allgemeinen Besserung die älteren Jugendlichen dieser Gruppe ausgenommen blieben oder ob eine echte Zunahme vorliegt.

Schließlich ist zu beachten, daß eine gewisse Erklärung der Häufungen sich durch die verschiedene Stärke der Einzeljahrgänge ergeben könnte. Die Arbeiten von Neumann haben gezeigt, daß noch nach 10 Jahren bei der inaktiven Tuberkulose die Rückfallwahrscheinlichkeit größer ist als die der Neuerkrankung. Projizieren wir diesen Befund auf die Morbiditätssituation bei tuberkulösen Jugendlichen, zeigt sich auch von daher deren Bedeutung für das gesamte Tuberkulosegeschehen. Wir können vermuten, daß sie einen potentiellen Gefährdungsfaktor im Sinne eines Reservoirs bilden, dessen Gewichtigkeit aus dem Vergleich der üblicherweise angeführten Zahlen allein nicht erkennbar wird.

Von Interesse sind die sozialhygienischen Besonderheiten dieser Altersgruppe. Unsere Ergebnisse geben zu drei Bereichen Hinweise:

1. Über die persönlichen Verhältnisse der tuberkulösen Jugendlichen,
2. über die beruflichen Verhältnisse der erfaßten Jugendlichen,
3. über deren Einstellung zu ihrer Erkrankung.

Unsere Befunde können Verläßliches nur für die Gruppe der zum Untersuchungstermin in Heilstätten befindlichen Jugendlichen sagen. Bei einer Belegziffer von fast 6% errechnet sich eine Feldgröße von etwa 1800 Personen dieser Altersgruppe, das sind 10% des Gesamtbestandes. Unsere Stichprobe erfaßte davon 27,2%. Die Ergebnisse dürfen nicht verallgemeinert werden. Die persönlichen Verhältnisse unserer Probanden zeigen gegenüber der Normalverteilung (Mikrozensus 1957, Quelle *Stat. Jhb.* 1962 S. 49) bedeutsame Unterschiede. Die Zahl der Geschwister war um 50% höher als erwartet werden mußte. Der Unterschied zur Normalverteilung ist stark signifikant (vgl. Tab. 1).

Tabelle 1

Kinder in Haushalten

	Mikrozensus 1957	Tuberkulosegruppe
1 Kind	46,5 %	15,1 %
2 Kinder	31,8 %	29,5 %
3 Kinder	13,5 %	23,5 %
4 Kinder	5,0 %	13,2 %
5 Kinder	1,8 %	7,8 %
6 und mehr Kinder	1,3 %	10,9 %

Insgesamt 39% unserer Probanden stammten aus unvollständigen Familien; 31,5% waren Waisen oder Halbwaisen. Von diesen – und das scheint uns ein besonders wichtiger Hinweis – verloren 75% (= rd. 25% der Gesamtzahl) einen Elternteil, bevor sie selbst 10 Jahre alt waren. 26% hatten keinen Vater mehr. Welche Bedeutung dies für die allgemeine Lebensorientierung haben muß, wurde neuerlich von Mitscherlich eindringlich dargelegt.

In der Gegenüberstellung imponiert die personale Situation der Familien unserer Probanden. Sie stimmt mit den Daten aus der EMNID Befragung von 1961 nicht überein (vgl. Tabelle 2).

Tabelle 2

	Emnid 1961	Franke
beide Eltern leben	76 %	57 %
beide Eltern verstorben	2 %	2 %
Vater verstorben	16 %	26 %
Mutter verstorben	2 %	8 %
Eltern geschieden oder getrennt	3 %	6 %
o. A.	1 %	1 %

Die Prüfung der sozialen Situation der Familien ergab folgendes Bild: Nach den eigenen Angaben der Probanden waren die Lebensverhältnisse bei 46% von ihnen sehr gut bis gut, bei weiteren 38% auskömmlich und nur bei 6,5% dürftig oder schlecht. Diese subjektive Aussage findet ihre Bestätigung durch den Vergleich der Haushaltseinkommen. Gemessen an den amtlichen Angaben über den Durchschnittsverbrauch eines 4-Personen-Haushalts lagen 36% der Probandenfamilien mit ihrem Haushaltungsgeld unter dem Durchschnittswert, 42% darüber, während ihn 22% genau erreichten.

Verglichen mit den Werten, die Neumann kürzlich für eine Gruppe von 105 Tuberkulosekranken, sowie König und Lüschen für die allgemeine Situation angeben, fallen unsere Ergebnisse über die Wohnsituation auf (vgl. Tabelle 3).

Tabelle 3

	Neumann	König und Lüschen	Franke Gesamtgruppe	Franke Tb. Familien
Zimmer pro Haushalt	3,7	4,2	3,9	3,6
Zimmer pro Person	1,4	1,1	0,9	0,8

Auffällig ist, daß die Werte von Neumann oberhalb des von König und Lüschen ausgewiesenen Mittels sind, wenn man die Zimmerzahl pro Person ausrechnet, unsere Gruppe aber beim selben Vergleich weit unter diesem Wert bleibt.

Als weiteres Merkmal für die soziale Situation einer Familie gilt die Feststellung, in welchem Umfange die Ehefrauen erwerbstätig sind. Im Bundesdurchschnitt betrug zum Erhebungszeitpunkt die Erwerbsquote der verheirateten Frauen 33,5%, der verwitweten und geschiedenen Frauen 24,3%. Aus diesen Zahlen ist ein Vergleich nicht möglich, weil von uns nur Mütter erfaßt wurden, während in der allgemeinen Erwerbsquote auch verheiratete Frauen ohne Kinder miterfaßt sind. Gebauer gibt für 1958 zwar spezifische Zahlen an, diese müssen aber mit großer Wahrscheinlichkeit für 1962 schon als zu niedrig angenommen werden. Sie sind zur Orientierung jedoch noch geeignet (vgl. Tabelle 4).

Tabelle 4

Erwerbsquoten von Müttern nach Kinderzahl und Familienstand

	verheiratete Frauen		verwitwete und geschiedene Frauen	
	Gebauer	Franke	Gebauer	Franke
1 Kind	32 %	34,5 %	34,0 %	42,8 %
2 Kinder	16 %	38,3 %	30,0 %	36,5 %
3 und mehr Kinder	12 %	24,9 %	21,0 %	25,9 %

Die genauere Durchsicht zeigt, daß viele der die soziale Lage der Probandenfamilien bestimmenden Faktoren von der Kinderzahl abhängen. Ganz sicher ist diese Abhängigkeit bei der Wohndichte und der Erwerbsquote der Mütter zu erkennen. Um die Verhältnisse noch deutlicher ausleuchten zu können, haben wir unser Material aufgegliedert. Wir haben diejenigen Probanden herausgenommen, bei denen die Angaben darauf schließen lassen, daß ihre tuberkulöse Infektion mit einiger Wahrscheinlichkeit intradomizilär erfolgte. Es handelt sich ausnahmslos um Familien, in denen eine oder mehrere Personen an Tuberkulose erkrankt sind, beziehungsweise erkrankt waren. Als Vergleichsgruppe haben wir die Probanden ausgewählt, die mit großer Wahrscheinlichkeit extradomizilär infiziert wurden. Die Gruppe der Fraglichen blieb gesondert. 43% unserer Probanden gehörten zu der ersten Gruppe. Dieser Befund deckt sich mit den Ergebnissen, die von Forschbach und Klöver, von Vogel, sowie von Franke und Weber bereits früher mitgeteilt wurden. 48% rechnen zu der Kontrollgruppe.

Die Altersverteilung ist in beiden Gruppen ebenso wie die Geschwisterzahl nicht signifikant unterschiedlich. Nimmt man jedoch die Vollständigkeit der Familie heraus, zeigt sich, daß in der intradomizilären Gruppe erheblich mehr Waisen, Halbwaisen und Kinder aus geschiedenen Ehen sind als in der Kontrollgruppe. Der Unterschied ist stark signifikant. Im Vergleich der Angaben, ob vor der Erkrankung persönliche Sorgen vorhanden waren, besteht zwischen den beiden Gruppen ein signifikanter Unterschied. Die Probanden der intradomizilären Gruppe geben weit häufiger an, persönliche Sorgen und Kümmernisse gehabt zu haben als die Vergleichsgruppe. Interessant ist, daß sich dieser Unterschied bei den Angaben über berufliche Schwierigkeiten nicht findet.

Es ist auffällig, daß die Besonderheiten im personalen Bereich kein Äquivalent im sozialen haben. Die Gesamtgruppe der von uns erfaßten Personen unterscheidet sich bezüglich des Haushaltseinkommens nicht vom Durchschnittswert der Bevölkerung. Die Gruppe der intradomizilär Infizierten unterscheidet sich nicht von der Kontrollgruppe, legt man das Pro-Kopf-Einkommen zugrunde. Richtet man sich nach der eigenen Einschätzung der wirtschaftlichen Situation, ergeben sich Unterschiede, die signifikant sind. Im eigenen Urteil wird die wirtschaftliche Situation der Familie bei den »intradomizilären« schlechter beurteilt, obwohl gemessen an den Pro-Kopf-Beträgen in den beiden Gruppen genau derselbe Durchschnitt ist und auch bei der Gruppierung nach Klassen sich kein signifikanter Unterschied ergibt.

Bei den beruflichen Verhältnissen war eine krankheitsbedingte Verzögerung der Ausbildungen von vornherein zu erwarten. Diese Erwartung wurde bestätigt. In der jüngeren Gruppe, dem Lehrlingsalter zwischen 15 und 17 Jahren (die Schüler wurden ausgenommen), fanden wir 4% mit noch nicht begonnener und 8,5% mit schon abgeschlossener Berufsausbildung. Dem gegenüber standen 18%, die sich ohne eigentliche Berufsausbildung in Erwerbspositionen befanden. Das waren 9/10 Mädchen. In der älteren Gruppe, dem Gesellenalter von 18–20 Jahren, fanden wir 1% mit noch nicht begonnener, jedoch auch nur 45% mit abgeschlossener Berufsausbildung. Hier waren es aber 24% ungelernte Arbeiter, davon ein Drittel Männer. Eine auffällige Veränderung! Bei denen, die noch zur Schule gingen beziehungsweise noch in der Ausbildung waren, fanden wir in 50% eine Verzögerung um mindestens 1 Jahr, bei 27 % waren es zwei Jahre und bei 14% drei und mehr Jahre.

Diese Störung des normalen Ausbildungsvorganges kann allein oder zusammen mit anderen krankheitsbedingten Momenten zu einem Bruch des Berufsplanes führen. Dazu ein Beispiel: Von denen, die aus gesundheitlichen Gründen den Beruf wechseln sollen, und denen, die vor dieser Alternative stehen, ohne daß schon eine definitive Entscheidung dazu gefallen ist – insgesamt 40% unserer Probanden fallen in diese Gruppe – ignorieren 18% diese Auflage und wollen im alten Beruf bleiben. 20% von ihnen wollen ein neues Lehrverhältnis eingehen, aber 62% beabsichtigen, sofort eine Erwerbsposition anzunehmen. Für 80% unserer Probanden liegt die Befürchtung nahe, daß sich bei ihnen häufig ein Circulus vitiosus ausbildet, der immer wieder in die Krankheit zurückführt. Zugleich gibt dieser Befund einen Hinweis darauf, wie die Bedeutung der Jugendlichentuberkulose für das gesamte Tuberkulosegeschehen zu sehen ist. Wie labil die in dem von uns erfaßten Lebensabschnitt eigentlich manifesten beruflichen Einstellungen bei unseren Probanden sind, zeigt die Angabe, daß 44% die Einstellung zu ihrem Beruf unter dem Eindruck der Krankheit ganz oder teilweise geändert haben, obwohl fast die Hälfte der von uns Befragten sie für ein vorübergehendes Übel hält.

Hier schließt sich nun der dritte Faktorenbereich an, in dem persönliche, berufliche und krankheitsabhängige Faktoren zusammenfließen, um in Abhängigkeit von der Stufe eigener Selbständigkeit die Einstellung zur Krankheit zu prägen. Daraus leiten sich Verhaltensweisen her, die letztlich über Genesung oder Fortdauer der Krankheit entscheiden.

Daß die Tuberkulose auch heute noch eine lebensbegleitende Erkrankung ist, zeigen unter anderem die Arbeiten von Neumann sehr eindringlich. Es wird deshalb entscheidend darauf ankommen, den Erkrankten auf seine Krankheit einzustellen, ihn gewissermaßen mit ihr auszusöhnen, um ihn fähig zu machen, mit ihr und nicht trotz ihrer das Leben eines bedingt Gesunden führen zu können. Dies trifft naturgemäß in ganz besonderem Maße für den Jugendlichen zu. Nicht nur die allgemeinen seuchenhygienischen Überlegungen sind dafür bestimmend, entscheidend ist die Erkenntnis, daß bei ihm die Krankheit den normalen Reifungsprozeß zu unter- oder gar abzubrechen in der Lage scheint. Der Sozialisationsprozeß wird durch sie in einer sehr typischen Weise beeinträchtigt. Die sich daraus ergebenden Weiterungen greifen immer auch auf den mitmenschlichen und gesellschaftlichen Bereich über. Vielleicht muß man die intradomizilären Infektionen auch einmal unter diesem Aspekt sehen. Erinnert sei an die unterschiedliche Bewertung des absolut gleichen Haushaltseinkommens in den Vergleichsgruppen. In diesem Zusammenhang ist an die Aussage von v. Renthe-Fink zu denken, die mitteilte, daß Tuberkulosekranke eine Umschulung im Hinblick auf eine sonst zu erwartende Rente ablehnen. Auch die gewiß extreme Auffassung von Felber ist beizuziehen, der eine reziproke Wirkung von Fürsorgebemühungen bei Tuberkulosekranken vermutet.

Aus unseren Befunden ergibt sich für die erfaßten Jugendlichen nur eine deutlich ambivalente Einstellung der Krankheit gegenüber. Knapp 20% befürchten durch sie Nachwirkungen auf das persönliche Leben; 47% sind scheinbar gleichgültig mit ihrer »Kann-sein-kann-auch-nicht-sein-Beurteilung« des Einflusses der Krankheit auf ihr persönliches Leben. Der Rest mißt ihr keine Bedeutung zu. Nur scheinbar widersprüchlich dazu ist die schon erwähnte Änderung der Einstellung zum eigenen Beruf als Krankheitsfolge. Völlig entsprechend dann die Auffassung von 50% der Probanden, daß die Krankheit lediglich ein vorübergehendes Übel sei. 22% wollten die Heilkur auch dann nicht verlängern, wenn damit eine sichere Ausheilung verbunden wäre! Von unseren Probanden gaben schließlich 68% an, daß sie *trotz* ihrer Erkrankung das gewohnte Leben weiterführen wollten, wenn sie entlassen seien. 54% wollen sich auch nach ihrer Entlassung auf die Krankheit so einstellen wie ein Magenkranker, der eine Diät einhalten muß. Sie wollen *mit* ihrer Erkrankung zu leben versuchen. Auffällig und bezeichnend ist jedoch, daß die Mehrzahl beides vorhat! Das aber bedeutet doch, daß sie noch keine Einstellung gefunden haben und möglicherweise im Zusammenhang mit unserer Untersuchung zum erstenmal vor solchen Fragen stehen. Hier fehlt offensichtlich noch eine erzieherische Hilfe.

Die sich anschließende Frage, wer denn eine so umfassende Hilfe in der personalen, sozialen und beruflichen Situation, in der wir unsere Probanden antrafen, am besten zu geben in der Lage scheint, weist uns eindringlich auf die Möglichkeiten hin, die während der Heilstättenbehandlung dafür genutzt werden könnten. Brügger, Brecke, Melzer, Franke, Hoefer und andere haben Hinweise darauf gegeben. Auch aus sozialhygienischen Überlegungen scheint es richtig, der Heilstättenbehandlung diese Schlüsselrolle zu übertragen.

Für die abzuleitenden Konsequenzen haben wir zwei Hypothesen formuliert:

Erstens: Aus unseren Befunden scheint sich zu ergeben, daß die Tuberkulose heute nicht mehr die »Armeleutekrankheit« ist, die sie ohne Zweifel einmal war, auch wenn die erfaßten Familien deutlich mehr Arbeit leisten mußten, um den durchschnittlichen Lebensstandard zu erreichen. In unseren Befunden treten die materiellen Momente gegenüber den personalen Besonderheiten in den Hintergrund. Man kann den Eindruck haben, als ob durch die allgemeine Besserung des Lebensstandards die materiellen Bedingungsfaktoren der Tuberkulose weithin aufgehoben worden sind und nun sehr viel stärker die personalen und sozialen Faktoren zur Geltung kommen. Daß die Tuberkulose auch früher eine sozial-psychische Komponente hatte, ist bekannt. Im Gegensatz zu früher fand aber zum Beispiel Pflanz bei Männern mit aktiver Lungentuberkulose weniger Angehörige der untersten Sozialschicht, aber mehr der Sozialschicht 3, das sind kaufmännische und technische Angestellte sowie Facharbeiter. Diese Hypothese müßte an einem größeren Untersuchungsgut geprüft werden. Sie würde für die Behandlung der Tuberkulösen und für die Tuberkulosefürsorge Konsequenzen haben können.

Zweitens: Die Bedeutung der Tuberkulose in der Gruppe der Jugendlichen für die allgemeine Tuberkulosesituation wird deshalb verkannt, weil die Zahlen des Bestandes und der Neuerkrankungen in ihr weit unter dem allgemeinen Durchschnitt liegen. Es würden sich andere Verhältnisse ergeben, wenn speziell für diese Personengruppe eine Nachweisung nach Altersjahrgängen möglich wäre. Die Zusammenfassung in Fünfjahresgruppen verwischt den für die Beurteilung entscheidenden Umschlagspunkt. Die Hypothese geht davon aus, daß man durch eine differenziertere Behandlung im obigen Sinne, wie sie von Brügger, Lowys, Wemmer, Germain und anderen umrissen wurde, zur Verbesserung auch der allgemeinen Tuberkulosesituation beitragen könnte, weil durch sie häufiger eine adäquate Einstellung zur Krankheit und zu den krankheitsabhängigen Lebens- und Verhaltensweisen erreicht werden kann. Eine Grundvoraussetzung für die Minderung der Rückfallquote, oder positiv formuliert: Voraussetzung für einen größeren Anteil der Dauerheilungen.

Beide Hypothesen lassen sich aus unseren Ergebnissen stützen. Für die zweitgenannte Hypothese soll daneben eine zahlenmäßige Gegenüberstellung der Fünfjahresgruppen in einem Längsschnittvergleich herangezogen werden (Tabelle 5).

Tabelle 5

Längsschnittvergleich

Alter	1954 Bestand auf 10 000 der Bevölkerung	Alter	1959 Bestand auf 10 000 der Bevölkerung	Vergleichswert 1954 = 100.0
5–10	88,0	10–15	38,7	44,5
10–15	57,1	15–20	42,4	75,9
15–20	64,1	20–25	62,0	97,7 !
20–25	117,9	25–30	82,3	68,5
25–30	141,4	30–35	87,4	63,4
30–35	134,2	35–40	89,1	66,1
35–40	131,3	40–45	94,8	89,1
40–45	88,2	45–50	79,8	94,8
45–50	97,2	50–55	80,9	79,8
50–55	107,4	55–60	84,0	80,9
55–60	102,4	60–65	82,5	84,0

(Zu Tabelle 5: aus Aufbereitungsgründen nur Vergleich der Jahre 1954 mit 1959. Erfaßt ist der Bestand an Ia–Id Fällen in den Ländern Schleswig/Holstein, Hamburg, Niedersachsen, Bremen, Nordrhein-Westfalen, Hessen und Bayern.)

Die Ergebnisse unserer Untersuchung lassen gewisse Konsequenzen für die erfaßte Gruppe der 15–20jährigen Tuberkulosekranken erkennen. Wir meinen, daß bei ihnen in weit stärkerem Umfange, als es bislang schon durchgeführt wird, neben die klinische Behandlung eine allgemeine pädo-hygienische Betreuung (Mieskes) treten muß, um den Besonderheiten ihrer personalen und sozialen Lebenssituation entsprechen und den sich von da aus für Krankheit und Genesung ergebenden Bedingungen begegnen zu können. Gerade bei diesen im Übergang von der Schule in den Beruf stehenden Jugendlichen muß die tuberkulöse Erkrankung gravierende Folgen haben. Sie sind nicht lediglich in ihrer schulischen und beruflichen Weiterentwicklung gehemmt, eine krankheitsabhängige Auswirkung, die an sich schon schwer wiegt. Sie werden anders als alle anderen Gruppen personal und sozial von der Krankheit geprägt. Dieser Einfluß auf die normale Reifung ist nicht vorübergehender Art. Er beeinträchtigt ganz sicher auch viele der späteren Einstellungen und Verhaltensweisen solcher Personen. Am Beispiel des krankheitsbedingten Berufswechsels zeigt sich eine solche Auswirkung. Was es bedeutet, wenn ein Jugendlicher wegen der Erkrankung oder wegen der ihm durch die Erkrankung verloren scheinenden Jahre sein eigentliches Berufsziel aufgibt und eine Erwerbsposition als Ungelernter annimmt, die durch das sofortige Einkommen ihm lockend erscheint, ihm aber kein Fortkommen bietet, so daß er irgendwann später seinen beruflichen Zukunftsverlust und dessen Abhängigkeit von der Erkrankung erkennt, vermögen wir nur spekulativ abzuschätzen. Die von solchen Momenten ausgehenden Weiterungen werden deutlicher, wenn man die aufgefundenen Besonderheiten vor allem im personalen Lebensbereich dieser Jugendlichen mit bedenkt. Sie aber lassen auch erkennen, daß die im wirklichen Wortsinn notwendende Hilfe nur gleichzeitig mit dem Erlebnis der Krankheit gegeben werden kann. Dieses Erleben der Krankheit sollte nicht mehr nur passiv im Erleiden bestehen. Die Jugendlichen brauchen eine klare Stellungnahme des Arztes, die ihnen zeigt, daß ihre Krankheit eben nicht nur ein vorübergehendes Übel ist, die ihnen zugleich aber auch den Weg weist, wie sie mit ihrer Tuberkulose leben und zu einem geordneten, auch beruflich erfüllten Leben finden können. Daß diese zusätzliche Aufgabe im Sinne einer sozialen Therapie nur durch oder in engem Einvernehmen mit dem behandelnden Arzt wahrgenommen werden kann, bedarf keiner Begründung. Bislang fehlt es jedoch an entsprechenden Möglichkeiten zur Unterstützung der behandelnden Ärzte, es fehlen schulische und berufliche Fördermaßnahmen, aber es fehlt auch noch an Kenntnissen über die echten Bedürfnisse dieser Jugendlichen. Es sollte überlegt werden, ob man die vorhandenen Ansätze und Einrichtungen materiell und personell erweitern kann und ob daneben Adoleszentensanatorien etwa im Sinne des Hochschulsanatoriums St. Blasien eingerichtet werden müssen.

Für ausführlichen Literaturnachweis verweisen wir auf die Gesamtbibliographie am Schluß dieses Bandes, S. 491. (Die Herausgeber.)

Kulturelle Übereinstimmung in der Reaktion auf Körperbehinderungen

STEPHEN A. RICHARDSON, NORMAN GOODMAN,
ALBERT H. HASTORF, SANFORD M. DORNBUSCH

Dieser Aufsatz handelt von einer unerwartet übereinstimmenden Reaktion von Kindern auf physische Defekte anderer Kinder. Eine kleine Vorstudie, die 1957 in Kategorien interpersoneller Wahrnehmung bei Kindern durchgeführt wurde[1], zeigte ein einheitliches Vorzugsmuster in der Bewertung verschiedener Körperschäden. Diese Übereinstimmung war beeindruckend, weil es keine Anzeichen dafür gab, daß das Präferenzschema Kindern in unserer Kultur ausdrücklich anerzogen wurde. Diese Arbeit bringt ausführliches Material zur Bestimmung der Konsistenz dieses Befundes, obgleich doch der soziale Hintergrund der Kinder, die die Einstufungen vornehmen, beträchtlich variiert.

Belegmaterial aus den verschiedensten Quellen weist darauf hin, daß äußerliche Merkmale und Erscheinung einer Person stark das Urteil derjenigen beeinflussen, die sie wahrnehmen[2]. Bei der Durchführung von Experimentalstudien über Reaktionen auf physische Defekte ist es dringend notwendig, daß die verschiedenen Gruppen dargebotenen Reize einheitlich und unzweideutig sind. In unserer Studie wurden Kinder aufgefordert, eine Standardserie von Zeichnungen, auf denen Kinder abgebildet waren, die sich lediglich hinsichtlich körperlicher Gebrechen unterschieden, in eine durch Präferenzen bestimmte Rangreihe zu bringen. Insbesondere prüften wir zwei Hypothesen:

1. Die Rangfolge der Präferenzen für die mit verschiedenen Arten sichtbarer Körperfehler und für solche ohne Mängel abgebildeten Kinder wird kulturell übereinstimmend sein. Kinder verschiedener Herkunft werden die gleiche Bewertung vornehmen.

2. Die vermutete Präferenzrangordnung wird folgendermaßen aussehen:

Stufe 1 – Ein Kind ohne Körperfehler (Zeichnung A)
Stufe 2 – Ein Kind mit Krücken und einem Verband am linken Bein (Zeichnung L)
Stufe 3 – Ein Kind, das mit einer Decke im Rollstuhl sitzt, die beide Beine verdeckt (Zeichnung W)
Stufe 4 – Ein Kind ohne linke Hand (Zeichnung H)
Stufe 5 – Ein Kind mit einer Gesichtsentstellung an der linken Seite des Mundes (Zeichnung F)
Stufe 6 – Ein fettleibiges Kind (Zeichnung O)

Richardson, Goodman, Hastorf und Dornbusch, Cultural Uniformity in Reaction to Physical Disabilities. Aus: *American Sociological Review*, 26. Jg., H. 2/1961, S. 241–246. Mit freundlicher Genehmigung der American Sociological Association, Washington. Übersetzt von Manfred Schneider.

Die zweite Hypothese, welche die Rangfolge bezeichnet, ist aus den Daten gewonnen, die bei der ersten Versuchspersonengruppe erfaßt und später bei allen ergänzenden Versuchspersonengruppen getestet wurden.

ZUR METHODE

Versuchspersonen waren 10- und 11jährige Jungen und Mädchen sowohl mit als auch ohne körperliche Gebrechen; darunter Neger, Weiße und Puertorikaner verschiedener sozialer und kultureller Herkunft. Sie wurden in Grundschulen oder in Sommerlagern in New York, Montana und Kalifornien untersucht.

Gruppe 1 und 2. Kinder eines Sommerlagers, in dem unterprivilegierten Jungen und Mädchen verschiedener Rassen und Religionen aus New York City zwei oder drei Wochen Ferien ermöglicht werden. Die Hälfte der Kinder hat körperliche Mängel (zum Beispiel Kinderlähmung, Gehirnlähmung, Herzkrankheit, Asthma usw.), die andere Hälfte nicht. Gruppe 1 besteht aus allen Kindern, die während des Sommers 1958 untersucht wurden (= 163). Gruppe 2 umfaßt alle Kinder, die während des Sommers 1959 untersucht wurden (N= 114).

Gruppe 3. Jungen und Mädchen eines von der gleichen Organisation unterhaltenen Sommerlagers. Dieses Lager enthielt keine mit körperlichen Mängeln behaftete Kinder (N= 104).

Gruppe 4. 10 und 11 Jahre alte Jungen und Mädchen verschiedener Rassen und Religionen aus Grundschulen in New York City aus Gegenden von gewöhnlich niedrigem sozioökonomischen Status. Die Hälfte hatte körperliche Mängel, die andere Hälfte nicht; beide wurden so weit wie möglich nach anderen wichtigen Merkmalen wie Alter, Geschlecht, Anzahl der Geschwister und I. Q. geordnet (N= 42).

Gruppe 5. Jungen und Mädchen, die ländliche Volksschulen in der Gegend von Missoula, Montana besuchen. Darunter waren keine Kinder mit körperlichen Mängeln. Außer der Alterskontrolle wurde kein systematisches Auswahlverfahren angewandt (N= 113).

Gruppe 6. Jungen und Mädchen, die Volksschulen auf der San Francisco Halbinsel besuchen. Diese Gruppe enthält Kinder von mittlerem und hohem sozioökonomischen Status. Wie in Montana waren darunter keine Kinder mit Behinderungen, und außer der Alterskontrolle wurde kein systematisches Auswahlverfahren angewandt (N= 104).

Als einheitlicher Grundreiz diente eine Serie von Zeichnungen, die, bis auf das Vorhandensein beziehungsweise Nichtvorhandensein verschiedener Arten sichtbarer Körperbehinderungen, in jeder Hinsicht identische Kinder zeigten. Um das Verhältnis zwischen dem Geschlecht der Versuchsperson und dem des Kindes auf der Zeichnung zu wahren, wurden Zeichnungen sowohl von Kindern männlichen als auch weiblichen Geschlechts angefertigt und den Versuchspersonen Zeichnungen von Kindern ihres eigenen Geschlechts gezeigt. Um eine Vorzugsrangordnung zu erhalten, wurden die Zeichnungen gemäß dem Zufall von links nach rechts vor die Versuchsperson gelegt mit folgenden Anweisungen: »Sieh dir all diese Bilder an!« Nachdem den Kindern genug Zeit gelassen wurde, alle Bilder genau anzusehen, sagte der Versuchsleiter: »Sage mir, welcher Junge (welches Mädchen) dir am besten gefällt.« Die Versuchsperson zeigte auf eine Zeichnung, die dann beiseite gelegt wurde. »Welcher Junge (welches Mädchen) gefällt dir am zweitbesten?« In dieser Weise fuhr man fort, bis die vollständige Rangfolge festgestellt war.

ERGEBNISSE

Hypothese 1. *Die Rangordnung der Zeichnungen wird kulturell übereinstimmend sein.*

Die Daten in Tabelle 1 bestätigen diese Hypothese. Die Rangordnung der Zeichnungen ist quer durch alle Versuchspersonengruppen einheitlich. Ferner besteht eine signifikante Übereinstimmung der Rangordnung innerhalb jeder Versuchspersonengruppe, wie Tabelle 2 zeigt ($p. < .001$).

Um ausführliche Vergleiche durchzuführen, wäre es nützlich, Kinder gleicher Herkunft, ungeachtet der Gruppe, der sie angehören, zu kombinieren. Zum Beispiel sind Jungen und Mädchen in allen 6 Gruppen zu finden, und wir würden gerne wissen, ob der Geschlechtsunterschied Einfluß auf die Bewertung hat. Derartige Kombinationen sind angemessen, da eine Kruskal-Wallis-Analyse der Abweichungen[3] nicht zur Zurückweisung der Null-Hypothese der Übereinstimmung zwischen Versuchspersonengruppen und der Rangfolge ihrer Bewertungen führte. Ferner zeigt die Anwendung der Kruskal-Wallis-Analyse der Abweichungen auf jede spezifische Untergruppe (zum Beispiel Jungen) keine signifikanten Unterschiede der Gruppen untereinander für jede beliebige Untergruppe.

Die Ergebnisse dieser Kombination sind Tabelle 3 zu entnehmen. Die offensichtliche Gleichartigkeit der Einstufungen bei allen Untergruppen bestätigt überwältigend unsere erste Hypothese der beträchtlichen kulturellen Übereinstimmung bei 10- und 11jährigen Kindern.

Hypothese 2. *Die Präferenzrangordnung wird sein:*

Stufe 1 – Ein Kind ohne Körperfehler (Zeichnung A)
Stufe 2 – Ein Kind mit Krücken und einem Verband am linken Bein (Zeichnung L)
Stufe 3 – Ein Kind, das mit einer Decke im Rollstuhl sitzt, die beide Beine verdeckt (Zeichnung W)
Stufe 4 – Ein Kind ohne linke Hand (Zeichnung H)
Stufe 5 – Ein Kind mit einer Gesichtsentstellung an der linken Seite des Mundes (Zeichnung F)
Stufe 6 – Ein fettleibiges Kind (Zeichnung O)

Die in Tabelle 1 aufgeführten Daten bestätigen die Hypothese für alle Versuchspersonengruppen. Nach Tabelle 3 wird die Hypothese von 14 der 15 Untergruppen gestützt. Die puertorikanischen Kinder bilden die einzige Abweichung vom vorherrschenden Muster, indem sie die Rangordnung bei zwei angrenzenden Zeichnungen umkehren. Da diese Umkehrung nur bei einer Bewertung auftritt, scheint sie keine wesentliche Abweichung darzustellen. Es legt dies jedoch die Möglichkeit nahe, daß ein etwas größeres Maß an Variabilität eher mit ethnischen Unterschieden als mit jedem der anderen Herkunftsmerkmale verbunden ist.

Alle Gruppen weisen dem gesunden Kind den höchsten Rang zu. Es ist in der Tat bezeichnend, daß sowohl körperbehinderte als auch nichtbehinderte Kinder dem nichtbehinderten Kind den höchsten Rang zuordnen, wie Tabelle 3 zeigt. Tabelle 3 weist darauf hin, daß Kinder mit und ohne körperliche Mängel diese Präferenzrangordnung für alle Zeichnungen geben. In den drei Gruppen, denen Kinder mit und ohne Körperbehinderungen angehörten, vergleichen wir die durchschnittlichen Einstufungen der beiden Untergruppen. In diesen Gruppen führen die Behinderten und Nichtbehinderten in zwei Gruppen dieselben Rangfolgen an; die dritte nimmt bei einer Rangstufe eine Umkehrung vor.

Die Betrachtung von Tabelle 3 zeigt, daß gleiche Einstufungen von Untergruppen vorgenommen werden, die sich hinsichtlich anderer Variablen unterscheiden: Geschlecht, städtisch-ländlich, sozioökonomischer Status und Stattfinden des Interviews. Bei dem Merkmal Rasse sind die Einstufungen nahezu gleich.

Es gibt Beweise dafür, daß die bei den Zeichnungen erhaltene Rangordnung nicht von den besonderen hier verwendeten Zeichnungen abhängt. Die Ergebnisse der 1957 durchgeführten kleinen Vorstudie, die hier nicht beschrieben wird, liefern Daten, die sich auf diesen Punkt beziehen. Bei diesem Prätest wurden zwei Serien von Zeichnungen[4] benutzt – fünf Bilder pro Serie. Obwohl die Serien Zeichnungen enthielten, auf denen verschiedene Kinder dargestellt waren, die nicht in allen Fällen die in der vorliegenden Studie gleichen Körperbehinderungen aufwiesen, ist eine vollständige Übereinstimmung in der Präferenzordnung vergleichbarer Zeichnungen vorhanden.

Die Analyse von Geschlechtsunterschieden in Kategorien interpersoneller Wahrnehmung bei Kindern führte uns in unseren größeren Studien zu der Annahme, daß Mädchen mehr als Jungen über Körperbehinderungen, die soziale Beziehungen beeinflussen, beunruhigt sind und Jungen mehr als Mädchen Gewicht auf Einschränkungen der physischen Aktivität legen. Wir sind der Ansicht, daß zwei Behinderungen, Fettleibigkeit und Gesichtsentstellung, soziale Beziehungen mehr beeinflussen als körperliche Beweglichkeit.

Obwohl die Präferenzrangordnung der Zeichnungen bei Jungen und Mädchen die gleiche ist, können wir hinsichtlich des Geschlechts für jede Zeichnung Unterschiede bei der durchschnittlichen Bewertung untersuchen. In der Absicht, diese Unterschiede näher zu betrachten, wurde für jedes Geschlecht eine mittlere Rangstufe berechnet, indem von allen individuellen Rangeinstufungen innerhalb jeder Versuchspersonengruppe sowie quer durch alle Gruppen der Durchschnitt errechnet wurde.

Diese Daten weisen darauf hin, daß sich in der durchschnittlichen Bewertung eines jeden Bildes Geschlechtsunterschiede bemerkbar machen. Verglichen mit den

Jungen schätzen Mädchen Kinder mit sozialen Schädigungen geringer eine. Jene Zeichnungen, die Kinder mit funktionalen Schädigungen darstellen (Kind ohne linke Hand, Kind mit Verband und Krücken, Kind im Rollstuhl), werden von Jungen weniger als von Mädchen bevorzugt. Diese auf die verschiedenen Zeichnungen bezogenen und sich voneinander abhebenden Geschlechtsunterschiede sind in der für Jungen und Mädchen errechneten durchschnittlichen Rangstufe quer durch alle Versuchspersonengruppen für jede Zeichnung wiedergegeben. Innerhalb jeder Gruppe geben wir die Anzahl der unsere Hypothese stützenden Vergleiche an. Diese Daten bestätigen unsere Ansicht, daß, obwohl Jungen und Mädchen Kinder mit sozialen Schädigungen am niedrigsten einordnen, Mädchen noch mehr als Jungen soziale Behinderungen betonen.

Ein Versuch wurde unternommen, um die Formen der mündlichen Erklärungen zu bestimmen, die Kinder zu ihren Einordnungen gaben.

Eine 20 Kinder zählende Gruppe in Connecticut wurde aufgefordert, die sechs Zeichnungen einzuordnen. In seiner Funktion als Gruppenführer regte der Versuchsleiter dann eine Diskussion mit den Kindern an, um die Ergebnisse der Einstufungen klarzulegen. Die Kinder wurden ermuntert, die Faktoren darzulegen, auf die sie bei ihren Entscheidungen Rücksicht nahmen. Weit verbreitet war die in verschiedene Formen gekleidete Meinung, daß sie die Zeichnungen nicht aufgrund von äußerer Erscheinung beurteilt hätten und daß körperbehinderte Kinder genauso nett seien wie Kinder ohne Behinderungen. Diese Erklärungen wurden auf eine Tafel geschrieben. Die dann in Tabellenform auf der Tafel angetragene Präferenzrangfolge deckte sich durchgängig mit der in diesem Aufsatz angeführten.

Angesichts der Konfrontation mit den Diskrepanzen ihrer Einstufungen und den für die Einordnungen angegebenen Gründen herrschte verlegenes Schweigen. Zwei Kinder gaben daraufhin zusätzliche Stellungnahmen. Eines von ihnen sagte, es fühle sich bei einem behinderten Kind unbehaglich, und das andere berichtete, daß es nicht wisse, was es zu einem behinderten Kind sagen solle[5]. Allerdings ergab die mündliche Diskussion keine Grundlage für eine detaillierte Rangordnung der Bilder.

DISKUSSION

Die Ergebnisse zeigen eine bemerkenswerte Übereinstimmung der Präferenzrangordnung, welche die Kinder für mit und ohne verschiedene sichtbare Körperschäden abgebildete Kinder vornahmen.

Die einfache Erklärung, die der »gesunde Menschenverstand« für die Vorzugsrangordnung geben mag, ist die, daß Behinderungen, die Körperfunktionen in höherem Maße beeinträchtigen, am wenigsten geschätzt werden. Am niedrigsten müßten solche Kinder eingestuft werden, deren Behinderungen ihre körperliche Beweglichkeit in dem Alter einschränken, in dem auf physische Aktivitäten großes Gewicht gelegt wird. Unsere Daten negieren diese Interpretation.

Eine alternative Erklärung besagt, daß bei der ersten Einschätzung einer anderen

Person das Gesicht von höchster Wichtigkeit ist. Die Daten zeigen, daß eine zunehmende positive Einschätzung dem Kind zukommt, dessen Behinderung weiter vom Gesicht entfernt ist. Diese Interpretation wird durch die Tatsache bekräftigt, daß die Gesichtsentstellung ziemlich ungünstig eingeordnet wird. Wenn die Versuchspersonen das Gesicht nicht mit einiger Sorgfalt betrachteten, könnte die Entstellung vielleicht übersehen worden sein. Zusätzliche Bestätigung findet sich in einer von Dr. Alexander H. Luria vom Moskauer Institut für die Erforschung körperlicher Mängel[6] berichteten Studie, in der Augenbewegungen bei der genauen Betrachtung der Abbildung einer Person registriert wurden. Sein Bericht zeigt, daß die Augen sich zuerst auf das Gesicht richteten und während der Betrachtung oft dorthin zurückkehrten. Diese Erklärung stände für die erhaltenen Rangfolgen ein, mit der Ausnahme, daß das fettleibige Kind anstelle des gesichtsentstellten die untere Position einnimmt. Dies widerspricht jedoch nicht notwendigerweise der Hypothese, da die Fettleibigkeit des Kindes in gewissem Ausmaß auch das Aussehen seines Gesichtes beeinträchtigt.

Es ist interessant, zu bemerken, daß das Kind ohne Behinderung an allen Versuchspersonengruppen sowie für alle Untergruppen als erstes rangiert. Als mögliche Erklärung mag die Bevorzugung des Vertrauten im Gegensatz zum Fremden dienen. Die Tatsache jedoch, daß Gruppen, in denen sowohl behinderte als auch nichtbehinderte Kinder vertreten waren (Gruppen 1 und 2), sich nicht von keine behinderten Kinder aufweisenden Gruppen (Gruppen 3, 5 und 6) unterschieden, wie die identische Rangordnung zeigt, die man von Kindern mit und ohne Behinderungen innerhalb jeder Gruppe erhielt, scheint diese Erklärung zu widerlegen.

Die Erkenntnis, daß körperbehinderte Kinder die 6 Zeichnungen in der gleichen Weise wie Kinder ohne physische Behinderungen bewerteten, stimmt mit anderem Belegmaterial überein, welches Kurt Lewins Ansicht, die Minoritätskultur eigne sich die Werte der Majoritätskultur an, unterstützt. Für körperbehinderte Kinder ist eine solche Angleichung eher noch mehr wahrscheinlich, da sie sich hauptsächlich den nichtbehinderten Kindern zugesellen. Es muß jedoch beachtet werden, daß es den in dieser Studie aufgeführten körperbehinderten Kindern möglich war, an einem Ferienlager teilzunehmen, in dem sie genötigt waren, sich um den größten Teil ihrer Bedürfnisse selbst zu kümmern. Abweichende Ergebnisse könnte man bei stärker behinderten Kindern erhalten. Eine kleine Auswahl von schwerbehinderten Kindern zeigte eine etwas abweichende Verteilung der Präferenzen. Zum gegenwärtigen Zeitpunkt wissen wir nicht, ob dies eine Folge der Schwere der Behinderung, der sozialen Isolation dieser Kinder oder der geringen Anzahl der untersuchten Fälle ist.

Die in den Untersuchungen gefundene weitverbreitete Übereinstimmung wirft die interessante Frage nach den Modi der Aneignung dieses Verhaltens auf. Obgleich nicht nachweisbar ist, daß den Kindern dieses Verhalten offensichtlich anerzogen ist, bezeugt unsere Kultur in beträchtlichem Maße eine ablehnende Bewertung von Personen mit körperlichen Gebrechen.

Diese Einschätzung findet sich gewöhnlich in den Massenmedien, in denen kulturelle Stereotypen körperlicher Schönheit mit dem Guten und solche körperlicher Häßlichkeit mit dem Bösen gleichgesetzt werden. In Kinderbüchern werden mit körperlichen Gebrechen behaftete Personen oft in einem ungünstigen Licht gezeigt – zum Beispiel Kapitän Huck, Long John Silver, Pinoccio, Rumpelstilzchen und Hexen[7].

Vermittels Plakataktionen und Fernsehsendungen haben in den letzten Jahren Volksgesundheitsorganisationen in erhöhtem Maße die Öffentlichkeit mit behinderten Kindern konfrontiert. In fast allen Fällen ähneln die dargestellten Kinder der Zeichnung des Kindes mit Krücken und Beinverband (Zeichnung L) sowie dem Kind im Rollstuhl (Zeichnung W). Obgleich wir die Wirkung dieser unterschiedlichen Konfrontation im Hinblick auf die Beurteilung dieser Gruppe behinderter Kinder nicht kennen, ist es bemerkenswert, festzustellen, daß diese Kinder einen höheren Rang einnehmen als Kinder, die mit anderen Körperschäden behaftet sind.

Tabelle 1

Rangordnung der Zeichnungen (alle Gruppen von Versuchspersonen)

	Versuchspersonengruppen					
Rangstufe	Gr. 1	Gr. 2	Gr. 3	Gr. 4	Gr. 5	Gr. 6
1	A	A	A	A	A	A
2	L	L	L	L	L	L
3	W	W	W	W	W	W
4	H	H	H	H	H	H
5	F	F	F	F	F	F
6	O	O	O	O	O	O
Anzahl der Versuchspersonen	163	114	104	42	113	104

Tabelle 2

Mittlerer Rang jeder Zeichnung (alle Gruppen von Versuchspersonen)

	Gruppe der Versuchspersonen					
Zeichnungen	Gr. 1	Gr. 2	Gr. 3	Gr. 4	Gr. 5	Gr. 6
A	2.68	2.45	2.20	2.00	2.44	2.43
L	2.96	3.03	3.04	3.00	2.79	2.95
W	3.28	3.40	3.38	3.19	3.20	3.18
H	3.50	3.70	3.64	3.67	3.59	3.83
F	3.82	3.94	3.95	4.33	4.40	4.03
O	4.57	4.33	4.67	4.81	4.58	4.58
Konkordanzkoeffizient	.13	.13	.20	.31	.21	.18
Signifikanzniveau	<.001	<.001	<.001	<.001	<.001	<.001
Anzahl der Versuchspersonen	163	114	104	42	113	104

Tabelle 3

Rangstufe der Zeichnungen bei verschiedenen Untergruppen

		Geschlecht		Körperbehinderung		»Rasse«			Städtisch – Ländlich			Sozioökonom. Status		Durchführung	
Rangstufe	Gesamt	Jungen	Mädchen	behindert	nichtbehindert	Weiße	Neger	Puertorikaner	Städtisch	Kleinstädt.	Ländlich	Gering	Mittel und Hoch	Lager	Schule
1	A	A	A	A	A	A	A	A	A	A	A	A	A	A	A
2	L	L	L	L	L	L	L	L	L	L	L	L	L	L	L
3	W	W	W	W	W	W	W	H	W	W	W	W	W	W	W
4	H	H	H	H	H	H	H	W	H	H	H	H	H	H	H
5	F	F	F	F	F	F	F	F	F	F	F	F	F	F	F
6	O	O	O	O	O	O	O	O	O	O	O	O	O	O	O
N	640	317	323	144	496	351	183	104	423	104	113	559	104	381	259

Tabelle 4

Vergleich der mittleren Rangstufe sozialer und funktionaler Behinderung in jeder Gruppe hinsichtlich des Geschlechtsunterschiedes

Versuchspersonengruppen	Soziale Behinderung				Funktionale Behinderung						Hypothese unterstützt	Hypothese nicht unterstützt	Unentschieden
	Zeichnung F		Zeichnung O		Zeichnung L		Zeichnung W		Zeichnung H				
	Jungen	Mädchen	Jungen	Mädchen	Jungen	Mädchen	Jungen	Mädchen	Jungen	Mädchen			
Gruppe 1	3.64	4.02	4.45	4.68	3.11	2.81	3.37	3.23	3.63	3.47	5	0	0
Gruppe 2	3.75	4.18	4.18	4.90	3.12	2.90	3.49	3.27	3.74	3.65	5	0	0
Gruppe 3	3.88	4.03	4.39	4.88	3.22	2.86	3.57	3.17	3.69	3.65	5	0	0
Gruppe 4	4.25	4.38	4.81	4.81	2.75	3.15	3.19	3.19	3.81	3.58	2	1	2
Gruppe 5	4.19	4.62	4.34	4.82	2.86	3.00	3.43	2.96	3.78	3.40	4	1	0
Gruppe 6	4.03	4.38	4.51	4.77	3.03	2.71	3.41	3.23	3.71	3.85	4	1	0
Durchschnittliche Rangstufe	4.03	4.25	4.57	4.80	2.99	2.85	3.33	3.15	3.71	3.65			

ANMERKUNGEN

1. Zur Diskussion des grundlegenden begrifflichen Ansatzes vgl. Hastorf, A.; Richardson, S. A. u. Dornbusch, S. M., The Problem of Relevance in the Study of Person Perception. In: *Person Perception and Interpersonal Behavior*, hrsg. v. R. Tagiuri u. L. Petrullo. Stanford, Calif.: Stanford University Press, 1958, S. 54–62.

2. P. G. Barker; Wright, B. A.; Meyerson, L. u. Gonick, M. R., *Adjustment to Physical Handicap and Illness: A Survey of the Social Psychology of Physique and Disability.* New York: Social Science Research Council Bulletin No. 55, 1953; J. Granofsky, *Modification of Attitudes toward the Visibly Disabled: An Experimental Study of the Effectiveness of Social Contact in Producing a Modification of Attitudes of Non-disabled Females toward Visibly Disabled Males.* Unveröffentlichte Dissertation, Yeshiva Universität, 1955; M. H. Ray, *The Effect of Crippled Appearance on Personality Judgments.* Unveröffentlichte M. A.-Arbeit, Stanford-Universität, 1946; P. F. Secord, Facial Features and Inference Processes in Interpersonal Perception. In: *Tagiuri u. Petrullo,* op. cit., S. 301–315; B. A. Wright, *Physical Disability – A Psychological Approach.* New York: Harper & Brothers, 1960.

3. S. Siegel. *Non-Parametric Statistics for the Behavioral Sciences.* New York: McGraw-Hill, 1956, S. 184–193.

4. Die Zeichnungen waren enthalten in: *Understanding the Disabled.* New York: The National Foundation for Infantile Paralysis, Publikation Nr. 9, 1956.

5. Dieser spezielle Punkt wird im Hinblick auf Erwachsene ausführlicher in einem von Fred Davis vorbereiteten Aufsatz erörtert: Problems of the Handicapped in Everyday Social Situations.

6. Wie in der Earl-Ubell-Spalte der New York Herald Tribune vom 29. Februar 1960 berichtet wurde.

7. Eine systematische Übersicht zu den aus der Literatur ersichtlichen Reaktionen auf die äußerliche Erscheinung liegt vor. E. Maisel, *Meet a Body.* New York: Institute for the Crippled and Disabled, 1953, unveröffentlichtes Manuskript.

Die soziale Rehabilitation von Hirntraumatikern und ihre Begutachtung*

A. HERBST

Die stetig im Steigen begriffene Zahl der Verkehrsunfälle und die daraus resultierende zunehmende Anzahl Schädel-Hirn-Verletzter lassen es immer wieder notwendig erscheinen, sich von den verschiedensten Seiten mit diesen sich immer mehr in den Vordergrund drängenden Problemen zu beschäftigen.

Gilt die ganze Aufmerksamkeit des Chirurgen, insbesondere des Neurochirurgen, der raschen und optimalen Erstversorgung und Erstbehandlung der Hirnverletzten, so muß die weitere Behandlung, Begutachtung und Rehabilitation dieses Patientenkreises ureigenste Sache des Neurologen und Psychiaters sein. Wie sehr dies tatsächlich schon der Fall ist, geht aus der Vielzahl der Literaturbeiträge in den letzten Jahrzehnten mit aller Deutlichkeit hervor.

Besonders seit dem ersten Weltkrieg sind Erkennung, Beurteilung, Begutachtung und Wiedereingliederung der Hirnverletzten unterschiedlicher Schweregrade Mittelpunkt der verschiedensten wissenschaftlichen Bearbeitungen gewesen. Fiel doch in diesem Zeitraum erstmalig die Fülle solcher Verletzungen mit dem Wirksamwerden der modernen Sozialgesetzgebung zusammen und brachte so gleichzeitig auf einen Schlag die ganze Vielgestaltigkeit der sich daraus ergebenden Problematik der exakten Diagnostik, Begutachtung und Versorgung auf die Tagesordnung. In allen Arbeiten seit Poppelreuter, Reichardt, Schröder, Goldstein, Bonhoeffer, Oppenheim, Nonne über Hanns Schwarz, Tönnis, Bostroem, von Weizsäcker, Kleist, May, K. F. Scheid bis Bay, Zülch, Quensel, Zillig, Schulte, Laubenthal, Panse, Rüsken und Bresser, um nur einige zu nennen, steht als zentrales Problem die außerordentliche Schwierigkeit der Abgrenzung, Zuordnung und Bewertung des sogenannten posttraumatischen Allgemeinsyndroms beziehungsweise der posttraumatischen Hirnleistungsschwäche im Vordergrund.

Alle Autoren sind sich mehr oder weniger darüber einig, daß ein solches Syndrom tatsächlich existiert, nur die Zuordnung, Abgrenzung, Bewertung und Interpretation sind verschieden. Im wesentlichen finden sich übereinstimmend folgende teils subjektive, teils objektive Symptome, die insgesamt das Bild des zerebralen posttraumatischen Allgemeinsyndroms darstellen: Kopfschmerzen, Schwindel, Nei-

Aus: *Das deutsche Gesundheitswesen.* Organ der Deutschen Gesellschaft für klinische Medizin, XVIII. Jg., 1963, S. 1989–1994. Mit freundlicher Genehmigung des Autors und des Verlags Volk und Gesundheit, Berlin.

* Nach einem am 19. Oktober 1961 auf der Tagung der »Psychiatrisch-Neurologischen Gesellschaft in der Deutschen Demokratischen Republik« in Dresden gehaltenen Vortrag.

gung zu Verstimmungszuständen, rasche Ermüdbarkeit, vermehrte Reizbarkeit, leichte Verlangsamung und Konzentrationsschwierigkeiten, verbunden mit einer neurozirkulatorischen Labilität, und Alkoholunverträglichkeit. Das Syndrom kann bei leichten Schädigungen nur temporär vorhanden sein und völlig abklingen, kann aber auch – mit jeweilig stärker hervortretenden oder schwindenden Einzelsymptomen – stationär werden, wenn es sich um eine schwerere Schädigung handelt. Von hier aus sind selbstverständlich alle Übergänge zum schweren posttraumatischen Allgemeinsyndrom im Sinne einer ausgesprochenen Wesensänderung möglich, der als eine einheitlich gesehene Grundstörung (Gelb und Goldstein, Scheid, Bay, v. Bayer, von Weizsäcker) spezifische, lokalisatorisch bedingte psychische Syndrome, wie sie besonders für den Stirnhirn- und Stammhirnbereich (Dienzephalon) von Kleist, Zillig, Pittrich, Heygster und Kretschmer beschrieben wurden, beigemischt sein können (Janzen). Zu beachten sind neben den grob neurologischen, vielfach lokalisatorisch zuzuordnenden Ausfällen neurologische Symptome beziehungsweise Syndrome, die nur angedeutet ausgeprägt sein können und die besonders im Bereich der Werkzeugstörungen oft schwierig zu erkennen und zu lokalisieren sind. Hier bedarf es der Erfahrung des Facharztes, der oft auch nur unter Anwendung des ganzen Rüstzeuges der diagnostischen Möglichkeiten (wie sie ihm an einer großen Klinik durch die Pneumenzephalographie, die Liquoruntersuchungen einschließlich Liquorelektrophorese, das Elektroenzephalogramm, die Arteriographie und die Ausnutzung spezieller Testverfahren gegeben sind) in der Lage ist, bei solchen besonders gelagerten Fällen Endgültiges auszusagen.

Dies gilt in besonderem Maße für die zahlreich zu beobachtetenden psychogenen Reaktionen, die die Gesamtbeurteilung bei Hirntraumatikern erheblich komplizieren und den Gutachter immer wieder vor eine schier unlösbare und unauflösbare Problematik stellen. Die Einschätzung dieser psychogenen Mechanismen durch die verschiedenen Autoren reicht von fast völliger Ignorierung bis zu extremer Überbewertung und gar Gleichsetzung mit der wohl ziemlich sicher abgrenzbaren posttraumatischen Wesensänderung. Diese Problematik muß um so schwieriger erscheinen, als ja bekannt ist, daß eine Relation zwischen dem Schweregrad der Hirnschädigung und eventuell auftretenden psychogenen Mechanismen *nicht* besteht. Hier kann nur sorgfältigste Erhebung der objektiven Anamnese weiterhelfen, um auf diese Weise ein möglichst umfassendes Bild der prämorbiden Gesamtpersönlichkeit zu gewinnen. Gerade für den nichterfahrenen und auch für den jungen Fachkollegen, der ja oft weitgehend an die Auffassung der ihn ausbildenden Klinik gebunden ist, besteht bei der Beurteilung dieser Zustandsbilder die große Gefahr der Über- oder auch Unterbewertung. Bei der noch immer geringen Kenntnis der Abhängigkeit der feineren psychischen Funktionen von Gesamt- und Lokalschädigungen des Gehirns sind wir auf subtile Untersuchungen angewiesen, um uns nicht durch eine oft verblüffend intakte Fassade und das Funktionieren alt eingeschliffener Konventionen, Gewohnheiten und Fertigkeiten täuschen zu lassen und so die damit unvereinbar erscheinenden abartigen Verhaltensweisen als zweckgerichtete psychogene Manöver abzutun. Umgekehrt müssen wir ebenso auf der Hut sein, eine mangelnde Krankheitseinsicht und eine oft nur leicht gestörte Kritikfähigkeit mit einer wieder erreichten und gar gesteigerten Leistungsfähigkeit zu verwechseln.

Um hervorzuheben, wie außerordentlich bedeutungsvoll diese Problematik ist, sei nur an die historische Kontroverse der Großen der deutschen Neurologie: Oppenheim – Nonne – Bonhoeffer erinnert. – Oppenheim, kritischer und subtilster Kenner auch rarster neurologischer Syndrome, glaubte, gerade aus der ihm bekannten Mannigfaltigkeit und Variationsmöglichkeit neurologisch-psychiatrischer Syndrome schlechthin, annehmen zu müssen, daß die besonders im und nach dem ersten Weltkrieg auftretenden Entschädigungs- und Angstneurosen mit ihren oft monomanen Erscheinungsformen unbedingt eine organische Grundlage oder wenigstens eine Hirnschädigung im weitesten Sinne haben müßten. In sthenischer, ja kämpferischer Weise suchte er seinen Standpunkt mit allen ihm reichlich zu Gebote stehenden Mitteln zu verteidigen und kapitulierte erst, als Nonne ihm in öffentlicher Auseinandersetzung jene Kriegszitterer präsentierte, bei denen er auf hypnotischem Wege nach Belieben das Syndrom aufheben und wieder hervorrufen konnte. (Die Münchener Kriegstagung der deutschen Nervenärzte [1916].)

Leider ist es bisher nicht gelungen, irgendeine spezifische zuverlässige Untersuchungsmethode zu finden, um einmal die im Bereich der posttraumatischen Hirnleistungsschwäche subjektiv geklagten und objektiv nachweisbaren vegetativen Störungen, zum anderen die dazu gehörigen psychopathologischen Auffälligkeiten den Folgen eines Hirntraumas sicher zuzuordnen. Wesentlich scheint uns daher zu sein, neben den eindeutigen neurologischen Ausfallerscheinungen die gut faßbare und weitgehend spezifische posttraumatische Wesens- beziehungsweise Persönlichkeitsänderung, wie sie besonders von Bay, Panse und Walcher bestimmt wird, bei Begutachtung und Rehabilitation in den Vordergrund zu stellen. Dabei sind wir mit Bay, Hanns Schwarz und anderen Autoren einer Meinung, daß sich auf diesem Boden die vielgestaltige psychogene Reaktion abspielen kann; wobei das *»Kann«* durchaus noch zu betonen ist.

Einen gewissen Ausweg aus diesem Dilemma scheint uns die Auffassung Hauptmanns zu weisen, derzufolge bei all diesen auffälligen Verhaltensweisen immer an die Möglichkeit einer organischen multigenetischen Schädigung gedacht werden muß, die lediglich im Sinne einer Bahnung für diese sogenannten psychogenen Mechanismen zu werten ist und somit die Grundlage für das Manifestwerden solcher Verhaltensweisen darstellt.

Auch in den letzten Arbeiten über diese Thematik wird immer wieder klar, wie eng das Problem der Diagnose, Prognose und der Behandlung mit der Begutachtung und Rehabilitation zusammenhängt. Ebenso wird in den Beiträgen, die dieser Fragestellung ferner stehen, zwangsläufig auf diesen im Blickpunkt breitester Öffentlichkeit stehenden Komplex eingegangen.

Unsere Untersuchungen und Darlegungen sollen an Hand des in den letzten 2 Jahren angefallenen Krankengutes versuchen, die aktuelle Situation in unserem Einzugsbereich aufzuzeigen und die sich ergebenden entsprechenden Folgerungen für die Begutachtung und Rehabilitation zu ziehen, wobei der oben dargelegten Problematik besondere Aufmerksamkeit gewidmet werden soll.

Untersucht wurden 184 Hirntraumatiker, wobei wir nur diejenigen herangezogen haben, bei denen nach den vorliegenden Befunden sicher eine Hirnkontusion stattgefunden hatte. Begutachtet wurden davon 103 Patienten (56%), von diesen wurden 31 (16,9%) voll invalidisiert (davon 4 wegen hinzutretenden anderen Erkrankungen); 54 Patienten (29,3%) bekamen eine Teilrente, 18 (9,8%) waren vorübergehend invalidisiert.

Nach Berufsgruppen aufgeschlüsselt, ergab sich folgende Aufteilung (in die Gruppe der Facharbeiter haben wir gemäß der Produktionsstruktur in den Betrieben die nicht selbständigen Handwerker mit einbezogen):

Berufsgruppen	Anzahl	Vollrente	Teilrente	Vorübergehende Invalidität
Hausfrauen	6	1	2	1
Arbeiter	42	14	14	3
Facharbeiter	50	5	15	6
Angestellte	52	6	14	6
Selbständige	16	3	5	∅
Geistige Berufe	18	2	4	2

Bei dieser Zusammenstellung fällt auf, daß die meisten Vollrentner bei den ungelernten Arbeitern zu verzeichnen sind; die Anzahl ist – unter Berücksichtigung der Grundzahl – über doppelt so hoch wie bei den Facharbeitern und Angestellten. Wir möchten diese Tatsache nicht zuletzt darauf zurückführen, daß es für den ungelernten Arbeiter außerordentlich schwierig ist, in einen anderen, leichteren Beruf auszuweichen. Das unterstreicht die von staatlicher Seite immer wieder angestrebte berufliche Qualifizierung, weil so bei eventuell unfallbedingter Leistungsminderung eine Umschulung oder Umsetzung eher zu vollziehen ist. In den Arbeitsprozeß wieder eingegliedert werden konnten 153 Kranke (83%), die wir als rehabilitiert ansehen möchten; von diesen erhalten 54 noch eine Teilrente, 18 waren vorübergehend invalidisiert.

Bei der Betrachtung, inwieweit ein Berufswechsel nach dem Unfall eingetreten war, ergab sich folgendes Bild: Im gleichen Beruf waren 138 Patienten (75%) geblieben, einen Berufsabstieg hatten 34 Patienten (18,5%) zu verzeichnen, wobei die 31 Vollrentner mit einbezogen sind. Einen Berufsaufstieg hatten dagegen 14 Patienten (6,5%) zu verzeichnen. Bei dem Berufsaufstieg handelt es sich vorwiegend um den Übertritt von Facharbeitern in teilweise leitende beziehungsweise qualifiziertere Angestelltenverhältnisse. Daß bei allen Patienten neurologische Abweichungen mehr oder minder starker Ausprägung vorlagen, wurde schon oben gesagt, soll hier aber keine besondere Berücksichtigung finden.

Das posttraumatische Allgemeinsyndrom fand sich bei 173 Patienten (94%). Darüber hinaus ließ sich bei 94 Patienten (51,1%) eine posttraumatische Wesensänderung verschiedenen Schweregrades nachweisen. Im Vordergrund standen Kopfschmerzen, Schwindelgefühl, die allgemeine Verlangsamung, Antriebsmangel, dystonische Grundstimmung und affektive Abstumpfung, wie auch Bay definiert.

Ausgesprochene Werkzeugstörungen fanden sich in 24 Fällen (13%). Bei 63 Patienten (34,2%) ließ sich ein mehr oder minder stark ausgeprägter neurasthenischer Symptomkomplex nachweisen, der langsam zu den in 48 Fällen eklatanten psychogenen Reaktionen hinüberleitete. Dazu mag noch erwähnenswert sein, daß – soweit es die ja außerordentlich schwierigen Erhebungen zulassen – nur 24 prämorbid Abartige (13%) sicher nachgewiesen werden konnten.

Auffallend mag sein, daß von 184 Patienten nur 103 begutachtet wurden. Es ist uns nicht in allen Fällen bekannt, inwieweit anderweitig eine Begutachtung erfolgte, um Regreß- und Versorgungsansprüche zu befriedigen. Doch von 32 Patienten ist sicher kein Entschädigungsantrag gestellt worden.

Betrachten wir nun die aktuelle Gesamtsituation unseres Einzugsbereiches in den letzten 2 Jahren, so ist es eigentlich erstaunlich, daß nur wenige der Hirntraumatiker mit Contusio cerebri voll invalidisiert wurden. Es handelt sich dabei meistens um ältere Patienten oder um solche mit schweren neurologischen Ausfallerscheinungen beziehungsweise Werkzeugstörungen, gewöhnlich in Verbindung mit gröberen Persönlichkeitsumwandlungen, wie folgendes Beispiel zeigt:

Pat. H. B., 22 Jahre: in der Familie keine Besonderheiten. Außer Masern in der Kindheit keine besonderen Erkrankungen durchgemacht. Geburt und frühkindliche Entwicklung regelrecht. Pat. war Durchschnittsschüler und erlernte nach der Schulentlassung das Tischlerhandwerk, verließ die Lehre vorzeitig ohne Abschlußprüfung, diente bei den Seestreitkräften und nahm danach Arbeit bei der Seebaggerei auf. 1958 Eheschließung, 2 Kinder.

Im Mai 1959 erlitt Pat. beim Bugsieren eines Fährschiffes infolge eines sich lösenden Schlepphakens eine linksseitige Kopfverletzung. Er wurde in bewußtlosem Zustand in der Chirurgischen Universitätsklinik Rostock aufgenommen; es bestand ein Brillenhämatom, eine Platzwunde über der rechten Augenbraue und an der rechten Kinnspitze, eine Unterkiefer- und Oberkieferfraktur rechts. Bei der Probetrepanation links ließ sich kein subdurales Hämatom finden, jedoch bestand eine deutliche Hirnschwellung. Am 21. Juli 1959 wurde Pat. in die Universitäts-Nervenklinik Rostock verlegt und bot bei der Aufnahme das Bild einer amnestischen Aphasie nach schwerem Schädel-Hirn-Trauma. Das Zustandsbild besserte sich unter der stationären Behandlung (krankengymnastische Behandlung der leichten Hemiparese rechts, psychagogische und Sprachtherapie), so daß Pat. am 9. Januar 1960 in ambulante Weiterbehandlung entlassen werden konnte. Nach der Entlassung bestanden noch leichte diffuse Kopfschmerzen, Schwindelanfälle, vorwiegend bei Witterungswechsel, Hörstörungen links, außerdem Vergeßlichkeit, eine erhebliche Verlangsamung, Konzentrationsstörungen, Wortfindungsstörungen bei schnellem Sprechen.

Neurologisch: Nervenaustrittspunkt des N. infraorbitalis links druckschmerzhaft, Hornhauttrübung im Bereich der rechten Pupille, Hyposmie links, Schwerhörigkeit links, Mundfazialis- und Hypoglossusschwäche rechts, leichte Hemispastik rechts, leichte Dysdiadochokinese rechts. – Röntgenologisch fanden sich zwei Knochendefekte temporo-parietal links, im EEG neben allgemeinen zerebralen Funktionsstörungen eine erhöhte Krampfbereitschaft sowie Verdacht auf einen Herdbefund okzipital rechts und frontal links.

Pat. wurde im Januar 1960 invalidisiert, außerdem wurde ihm ein Sonderpflegegeld zuerkannt. Infolge häuslicher Zwistigkeiten, die durch das aufbrausende Verhalten des Pat. kompliziert wurden, machten sich in der Folgezeit wiederholte stationäre Behandlungen notwendig. Interkurrent wurde er wegen eines Ulcus cruris rechts in der Universitäts-

Hautklinik Rostock behandelt. Nach der Ehescheidung im Februar 1961 lebt Pat. wieder bei seinen Eltern. Auf Grund der ausgeprägten posttraumatischen Wesensumwandlung mit amnestisch-aphasischem Syndrom, seines durch die bestehende Euphorie eingeengten Kritik- und Urteilsvermögens und der nach wie vor vorhandenen neurologischen Ausfallserscheinungen wurde Pat. weiterhin invalidisiert.

Es findet sich aber auch eine Anzahl Leichtgeschädigter, bei denen fixierte psychogene Mechanismen im Vordergrund standen, die zweifellos auf organischer Grundlage abliefen. Hier spielte in einigen Fällen die prämorbide Persönlichkeitsstruktur eine Mittlerrolle, zum anderen hatten aber auch persönliche, betriebliche Umweltfaktoren einen entsprechenden Einfluß, wie bei dem

Pat. E. A. Sch., 37 Jahre: in der Familie keine Besonderheiten. Er selbst war früher angeblich nicht krank gewesen. Geburt und frühkindliche Entwicklung verliefen normal. In der Schule traten zunächst keine Schwierigkeiten auf, dann allmählich eine Neigung zu Selbstverzweifeln und allgemeinen Insuffizienzgefühlen. Er ging deswegen mit Primareife von der Schule ab und begann eine Verwaltungslaufbahn, die er mit einer vorläufigen Prüfung im Bereich des Finanzwesens abschloß. Eine Zeitlang übte er diesen Beruf auf dem Finanzamt aus.

1942 Schußverletzung rechts retroparietal. Keine Lähmungserscheinungen. Frühoperation. Wundheilung nach wenigen Wochen abgeschlossen. Entlassung aus der Wehrmacht, da anfallsartige Zustände auftraten, die als Epilepsie gedeutet wurden. Anschließend war Pat. weiter im Beruf als Finanzbeamter tätig und machte noch eine Prüfung als Steuerinspektor Auch nach dem Kriege weiterhin Angestellter des Finanzamtes.

Zunehmend Klagen über Kopfschmerzen, besonders bei geistigen und körperlichen Anstrengungen, bei Wärmeeinwirkung und Aufregungen. Zeitweise auch wochenlang beschwerdefrei. Allmählich immer stärker in den Vordergrund tretende Selbstwertzweifel, fühlte sich durch seine Verletzung »weniger wert« als andere, Verstärkung aller Beschwerden durch seelische Belastung. Seit 1943 zunächst in vierteljährlichen Abständen Anfälle von Bewußtlosigkeit, die allmählich immer seltener auftraten, dann aber angeblich wieder zunahmen. Besonders unter Einwirkung von erheblichen beruflichen Schwierigkeiten fühlte er sich überfordert, mißachtet, übergangen. Gleichzeitig kam es unter diesen angeblichen Belastungen zu Versagenszuständen mit Aphonie, Gangstörungen, Zittererscheinungen psychogenen Charakters, die bei einer Besserung der beruflichen Situation für Monate schwanden. 1960 wurde er im Betrieb zurückgestuft und einem früheren Untergebenen dienstlich unterstellt. Daraufhin schwerste Versagenszustände mit starker Ausprägung der oben bereits erwähnten Versagensweise. Hinzu kommt noch, daß alle diese Mechanismen durch seine Ehefrau gestützt und gepflegt wurden, die bei Aufklärung und Andeutung der psychogenen Zusammenhänge und entsprechender Beratung hinsichtlich ihres Verhaltens die weitere Behandlung durch den beratenden Arzt strikt ablehnte. –

Hierbei wird deutlich, daß bei einer bereits vorher etwas abartigen Persönlichkeit die Gehirnschädigung zu einer Verstärkung dieser Persönlichkeitsauffälligkeiten führte, die durch die beruflichen und allgemeinen Lebensumstände unterhalten und ausgebaut wurden.

Wie ja jedem erfahrenen Gutachter bekannt, fanden sich auch bei den Rehabilitierten in unserem Krankengut Patienten mit erheblichen Hirnschädigungen, die oft in gleichen, ja auch höher qualifizierten Berufen weiterarbeiten. In allen diesen

Fällen waren der Genesungsablauf, die Gesamtsituation, das Arbeitsverhältnis und der Gesundungswille gut koordiniert. Hierfür möchten wir folgendes Beispiel anführen:

Pat. D. L., 21 Jahre: Die Vorgeschichte ist in keiner Weise auffällig. Keine familiäre Belastung. Geburt und frühkindliche sowie soziale Entwicklung unauffällig. 1952 angeblich Nephritis ohne weitere Komplikationen. Seit 1959 als Decksmann auf einem Schlepper tätig. Heirat 1959, gute Ehe, 1 Kind.

Im August 1959 Unfall: Ein Schlepphaken von mehreren Kilogramm Gewicht schlug dem Pat. gegen die linke Schädelseite. Er war 18 Stunden bewußtlos, mußte anschließend mehrmals erbrechen. Es bestand eine retrograde Amnesie, die bis 5 bis 6 Stunden vor dem Unfall reichte. 4 Wochen lang Behandlung mit Liegekur. Beim ersten Aufstehen kollabierte Pat. und wurde auch zu Hause noch mehrfach ohnmächtig.

Neurologisch: Mundfazialisschwäche rechts, leichte Rechtsseitensymptomatik mit betonten Reflexen und angedeuteter Spastik, leichte Wortfindungsstörungen. Psychisch insgesamt verlangsamt, rasch ermüdbar, deutliche Merkfähigkeitsschwäche und mangelnde Konzentrationsfähigkeit, sehr stimmungslabil, antriebsgehemmt, allgemeine Bewegungs- und Mimikarmut.

Ein im Januar 1960 durchgeführter Versuch, die alte Arbeit aufzunehmen, mußte abgebrochen werden, da erneut Kollapserscheinungen und eine Verstärkung der Rechtsseitensymptomatik auftraten. Nach Behandlung und erneuter Begutachtung, die neben der noch angedeuteten Rechtsseitensymptomatik sichere Anhaltspunkte für eine bestehende dienzephale Schädigung durch den pathologischen Ausfall des Adrenalin- und des Insulin-Tests sowie der Traubenzuckerbelastung erbrachte, auf eigenen Wunsch Umschulung in eine Tätigkeit als Stromüberwacher beim Fernmeldeamt. Dabei gelang es dem Pat. aus eigenem Antrieb, einen Qualifikationslehrgang mit einer erfolgreichen Prüfung abzuschließen. – Bei der letzten Begutachtung war die gleiche Symptomatik, wenn auch in abgeschwächter Form, wie bei der vorletzten Untersuchung vorhanden. Er bewährt sich gut in seinem neuen Beruf und hat weitere Aufstiegsmöglichkeiten.

Hier scheint uns ein spezifischer Angelpunkt für die Frage der Rehabilitation der Hirntraumatiker gefunden. Es erscheint uns von erheblicher Wichtigkeit, in welches Umweltklima der Patient aus der Geborgenheit der Klinik entlassen wird. Mag der Schritt in die häusliche Umgebung noch glimpflich verlaufen, kann der Übertritt in das alte oder neue Arbeitsverhältnis schwerwiegende Folgen haben. Ungenügendes Verständnis für die Spezifität der Wesensänderung, insbesondere der Erlebniseinengung und Verlangsamung als Ausdruck der Desintegration, kann zu der von Goldstein hergeleiteten Katastrophenreaktion Bays führen, die dem Patienten nicht nur allen Mut zu rauben vermag, sondern ihm auch alle Wege verbaut erscheinen läßt und ihn in die psychogene Reaktion geradezu hineintreibt. Es sei hier noch einmal ausdrücklich vermerkt, daß bereits ein unbedachtes Wort am Krankenbett kurz nach Wiederaufhellung des Bewußtseins die gleichen katastrophalen Folgen zeitigen kann, wie zum Beispiel bei dem Pat.

W. W., 57 Jahre: Der Vater sei sehr jähzornig gewesen und mit 32 Jahren angeblich an einem Schlaganfall verstorben; sonst in der Familie keine Besonderheiten. Außer Masern und einer Operation wegen einer »Zahnfistel« in der Kindheit keine besonderen Erkrankungen. Geburt und frühkindliche Entwicklung regelrecht. Nach Entlassung aus der Volksschule – im letzten Schuljahr sei er sitzengeblieben – begann er die Tischlerlehre, die er nach längerer Unterbrechung später mit der Gesellenprüfung abschloß. 1929 nach Otitis media rechtsseitige Fazialisparese.

1937 Unfall durch Sturz mit dem Fahrrad, sei angeblich 16 Stunden bewußtlos gewesen. Er habe, als er aus der Bewußtlosigkeit erwachte und noch nicht richtig klar war, am Krankenbett gehört, daß er wohl ein Krüppel bleiben würde. Dies sei ihm sehr nachhaltig im Gedächtnis geblieben. Obgleich er später mehrfach nachgefragt habe, habe man versucht, seinen durch den Unfall erlittenen Schaden zu bagatellisieren. Zunächst habe er auch daran geglaubt und schon nach kurzer Zeit die Arbeit wieder aufgenommen. Bald habe er aber gemerkt, daß die Äußerung der Ärzte an seinem Krankenbett doch ihre Richtigkeit habe. Er sei zunehmend nervös geworden und habe eine getriebene Unruhe verspürt. Gedächtnisschwäche sei aufgetreten und habe ständig zugenommen. In beiden Oberschenkeln seien krampfhafte Schmerzen aufgetreten, so daß er nicht mehr habe arbeiten können.

In der Folgezeit kam es zu laufenden Begutachtungen, die sich in ihrem Urteil ständig widersprachen. Zeitweilig wurde eine posttraumatische – angeblich durch eine Luftenzephalographie nachgewiesene – Hirnatrophie angenommen und ihm eine 80%ige Erwerbsminderung als Unfallfolge bescheinigt, die bei späteren Begutachtungen jedoch nicht bestätigt werden konnte. Der Patient geriet immer mehr in eine einfühlbare rentenneurotische Begehrenshaltung mit einer Reihe eindeutig psychogener, demonstrativ zur Schau gestellter Mechanismen. Neben den beständigen Klagen über eine angebliche Vergeßlichkeit, Schwindelanfälle und rasche Ermüdbarkeit demonstrierte er bei geringer Belastung Zittererscheinungen und Hyperventilation, die allmählich so sehr in den Vordergrund traten, daß sie therapeutisch zunächst nicht mehr zu beeinflussen waren. Im Anschluß an eine Begutachtung durch unsere Klinik wurde erneut eine psychotherapeutische Behandlung eingeleitet, bei der dem Pat. gegenüber kein Zweifel mehr gelassen wurde, daß er in beschränktem Umfang durchaus arbeitsfähig sei. Es gelang unter dieser Behandlung, die psychogenen Mechanismen abzubauen, so daß der Pat. schließlich für seinen Beruf als Tischler arbeitsfähig entlassen werden konnte.

Außer der peripheren Fazialisparese fand sich neurologisch niemals ein faßbar krankhafter Befund.

Besonders interessieren soll uns zu unserer Fragestellung noch eine Gruppe von 49 Hirnverletzten, bei denen uns Gelegenheit gegeben war, sie am ersten oder zweiten Tag nach dem Unfall zu sehen und später weiter zu betreuen. Dabei wurde Wert auf wiederholte Nachuntersuchungen gelegt, die mit einer Besprechung der speziellen Krankheits- und auch Lebenssituation einhergingen. Es gelang in einigen Fällen, Situationen aufzudecken, die den Patienten bereits vor der erlittenen Verletzung erheblich belastet hatten. Es wurde hierbei deutlich, daß die erlittene Schädigung als willkommener Anlaß betrachtet wurde, um Schwierigkeiten – teils persönlichen, teils beruflichen Konfliktsituationen – auszuweichen. Die Patienten versuchten auf jede Weise, den Krankheitswert ihrer Verletzung in psychogenen Mechanismen zu dokumentieren, um so besonders bei beruflichen Schwierigkeiten aus dem unerwünschten Arbeitsverhältnis oder aus dem Betrieb, in dem die Schwierigkeiten aufgetreten waren, auszuscheiden. Gerade bei diesen Fällen wurde uns die Wichtigkeit des In-der-Hand-Behaltens des Patienten durch ein und dieselbe Fachklinik oder noch besser durch denselben Facharzt deutlich. Es gelang unter eingehender psychagogischer Führung, alle Patienten allmählich wieder in den Arbeitsprozeß einzureihen, bis auf zwei Patienten, bei denen schwere neurologische Ausfälle in Verbindung mit erheblichen posttraumatischen Wesensänderungen vorlagen. Wir erachten somit die von Beginn an optimale psychische Führung nicht nur als Voraussetzung für eine spätere, den wirklichen Verhältnissen entsprechende Begutachtung und erfolgreiche Rehabilitation, sondern auch für einen primär wichtigen Faktor, um von vornherein einer Fehlentwicklung vorzubeugen und den Hirntraumatiker vor der gefürchteten und oft alles entscheidenden Katastrophenreaktion zu bewahren.

Abschließend möchten wir noch einmal die Aufgaben des Neurologen und Psychiaters bei der Betreuung der Hirntraumatiker kurz umreißen:

1. möglichst baldige Erstuntersuchung des Verletzten, gemeinsame Besprechung und Erarbeitung eines sofortigen Therapieplanes mit dem zur Zeit behandelnden Arzt;

2. nach der Entlassung aus der erstbehandelnden Institution sorgfältige Nachuntersuchung, wobei der eingehenden und tiefschürfenden Erhebung der Umweltanamnese im weitesten Sinne größte Aufmerksamkeit gewidmet werden muß. Dabei wäre besonders darauf zu achten, ob eventuell dem Patienten nicht mehr vordergründig erscheinende, aber dennoch bestehende Konflikte, die mit dem Auftreten psychogener Mechanismen ursächlich im Zusammenhang stehen, aufgedeckt werden können und in einem anschließenden psychagogischen Gespräch zu klären sind.

3. Beginn einer gezielten optimalen Therapie (zum Beispiel Übungsbehandlung, gezielte Arbeitstherapie, autogenes Training), je nach Persönlichkeitsstruktur und nach vorhandenen Ausfallerscheinungen.

4. Unfallbegutachtung, möglichst im Zusammenwirken mit dem erstbehandelnden Arzt. Man sollte bei der neurologischen Begutachtung in jedem Fall die strengsten Maßstäbe anlegen und in nicht zu klärenden Fällen sich nicht auf ein unbegründetes Hypothetisieren einlassen, sondern sich nach den von Hanns Schwarz und Bay längst festgelegten und von Bresser noch einmal präzisierten Grundsätzen richten. – Etwas scheint uns dem Gutachter bei Hirntraumatikern zuzustehen, ja muß von ihm geradezu gefordert werden: sich über die Festlegung der Erwerbsminderung hinaus über den weiteren Weg der zu Rehabilitierenden zu äußern, um damit eventuell später eintretenden Katastrophen vorzubeugen. Selbst mit dem abgeschlossenen Gutachten sollte der behandelnde Arzt den Patienten noch nicht aus der Hand lassen, sondern auch im Nichtinvalidisierungsfalle von Zeit zu Zeit Nachuntersuchungen vornehmen, um sich von dem weiteren Wohlergehen seines Patienten zu überzeugen und ihm gegebenenfalls mit Rat und Tat zur Seite zu stehen.

5. Der enge Zusammenhang zwischen Begutachtung und Rehabilitation kommt besonders bei Unfallpatienten zur Geltung, da wir hier im Falle einer Begutachtung in der glücklichen Lage sind, je nach dem Stand der Dinge eventuell über eine vorübergehende Invalidisierung mindestens zur Teilrente und, wenn möglich, zur vollkommenen Arbeitsfähigkeit zu gelangen. Davon sollte zwar maßvoll, aber nicht

kleinlich Gebrauch gemacht werden, denn hier sind wir auf Grund der Rentengesetzgebung bei der Rehabilitation der Unfallkranken im Vorteil und sollten ihn zu nutzen wissen. Wie auch aus unserem Untersuchungsgut hervorgeht, ist es gerade für den Hirnverletzten so leichter, sich wieder an den Arbeitsprozeß zu assimilieren. Er ist damit einstweilen nicht so sehr auf das Arbeitstempo, das der Leistungslohn fordert, angewiesen.

Bei den vom Unfall schwerer Betroffenen und somit meist Invaliden muß es sich auf Grund der Begutachtung entscheiden, inwieweit und welche Rehabilitationsmaßnahmen in Frage kommen oder ob Umschulungsmaßnahmen ergriffen werden sollten.

6. Bei der Rückführung in den Betrieb und der Suche nach einem geeigneten Schon- oder Arbeitsplatz müßte möglichst von dem behandelnden Arzt oder einem informierten Fachkollegen Rücksprache mit den zuständigen Stellen im Betrieb geführt werden, um auf die arbeitsplatzspezifischen Notwendigkeiten für den zu rehabilitierenden Hirntraumatiker hinzuweisen. Nur auf diese Weise kann es gelingen, den Hirnverletzten allmählich wieder in den Betriebsablauf einzugewöhnen und ihn nach und nach mehr zu belasten, bis er wieder seine alte Qualifikationsstufe erreicht hat. Die auch in unserem Krankengut sich ergebende Möglichkeit eines sozialen Aufstiegs sollte uns in unseren Bemühungen besonderer Ansporn sein. Auch sollten wir uns dabei von den uns immer wieder begegnenden »Auto-Rehabilitanden«, wie wir sie nennen möchten, leiten lassen, die schon vor der Zeit der amtlichen Rehabilitation ihren optimalen Platz gefunden haben. Sie sollten im Betrieb zumindest beratende Funktionen erhalten und bei der Eingewöhnung neu hinzukommender Hirntraumatiker behilflich und anleitend tätig sein. Das gleiche Prinzip dürfte für die Umschulung im weitesten Maße optimal sein.

Nur unter Berücksichtigung all dieser Kautelen kann es vermieden werden, daß der wohl immer mehr oder weniger latent invalide Hirntraumatiker endgültig scheitert – so etwa an der während seiner Krankheit liegengebliebenen, aufgestapelten Arbeit, die nur auf ihn wartet –, und nur unter Beherzigung der oben aufgeführten Grundsätze können die sozialversicherungsrechtlichen Maßnahmen wirklich zum fruchtbaren Tragen kommen.

Für ausführlichen Literaturnachweis verweisen wir auf die Gesamtbibliographie am Schluß dieses Bandes, S. 491. (Die Herausgeber.)

Persönlichkeit und chronische Krankheit[1]

JÜRGEN RUESCH UND KARL M. BOWMAN

Die Lebensweise eines Menschen bestimmt zum Teil die Krankheit, die er sich zuziehen wird. Dieses schon jahrhundertelang für berufliche und ansteckende Krankheiten gültige Konzept ist in den letzten Jahren dahingehend ausgeweitet worden, nicht nur das Ausgesetztsein gegenüber spezifischen, schädlich wirkenden Kräften, sondern auch das wiederholte und chronische Ausgesetztsein gegenüber verborgenen und unspezifischen Traumata einzuschließen. Während Epidemiologie, öffentliches Gesundheitswesen und vorbeugende Medizin sich besonders für die Gewohnheiten von Personen mit Berufs- und ansteckenden Krankheiten interessiert haben, hat sich die psychosomatische Medizin auf ähnliche Aspekte bei Personen mit chronischen Leiden konzentriert. Dabei stellte sich heraus, daß das Studium der Lebensgewohnheiten allein nicht ausreichend war, sondern daß die gesamte Lebenssituation des Patienten mit einbeschlossen werden muß. Leben bedeutet Interaktion mit der Umgebung. Konflikte entstehen, wenn die Umgebung den Willen eines Menschen tatsächlich stört oder wenn er erwartet, daß Störungen auftreten werden oder könnten. Falls die daraus entstehende Anspannung und Belastung über eine lange Zeit andauert, ruft das körperliche und nervliche pathogene Zustände hervor oder trägt zu diesen bei. In der Medizin dienen daher Persönlichkeitsstudien der Aufgabe des Arztes, Verhaltensmuster und Konflikte zu erkunden, um prophylaktische und therapeutische Maßnahmen formulieren zu können.

DAS AUSMASS DES PROBLEMS

In den Vereinigten Staaten leiden ungefähr 25 000 000 Menschen an invalidisierenden oder nichtinvalidisierenden chronischen Krankheiten[2]. *Darüber hinaus nehmen das Alter des Patienten, Mortalität und Morbidität, seine Dauer der Invalidisierung bei chronischen Zuständen ständig zu.* Unterstützende Beratung und Psychotherapie kann Krankheit bei Patienten verhindern, die zu Unfällen und chronischem Alkoholismus neigen, die promiskuös sind und sich Geschlechtskrankheiten zuziehen und die gastrointestinale und Gefäßbeschwerden haben. In Fällen von Invalidisierung durch Arthritis, Myopathie, neurologischen Krankheiten, Tuberkulose, Blindheit, Taubheit, Amputation der Gliedmaßen und anderen Verkrüppelungen ist psychologische Anpassung an die Invalidität oft die einzige Therapie. Während in früheren Jahrhunderten Krankheit und Unfall sehr viele Menschen töteten und somit Langlebigkeit selten machten, haben die Triumphe der Medizin die Lebenserwartung in

Ruesch, J. and Bowman, K. M., Personality and Chronic Illness. Aus: *Journal of the American Medical Association* 136 (1948), Nr. 13, S. 851–855 usf. Übersetzt von Dirk Hartung und Klaus Horn.

unserer Zeit beachtlich ausgedehnt. Jeder einzelne Fortschritt in der Medizin wirft die bestehende Sozialstruktur in einer Bevölkerung um; daher gilt es zu erkennen, daß auch die Medizin für die soziopsychologischen Probleme, welche durch wissenschaftliche Fortschritte entstehen, verantwortlich ist. Augenblicklich wird die Last von öffentlichen Gesundheitsämtern, der präventiven Medizin, Bevölkerungsstudien und der Versicherungsmedizin getragen, die alle die Massenaspekte dieses Problems betonen, während Persönlichkeitsstudien sich derselben Frage von einem individuellen Standpunkt nähern[3]. Aber bald wird die gesamte Medizin an der Bearbeitung sozialer und psychologischer Probleme in der Medizin teilhaben müssen, wenn sachgemäß gearbeitet werden soll.

Die Persönlichkeit des Patienten wird immer häufiger ein Thema von Interesse für die Medizin; diese Tendenz bestätigt sich durch die immer größere Anzahl von Veröffentlichungen, die sich mit psychologischen Problemen im Verhältnis zu Krankheiten befassen. Da die Zeit es nicht erlaubt, einen genauen Literaturüberblick zu geben, werden nur drei Quellen berücksichtigt. Der umfassendste Überblick über Probleme der Anpassung an körperliche Behinderungen und Krankheit wurde von Barker, Wright und Gonick[4] geliefert; Dunbars[5] Auszüge der Literatur über psychosomatische Probleme sind in einer Neuausgabe erschienen, während Saul[6] Tatsachen und Konzepte, welche auf diesem Gebiet vorherrschen, zusammengefaßt hat. In letzter Zeit haben eine Anzahl von Organisationen Persönlichkeitsstudien in bezug auf Krankheit gefördert. Unter der Leitung des Office of Scientific Research and Development hat die Abteilung für Psychiatrie der University of California Medical School Untersuchungen über die psychologischen Aspekte verzögerter Genesung von Unfällen und Krankheiten angestellt; Themen dieser vier Jahre dauernden Studie waren Syndrome, die einer Kopfverletzung folgten[7], Invalidität, die chronischen Krankheiten im allgemeinen folgte[8], sowie Geschwüre am Zwölffingerdarm[9] und Arbeitsunfähigkeit nach einer Thyreoidektomie[10]. Allgemeine Prinzipien, Lösungswege, Methoden und Ergebnisse dieser Persönlichkeitsstudien sollen an diesem Material diskutiert werden.

In der psychosomatischen Medizin bestehen zwei etwas verschiedene Forschungsansätze. Manche Autoren bestehen darauf, daß jeder körperliche Zustand letzten Endes zu bestimmten psychologischen Konflikten und sozialen Konstellationen in Beziehung gebracht werden müßte. Obwohl genug Beweise dafür vorhanden sind, daß zum Beispiel Patienten mit Zwölffingerdarmgeschwür in bezug auf psychologische und soziale Merkmale einander ähneln, so kann man doch auf der anderen Seite ähnliche Aspekte bei Patienten mit chronischem Alkoholismus finden. Daher besteht eine zweite Meinung darauf, daß es keine derart spezifischen Korrelationen zwischen Konflikt, Persönlichkeitsstruktur und körperlichen Manifestationen gibt, sondern daß Anspannung und Belastung mit einer Anzahl von körperlichen Reaktionen verbunden sein können. Die Wahl des betroffenen Systems und der betroffenen Organe wird angeblich von anderen als psychologischen Ursachen bestimmt; wenn aber erst einmal ein pathologischer oder pathophysiologischer Zustand besteht, dann verlängern und verschlimmern Anspannung und Frustration bestehende Zustände.

Wenn man die Beweise für jedes dieser Argumente betrachtet, muß man zugeben, daß beide Meinungen durch Tatsachen gestützt werden können. Offensichtlich müssen psychosomatische Syndrome in Untergruppen eingeteilt werden, um sie richtig beurteilen zu können.

Die spezifischste Beziehung zwischen Konflikt und Symptom ist bei hysterischen Patienten gefunden worden, bei denen Lähmung eines oder mehrerer Gliedmaßen, Blindheit oder andere Symptome eine besondere Bedeutung haben. Sie werden von den Patienten dazu benutzt, einen sonst unerträglichen Konflikt vorübergehend zu lösen.

Bei einem zweiten Typ ist der körperlich-pathologische Zustand zufällig und Ergebnis bewußter oder unbewußter Einstellungen und Wünsche. Als Beispiele können Personen genannt werden, die sich überessen, die sich ständig räuspern, kratzen, am Daumen lutschen, Fingernägel beißen, Alkohol trinken, Barbiturate zu sich nehmen oder sich Unfällen aussetzen. Bei diesen Patienten bestehen Frustrationen, die durch irgendeine Aktivität bewältigt werden, was seinerseits wiederum zu Verkrüppelung, Krankheit und Unfall führt.

Eine dritte, sich davon etwas unterscheidende Beziehung zwischen Frustration und Krankheit ist bei einer Reihe von Gefäß-, Gastrointestinal- und Schmerzsyndromen gefunden worden. Man darf nicht vergessen, daß sich Frustrationen psychologisch in Ärger und körperlich in Form von Spannungen ausdrücken. Einmischung von außen in das zielgerichtete Verhalten einer Person ruft Ärger und Spannung hervor und bereitet den Organismus auf Kampf oder Flucht vor. Pulsschlag und Blutdruck steigen; Muskelspannung folgt und einige biochemische Änderungen finden statt. Nach Lösung der Energie durch die Aktion kehrt der Organismus in seinen normalen ruhenden Zustand zurück. In der modernen Zivilisation können jedoch die primitiven Flucht- oder Kampfreaktionen nicht ohne vorheriges Lernen komplizierter Verfahrensweisen und Modifikationen dieser primitiven Reaktionen angewandt werden, und viele Menschen sind nicht in der Lage, sich diese sozial akzeptablen Verhaltensformen anzueignen. Während die normale Person die Aggression in Arbeit, Spiel und Sexualität kanalisiert, sind schlecht angepaßte und unreife Menschen nicht in der Lage, ihre aufgestaute Energie loszuwerden. Ärger und Spannung bestehen daher über längere Zeitspannen hinweg, da keine Energieabfuhr stattfindet. Dieser Zustand des Aufschubs scheint Gefäß-, Muskel- sowie die Reaktionen der äußeren und inneren Sekretion zu beeinflussen.

Der vierte und unspezifischste Typ von Geist-Körper-Beziehung liegt vor, wenn eine zufällig erworbene Krankheit zur gleichen Zeit auftritt wie ein Erlebnis, das psychologisch verarbeitet wird und das mit dieser Krankheit nichts zu tun hat. Es ist längst bekannt, daß eine kranke Person, die schlechte Nachrichten erhält, einen schweren Rückschlag erleiden oder eine Verlängerung ihres Krankheitszustandes dulden muß. In einem solchen Fall kommt zur Frustration durch Krankheit die Frustration durch den psychologischen Konflikt hinzu, und beide können mehr sein, als der Patient ertragen kann. Zusätzlich verbinden sich die beiden Vorkommnisse, und das nachfolgende Verhalten folgt den Gesetzen des Konditionierens und Entkonditionierens: Solange der psychische Konflikt dauert, hält auch das körperliche Leiden an und umgekehrt.

Der fünfte und letzte Typ, der noch genannt werden muß, ist ein direktes Ergebnis medikamentöser oder chirurgischer Behandlung. Die Therapie kann zum Beispiel zu Drogensüchtigkeit, Barbiturat- oder Bromidvergiftung, zu mehrmaligen Operationen, Verbrennungen durch Röntgenstrahlung und ähnlichen Zuständen führen; Unsicherheit auf seiten des Arztes hingegen zu überflüssigen und schädlichen wiederholten diagnostischen Untersuchungen. Falls eine Person neurotische Tendenzen hat, gibt eine physische Behandlung für psychogene Symptome ihr die Idee ein, daß ihre Krankheit körperlicher Art ist, daß sie nichts zu ihrer Heilung tun kann und infolgedessen Invalide wird.

VARIABLEN DER PERSÖNLICHKEITSSTUDIEN

Persönlichkeit kann auf verschiedenen Wegen beschrieben werden. Grundsätzlich kann man zwischen statischen und dynamischen Ansätzen unterscheiden. Die statischen Variablen beschreiben die Person in Form wiederkehrender oder ständig bestehender Merkmale; als Beispiele können Intelligenz, Charakterzüge und Einstellungen erwähnt werden. Im Gegensatz dazu versuchen die dynamischen Variablen, den Prozeß selbst zu beschreiben, der entweder in der Person selbst oder in ihrem Kontakt mit der Außenwelt vor sich geht. Offensichtlich ist an diese dynamischen Gesichtspunkte technich schwieriger heranzukommen, sie enthalten jedoch wertvollere Informationen. Die Behauptung dürfte richtig sein, daß die statischen Variablen bis vor kurzem eine Domäne der Psychologen, die individuellen dynamischen Variablen eine Domäne der Psychiater und die sozialen dynamischen Gesichtspunkte eine Domäne der Soziologen und Kulturanthropologen waren. Bei unseren vorliegenden Studien haben wir versucht, alle drei Arten von Variablen zu verwenden, da sie zusammen eine ziemlich vollständige Beschreibung der Persönlichkeit liefern.

STATISTISCHE ERGEBNISSE BEI CHRONISCHER KRANKHEIT UND PSYCHOLOGISCHE INVALIDITÄT

Offene Auseinandersetzungen mit Institutionen, die das Gesetz vertreten, sind selten. Personen mit chronischen Leiden sind im großen und ganzen gesetzestreue Bürger; schlechte Anpassung äußert sich statt dessen in Form von Krankheit, sexuellen und ehelichen Schwierigkeiten. Bei allen Gruppen ist die Scheidungsrate für Frauen beachtlich höher als für die normale Bevölkerung. Ihre Krankengeschichten sind verschieden. Schilddrüsen- und posttraumatische Patienten weisen eine höhere Anzahl von Krankenhauseinlieferungen auf als zum Beispiel Patienten mit einem Geschwür am Zwölffingerdarm.

Intelligenz. – Alle untersuchten Patienten mit chronischen Symptomen hatten eine überdurchschnittliche Intelligenz, trotz einer durchschnittlichen Ausbildung. Daraus folgt, daß die intelligenteren Personen bei der Genesung und Anpassung an die Behinderung dazu neigen, Schwierigkeiten zu haben.

Persönlichkeitsprofile. – Bei Anwendung objektiver Persönlichkeitstests, wie dem Minnesota Multiphasic Personality Inventory, oder von projektiven Techniken, wie dem Rorschach-Test, dem Thematic Apperception Test[11b] und Spieltechniken[11a], zeigt sich ganz klar, daß die Mehrheit der Patienten mit chronischen Krankheiten einen höchst anormalen Score hat und daß dieser sehr demjenigen von Personen ähnelt, die an klar umrissenen Psychoneurosen ohne irgendwelche körperlichen Syndrome leiden. Die Ergebnisse dieser Tests beweisen objektiv, daß meßbare psychologische Abweichungen bei diesen Personen bestehen; der Grad der Anormalität ist bei Patienten mit chronischer Invalidität wegen einer Vielzahl von Gründen ungefähr ebenso groß wie bei solchen mit chronischem Zwölffingerdarmgeschwür, chronischem Alkoholismus und in die Länge gezogenen Syndromen als Folge von Kopfverletzung und bei Patienten mit andauernden nervösen Symptomen, die einer Thyreoidektomie folgen.

KINDHEITSGESCHICHTE

Wenn man zuerst die objektiven Abweichungen beachtet, welche sich in der Kindheitsgeschichte zeigen, findet man bei fast allen Gruppen eine große Zahl unvollständiger Familien[12]. Dies gilt besonders für Patienten mit einer Thyreoidektomie. In einer gemischten Gruppe aus Patienten mit chronischem Leiden und Patienten mit Zwölffingerdarmgeschwür fanden sich ungewöhnlich viele jüngste und jüngere Kinder, signifikant mehr als älteste und ältere. Im Gegensatz dazu sind die Schilddrüsenpatienten eher die älteren oder ältesten Kinder. Diese Tatsachen sind von Bedeutung, da man weiß, daß die ältesten und jüngsten Kinder exponierter dastehen als die mittleren; jüngste und jüngere Kinder werden für gewöhnlich von den Erwachsenen und älteren Geschwistern mehr umsorgt als Kinder, die sich in der Mitte einer großen Reihe befinden. Weiterhin sind die jüngsten Kinder für gewöhnlich in bezug auf Altersverbundenheit mit anderen Geschwistern isoliert, was eine Situation bedeutet, die wiederum mehr die Entwicklung von Phantasie und Träumerei als die Wirklichkeitserfahrung fördert. So ist zum Beispiel das adaptive Verhalten des vierten Kindes in einer Reihe von sieben reichhaltiger, weil soziale Techniken für den Umgang mit Eltern, älteren und jüngeren Geschwistern gelernt werden. Dagegen erlernt das jüngste Kind nur Techniken, die zu dem Umgang mit älteren Geschwistern und Eltern in Zusammenhang stehen, und von diesen Methoden weiß man, daß sie eher Unterwürfigkeit, Rivalitätsvermeidung und Adaptation als offenes Auftrumpfen einschließen. Personen, die eine offene Herrschaft ausüben, scheinen keine verlängerte Genesungszeit zu haben, wogegen Personen, die sich dauernd an andere anpassen müssen; die davon abhängig sind, was ihnen gesagt wird, dazu neigen, für längere Zeit krank zu sein.

Es wurde ein Versuch gemacht, die Beziehung zu den Eltern zu rekonstruieren. Für diesen Zweck wurden drei Faktoren als wesentlich angesehen[13]. Der Autoritätsperson, die das Verhalten des Kindes durch Belohnung oder Bestrafung bestärkt, wurde das größte Gewicht beigemessen. Der zweite wesentliche Faktor wurde als »Idealmodell« bezeichnet. Es bestimmt die Quelle, von der das Kind Richtlinien übernimmt, deren Verhalten es nachahmt und deren Gewohnheiten und Gesten es kopiert. Falls die Beziehung zu dem Idealmodell intakt ist, wird sich das Kind sorgfältig mit dieser Person indentifizieren; falls jedoch die Beziehung gestört ist, wird sich das Kind nur teilweise identifizieren und wahrscheinlich eher äußerliche Angewohnheiten als innere Werte übernehmen. Der dritte berücksichtigte Faktor war die Quelle der Zuneigung. Bei normalen Jungen und Mädchen verkörpern beide Eltern Autorität, Ideale und sind den Kindern zugetan, wobei bei dem Jungen Autorität und Ideale mehr vom Vater und bei dem Mädchen mehr von der Mutter stammen.

Bei der Rekonstruktion der Kindheitsgeschichte fand man, daß es zum Beispiel unter den Patienten mit Magengeschwür nicht eine einzige Person, unter den Frauen mit Thyreoidektomie nur ein Drittel mit normalem Verlauf gab. Die Patienten mit anderen Formen chronischer Leiden wurden danach eingeteilt, ob sie entweder eine herrische, dominierende Mutter und einen milden Vater oder umgekehrt einen strafenden, anmaßenden Vater und eine schwache und einflußlose Mutter hatten. Die Essenz dieser Befunde war, daß die Konzentration von Autorität, Idealen und der Quelle der Zuneigung bei ein und derselben Person das Kind herausfordert, einseitige Techniken zu entwickeln und zu vergessen, daß im späteren Leben andere Situationen und andere Personen andere Techniken erforderlich machen. Im Gegensatz dazu sind in Familien, in denen beide Eltern ihre Funktion erfüllen, diese Techniken verschiedenartiger ausgestaltet, und falls eine Bestrafung vorkommt, bedroht diese nicht das Verhältnis zu beiden Eltern, sondern für gewöhnlich nur dasjenige zu einem Elternteil zu diesem Zeitpunkt. Im Fall der dominierenden Mutter untergräbt Bestrafung tatsächlich die gesamte Existenz des Kindes. Mit Hilfe dieser Kindheitsmuster war es leicht, der Entwicklung charakterlicher Anormalitäten bei Erwachsenen nachzuspüren, die im nächsten Abschnitt beschrieben werden.

CHARAKTERKONFLIKTE

Bei der Beurteilung der herausragenden Charakterkonflikte unserer Patienten fanden wir, daß bei allen Männern das Problem Abhängigkeit versus Unabhängigkeit vorherrschte[12]. Unter »Abhängigkeit« wird das Bedürfnis einer Person verstanden, den Strom von Zuneigung einer oder mehrerer Personen allein zu besitzen oder dauernd auf sich zu lenken. In der Realität geschieht dies entweder durch Unterwerfung, Unterordnung und den Versuch, gefällig zu sein und darauf zu achten, niemals Feindschaft oder Ärger zu zeigen, oder, im Gegenteil dazu, durch Bemühungen um ungewöhnliche Leistungen und Übernahme von Verpflichtungen. Der

Unterschied zwischen normalen und abhängigen Patienten zeigt sich daran, daß abhängige Personen zusammenbrechen, wenn ihnen entweder das Objekt, von dem sie abhängig sind, entzogen wird – wie bei einer Trennung – oder wenn Leistung und Kompensationsversuche unmöglich gemacht werden. Dies ist besonders bei Patienten mit Zwölffingerdarmgeschwür der Fall.

Bei Frauen war das Problem Eigenliebe oder Objektliebe ein primärer Konflikt. Er wurde am klarsten bei hysterischen Persönlichkeiten ausgedrückt; diese Frauen waren nicht in der Lage, anderen verbunden zu bleiben, und unterhielten sehr instabile Beziehungen, was sich in ihrer sehr hohen Scheidungsrate ausdrückte. Ihre Zuneigung zu anderen war nicht durch Einfühlungsvermögen oder ähnliches gekennzeichnet; statt dessen benutzten sie andere Personen zur Befriedigung ihrer Eitelkeit und dazu, ihrer eigenen Neigung, sich ins beste Licht zu setzen, zu applaudieren. Solange Partnerwechsel diese Frauen in die Lage versetzte, sich als begehrenswerte zu behaupten, gingen die Dinge einigermaßen gut, aber sobald Heirat und Ausdauer verlangt wurden, verloren diese Frauen ihren Mechanismus der Selbstbehauptung und brachen zusammen.

Es ist unser Eindruck, daß in der Medizin der abhängige Mann und die hysterische Frau die wichtigsten Ursachen der Invalidität repräsentieren. Wir fanden, daß dies für Männer mit Zwölffingerdarmgeschwür, Kopfverletzungen, Kropf und bestimmte Formen des Hochdrucks gilt. Bei Frauen tritt der hysterische Charakter bei Schilddrüsenleiden, hysterischen Schmerzsyndromen, Operationssucht, posttraumatischen Syndromen und anderen Gruppen auf. Mit anderen Worten: bei abhängigen Männern und hysterischen Frauen ist die Anfälligkeit für Krankheit und Unfall größer, die Chance der Gesundung geringer und die Genesungszeit länger.

GRUPPENZUGEHÖRIGKEIT

Bei der Untersuchung formeller und informeller Vereinigungen, denen diese Patienten angehören, erhält man eine große Anzahl von Informationen, die die Patienten selbst betreffen. Dieser Lösungsversuch begreift das Individuum nicht so sehr als Produkt einer einzigartigen Kombination von Merkmalen, sondern mehr als Produkt von Gruppeneinflüssen, denen es direkt durch seinen Kontakt mit Außenstehenden und indirekt durch seine Eltern und deren Kontakte ausgesetzt war. Um einen Vergleich zu gebrauchen: Falls jemand Einblick in das Leben von Enten oder Bienen gewinnen will, muß er die soziale Organisation, in der diese leben, untersuchen; das gleiche gilt für Patienten.

Wenn man zuerst die soziale Klassenzugehörigkeit berücksichtigt, muß man sich den Studien führender Soziologen und Anthropologen zuwenden[14]. Es ist schlüssig gezeigt worden, daß die amerikanische Gesellschaft nicht etwa gleichmäßig gemäß einem Kontinuum von arm nach reich, von verrufen nach achtbar, von erfolglos nach erfolgreich eingeteilt werden kann, sondern daß die Bevölkerung sich in Gruppen, die soziale Klassen genannt werden, bündelt. Dieser Begriff bringt auf eine spezifische Weise die Tatsache zum Ausdruck, daß zum Beispiel die Industriearbeiter andere Vereinigungen, Überzeugungen und Einstellungen haben als Menschen der Mittelklasse, die in den sozialen Höhenregionen des Country Club leben; diese haben wiederum andere Einstellungen als Millionäre, deren Reichtum von Generation zu Generation überliefert wurde. Die sozialen Klassen sind in bezug auf Krankheit von Bedeutung, da die Klassenzugehörigkeit die Menschen veranlaßt, in Einklang mit bestimmten Standards und Normen zu leben. Personen der niederen Klasse sind zum Beispiel den Launen der industriellen Reproduktion mehr ausgesetzt als der Angestellte aus der Mittelklasse; psychosomatische Beschwerden und chronische Erkrankungen scheinen sich jedoch im Bereich der Mittelklasse zu konzentrieren[8]. Ob dies ein adäquates Bild des Auftretens von Krankheiten darstellt oder ob es nur die Tatsache widerspiegelt, daß eine Person der Mittelklasse häufiger Arzt und Krankenhaus aufsucht und wegen ihrer günstigeren Umgebung besser gewappnet ist, Krankheit und Unfall zu überleben, kann jetzt nicht entschieden werden; man weiß jedoch, daß Personen mit chronischem Leiden und psychologischer Invalidität viele Charakteristiken der Mittelklasse haben. Sie sind gesetzestreu und bis zum Zeitpunkt der Krankheit selbstzufrieden; sie sind Konformisten, und ihre repressiven Neigungen sind groß; ihr Bewußtseinshorizont ist ziemlich begrenzt, und sie haben Schwierigkeit, Ärger auszudrücken und Spannung zu bewältigen.

In Amerika gibt es eine Prämie für Leute, die Erfolg haben. Sich selbst hochzuarbeiten und Anerkennung und Prestige anzustreben, ist eine der anerkannten Lebensweisen. Diese allgemein akzeptierte Ideologie belastet wiederum das Individuum mit ungewöhnlicher Spannung und Beanspruchung. Menschen verspüren eher die Notwendigkeit, ihre Verhältnisse zu verbessern, als sich ihres Lebens zu erfreuen. Das Streben nach Verbesserung, Einkommen, Position, Macht und Eigentum verlangt eine dauernde Anpassung des Individuums an neue Gruppen. Die Person muß sich einem bemerkenswerten Wechsel in ihrem Wertesystem, ihren Techniken der Bewältigung und den in der Jugend erworbenen Gewohnheiten und Sitten unterziehen, wenn sie von einer sozialen Klasse zu einer anderen überwechselt. Bei einem solchen Wechsel geht das »gewußt wie« verloren; die Person wird isoliert, und ein sozial, seelisch oder körperlich pathologischer Zustand ist das Resultat. Wir sind in der Lage gewesen, zu zeigen, daß unter den Patienten mit chronischen Leiden im allgemeinen, mit Zwölffingerdarmgeschwüren und Schilddrüsenerkrankungen im besonderen eine ungewöhnliche Zahl von sozialen Strebern und Emporkömmlingen vorhanden ist, das heißt Personen, die ihren sozialen Status verbessern wollen. Dies steht zum Beispiel in Kontrast zu den Befunden über chronischen Alkoholismus, wo Patienten dieses Zustandes für gewöhnlich sozial abgestiegen waren. Besonders bei Patienten mit Magengeschwür und Schilddrüsenbeschweren gab es eine ungewöhnliche Anzahl von im Ausland geborenen und von im Inland geborenen Personen mit ausländischen Eltern. Diese Tatsache könnte anzeigen, daß ein Wechsel der Kultur und der daraus resultierende Wertekonflikt eine Quelle von Anspannung und Belastung für diese Patienten darstellten.

WANDEL DES NORMENSYSTEMS UND KRANKHEIT

Im Verlauf dieser Studien wurde offensichtlich, daß ein Wechsel der Kultur eine wesentliche Rolle bei chronischen Erkrankungen spielt[15]. Gleichgültig, ob der Wechsel eine Bewegung von Ost nach West, von Land zu Stadt, von Zivilleben zu Militärleben oder von der Umwelt der Marine zur Heimat, von einer sozialen Klasse zu einer anderen oder vom Ausländer zum amerikanischen Bürger umfaßt, so ist das im Prinzip alles gleich. Wir haben geschätzt, daß sich ungefähr die Hälfte der amerikanischen Bevölkerung zu jedem beliebigen Zeitpunkt in diesem Prozeß des kulturellen Wechsels befindet. Das impliziert Wiederanpassung, Umlernen der Lebensweise, der Einstellungen, Überzeugungen, das Wechseln des gesamten Wertsystems. Die Zeit dieses Wechsels ist eine besonders kritische Phase, in der das Individuum zwar gerade dabei ist, das alte Wertesystem und die Mitgliedschaft in alten Gruppen aufzugeben, die neuen Werte der neuen Gruppen jedoch noch nicht beherrscht und in diesen auch noch nicht verwurzelt ist. Isolierung ist das Ergebnis; das Bedürfnis nach sozialer Anerkennung kann nicht befriedigt werden, und häufig scheint die Flucht in chronische Invalidität die einzig mögliche Lösung darzustellen. Krankheit selbst kann jedoch einem doppelten Zweck dienen; sie etabliert den Patienten in einem Krankenhaus unter kranken Leuten, billigt zur gleichen Zeit die Isolierung und macht die soziale Situation erträglich.

EINSTELLUNGEN GEGENÜBER ÄRZTEN

Interviews und Bestandsaufnahmen wurden genutzt, um die Einstellung von verschiedenen Patientengruppen zu untersuchen[13]. Die Ergebnisse zeigten, daß das Arzt-Patient-Verhältnis in weitem Maß von Gesichtspunkten bestimmt wurde, die wenig – wenn überhaupt irgendeine – Beziehung zur Medizin hatten. Wiederholung der Einstellungen gegenüber den Eltern, Ersetzen eines Elternteils durch den Arzt, der Wunsch, Aufmerksamkeit und Zuneigung auf sich zu ziehen, und das Bestreben, sozial aufzusteigen, waren häufig wichtiger als das Wissen des Arztes. So verliehen zum Beispiel die nach den Persönlichkeitsprofilen am meisten neurotischen Patienten dem Arzt in ihrer Beschreibung nährende und hilfreiche Züge, während die meisten normalen Patienten den Wunsch nach einem guten Charakter des Arztes betonten. Streber und Emporkömmlinge neigten dazu, ihre eigenen Probleme auf den Arzt zu projizieren und bescheinigten ihm autoritäre Qualitäten. Eine klar umrissene Beziehung zwischen Verhaltensmustern der Kindheit und der Einstellung gegenüber dem Arzt konnte also nachgewiesen werden. Patienten mit einer idealisierten und geliebten Mutter neigten dazu, auch den Arzt zu idealisieren, Patienten mit einer autoritären Mutter zeigten hingegen das Verlangen nach medizinischer Autorität. Diese Einstellungsskalen enthüllten auch, daß Personen der unteren Mittelklassen eher bereit waren, leichtfertigen Unsinn in Form volkstümlicher Redensarten, Aberglauben und Ratschlägen von Quacksalbern zu akzeptieren als Personen der oberen Mittelklasse oder der Unterklasse. Der letzte Gesichtspunkt zeigt, daß ein gewisser Grad von Naivität und Konformität psychologische Invaliditätsreaktionen fördert, während Skeptizismus und Nonkonformismus dem Verzögern einer Genesung entgegenwirken.

PROGNOSE

Mit Hilfe des Minnesota Multiphasic Personality Inventory war es möglich, die Schnelligkeit der Genesung vorauszusagen[16]. Patienten mit verzögerter Genesung von einer Vielfalt von Krankheiten hatten mehr anormale Profile als solche mit normaler Genesungsdauer. Mit der gleichen Methode war es möglich, zu zeigen, daß Patienten mit relativ normalen Profilen bessere Objekte für eine Psychotherapie waren und bei relativ kürzerer Behandlung Fortschritte machten als solche mit anormaleren Profilen.

ZUSAMMENFASSUNG

Obgleich Unterschiede zwischen den verschiedenen Gruppen der untersuchten chronischen Krankheiten bestehen, überwiegen die Merkmale, die die Patienten gemeinsam haben, bei weitem deren Unterschiede. Insgesamt kann man feststellen, daß die wesentlichsten Merkmale dieser Patienten der Mangel an adaptivem Verhalten und ihre unbefriedigenden Techniken beim Bewältigen sozialer Änderungen waren. Wann immer ein Wechsel in der Beziehung zwischen diesen Patienten und ihrer Umgebung eine Stress-Situation hervorrief, neigten die Patienten zur Dekompensation. Diese Änderungen standen entweder mit täglichen Vorkommnissen, wie Tod, Geburt und Heirat, oder aber mit grundlegenderen Sachverhalten, wie einem Wechsel des sozialen Kontexts, in Zusammenhang. Das Umlernen auf unbekannte äußere Symbole, Gewohnheiten und Einstellungen sowie das Umorientieren internalisierter Werte war mehr, als der Patient ertragen konnte. Adaptives Verhalten und psychologische Bewußtheit dieser Patienten standen in umgekehrter Beziehung zu ihrem Bedürfnis nach Konformimus. Konformismus wird in der amerikanischen Gesellschaft in der unteren Mittelklasse am meisten betont, und er verringert sich nach beiden Enden der Verteilung hin. Die untere Mittelklasse mit ihrer Neigung zur Willfährigkeit ist leichtgläubiger und neigt dazu, eher alles nach seinem äußeren Wert zu akzeptieren, was offensichtlich adaptives Verhalten verhindert. Diese besondere Konstellation von Faktoren scheint für die Konzentration psychologischer Invaliditätsreaktionen in der Mittelklasse verantwortlich zu sein. Dennoch trifft man in allen sozialen Klassen auf Charakteranormalitäten, die durch von der Norm abweichende Kindheitssituationen hervorgerufen wurden. Wenngleich das Kind darauf vorbereitet war, die aktuelle Familienumgebung zu bewältigen, versagte es doch, wenn es auf sich selbst gestellt wurde. Invalidität bedeutet, beim Fehllaufen des Sozialisationsprozesses und der erfolgreichen Erfahrung mit der Umwelt, eine vorübergehende Lösung. Der abhängige Mann und die hysterische Frau sind die Prototypen von Persönlichkeiten, die zu verzögerter Genesung neigen, zu Mißbrauch in Medizin und Chirurgie herausfordern und, allgemein gesagt, das Leben des Arztes unnötig erschweren. Frühes Erkennen und psychotherapeutische Behandlung sind in der Lage, unangenehme Komplikationen zu verhüten.

ANMERKUNGEN

1. Vortrag vor der Section on Nervous and Mental Diseases auf dem 96. Kongreß der American Medical Association in Atlantic City, N. J., am 13. Juni 1947.

2. Perrot, G. St. J., The Problem of Chronic Disease. In: *Psychosom. Med.* 7, 1945, S. 21–27.

3. Halliday, J. L., Epidemiology and the Psychosomatic Affections: A Study in Social Medicine. In: *Lancet*, 2, 1946, S. 185–191.

4. Barker, R. G.: Wright, B. A. u. Gonick, M. D., Adjustment to Physical Handicap and Illness: A Survey of the Social Psychology of Physique and Disability. Bulletin 55, Social Science Research Council, 1946, S. 372.

5. Dunbar, F., *Emotions and Bodily Changes: A Survey of Literature and Psychosomatic Interrelationships 1910–1945*. New York, Columbia University Press, 1946, S. 604.

6. Saul, L. J., Physiological Effects of Emotional Tension. In: *Personality and the Behavior Disorders*, hrsg. v. J. McV. Hunt, New York, The Ronald Press Company, 1944.

7. (a) Ruesch, J.; Harris, R. E. u. Bowman, K. M., Pre- and Post-Traumatic Personality in Head Injuries. In: *A. Research Nerv. & Ment. Dis. Proc.*, 24, 1945, S. 507–544.

(b) Ruesch, J. u. Bowman, K. M., Prolonged Post-Traumatic Syndromes Following Head Injury. In: *Am. J. Psychiat.*, 102, 1945, S. 145–163.

8. Ruesch, J. u. a., *Chronic Disease and Psychological Invalidism. Psychosomatic Medicine Monographs*. New York, Psychosomatic Medicine, 1946.

9. Ruesch, J. u. a., *Duodenal Ulcer: A Psychosomatic Study. Psychosomatic Medicine Monographs*. New York, American Society Research Psychosomatic Problems, 1946.

10. Ruesch, J. u. a., Psychological Invalidism in Thyroidectomized Patients. In: *Psychosom. Med.*, 9, 1947, März-April, S. 77–91.

11. Renaud, H., (a) Contexts of Aggression: Play Constructions of Head Injuries and Psychoneurotics. In: *J. Psychol.*, 21, 1946, S. 307–326. (b) Group Differences in Fantasies: Head Injuries, Psychoneurotics and Brain Diseases, ibid. 21, 1946, S. 327–346.

12. Ruesch, u. a., s. Anm. 7, 8 u. 9.

13. Ruesch, u. a., s. Anm. 8 und 9.

14. Warner, W. L. u. Lunt, P. S., *The Social Life of a Modern Community*. New Haven, Conn., Yale University Press, 1941, S. 450.

15. Ruesch, J., Social Techniques, Social Status and Social Change in Illness. In: *Personality in Nature, Society and Culture*, hrsg. v. C. Kluckhohn, Murray and Schneider, New York: Knopf, 1953.

Ruesch, J.; Loeb, M. B. u. Jacobson, A., Acculturation and Illness. In: *Psychological Monographs*, v. 62, no. 5, 1948.

16. Harris, R. E. u. Christiansen, C., Prediction of Response to Brief Psychotherapie. In: *J. Psychol.*, 21, 1946, S. 269–284.

Psychiatrie und das Problem der strafrechtlichen Verantwortlichkeit[1]

ROBERT WAELDER[2]

DIE GEGENWÄRTIGE SACHLAGE

Unser gegenwärtiges Strafsystem sieht die Bestrafung von Gesetzesbrechern vor, bestimmt aber eine Gruppe von Tätern, die von Bestrafung ausgenommen sind: die Unzurechnungsfähigen. Die Frage nach der Zurechnungsfähigkeit wird in jedem Fall gemäß der M'Naghten-Regel[3] entschieden; in der Praxis liegt es in der Hand des psychiatrischen Experten, dem die Beantwortung der M'Naghtenschen Fragen obliegt.

Das leitende Prinzip dieses Systems ist einfach. Zweck des Gesetzes ist es, »Mindestnormen des Verhaltens, die die Menschen nur auf eigene Gefahr mißachten können« (Oliver Wendell Holmes), zu bestimmen. Das Strafgesetz ist daher das extreme Beispiel für das Prinzip der Steuerung menschlichen Verhaltens durch Lohn und Strafe – ein Prinzip, das alle Bereiche des Lebens durchdringt. Im allgemeinen erziehen wir unsere Kinder, indem wir bestimmte Verhaltensweisen mit Beifall und Liebe belohnen und andere mit Sanktionen irgendwelcher Art belegen. Von der Grundstufe bis zum Doktorandenniveau müssen sich die in Schulen Lernenden den Normen der Institutionen gemäß verhalten, da sie andernfalls durch niedrigen Rang oder das Ausbleiben der Promotion bestraft werden. Angestellte müssen sich nach den Anforderungen ihres Berufes richten, da sie sonst nicht vorankommen oder gänzlich ihre Stellung verlieren können. Geschäftsleute müssen den Anforderungen des Marktes genügen und dessen Schwankungen voraussehen, andernfalls erleiden sie finanzielle Einbußen. Menschen in den freien Berufen müssen sich den in sie gesetzten Erwartungen gemäß verhalten, da sie sonst ihre Klienten verlieren. Vom Anfang bis zum Ende wird unser Leben von diesem Prinzip bestimmt. Es besteht kein Grund, daran zu zweifeln, daß die Methode im großen und ganzen erfolgreich ist und die gewünschten Resultate bringt.

Die Androhung von Strafe wird indessen bald ihre abschreckende Macht verlieren, wenn sie nicht im Falle jeder vorliegenden Gesetzesübertretung vollstreckt wird. Während dieses Prinzip allgemein anerkannt wird, gibt es unserem Empfinden nach bestimmt Fälle, bei denen die Nichtanwendung von Strafe das abschreckende Potential der Strafandrohung nicht beeinträchtigen würde. Dies ist der Fall bei Menschen, die entweder unfähig sind, die Strafandrohung zu verstehen oder

Waelder, Robert, Psychiatry and the Problem of Criminal Responsibility. Aus: *Pennsylvania Law Review,* I, 1952, S. 378–390. Mit freundlicher Genehmigung des Autors und des Verlages. Übersetzt von Manfred Schneider.

die Folgen ihrer Handlungsweise zu antizipieren, und die deshalb durch diese Drohung nicht beeinflußt werden, oder bei anderen, deren Motivation so beschaffen ist, daß Strafantizipation keinen Einfluß auf ihr Verhalten hat. In solchen Fällen ist Strafe als Mittel, den Gesetzesbrecher von der Wiederholung seiner ungesetzlichen Tat abzuhalten, unbrauchbar; sie dient der Generalprävention nicht, da der Durchschnittsmensch ziemlich genau weiß, daß diese Leute sich von ihm unterscheiden und nicht mit dem gleichen Maßstab zu messen sind. Die Bestrafung von Tätern dieser Gruppe ist deshalb für die Aufrechterhaltung der abschreckenden Funktion des Gesetzes unnötig. Ferner erscheint uns dies als moralisch falsch, da Straffällige dieser Gruppe unserem Empfinden nach nicht im üblichen Sinne »schuldig« sind. Weil die Erwartung strafrechtlicher Folgen bei ihrer Motivation keine Rolle spielte, hatten sie, unserem Gefühl nach, keine angemessene Möglichkeit, ihre Handlungen gemäß den Normen der Gemeinschaft zu kontrollieren.

Sobald der Grundsatz der Aussonderung der nicht abzuschreckenden Gruppe anerkannt war, ergab sich das Problem der Definition einfacher, leicht anwendbarer Kriterien, um die Zugehörigkeit beziehungsweise Nichtzugehörigkeit des einzelnen Täters zu dieser Gruppe bestimmen zu können. Solche Kriterien bietet die M'Naghten-Regel; was immer man angesichts der Erfahrung eines Jahrhunderts hierüber denken mag, muß man dieser Norm zumindest Einfachheit zugestehen. Die M'Naghten-Regel spiegelt wider, was bezüglich dieser Gruppe von Unzurechnungsfähigen als »Minimalpolitik« bezeichnet werden kann. Wird sie strikt angewandt, so läßt sie Schwachsinnige sowie organische und funktionale Psychotiker mit geschädigter Wahrnehmung beziehungsweise unklarem Bewußtseinszustand straffrei ausgehen; sie enthebt einige, aber keineswegs alle Paranoiker und paranoide Schizophrenen der Strafe[4]. Hingegen beläßt sie viele Psychotiker sowie alle Psychopathen und Fälle sogenannter primärer Verhaltensstörungen innerhalb des Anwendungsbereichs der Strafe.

Eine Zeitlang versuchte man, die Gruppe der Unzurechnungsfähigen zu erweitern, indem man ein Kriterium der Willensschädigung (»innerer Zwang«) den auf die Wahrnehmung und das Auffassungsvermögen bezogenen Kriterien der M'Naghten-Regel hinzufügte. Zudem wurden Versuche unternommen, die M'Naghten-Regel neu zu interpretieren, und zwar so, daß sie auf Fälle von »innerem Zwang« (vermittels des Gedankenganges, daß »Kenntnis« die Möglichkeit darauf beruhender Handlungen mit einschließt und, wo diese Fähigkeit fehlt, eher Erinnerungsvermögen statt Kenntnis in Frage kommt) angewandt werden konnte.

DIE UNZUFRIEDENHEIT DER PSYCHIATER MIT DER GEGENWÄRTIGEN SACHLAGE

Diese neueren Tendenzen scheinen Unzufriedenheit mit dem Verfahren der M'Naghten-Regel anzuzeigen. Viele Psychiater und Juristen mißbilligen die minimalistische Definition der Unzurechnungsfähigkeit und verlangen, die Gruppe der Straftäter, die Geisteskrankheit als Entlastung in Anspruch nehmen können, zu erweitern, da es weitaus mehr als durch den M'Naghten-Test erfaßbare Menschen gibt, die nicht abzuschrecken sind.

Zusätzlich zu solcher Kritik, wie sie sowohl von Psychiatern als auch von Juristen erhoben wird, gibt es spezifische Faktoren, die zur Unzufriedenheit der Psychiater beitragen:

1. Viele Psychiater fühlen sich unbehaglich in einer Situation, in der sie gezwungen sind, sich einer Sprache zu bedienen, die nicht ihre eigene ist und die sie entweder für vorwissenschaftlich halten oder die sie – zu Recht oder Unrecht – verdächtigen, mit unklaren metaphysischen Implikationen beladen zu sein.

Klinische Psychiater sind daran gewöhnt, in Syndrombegriffen (wie Wahnzustände, Halluzinationen, Depressionen, Manien usw.) oder Krankheitsbildern (wie zum Beispiel Schizophrenie, manisch-depressives Irresein usw.) zu denken. Jene, die sich psychoanalytische Konzeptionen zu eigen gemacht haben, pflegen in dynamischen und genetischen Begriffen, wie innere Konflikte und ihre Lösungsversuche und die Konditionierung durch Kindheitserlebnisse, zu denken. Aber die für die M'Naghten-Regel wesentlichen Begriffe »Recht« und »Unrecht« oder der Begriff des »Wissens« um den Unterschied zwischen Recht und Unrecht haben für sie keine präzise psychologische oder psychiatrische Bedeutung. Anders wäre es, wenn diese Begriffe sich lediglich auf das durch Gesetz Verbotene oder nicht Verbotene bezögen; in diesem Fall würde sich die zweite M'Naghtensche Frage darauf reduzieren, ob sich der Täter der Gesetzwidrigkeit seiner Handlung bewußt war. Aber das ist nicht der Sinn der M'Naghtenschen Frage[5]. Der Psychiater ist somit daran gehindert, sich der Sprache zu bedienen, in der er seine Gedanken auszudrücken geschult wurde und in der ihm die Bedeutung, die Grenzen der Bedeutung sowie die Implikationen der Begriffe geläufig sind. Statt dessen ist er gezwungen, in einer Sprache auszusagen, die nicht seine eigene ist, und er kann der Implikationen nicht sicher sein, die seine Worte für den Richter oder die Geschworenen haben.

Juristen scheinen manchmal nicht zu sehen, daß dies ein echtes Problem ist. Da der Wortlaut der M'Naghten-Regel ihnen unproblematisch zu sein scheint, neigen sie zu der Annahme, die zögernden Psychiater seien nachlässig in der Erfüllung ihrer staatsbügerlichen Pflichten oder sie versuchten in der Tat, die Anwendung des Gesetzes zu sabotieren, weil sie es mißbilligen. Solche Obstruktion mag wohl vorkommen, aber sie ist nicht in der Arbeit einer Vielzahl von Psychiatern, die ein Gefühl von Nutzlosigkeit und sogar Demütigung haben, vergleichbar dem, das ein Physiker verspüren mag, wenn er ein Gutachten, das sich auf das Gebiet der Radioaktivität bezieht, erstellen muß, aber am Gebrauch des Vokabulars seiner Wissenschaft gehindert wird und seine Gedanken in die Sprache des Aristoteles zu kleiden gezwungen ist; oder vergleichbar mit den Empfindungen eines Chirurgen, von dem verlangt wird, ein Gutachten über die Folgen eines Unfalls in der Sprache Galens anzufertigen.

2. Mit diesem Sachverhalt semantischer Zweideutigkeit und den Einschränkungen hinsichtlich der Wortwahl ist in irgendeiner Weise unter Psychiatern die Ahnung verbunden, daß die Worte ihrer Zeugenaussage für den Richter und die Ge-

schworenen Implikationen bergen, die diese Wörter für sie (als Psychiater) nicht besitzen, und daß geringe Unterschiede in der Wortwahl ihrer Zeugenaussage, die in gleichem Maße vom psychiatrischen Standpunkt her zu rechtfertigen sind, für die Geschworenen einen himmelweiten Unterschied bedeuten und entweder den Anklagevertreter oder die Verteidigung mit wirkungsvollen Argumenten für ihre Sache versehen können. Der Psychiater fühlt sich in eine unangenehme Position gedrängt. Während er völlig innerhalb der Grenzen der korrekten Erfüllung seiner fachlichen Verantwortlichkeit bleibt, steht es zum gegenwärtigen Zeitpunkt faktisch, obgleich nicht der Theorie nach, in seinem Ermessen, das Schicksal des Angeklagten zu entscheiden. Eine derartige Situation kann die Quelle ernster innerer Konflikte sein.

3. Schließlich wirkt bei der Unzufriedenheit der Psychiater ein dritter Faktor mit, der weniger zwingend als die zuvor genannten zu sein scheint. Oft sind Wissenschaftler und Gelehrte versucht, ihre spezielle Methode auf Probleme jenseits des Bereichs, dem sie entstammt, anzuwenden; eine solche Ausdehnung kann fruchtbar sein oder auch nicht. In diesem Sinne glauben manche Psychiater, ihre berufsmäßige Art und Weise, sich mit Angelegenheiten zu befassen, könnte schon die Antwort auf viele gesellschaftliche Übel sein.

In seinem normalen Berufsleben treten dem Psychiater Menschen als zu behandelnde Patienten gegenüber. Wenn er den Auftrag erhält, einen Kriminellen zu begutachten, mag er diesem folglich in der gleichen Gesinnung begegnen, das heißt als einem Patienten, der ärztlicher Behandlung bedarf. Es kann vorkommen, daß dem Psychiater die Tatsache nicht hinreichend bewußt ist, daß das Gesetz nicht nur und nicht einmal in erster Linie auf das Seelenheil des Gesetzesbrechers abzielt, sondern auch die Aufrechterhaltung von Mindestnormen des Verhaltens in der Gesellschaft sichern will. Überdies leugnet eine zwar kleine, aber sehr hörbare Gruppe von Psychiatern die abschreckende Wirkung der Strafandrohung überhaupt – eine radikale Behauptung angesichts der täglichen Erfahrung eines jeden im Büro und in der Werkstatt, im Wohnzimmer und am Markt, auf dem Sportplatz und im Straßenverkehr.

Tatsächlich gibt es bisher nicht viel, um selbst den Anspruch zu stützen, psychiatrische Behandlung könnte den einzelnen Gesetzesbrecher in einer erheblichen Anzahl von Fällen rehabilitieren. Eine umfassende Behandlung zum Zwecke der Neuorientierung der Persönlichkeit – Psychoanalyse – ist zeitraubend und beansprucht einen ansehnlichen Teil der gesamten Lebensarbeit eines höchst erfahrenen Praktikers; nichtsdestoweniger kann der erwünschte Heilerfolg sogar bei Psychoneurose – das Objekt par excellence der psychoanalytischen Behandlung – nicht garantiert werden, und in bezug auf Kriminalität sind die Aussichten gewiß weniger rosig. Es bleibt abzuwarten, ob kurzfristige Psychotherapie – die zu diesem Zeitpunkt einzige Behandlungsmethode, welche in einem relativ großen Maßstab bereitgestellt werden kann – die schwierigeren Formen von kriminellem Benehmen »heilen« kann.

Jene Psychiater, die ihre Ansprüche eher auf die prophylaktischen als auf die therapeutischen Möglichkeiten der Psychiatrie gründen würden, erwartet eine weitere

Schwierigkeit. Daß die Psychiatrie sehr wohl imstande wäre, Individuen auszusondern, die straffällig werden *könnten*, stimmt durchaus. Aber die Psychiatrie könnte schwerlich sagen: dieses Individuum wird *mit Sicherheit* einen, sagen wir, Mord begehen. Sie vermag zu sagen, daß er so handeln könnte, das heißt die Wahrscheinlichkeit, daß er so handle, etwa hundertmal so groß sei wie beim Durchschnittsmenschen. Aber das gilt auch für eine Anzahl von anderen, gleichermaßen der Versuchung ausgesetzten und genauso labilen Menschen, die dennoch niemals ein Verbrechen begehen. Auf einen gefährlichen Psychopathen, der schließlich zum Mörder wird, kommt eine große Anzahl von offensichtlich gleichermaßen gefährlichen Psychopathen, die den verhängnisvollen Schritt von der Versuchung zur Tat nicht machen. Unser Rechtssystem würde die ständige Inhaftierung von fünfzig bislang nicht straffällig gewordenen Personen nicht zulassen, nur weil wir durch die Statistik wissen, daß einer von ihnen einen Mord begehen wird, sofern sich ihm Gelegenheit dazu bietet.

ZWEI MÖGLICHE MODIFIKATIONEN DER M'NAGHTENSCHEN REGEL

Vor allem wurden zwei Modifikationen beziehungsweise Zusätze der M'Naghtenschen Regel angeregt, die in einigen Rechtsordnungen angewandt werden.

1. *Innerer Zwang.* – Es wurde vorgeschlagen, die Frage nach dem Wissen des Gesetzesbrechers über Recht und Unrecht durch die Frage nach der Fähigkeit, aufgrund seiner Einsicht zu handeln, zu ergänzen. Auf diese Weise könnte man einen »inneren Zwang« in Betracht ziehen.

Welche Vorteile dieser Vorschlag unter dem Blickwinkel unseres Gerechtigkeitssinnes auch immer haben mag, er wird kaum dazu führen, die Lage des Psychiaters zu verbessern. Der Begriff des inneren Zwangs ist lediglich für einen Zentralbereich befriedigend definiert, in dem bestimmte Impulse für *alle* Menschen zwanghaft sind. Als Beispiel können wir sagen, daß das Schlafbedürfnis nach einer bestimmten Zeit unwiderstehlich wird. Wohl mögen manche Menschen die Fähigkeit besitzen, länger wach zu bleiben als andere, jedoch wird nach einer Anzahl von Stunden ein Punkt erreicht, an dem das Bedürfnis nach Schlaf von niemandem bezwungen werden kann. Das gleiche gilt für viele andere physische Bedürfnisse, wie zum Beispiel den Harndrang.

Wenn wir uns aber auf das Gebiet der Antriebe begeben, die von einigen, aber wiederum von anderen nicht bezwungen werden, und wir entscheiden sollten, ob ein Bedürfnis, dem Hans ungefährdet Einhalt gebieten konnte, für Franz unbezwingbar war, befinden wir uns auf schwankendem Boden. Es gibt keine Kriterien für diese Entscheidung[6].

2. *Das Problem der Geistesgestörtheit.* – Eine andere Möglichkeit besteht darin, den Psychiater zu fragen, ob der Straffällige an einer Geisteskrankheit litt, und wenn dies zutrifft, ob und wie seine Tat zu diesem Zustand in Beziehung stand.

Dieses Vorgehen beseitigt das Dilemma jedoch auch nicht. Der Begriff der Geisteskrankheit ist lediglich in seinem zentralen Kern scharf umrissen und jenseits kontroverser Deutung; das heißt, er ist es nur in bezug auf solche Zustände, in welchen die Wahrnehmung der Realität grob beeinträchtigt und dem berichtigenden Einfluß der Erfahrung nicht zugänglich ist, wenn zum Beispiel Menschen verwirrt oder desorientiert sind oder unter Halluzinationen oder Wahnvorstellungen leiden. Das ist der Fall bei organischen Psychosen, bei Schizophrenie sowie bei manisch-depressiver Psychose. Ihre Bestimmung als Geisteskrankheiten läßt keinen begründeten Zweifel zu.

Außerhalb dieses inneren Kerns gibt es jedoch ein weites Randgebiet von Zuständen, über deren Bestimmung als Geisteskrankheiten Zweifel herrschen. Sind Psychopathien, Psychoneurosen (wie Kleptomanie) oder Perversionen (wie Exhibitionismus) Geisteskrankheiten? Die Definition des Begriffs wird willkürlich, und die zuvor gestellten Fragen werden von verschiedenen Psychiatern unterschiedlich beantwortet werden. Ob ein Psychiater bereit ist, irgendeinen dieser Zustände als Geisteskrankheit zu klassifizieren oder nicht, hängt eher von seiner Grundauffassung ab als von Fragen, die durch Beobachtung und Beweis geklärt werden könnten.

Man könnte sich ein System vorstellen, in dem dem Psychiater nur solche Fragen vorgelegt werden, deren Begutachtung deutlich innerhalb seiner berufsmäßigen Zuständigkeit liegt. Dies wäre der Fall, wenn er über den Geisteszustand des Gesetzbrechers nicht in allgemeinen Termini, sondern in konkreten Begriffen spezifizierter diagnostischer Einheiten befragt würde. Ist dieser Täter ein Schwachsinniger? Leidet er an einer organischen Psychose? Ist er ein Schizophrener, ein Manisch-Depressiver? Ist er ein schizoider Grenzfall, ein Psychopath, ein Psychoneurotiker usw.? (Dabei müßte auf eine Vielzahl von Kategorien Rücksicht genommen werden.) Und wenn dies zutrifft, in welchem Ausmaß ist seine Tat durch diesen Zustand bedingt?

Diese Fragen können von Psychiatern ohne Bedenken beantwortet werden. Obgleich von einer vollständigen Standardisierung der Terminologie innerhalb verschiedener Schulen der Psychiatrie noch nicht gesprochen werden kann, liegt die Einrichtung einer einheitlichen Terminologie nicht außerhalb des Möglichen. In einem solchen System würde jedoch die Antwort des Psychiaters keine Aussage über die Verantwortlichkeit einer Person darstellen. Dem psychiatrisch geschulten Gesetzgeber würde (und sollte) die Entscheidung zukommen, welche dieser psychiatrischen Kategorien die Verteidigung aufgrund von Unzurechnungsfähigkeit erhärten soll und welche nicht.

DAS HAUPTPROBLEM

Dies führt uns zum Kern des Problems. Die dem Anschein nach sachliche Frage, ob ein Individuum geistesgestört *ist* (oder *war*) oder unter innerem Zwang handelte, verdeckt eine Frage der Moral und der Politik: *Soll* er bestraft oder einer anderen Anordnung unterworfen werden, oder soll ihm erlaubt werden, den Gerichtssaal als ein freier Mann zu verlassen? Es wäre nicht allzu schwer, sich darauf zu einigen, daß der »normale« Rechtsbrecher (zum Beispiel der Gangster, der sein Risiko falsch einschätzte) der Strafe ausgesetzt und der offensichtlich Geisteskranke einer Heilanstalt anvertraut werden sollte[7]. Was aber soll mit einer großen Gruppe von Straftätern geschehen, die keiner dieser beiden Extremgruppen zuzuordnen sind? Wie sollten wir mit Psychopathen, schizoiden Grenzfällen oder Perversen verfahren? Weder haben sie, wie der Gangster, Gewinnchance und Risiko abgewogen, noch sind sie geisteskrank. Allem Anschein nach sind sie nicht abzuschrecken, der Durchschnittsmensch hat jedoch nicht den Eindruck, daß sie sich allzusehr von ihm unterscheiden, und würde es deshalb für unfair halten, wenn sie straffrei ausgehen sollten.

Der Exhibitionist mag hierfür als Beispiel gelten. Den größten Teil seines Lebens verbringt er abwechselnd innerhalb und außerhalb des Gefängnisses; oder er ist bislang vielleicht noch nicht gefaßt worden, setzt aber eine angesehene Stellung aufs Spiel und liefert sich jedesmal, wenn er sich exhibitioniert, der Gnade eines Fremden aus. Er hatte oft gute Vorsätze gefaßt und versucht, gegen seine Versuchungen anzukämpfen; immer wieder erwies sich das Fleisch als schwach. Die Erfahrung lehrt, daß man ihn als unabschreckbar bezeichnen kann. Es kann durchaus sein, daß er sich nicht exhibitionieren würde, wäre der Polizist im richtigen Moment zugegen. Aber davon abgesehen kann er nicht durch Androhung irgendeiner Strafe abgeschreckt werden, die moralisch möglich und nicht so brutal ist, daß ihre Anwendung schlimmer wäre als das Vergehen, welches es zu verhindern gilt. Er ist offenbar nicht psychotisch. Der Durchschnittsmensch empfindet die Art Täter als von ihm selbst nicht genügend verschieden, als daß er ihn ohne Gefahr für seine eigene Moral straffrei ausgehen lassen könnte – es sei denn, ein solcher Täter war oft in Schwierigkeiten und behält dessenungeachtet seine perversen Gewohnheiten bei.

Hinter dem Scheinproblem der Bestimmung von Kriterien der Strafverantwortlichkeit verbirgt sich das wirkliche Problem, wie mit der großen Gruppe von Gesetzesbrechern zu verfahren ist, die in die Randkategorien »Normalität« und Geisteskrankheit nicht hineinpassen – die Gruppe der Psychopathien, Verwahrlosungserscheinungen und Perversionen. Es ist dies kein sachliches Problem, das aufgrund von Expertengutachten entschieden werden könnte – so zum Beispiel, ob der Täter wußte, daß das, was er tat, »Unrecht« war oder nicht, ob seine besondere geistige Verfassung eigentlich als »Geisteskrankheit« bezeichnet werden sollte oder nicht, ob sein Antrieb »zwanghaft« war oder nicht. Eigentlich ist es eine Frage der Rechtsgrundsätze, die aufgrund geltender sittlicher Normen und den auf dem Spiele stehenden gesellschaftlichen Interessen von uns allen als Bürger entschieden werden sollte. Beim Versuch, auf diesem Gebiet zu einer Konzeption zu gelangen, müssen wir uns von Experten, darunter auch von Psychiatern, Rat holen, und zwar im Hinblick auf die Tatsachen und möglichen Folgen jeglicher Taktik, auf die wir uns einlassen. Die Entscheidung – und die Verantwortung – hingegen obliegt uns als Bürgern. Wir können sie nicht dem als Zeuge auftretenden Gutachter zuschieben, indem wir ihm Fragen stellen, die dem Anschein nach Sachfragen, in Wirklichkeit aber Sollensfragen sind.

ENTWICKLUNGSMÖGLICHKEITEN EINES NEUEN ANSATZES

Wenn die bestehende Form eines Ansatzes nicht zu einer befriedigenden Lösung zu führen scheint, mag man es mit einem neuen Ausgangspunkt versuchen. Ich bin juristischer Laie – eine Unzulänglichkeit, die notwendigerweise die Triftigkeit meiner Gedankengänge herabsetzt, die aber auch ein kompensatorisches Moment enthalten mag. Ich mag mir, ohne Rücksicht auf die Gegebenheiten des bestehenden Rechts, Spekulationen über eine wünschenswerte Lösung erlauben und Juristen die Entscheidung überlassen, wieviel, wenn überhaupt etwas, an solcher Spekulation brauchbar ist – entweder innerhalb des bestehenden Rechtssystems oder nach solchen Veränderungen des gesetzten Rechts, wie sie vernünftigerweise angestrebt werden können.

Bei dem Versuch eines neuen Ansatzes sowohl zum Problem der Behandlung des Verbrechens als auch zu der Funktion, welche die Psychiatrie, die Wissenschaft von der menschlichen Unangepaßtheit, in einem neugestalteten System zu übernehmen imstande wäre, können wir vielleicht damit beginnen, uns der vielen, sich zuweilen widersprechenden Zwecke zu erinnern, welche die Gesellschaft bei der Behandlung von Verbrechern verfolgt. Allem Anschein nach dient das Strafrecht und seine Anwendung folgenden Zielen: 1. Vergeltung, 2. Spezialprävention, 3. Wiedereingliederung des Straftäters in die Gesellschaft, 4. Generalprävention.

Immer wenn jemand ein Gesetz gebrochen hat, an dem wir festhalten, erscheint uns Vergeltung als die ihm angemessene Strafe. Es ist, als ob sein Vergehen ein Gleichgewicht gestört hätte, das nur durch seine Bestrafung wiederhergestellt werden kann. Dieses Verlangen nach Bestrafung des Sünders – bis zu einem gewissen Grade in uns allen wirksam – ist mehr als ein Ausdruck des utilitaristischen Prinzips der Durchsetzung von Mindestnormen des Verhaltens; anscheinend fühlen wir, daß es nicht »gerecht« ist, wenn der Gesetzesbrecher »davonkommt« – indes wir sehr unterschiedlicher Meinung sein mögen, sowohl bezüglich der Härte der Vergeltung, wie sie manche für notwendig halten, als auch der Nachsicht, von deren Angemessenheit andere überzeugt sind.

Viele Menschen nehmen grundsätzlich Stellung gegen das Prinzip der Vergeltung und brandmarken es als Relikt barbarischer Zeiten. Diese Tatsache mag nahelegen, der Wunsch nach Bestrafung des Täters sei kein universales Bedürfnis menschlicher Natur. Aber bei näherem Hinsehen stellt sich heraus, daß die Gegner der Vergeltung in Wirklichkeit nicht das sind, was sie zu sein vorgeben; auch sie sind nicht frei von dem Wunsch, daß »böse« Menschen bestraft werden sollten, haben aber lediglich das Objekt ihres Vergeltungsstrebens ausgewechselt. Während sie nicht glauben, daß der Kriminelle schuldig ist und bestraft werden sollte, befinden sie sich doch in einer völligen Wiedervergeltungsstimmung gegenüber der »Gesellschaft«, der »herrschenden Klasse«, den Richtern usf. Sie bilden keine Ausnahme der Regel, wonach uns Bestrafung als Grundvoraussetzung der Gerechtigkeit erscheint; lediglich haben sie den Spieß umgedreht und den Gesetzesbrecher ihrer Vorstellung von den Verdammten gegen den »anständigen« Bürger ausgetauscht.

Die Frage nach dem Grund, weshalb wir alle das Verlangen nach Vergeltung für die Übertretung eines uns werten moralischen Prinzips verspüren, ist ein bedeutsames psychologisches Problem, das den Rahmen dieser Untersuchung sprengt. Für unsere Absicht genügt es, sich zu vergegenwärtigen, daß dieses Bedürfnis, aus welchem Grunde auch immer, tatsächlich vorhanden ist.

Die vollständige Entfernung des Begriffs der Vergeltung aus dem Rechtssystem mag in Anbetracht dieses Sentiments nicht ohne Gefahr sein. Es würde zur vollständigen Abspaltung des Gesetzes vom moralischen Gefühl führen. Falls das Gesetz im großen und ganzen den moralischen Normen nicht länger entsprechen muß, wird Utilitarismus oder Zweckmäßigkeit zu seinem einzigen Anhaltspunkt. Die Emanzipation von traditionellen moralischen Vorstellungen, anfänglich in humanitärer Absicht eingeleitet, mag schließlich Folgen haben, die so humanitär nicht sind. Sobald alles getan werden kann, was den Anschein gesellschaftlicher Nützlichkeit hat, das heißt, das von jenen, welche die Macht haben, gesellschaftlich Nützliches zu bestimmen, als solches angesehen wird, begibt man sich auf einen Weg, der vielleicht in Despotismus enden könnte. In seiner humanitären Abscheu vor den rauheren Aspekten traditioneller Moralität mag der liberale Positivismus, indem er die Autorität traditioneller Sittlichkeit untergräbt, bahnbrechend für unbarmherzigere Nachfolger werden. Dem humanitären Ziel, dem meine ganze Sympathie gehört, scheint mir durch eine fortschrittliche Milderung der Strenge der Vergeltung besser gedient als durch den Versuch, den Gesichtspunkt der Sühne völlig auszuschalten.

Die anderen Ziele der Strafbestimmungen, nämlich Spezialprävention, Rehabilitation und Generalprävention, werden allgemein anerkannt. Jedoch konfligieren diese vier Ziele oft miteinander.

Vergeltung versus Spezialprävention

Die Erfordernisse der Sühne und der Spezialprävention geraten immer dann miteinander in Konflikt, wenn Vergeltung ein Ausmaß an Strafe zu erfordern scheint, welches dazu angetan ist, einen Delinquenten auf der Straße des Verbrechens weiterzutreiben (»Gefängnisse sind die Universitäten des Verbrechens«) oder umgekehrt, so oft wie Spezialprävention eine Form oder ein Ausmaß an Bestrafung erforderlich machen würde, das dem Sühnegedanken als nicht angemessen erscheint.

Vergeltung versus Rehabilitation

Diese Zielsetzungen konfligieren dann miteinander, wenn Sühne eine Wiedereingliederung unmöglich macht (zum Beispiel Todesstrafe) beziehungsweise erschwert (verderblicher Einfluß langer Gefängnisstrafen) und die Wiedereingliederung nur durch Abstriche am Prinzip der Sühne gefördert werden könnte.

Vergeltung versus Generalprävention

Immer dann befinden sich das Prinzip der Vergeltung und der allgemeinen Abschreckung im Gegensatz, wenn Strafe sich nicht als Abschreckung, sondern als Anreiz auswirkt. Dies mag zum Beispiel bei Obdachlosen der Fall sein, für die Gefängnisstrafen tatsächlich attraktiv sein können. Jede Art von Bestrafung, die Todesstrafe eingeschlossen, kann für Masochisten oder an einem unbewußten Schuldgefühl leidende Menschen anziehend sein; diese Gruppe mag klein sein, aber sie ist vorhanden. Dann gibt es noch jene, die, um ihrer Sache zu dienen, zum Märtyrer gemacht werden wollen. Ohne Zweifel hatten die Strafen, mit denen die Römer den Christen entgegentraten, nicht viel an abschreckender Wirkung. Schließlich kann Vergeltung, und das ist vielleicht am schwerwiegendsten, einen allgemein verrohenden Einfluß auf die Bevölkerung haben.

Spezialprävention versus Rehabilitation

Diese Ziele konfligieren so oft, als die Spezialprävention langfristigen oder fortwährenden Gewahrsam des Kriminellen erfordern würde, während die Wiedereingliederung nur versucht werden könnte, wäre die Gesellschaft gewillt, es noch einmal mit ihm zu versuchen.

Spezialprävention versus Generalprävention

Diese Zielsetzungen konkurrieren in solchen Fällen, in denen die Spezialprävention mit einer geringen oder ohne Strafe erreicht werden könnte, wohingegen das Prinzip der Generalprävention Strafe zu erfordern scheint. Die von Shelley zur Unsterblichkeit erhobene Beatrice Cenci tötete ihren Vater, der sie zu inzestuöser Beziehung gezwungen hatte; unter dem Gesichtspunkt der Spezialprävention war eine Strafe nicht nötig, hingegen schien das Prinzip der Generalprävention eine Bestrafung des Vatermordes zu erfordern.

Rehabilitation versus Generalprävention

Schließlich kann Wiedereingliederung oft und manchmal nur dann geleistet werden, wenn keine oder keine harte Strafe verhängt wird, währenddessen unter dem Gesichtspunkt der Generalprävention Strafe erforderlich sein mag.

Da diese Zielsetzungen konfligieren, kann die Erledigung eines Falles nicht immer unter allen Gesichtspunkten gleich befriedigend sein. Immer wenn unsere Zielsetzungen miteinander in Widerspruch stehen, müssen wir abwägen, inwieweit jede dieser Absichten erreicht werden kann und wie viele Abstriche an einem Ziel, zugunsten der teilweisen Verwirklichung eines anderen, erforderlich sind.

ÜBER DIE MÖGLICHKEIT EINER DREI DIMENSIONEN UMFASSENDEN FORMULIERUNG DES GESETZES

Zum gegenwärtigen Zeitpunkt ist die Öffentlichkeit geneigt, Bestrafung als die einzig normale und angemessene Antwort auf ein Verbrechen anzusehen. Andersartige Verfügungen über den Täter, wie zum Beispiel die Auflage psychiatrischer Behandlung, werden nur als Ausnahmen angesehen. Der als unzurechnungsfähig erachtete Angeklagte ist in den Augen der Öffentlichkeit gut davongekommen – obgleich für den Kriminellen die Überführung in eine Anstalt für verbrecherische Geisteskranke härter ist als irgendeine andere Behandlung, mit Ausnahme der Todesstrafe.

Vor allen Dingen erscheint es ratsam, unsere Gesetze in der Weise neu zu formulieren, daß sie nicht mehr auf die Strafe als normale Folge des Verbrechens fixiert sind und andere Verfügungen die Ausnahme von der Regel bilden; es wären dem Verbrecher gegenüber drei alternative Verfahrensweisen, mit grundsätzlich gleichem strafrechtlichen Rang, zuzulassen, nämlich Strafe, Gewahrsam und Heilung (medizinisch oder erzieherisch). Nach der Tatbestandsaufnahme eines gegebenen Falles würde das Gericht – in einem solchen System – zur Erörterung derjenigen Richtlinie kommen, vermittels welcher am besten mit dem Delinquenten zu verfahren sei: und zwar unter Berücksichtigung der Gesichtspunkte des betreffenden Sachverhaltes, den Erfordernissen der allgemeinen Sittlichkeit und öffentlichen Sicherheit sowie den Aussichten auf eine Wiedereingliederung des Täters; jeden Prozeß würde das Gericht, wie es der Gesamtsituation am je angemessensten erscheint, verhandeln mittels Strafe, Gewahrsam oder Heilbehandlung beziehungsweise deren Kombination oder Freilassung.

In diesem System könnte der Psychiater einen Hauptbeitrag für die Entscheidung des Gerichts leisten. Er wäre nicht gezwungen, zugunsten eines Gutachtens aufgrund von Lehrmeinungen zweifelhaften Inhaltes und fragwürdiger Relevanz auf das Wissen, welches die Psychiatrie gegenwärtig über das menschliche Verhalten gewonnen hat, zu verzichten, sondern könnte aus den Hilfsquellen seines Wissens dazu beisteuern, die Folgen der unterschiedlichen und rivalisierenden Dispositionen abzuschätzen. Anstelle der M'Naghtenschen Fragen könnte man dem Psychiater drei Fragen stellen, die sowohl für ihn als auch für eine angemessene Disposition des Falles gleich sinnvoll sind und die mit vernünftiger Einschätzung zu beantworten er gewöhnlich imstande sein wird: *Ist der Rechtsbrecher gemeingefährlich*, das heißt, wie groß ist die Wahrscheinlichkeit, mit der er das gleiche oder ein anderes Verbrechen erneut begehen würde? *Ist er abzuschrecken,* das heißt, ist die Triebfeder seines gesetzwidrigen Handelns so beschaffen, daß das Absehen der Folgen sein Verhalten entscheidend beeinflussen kann? *Ist er* vermittels medizinischer oder erzieherischer Maßnahmen *heilbar?*

Der Psychiater könnte diese Fragen zu beantworten versuchen ohne *sacrificium intellectus* und frei von Furcht, die Implikationen seiner Begriffe könnten ein aus Laien zusammengesetztes Geschworenengericht in eine Richtung beeinflussen, die aus seinen Worten in ihrer tatsächlichen wissenschaftlichen Bedeutung nicht folgt. In beträchtlichem Maße könnten seine Antworten dem Gericht behilflich sein, zu einer vernünftigen Entscheidung über die Disposition mittels Strafe, Gewahrsam oder Behandlung zu kommen, wie es folgende Skala veranschaulicht:

Symbol	*Diagnostische Bewertung*	*Verfügung*
1, 1, 1	gemeingefährlich abschreckbar behandlungsfähig	Strafe und Behandlung
1, 1, 2	gemeingefährlich abschreckbar nicht zu behandeln	Strafe
1, 2, 1	gemeingefährlich nicht abzuschrecken behandlungsfähig	Sicherungsverwahrung und Behandlung
1, 2, 2	gemeingefährlich nicht abzuschrecken nicht zu behandeln	Sicherungsverwahrung
2, 1, 1	nicht gemeingefährlich abschreckbar behandlungsfähig	Strafaussetzung zur Bewährung und Behandlung
2, 1, 2	nicht gemeingefährlich abschreckbar nicht zu behandeln	Strafe, die u. U. zur Bewährung auszusetzen ist
2, 2, 1	nicht gemeingefährlich nicht abzuschrecken behandlungsfähig	Behandlung
2, 2, 2	nicht gemeingefährlich nicht abzuschrecken nicht zu behandeln	Freilassung

ANMERKUNGEN

1. Dieser Aufsatz ergab sich aus den Arbeiten des Committee on Forensic Psychiatry der Group for the Advancement of Psychiatry (G. A. P.), dem der Autor zeitweilig als Berater angehörte. Die in diesem Aufsatz vertretenen Gedanken sind das Ergebnis des Meinungsaustausches innerhalb der Diskussionen des Komitees; es ist für mich nicht mehr möglich, meine eigenen Beiträge von denen der Ausschußmitglieder (Dr. Frank C. Curran, Dr.

Lawrence Z. Freedman, Dr. Manfred O. Guttmacher, Dr. Philip Q. Roche), der früheren Mitglieder, der juristischen Berater während der in Frage kommenden Zeit (Professoren George Dession, Arthur R. Pearce, Louis Schwartz und Herbert Wechsler) und anderen, die zu den Diskussionen beitrugen, zu trennen. Während ich so meine Verpflichtungen anerkenne, befleißige ich mich zu bemerken, daß die Verantwortung für die vertretene Meinung allein mir obliegt.

2. Dr. phil., Universität Wien (Österreich), 1922. Promoviert am Psychoanalytischen Institut in Wien 1924. Von 1932 bis 1939 Herausgeber von IMAGO (Zeitschrift, die sich den Anwendungsmöglichkeiten der Psychoanalyse auf die biologischen und Sozialwissenschaften widmete). Lehr- und Kontrollanalytiker an den Institutes for the professional training for psychoanalysts in Philadelphia. Professor der Psychoanalyse am Jefferson Medical College in Philadelphia.

3. Die sogenannte M'Naghten-Regel besagt:

1. Um eine Verteidigung aufgrund von Geisteskrankheit zu begründen, muß eindeutig nachgewiesen werden, daß der Angeklagte zur Zeit der Tat eine krankhafte Störung der Geistestätigkeit aufwies, daß er um das Wesen und die Beschaffenheit seiner Tat nicht wußte oder, sofern er darum wußte, daß ihm das Unrechtmäßige seiner Tat nicht einsichtig war.

2. Falls eine Person in nur teilweisem Wahn befangen ist und als Folge davon eine strafbare Handlung begeht, in anderer Hinsicht hingegen nicht geistesgestört ist, muß sie, was die Zurechnungsfähigkeit anbelangt, so betrachtet werden, als wären die Wahnvorstellungen real. *M'Naghten's Case*, 10 Cl. & Fin. 200, 8 Eng. Rep. 718 (1843).

4. Einige der in diesem Aufsatz benutzten psychiatrischen Begriffe machen eine kurze Definition erforderlich. Schizophrenie hat *nicht* jene Bedeutung, die der Begriff in Zeitungsaufsätzen angenommen hat: ein innerer Konflikt, ein Dilemma. Ein Schizophrener hat über einen beträchtlichen Zeitraum seines Lebens hin mit der Realität gebrochen, das heißt gebrochen sowohl im Sinne einer größeren, dem korrigierenden Einfluß der Erfahrung unzugänglichen Schädigung der Wahrnehmungs- und Urteilsfähigkeit als auch im Sinne einer manchmal bis zum Grad völliger Zurückgezogenheit und Unzugänglichkeit reichenden emotionalen Entfremdung von anderen Menschen. Oft gehen ungelenke Manierismen der Körperbewegungen oder rigide Körperstarre damit einher. Gewöhnlich entwickelt sich die Krankheit in Schüben, nach denen eine weitgehende, wenngleich nicht vollständige Wiederherstellung des ursprünglichen Zustandes möglich ist. Je mehr schizophrenen Schüben ein Patient ausgesetzt war, desto größer ist die Wahrscheinlichkeit, in geistigem Verfall (Demenz) zu enden.

Die manisch-depressive Psychose ist entweder durch heftige melancholische Depressionen im Verein mit selbstmörderischen Neigungen bestimmt, beziehungsweise durch übermäßig gehobene Stimmungslagen oder die Kombination beider Elemente. Im allgemeinen bewegt sich die Krankheit in periodischen Zeiträumen, nach denen eine so gut wie vollständige Wiederherstellung der präpsychotischen Persönlichkeit stattfindet.

Der Begriff der Psychopathie wird nicht einheitlich verwandt. In den meisten Fällen bezieht er sich auf zwanghafte Persönlichkeiten, also auf Menschen, deren Handlungen durch kurzfristige Ziele des Lustgewinns oder der Vermeidung von Frustrationen beziehungsweise Angst bestimmt werden und die unfähig sind, ihr Verhalten in Hinblick auf die Erreichung langfristiger Ziele zu verändern.

5. Im Prozeß gegen den Angeklagten Schmidt, der ein Mordgeständnis ablegte und behauptete, die Stimme Gottes habe ihm befohlen, zu töten, war das New Yorker Appellationsgericht der Ansicht, falls dies zugetroffen hätte, der Angeklagte unfähig gewesen wäre,

das Unrechtmäßige seiner Tat einzusehen, folglich unzurechnungsfähig gewesen wäre. People v. Schmidt, 216 N. Y. 324, 110 N. E. 1945 (1915).

Sobald die Kenntnis dessen, was unrechtmäßig ist, nicht einfach als Kenntnis der Tatsache der Gesetzwidrigkeit einer Handlung interpretiert wird, stellen sich uns Schwierigkeiten entgegen. Der Mörder, der den Auftrag zu töten von einer Stimme erhielt, die er für die Stimme Gottes hielt, wurde als unzurechnungsfähig erachtet. Ein anderer Straftäter mag sich einbilden, unter göttlichem Befehl – der jedoch nicht von akustischer Wahrnehmung begleitet ist – zu handeln; er kann als unzurechnungsfähig betrachtet werden oder nicht. Aber gehen wir vom Konkreten einen Schritt weiter zum Abstrakten: Ein Mann, der glaubte, den Befehl zu töten von einer weniger personalisierten Macht erhalten zu haben und, überzeugt von dem, was er als seine Pflicht gegenüber seiner Ideologie, seinem Vaterland, seiner Partei usf. ansieht, auf das Gebot seines Gewissens hin handelte, wird gewiß als zurechnungsfähig betrachtet. Nichtsdestoweniger scheint, vom psychologischen Standpunkt her betrachtet, der Unterschied dieser Fälle schwerlich grundlegend.

6. Der Psychotherapeut ist im Verlauf einer psychoanalytischen Behandlung manchmal mit dem Problem konfrontiert herauszufinden, ob ein Impuls zwanghaft ist oder nicht. Ein Patient zum Beispiel, der unter Platzangst leidet und seit langem schon damit aufgehört hat, alleine auszugehen, mag in seiner Behandlung bis zu einem Punkt fortgeschritten sein, an dem sich der Therapeut überlegen mag, ob die Angst des Patienten sich nicht bis zu einem erträglichen Grad vermindert hat. Es gibt jedoch keine Möglichkeit, diese Frage zu entscheiden, es sei denn, der Patient stellt seine Angst auf die Probe, das heißt, er wagt es, alleine auszugehen, so daß mittels des Prinzips von »trial and error« bestimmt werden kann, ob seine Angst noch jenseits des Toleranzbereiches liegt.

7. Von Halluzinationen verfolgte Psychotiker können gegenwärtig den M'Naghten-Test bestehen.

SECHSTER TEIL

Gesundheitsverhalten und medizinische Institutionen

Die Leistungsfähigkeit der medizinischen Institutionen – nach deren Selbstverständnis beurteilt – und die Normen des nach Schichten differierenden Gesundheitsverhaltens sind aus der medizinischen Entwicklung immanenten Gründen und aus mangelnder Aufklärung über die Leistungsmöglichkeit nicht aufeinander abgestimmt: wissenschaftlich qualifiziertem Dienstangebot fehlt die Nachfrage, andererseits bleiben Bedürfnisse Kranker ungestillt. Es wäre zu untersuchen, ob der steigende Bedarf an medizinischen Leistungen* auch mit dem Anwachsen dieser Diskrepanz im Zusammenhang steht.

Gegenüber den Heilungsbedürftigen hat das System der sich immer mehr differenzierenden naturwissenschaftlichen Medizin einen Verselbständigungsgrad erreicht, daß Kranke, falls noch andere ungünstige Einflüsse hinzukommen, das medizinische Hilfsangebot entweder gar nicht in Anspruch nehmen oder emotional oder real zurückweisen**. Die Heilkunst droht, zur selbstgenügsamen, im eigenen Betrieb aufgehenden Heiltechnik zu werden; sie erreicht die Kranken dann nur partiell, als Spezialfall, als Galle, Tbc oder Schädelbruch, aber nicht mehr als Motivationseinheit. Die Medizin ist auf dem Wege, ihren Sinn zu verfehlen, wenn nicht der Verfeinerung der Heiltechnik die Schulung des Problembewußtseins entspricht, daß Menschen nicht sinnvoll wie Automobile repariert werden können.

Daß das Angebot der Wissenschaft nicht aufs Gesundheitsverhalten der unteren Schichten eingespielt ist, hat viele Ursachen. Die in den Untersuchungen zutage tretenden Differenzen*** zeigen, daß die Art der öffentlichen und privaten finanziellen Absicherungen gegen das Risiko Krankheit als Ganzes einen Einfluß auf das Gesundheitsverhalten haben: im Lande der klassischen Sozialversicherung obrigkeitlicher Prägung wird man vielleicht mit einem anderen Verhältnis zum »Krankmachen« rechnen müssen als in den USA mit ihrer darin so ausgeprägt

* Vgl. Seifert, Joh., Der Bedarf an medizinischen Leistungen. Eine Studie im Spiegel der Zahlen einer sich wandelnden Gesellschaft. In: *Deutsches Ärzteblatt*, Nr. 46–51, 1966, S. 2657–2662; 2733–2738; 2805–2809; 2861–2864; 2913–2916; 2967–2970.

** Vgl. z. B. Cobb, B., Why People Detour to Quacks. In: *The Psychiatric Bulletin*, 3, 1954, S. 66–69.

*** Vgl. die deutschen Untersuchungen von Pflanz und die amerikanischen von Koos, S. 283 bis 311 in diesem Band. Manfred Pflanz, Alfred K.-W. Armbrüster und Maria Pinding zeigen im Rahmen der Untersuchung einer Poliklinik, daß selbst das Verhältnis zwischen überweisendem Arzt und Poliklinik im Hinblick auf die Wünsche des Patienten nicht eingespielt ist, daß also das System der medizinischen Leistungen auch in sich selbst Widersprüche aufweist. Vgl. Manfred Pflanz, Alfred K.-W. Armbrüster und Maria Pinding, Die Poliklinik als Untersuchungsobjekt der Medizin-Soziologie, IV. Erwartungen der einweisenden Ärzte, in: *Die Medizinische Welt* 17, 1966: 2149–2152.

liberalen Tradition. Gesundheitsverhalten trägt jedoch über diese kulturellen Unterschiede hinaus deutlich den Prägestempel der objektiven Situation einer Subkultur*: die unterste Schicht ist nicht nur deutlich ökonomisch unterprivilegiert, sondern diese Diskriminierung drückt sich auch in einem von den herrschenden Mittelklassenormen abweichenden Bewußtsein aus**, das als modifizierter Reflex der ökonomischen Situation auch die nicht ökonomisch bedingte Teilhabe an den neuesten Errungenschaften der Medizin verweigert***.

Der Versuch, Medizin und Bevölkerung einander näher zu bringen, kann gut auf lokaler Basis in einem integrierten Ansatz gemacht werden; Aufklärung über das Heilungsangebot besteht dann zugleich in einem besseren Anbieten der Medizin*. Der mit der jeweiligen Familie oder dem Normensystem der Gruppe vertraute medizinische Berater – bei uns wahrscheinlich der diagnostisch durch zentrale Einrichtungen unterstützte Hausarzt – hätte dabei die entscheidende Vermittlerfunktion. Darüber hinaus müßte aber die Medizin selbst ihren streng naturwissenschaftlichen Horizont erweitern, denn Menschen sind über ihre Naturbasis hinaus auf dieser primär soziale, also historische Wesen und insofern kein adäquater Gegenstand naiver Naturwissenschaft.

* Vgl. z. B. Gursslin, O. R. u. a., Social Class and the Mental Health Movement. In: *Social Problems*, 7, 1959/60, S. 210–218.

** Vgl. z. B. Miller, S. M. u. Riessman, F., The Working Class Subculture: A New View. In: *Social Problems*, 9, 1961, S. 86–97.

*** Brill u. Storrow, Soziale Schicht und psychiatrische Behandlung. Teil VIII, S. 483 dieses Bandes.

* Miller, F. J. W. u. a., *Growing up in Newcastle upon Tyne*. London-New York-Toronto 1960; Spence, J. u. a., *Thousand Families in Newcastle upon Tyne*. London-New York-Toronto 1954; Deuschle, K.; Adair, J., An Interdisciplinary Approach to Public Health on the Navajo Indian Reservation: Medical and Anthropological Aspects. In: *Annals of the New York Academy of Sciences*, 84, 1960, S. 887–905.

Gesundheitsverhalten

MANFRED PFLANZ

Seit einigen Jahren beschäftigt sich die medizinische Soziologie mit einem für die Sozialmedizin wesentlichen Thema: dem Verhalten der Bevölkerung in Gesundheitsbelangen. Mechanic und Volkert (9,12) sprechen vom Krankheitsverhalten (illness behavior), Polgar (15, 16) von den Gesundheitsaktionen, v. Mering (13) von dem »ailing-healing-complex«. Der Begriff des Gesundheitsverhaltens ist jedoch vorzuziehen, da er den ganzen Komplex von Motiven, Entscheidungen und Aktionen umfaßt, die auf Gesundheit und Krankheit bezogen sind.

Beschwerden, Krankheitszeichen und Krankheiten bestimmen das Gesundheitsverhalten nicht allein. Im Falle einer Erkältung geht bei gleichem objektiven Befund nur ein Teil der Bevölkerung zum Arzt (Cowles, Polgar, Simmons und Switzer [2], Mechanic [9, 10]). Selbst bei schweren Erkrankungen werden keineswegs immer die von der Medizin für notwendig erachteten Maßnahmen getroffen. Spielt schon hier der Bereich der Gefühle und die soziale Umwelt eine entscheidende Rolle, so gilt das erst recht für das Gesundheitsverhalten beschwerdefreier Menschen, die nur unter besonderen Voraussetzungen zu einem Arzt oder einer anderen medizinischen Institution gehen.

Die einzelnen Gefühls- und Entscheidungsstufen, die im Erkrankungsfall auf dem Weg zum Arzt zurückgelegt werden, sind medizinsoziologisch sorgfältig analysiert worden (Stoeckle, Zola und Davidson [20], Pflanz [14], Kasl und Cobb [6], v. Mering [13], Mechanic und Volkert [9,12]). Obwohl noch nicht alle Stufen empirisch belegt sind, lassen diese Arbeiten erkennen, daß es sich um differenzierte und komplizierte Zusammenhänge handelt und Abweichungen von einem medizinisch erwünschten Optimum häufig vorkommen. Ohne genaue Kenntnis dieser einzelnen Stufen ist es kaum möglich, mit Gesundheitsmaßnahmen richtig anzusetzen. Zeigt doch die Analyse unter anderem, daß (in der Regel) die Laienentscheidung, eine Art Selbstdiagnose, der wichtigste Schritt auf dem Wege zum Arzt ist (Stoeckle und Zola [19], Polgar [16]), etwas, das medizinisch nicht als erwünscht angesehen wird. Hieraus ergibt sich auch die Frage, ob die ärztliche Verantwortlichkeit erst nach dieser Laienentscheidung beginnt oder die Medizin versuchen sollte, bereits vor diesem Schritt anzusetzen (Stoeckle und Zola [19]).

Dies zeigt, daß die Kenntnis des Gesundheitsverhaltens auch große praktische Bedeutung hat. Sie ist eine Voraussetzung für die Planung des Gesundheitswesens und der medizinischen Ausbildung. Sie muß auch eine Grundlage der Gesetzgebung oder einer Krankenversicherung sein. Sie ist entscheidend für die Gesundheitserziehung und sollte auch in der klinischen Forschung beachtet werden, um Auslesefehler zu vermeiden (Mechanic [11]).

Aus: *Mensch und Medizin*, 6, 1965, S. 173. Mit freundlicher Genehmigung des Autors und des Medizinisch-Literarischen Verlags Dr. Blume & Co, Uelzen.

Es gibt eine Reihe von Ansätzen, das Gesundheitsverhalten theoretisch und empirisch zu erfassen. Der eine Ansatz geht von den objektiven Gesundheitsbedürfnissen aus, unter denen das Bedürfnis nach Krankenpflege im Vordergrund steht. Da es ein großes Reservoir unerkannter Gesundheitsstörungen gibt und sich Patienten von Nicht-Patienten nicht allein durch das Vorhandensein oder Fehlen von Symptomen unterscheiden (Stoeckle, Zola und Davidson [20]), kann dieses objektive Bedürfnis nur durch eine sorgfältige Bevölkerungsuntersuchung festgestellt werden. Man weiß, daß bei alten Leuten viele Gesundheitsbedürfnisse bestehen, die nicht befriedigt werden, weil diese Menschen fatalistisch eingestellt sind, Enttäuschungen an medizinischen Einrichtungen erfahren haben (DiCicco und Apple [3]) und die Medizin ihnen wenig Interesse entgegenbringt. Das Konzept der objektiven Gesundheitsbedürfnisse hat seine Grenze in den großen Schwierigkeiten, einen verbindlichen Maßstab festzulegen, mit dessen Hilfe es möglich ist, Gesundheitsstörungen, die ärztlicher Intervention bedürfen, von den übrigen zu unterscheiden.

Andere Ansätze gehen von den subjektiven Gesundheitsbedürfnissen aus, deren Befriedigung durch mannigfaltige Barrieren verhindert werden kann. Die ökonomischen Barrieren werden jetzt auch in den USA niedriger, organisatorische und Motivationsbarrieren sowie die soziale Distanz zwischen Patient und medizinischen Einrichtungen eher höher. Auch Zeit- und Energiemangel des Patienten können zu Schranken werden (Wilson [22]). Andererseits sind die Barrieren auch wieder nicht hoch genug, um Personen fernzuhalten, bei denen kein Gesundheitsbedürfnis im engeren Sinne besteht.

Schließlich setzt die Betrachtung auch bei den »Alternativlösungen der Gesundheitsprobleme« an. Das Gesundheitsverhalten kann zum praktischen Arzt, zum Facharzt, in die Poliklinik, ins Krankenhaus oder einer Person der Laien- oder Volksmedizin führen. Anders liegen die Verhältnisse bei dem Gesundheitsverhalten, das sich auf präventive Maßnahmen bezieht. Die Voraussetzungen, die zur Beteiligung an einer Impfaktion oder zum Aufsuchen einer Krebsvorsorgeeinrichtung gegeben sein müssen, sind wiederholt untersucht worden. Mehr als rationale Überlegungen spielen hier tiefer liegende Motive und Motivkonflikte eine Rolle, auf die unter anderen Rosenstock (17) und Polgar (15) eingegangen sind. Der Hauptkonflikt besteht darin, sich zwischen augenblicklichen realen und späteren möglichen Ungelegenheiten zu entscheiden. Zur Lösung dieses Konfliktes hat vor allem die Gesundheitserziehung und -aufklärung beizutragen. Nach Ansicht von Rosenstock (17) wird gerade hinsichtlich der Prävention dem Laien zu viel Verantwortung übertragen.

Verschiedene Untersuchungen haben gezeigt, daß es charakteristische Differenzen im Gesundheitsverhalten nach Bildungsgrad, Sozialschicht, Hautfarbe, Volkstum, Konfession, Art der Krankenversicherung und Alter gibt. So hat Mechanic (10) festgestellt, daß bei Fieber jüdische Studenten viel eher einen Arzt aufsuchen als katholische. Suchman (21) fand in New York, daß Juden und Protestanten in ihrem Gesundheitsverhalten am ehesten den medizinischen Idealvorstellungen entsprechen. Zola (23) stellte in Boston fest, daß es bei Italienern eines anders gearteten Anstoßes bedurfte, damit sie eine Poliklinik aufsuchten als bei Patienten, deren Eltern in den USA geboren waren; bei den Amerikanern spielten unpersönliche Motive eine größere Rolle, bei Italienern zwischenmenschliche Auseinandersetzungen. Die Unterschiede im Gesundheitsverhalten der Sozialschichten sind in den Arbeiten von Koos (7,8) und Ross (zit. n. Scotch [18]) untersucht worden. Hier wurden beträchtliche Unterschiede in allen Bereichen des Gesundheitsverhaltens nachgewiesen, während in der Bundesrepublik laut einer Umfrage des Instituts für Demoskopie (24) die Differenzen zwischen den Sozialschichten nicht so erheblich sind. Umgekehrt scheint in Deutschland die Art der Versicherung die Inanspruchnahme von Ärzten und Krankenhäusern mehr zu beeinflussen als in den Vereinigten Staaten (Anderson [1], Freidson [4]).

Die nordamerikanische medizinische Soziologie hat in den letzten Jahren Konzepte und Hypothesen entwickelt, die dazu beitragen sollen, das Gebiet des Gesundheitsverhaltens methodologisch zu erfassen, um Ergebnisse empirischer Untersuchungen verallgemeinern zu können. Die wichtigsten dieser Konzepte und Hypothesen sollen im folgenden aufgeführt werden.

1. *Gesundheitsverhalten kann als konstante und einheitliche Verhaltensweise angesehen werden*, das heißt, es wird angenommen, daß eine Person sich unabhängig von der speziellen Krankheit immer in derselben Weise medizinischen Institutionen gegenüber verhält. Diese Hypothese läßt sich vorläufig noch nicht sichern, obwohl Goldsens (5) Beobachtungen an Krebskranken für ihre Richtigkeit jedenfalls in begrenztem Bereich sprechen: Patienten, die erst sehr spät mit Krebssymptomen zum Arzt gehen, sind auch bei anderen Krankheiten erst relativ spät zum Arzt gekommen.

2. *Gesundheitsverhalten ist Teil des Gesamtverhaltens der Persönlichkeit.* Bestimmte Persönlichkeitsmerkmale können das Gesundheitsverhalten beeinflussen, so etwa Selbsteinschätzung und Selbstwertgefühl (Kasl und Cobb [6]), die beim »Entschluß«, Patient zu werden, möglicherweise beeinträchtigt werden (Wilson [22]). Viele Beobachtungen sprechen allerdings dafür, daß eine Person in Fragen der Gesundheit völlig anders reagieren kann als bei anderen Belangen. Es wäre sonst auch kaum zu erklären, weshalb so viele Menschen, die sich im übrigen vernunftsmäßig verhalten, so vieles tun, was nicht gut für ihre Gesundheit ist. Jedoch sind die Beziehungen zwischen Persönlichkeit und Gesundheitsverhalten noch nicht systematisch untersucht, so daß diese Hypothese nicht als belegt gelten kann.

3. *Gesundheitsverhalten ist eine wesentliche Determinante des Verhaltens in bestimmten anderen Bereichen.* Man könnte beispielsweise annehmen, daß sich die Einstellung zur Gesundheit auswirkt auf die Einstellung zu Freizeit, Nahrung, Konsum im allgemeinen, Wohnung, Urlaub, Sport und Kosmetik. Falls diese Hypothese zutrifft, wäre eine allgemeine Prophylaxe oder »Lebensdiätetik« möglich ohne auf Verhütung einer bestimmten Krankheit gerichtete spezifische Belehrung.

Eine Umfrage des Instituts für Demoskopie (24) hat gezeigt, daß Gesundheitsverhalten und Einstellung zur Kosmetik eng miteinander verbunden sind. Die gleiche Umfrage macht es auch wahrscheinlich, daß die genannte Hypothese vor allem für Menschen, die sich nicht gesund fühlen, zutrifft.

4. *Gesundheitsverhalten ist ein Teil des normgerechten Verhaltens.* Wer sich in Gesundheitsbelangen anders verhält, als es der Medizin wünschenswert erscheint, weicht von den Normen der Gesellschaft ab. Diese Hypothese versucht, das Gesundheitsverhalten nicht in erster Linie psychologisch zu verstehen, sondern mehr als eine spezifische institutionalisierte Verhaltensweise (Stoeckle, Zola und Davidson [20]). Suchman (21), der diese Hypothese nachgeprüft hat, kam zu dem Ergebnis, daß eine soziale Gruppe um so stärker isoliert und vom Hauptstrom normgerechten Verhaltens entfernt ist, je ethnozentrischer und kohäsiver sie ist. Darin sieht Suchman einen Grund dafür, daß sozial nicht integrierte Gruppen, wie zum Beispiel die Portorikaner in New York oder die Unterschicht, medizinische Dienste weniger in Anspruch nehmen als die angloamerikanischen Protestanten oder die Mittelschicht. Die Barrieren zwischen diesen Gruppen und den medizinischen Einrichtungen könnten nach Suchman nur beseitigt werden, wenn auch die anderen Schranken zwischen diesen Gruppen und der Gesellschaft verringert werden.

5. *Gesundheitsverhalten ist vorwiegend im emotionalen Bereich verankert* und eher von unbewußten Motiven und irrationalen Entscheidungen als von rationalen Überlegungen abhängig. Bei Krebskranken fanden Goldsen (5) und Rosenstock (17), daß bei der Entscheidung zum Aufsuchen oder Vermeiden von Krebszentralen Angst eine größere Rolle spielt als das Wissen. Gerade bei Krebskranken kommt Motivationskonflikten eine große Bedeutung zu. Man steht erst am Anfang einer systematischen Erforschung der Motivationen, die das Gesundheitsverhalten steuern, doch reicht das bisher Erarbeitete aus, um diese Hypothese ausreichend zu stützen. Da der Entscheidung, eine bestimmte Behandlung auszusuchen oder zu meiden, auch nichtrationale Motive zugrunde liegen, ist es notwendig, den kulturellen Hintergrund zu berücksichtigen (Scotch [18]); dies ist wesentlich bei der Planung für das Gesundheitswesen der Entwicklungsländer.

6. *Gesundheitsverhalten ist von dem Wissen in Gesundheitsbelangen abhängig* und daher durch Aufklärungsmaßnahmen optimal zu gestalten. Auf diese Hypothese gründet sich alles Bemühen der Gesundheitserziehung und -aufklärung. Aus einer Befragung zieht das Institut für Demoskopie (24) den Schluß, daß Neigung zu Obskurantismus und rationale Überlegungen in Gesundheitsfragen voneinander unabhängig sind, das heißt, daß jemand abergläubisch sein und gleichzeitig vernünftig in Gesundheitsbelangen handeln kann. Möglicherweise wäre man zu einem anderen Ergebnis gekommen, wenn man die Befragung durch Motivationsforschung und Analyse des aktuellen Verhaltens ergänzt hätte. Soziologen neigen dazu, dem irrationalen Bereich eine größere Bedeutung zuzuschreiben als dem konkreten Wissen. Die unbefriedigenden Ergebnisse der Gesundheitserziehung sprechen zum mindesten dafür, daß rationale Aufklärung, die Vermittlung von Wissen und Handlungsweisen nicht ausreicht, um die Bevölkerung zu einem optimalen Gesundheitsverhalten anzuregen.

Die wesentlichen Fehler, die von der rational betonten Gesundheitserziehung gemacht werden, hat Polgar (16) analysiert:

a) die Annahme, daß man ein fehlendes Wissen vermitteln müsse, während in Wirklichkeit schon ein Laienwissen vorhanden ist (Fehler der leeren Gefäße),

b) die Vernachlässigung der Tatsache, daß das Gesundheitsverhalten in die gesamte Kultur eingebettet ist und nur geändert werden kann durch Wandlungen dieser Kultur (Fehler der getrennten Kapsel),

c) die Außerachtlassung der beträchtlichen Differenzen zwischen einzelnen Subkulturen innerhalb einer Kultur (Fehler der einzelnen Pyramide).

7. *Gesundheitsverhalten ist in eine bestimmte Zeit- und Raumstruktur eingebettet.* Die Diskrepanzen zwischen erwünschtem und tatsächlichem Gesundheitsverhalten sind von den jeweiligen Zeitströmungen und lokalen Verhältnissen abhängig. Hierüber liegen noch nicht genügend Vergleiche vor. Allerdings ist seit den Arbeiten von Freidson (4) bekannt, daß Arzt- und Krankenhauswahl »parochial« bestimmt sind, das heißt auf einen engen Nachbarschaftsbereich bezogen, im Gegensatz zum »kosmopolitisch« orientierten Konsumverhalten.

8. *Gesundheitsverhalten* wird nicht nur durch Kenntnisse und Motivationen *bestimmt,* sondern auch *durch den Sog der bestehenden Institutionen.* Manchmal scheint es, als könnte allein schon das Vorhandensein medizinischer Einrichtungen die Menschen passiv »sortieren«. Eine Vermehrung psychiatrischer Betten in einem Bezirk führt zur Vermehrung der psychiatrischen Fälle. Ein Krankenhaus wird immer seine Patienten finden, auch wenn es schon reichlich Krankenhausbetten in dem Gebiet gibt, ein der Krankenfürsorge gewidmeter Verband wird genauso seine Klienten finden wie eine Arztpraxis. Trotz der großen Arztdichte haben die Ärzte in der Bundesrepublik ebenso zuviel zu tun wie ihre Kollegen in Ländern mit geringerer Arztdichte. Dieser Sog der Institutionen manifestiert sich auch in Einzelfällen, die in die »Fänge der Medizin« geraten, ohne eigentlich krank zu sein. Daß der Sog der medizinischen Einrichtungen zum Gesundheitsverhalten beiträgt, steht außer Zweifel. Unbekannt ist jedoch die Stärke dieses Einflusses.

9. *Objektive Barrieren stehen einem optimalen Gesundheitsverhalten im Wege.* Geldmangel ist eine schwer übersteigbare Barriere in Ländern mit großer Armut und ohne Sozialversicherung. Allerdings erleichtert das Versichertsein die Inanspruchnahme von Ärzten und Krankenhäusern nach den Feststellungen von Anderson (1), Silver und Freidson (4) nicht in dem Maße, wie man es in der Bundesrepublik in gewissen politischen Kreisen annimmt. Die soziale Distanz zwischen Patient und Gesundheitspersonal kann gleichfalls eine objektive Barriere darstellen. Der Einfluß dieser Barrieren auf das Gesundheitsverhalten ist quantitativ noch nicht abzuschätzen.

10. *Die wesentlichen Entscheidungen des Gesundheitsverhaltens finden im medizinischen Laiensystem statt.* Das Laienzuweisungssystem (Freidson [4]) beziehungsweise das Laienkommunikationssystem (Cowles, Polgar, Simmons und Switzer [2]) sind die wichtigsten Informationsquellen für medizinische Belange. Viele Ärzte versuchen – zu ihrem Nachteil –, dieses Laiensystem in seiner Bedeutung zu bagatelli-

sieren oder verächtlich zu machen, statt es kennenzulernen. Unter den medizinisch relevanten Entscheidungen kommt nur eine Minderzahl unter ärztlicher Beratung und Berücksichtigung wissenschaftlicher Gesichtspunkte zustande. Die Kenntnis und Beeinflussung des Laiensystems muß daher das Ziel jeder wirkungsvollen Gesundheitserziehung sein. Die Hypothese von der hervorragenden Bedeutung des Laiensystems für das Gesundheitsverhalten kann als gesichert gelten, die Inhalte dieses Systems müssen aber noch gründlicher erforscht werden.

Wie Koos (8) feststellte, entwickelt sich die moderne Medizin fort von den Bedürfnissen ihrer Konsumenten. Es ist sicher gut, auch das kritisch zu betrachten, was die Medizin als optimales Gesundheitsverhalten bezeichnet. Stoeckle und Zola (19) halten es für vordringlich, eine Philosophie zu entwickeln, die in realistischer Weise definiert, was richtiges Gesundheitsverhalten und angemessene Gesundheitspflege sind. Wir haben durch die Überbetonung aktiver und spektakulärer Heilungen ein Bild erzeugt, das unrealistische Erwartungen auf seiten der Bevölkerung hervorruft und notgedrungen zu Enttäuschung an der Medizin führt. Die Anforderungen vieler Ärzte an ein optimales Gesundheitsverhalten sind so übertrieben, daß dadurch eher das Gegenteil eintritt: Skepsis, Resignation und Passivität. Anderson (1) erhofft sich von der Soziologie, daß sie die Ärzte von der Notwendigkeit überzeugen, das Gesundheitswesen im Gleichgewicht mit den anderen Kulturbereichen zu halten. Erst dann wird sich ein Konzept optimalen Gesundheitsverhaltens für Individuum wie Gesellschaft entwickeln lassen, fern von übertriebenen Anforderungen und von wirklichkeitsfremden Ideologien.

LITERATUR

(1) Anderson, O. W., The Utilization of Health Services. In: *Handbook of Medical Sociology*, Englewood Cliffs, N. J. 1963, S. 349–367.

(2) Cowles, W.; Polgar, St.; Simmons, L.; Switzer, J., Health and Communication in a Negro Census Tract. In: *Social Problems*, 10, 1963, S. 228–236.

(3) DiCicco, L. u. Apple, D., Health Needs and Opinions of Older Adults. In: *Sociological studies of health and sickness*, hrsg. v. D. Apple, New York, Toronto, London 1960, A. 26–39; und: *Publ. Hlth. Rep.*, 73, 1958, S. 479.

(4) Freidson, E., *Patients' Views of Medical Practice.* New York 1961.

(5) Goldsen, R. K., Patient Delay in Seeking Cancer Diagnosis: Behavioral Aspects. In: *J. chron. Dis.*, 16, 1963, S. 427–436.

(6) Kasl, St. V. u. Cobb, S., Some psychological factors associated with illness behavior and selected illness. *J. Chron. Dis.*, 17, 1964, S. 325–345.

(7) Koos, Earl. L., The Health of Regionville. What the People Thought and Did about it. New York 1954.

(8) Koos, Earl L., Metropolis – what City People Think of their Medical Services. In: *Patients, Physicians and Illness*, hrsg. v. E. G. Jaco, Glencoe, Ill. 1958, S. 113–119; und: *Amer. J. publ. Hlth.*, 45, 1955, S. 1551. In diesem Band S. 311.

(9) Mechanic, D. The Concept of Illness Behavior. In: *J. chron. Dis.*, 15, 1962, S. 189–194.

(10) Mechanic, D., Religion, Religiosity, and Illness Behavior: The Special Case of the Jews. In: *Hum. Organ.*, S. 202–208.

(11) Mechanic, D., Some Implications of Illness Behavior for Medical Sampling. In: *New Engl. J. Med.*, 269, 1963, S. 244–247.

(12) Mechanic, D. u. Volkart, E. H., Stress, Illness Behavior, and the Sick Role. In: *Am. Sociol. Rev.*, 26, 1961, S. 51.

(13) v. Mering, O., Disease, Healing and Problem Solving; A Behavioural Science Approach. In: *Int. J. Soc. Psychiat.*, 8, 1962, S. 137–148. In diesem Band S. 332.

(14) Pflanz, M., Der Entschluß zum Arzt zu gehen. In: *Hippokrates*, 35, 1964, S. 894–897.

(15) Polgar, St., Health and Human Behavior: Areas of Interest Common to the Social Medical Sciences. In: *Current Anthropol.*, 3, 1962, S. 159–179.

(16) Polgar, St., Health Action in Cross-Cultural Perspective. In: *Handbook of Medical Sociology*, Englewood Cliffs, N. J. 1963, S. 397–419.

(17) Rosenstock, I. M., Public Responses to Cancer Screening and Detection of Health Behavior. In: *J. chron. Dis.*, 16, 1963, S. 407–418.

(18) Scotch, N. A., Medical Anthropology. *Biennial Rev. Anthropol.*, 1963, S. 31–68.

(19) Stoeckle, J. D.; Zola, I. K., After Everyone Can Pay for Medical Care. In: *Med. Care*, 2, 1964, S. 36–41.

(20) Stoeckle, J. D.; Zola, I. u. Davidson, G. E., On Going to See the Doctor, the Contributions of the Patient to the Decision to Seek Medical Aid. In: *J. chron. Dis.*, 16, 1963, S. 975–989.

(21) Suchman, E. A., Sociomedical Variations Among Ethnic Groups. In: *Am. J. Sociol.*, 70, 1964, S. 319–331.

(22) Wilson, R. N., Patient-Practitioner Relationship. In: *Handbook of Medical Sociology*, Englewood Cliffs, N. J. 1963, S. 273–295.

(23) Zola, K. I., Problems of Communication, Diagnosis, and Patient Care: The Interplay of Patient, Physician and Clinic Organization. In: *J. med. Educ.*, 38, 1963, S. 829–838.

(24) Institut für Demoskopie, *Soziologische Daten zur Gesundheitspolitik. Gutachten über eine Bevölkerungsumfrage in Hessen.* Allensbach 1958.

Medizinsoziologische Untersuchung über Gesundheitsverhalten

M. PFLANZ, M. PINDING, A. K.-W. ARMBRÜSTER UND M. TÖRÖK

Befinden sich in der Medizin Entstehungsbedingungen pathophysiologischer Prozesse, Verlauf und Therapie im Mittelpunkt des wissenschaftlichen Interesses, so richtet die Medizinsoziologie ihr Augenmerk vor allem auf die Verhaltensweisen, die den Komplex Gesundheit und Krankheit umgeben. Ob man seine Lebensweise oder seine Ernährung mit Rücksicht auf die Gesundheit ändert, ob man im Krankheitsfalle sich selbst Medikamente kauft oder einen Arzt aufsucht, ob man eine empfohlene oder verordnete Therapie wirklich durchführt, ob man sich impfen läßt oder einen Rentenantrag stellt, immer handelt es sich um Gesundheitsaktionen (31) oder um Äußerungsformen des Gesundheitsverhaltens. Während der Mediziner allgemein annimmt, daß bestimmte Symptome und Krankheiten den Patienten zum Arzt oder zu anderen medizinischen Institutionen führen, hat die Medizinsoziologie nachgewiesen, daß dies nicht zutrifft. Ehe ein Patient zum Arzt kommt, hat er eine »Selbstdiagnose« gestellt, ob eine bestimmte Empfindung oder ein Ereignis als »Symptom« aufzufassen sind, er hat einige Entscheidungen im Rahmen des Laiensystems getroffen, und erst am Ende einer Vielzahl verschiedener Schritte steht der Gang zum Arzt (16, 23, 25, 27, 38). Viele Kranke mit schweren Symptomen kommen erst sehr spät oder gar nicht zum Arzt; umgekehrt hat es der Arzt auch außerhalb von Vorsorgeuntersuchungen mit Menschen zu tun, die nur banale oder gar keine Symptome aufweisen.

Die moderne Medizin ist im präventiven wie im kurativen Bereich immer mehr auf die Mitarbeit des einzelnen angewiesen. Sie ist im Begriff, im Patienten einen mündigen und informierten Mitarbeiter zu sehen. Sie hat dabei bestimmte, wenn auch noch nicht immer realistische Vorstellungen von einem optimalen Gesundheitsverhalten. Sie ist auf die Mitwirkung des Medizinsoziologen angewiesen, der zunächst das tatsächliche Gesundheitsverhalten festzustellen hat und in einem weiteren Schritt ergründen muß, welche Hindernisse einem optimalen Verhalten in Gesundheitsbelangen entgegenstehen. Hierbei spielen zweifellos individuelle Erfahrungen, Persönlichkeitsmerkmale und tiefliegende Motivationen eine Rolle (7, 32), aber auch kulturelle Wertvorstellungen, Gebräuche, Sitten und gruppenspezifische Gewohnheiten und Anschauungen. Gesundheitszustand und Gesundheitswissen sind ebenfalls verhaltensformend, aber vermutlich nicht in gleichem Maße wie die soziokulturellen Triebkräfte. In den letzten Jahren hat die Medizinsoziologie ein Ge-

Aus: *Medizinische Klinik*, Nr. 10 vom 11. 3. 1966, S. 391–397. Mit freundlicher Genehmigung der Autoren und des Verlags Urban & Schwarzenberg, München-Berlin-Wien.

bäude von differenzierten Theorien und Hypothesen über das Gesundheitsverhalten erarbeitet und teilweise empirisch untersucht (5–7, 21, 28, 30–32, 35, 40–42). Darauf wollen wir in diesem Rahmen nicht eingehen, sondern über eine eigene Untersuchung berichten, die sich mit dem *Gesundheitsverhalten von Poliklinikpatienten* befaßt. Uns interessierte nicht nur die Häufigkeit bestimmter statistisch erfaßbarer Verhaltensaspekte und Anschauungen, sondern weit mehr die Frage, ob es in dieser Hinsicht Unterschiede zwischen einzelnen Patientenkategorien gibt.

METHODE

In zwei Perioden von sechs und von zwei Monaten wurden in den Jahren 1963 und 1964 insgesamt 596 nach einem Zufallsverfahren ausgewählte Patienten, die mit offizieller Überweisung eines freipraktizierenden Arztes erstmals in die Medizinische Poliklinik in Gießen gekommen waren, einer standardisierten Befragung unterzogen. Obwohl die Befragung in der ersten Periode *vor*, in der zweiten Periode *nach* der ärztlichen Untersuchung und in einem neuen Gebäude durchgeführt wurde, waren die Ergebnisse bei beiden übereinstimmend. Wir können annehmen, daß die befragten Patienten repräsentativ für alle Patienten der Gießener Medizinischen Poliklinik sind; natürlich sind sie nicht repräsentativ für die Bevölkerung des Einzugsgebietes. Der Vergleich mit anderen Erhebungen weist aber darauf hin, daß sich das Gesundheitsverhalten unserer Patienten nicht wesentlich von dem der aus Kranken und Gesunden zusammengesetzten Bevölkerung unterscheidet. Weiterhin hatten wir uns die Frage vorzulegen, wieweit sich in den ausgewerteten Antworten die Verzerrungen niederschlagen, die bei Interviews leicht auftreten können, das heißt mit anderen Worten, wieweit man die Antworten als zuverlässig betrachten darf. Gerade die Vergleiche zwischen den Patientenkategorien zeigen, daß wissentlich falsche Antworten (außer eventuell bei der Frage nach Häufigkeit des Kirchgangs) das Ergebnis nicht beeinträchtigen. Trotzdem müssen wir uns davor hüten, die Angaben über ein bestimmtes Verhalten mit diesem Verhalten gleichzusetzen, obwohl das in manchen Fällen (etwa bei den Fragen nach früheren Krankenhausaufenthalten) weitgehend zulässig ist. Beide Interviewer waren Ärzte, die mit solchen Aufgaben vertraut waren.

Die statistische Auswertung erfolgte mit IBM-Lochkarten über die Sortiermaschine 083 und die Tabelliermaschine 421. Unterschiede zwischen statistischen Gruppen wurden mit Hilfe des χ^2-Tests geprüft. Wir werden im folgenden Text nur dann von Unterschieden sprechen, wenn diese signifikant sind, das heißt, wenn die Nullhypothese mit einer Irrtumswahrscheinlichkeit $p < 0{,}05$ zurückgewiesen werden kann.

ERGEBNISSE

Wenn man ganz allgemein, ohne nähere Definition fragt, *ob etwas für die Gesundheit getan wird,* bejahen nur 37% unserer Patienten die Frage. Dieser Prozentsatz stimmt mit dem Ergebnis der Befragung einer repräsentativen Bevölkerungsgruppe in Hessen (15) überein, wo 34% die Frage bejahten, während eine andere ebenfalls repräsentative Untersuchung 50% zustimmende Antworten erhielt (45). Dieser Vergleich zeigt, daß kranke Menschen (Poliklinikpatienten) nicht mehr für ihre Gesundheit tun als der Bevölkerungsdurchschnitt. Dies wird noch durch unseren Befund bestätigt, daß Patienten mit organischen und degenerativen Störungen seltener (32%) etwas für ihre Gesundheit tun als Patienten mit funktionellen Störungen (44%). Frauen (27%) sind wesentlich weniger gesundheitsorientiert als Männer (48%). Wie auf Grund der bisherigen Erhebungen (15, 45) anzunehmen war, tun Personen, deren Schulbesuch mit der Volksschule beendet war, weniger für ihre Gesundheit (33%) als die anderen (66%). Landwirte (26%) und Arbeiter (35%) haben unsere Frage seltener bejaht als Angestellte und Beamte (46%). Dagegen war der Unterschied zwischen Stadt (41%) und Dorf (31%) nicht statistisch zu sichern.

Wenn man nach klarer definierten Einzelmaßnahmen gesundheitsorientierten Verhaltens fragt, erhält man einen höheren Prozentsatz zustimmender Antworten als auf die erste, sehr allgemein formulierte Frage. So sagten uns 55% unserer Patienten, daß sie durch die *Ernährung* etwas für ihre Gesundheit tun. Diese Zahl ist deutlich höher als die aus einer anderen Befragung mitgeteilte (45), entspricht aber in ihrer Größenordnung der hessischen Repräsentativbefragung (15) und auch einer nordamerikanischen Befragung bei Negern (3). Hier werden die Männer (50%) von den Frauen (59%) übertroffen und wiederum die Landwirte (45%) und Arbeiter (53%) von den Angestellten und Beamten (65%). Nach Diagnosengruppen, Wohnortgröße, Alter und Schulbildung fanden wir keine Unterschiede.

Alle Personen, die angaben, durch ihre Ernährung etwas für die Gesundheit zu tun, wurden weiter befragt, ob sie auf bestimmte Nahrungsmittel verzichten, ob sie ärztlich angeordnete Diät halten oder ob sie sich bestimmte Nahrungsmittel aus Gesundheitsgründen zusätzlich kaufen. Hier waren Doppelantworten möglich. 69% verzichten auf bestimmte Nahrungsmittel, und zwar tun das Personen über 50 Jahren, Patienten mit organischen Krankheiten sowie Beamte, Angestellte und Landwirte häufiger als die jeweiligen Vergleichsgruppen. 34% halten eine vom Arzt verordnete *Diät* ein beziehungsweise behaupten es, und zwar Personen über 50 Jahre (44%) häufiger als jüngere (28%). Natürlich ist mit der Antwort auf diese Frage nichts über Zweckmäßigkeit, Regelmäßigkeit oder Intensität des Diäthaltens ausgesagt.

59% der Patienten gaben an, sich aus Gesundheitsgründen *bestimmte Nahrungsmittel* zu kaufen. Hierbei ließen sich keine Unterschiede nach Geschlecht, Alter, Schulbildung und Diagnosengruppen feststellen. Arbeiter kaufen sich aber häufiger solche Nahrungsmittel (66%) als Landwirte (38%), Stadtbewohner (76%) häufiger als Bewohner von Dörfern (56%). Hierbei spielen neben anderen Faktoren vielleicht die geringe Verfügbarkeit solcher Lebensmittel auf dem Lande oder auch starre Ernährungsgewohnheiten eine Rolle.

Der *Kauf von Medikamenten* ohne ärztliche Verordnung wird von Ärzten häufig mit großer Skepsis betrachtet. Es ist aber eine Tatsache, daß Patienten häufig von sich aus Medikamente kaufen und daß viele Menschen, auch Sozialversicherte, bereit sind, hierfür Geld auszugeben. Von unseren Patienten haben 37% angegeben, daß sie von sich aus Medikamente kaufen, Frauen etwas häufiger (41%) als Männer (32%). Es bestanden keine Unterschiede nach Wohnortgröße, Schulbildung, Berufsstellung, Alter, Konfession und Diagnose. Der Prozentsatz der Selbstmedikation hat bei unseren Patienten ungefähr die gleiche Größenordnung, eher eine etwas niedrigere als in verschiedenen repräsentativen Befragungen in der Bundesrepublik (15, 45, 46) und Nordamerika (3), er ist jedoch wesentlich niedriger als in England (20). Diese englische Befragung zeigte ebenfalls keine Unterschiede zwischen den Sozialschichten, jedoch wie bei uns häufiger Selbstmedikation bei Frauen.

Selbstkauf von Stärkungsmitteln wurde von 20% unserer Patienten angegeben; auch hier bestanden keine Gruppenunterschiede. Zwei Repräsentativbefragungen in der Bundesrepublik erhielten einen höheren Prozentsatz an positiven Antworten (15, 46). Der Anteil einzelner Mittel war aber in unserer Befragung sehr ähnlich wie bei den beiden anderen.

Selbstkauf von Medikamenten und Stärkungsmitteln gehört bereits in den größeren Rahmen der *Konsultation im Krankheitsfalle.* Es gibt sehr viele Alternativlösungen für Gesundheitsprobleme, die Konsultation von Ärzten oder Einrichtungen der Medizin ist nur eine davon. Ein großer Teil der Entscheidungen und der Beratungen spielt sich im Laiensystem ab – sei es, daß man Eltern, Verwandte, Nachbarn oder Kollegen befragt, sei es, daß man sich an niemanden wendet – oder im halbprofessionellen System (Apotheker, Schwester, Drogist, Heilpraktiker). Welcher Weg beschritten wird, hängt nicht nur vom Bildungsgrad oder der Art der Krankheit ab, sondern auch von der objektiven und der subjektiv empfundenen Verfügbarkeit einzelner Einrichtungen. Mit diesen Fragen befaßt sich die Medizinsoziologie seit längerer Zeit in differenzierter Weise (5), wobei sie sich auch mit den Verhältnissen in den Entwicklungsländern beschäftigt (29, 30, 35).

Wenn man untersuchen will, welche Ratgeber aufgesucht werden, kann man zwei Arten von Fragen stellen: Man kann einmal nach tatsächlichem Verhalten fragen, zum anderen kann man auch die befragte Person auffordern, sich bestimmte Situationen beziehungsweise Krankheitssymptome vorzustellen und anzugeben, wen sie hierbei um Rat fragen würde. Wir haben beide Methoden angewandt; die mit der zweiten Methode erhobenen Befunde werden wir aber erst nach Besprechung der Literatur und der direkten Fragen behandeln.

Wir sagten schon, daß ein großer Teil der Bevölkerung im Krankheitsfalle von sich aus Medikamente kauft, ohne deswegen zum Arzt zu gehen. *Bei schwerer Erkrankung behandeln sich 10% selbst* (45), bei Kopfschmerzen oder Erkältung sind es 35 bis 50% (5–7, 21, 28, 30–32, 35); bei leichteren psychischen Problemen ist der Prozentsatz ebenso hoch (10). Diese Zahlen geben aber nur an, wie viele Personen keine ärztliche Konsultation suchen. Ob sie aber wirklich niemanden um Rat fragen, oder ob sie sich therapeutisch durch Eltern, Kollegen, Apotheker oder andere Personen beraten lassen, ist aus den mitgeteilten Zahlen nicht zu erkennen. Cowles et al. (3) berichten, daß 36% der in einem Jahr erkrankten Neger ihres Samples in den Vereinigten Staaten nicht zum Arzt gehen. Von diesen hatten 21% auf den Rat von Verwandten oder Freunden gehört, die übrigen hatten sich selbst behandelt oder gar nichts unternommen. 37% der befragten Personen ließen sich von einem Laien bei der Arztwahl beraten. Gurin, Veroff u. Feld (10) haben sich einen guten Überblick darüber verschafft, bei wem im Falle einer psychischen Störung Hilfe gesucht wird. Hier steht der Pfarrer an erster Stelle, als nächster der praktische Arzt, doch werden auch Verwandte und Freunde häufig um Rat gebeten.

Im halbprofessionellen Beratungssystem steht der *Apotheker* an der Spitze. Von unseren Patienten haben 25% schon einmal im Krankheitsfalle einen Apotheker um Rat gefragt. Wir konnten dabei keine Unterschiede nach Geschlecht, Alter, Schulbildung, Beruf und Konfession feststellen. Bei der »asiatischen Grippe« haben in den Vereinigten Staaten 12 bis 30% der Erkrankten nur den Apotheker konsultiert, vor allem in der Unter- und Mittelschicht (33). Aus den Zahlen, die bei den repräsentativen Erhebungen gefunden wurden, kann man schließen, daß der Umfang der Beratungen durch Apotheker in der Bundesrepublik nicht geringer ist als in den Vereinigten Staaten und unsere Zahl von 25% eher an der unteren Grenze liegt.

Über den Umfang der medizinischen Beratungstätigkeit von Krankenschwestern, insbesondere Gemeindeschwestern, liegen kaum Zahlen vor. Freidson (5) stellte fest, daß bei Erkältungen die Schwestern unter den Ratgebern nach dem Arzt an zweiter Stelle stehen, bei »Schwierigkeiten mit anderen Leuten« sogar an erster Stelle. Wie diese Untersuchung zeigt, werden gelegentlich auch Klinikschreibkräfte konsultiert.

Natürlich ist es nicht einfach, etwas Zuverlässiges darüber zu erfahren, wie häufig ein *Heilpraktiker* aufgesucht wird. Wir haben in der zweiten Periode unserer Untersuchung Patienten gefragt, ob sie schon einmal bei einem Heilpraktiker waren. 31% haben diese Frage bejaht, von Patienten unter 29 Jahren jedoch nur 12%. Es fanden sich keine signifikanten Unterschiede nach Schulbildung, Konfession, Berufsstatus und Geschlecht. Am häufigsten gingen Patienten mit organischen und degenerativen Krankheiten zum Heilpraktiker (41%), während Patienten mit funktionellen Störungen seltener dort waren (18%). Diese Zahlen widerlegen die landläufige Meinung der Ärzte, den Heilpraktiker suchten vor allem nervöse Kranke mit funktionellen Beschwerden auf. In unserer Untersuchung war der Anteil jener Patienten, die zum Heilpraktiker gingen, weit höher als in den beiden repräsentativen Befragungen (15, 45), die jeweils von 2% sprechen. In den Vereinigten Staaten liegen diese Zahlen bei 9 bis 20% (17, 18).

Man erkennt aus dem bisher Berichteten, daß die Konsultationen im Laiensystem von großer praktischer Bedeutung sind. Vermutlich gelangt weniger als die Hälfte der Gesundheitsstörungen bis zum Arzt. Trotzdem ist die *Inanspruchnahme der Ärzte* in westlichen Ländern sehr hoch. Verschiedene Statistiken zeigen, daß im Durchschnitt jede Person drei- bis sechsmal pro Jahr einen Arzt aufsucht (2). Die neueste repräsentative Statistik der Vereinigten Staaten stellte eine Rate von vier bei Männern und von sechs bei Frauen fest, wobei die Zahlen der Inanspruchnahme in der Stadt höher waren als auf dem Lande (13). Unsere Zahlen haben die gleiche Größenordnung; unsere Patienten suchten im Jahr vor der Befragung etwas über sechsmal einen Arzt auf. Da wir uns bei unserer Untersuchung auf das Gedächtnis der Patienten verlassen mußten, ist diese Zahl mit der weit höheren der deutschen Krankenstatistik nicht vergleichbar. Von unseren über 50jährigen Patienten waren im letzten Jahr 38% häufiger als neunmal beim Arzt, von den Patienten bis 29 Jahren aber nur 24%. Die Häufigkeit der Inanspruchnahme ist größer bei Patienten mit organischen und degenerativen Krankheiten, geringer bei Patienten mit funktionellen Störungen. Es fanden sich keine Unterschiede nach Berufen, Schulbildung, Geschlecht und Größe des Wohnortes. Die Befragung in Hessen (15) stellte dagegen fest, daß Landwirte seltener, die Mittelschicht häufiger als der Durchschnitt zum Arzt geht. Wir möchten in diesem Zusammenhang noch einmal erwähnen, daß erst eine Reihe verschiedenartiger Überlegungen zum Arztbesuch führt, bei denen Art und Schwere der Symptome oft nicht die entscheidende Rolle spielen (38, 39). Doch darf man das Laiensystem und die Medizin nicht als zwei völlig getrennte Welten betrachten, beide sind für den Patienten einander zugeordnet. So halten es Stoeckle und Davidson (37) beispielsweise für möglich, daß viele Patienten nur deswegen zum Arzt kommen, weil sie Ärger, Trauer, Kränkung oder andere Gefühle nicht im Familien- oder Freundeskreis mit anderen teilen können.

Wir haben uns nicht eingehend mit der Frage beschäftigt, nach welchen Kriterien die Patienten die Entscheidung für einen bestimmten Arzt treffen. Wir haben aber danach gefragt, ob der gegenwärtige Hausarzt der *Arzt* ist, *der am nächsten wohnt.* Diese Frage wurde von 66% bejaht und von 33% verneint. Dorfbewohner, Personen mit Volksschulbildung und Landwirte gehen häufiger zum nächst wohnenden Arzt als Stadtbewohner, Patienten mit besserer Schulbildung und Angestellte. Man darf diesen Befund so interpretieren, daß lokale Gegebenheiten persönlicher und verkehrstechnischer Art die Freiheit der Arztwahl von vornherein begrenzen. Man könnte im Zusammenhang mit amerikanischen Untersuchungen (5, 41, 42) auch schließen, daß auf dem Lande eine mehr »parochiale« Orientierung der Medizin gegenüber herrscht, im Gegensatz zu einer »kosmopolitischen« in der Stadt, besonders bei den Mittelschichten.

11% unserer Patienten lagen in den zwölf Monaten vor der Untersuchung stationär im *Krankenhaus,* und zwar wider Erwarten jüngere Patienten häufiger (15%) als solche über 50 Jahren (7%). Organisch und funktionell Kranke waren gleich häufig in stationärer Behandlung. Eine Gruppe, auf die wir noch zurückkommen werden, war weit öfter im Krankenhaus als der Durchschnitt: Patienten, die angaben, niemals in die Kirche zu gehen (22%). Im Weltdurchschnitt gehen pro Jahr 8,8 bis 20% der Bevölkerung der Industrienationen ins Krankenhaus (2). Die neueste repräsentative Erhebung in den Vereinigten Staaten zeigt, daß rund 10 bis 12% der Bevölkerung pro Jahr stationär im Krankenhaus behandelt werden, mit dem Alter zeigt sich ein leichter Anstieg (12). Unsere Zahl stimmt sehr gut überein mit der deutschen Statistik: in Hessen befinden sich jährlich 10,8% der Bevölkerung in Krankenhäusern für akut Kranke (36). Auch diese Zahl zeigt uns, daß sich unsere Poliklinikpatienten nicht sehr weit von einem repräsentativen Bevölkerungsquerschnitt unterscheiden.

Zwei weitere Fragen haben wir danach gestellt, *was die Patienten auf ärztlichen Rat tun:* Alle von uns Untersuchten kamen offiziell mit einem Überweisungsschein des Hausarztes in die Poliklinik. Jedoch haben nur 57% gesagt, daß der Rat des Hausarztes für diese Überweisung ausschlaggebend war. 26% gaben selbst den

Anstoß für die Überweisung, in 7% waren es Verwandte. Eine Untersuchung in den Vereinigten Staaten (44) und eine in England (1) zeigten, daß dort noch häufiger als bei uns der Patient den Anstoß zur Überweisung in eine Poliklinik gibt. Die *Selbstüberweisung* kam bei uns in allen Alters-, Berufs- und Bildungsgruppen gleich oft vor. Es fanden sich auch keine Unterschiede zwischen den Geschlechtern oder nach Wohnortgröße. Prostestanten, die regelmäßig in die Kirche gehen, geben häufiger (28%) den Anstoß zur Überweisung als Protestanten, die selten oder gar nicht in die Kirche gehen (11%). Dieser Befund stützt die Hypothese, daß Kirchgänger aktiver in ihrem Gesundheitsverhalten sind (10).

Wir erwähnten bereits, wie viele Patienten auf ärztliche Anordnung hin Diät einhalten. Wir erkundigten uns in der ersten Befragungsperiode auch danach, ob die Patienten am Tag der Untersuchung oder am Tag zuvor ein *Medikament eingenommen* hätten. In Übereinstimmung mit einer Emnid-Erhebung (zit. n. 19) stellten wir fest, daß rund die Hälfte unserer Patienten an einem Stichtag ein Medikament eingenommen hatte. Von jenen, die ein Arzneimittel einnahmen, wußte übrigens nur ein Drittel genau den Namen dieses Medikamentes. Dieser Befund weist auf die Grenzen hin, die einer Erhebung über Arzneimittelnebenwirkungen auf Grund retrospektiver Befragung gesteckt sind.

Um einen weiteren Einblick in das Gesundheitsverhalten unserer Patienten zu gewinnen, haben wir danach gefragt, *wen sie in bestimmten Situationen um Rat fragen würden.* Wir haben uns dabei an die von Freidson (5) angegebene Methode gehalten. Die erste Frage war, wer konsultiert wird bei einer leichten Erkältung mit Schnupfen, Husten, allgemeinem Krankheitsgefühl und Fieber nicht über 38°. Als nächstes fragten wir nach dem Ratgeber bei innerer Unruhe, Ängstlichkeit und Nervosität. Bei beiden Fragen erhielt der Patient einige Karten, auf denen sieben potentielle Berater (Hausarzt, anderer Arzt, Eltern und Verwandte, Nachbarn und Kollegen, Gemeindeschwestern, Apotheker beziehungsweise Pfarrer, keiner) aufgetragen waren. Diese Karten sollten in der Reihenfolge sortiert werden, in welcher die betreffenden Personen um Rat gefragt würden. Wir konnten dabei eine Punktzahl für jeden Berater berechnen, wobei die niedrigste Punktzahl den höchsten Rang in der Befragung angibt. Nach den Punktzahlen haben wir die Rangfolge der Beliebheit beurteilt. Weiterhin wird angegeben, welcher Prozentsatz unserer Patienten die betreffende Person an erster Stelle um Rat fragen würde. Als drittes errechneten wir, von wieviel Befragten ein bestimmter Ratgeber nicht in Erwägung gezogen wird (Tabellen 1 und 2).

Tabelle 1

Rat bei Erkältung	Hausarzt	Eltern und Verwandte	anderer Arzt	Apotheker	Gemeindeschwester	keiner	Nachbarn, Kollegen
a) Punktwert	2,06	4,43	5,25	5,27	5,68	6,10	6,37
b) Wahl an 1. Stelle (in %)	52,3	26,2	0,1	5,3	5,2	9,2	1,5
c) Nicht in Erwägung gezogen (in %)	10,4	49,3	59,9	59,9	69,6	82,4	81,9

Rat bei innerer Unruhe	Eltern und Verwandte	Hausarzt	keiner	anderer Arzt	Nachbarn, Kollegen	Pfarrer	Gemeindeschwester
a) Punktwert	3,42	3,45	5,40	5,83	5,92	6,27	6,38
b) Wahl an 1. Stelle (in %)	46,6	30,6	12,4	0,1	5,0	3,9	0,9
c) Nicht in Erwägung gezogen (in %)	37,0	33,4	70,4	72,2	77,0	83,9	85,3

Tabellen 1 und 2.a) Nach Punktwerten aufsteigende Rangfolge der Personen, die bei Erkältung (Tabelle 1) bzw. innerer Unruhe (Tabelle 2) um Rat gefragt würden. Prozentsatz der Patienten, die b) einen bestimmten Berater unter mehreren in Frage kommenden zuerst befragen würden und c) einen bestimmten Berater überhaupt nicht in Erwägung ziehen.

Tabelle 2

Im Falle der *Erkältung* würde der Hausarzt von 52% an erster Stelle aufgesucht und nur von 10% ganz abgelehnt; erst mit großem Abstand folgen an zweiter Stelle Eltern und Verwandte. Diese Reihenfolge der Rangordnung ist in allen untersuchten Gruppen gleich. Die Ablehnung des Hausarztes als Berater ist häufiger bei Personen mit besserer Schulbildung im Vergleich zu Patienten mit Volksschulbildung, bei Stadtbewohnern im Vergleich zu Dorfbewohnern und vor allem bei Leuten, die selten oder gar nicht in die Kirche gehen im Vergleich zu regelmäßigen Kirchgängern. Die Eltern werden bei Erkältung seltener befragt von Personen mit besserer Schulbildung und natürlich von älteren Personen im Vergleich zur Altersgruppe unter 30 Jahren. Ein anderer Arzt sowie der Apotheker stehen mit etwa gleicher Punktzahl an dritter und vierter Stelle. Dorfbewohner und Patienten mit organischen und degenerativen Erkrankungen sowie ältere Leute lehnen die Beratung durch den Apotheker häufiger ab als die entsprechenden Vergleichsgruppen. Gemeindeschwester sowie Nachbarn und Kollegen stehen an letzter Stelle der potentiellen Berater; ebenso selten wird bei Erkältung gar niemand befragt. »Kirchgänger« scheinen eher Vertrauen zur Gemeindeschwester zu haben als Leute, die nicht in die Kirche gehen, sie scheinen aber weniger von Selbsthilfe zu halten.

Bei *innerer Unruhe* gibt es keinen »Favoriten« unter den Beratern. Das entspricht dem Befund von Freidson (5), daß die Reihenfolge der Konsultanten nur dann klar angegeben werden kann, wenn es sich um ein deutlich umrissenes Gesundheitsproblem handelt. In unserer Gesellschaft und von unserer Medizin werden »Nervosität, innere Unruhe und Ängstlichkeit« zwiespältig beurteilt, niemand ist recht zuständig. Ein Drittel unserer Patienten würde wegen solcher Beschwerden einen Hausarzt überhaupt nicht aufsuchen, ein anderes Drittel würde ihm vor allen übrigen Ratgebern den Vorzug geben. Leute mit besserer Schulbildung lehnen bei dieser Beschwerdeart den Hausarzt häufiger ab als Personen mit Volksschulbildung. Bei nervösen Störungen wird bei uns ebenso wie in den Vereinigten Staaten (10) von Patienten, die kaum oder gar nicht in die Kirche gehen, seltener fachliche Hilfe gesucht als von Kirchgängern; dies trifft in gleicher Weise zu für Protestanten wie für Katholiken. Der Pfarrer wird aber von unseren Patienten weit seltener genannt als in der nordamerikanischen Untersuchung. Patienten, die häufiger in die Kirche gehen, nennen auch häufiger den Pfarrer als möglichen Konsultanten bei innerer Unruhe und Nervosität – auch hier wiederum Katholiken ebenso wie Protestanten.

DISKUSSION

Die vier wichtigsten Ergebnisse unserer Untersuchung sind:

1. *Ein großer Teil unserer Patienten ist bereit, etwas für die Gesundheit zu tun.* Diese Bestrebungen werden von den Ärzten häufig unterschätzt, vermutlich weil es dabei an Orientierung, Nachhaltigkeit und Intensität fehlt. Man kann zwar seitens der Patienten mit finanziellen Opfern für die Gesundheit rechnen, auch mit einer gewissen Selbstverantwortlichkeit, aber kaum mit größerer Aktivität. So wurden sportliche Betätigung bei unserer Befragung nur selten als gesundheitsmäßiges Verhalten genannt, Einhalten von Diät, Einnahmen von Medikamenten und Kauf von Stärkungsmitteln sehr viel öfter.

2. Bei der Behandlung von Krankheiten und Beschwerden sowie bei der Beratung in medizinischen Fragen spielt das *Laiensystem eine erhebliche Rolle.* Es gibt ein großes Reservoir an Gesundheitsstörungen, die den Betroffenen erst später oder niemals zum Arzt führen. Bei Erkältungen läßt sich etwa die Hälfte der Erkrankten vom Arzt behandeln, bei nervösen Störungen nicht einmal ein Drittel. Daraus ist der Schluß zu ziehen, daß es zunächst gilt, die zwischen dem Patienten und dem Arzt bestehenden psychologischen Schranken kennenzulernen, um sie nötigenfalls abzubauen. Ferner ist es zweckmäßig, die Bedeutung des Laiensystems für Gesundheitsfragen realistisch einzuschätzen und die Gesundheitserziehung darauf abzustellen, daß Laienberater zwischen wesentlichen und unwesentlichen Gesundheitsstörungen unterscheiden lernen. Das bezieht sich nicht nur auf organische Krankheiten, sondern ebenso auf Probleme der geistigen Gesundheit.

3. *Gesundheitsverhalten* kann *nicht* als *einheitliches Verhalten* angesehen werden, das nur aus einer Motivationquelle fließt und stets zum gleichen Ziel führt. Es gibt verschiedene Parameter des Gesundheitsverhaltens, die miteinander nur in loser Verbindung stehen. Es ließ sich bei unserer Untersuchung nachweisen, daß interessanterweise die meisten Parameter eine gewisse Konstanz zeigen: obwohl wir nur Patienten einer Poliklinik untersucht haben, sind die meisten Fragen in gleicher Weise beantwortet worden wie von repräsentativen Bevölkerungsauswahlen in Deutschland und den Vereinigten Staaten.

Besonders überraschte uns, daß die Patienten, welche vom Hausarzt spontan überwiesen worden waren, sich in ihren Antworten und Reaktionen nicht unterschieden haben von solchen Kranken, die selbst den Hausarzt zur Polikliniküberweisung veranlaßten. Auch dies zeigt, daß es verschiedene von einander unabhängige Komponenten des Gesundheitsverhaltens gibt. Es wird auch durch andere Befunde bestätigt, daß irrationale und rationale Anteile des Gesundheitsverhaltens und -wissens sich keineswegs gegenseitig ausschließen (15, 21).

4. Die *unterschiedlichen Formen* des Gesundheitsverhaltens sind recht *gleichmäßig auf die verschiedenen Bevölkerungsschichten,* auf die Konfessionen, Geschlechter, Altersgruppen, Diagnosengruppen und auf Stadt und Land *verteilt.* Das weist darauf hin, daß die verhaltensprägenden Wertvorstellungen einzelner sozialer

Gruppen bei uns weitgehend nivelliert sind. Es bestehen aber noch Unterschiede, die wir hier noch einmal in anderer Anordnung zusammenfassen wollen.

Die *Altersunterschiede* reflektieren nur die Tatsache, daß im Alter bedeutendere Gesundheitsprobleme auftreten. Ältere Personen über 50 Jahren halten häufiger Diät und verzichten häufiger auf bestimmte Nahrungsmittel als jüngere. Sie gehen auch öfter zum Arzt und zum Heilpraktiker, aber waren (in unserer Serie) seltener im Krankenhaus. Auch die Befragung des Instituts für Demoskopie zeigte, daß ältere Menschen medizinisch aufmerksamer leben (15).

Frauen ernähren sich häufiger gesundheitsmäßig als Männer, und sie kaufen auch häufiger von sich aus Medikamente, jedoch tun sie wesentlich seltener allgemein »etwas für die Gesundheit«. Suchman (42) fand, daß Frauen bessere medizinische Kenntnisse haben und seltener eine volkstümliche Gesundheitsorientierung; sie leiden öfter an chronischen Krankheiten als Männer.

Zwischen Bewohnern von Städten und von Dörfern bestehen nur solche Unterschiede, die mit Wohn- und Verkehrsverhältnissen zusammenhängen: *Städter* suchen seltener den am nächsten wohnenden Arzt auf und kaufen sich häufiger als Dorfbewohner aus Gesundheitsrücksichten bestimmte Nahrungsmittel.

Der Anteil der Patienten, die nach der Volksschule eine weitere *Schulbildung* genossen haben, ist in unserer Serie mit 12% gering; daher finden sich auch kaum signifikante Unterschiede zwischen den Personen mit Volksschulbildung und den anderen. Patienten mit längerer Ausbildung tun häufiger allgemein etwas für die Gesundheit. Sie gehen häufiger zu einem entfernter wohnenden Arzt (vermutlich weil sie meist in der Stadt wohnen), und sie würden sich sowohl bei einer leichten Erkältung als auch bei innerer Unruhe seltener als Leute mit Volksschulbildung den Rat des Hausarztes holen.

Mehrere Autoren haben erhebliche Unterschiede im Gesundheitsverhalten zwischen den *Sozialschichten* gefunden: im allgemeinen geht danach die Unterschicht seltener zum Arzt und häufiger zu paramedizinischen Heilern, sie hat geringere medizinische Kenntnisse, ist im Gesundheitsverhalten »parochial« orientiert und tut weniger für die Gesundheit (9, 17, 18, 41, 42). Wir haben in unserem Einzugsgebiet immer wieder gefunden, daß die Einteilung in Sozialschichten für medizinsoziologische Fragestellungen unbefriedigend bleibt, weil bei unserer vorwiegend ländlichen Bevölkerung die Zugehörigkeit zu den Berufsgruppen der Angestellten und Beamten, gelernten Arbeiter, ungelernten Arbeiter und Landwirte viel stärker verhaltensformend ist. Angestellte und Beamte gehen seltener als der Durchschnitt zum Arzt, der am nächsten wohnt, Landwirte häufiger. Angestellte und Beamte tun am häufigsten etwas für ihre Gesundheit und für eine gesundheitsfördernde Ernährung, Landwirte am seltensten. Angestellte, Beamte und Landwirte verzichten häufiger als Arbeiter auf bestimmte Nahrungsmittel. Wenn man die ungelernten Arbeiter als Unterschicht bezeichnet, können wir nicht finden, daß diese, wie die New Yorker Unterschicht, »vom Hauptstrom der Mittelschicht-Gesellschaft allgemein entfremdet« seien (41). Auch die Repräsentativerhebung in Hessen fand kaum Schichtenunterschiede (15), jedoch zeigte die Unterschicht häufiger als die Mittelschicht »medizinischen Fatalismus«.

Mechanic (23, 24) hat in einer Untersuchung an Studenten gefunden, daß bei Erkältung *Juden* am häufigsten, *Katholiken* am seltensten zum Studentenarzt gehen würden, während die *Protestanten* sich dazwischen hielten. Das von Max Weber im Zusammenhang mit der protestantischen Ethik beschriebene Verhalten scheint sich kaum noch auf die Einstellung zu Gesundheitsbelangen auszuwirken, außer in den Dörfern des amerikanischen Mittelwestens (8). In der Repräsentativbefragung der amerikanischen Bevölkerung durch Gurin, Veroff u. Feld (10) wurden zwischen Katholiken und Protestanten kaum Unterschiede in der Häufigkeit psychischer Symptome gefunden oder in der Art, wie man sich bei solchen Symptomen beraten oder behandeln läßt. Nur C. G. Jung (zit. n. 34) gibt Zahlen an, wonach Protestanten in seelischen Nöten häufiger zum Arzt und seltener zum Pfarrer gehen als Katholiken. In Zürich ist das Freizeitverhalten protestantischer und katholischer Arbeiter gleich (11). Auch wir konnten in keiner der geprüften Variablen einen Unterschied zwischen Protestanten und Katholiken nachweisen.

Ältere amerikanische Untersuchungen von Soziologen hatten nicht genau klären können, ob und wieweit die religiöse Bindung der Eltern das Verhalten der Kinder in nichtreligiösen Dingen formen könne (22) oder ob nur die tatsächliche religiöse Bindung eine Rolle spielt, die sich bei Katholiken stärker als bei Protestanten auszuwirken scheint (11, 43). Es zeigte sich jedenfalls, daß das Gefühl der Zugehörigkeit zur Kirche (meist gemessen an der Häufigkeit des Kirchenbesuchs) stärker die geistige Gesundheit (10, 11) und das Aufsuchen bestimmter Berater bei seelischen Schwierigkeiten bestimmt (10) als die bloße Konfessionszugehörigkeit. Dem entsprechen auch unsere Befunde. Doch sind wir trotz weitgehender Übereinstimmung unserer Zahlen des Kirchenbesuchs mit repräsentativen Erhebungen (4, 14) skeptisch, ob die Angaben zuverlässig sind. Vor allem sind bei uns die Unterschiede in der *Häufigkeit des Kirchgangs* zwischen Protestanten und Katholiken geringer als es die anderen Statistiken feststellten. Wir fanden, daß Protestanten, die nicht in die Kirche gehen, seltener selbst den Anstoß zur Überweisung in die Poliklinik geben als regelmäßige Kirchgänger. Sie nehmen weniger Medikamente ein als Kirchgänger. Protestanten und Katholiken, die nie in die Kirche gehen, befanden sich im letzten Jahr vor der Untersuchung doppelt so häufig stationär im Krankenhaus wie Kirchgänger und suchten sowohl bei Erkältung als auch bei innerer Unruhe eher Hilfe von außen, vom Arzt, dem Pfarrer (bei innerer Unruhe), den Eltern oder der Gemeindeschwester. Generell läßt sich sagen, daß Personen, die nicht in die Kirche gehen, medizinische Hilfe aus einem uns unbekannten Grund, möglicherweise aus Mißtrauen, zu vermeiden suchen, jedoch aus ebenfalls unerfindlichen Gründen häufiger stationär in ein Krankenhaus eingewiesen werden. Wir halten eine weitere Untersuchung der Beziehungen zwischen Religiosität einerseits, Krankheitsvariablen und Gesundheitsverhalten andererseits für lohnend; orientierende Untersuchungen sind in unserem Arbeitskreis auch an Angehörigen nichtchristlicher Religionen in Indien und Ghana vorgenommen worden.

Schließlich war die Hypothese zu prüfen, daß der *Gesundheitszustand selbst eine wichtige Determinante des Gesundheitsverhaltens* sei (15, 42). Wir haben die *Diagnosen* unserer Patienten grob eingeteilt: organische und degenerative Krankheiten einerseits, funktionelle Störungen andererseits. Die funktionell Kranken gehen seltener zum Arzt und zum Heilpraktiker und tun mehr von sich aus für ihre Gesundheit als Patienten mit organischen und degenerativen Krankheiten. Letztere verzichten jedoch öfter auf bestimmte Nahrungsmittel als die funktionell Kranken.

Auch bei der Frage, wer im Falle einer Erkältung konsultiert wird, zeigt sich bei organisch Kranken häufiger ein Fatalismus; sie nennen sowohl Hausarzt, anderen Arzt und Apotheker als auch Nachbarn und Bekannte als potentionelle Berater seltener als die funktionell Kranken. *Unsere Ergebnisse sprechen also nicht dafür, daß das Vorhandensein einer schweren organischen Krankheit zu stärker gesundheitsorientiertem Verhalten führt.*

LITERATUR

(1) Acheson, R. M.; Blaney, R.; Butterfield, W. J. H.; Chamberlain, J. u. Scott-Brown, M., Factors Influencing Referrals to the Out-Patient Department of a London Teaching Hospital. In: *Brit. J. prev. soc. Med.*, 17, 1963, S. 81–84.

(2) Anderson, O. W., The Utilization of Health Service. In: *Handbook of Medical Sociology*, Englewood Cliffs, N. J. 1963, S. 349–367.

(3) Cowles, W.; Polgar, St.; Simmons, L. u. Switzer, J., Health and Communication in a Negro Census Tract. In: *Social Problems*, 10, 1963, S. 228–236.

(4) Franke, K., Freizeit und Erholung. In: *Der vorzeitig verbrauchte Mensch*, hrsg. v. Heise, F. u. Franke, K., Stuttgart 1964, S. 332.

(5) Freidson, E., *Patients Views of Medical Practice*. New York 1961.

(6) Freidson, E., The Sociology of Medicine. A Trend Report and Bibliography. In: *Current Sociology*, 10, 1961/62, S. 123–141.

(7) Goldsen, R. K., Patient Delay in Seeking Cancer Diagnosis. Behavioral Aspects. In: *J. chron. Dis.*, 16, 1963, S. 427–436.

(8) Goldstein, B. u. Eichhorn, R. L., The Changing Protestant Ethic: Rural Patterns in Health, Work, and Leisure. In: *Amer. soc. Rev.* 26, 1961, S. 557–565.

(9) Graham, S., Socio-Economic Status, Illness, and the Use of Medical Services. In: *Patients, Physicians and Illness*, hrsg. v. Jaco, E. G., Glencoe, Ill. 1958, S. 129–134; und in: *Milbank Mem. Fund. Quart.*, 35, 1957, S. 58.

(10) Gurin, G.; Veroff, J. u. Feld, S., *Americans View their Mental Health. A Nationwide Interview Survey*. New York 1960.

(11) Hanhart, D., *Arbeiter in der Freizeit. Eine sozialpsychologische Untersuchung*. Bern/Stuttgart 1964.

(12) U. S. Department of Health, Education and Welfare, Public Health Service: Hospital Dicharges and Length of Stay: Short-Stay Hospitals, United States 1958–1960. In: *Health Statistics for the U. S. National Health Survey*. 1960 (Ser. B-No. 32).

(13) Ders., Volume of Physician Visits, United States, July 1957 – June 1959. In: *Health Statistics for the U. S. National Health Survey*. 1960 (Ser. B-No. 19).

(14) Institut für Demoskopie, *Jahrbuch der öffentlichen Meinung 1947–1955*. Allensbach 1956.

(15) Institut für Demoskopie, *Soziologische Daten zur Gesundheitspolitik. Gutachten über eine Bevölkerungsumfrage in Hessen*. Allensbach 1958.

(16) Kasl, St. V. u. Cobb, S., Some Psychological Factors Associated with Illness Behavior and Selected Illness. In: *J. chron. Dis.*, 17, 1964, S. 325–345.

(17) Koos, Earl L., *The Health of Regionville. What the People Thought and Did about it*. New York 1954.

(18) Koos, Earl L., Metropolis – what City People Think of their Medical Services. In:

Patients, Physicians and Illness, hrsg. v. Jaco, E. G., Glencoe, Ill. 1958, S. 113–119. In diesem Band S. 311.

(19) Kuhn, H. E., *Soziologie der Apotheker.* Stuttg. 1963 (Sozialwiss. Studien, H. 4).

(20) Lader, S., A Survey of the Incidence of Self-Medication. In: *Practitioner,* 194, 1965, S. 132–136.

(21) Lewis, H. u. Lopreato, J., A Rationality, Ignorance, and Perceived Danger in Medical Practice. In: *Amer. soc. Rev.,* 27, 1962, S. 508–514.

(22) Lipset, S. M., Opinion Formation in a Crisis Situation. In: *The language of Social Research,* hrsg. v. P. F. Lazarsfeld u. M. Rosenberg, Glencoe, Ill. 1962. S. 125–140.

(23) Mechanic, D., The Concept of Illness Behavior. In: *J. chron. Dis.,* 15, 1962, S. 189–194.

(24) Mechanic, D., Religion, Religiosity, and Illness Behavior: The Special Case of the Jews. In: *Hum. Organ.,* 22, 1963, S. 202–208.

(25) Mechanic, D. u. Volkard, E. H., Stress, Illness Behavior, and the Sick Role. In: *Amer. soc. Rev.,* 26, 1961, S. 51–58.

(26) Miller, F. J. W., Court, S. D. M., Walton, W. S. u. Knox, E. G., *Growing up in New-castle-upon-Tyne.* Oxford, London, New York, Toronto 1960.

(27) Pflanz, M., Der Entschluß, zum Arzt zu gehen. *In: Hippokrates,* 35, 1964, S. 894–897.

(28) Pflanz, M., Gesundheitsverhalten. In diesem Band S. 283.

(29) Pflanz, M. u. Lambelet, L., Zivilisationskrankheiten und psychosomatische Probleme im ländlichen Indien. In: *Münch. med. Wschr.,* 107, 1965, S. 1493–1502.

(30) Polgar, St., Health and Human Behavior: Areas of Interest Common to the Social Medical Sciences. In: *Curr. Anthropol.* 3, 1962, S. 159–179.

(31) Polgar, St., Health Action in Cross-Cultural Perspective. In: *Handbook of Medical Sociology,* Englewood Cliffs, N. J., 1963, S. 397–419.

(32) Rosenstock, I. M., Public Responses to Cancer Screening and Detection of Health Behavior. In: *J. chron. Dis.,* 16, 1963, S. 407–418.

(33) Rosenstock, I. M.; Hochbaum, G. M. u. Leventhal, H., The Impact of Asian Influenca on Community Life. A Study in Five Cities. In: *Public Health Service Publication,* No. 766 Washington, 1960.

(34) Schmitt, F. J., Neurotische Erkrankungen und Religionszugehörigkeit. In: *Allg. Therap.,* H. 2, 1965.

(35) Scotch, N. A., Medical Anthropology. In: *Biennial Rev. Anthropol.* 1963, S. 31–68.

(36) Statistisches Bundesamt, *Krankenanstalten, Heil- und Hilfspersonen.* 1963 (Fachserie A, Reihe 7, III.).

(37) Stoeckle, J. D., u. Davidson, G. E., Communicating Aggrieved Feelings in the Patient's Initial Visit to a Medical Clinic. In: *J. Hlth. hum. Behav.,* 4, 1963, S. 199–206.

(38) Stoeckle, J. D.; Zola, I. u. Davidson, G. E., On Going to See the Doctor: the Contributions After Patient to the Decision to Seek Medical Aid. In: *J. chron. Dis.,* 16, 1963, S. 975–989.

(39) Stoeckle, J. D.; Zola, I. u. Davidson, G. E., The Quantity and Significance of Psychological Distress in Medical Patients. In: *J. chron. Dis.,* 17, 1964, S. 959–970.

(40) Suchman, E. A., *Sociology and the Field of Public Health.* New York 1963.

(41) Suchman, E. A., Sociomedical Variations among Ethnic Groups. In: *Amer. J. Sociol.,* 70, 1964, S. 319–331.

(42) Suchman, E. A., Social Patterns of Illness and Medical Care. In: *J. Hlth. hum. Behav.,* 6, 1965, S. 2–16.

(43) Suchman, E. A. u. Menzel, H., The Interplay of Demographic and Psychological

Variables in the Analysis of Voting Surveys. In: *The Language of Social Research*, hrsg. v. Lazarsfeld, P. F. u. Rosenberg, M., Glencoe 1962, S. 148–173.

(44) Williams, T. F.; White, K. L., Andrews, L. P.; Diamond, E.; Greenberg, B. G.; Hamrick, A. A. u. Hunter, E. A., Patient Referral to a University Clinic, Patterns in a Rural State. In: *Amer. J. publ. Hlth.*, 50, 1960, S. 1493–1507.

(45) Woelm, M., Hrsg., *Gesundheitsprobleme in Prozenten.* Eschwege o. J.

(46) *Einkauf und Gebrauch von Heil- und Vorbeugungsmitteln.* Köln 1961 (Schriftenreihe zur Heilmittelwerbung).

Krankheit in Regionville

EARL LOMON KOOS

»Wenn ich nur wüßte, was Sie eigentlich unter Kranksein verstehen? Manchmal habe ich mich elend gefühlt, daß ich mir am liebsten die Decke über die Ohren gezogen hätte, um zu sterben; aber ich mußte ja weitermachen, weil jemand sich um die Kinder kümmern mußte und wir außerdem nicht das Geld für einen Arzt hatten: Wie konnte ich da krank sein? ... Wie weiß man es überhaupt, daß man krank ist? Manche Leute können es sich leisten, sich ziemlich beliebig mit jeder Kleinigkeit ins Bett zu legen, aber die meisten von uns dürfen nicht krank sein – selbst wenn wir es nötig hätten.« – Eine Befragungsperson der Gruppe II.

Krankheit – untersucht man sie in Regionville* oder anderswo – bedarf bei einer Studie wie der vorliegenden einer Definition. Was ist Krankheit und was bedeutet Kranksein? Es ließen sich beliebig viele Kriterien verwenden, und die Auswahl ist schwierig. Wenn jemand so krank ist, daß er im Bett bleiben und seine Arbeit oder die Schule versäumen muß, dann gehört sein Fall offensichtlich unter die Rubrik. Wenn er aufbleiben kann, aber die Dienste eines Arztes braucht, ist er ebenfalls »registrierungswürdig«. Wie steht es aber bei Frau J., die berichtete, daß sie »sich zehn Tage lang mühsam herumschleppte und elend fühlte«, und die erst wieder gesund wurde, nachdem sie eine Medizin einer bekannten Firma einnahm, die ihr vom Apotheker empfohlen wurde? Oder bei Frau G., die sich das ganze letzte halbe Jahr »einfach hundeschlecht fühlte, die Füße und Knöchel völlig verschwollen«, die aber nichts unternahm, um ihren Zustand zu bessern? Diese Beispiele zeigen, wie schwierig es ist, Krankheit zu klassifizieren.

Bei der Festlegung von Definitionen waren mehrere Fragen zu untersuchen. Wann beginnt eine Krankheit? Fängt sie erst an dem Punkt an, wo Furcht oder Schmerz den einzelnen zwingt, sich nach Diagnose und Behandlung umzutun? Hört sie an dem Punkt auf, wo der Arzt dem Patienten mitteilt, er »müßte jetzt soweit in Ordnung sein, falls nichts Besonderes eintritt«? Es war offenbar nicht möglich, eine einzige Krankheitsdefinition festzulegen, die exakt vergleichbare Daten versprochen hätte.

Weiter: Selbst wenn sich zulängliche Definitionen formulieren ließen, könnten dann auch zusätzliche Antworten auf die Fragen gegeben werden? Zulänglichkeit der Daten erforderte, daß die Befragungsperson in der Lage war, sich an die Krankheiten in der Familie genau zu erinnern, und diese Fähigkeit war natürlicherweise

Aus: Koos, Earl L., *The Health of Regionville*, New York 1954, S. 30–38. Mit freundlicher Genehmigung der Columbia University Press, New York. Übersetzt von G. H. Müller.

* Tarnbezeichnung für etwas abseits gelegenes Städtchen, etwa: Landstadt. (Anmerkg. d. Übers.)

unterschiedlich groß. Diese Variabilität ließ sich in gewissem Umfang dadurch kontrollieren, daß 1. als Hauptbefragungsperson die Mutter gewählt wurde, da sie Dinge dieser Art mit größerer Wahrscheinlichkeit deutlich im Gedächtnis behielt; 2. der Erinnerungszeitraum so kurz wie möglich gehalten wurde, in diesem Falle sechs Monate; 3. Kontrollen vorgenommen wurden, soweit sie sich aus wiederholten Befragungen gewinnen ließen[1].

GESUNDHEIT IST EIN IMPONDERABILIUM

Es war nicht nur schwierig, für die Zwecke dieser Studie Krankheit zu definieren, sondern für die Gesundheit – Unversehrtheit des Körpers und Freisein von Erkrankung oder Leiden – stellte sich das als ebenso schwierig heraus. Eines der ersten Interviews zum Beispiel wurde vom Befrager wie folgt wiedergegeben:

»Frau A. war durchaus bereit, zu erzählen, und war in ihren Antworten freimütig und offen. Sie erzählte von ihrer eigenen Erkältung und von dem Bruchleiden ihres Mannes, hatte aber eine verwirrte Vorstellung davon, was Krankheit wirklich bedeutet... Ihre Fußknöchel sind sehr stark geschwollen, und sie zeigt starke Kurzatmigkeit, selbst nach einer so geringen Anstrengung wie der, ein Holzscheit in den Ofen zu stecken. Sie klagte über ihre Knöchel und zeigte mir die Narben daran. Sie verriet aber keine Besorgnis darüber und sagte ganz direkt, es liege kein Grund vor, einen Arzt aufzusuchen. Ihre Mutter habe einige Jahre lang, bevor sie starb, geschwollene Knöchel und Kurzatmigkeit gehabt und habe keinen Doktor gehabt.«

Aus diesen Befragungsnotizen ergab sich deutlich, daß die Befragte zwischen Dyspnoe und Ödemen und ihrer eigenen Definition von Krankheit keine Beziehung herstellte. Sie hatte eine Erkältung als Krankheit anerkannt und war deswegen von einem Arzt behandelt worden, aber ihre Symptome, die wahrscheinlich viel bedeutsamer waren als die Erklärung, bereiteten ihr weiter keine Sorgen. Aus weiteren Unterredungen ergab sich, daß Frau A. ein Herzleiden hatte, dessentwegen sie später in ein Krankenhaus aufgenommen wurde.

Beim dritten Interview wurde den Befragten eine ausgewählte Liste leicht erkennbarer Symptome vorgelegt; sie wurden aufgefordert, für jedes der aufgeführten Symptome anzugeben, ob es von Bedeutung sei und einem Arzt zur Kenntnis gebracht werden sollte. Die Ergebnisse dieser Befragung zeigt Tabelle 1. Es wurde von Anfang an angenommen, daß sich einige Unterschiede in der Einstellung der verschiedenen sozialen Klassen gegenüber den einzelnen Symptomen ergeben würden, aber die Signifikanz der Unterschiede war unerwartet[2]. Die Bejahung der Bedeutsamkeit der Symptome lag unter den Befragten der Gruppe I einheitlich hoch. Nur zwei Symptome – Appetitlosigkeit und Rückenweh – wurden von weniger als 75 Prozent dieser Befragten als ärztlicher Überprüfung bedürftig angekreuzt. Die Befragten der Gruppe II zeigten im allgemeinen eine geringere Sensitivität. Nur für ein einziges Symptom – fortgesetztes Husten – wiesen die Befragten der Gruppe II den höchsten Prozentsatz an bejahenden Antworten auf; bei zwei anderen Symptomen – Rückenweh und Gelenk- oder Muskelschmerzen – fiel der Prozentsatz der Bejahung auf unter 50 Prozent. In scharfem Gegensatz dazu zeigten die Befragten der Gruppe III eine ausgeprägte Gleichgültigkeit gegenüber der meisten Symptomen, zehn davon wurden von 25 Prozent oder weniger angekreuzt. Nur drei Symptome wurden von 50 Prozent oder mehr angekreuzt, und diese hängen alle drei mit ungeklärten Blutungen zusammen.

Tabelle 1

Prozentsatz von Befragten in jeder sozialen Gruppe, die bei spezifischen Symptomen die Notwendigkeit ärztlicher Konsultation bejahten*.

Symptom	Gruppe I (N = 51)	Gruppe II (N = 335)	Gruppe III (N = 128)
Appetitlosigkeit	57	50	20
Hartnäckiges Rückenweh	53	44	19
Fortgesetztes Husten	77	78	23
Hartnäckige Glieder- und Muskelschmerzen	80	47	19
Blut im Stuhl	98	89	60
Blut im Urin	100	93	69
Übermäßige Vaginalblutungen	92	83	54
Anschwellen der Fußknöchel	77	76	23
Gewichtsverlust	80	51	21
Zahnfleischbluten	79	51	20
Chronische Müdigkeit	80	53	19
Kurzatmigkeit	77	55	21
Hartnäckiges Kopfweh	80	56	22
Ohnmachtsanfälle	80	51	33
Schmerz im Brustkorb	80	51	31
Kloß in der Brust	94	71	44
Kloß im Unterleib	92	65	34

* Prozentsätze auf- und abgerundet

Rückenweh stand zuunterst bei allen Gruppen; bei Gruppe III teilte dieses Symptom den letzten Platz mit Glieder- oder Muskelschmerzen und mit chronischer Müdigkeit. Eine Gemeindekrankenschwester, die die Verhältnisse in Regionville sehr genau kennt, gab folgende überlegte Erklärung für die hohen und tiefen Frequenzen der Gruppe III:

»Etwas Ähnliches hätte ich erwartet. Die armen Leute in unserer Gegend wissen nicht viel über Krankheit, aber wie auf uns alle ist auch auf sie jahrelang der Tuberkulose-Feldzug heruntergeprasselt, und wenn sie überhaupt vor etwas Angst haben, dann vor einer Lungenkrankheit ... Was das Rückenweh angeht, Müdigkeit und Steifheit, warum sollten sie sich darüber Sorgen machen? Du lieber Himmel, das sind ständige Begleiter für arme Leute mit schlechter Ernährung, schlechter Betreuung nach Geburten, zuviel Arbeit und alle dem übrigen. Ich wäre überrascht, wenn sie diese Dinge nicht sagen würden.«

Auch andere Deutungen der Unterschiede in der Einstellung zu Symptomen lassen sich natürlich geben. Bildungsstand, unterschiedliche Erfahrungen, die finanzielle Möglichkeit zur Bezahlung des Arztes, gruppengemeinsame Vorstellungen – alle diese Dinge können eine Rolle bei der Feststellung spielen, was als Krankheit anzusehen ist. Unser gegenwärtiges Anliegen ist jedoch das Vorhandensein einer bestimmten Einstellung, nicht so sehr das *Warum* der verschiedenen Einstellungen.

Eine erhebliche Disparität zeigte sich jedoch zwischen den Symptomen, die als wichtig anerkannt wurden, und denen, für die tatsächlich etwas getan wurde. Die einfache Gleichung Symptom → Diagnose → Behandlung konnte durch eine Vielzahl von Faktoren kompliziert werden. Da wenige Symptome in der Erfahrung jeweils einer einzelnen Person auftraten, veränderten sich die Antworten, die wir auf Fragen nach dem, was *unternommen würde*, erhielten, je nach den Umständen. Mit den Worten einer Hausfrau der Gruppe II:

»Wenn ich Ihnen jetzt sage, was man eigentlich tun *müßte*, so ist das vielleicht nicht das, was ich tatsächlich tun *würde*. Ich kann Ihnen nicht sagen, was ich tun würde, außer wenn ich es schon einmal getan habe ... Wenn ich zwei Wochen lang böses Rückenweh hätte, wie es da in der Liste steht, würde ich *vermutlich* zum Doktor gehen, aber sicher kann ich es nicht sagen. Wenn ich wüßte, wie ich es kriegte – zum Beispiel vom Heben eines Kohleneimers –, würde ich vielleicht nicht so schnell hingehen, als wenn ich nicht wüßte, wo es herkommt ... Ich weiß, daß ich so was behandeln lassen müßte, und das habe ich Ihnen ja auch gesagt. Aber vielleicht habe ich gerade dann kein Geld oder bin in der Familie angebunden oder würde denken, es könnte eine Operation bedeuten, oder irgendsowas – dann würde ich nicht zum Doktor gehen. Ich schieb's hinaus und sag mir: Es ist nichts Ernstliches, denk nicht mehr daran, vielleicht geht's vorüber.«

Dieses Zitat läßt annehmen, daß die Schwelle, die beim »Krank«-werden überschritten wurde, in hohem Maße variabel und durch viele verschiedene Faktoren beeinflußt war. Einer dieser Faktoren war das unterschiedliche Maß an Furcht, das die einzelnen empfanden. Es gab Leute, denen der Gedanke, »sich unters Messer zu begeben« (ein Ausdruck, der in Regionville oft benützt wird, wenn von Operationen die Rede ist), einen solchen Schrecken einflößte, daß sie lieber auch das drängendste Symptom ignorierten, als der Möglichkeit einer Operation ins Gesicht zu sehen. Dann gab es wieder andere, für die das Krankenhaus »das Ende des Wegs« war und die die Symptome abstritten, wenn sie annahmen, eine Krankenhausaufnahme könnte notwendig sein. Wieder andere konnten einer Krankheitssituation nicht ins Gesicht blicken, die sie bei einem Verwandten oder Freund erlebt hatten.

Ein weiterer Faktor, der nicht leicht von der Furcht zu trennen ist, ist der Kostenfaktor. »Wie kann ich wissen, wenn etwas mit mir nicht stimmt, was das kosten wird? Wenn ich mit einer Behandlung anfange, komme ich dadurch vielleicht um meinen Arbeitsplatz, und meine Familie hat nichts zu leben.« Es ergab sich, daß, solange die Kosten ein unbekannter Faktor waren, diese Ungewißheit manchmal die Schwelle zwischen dem Aufsuchen ärztlicher Behandlung und der Unterlassung, es zu tun, bestimmte.

Eng mit den Kosten hing ein dritter Faktor zusammen: die je nach Alter relative Notwendigkeit der Behandlung. Wenn die sechzehnjährige Tochter einen nagenden Schmerz im Unterleib hatte, mochte das eine sofortige Behandlung erforderlich machen; wenn bei der fünfzigjährigen Mutter ein ähnlicher Schmerz auftrat, wurde er vielleicht den »Wechseljahren« zugeschrieben und infolgedessen außer acht gelassen.

Das Gefühl der Dringlichkeit – wie die Anerkennung der Notwendigkeit der Behandlung – war auch mit der Rolle des einzelnen in der Familie verknüpft. »Wenn etwas mit meinem Mann nicht stimmte, würden wir das sofort in Ordnung bringen lassen. Er verdient das Geld, und wir können es uns nicht leisten, daß es mit der Arbeit aufhört. Ich kann mich herumschleppen und doch noch meine Hausarbeit tun, aber er kann das nicht und doch noch den Lebensunterhalt verdienen.«

Frühere Erfahrung konnte ebenfalls darüber entscheiden, ob man ärztliche Behandlung aufsuchte oder nicht. »Wenn ich bei einer Erkältung Schmerzen auf der Brust habe, mache ich mir deshalb nicht ständig Sorgen, ich lege einfach ein Senfpflaster auf ... Ich habe schon früher bei Erkältungen Schmerzen auf der Brust gehabt und mich selber verarztet, deshalb weiß ich, was ich tun muß.« Ob der Schmerz im Brustkorb durch die Erkältung, eine Verdauungsstörung oder ein beginnendes Herzleiden verursacht war, wurde nicht bestimmt. Die Lage in einem solchen Fall war einmal definiert worden; ergo wurde sie wieder so definiert.

Weiter konnte ein Symptom auch außer acht gelassen werden, weil die Gruppenerfahrung und der gesellschaftliche Kontext dies geboten. Darauf ließ die oben berichtete Aussage der Gemeindeschwester schließen. Der Betreffende hatte vielleicht bohrendes Rückenweh, aber er würde sich wahrscheinlich sagen, daß das anderen Leuten, mit denen er ständig zusammenkam, genauso ging. Deshalb etwas zu unternehmen, hätte die Verleugnung aller Erwartungen seiner Gruppe und das Angehen gegen seine soziale Überlieferung bedeutet. Dies wurde durch eine Hausfrau der Gruppe III sehr gut ausgedrückt:

»Ich weiß wohl, es gibt einen Haufen von diesen Sachen, bei denen man eigentlich etwas unternehmen soll, aber es gibt auch einen Haufen Gründe, warum man es nicht tut ... Man würde mich für schön blöd halten – glauben Sie nicht? –, wenn ich wegen Rückenweh zum Doktor ginge. Meine Mutter hatte *ständig* Rückenweh, solange ich mich erinnern kann, und hat nichts deswegen getan. Daran ist sie auch nicht gestorben ... Meine Bekannten würden mich im ganzen Städtchen lächerlich machen, wenn ich deswegen zum Doktor ginge. Das ist etwas, was man halt hat. Warum soll man sich deswegen graue Haare wachsen lassen?«

Wie zu erwarten, waren die Chancen dafür, daß ein Symptom ärztliche Behandlung erfuhr, günstig, wenn die Verhaltensmuster der Gruppe geboten, daß man »etwas dafür tat«. So durfte man zum Beispiel nach den Vorstellungen der Männer der Gruppe I die mit Prostatitis verbundenen Symptome weder ignorieren noch als unvermeidliche Unbequemlichkeit hinnehmen. »Wenn man so alt ist wie ich, fängt es oft damit an, daß man da Beschwerden hat. Wenn man nun wirklich Beschwerden hat, geht man natürlich damit zum Arzt. Vielleicht ist es im Augenblick nicht allzu schlimm, aber man tut es. Man gehört zu einer Art Klub – zu den Männern mit Blasengeschichten ... Das gehört zu den Dingen, auf die man sich nicht gerade freut, aber man weiß, man geht zum Arzt, wenn es soweit ist.«

Es ist natürlich Unsinn, anzunehmen, daß alle älteren Männer mit Prostatabeschwerden einen Arzt aufsuchen, wie diese Befragungsperson angab. Es gab genug Beweise dafür, daß solcherlei Schwierigkeiten von den älteren Männern der Gruppen II und III ignoriert wurden, das heißt, sie paßten sich ihnen an. Was diese Befragungsperson effektiv aussagte, war, daß sein Verhalten gegenüber diesem Symptom weitgehend durch die Verhaltensmuster jener diktiert wurde, die seinen Umgang darstellten, genau wie im vorhergehenden Beispiel das Ignorieren des Rückenwehs durch Gruppenmuster und Gruppendruck diktiert wurde.

Die Mutter in der Familie K. (Gruppe II) gab im ersten Interview einen Vagina-Prolaps als nicht behandelte Krankheit an. Die Familie sparte jeden Cent, um die notwendige Operation für sie zu ermöglichen. Der Mann hatte zusätzlich zu seiner regulären Arbeit einen Nebenerwerb aufgenommen, jedes Familienmitglied brachte Opfer, um ihr gemeinsames Ziel zu erreichen. Im Zeitpunkt des dritten Interviews war die Operation bereits vorgenommen und die Gesundheit der Mutter wiederhergestellt worden.

Die Mutter in der Familie R. (Gruppe III) berichtete, daß der gleiche Zustand bei ihr bereits seit mehr als zwei Jahren vorlag, und gab an, daß nichts unternommen worden war, um ihn zu beheben. Ihre Aussage in diesem Zusammenhang ist sehr aufschlußreich.

»Ich wollte, ich könnte es in Ordnung bringen lassen, aber wir haben gerade ein paar andere Sachen, die zunächst wichtiger sind. Unser Wagen ist völlig heruntergewirtschaftet, und wir wollen uns einen neuen anschaffen. Wir brauchen auch ein Radio und ein paar andere Sachen. Wenn mein Mann seine Arbeit behält, schaffen wir sie an, und dann lasse ich es machen, wenn es nicht zuviel kostet ... Aber im Augenblick muß das warten – immer ist etwas Wichtigeres da.«

Viele Faktoren trugen zu den Unterschieden in der Einstellung dieser beiden Familien bei. Unterschiede im Integrationsgrad der Familienmitglieder, im Bedürfnis, »Sachen« zu besitzen, die der Frustration entgegenwirken und die in der eigenen Gruppe Status verleihen – der Umfang der genossenen Erziehung (und damit vielleicht der Einsicht) und so fort: all das wirkte zusammen, um dieses Gesundheitsbedürfnis in der Wertordnung der ersten Familie oben, der zweiten Familie unten einzureihen. Die einzelnen Faktoren variieren von Familie zu Familie und von einer sozialen Gruppe zur anderen, aber alle wirken dahin, der Gesundheit in der Hierarchie der Werte einen festumrissenen Platz zuzuweisen.

ANMERKUNGEN

1. Die Kanadische Krankheitsübersicht (»Canadian Sickness Survey«) ist noch einen Schritt weitergegangen, indem der Familie ein Kalender übergeben wurde, in den Einzelheiten der Symptome und der Behandlung einzutragen waren.

2. χ^2 wurde verwendet, um die Signifikanz der Unterschiede bei dieser und allen folgenden klassenbezogenen Unterteilungen festzustellen. Da in jedem Falle p kleiner war als 0,01, sind die χ^2 und p-Werte nicht einzeln angegeben. (Der Verfasser schuldet Mr. Fortes Polliard, Forschungsassistent, Dank für die Bestimmung dieser Werte.)

Metropolis - Was Stadtbewohner von ihrem Gesundheitswesen halten[1]

EARL LOMON KOOS

Metropolis ist eine Stadt von ungefähr 350 000 Einwohnern im industriellen Nordosten der Vereinigten Staaten. Sie hat eine medizinische Fakultät, ein halbes Dutzend anerkannter Kliniken, zahlreiche Fachärzte aller Disziplinen, eine Menge praktischer Ärzte – und das übliche Sortiment quasimedizinischer Manipulierer, denen zum Trotz das amerikanische Volk offenbar überlebt. Die Ausgaben der Stadt für Krankenhäuser erreichen zumindest den Durchschnitt, und ihre Einrichtungen des öffentlichen Gesundheitsdienstes sind ganz sicher überdurchschnittlich. Der Bevölkerungsanteil der im Ausland Geborenen und der Neger fällt weder nach der Größe noch nach der Eigenart aus dem Rahmen. Ein gewisser Intellektualismus charakterisiert die Stadt, und sie ist darauf stolz. Metropolis ist wahrscheinlich nicht in vollem Umfang repräsentativ für Städte dieser Größe, aber sie ist gewiß nicht so verschieden von der Norm, daß die Ergebnisse dieser Studie keinen Aussagewert hätten.

Die vorliegende Studie befaßt sich mit einer nach der wirtschaftlichen Lage aufgegliederten, sonst aber zufällig ausgewählten Gruppe von 1 000 Familien. Die Auswahl wurde zentral kontrolliert und basierte auf den Angaben der Zehnjahreszählung für die verschiedenen Stadtviertel, auf Übersichtskarten nach Luftaufnahmen und Adreßbuchangaben; die Charakteristiken der Auswahlgruppe unterschieden sich nicht nennenswert von denen der Gesamtbevölkerung der Stadt.

Wie im Falle Regionville beruhen die Ergebnisse der Berichte auf der Zugehörigkeit der einzelnen Familien zu einer von drei sozialen Schichten. Diese sind hier als Gruppe I, II und III bezeichnet, in absteigender Reihenfolge der sozialen und wirtschaftlichen Position in der Gemeinschaft. Auch hier wurde χ^2 verwendet, um die Signifikanz der Beziehung zwischen dem, was die Leute über die Gesundheit dachten und ihretwegen unternahmen, und ihrer gesellschaftlichen und wirtschaftlichen Position festzustellen.

Übrigens ist der Ausdruck »Gesundheitsdienste«, so wie er hier verwendet wird, weit gefaßt und schließt nicht nur das medizinische Hilfspersonal ein, sondern auch andere Einrichtungen, deren sich die Bevölkerung bedient – innerhalb und außerhalb des akademischen Personenkreises. Weiter steht im Mittelpunkt dieses ganzen Forschungsprojektes die Grundauffassung, daß die Gesundheit ein Anliegen aller Mitglieder der Gemeinschaft ist, nicht allein des Berufsstands der Ärzte.

Koos, Earl L., Metropolis – What City People Think of their Medical Services. Aus: *American Journal of Public Health*, H. 45, Dezember 1955, S. 1551–1557. Übersetzt von G. H. Müller.

Wir können hier in Kürze nur über fünf Aspekte des gesamten Programms der Gesundheitsbetreuung berichten.

ÄRZTLICHE BETREUUNG

Wie urteilte Metropolis über seine ärztliche Betreuung?

Überraschenderweise wurde wenig Kritik über die Kosten der ärztlichen Betreuung geäußert. Nur 19 Prozent der Befragten glaubten, daß die ärztliche Betreuung zu teuer sei, und diese verteilten sich auf alle drei gesellschaftlichen Gruppen. Aus dem Inhalt der Interviews wurde deutlich, daß man der Auffassung war, die Kosten fielen nicht aus dem Rahmen der allgemeinen hohen Lebenshaltungskosten.

Nur in 17 Prozent der Interviews fand sich ausgeprägte Unzufriedenheit mit der verfügbaren oder erhaltenen ärztlichen Betreuung (beides hängt eng zusammen). Wir fanden jedoch einen signifikanten Unterschied zwischen den gesellschaftlichen Gruppen, wobei – wie man erwarten konnte – bei jenen Familien Unzufriedenheit anzutreffen war, die sich bei der Behandlung von Krankheit nichtärztlicher Personen bedienten. Dies heißt jedoch nicht, daß bezüglich gewisser Aspekte der ärztlichen Betreuung keine Unzufriedenheit vorhanden war, denn spezifische Kritiken traten bei allen drei sozialen Klassen in gleichem Maße auf. Einundfünfzig Prozent der Befragten kritisierte die Ärzte von Metropolis, weil sie nicht bereit waren, Hausbesuche zu machen oder – dem entsprechend – weil der Arzt darauf bestand, daß der Kranke zur Untersuchung in seine Praxis oder ins Krankenhaus gebracht wurde, es sei denn, es handelte sich um besonders schwere Fälle. Unzufriedenheit wurde, in 47 Prozent der Antworten, auch über die Art geäußert, in der der Arzt seine Praxis organisiert hatte – daß »man auf zwei Uhr bestellt wurde und bis halb vier warten mußte, bis man drankam«.

Die stärkste Kritik hatte das Wesen der heutigen Beziehung zwischen Patient und Arzt zum Gegenstand. Vierundsechzig Prozent der Antworten gaben an, der modernen ärztlichen Praxis, in deren Mittelpunkt das Technische stehe, fehle die menschliche Wärme des früheren praktischen Arztes (der möglicherweise weniger über die Medizin, aber mehr über seine Patienten wußte). Man weiß, daß von Seiten derer, die Kritiken an der modernen ärztlichen Betreuung ablehnend gegenüberstanden, das Argument vorgebracht wird, diese Einstellung existiere nur bei den älteren Leuten, die das Verschwinden des Hausarztes mit Wehmut betrachteten. Unsere Daten bestätigen das nicht, denn die Befragten in Familien, wo der Mann unter vierzig war, waren in dieser Kritik noch entschiedener als die älteren Altersgruppen. Mit den Worten einer jungen Mutter der Gruppe II: »Für uns ist das etwas Neues (Kinder aufziehen). Wenn wir das Gefühl hätten, daß wir für Dr. X etwas bedeuten, würde ich mich bei ihm wohlfühlen. Aber ich bin überzeugt, daß er erst in der Krankengeschichte unseres Kindes nachlesen oder sich von seiner Sprechstundenhilfe sagen lassen muß, wer wir sind, um zu wissen, mit welchem Namen er mich anreden muß ... Es ist, als müßte man erst über ein Fließband, um in sein Sprechzimmer zu kommen ... Ich bin allerdings überzeugt, daß er sich in seiner Medizin auskennt – von dem Gesichtspunkt aus bin ich befriedigt.«

Wir können wohl am besten die Einstellung der Leute von Metropolis zu ihrer ärztlichen Versorgung in folgenden Worten zusammenfassen: Sie sind im allgemeinen zufrieden mit dem, was sie bekommen, und sie akzeptieren die Kosten, aber sie haben die Art und Weise nicht gern, in der es ihnen gegeben wird.

Es ist nutzlos, den Ärzten von Metropolis Vorwürfe zu machen, weil ihre Betreuung unpersönlich ist und sich fast nur in ihren Praxisräumen abspielt; denn sehr häufig sind sie in einem sozialen Netz eingefangen, das sie nicht geschaffen haben. Jedoch sollte der Vorschlag nicht nutzlos sein, daß der Arzt seine Technik und seine Einstellung ändern sollte – soweit dies menschenmöglich ist –, um den Leuten das zu geben, was sie gefühlsmäßig brauchen und von der ärztlichen Betreuung verlangen. Sicherlich stimmt die Richtung einer solchen Veränderung mit dem gegenwärtigen Trend in der ärztlichen Ausbildung in den USA und mit der zunehmenden Betonung der psychosomatischen Aspekte der ärztlichen Betreuung überein.

BETREUUNG IM KRANKENHAUS

Wie urteilte Metropolis über die Betreuung in seinen Krankenhäusern?

Wenn wir diese Frage aufgrund der von uns gewonnenen Daten beantworten, so ergibt sich anscheinend ein nahezu gegenteiliges Bild gegenüber dem, das wir im vorhergehenden Abschnitt dargestellt haben. In 82 Prozent der Antworten wurden die Krankenhauskosten für zu hoch gehalten, und soweit es sich um die von uns Befragten handelt, schien es keine mildernden Faktoren zu geben. Von gleicher Wichtigkeit war jedoch die betont ungünstige Reaktion gegenüber der von den Krankenhäusern geleisteten Betreuung. Diese negative Einstellung beschränkte sich nicht auf ein bestimmtes Krankenhaus und hing auch nicht mit einer der gesellschaftlich-wirtschaftlichen Schichten in signifikanter Weise zusammen. Einundsiebzig Prozent der Befragten hielten die ihnen zur Verfügung stehende Krankenhausbetreuung für unbefriedigend; viele schränkten dann jedoch ihre Antwort ein, wie es die folgende Zusammenfassung aus einem Interview illustriert: »Ich will nicht sagen, daß unsere Krankenhäuser einen nicht lebendig entlassen – wenigstens bringen sie einen meistens nicht um –, aber wie sie einen behandeln, solange sie einen in den Händen haben, das ist jammerwürdig ... Ich war im letzten Frühling vier Wochen lang im X-Krankenhaus. Sie taten nichts, um mir weh zu tun, aber ganz gewiß taten auch sie nichts, um mir psychologisch zu helfen, gesund zu werden ... Ich kann nicht genau den Finger drauflegen. Was ich zu sagen versuche, ist wohl, daß sich keiner auch nur einen Pifferling für mich als Menschen interessierte. Ich war einfach einer, mit dem ein Bett belegt war.«

Die hier zum Ausdruck kommende Unsicherheit darüber, was eigentlich an der Betreuung unerfreulich war, ist charakteristisch für acht von zehn Befragten, die die Betreuung im Krankenhaus für unzulänglich hielten. Einige waren in der Lage, einzelne Geschehnisse zu nennen oder Personen namhaft zu machen, die ihren Gefühlseindruck verursacht hatten; Beispiele dafür sind das absonderliche Benehmen einer Krankenschwester oder Hilfsperson oder die Tatsache, daß eine Behandlung nicht zur vorgeschriebenen Zeit durchgeführt wurde. Andere wieder – und sie waren in der Mehrheit – konnten nur von einem heftigen Widerwillen gegen die Art der Betreuung berichten, die ihnen zuteil geworden war oder die sie künftig erwarten, ohne die Ursache ihrer Einstellung identifizieren zu können.

Die weitere Diskussion bei den einzelnen Interviews – wobei offene Fragen verwendet wurden – ergab einige Daten, die wir für wichtig halten. So hat offenbar die veränderte soziale Struktur der Krankenhäuser – wobei die alte, verhältnismäßig einfache Hierarchie Arzt-Schwester-Krankenwärter-Hausmädchen durch eine neue mit einer Vielzahl von Hilfskräften, Technikern, Verwaltungspersonal usw. ersetzt wurde – für den Patienten und seine Familie Verwirrung und Unbehagen (»Frustration«) geschaffen. Krankenpflege im alten Sinn des Wortes – eine enorm persönliche Beziehung zwischen einzelnen – wurde nach unserem Material durch eine hochspezialisierte Arbeitsteiligkeit ersetzt, in der der Patient einen nicht anerkannten und zuweilen unsicheren Platz einnimmt. Der oben schon zitierte Patient sagte hierzu: »Jetzt, da Sie mich dazu gebracht haben, ausführlich darüber zu sprechen, weiß ich vielleicht, was mich eigentlich gestört hat. Daß ich nämlich nie genau wußte, wer was für mich tat ... Wenn ich klingelte, kam jemand und sagte dann: ›Ich werde veranlassen, daß Soundso das erledigt‹. Aber Soundso kam vielleicht gar nie, und man ließ mich einfach so daliegen.«

Auch hier muß man einräumen, daß das Krankenhaus, wie der Arzt, in den Schlingen der sich weiterentwickelnden medizinischen Technologie verfangen ist und mit drängenden Problemen der Arbeitskräfte und der Wirtschaftlichkeit zu kämpfen hat. Wir müssen aber auch unserer Überzeugung Ausdruck geben, daß viele Übelstände in der Beziehung Krankenhaus-Patient-Familie einfach deswegen existieren, weil – und das steckt hinter den Aussagen der Befragten – in der Entwicklung des Fortschritts im Krankenhauswesen der Patient irgendwie vergessen worden ist.

Da die eben diskutierten Gegenstände sich von den nachfolgend behandelten einigermaßen unterscheiden, wollen wir kurz von den sich ergebenden Folgerungen sprechen. Es ist wichtig, ob die Leute von Metropolis von der ihnen zur Verfügung stehenden Betreuung eine positive Meinung haben oder nicht. In der modernen ärztlichen Betreuung ist kein Platz für eine Einstellung seitens der Hilfskräfte des Arztes, die mit den Worten umschrieben werden könnte: »Wenn Ihnen nicht paßt, was wir Ihnen bieten, dann soll Sie der Teufel holen.« Wenn den Bedürfnissen des Patienten entsprochen werden soll, dann kann das nur geleistet werden, wenn er eine positive Beziehung zu den Quellen seiner ärztlichen Betreuung hat und ein gewisses Maß an bejahendem Verständnis dafür, was mit ihm angestellt und für ihn getan wird. Die in anderen Abschnitten dieser Studie mitgeteilten Daten lassen deutlich erkennen, daß viele Krankheiten keiner Behandlung zugeführt werden und Patient und Familie sich in einer unbefriedigenden Lösung eines Gesundheitsproblems weiterwursteln, einfach wegen ihrer negativen Einstellung, die den Einsatz der modernen Medizin verhindert.

ÖFFENTLICHER GESUNDHEITSDIENST

Wie urteilte Metropolis über die Leistungen des Personals im öffentlichen Gesundheitsdienst der Stadt?

Metropolis besitzt eine städtische Gesundheitsabteilung, für die es viel Geld aufwendet und auf die es stolz sein könnte. Die Tätigkeit dieser Abteilung ist auch so ausgebaut, daß sie alle Schichten der Bevölkerung erreicht. Trotz alledem zeigt die Befragung, daß der Wert, die Leistung, ja selbst die Funktionen der Gesundheitsabteilung wenig bekannt waren. Dieser Mangel an Informiertheit war außerdem in allen drei sozialen Schichten gleichmäßig verbreitet.

Mehr als zwei Drittel der Befragten in jeder Gruppe hielten die Funktionen der Gesundheitsabteilung ausschließlich für die einer Gesundheitspolizei. Die Befragten in allen drei Gruppen betrachteten als die einzigen Funktionen der Gesundheitsabteilung solche von der Art »das Wasser sauber halten«, »sicherstellen, daß man sich um die Abwässer kümmert«, »Leute in Quarantäne stecken, die infizierte (sic!) Krankheiten haben«, »für die Sauberkeit der Restaurants sorgen«, usw. (Wäre der Leiter dieser Abteilung nur für diese Art Tätigkeiten in Metropolis verantwortlich, dann hätte er in der Tat eine sehr viel leichtere Aufgabe.) Die anderen und positiveren (wenn auch weniger dramatischen) Funktionen – die Förderung und Koordinierung der gesundheitlichen Funktionen der Schulen und anderer Stellen, die Ausbildung von Spezialgruppen usw. – erkannte offensichtlich die gleiche Bevölkerung nicht, die dafür durch ihre Steuern aufkommt. Dies weist darauf hin, daß Metropolis seine Gesundheitsbetreuung nur sehr begrenzt sieht: lediglich als die Leistungen der Ärzte, die Betreuung durch Krankenhäuser und als gewisse Polizeifunktionen.

Immer wieder haben Dr. Haven Emerson und andere bei Konferenzen die Frage aufgeworfen, warum wir mit unseren kommunalen Gesundheitsprogrammen in allen 48 Staaten nicht schneller und weiter vorangekommen sind. Liegt nicht in unseren Daten eine der Antworten auf diese Fragen? Wenn schon die Bevölkerung einer fortschrittlichen städtischen Gemeinschaft mit überdurchschnittlicher Wirtschaftskraft so wenig von der Tätigkeit ihres öffentlichen Gesundheitsdienstes weiß, wie dies aus den vorgelegten Daten hervorgeht, so steht zu erwarten, daß weniger begünstigte Gemeinden die Funktionen einer Gesundheitsabteilung – und das dafür bestehende Bedürfnis – nicht mehr, wahrscheinlich aber noch weniger würdigen werden.

Das Gegenstück zu obigem ist in gleicher Weise bezeichnend. Auf die Frage nach Bedürfnissen im Bereich des Gesundheitswesens, die nicht erfüllt wurden, aber durch die Tätigkeit des öffentlichen Gesundheitsdienstes erfüllt werden könnten, ergab sich ein entscheidender Ausfall an zweckdienlichen Antworten (nur 2 Prozent in der Gruppe I, 3 Prozent in den Gruppen II und III), und den angegebenen Bedürfnissen wurde, zumindest teilweise, in der Mehrzahl der Fälle bereits Rechnung getragen. Diese Ergebnisse deuten entweder auf eine phantastische Selbstzufriedenheit bezüglich der Gesundheit der Gemeinschaft hin oder aber auf eine ausgeprägte Ahnungslosigkeit über die wahre Bedeutung des Begriffs Gesundheit oder über das, was das öffentliche Gesundheitswesen leistet. Jede dieser drei Möglichkeiten beunruhigt die im öffentlichen Gesundheitsdienst Tätigen mit Recht.

NICHTÄRZTLICHE GESUNDHEITSBETREUUNG

Wie urteilte Metropolis über die quasiärztliche Gesundheitsbetreuung durch Personen außerhalb des Arztberufes?

Da die Tatsache feststeht, daß manche Leute sich an Nichtärzte und »Quasiärzte« um Hilfe für ihre Gesundheit wenden, ist das Wissen darum, wie diese irregulären Dienstleistungen betrachtet werden, ebenso legitim wie wichtig. Für den vorliegenden Zusammenhang liegt die Hauptbedeutung nicht in der tatsächlich ausgeübten Betreuung, so unwissenschaftlich oder auch schädlich diese sein mag, denn zahlenmäßig fällt sie nicht allzusehr ins Gewicht – nur 9 Prozent der Befragten erscheinen in dieser Kategorie –, sondern darin, welches Bild sich die Gesamtbevölkerung von diesen Dienstleistungen macht. Denn dieses Bild stellt unserer Meinung nach so etwas wie einen Schlüssel dafür dar, wie die Gesamtbevölkerung ihre gesundheitlichen Bedürfnisse und ihre Gesundheitsdienste grundsätzlich auffaßt.

Zunächst einmal zeigt unser Material, daß die Inanspruchnahme nichtärztlicher Personenkreise – sowohl was die Behandlung von Krankheit wie die Vorbeugung gegen sie betrifft – eine vorwiegend auf die Gruppe III beschränkte Erscheinung ist; Gruppe II machte nur in geringem Umfang, Gruppe I so gut wie gar keinen Gebrauch dieser Möglichkeit. Die vorliegenden Daten lassen (wie die der Regionville-Untersuchung[2]) erkennen, daß die Heranziehung solcher Personenkreise nicht in erster Linie auf wirtschaftliche Gründe zurückzuführen ist, sondern auf die psychologischen Werte, die die Patienten aus dieser Form von Gesundheitsbetreuung offenbar erlangten. Mit anderen Worten: Die charakteristische Anonymität der Kliniken mit Lehrbetrieb und der poliklinischen Abteilungen sowie die Unpersönlichkeit der ärztlichen Praxis (vor allem, wie sie von den Befragten der Gruppe III mitgeteilt wurde) standen in scharfem Gegensatz zu der Betreuung, die der nichtärztliche Praktiker gewährte.

Die wahre Bedeutung der für diesen Abschnitt erhobenen Daten scheint uns jedoch in der unkritischen Einstellung gegenüber dieser Art der Betreuung zu liegen, vor allem seitens der Gruppen I und II. Wir waren von der Hypothese ausgegangen, daß diese Gruppen das Vorhandensein und das Angebot einer solchen Gesundheitsbetreuung grundsätzlich und aus einer ganzen Reihe von Gründen ablehnen würden. In Wirklichkeit aber wußten 73 Prozent der Gruppe I und 67 Prozent der Gruppe II entweder überhaupt nichts davon (und hatten deshalb auch keine Meinung dazu), oder sie sahen keinen Grund, warum diese Form von Gesundheitsbetreuung streng überwacht oder verboten werden sollte. Dies wiederum bedeutet offenbar, daß ein großer Teil der Bevölkerung von Metropolis dem Niveau ärztlicher Betreuung, soweit es die Gesamtbevölkerung betrifft, gleichgültig gegenübersteht, oder aber, daß die Leute nicht über das Rüstzeug für eine kritische Beratung der ärztlichen Betreuung verfügen. Wenn eine ausreichende ärztliche Versorgung das Anliegen und die Verantwortung der Gesamtbevölkerung und nicht nur des ärztlichen Berufsstandes sein soll, dann geben uns diese Untersuchungsergebnisse hinreichenden Grund zum Nachdenken – und zur Entfaltung einer erzieherischen Initiative, wie immer sie im einzelnen aussehen mag.

KRANKENVERSICHERUNGEN

Wie urteilte Metropolis über die gemeinnützigen Versicherungen gegen Arzt- und Krankenhauskosten?

Wenn die Familie in zufriedenstellender Weise gegen den wirtschaftlichen Druck ärztlicher Leistungen abgeschirmt werden soll, dann sind die Befragungsergebnisse zu diesem Punkt von großer Bedeutung. (Metropolis weist eine ungewöhnlich hohe Beteiligung an der Versicherung »Blue Cross« wie an der »Blue Shield« auf, und zwar wegen der besonderen Art deren industrieller Organisation.) 78 Prozent der Befragten äußerten ihre Zufriedenheit mit »Blue Cross«, hingegen nur 49 Prozent mit »Blue Shield«. Nach dem vorliegenden Material erklärt sich der Unterschied daraus, daß »Blue Cross« gegenüber »Blue Shield« eine vollständigere Kostendeckung leistet. Die Gruppe II (die als für die »große amerikanische Mittelklasse« repräsentativ bezeichnet werden könnte) äußerte sich besonders kritisch über das Faktum, daß zwischen der Versicherungsleistung und dem tatsächlichen Arzthonorar eine beträchtliche Lücke klafft. »Wenn wir schon eine Versicherung schließen, dann sollten wir eine vollständige Kostendeckung erhalten«, war die am häufigsten geäußerte Meinung der Befragten der Gruppe II. Den Befragten der Gruppe II lag auch am meisten am Herzen, daß die Versicherungsleistungen auf die (akuten und chronischen) Erkrankungen von langer Dauer ausgedehnt werden sollten. Dies war zu erwarten, denn die Gruppe I konnte in dieser Hinsicht selbst vorsorgen, während der Gruppe III eine Anzahl institutioneller Hilfen im Falle solcher Krankheiten zur Verfügung standen. Wenn wir uns vor Augen halten, daß die gemeinnützige Versicherung gegen die finanziellen Kosten der Krankheit erst seit unseren Lebzeiten existiert, können wir mit den bereits jetzt bestehenden Arten der Kostendeckung recht zufrieden sein. Wir müssen jedoch der Tatsache ins Gesicht sehen, daß die Kosten ärztlicher Betreuung den gegenwärtig gewährten Versicherungsschutz noch immer übersteigen, und müssen dem Verlangen des Herrn Jedermann nach stärkerem Schutz gegen die Kosten des Krankseins realistisch begegnen.

FOLGERUNGEN AUS DEN UNTERSUCHUNGSERGEBNISSEN

Keine soziologische Untersuchung ist etwas wert, wenn sie nicht gewisse Einsichten in den Wirkungsmechanismus der Gesellschaft liefert. Wir haben in diesem Aufsatz die Untersuchungsergebnisse sehr kurz dargestellt und können die Einsichten nur flüchtig skizzieren.

Eine dieser Einsichten ist uns allen wohlbekannt, lohnt es aber, erneut unterstrichen zu werden: daß nämlich die moderne Gesundheitsversorgung – sei es in der Praxis des Arztes, in der Universitätsklinik oder in einem sonstigen Krankenhaus – sich offenbar (bewußt oder unbewußt) von den Bedürfnissen der Empfänger dieser Versorgung entfernt. Die gewonnenen Ergebnisse zeigen, daß die hier in Frage stehende Bevölkerung der Atmosphäre der Unpersönlichkeit, die (wenigstens nach ihrer Meinung) die hochtechnisierte Gesundheitsbetreuung unserer Gegenwart überall umgibt, ablehnend gegenübersteht. Diese ablehnende Einstellung richtet sich sowohl gegen den praktizierenden Arzt wie gegen das Krankenhaus und die Klinik. Sie könnte ohne große Bedeutung sein, wenn sie nicht in hohem Maße das Verhalten des einzelnen bestimmte, wenn er ärztlicher Betreuung bedarf. Wir akzeptieren es zum Beispiel, daß die Frau, die ein Kind erwartet, schon früh eine Betreuung der Schwangerschaft erhalten sollte; wir müssen aber auch akzeptieren, daß ihre und ihrer Angehörigen Einstellung zu der erreichbaren Betreuung weitgehend darüber entscheidet, ob sie eine frühzeitige vorgeburtliche Betreuung aufsucht und, bejahendenfalls, wie sie die dann gegebenen Vorschriften akzeptiert.

Dieser Aspekt der ärztlichen Betreuung kann offensichtlich gar nicht stark genug unterstrichen werden. Gewiß stehen uns in der Medizin noch ungeheure Fortschritte bevor, aber die schon jetzt erzielten Fortschritte garantieren für unsere Bevölkerung bereits eine Prophylaxe oder erfolgreiche Behandlung vieler Krankheiten, die uns befallen können. (Entscheidend wichtige Entwicklungslinien der Statistik erinnern uns fortlaufend an dieses Faktum.) Wenn Metropolis die ihm gebotene ärztliche Betreuung indessen in einem für einen »guten« Gesundheitsstand nötigen Ausmaß ausnützen soll, dann muß diese ärztliche Betreuung (von ihren technischen Aspekten abgesehen) dergestalt sein, daß der »Verbraucher« eine positive Meinung über sie hat. Um diese positive Einstellung zu schaffen, bedarf es der Revisionen, nicht der Techniken der Medizin (denn darüber wirft sich der künftige Patient nur in seltenen Fällen zum Richter auf), sondern der Techniken der mitmenschlichen Beziehungen in der Medizin, wo auch immer Medizin ausgeübt wird.

Eine weitere Einsicht betrifft unmittelbar die Rollen, die der Arzt, die Krankenschwester, die technische Assistentin, der Pfleger oder sonstige Angehörige des medizinischen Hilfspersonals spielen. Ich kann hier nur wiederholen, was früher im Zusammenhang mit unseren Untersuchungsergebnissen in Regionville gesagt worden ist. Jeder einzelne aus dem genannten Personenkreis akzeptiert seine primäre Rolle ohne weiteres, jeder erfüllt sie in den Grenzen seiner Fähigkeit und Einsicht, versagt aber vielleicht dabei, die Vorstellungen des Patienten oder seiner Familie von dem, was Gesundheit ist, genügend zu erweitern und zu vertiefen, da er nicht die Rolle des Lehrenden übernimmt, wie es in gewissem Umfang nötig wäre. Das Ergebnis ist, daß der Patient den Arzt immer noch als einen »Heiler von Symptomen« betrachtet und nicht als einen »klinischen Epidemiologen«, wie John R. Paul ihn genannt hat[3]. Das gleiche trifft offenbar auf das andere ausgebildete Personal zu, das im Gesundheitswesen tätig ist. Liegt nicht der Grund dafür, daß der Durchschnittsbürger so wenig Kenntnis von den weiteren Aspekten der Gesundheitsbetreuung und so wenig Interesse daran an den Tag legt, mit hoher Wahrscheinlichkeit darin, daß man ihn in der Arztpraxis und im Krankenhaus nur *darin* unterstützt, seine Aufmerksamkeit ausschließlich auf das Symptom und die damit in Verbindung stehenden Dienstleistungen zu richten? Ist es nicht vielleicht so, daß die selbstverständliche Hinnahme der öffentlichen Gesundheitsdienste, so wie sie da sind, und das geringe Wissen, die sich bei unserer Untersuchung zeigten, Produkte dieser symptomgerichteten, eingeengten Aufmerksamkeit sind?

Dies bringt uns natürlich zu der bedeutsamen Frage, wieviel eigentlich Metropolis von Krankheit wissen sollte – eine alte Frage in der Welt der Medizin. Wir brauchen nur einen Blick in eine der Massenzeitschriften zu werfen, um festzustellen, daß die Leute mit Informationen über medizinische Entwicklungen versorgt werden, manchmal in unberechtigt optimistischer Weise. Es ist offenbar widersinnig, wenn die im Gesundheitswesen Tätigen sich der Rolle des Lehrenden versagen, mit dem Ergebnis, daß jede Illustrierte diese Rolle übernimmt.

ZUSAMMENFASSUNG

Es läßt sich also feststellen, daß Metropolis seinen ärztlichen Einrichtungen und Dienstleistungen mit gemischten Gefühlen gegenübersteht. Die Bevölkerung akzeptiert die ärztliche Betreuung in der Stadt im allgemeinen ohne ungerechtfertigten Widerstand gegenüber den Kosten, jedoch mit stark ausgeprägten Vorbehalten gegenüber der Betonung der medizinischen Technik, die ohne Rücksicht auf die menschlichen Beziehungen ausgeübt wird. Sie akzeptiert die Versorgung im Krankenhaus, jedoch mit starken Vorbehalten sowohl was die Kosten als auch was die Beziehungen zwischen Krankenhaus und Patient angeht. Sie nimmt die öffentlichen Gesundheitsdienste als selbstverständlich hin und hat wenig Ahnung davon, was das öffentliche Gesundheitswesen in der Mitte des 20. Jahrhunderts tatsächlich leistet. Mit bemerkenswerter Selbstzufriedenheit steht sie den außermedizinischen Praktiken gegenüber, die auf so kümmerliche Weise ärztliche Leistungen ersetzen wollen. Kurz gesagt: trotz der vorzüglichen Qualität seiner Ärzte, seiner Krankenhäuser und seiner öffentlichen Gesundheitsdienste ist Metropolis nach der Meinung der von uns Befragten noch ein ziemliches Stück vom Goldenen Zeitalter der ärztlichen Versorgung entfernt.

ANMERKUNGEN

1. Diese Arbeit stellt einen ersten Bericht über einen Teilabschnitt einer Untersuchung über Einstellungen und Verhalten der Stadtbevölkerung gegenüber der Gesundheit dar, die als Forschungsauftrag des National Institute of Health durchgeführt wurde. Andere Teilabschnitte behandelten das Erlebnis der Morbidität und die Ausnutzung der für ärztliche Betreuung zur Verfügung stehenden Hilfsquellen.

2. Vgl. das ländliche Gegenstück zu dieser Untersuchung, »Krankheit in Regionville«, vom gleichen Verfasser in diesem Band S. 304.

3. John R. Paul, Clinical Epidemiology. In: *J. Clin. Investigation*, 17. Sept. 1938, S. 593–641.

SIEBTER TEIL

Krankheit und Heilungsprozeß

Krankheit ist kein bloß naturwissenschaftlicher Befund und der Heilungsprozeß nicht nur Reparationsverfahren. Die biologisch fundierte, emotional und begrifflich sich gegenüber dem blinden Naturzusammenhang emanzipierende, aber nun in Gesellschaft als »zweite Natur« verflochtene empirische Erlebniseinheit Mensch bedarf mehr als nur der arbeitsteiligen Fachwissenschaft für erkrankte Organe, wenn Gesundheit angegriffen ist.

Haben die Normen des Gesundheitsverhaltens den Hilfesuchenden zum Arzt gelangen lassen, so trifft er auf ein bloß naturwissenschaftlich-medizinisches Faktenwissen des Arztes, das ihn auf eine strenge pathophysiologisch gebundene Kausalität zu bringen versucht und ihn in der Rolle des Patienten auf das Funktionieren bestimmter Organsysteme einschränkt: Das Arzt-Patient-Verhältnis* verliert seine personale Interaktion an ein Verhältnis von Sachen. Das deckt sich nicht mit den Bedürfnissen des Patienten; so muß sich mit dem naturwissenschaftlichen Fortschritt das naturwissenschaftlich versachlichte Arzt-Patient-Verhältnis in den Methoden der Diagnose und Therapie stets verkomplizieren, weil man versucht, den Mangel des Systems systemimmanent zu korrigieren**. Die steigende Zahl von »therapeutisch undankbaren Patienten« weist auf den Zirkel medizinischen Bemühens, das sein Ziel um so mehr verfehlt, je weniger es auf den Ursprung einer Krankheit reflektiert, sondern sich und den Patienten auf ein Symptom festlegt und ihn behandelt, als sei das Symptom die Krankheit. Gerade weil der Patient zumeist willig sich fügt, da auf diese Weise die Unsicherheit über seinen Zustand aufgehoben scheint und er endlich etwas »hat«, bleiben in großer Zahl »Fälle« therapieresistent oder verlieren unter der Behandlung das Symptom und entwickeln ein anderes, das zur »nächsten« Krankheit und damit zum nächsten Arzt führt, wenn es nicht mehr in das Spezialgebiet des ersten, »erfolgreichen« Arztes fällt***. Je komplizierter in diesem Prozeß die Methoden der Diagnose und Therapie werden, desto häufiger müssen die Hilfesuchenden ins Krankenhaus verlegt werden – ein Vorgang, der ebenfalls streng in dem genannten Zirkel bleibt. Die Hochleistungsgesellschaft strikter Spezialisierungen verschlimmert das Problem der Medizin noch durch die Organi-

* Vgl. Balint, Michael, *Der Arzt, sein Patient und die Krankheit*. Stuttgart 1957.

** Daß dabei wissenschaftliche und therapeutische Fortschritte naturwissenschaftlicher Art erzielt werden, wird damit weder bestritten noch abgewertet.

*** Vgl. v. Mering, Otto und Earley, L. William, Die Diagnose bei Problempatienten: Ein unterentwickeltes Gebiet der zeitgenössischen naturwissenschaftlichen Medizin. In diesem Band S. 325; sowie: v. Mering, O., Erkranken, Gesundwerden und die Problemlösung – eine verhaltenswissenschaftliche Studie. In diesem Band S. 332.

sation der Krankenhäuser als arbeitsteilige Großbetriebe*. Andererseits bietet sie gemindert Leistungsfähigen immer weniger Milieunischen.

Die Untersuchungen über unspezifische Medizinen oder medizinisch überhaupt unwirksame Mittel gehören zu diesem Problemkreis. Wenn Shapiro** die Geschichte der Medizin karikierend als die Geschichte des Placebos darstellt, so beweist diese Übertreibung zumindest eins: die von ihm aufgeführten Mittel sind zu ihrer Zeit mit jenem Erfolg angewandt worden wie bis vor kurzem zum Beispiel noch das allgemein anerkannte »Universalantidot«, das jetzt entzaubert werden konnte***. Ist aber die Unterscheidung von naturwissenschaftlicher Medizin und gutgläubiger Kurpfuscherei nur eine historische, dann müßte die Kommunikation zwischen Arzt und Patient von vornherein in bewußter, gezielter Form mehr auf jene psychologischen Prozesse abgestellt werden, die sonst in den versachlichten Verhältnissen unkontrolliert ihre Rolle spielen; sie zu *kontrollieren*, wäre die entscheidende Erweiterung der medizinischen *Wissenschaft*. Weist das Placebo auf die psychologischen Heilungskräfte hin, die der Patient in Zusammenarbeit mit dem Arzt mobilisieren kann*, so ist das Grassieren des nichtmedizinischen Heilangebots andererseits zumindest teilweise auf die Nichtbefriedigung dieser psychologischen Bedürfnisse in der herkömmlichen Medizin zurückzuführen**; die iatrogene Krankheit aber, soweit nicht einfach Kunstfehler, ist das schlimmste Symptom fehlgegangener Kommunikation zwischen Arzt und Patient***. Die Formulierung, daß die naiv naturwissenschaftlich betriebene Medizin als System ein Kunstfehler sei, scheint angesichts der zunehmenden Zahl funktioneller Erkrankungen keine Übertreibung.

* Vgl. Rohde, J. J., Probleme des Arztberufs im Krankenhaus. In diesem Band S. 349.

** Vgl. Shapiro, A. K., The Placebo Effect in the History of Medical Treatment: Implications for Psychiatry, in *American Journal of Psychiatry*, Vol. 116, 1959, S. 298–304.

*** Henschler, D. und Kreutzer, P., Intoxikationsbehandlung durch Bindung von Giftstoffen im Magen-Darm-Kanal: Tierkohle oder »Universalantidot«? *DMW*, 91, 1966, S. 2241 bis 2248.

* Vgl. z. B. Jores, A., Magie und Zauber in der modernen Medizin. In: *DMW*, 80, 1955, S. 915–920.

** Cobb, Beatrix, Why People Detour to Quacks. In: *Psychiatric Bulletin*, 3, 1954, S. 66 bis 69.

*** Jores, A., Der iatrogene Kranke. Die Induzierung und Chronifizierung einer Neurose durch den Arzt. In: *Med. Welt*, 1962, S. 1800–1804, sowie Hans Freiherr von Kress, Der Arzt als Krankheitsursache (iatrogene Krankheiten). In: *Hippokrates*, 35, 1964, S. 528 bis 533.

Die Diagnose bei Problempatienten: Ein unterentwickeltes Gebiet der zeitgenössischen naturwissenschaftlichen Medizin

OTTO VON MERING UND L. WILLIAM EARLEY

Diese Arbeit ist Teil einer größeren Studie über diffuse Krankheitserscheinungen an der Universitätsklinik Heidelberg und der University of Pittsburgh Falk General Medical Clinic. Im Kern beschränkt sie sich auf die Prüfung bedeutsamer technisch-methodologischer Probleme der Medizin: auf die Formulierung genauer Diagnosen und das In-die-Wege-Leiten präziser Behandlungsmethoden für Ambulanzpatienten mit subakuten und diffusen vegetativen oder psychosomatischen Dysfunktionen.

VORUNTERSUCHUNGEN

Eine neuere statistische und interpretierende Untersuchung an einer großen Poliklinik in Gießen berichtet von undifferenzierten Gesundheitsstörungen bei annähernd 30 % aller um ärztliche Hilfe nachsuchenden Patienten. 34,75 % der weiblichen zwischen 30 und 39 Jahren, 31,5 % der männlichen Patienten zwischen 20 und 29 Jahren zeigten einen typischen neurovegetativen Symptomkomplex. Dieser impliziert verschiedene der folgenden allgemein verbreiteten Klagen: Kopfschmerzen, Schwindelgefühle, Tachykardie (auch mit Schmerzen); innere Unruhe, Müdigkeit oder Erschöpfung; Blähungen, Verstopfung und ähnliches. Frauen tragen diese Klagen im allgemeinen häufiger vor als Männer, am meisten wird in den Jahren zwischen 40 und 60 Jahren geklagt[1]. Andere deutsche Untersuchungen unterstützen diese Zahlen[2].

Auch viele englische Studien geben an, daß unter dem Patientengut aller Altersstufen, die zur medizinischen Behandlung in öffentlichen Krankenhäusern weilten, die Zahl jener Patienten hoch ist, die an subakuten und diffusen Dysfunktionen leiden. In einer Studie in Birmingham wurde geschätzt, daß wenigstens 12,5 % und maximal 43 % der aufgenommenen Patienten in Wirklichkeit der zur Verfügung stehenden, differenzierten diagnostischen, der therapeutischen und der Pflegedienste des Krankenhauses gar nicht bedurften, daß vielleicht die Hälfte der Aufgenommenen dieser Gruppe an psychosozialer Unangepaßtheit litt[3]. Ähnliche Studien in Krankenhäusern Nordenglands zeigten, daß ein Viertel der erwachsenen männlichen und zwei Fünftel der weiblichen erwachsenen Patienten lediglich einer gewöhnlichen

von Mering, Otto and L. William Earley, The Diagnosis of Problem Patients: An Underdeveloped Pocket in Contemporary Scientific Medicine. Aus: *Human Organization*, H. 25/1966, S. 20–23. Mit freundlicher Genehmigung der Autoren. Übersetzt von Klaus Horn.

unterstützenden Therapie außerhalb des Krankenhauses bedurften[4]. Eine andere englische Krankenhausstudie berichtet von 13 % der aufgenommenen Patienten, die der Hospitalisierung aus streng medizinischen Gründen nicht bedurft hätten[5].

Die Arbeit über ein Gemeindekrankenhaus in Holland berichtet, daß von insgesamt 517 Patienten, die während der Zeitspanne von 8 Wochen aufgenommen wurden, jene, denen ein »nichtsomatisches Leiden« fehlte, nur 56 % der Krankenhauspopulation ausmachten, während Patienten mit nichtsomatischen Leiden jene fehlenden 44 % ausmachten, denen adäquate Einrichtungen, um mit ihrem Problem fertig zu werden, nicht zur Verfügung standen[6]. Eine davon unabhängige Analyse von 250 Karten aufeinander folgender Krankenhauspatienten zeigte, daß ungefähr die Hälfte der Patienten »Probleme hatten, die über die somatischen, derentwegen sie hospitalisiert waren, hinausgingen«[7].

Amerikanische Studien an innermedizinischen Kliniken, besonders die von Rennie und von Kaufmann und Bernstein über 1000 Fälle einer städtischen Beratungsstelle[8], stimmen mit der generellen Schätzung überein, daß annähernd 30 % der Patienten, die die Ambulanz oder Kliniken aufsuchen, nichtsomatische Klagen als zusätzlichen, begleitenden oder Hauptfaktor ihrer Krankheit vorbringen.

ZUR VORLIEGENDEN UNTERSUCHUNG

Unsere Untersuchung begann 1961 mit einer systematischen Materialstudie des Tagesablaufs der Falk General Medical Clinic in Pittsburgh. Eingeschlossen war die Durchsicht der Patientenkartei und die statistische Analyse einer Stichprobe von 10 % der 6000 aufeinander folgenden Aufnahmen[9]. Von Mering machte in den Jahren 1961 und 1962 mit einer repräsentativen Auswahl des medizinischen und des Pflegepersonals der Falk-Klinik eine Reihe von Intensivinterviews. Sie waren auf die Abfolge der Ereignisse bei der Untersuchung, der Diagnose und der Behandlung jener Patienten abgestellt, die ein diffuses, »chronisches« oder »nichtklassisches« klinisches Bild im Sinne der oben zitierten Untersuchungen abgaben.

Parallel zu diesen Interviews wurde eine Stichprobe geeigneter laufender Fälle, die von den Schwestern und Ärzten ausgewählt wurden, sorgfältig untersucht. Um die Ergebnisse und Interpretationen so reichhaltig und verläßlich wie möglich zu machen, wandte von Mering die gleiche Untersuchungstechnik in den Jahren 1962 und 1963 in einer vergleichbaren Klinik, der Heidelberger Universitätsklinik, an. Eine Nachuntersuchung läuft gegenwärtig an der Falk-Klinik[10].

ALLGEMEINE ERGEBNISSE

Ein statistischer Durchschnittspatient und vier andere oft auftauchende Varianten wurden konstruiert[11]. Der Durchschnittspatient hat folgende grundlegenden Eigenschaften:

Weiblich, verheiratet, zwischen 40 und 45 Jahre alt, in Pittsburgh geboren, geht niemals einer Beschäftigung nach, lebt in der Familie.

Der Patient wird gewöhnlich von einem ansässigen Arzt zu einer »gründlichen Untersuchung« überwiesen, oft als ein »wertvoller Patient« in dem Sinne, daß er weiterer medizinischer Beobachtung zu reduzierten Preisen bedarf[12].

Der Patient neigt dazu, Verabredungen nicht regelmäßig einzuhalten und zu spät oder zu früh zu erscheinen. Der Patient ist entweder mager (»asthenisch«) oder neigt zur Fettleibigkeit; um die äußere Erscheinung und Kleidung scheint er sich nicht zu bekümmern.

Die typischerweise zunächst vorgebrachte Klage ist: häufig Kopfschmerzen, Rükkenschmerzen und unbestimmte Leibschmerzen; Abgespanntsein oder irgendwelche Herzbeschwerden (»ein stechender, trommelnder Herzschlag«), jeweils schon über einige Monate andauernd.

Es ist evident, daß eine zutreffende Diagnose und das Aufstellen eines sachgemäßen Therapieplans für solche Patienten ein unterentwickeltes Gebiet der zeitgenössischen naturwissenschaftlichen Medizin der westlichen Welt ist. Den Ernst dieser Situation kennzeichnen eine Vielzahl entweder soziologischer oder psychologischer Etiketten, die die Natur dieser Krankheit beschreiben sollen. In der typischen amerikanischen Klinik nennt man solche Patienten gewöhnlich »Problempatienten«. Die Ironie dieses Begriffs gilt es zu verstehen: Er enthält nicht etwa die Existenz des diagnostischen Problems, er demonstriert eher die administrativen und Handhabungsschwierigkeiten, die mit der Behandlung solcher Patienten verbunden sind.

Die Aussichten dieses Patienten auf gute Diagnose und Behandlung werden nicht zwangsläufig besser, wenn man ihn zu einer psychiatrischen Untersuchung weiter überweist. Dort können seine Aussichten durch die Klassifikation als »inadequate personality«[13] oder »unspecified personality trait disturbance«[14] leicht zunichte werden. Diesem Schicksal entgeht er um so weniger, wenn er ein regelmäßiger und häufiger Besucher einer bestimmten Poliklinik wird. Unter diesen Umständen wird er der Mehrheit des Klinikpersonals als »just another case of chronic inadequacy«, als »crock«[15] oder »fat file«, als dicke Akte, bekannt. Heißt er einmal so, ergibt sich das zusätzliche Risiko, daß man ihn mit Feststellungen wie »grundsätzlich unheilbar«, »jeder Behandlung widerstehend« oder zur notwendigen Einsicht unfähig apostrophiert, statt ihn zu behandeln. Wenn auch diese Feststellungen eine »funktional wichtige Diagnose« im Sinne des Einbeziehens der Zwei-Personen-Beziehung darstellen, so sind sie doch eine inadäquate Beziehung der Gesamtsituation.

Das Vorherrschen terminologischer und therapeutischer Schwierigkeiten zeigt sich auch in den allgemein bekannten, jedoch inoffiziellen Bezeichnungen wie »morbus osticus«, »Hypochonder« und »Funktionella« in der deutschen Klinik. Das spiegelt sich auch im weitverbreiteten medizinischen Gebrauch des Terminus »undifferentiated clinical material« für den gleichen Patiententyp unter Ärzten und Biostatistikern in England.

Unabhängig von den obengenannten allgemeinen Bezeichnungen existiert ein weites Feld technischer Diagnosen, die im Grunde die Schwere des Problems noch betonen. Diese technischen Diagnosen reichen von neurozirkulatorischer Asthenie, Psychasthenie, psychoneurotische Störungen oder Labilität bis zu vegetativer Dystonie; von vegetativer Dysregulation, »Verschleißkrankheit«, »Schonungsschaden«, »sozialer Krankheit«[16] bis hin zu »existential lability« oder »stigmatization«. Einige medizinische Diagnostiker sind so weit gegangen, vorzuschlagen, daß der »malingerer« oder Simulant in diese Klasse der Krankheiten aufgenommen werden müßte.

Natürlich ist es ungeheuer schwierig, zu einer festen Diagnose dieses undifferenzierten klinischen Materials, des Problempatienten, zu kommen, der so oft in den Ambulanzen oder Kliniken anzutreffen ist. Eine neuere klinische Studie der »vegetativen Dystonie« und ein englischer statistischer Bericht[17] unterstützen unsere Beobachtung, daß auf lange Sicht nur weniger als zwei Drittel (in der englischen Studie 55,5 %!) des undifferenzierten Materials klar und sinnvoll nach den traditionellen Regeln der medizinischen Evidenz diagnostiziert werden kann. In der Tat haben auch moderne Formen dieser Diagnoseregeln nicht das sachadäquate Gewicht, das man für diese Patienten braucht.

Eine Analyse unserer Stichprobe der Problempatienten führt zu dem Schluß, daß keines der technischen diagnostischen Etiketten sich gegenwärtig auf eine spezifische Krankheitseinheit der modernen naturwissenschaftlich medizinischen Klassifikationen bezieht[18]. Nichtsdestotrotz behauptet eine Reihe deutscher Kliniker, daß es doch der Fall sei. Die Begriffe »sympathicotone« und »parasympathicotone Erkrankungen« und »vegetativ-endokrines Syndrom«[19] können das illustrieren. Jedoch können alle diese Benennungen bestenfalls als Beschreibung spezifischer Beschwerden oder Syndrome dienen, die Manifestationen oder Begleiterscheinungen einer *noch zu bestimmenden* Krankheit sind.

TECHNISCHE PROBLEME DER MEDIZIN

Die vorangegangene Diskussion genauso wie die detailliertere Untersuchung der vorgezogenen medizinischen Modelle der Krankheitserklärung in der klinischen Praxis setzt uns in den Stand, auf einen zentralen medizinisch-technischen Hintergrundfaktor der offensichtlich unterentwickelten wissenschaftlichen Kenntnisse über den Problempatienten hinzuweisen. Kurz gesagt schließt dieses Problem bestimmte inhärente Schwierigkeiten des Standardmodells des medizinischen Schlußfolgerns ein. Wie wir anderswo feststellten[20], fußt dieses traditionelle Modell auf einer Orientierung am kranken Organ, es hat seinen Brennpunkt in der Krankheitsepisode; es geht aus von einem System von Postulaten, denen die Annahme infektuöser oder extremer physischer Agenten zugrunde liegt; man versucht, das Problem zu formulieren, indem man Krankheiten ausschließt, die nicht vorhanden sind.

Demzufolge gerät jeder Arzt in eine ernste Krise des klinischen Schlußfolgerns, wenn immer er einen Problempatienten behandelt. Das ist deswegen um so akuter, als die Proportion dieser Patienten bei den täglichen Aufnahmen steigt. Der Arzt wird unvermeidlich mit der Notwendigkeit konfrontiert, seine Vorstellung von

Krankheit von einer, die von einem dem Gesundheitszustand entgegengesetzten »Krankheitszustand« ausgeht, dahingehend zu ändern, daß »Krankheit lediglich ein Leben unter veränderten Bedingungen ist« (Virchow). Das heißt, von ihm wird gefordert, daß er sein klinisches Urteil mit dem »whole person«-Ansatz vermittelt: Dieser Ansatz schließt das Abwägen der »Krankheitskarriere« des Problempatienten als einen Problemlösungsversuch ebenso ein wie das ständige Achten auf alternative Systeme der »multiple causality«[21].

Es wäre nicht gerechtfertigt, sowohl die große theoretische Komplexität eines solchen Ansatzes als auch die praktische Schwierigkeit der Anwendung im einzelnen Fall unterzubetonen. Es wäre darüber hinaus klinisch unkorrekt oder unökonomisch, dieses Modell für das einzig richtige für Diagnose und Behandlung aller Krankheiten zu halten. Trotzdem können wir doch fragen, warum es in der westlichen Medizin so lange gedauert hat, bis sich »open causal systems« einer sachgemäßen Erklärung für die Mehrzahl der Problempatienten entwickelt hatten.

Unsere Ergebnisse legen den Schluß nahe, daß die gläubige Anhängerschaft der westlichen Medizin ans traditionelle medizinische Modell ein Moment des »cultural lag« ist. Dieser Rückstand ist verständlich, denn die meisten vom Arzt behandelten Krankheiten fallen immer noch in eine bestimmte Hierarchie »tatsächlicher« oder »eingebildeter« Krankheit. Die physischen oder organischen Krankheiten rangieren am höchsten. Krankheiten mit mehreren Ursachen – bei denen nicht ein spezifischer »innerer« oder »äußerer«, prädisponierender, beitragender oder beschleunigender Faktor eine notwendige und genügende Erklärung des spezifischen Auftretens der Krankheit erlaubt – rangieren auf dieser Skala am tiefsten.

Die Beobachtung eines britischen Arztes, die aus einer Studie über praktische Ärzte stammt, ist in diesem Zusammenhang sehr kennzeichnend. Er stellt fest: »Es war fast so, als wenn jeder Arzt geoffenbartes Wissen hätte darüber, was diese Patienten nun fälschlicherweise erwarten oder aushalten, und weiter, als ob er eine heilige Pflicht hätte, alle jene unwissenden und ungläubigen Patienten zu seinem Glauben zu bekehren[22].« Unsere Ergebnisse bestätigen die Allgemeingültigkeit dieser Feststellung.

Die Langsamkeit, mit der sich die westliche Medizin von jenem geschlossenen zu einem offenen System der Gründe der Krankheitsentstehung bewegt – insbesondere in bezug auf den Problempatienten –, muß auch der inhärenten Einfachheit und selbsterhaltenden Macht der klassischen Medizin zugeschrieben werden. Nach den Ergebnissen unserer Studie kann angenommen werden, daß die Abneigung gegen Änderungen bei den Ärzten verstärkt wurde durch eine starke Vorliebe für und ein Verlassen auf »die objektiven oder Laboratoriumsmethoden der Diagnose« bei bettlägerigen *und* bei ambulanten Patienten. So hielten es viele Ärzte nicht für nötig, zu fragen, ob das, was im Krankenhaus und der Lehrklinik als beste Verfahrensweise erachtet wird, auch der korrekte oder beste Weg ist, sich ein adäquates allgemeines Bild vom ambulanten Problempatienten zu machen.

Bis vor kurzem wurde dieses unterentwickelte Gebiet Problempatient in der Medizin noch erweitert durch den Mangel an Kommunikation zwischen dem lehrenden klinischen und dem praktischen Arzt, besonders weil nur der letztere in ständigem Kontakt mit seinem Patient steht. Eine wachsende Anzahl Fürsprecher der praktischen Ärzte sowie verschiedene bedeutende Untersuchungen über Krankenhäuser und die Arztpraxis in England, Kanada und den Vereinigten Staaten[23] bestätigen die Realität dieser Situation. Diese Studien und unsere Ergebnisse erlauben uns den Schluß, daß eine umfassende klinische Anamnese im Zusammenhang mit einer integrierten physischen *und* soziokulturellen Prüfung angemessener wäre, um den Problempatienten auf eine Behandlung hin zu untersuchen[24].

ANMERKUNGEN

1. Pflanz, M., *Sozialer Wandel und Krankheit.* Stuttgart 1962.

2. Stirn, H. u. Paul, H., Der Aussagewert des Krankenstandes. In: *Beiheft zum Zentralblatt für Arbeitswissenschaft.* Köln 1963, S. 9–36; Seifert, J., Der Krankenstand. In: *Ärztliche Mitteilungen,* XLVIII, Dez. 1962, S. 2487–2947; W. Kellner, Ursachen eines hohen Krankenstandes. In: *Ärztliche Mitteilungen,* XL, Okt. 1963, S. 2021–2030.

3. Crombie, D. L. u. Cross, K. W., The Relationship of Hospital and Domiciliary Care. In: *Medical Care* (U. K.), I, Okt. 1963, S. 245–250.

4. Forsyth, G. u. Logan, R. F. L., *The Demand for Medical Care.* Oxford University Press, London 1960.

5. Mackintosh, J. M. et. al., Examination of the Need for Hospital Admissions, in: *Lancet* (U. K.), I, April, 15, 1961, S. 815–818.

6. Querido, A., *The Efficiency of Medical Care.* Leiden 1963.

7. Ibid., S. 250.

8. Rennie, T. A. C., Social Psychiatry: A Definition. In: *International Journal of Social Psychiatry,* I, Juli 1955, S. 5–13; Kaufman, M. R. u. Bernstein, S., A Psychiatric Evaluation of the Problem Patient: A Study of a Thousand Cases from a Consultation Service. In: *Journal of the American Medical Association,* CLXIII, 12. Jan. 1957, S. 108–111.

9. Shindell, S., *Survey of Persons Admitted to Falk Clinic, April 1959 – May 1960.* Unveröffentlichter Bericht des Executive Committee, Falk Clinic, Pittsburgh, Pa., vom 28. Juni 1961.

10. Das bis heute gesammelte Material besteht aus: *A.* Den Interviews: 35 Ärzte, 12 Schwestern, 7 Medizinstudenten, 3 Verwaltungsangestellte; *B.* Longitudinalstudien: 42.

11. Über diese Variante wird in einer späteren Arbeit berichtet werden.

12. Im gegenwärtigen Gebrauch hat der Terminus »worthy patient« eine andere Bedeutungsebene. Die Absicht der meisten überweisenden Ärzte ist, anzuzeigen, daß der Patient an »etwas wirklich Bösem«, »einer wirklichen diagnostizierbaren Einheit« leiden kann, die er, der praktische Arzt, nur nicht zu entdecken in der Lage war.

13. American Psychiatric Association, *Mental Disorder: Diagnostic and Statistical Manual,* U. S. Govt. Printing Office, Washington, D. C., 1952 (subcategory 000-X41).

14. National Center of Health Statistics (U. S.), *International Classification of Diseases* (rev. ed.). U. S. Govt. Printing Office, Washington, D. C. 1962. Vol. I (Tabular list subcategory 325.9).

15. Dieser Terminus wird auch definiert als »a patient from whom the diagnostic sheen

has been worn«. Vgl. Merton, R. K., u. a., *The Student Physician,* Harvard University Press, Cambridge 1957, S. 192.

16. Seifert, J., Die Problematik um den Bagatellfall. In: *Ärztliche Mitteilungen,* XLV, Dez. 1961, S. 2563–2572; Christian, P. u. Fink-Eitel, K., Zur Pathogenese funktioneller Herz- und Kreislaufstörungen: Eine sozialanthropologische Studie an 250 Frauen. In: *Deutsche Medizinische Wochenschrift,* LXXXII, Jan. 1957, S. 17–20; v. Weizsäcker, V., *Soziale Krankheit und soziale Gesundung.* Göttingen 1955, 2. Aufl.

17. Eicke, D., Diagnosen bei vegetativer Dystonie. In: *Medizinische Klinik,* LV, 2. Sept. 1960, S. 1586–1592; College of General Practice (London), Records Unit Working Party. In: *Journal of College of General Practice* (U. K.), I, 1958, S. 107.

18. Eine ausführliche Diskussion zeitgenössischer Ansätze der Diagnose und Behandlung vegetativer Störungen befindet sich in: Mechelke, K. u. Christian, P., Vegetative Herz- und Kreislaufstörungen. In: *Handbuch der inneren Medizin,* Bd. 4, 4. Aufl., o. O. 1960.

19. Hauswirth, O., *Vegetative Konstitutionstherapie.* Wien 1953; Eppinger, H. u. Hess, L., *Die Vagotonie.* Berlin 1910 (englische Übersetzung von Graus, W. M. u. Jeliffe, S. E., *Nervous and Mental Disease.* o. O. 1915 [Monograph Series No. 20]); Curties, F. u. Krüger, K. H., *Das vegetativ-endokrine Syndrom der Frau.* München 1952

20. v. Mering, O. u. Earley, L. W., Explanations of Disease with Patients Suffering from Diffuse Health Aberrations. Vortag vor der 63. Jahresversammlung der American Anthropological Association, Detroit 1964.

21. v. Mering, O., Disease, Healing and Problem Solving: A Behavioral Science Approach. In: *International Journal of Social Psychiatry,* VIII, Spring, 1962, S. 137–148. Deutsche Übersetzung S. 332 dieses Bandes.

22. Balint, M., *The Doctor, His Patient, and the Illness,* I. U. P. New York 1957.

23. Crombie, D. L., Beliefs and Attitudes of General Practitioners. In: *Medical Care* (U. K.), I. April 1963, S. 92–94; Crombie, D. L., The Defects of General Practice. In: *Lancet* (U. K.) I, 26. Jan. 1963, S. 209–211; Wolfe, S., Talking with Doctors in Urbanville: An Exploratory Study of Canadian General Practitioners. In: *American Journal of Public Health,* LIII, April 1963, S. 4; Peterson, O. L. u. a., An Analytical Study of North Carolina General Practice, 1953–54. In: *Journal of Medical Education,* XXXI, Dez. 1956, Teil 2; Clute, K. F., *The General Practitioner.* Toronto 1962.

24. Zur detaillierten Überprüfung des Einflusses sozialkultureller Wandlungen auf Diagnose und Behandlung des Problempatienten vgl. v. Mering, O. u. Earley, L. W., Major Changes in the Western Medical Environment: Impact of Changes in Care of Undifferentiated Disorders. In: *Archives of General Psychiatry,* XIII, Sept. 1965, S. 195–201.

Erkranken, Gesundwerden und die Problemlösung – eine verhaltenswissenschaftliche Studie

OTTO VON MERING

EINFÜHRUNG

In dieser Arbeit wird versucht, die Anwendung verhaltenswissenschaftlicher Methoden auf die wechselseitige Verflochtenheit der sozialen, affektiven und körperlichen Verhaltensweisen des kranken Menschen darzustellen. Zur Orientierung seien einige Sätze angeführt, die J. J. G. Prick kürzlich zum Thema »Psychosomatische Medizin« schrieb:

»Die psychosomatische Medizin zeigt deutlich, daß auch die körperliche Krankheit nicht eine Abstraktion, keine isolierte Einheit, kein organischer Prozeß ist, der sich von der Person des Patienten separiert abspielen würde; vielmehr transzendiert sie die körperliche Sphäre und ergreift schließlich den ganzen Menschen ... Das körperliche Leiden ist in der Vergangenheit ebenso wie in der Zukunft mit der Person verknüpft; in der Vergangenheit haben bestimmte affektive Beziehungen und Konflikte die Entstehung der psychosomatischen Krankheit und ihren Verlauf in Gang gesetzt, und die Zukunft wird dadurch beeinflußt, daß das körperliche Leiden, sobald es einmal vorhanden ist, das Denken, Fühlen und die Weiterentwicklung des Kranken beeinflußt (59).«

Dieses Zitat beschreibt nicht nur eindrücklich, welches die zentralen Probleme der psychosomatischen Medizin sind, sondern deutet auch die potentielle Rolle an, welche verhaltenswissenschaftliches Denken beim Versuch der Lösung dieser Probleme übernehmen kann. Es kommt darin jedoch auch die entscheidende Frage zum Ausdruck, ob die Einsichten, die man von der verhaltenswissenschaftlichen Methode erwarten kann, dem Arzt in der Behandlung seines Patienten, bei den Entscheidungen, die er fällen muß, helfen können.

Zur Zeit ist noch nicht voll abzusehen, welche Möglichkeiten sich aus einer engeren Zusammenarbeit zwischen Arzt und Verhaltenswissenschaftler ergeben können. Einen Grund zum Opitimismus kann man jedoch darin erblicken, daß beide bereits darüber einig sind, daß eine Klassifikation der Kranken als entweder physisch oder psychisch krank unsinnig sei, und ferner in ihrer Zurückhaltung, die Causa efficiens einseitig entweder in der seelischen Geprägtheit oder in den konstitutionellen und

von Mering, Otto, Disease, Healing und Problem Solving: A Behavioral Science Approach. Aus: *Journal of Social Psychiatry*, 8, 1962, Nr. 2, S. 137–148. Erweiterte Fassung der in obiger Zeitschrift erschienenen Originalarbeit. Teile der Arbeit wurden auf der Jahresversammlung der American Psychosomatic Society im März 1960 vorgetragen. Mit freundlicher Genehmigung des Autors. Übersetzt von Käthe Hügel und Klaus Horn.

somatischen Faktoren zu sehen (16, 54). »Vielmehr werden der Mensch und seine Krankheitssymptome als eine Einheit betrachtet, die sich uns kontinuierlich als teilweise gesunde, teilweise kranke zeigt (79).« (S. a. 66, 76, 82.)

ERKRANKEN – GESUNDWERDEN: EINE ERLEBNISEINHEIT

Für den Patienten und seine unmittelbare Umgebung bedeutet Kranksein ein Erleben von anderer Art, Bedeutsamkeit und Schwierigkeit als für den betreuenden Arzt. Der Patient ist nicht so sehr mit dem Erlebnisfeld Krankheit – Mensch beschäftigt als vielmehr mit dem, was ich die Erlebniseinheit *Erkranken – Gesundwerden* nennen möchte.

In der Regel widmet sich der Arzt in erster Linie den Dysfunktionen des menschlichen Körpers. Seine Tätigkeit bei der Lösung des Problems ist unterteilt in die Elemente Differentialdiagnose, allgemeine und spezifische Behandlung und kurz- oder langfristige Prognose. Der Kranke jedoch spürt, daß das entscheidende Moment seiner Krankheit vielmehr in der Beschränkung liegt (18) oder darin, daß sie ihn am vollen Lebensgenuß hindert und ihm im Wege ist, das einzunehmen, was er als seinen »rechtmäßigen Platz« in der Welt erachtet. Dieses Erleben vor allem zwingt ihn dazu, versuchsweise allerlei abwehrende oder sich anpassende Verhaltensweisen zu probieren. Da dies wiederum Aktionen und Reaktionen seiner sozialen Umwelt provoziert, muß er sich unweigerlich allseits von dem Problem seines Erkrankens und Gesundwerdens umschlossen finden.

Die Aufgabe des Kranken, eine Lösung für seine Lage zu finden, wird außerdem für ihn so bedeutsam, weil er jetzt zu einer neuen Anschauungsweise seiner selbst gelangt, insofern er nämlich nicht mehr einer, der ein so oder so beschaffener Körper, ein so oder so gearteter Charakter *ist*, sondern jemand, der einen so oder so reagierenden Körper und Charakter *hat* (41). In dieser Stimmung, in der er sich weder seiner selbst noch seines Körpers als einer Selbstverständlichkeit mehr gewiß ist, übernimmt das Kranksein häufig viele der typischen Eigenschaften der persönlichen Lebensgeschichte, und der Kranke wird ein Mensch, der, um zu überleben, ständig Suchtätigkeiten in verschiedenen Richtungen ausführt. Kranksein wird für ihn zu einer besonderen Art intensiven Suchverhaltens; es ist ein unaufhörlicher Versuch, sich zu orientieren und die »richtige« oder die »neue« Umwelt zu finden, die für seine Krankheit »gut ist«.

KRANKSEIN ALS EIN PROBLEMLÖSUNGSVORGANG

Wir betrachten das Kranksein als ein verzwicktes, den Menschen zutiefst bewegendes, zu einer Problemlösung drängendes Erleben. Wir definieren es als einen aktiven Anpassungsvorgang mit funktionalen und dysfunktionalen Wirkungen, mit dem Ziel, anhaltende, das Gleichgewicht störende innere psychophysische Stress-Situationen sowie äußere, aus der Gesellschaftsordnung stammende affektive Spannungen und Konflikte zu bekämpfen, zu mildern, zu ändern oder mit ihnen in Koexistenz zu leben. Wir haben die Behauptung aufgestellt, daß die Arena der adaptiven Suchbewegung des Individuums die Erlebniseinheit Erkranken – Gesundwerden sei. Auf diese Weise können wir zwei Spannungszentren ausmachen, denen der Kranke bei seiner Suche nach Genesung ausgesetzt ist.

Das eine Spannungsfeld betrifft den Umfang und Grad der *Ungewißheit*, die der Kranke als einen Teil seiner eigenen augenblicklichen und zukünftigen Rolle als Patient im Erkrankungs-Genesungs-Prozeß selbst wahrnimmt, damit verbunden ist die Ungewißheit, wieviel Selbstbestimmung ihm in seiner Situation als Kranker noch geblieben ist. Das heißt, das Individuum muß sich mit der Ungewißheit abzufinden suchen, die in den verschiedenen schutzgewährenden, vorbeugenden, aber auch antagonistischen Kräften enthalten ist, so wie sie durch die verschiedenen »Heilungsträger« und durch die Umwelt insgesamt erzeugt werden; daneben muß er auch versuchen, die Ungewißheit dessen, was seiner Meinung oder seinem Gefühl nach mit ihm geschieht und ihn persönlich beunruhigt, in sein zukünftiges Verhalten einzukalkulieren. Der andere Spannungskern in seinem Suchverhalten als Kranker liegt in Umfang und Art des *Risikos*, das er mit der Entscheidung für eine einzuschlagende Richtung, die seinen Zustand auf die eine oder andere Weise bessern soll, eingeht.

Unabhängig davon, ob eine »akute« oder »chronische« Form der Erlebniseinheit Erkranken – Gesundwerden vorliegt, hat jeder Kranke gewissermaßen die Aufgabe, sich mit den zwei Aspekten auseinanderzusetzen, die für jegliche Entscheidung charakteristisch sind. Erstens muß er erkennen und auch irgendwie darüber entscheiden, welche Elemente des Prozesses Erkranken – Gesundwerden in seinem Falle im Vordergrund stehen. Er muß also sein Problem in die spezifischen Komponenten zerlegen. Zweitens kommt er, sobald er die Hauptbestandteile zu seiner eigenen Zufriedenheit identifiziert hat, in das Dilemma, diese Anhäufung von Einzelproblemen in ihrem Verhältnis zueinander, in ihrer Hierarchie oder Verkettung zu erkennen und in eine Ordnung zu bringen.

So muß der Kranke lernen, in der gegebenen Anzahl von Elementen eine bestimmte Kombination zu entdecken, sie in ihren sinnvollen Beziehungen zu verstehen und zu entscheiden, welches ihre möglichen Folgen für das unmittelbare und zukünftige Handeln sind. Insbesondere steht er vor der Aufgabe, nicht nur die Richtung der Beziehungen zwischen diesen Elementen angeben zu müssen, sondern auch, welcher Art diese Beziehungen sind. So kann der Kranke zum Beispiel sich zu entscheiden haben, ob es für ihn heilsam wäre oder ob sich sein Leid verschlimmern würde, wenn er sich mehr als gewöhnlich Bewegung macht. Wenn er sich dann zu dieser Form des »Einsatzes« entschlossen hat, muß er sich wieder darüber klarwerden, ob er auch den gewünschten »Ertrag« an Heilung erzielt. Weiteres experimentelles Suchverhalten könnte ihn herausfinden lassen, daß der gewünschte Erfolg nur erscheint, wenn sein Einsatz an Aktivität zugleich mit einer anderen Ernährungsweise einhergeht, mit einer »neuen« Medikation oder mit einer Änderung seiner Arbeitsweise.

Ehe der Kranke aber mit der Lösung des Problems der Verkettung dieser Elemente anfangen kann, muß er sich schon entschieden haben, ob er zum Beispiel berechtigt ist, sein Mißbefinden als einen Zustand, der nur einen beschränkten Teil seines Körpers betrifft, zu betrachten, oder ob er sich im Gegenteil eingestehen muß, daß seine Krankheit ein Leiden ist, das nicht nur seinen ganzen Körper beansprucht, sondern ihn als eine Lebenseinheit anspricht und sogar bereits überfordert hat. Erst nach einer zureichenden Beurteilung derartiger Elemente in der Erlebniseinheit Erkranken – Gesundwerden ist der Mensch eigentlich in der Lage, zu einer Lösung der anderen Elemente einigermaßen erfolgreich überzugehen.

Mit diesem komplizierten Vorgang der Problemlösung verwoben ist die schwere Aufgabe, vor der der Kranke steht, eine auch nur einigermaßen zuverlässige Diagnose seiner spezifischen Leiden zu finden (39, 78). Viel hängt davon ab, wie das System der Schmerzsignale funktioniert, wie groß seine Fähigkeit zur Selbstbeobachtung ist und ob er in der Vergangenheit oder Gegenwart über Informationsquellen verfügt, die ihn über seine Krankheit aufklären (17, 70, 75). Oft wird er von ausstrahlenden Schmerzen über den Ort der Krankheit irregeführt, und es fällt ihm äußerst schwer, bestimmte Schmerzempfindungen auf ihre wirklichen Ursachen zurückzuführen (64, 65). In der Tat ist »seine subjektive Beurteilung seiner eigenen Gesundheit nicht nur von der tatsächlichen körperlichen Freiheit von Krankheit bestimmt, sondern von zahlreichen nebengeordneten Faktoren«, und obgleich seine Beurteilung an sich nicht falsch sein muß, entspricht sie doch eher »der wahrgenommenen als der objektiven Gesundheit« (15, 58).

Mit anderen Worten: Die Aufgabe des Kranken, seine Krankheit zu begreifen, ist insofern erschwert, als er nicht nur eine Reihe von Verbindungen zwischen einer begrenzten Anzahl oder einer Gruppe von Elementen der Erlebniseinheit Erkranken – Gesundwerden herstellen muß, sondern auch aus einer Vielfalt möglicher und verfügbarer Elemente jene auswählen muß, von denen er fühlt, daß sie ihn betreffen, das heißt jene, die mit seinen einzigartigen Bedürfnissen und denen seiner Umwelt in Einklang stehen. Erst wenn er diese Aufgaben der Problemlösung geleistet hat, kann er dazu übergehen, die inneren Zusammenhänge dieser Elemente untereinander zu verstehen, um schließlich aufgrund dieses Wissens den angemessenen oder gewünschten Verhaltenskurs einzuschlagen. Theoretisch kann das Problem Erkranken – Gesundwerden nicht gelöst werden, ohne genaue »Kenntnis der Elemente und ohne die Fähigkeit, eine solche Kenntnis im Einklang mit den zwischen den Elementen herrschenden Beziehungen anzuwenden« (7, 27, 34, 62).

ELEMENTE DES PROBLEMS ERKRANKEN – GESUNDWERDEN

Die Anzahl der theoretisch möglichen Komponenten der Erlebniseinheit Erkranken – Gesundwerden ist selbstverständlich sehr groß, und »die Spannweite des absoluten Urteilvermögens und des Gedächtnisses schränken die Menge der Information, die wir empfangen, verarbeiten und erinnern können, stark ein« (50). Es sollen hier nur sieben Hauptelemente aufgeführt werden. In der folgenden Diskussion wird jedoch versucht, das Ausmaß an Information über diese sieben Elemente noch etwas zu erweitern.

I. Die allgemeine subjektive Wahrnehmung oder Erkenntnis des Kranken von seinem Krankheitszustand.

II. Die allgemeinen gefühl- und haltungsmäßigen Reaktionen des Kranken im Hinblick auf die psychosoziale Bedeutung seines Zustandes.

III. Die Persönlichkeitsstruktur, das Kräftepotential und die Fähigkeit zur Selbsthilfe des Kranken.

IV. Ausmaß und Art der adaptiven und korrektiven Tätigkeit oder des Suchverhaltens des Kranken.

V. Der objektive Zustand des kranken Organismus nach dem Urteil des Arztes.

VI. Kenntnis und Verwendung der zur Zeit vorliegenden verschiedenen Modelle der Krankheitsverursachung und Heilmethoden durch den Kranken.

VII. Die Anschauungen der menschlichen Umwelt des Kranken und ihre Reaktionen.

Es ist natürlich sehr unwahrscheinlich, daß der einzelne Kranke mehr als einige wenige dieser sieben Komponenten der Erlebniseinheit Erkranken – Gesundwerden sich klarmachen und sich zunutze machen wird. Diese »natürliche« Einschränkung seines Entscheidungs- und Wertungsfeldes hindert ihn nicht daran, dennoch herauszufinden zu versuchen, welches für ihn die beste Art und Weise ist, mit seinem speziellen Zustand fertig zu werden. Der Vorgang der Lösung des Prozesses Erkranken – Gesundwerden, den wir bei irgendeiner beliebigen Person beobachten können, umfaßt eine Reihenfolge von Sucherlebnissen nach Information über eines oder alle der genannten Elemente. Die Zeit bis zur Erreichung einer Entscheidung, die auf einer Beurteilung des Gesamts der erhaltenen Informationen beruht, ist charakteristisch für die individuelle Geschichte dieses Kranken.

Im Sinne eines Experimentes ist der Patient sich selbst ein lebender phänomenologischer »Beweis«, daß es niemals nur eine Theorie oder Art des Verhaltens geben kann oder einen Reaktions- oder Anpassungsmodus, um die Ätiologie, den Verlauf und das Resultat seiner selbst in seiner körperlichen und seelischen Dysfunktion zu erklären. Das Seelische wird zum großen Teil als bloße Begleiterscheinung, nicht als Ursache seiner Krankheit erlebt. Viele Belastungen verbindet er mit einer speziellen Folge von körperlichen Störungen oder Symptomen, die bei anderen Menschen mit anderen Störungen verbunden sind (73). Oder aber der Kranke zeigt ähnliche Reaktionen wie andere, sie beruhen bei ihm aber auf anderen Belastungen (11, 29, 81). Andererseits ist der Radius der möglichen Suchbewegungen des Kranken auf eine gewisse Auswahl möglicher Kanäle des Ausdrucksverhaltens und der physiologischen Abfuhr beschränkt. Diese sind ihrerseits genauso abhängig von dem für diese Krankheit charakteristischen pathogenen Faktor – von der medizinischen Schwere und Behandelbarkeit der Krankheit selbst –, wie sie in Beziehung stehen mit den in seiner psychosozialen Umwelt enthaltenen Belastungen (2, 25, 83).

INHALTLICHE ASPEKTE DER ELEMENTE DES PROBLEMS

Unter den subjektiven Wahrnehmungen des Individuums (I.) über seinen Krankheitszustand verstehen wir seine allgemeinen Gefühle über seine Anfälligkeit oder Resistenz gegen Krankheit und seine vagen Vorstellungen über den Schweregrad oder Umfang seiner gegenwärtigen persönlichen Beeinträchtigung. Diese pflegt er global in einer Stufenfolge von Feststellungen auszudrücken wie: »Ich bin bloß etwas krank«, »ich bin ernstlich krank« und »ich bin unheilbar krank«. Solche globalen Selbstdiagnosen sind immer eng verbunden mit den Maßstäben, nach welchen der betreffende Kranke seine vergangenen und gegenwärtigen Situationen einschließlich seiner Krankheitsepisoden zu messen pflegt. Es stehen seine Diagnosen auch im Zusammenhang mit den Deutungen, die er seinem Leben gibt, je nachdem, ob er es als hart, als einen Kampf, als voller Konflikte und Unruhe oder als etwas Normales, für alle Menschen Übliches auffaßt (30, 31).

Im weiteren Sinne umfassen die gefühls- und haltungsmäßigen Reaktionen eines Menschen im Hinblick auf die psychosoziale Bedeutung seines Zustandes (II.) zwei miteinander verflochtene Erfahrungsbereiche. Der eine betrifft die Art und Weise, wie er dem emotionalen Druck der Krankheit im ganzen begegnet. Das kann von verdrießlichem Hinnehmen und Dulden über angstvolle oder neurotische Resignation und Passivität bis zu hilfloser Empörung reichen (12). Damit eng verbunden ist die Art und Weise, wie er die zwischenmenschliche Bedeutung seines Zustandes beurteilt (3). Er kann darin eine normale Unterbrechung seines Alltags sehen, eine nicht normale Störung seines tätigen Lebens oder sogar eine unnormale, seine Existenz zerbrechende und beeinträchtigende Erfahrung.

Die Persönlichkeitsstruktur, das Kräftepotential und die Fähigkeit zur Selbsthilfe des Kranken (III.) bilden zusammen eine solche Fülle von Erscheinungen, daß wir nur diejenigen Aspekte andeuten können, die wir als wesentlich für die Erlebniseinheit Erkranken – Gesundwerden betrachten. Die Beziehung des Kranken zu sich selbst als einem kranken Körper kann man als eine Funktion des Grades der Stabilität oder Labilität in seiner Kontrolle über drei grundlegende Persönlichkeitsvariablen betrachten. Diese sind 1. seine Gefühle hinsichtlich der Sättigung oder des Unbefriedigtbleibens seiner passiv-rezeptiven (regressiven) Wünsche; 2. seine Furcht vor Passivität, Schwäche, Weichlichkeit, Beraubtwerden, Hilflosigkeit und Hoffnungslosigkeit und 3. seine Konflikte, die um ungelöste Spannungen zwischen seinem Wunsch-Ich (Ideal-Ich), seinem Über-Ich und seinem tatsächlichen oder gefürchteten Ich kreisen (13, 24, 46, 47, 68).

Verhaltenskundlich läßt sich das Verhältnis des Kranken zu seinem Ich und seinem Körperbild an den gröberen und feineren Variationen des emotionalen und physischen Niveaus seiner Klagen messen. Wie schwer es ihm fällt, seine Krankheit zu ertragen, zeigt sich zum Beispiel in den Ausdrücken, die er für seine Schwäche, Müdigkeit, Schlaflosigkeit, Schmerzen, Leiden und Mißbefinden wählt (57). Es wird auch deutlich in der Art, wie er sich mit vagen Ängsten vor Gefahren, Invalidität oder körperlichen Beeinträchtigungen, dem Tod oder dem Sichtbarwerden seiner Anomalität, Entstellung oder Symptomatologie abfindet (19, 20, 61). Weitere Einblicke in dieses Problem kann man durch eine Untersuchung des Stärkegrades gewinnen, wie er besonders kennzeichnende Persönlichkeitszüge enthüllt, zum Beispiel Nervosität oder Gespanntheit, Stimmungslibalität, Reizbarkeit oder Vergeßlichkeit. Ferner bieten Änderungen in der Art und Weise seiner Körperpflege und persönlichen Hygiene sowie seiner Kleidung Hinweise auf sein Selbst- und Körperbild als Kranker.

Die adaptive beziehungsweise korrektive Tätigkeit (IV.) des Kranken ist nicht weniger vielgestaltig. Von besonderem Interesse ist seine Fähigkeit, zwischen verschiedenen motorischen und verbalen Ausdrucksweisen und Gesten zu wählen, die er benützt, um die sich einschleichende selbst wahrgenommene Verschlechterung in seinem persönlichen Wohlbefinden auszudrücken. Es handelt sich hier einerseits um Versuche, befriedigende körperliche oder kinästhetische Abfuhrwege seiner Gefühle bezüglich seines Krankseins zu finden, und ferner um Bemühungen, der drohenden Beeinträchtigung seiner Lebensgewohnheiten zu begegnen. Um die Wirklichkeit der gegenwärtigen Lage zu umgehen, ihr zu entkommen, sie zu mildern oder sie ganz aufzuheben, unternimmt der Kranke Handlungen mit dem Ziel der Veränderung, Neuorientierung, Verschiebung oder Hemmung, des Ersatzes oder der Ablenkung der Realität.

So sind wir in der Lage, in einer Vielzahl häuslicher und familiärer Gebräuche kranker Menschen Wandlungen zu beobachten. Ihr Schlaf-Wach-Rhythmus kann geändert sein, ihre Eß- und Trinkgewohnheiten sind mit beeinflußt. Sie beginnen, zu anderen Zeiten als gewöhnlich zu Bett zu gehen und aufzustehen, hören auf, ihren normalen häuslichen Tätigkeiten nachzugehen. Der Kranke ist entweder von einer hektischen Betriebsamkeit und Geselligkeit, oder er legt sich und anderen Einschränkungen auf, oder er meidet die Menschen und isoliert sich völlig. Entweder lehnt er sich gegen seinen Zustand auf und wird aggressiv, oder er ist sanftmütig und unterwürfig oder verfällt in Inaktivität und Mattigkeit. Auch in seinen Sprechgewohnheiten können sich Änderungen zeigen, er kann mehr oder weniger als gewöhnlich sprechen. Er kann seltsamen Gedanken nachhängen, geschwätzig, streitsüchtig oder schweigsam werden (84).

Der objektive, ärztlich beurteilte Zustand (V.) des kranken Organismus, die Diagnose einer bestimmten Krankheitseinheit oder -ursache in der Zusammenarbeit von Arzt und Patient bildet ein entscheidendes Element der Erlebniseinheit Erkranken – Gesundwerden. Es ist der Prozeß, durch den der Kranke den Arzt befähigt, auf seine Klagen mit einer Symptomdiagnose zu reagieren. Von seiten des Arztes besteht »keine Krankheit, wenn der Patient oder seine Umgebung keine Beschwerde vorbringen« (80). Eingeleitet wird die objektive Bestimmung eines Krankheitszustandes erst, wenn der Kranke »sich entschließt, Patient zu sein«, also erst, nachdem das Individuum den Punkt erreicht hat, seine Symptome als Zeichen einer bekannten oder unbekannten Krankheit zu erkennen, die ärztliche Beachtung erfordern (9,38). Mit anderen Worten, er muß durch eine Periode der Formulierung seiner Beschwerden hindurchgehen, während welcher er sich von einem klagenden

Menschen zu einem leidenden Patienten und schließlich in den Fall eines Krankheitssyndroms verwandelt.

Wie sehr dieser Vorgang von seiten des Arztes durch seine ätiologischen Vorstellungen beeinflußt ist, kann gar nicht zu hoch eingeschätzt werden (36, 53, 55, 56, 67, 77).

Von ähnlicher Bedeutung ist die Lage, wenn die Beurteilung der Auswirkung exogener und endogener Noxen auf die Reaktionshaltung des Organismus nur durch Zurückverfolgen auf ihren Herd mittels einer Reihe von Spezialbehandlungen erfolgen kann, die über eine gewisse Zeit fortgeführt werden muß. Nach und nach gipfeln die beobachteten Abweichungen, Veränderungen und Gruppen von »primären«, »sekundären« oder »gemischten« Symptomen in einer Differentialdiagnose und einer definitiven Behandlungsform (4, 8, 23, 26, 37, 71, 72).

Das sechste Element, die wissenschaftlichen oder volkstümlichen Modellvorstellungen der Krankheitsverursachung und des Heilwesens (VI.) sind ähnlich wie die bisher genannten Elemente inhaltlich äußerst komplex. Jedes Individuum hat eine Erklärung für seinen Zustand, sucht aber auch herauszufinden, welches die gegebenen oder notwendigen Behandlungswege für ihn sind. Seine Bemühungen in dieser Richtung fußen auf seiner individuellen und sozialen Lebensgeschichte, sind aber besonders beeinflußt von seinen gegenwärtigen Kenntnissen und Erfahrungen über Krankheitskräfte und Heilmittel (1, 5, 6, 14, 22, 44). Ob er schon viel oder nur wenig in ärztlicher Behandlung irgendeiner Art gestanden hat, welches seine Erwartung und Verwendung verschiedener Formen der Intervention ist, all das bestimmt den Umfang und Grad seiner Annahme eines oder mehrerer von sieben möglichen Modellen der Krankheitsverursachung. Diese sind: 1. das empirische, somatogene Modell; 2. das intrapsychische und psychosomatische Modell; 3. das humorale Modell; 4. das stoische Modell; 5. das moralisch-magische Modell; 6. das soziale Umwelt-Modell; 7. das okkult-esoterisch-mystische Modell.

Im direkten persönlichen Sinne entdeckt das Individuum das Wirksamwerden einiger oder aller dieser Modellvorstellungen der Krankheitsverursachung aufgrund seiner Vertrautheit mit sieben repräsentativen Hilfsquellen des *Marktes der Heilmethoden*. Dieser Markt ist eröffnet, sobald das Leiden des Erkrankten einen Stärkegrad erreicht, der ihn veranlaßt, sich unter Freunden, Bekannten und Angehörigen nach Diagnosen und Hilfe umzusehen und innerhalb des Kreises beruflicher und nichtberuflicher Ratgeber einen »Heiler« zu suchen (21, 32).

Die Haupttypen der Heilmethoden sind: 1. Heilen durch Berühren und Kontakt; 2. Heilen durch Arbeit und Beschäftigung; 3. Heilung durch körperliche Aktivität und Übung; 4. Heilung durch Ernährung, Diät und Drogen; 5. Heilung durch Spiel, Erholung und Vergnügen; 6. Heilung durch Wort und Zuhören; 7. Heilung durch Seele oder Geist. Es kann kaum einem Zweifel unterliegen, daß die verschiedenen Heilmethoden und Theorien über Krankheitsursachen einen Maßstab für die Bewertung der Erkranken-Gesundwerden-Erlebnisse eines Menschen darstellen. Es ist ein Maßstab, nach welchem der Mensch folgendes tut: 1. er sieht und beurteilt seine potentielle und seine aktuelle eigene Rolle in dem Heilungsprozeß; 2. er wählt unter den vielen zur Verfügung stehenden Heilmethoden in seiner Umwelt einige wenige für sich aus; 3. er bewertet diese Hilfsmittel hinsichtlich ihres Potentials und ihrer wirklichen Funktion wie auch hinsichtlich ihrer Eignung und Wirkung oder Zuverlässigkeit zur Behandlung seiner Krankheit (85).

Letztlich hängt die Entscheidung des Kranken für eine oder mehrere der Theorien und Heilmethoden davon ab, ob diese ihn innerhalb seiner einmaligen autobiographischen Situation mit den besten Mitteln versorgen, die Angst und Unkenntnis über seinen Zustand zu bekämpfen. Es kann dem Kranken wenig ausmachen, ob die Richtung, in der er Hilfe sucht, oder seine Deutung der Ursachen seiner Krankheit in den Augen beruflicher ärztlicher Heiler falsch oder magisch ist. Der Heilungsweg, den er gewählt hat, kann dem Wesen nach magisch sein, aber er hat sich ihm in wissenschaftlichem Gewand dargestellt und hat ihm mit dramatischer Eindringlichkeit vorgestellt, was mit ihm nicht richtig ist und was getan werden muß. Von ihm aus gesehen, ist es die Aufgabe des Arztes, zu beweisen, daß die medizinische Wissenschaft die stärkere Magie ist (33).

Das siebente Element im Prozeß der Lösung des Krankheitsproblems umfaßt die Anschauungen der menschlichen Umwelt des Kranken und ihre Reaktionen (VII.). Wie das Individuum als ständige Reiz- und Reaktionsquelle im Sinne eines aktiven Mitgliedes seiner Gesellschaft bewertet wird, wird bestimmt oder mindestens stark beeinflußt durch Wahrnehmungen über die Art und das »Prestige« der Krankheit selbst, die sich in der Umgebung des Kranken herausbilden. Dieser Wert wird auch durch die Art und Weise bestimmt, wie der Kranke mit seinem Leiden fertig wird, das heißt, sich selbst darin zurechtfindet. Die Reaktion seiner Umwelt zeigt sich im Auftreten und Vorherrschen einer Reihe von deutlichen Einstellungen. Diese Einstellungen bilden die »affektive Probe« für die positive oder negative Orientierung der Umwelt im Hinblick auf den Kranken und beeinflussen seine Weisen der Reaktion und Anpassung (42, 48, 63, 66).

Abgesehen von »dem breiten Band von Verhaltensweisen, die abweichend genug erscheinen, um mit dem Stempel oder dem Verdacht des Krankseins versehen zu werden« (40), kann man eine oder mehrere generelle *Einstellungen* im Verlaufe einer jeden Krankheit beobachten und unterscheiden. Die Umgebung kann soziale Billigung oder Zustimmung ausdrücken, wodurch sie den Kranken als eine Person von Charakterstärke anerkennt. Sie kann ihn loben, weil er versucht oder sogar erreicht, sein Leiden zu überwinden. Wenn er trotz seines »Unglücks« leistungsfähig bleibt und sogar Pläne für die Zeit seiner Genesung macht, ist die Umwelt gewöhnlich sehr bereit, ihm Hilfe anzubieten und Schutz zu gewähren.

Andererseits kann die Umwelt dem Kranken aber auch soziale Mißbilligung als einer »unnormalen« oder »merkwürdigen« Person zeigen. Er kann sozial unverständlich werden, insofern er die von seiner Gruppe erwarteten Verhaltensstandards eines »Unglücklichen« oder »Kranken« nicht befolgt oder gar karikiert. Wenn er sich als »zu krank aufspielt« oder »nicht einsieht, daß er krank ist«, wird er von seiner Umwelt mit zunehmender Häufigkeit Versuchen unterworfen, ihn »zurechtzubiegen«.

Schließlich kann der Kranke auch eine soziale Entwertung und potentielle Ausstoßung als Individuum erleben, und zwar wegen seines augenblicklichen, fortschreitenden oder zusätzlichen Versagens, gewisse bevorzugte oder erwartete, ihm zugeschriebene oder von ihm sonst geleistete sexuelle und soziale Rollen auszufüllen. Diese verhaltensmäßigen Mindesterwartungen reichen über ein weites Feld traditioneller und aktueller Desiderata der Sorge für sich selber und der Vorschriften für ein zur Genesung führendes Verhalten. Die scheinbare Unfähigkeit des Kranken, seinen besonderen oder gewöhnlichen Platz in der sozialen Gruppe zu halten und auszufüllen, macht ihn zur Zielscheibe solcher Bemerkungen wie: »Er simuliert nur«, »er wird zu einem Problem« oder »er ist gefährlich«.

Als eine normübernehmende und zensurausübende Einheit hat das Individuum die Tendenz, sich in Verhalten und Symptomatologie in Übereinstimmung mit jenen allgemeinen sozialen Einstellungen auszudrücken, die wir soeben beschrieben haben. Dazu gehört auch das Verleugnen von Krankheit durch die Umgebung. So kann die Umwelt die Bedeutung der sich zeigenden Symptome unterschätzen, kann das Verhalten des Kranken als noch in die normalen Grenzen für Kranke und Gesunde fallend beschönigen. Die Umwelt kann auch das atypische Verhalten des Kranken durch »mindestens ebensoviel normales Verhalten« aufzurechnen versuchen, das der Kranke ja auch immer noch zeige. Schließlich kann die Umwelt das Suchen nach einer bestimmten Erklärung der beobachtbaren Verhaltensweisen und Symptome aufschieben oder vermeiden und auch nicht ernsthaft um Hilfe bemüht sein (84).

Wenn der Kranke sich in seiner Lebensweise oder seinem körperlichen Syndrom umstellt und auf diese Weise eine annehmbare soziale Besserung erreicht zu haben scheint, so ist das freie Spiel seines Bedürfnisses nach Aufklärung unterbunden. Ebenso unterbindet die Verleugnung der Krankheit seitens der Umwelt die Fähigkeit des Kranken, genauer vorauszusagen, wie andere auf seine Verhaltensumstellung oder die Veränderung seiner Symptome reagieren werden. Solche von der Umwelt auf den Kranken ausgeübte Herrschaft umfaßt auch immer solche Mechanismen wie das Verschweigen von Tatsachen, die Lieferung ihn täuschender, »falscher« Information und das Trüben der Quellen »richtiger« Information.

DIE MECHANISMEN DES PROBLEMLÖSUNGSVORGANGES IN DER KRANKHEIT

Es gibt mehrere äußerst wichtige Mechanismen im Rahmen des Lösungsvorganges des Krankheitsproblems, die dem Arzt bei der Entscheidung für seine generelle und auch spezifische Behandlung wertvoll sein müssen. Der begriffliche Rahmen, der bisher dargestellt wurde, macht es empirisch möglich, sowohl die *Zahl* der Suchunternehmungen als auch den *Zeitraum* für verhaltensmäßige Experimente zu bestimmen, den das Individuum braucht, um zu einer bestimmten Heilungslösung zu kommen, die für es selbst und seine Umwelt emotional bindend ist. Diese Zeit- und

Zahlvariablen spiegeln sozusagen die angeborene Kraft oder das Talent des Kranken zur Einsicht in diejenigen Heilaktionen und Maßnahmen wider, die medizinisch notwendig und ausreichend sind, um seine völlige Genesung herbeizuführen oder ihn wenigstens von seinen störendsten Symptomen zu befreien.

Abgesehen von diesen Kriterien ist es wichtig, daß der berufliche Heiler auch die ganze Art und Weise beurteilt, wie der Leidende in seiner Suche nach einer Heilung versprechenden Antwort vorgeht. Die Arbeitsmethode, die der Patient hier benutzt, ist entscheidend für die ärztliche Behandlung. Systematisches Verstehen der *Leistungsfähigkeit* des Patienten, sich Information zu beschaffen und nutzbar zu machen, sowie seine *Ausdauer* in der Aktivierung von Elementen des Prozesses Erkranken – Gesundwerden können entscheidende Faktoren in der erfolgreichen Einleitung und Durchführung neuer Behandlungen sein.

Das bedeutet im Rahmen der Sprechstunde folgendes: Der Arzt hat immer wieder mit der Wahrnehmung anzufangen, daß der Mensch seiner Natur nach ein Problemlöser ist; das bewegende Moment in der Frage liegt darin, wie es kommt, daß der Mensch überhaupt ein wirksamer Problemlöser sein kann. Die Tatsache, daß der Mensch anscheinend in seinem täglichen Leben viel fähiger ist als im Sprechzimmer, zeigt schon, daß die menschliche Wirksamkeit eher im Organisieren, Ausgleichen und Koordinieren von verschiedenen grundsätzlichen Verfahren liegt als in den jeweiligen Einzelverfahren für sich allein. Ein ebenso wichtiges Moment ist in der Frage zu finden, ob der Arzt tatsächlich a priori zu sagen vermag, wie sich der Mensch verhalten würde, wenn er vollständig rational wäre; das heißt, wenn er über das Optimum von Rationalität verfügte, das man von ihm unter Berücksichtigung seiner einschränkenden Eigenschaften und der augenblicklichen Umstände erwarten könnte.

Welche Erscheinungen der einzelne überhaupt imstande ist zu sehen, und welche subjektiv gültigen Folgerungen er zu ziehen vermag, hängt davon ab, was er schon von Krankheitsursachen und -behandlungen weiß oder für wahr hält. Er kann zunächst eine Fragerichtung einschlagen, dann aber von vielen Punkten aus neue Suchaktionen beginnen. Andererseits kann er auch die eine Suchaktion wieder und wieder unternehmen, selbst wenn der Gewinn an Wissen nicht erheblich ist (10, 43, 51).

LEERLAUFENDE ANPASSUNGSVERSUCHE AN DIE KRANKHEIT

Man kann in der Krankheitsgeschichte eines Menschen sehr häufig beobachten, daß sein Suchverhalten reiner Leerlauf ist. Man kann das als einen Fall von Aufschub der Beurteilung deuten, was angesichts der vieldeutigen Fakten innen und außen zu denken, zu fühlen oder zu tun sei. Der Zustand kann so lange dauern, bis neue oder andere Wahrnehmungen und Eindrücke den Kranken veranlassen, die Richtung seiner Suchaktion zu verändern.

Perseveriert der Kranke in seiner Fragerichtung, um immer wieder die gleiche, stereotype Antwort zu erhalten, so kann das mehrere Gründe haben. Die Geschwindigkeit, mit welcher neue Informationen über ihn selbst und seinen Zustand auftreten, oder auch die Zahl der Wege oder Kanäle (verschiedene wichtige Personen aus der Umwelt, verschiedene Körperempfindungen und besondere sozioökonomische Situationen), durch welche er diese Information erhält, können so groß sein, daß sie einen akuten Zustand von Signalüberfütterung und damit großer persönlicher Belastung erzeugen (45, 52). Dann ist der Kranke fast dazu getrieben, keine neuen Entscheidungen zu fällen und keinerlei neue oder andersartige Fragen über seinen Zustand zu stellen oder über deren Ergebnisse nachzudenken. Ferner kann die Unlust des Individuums, ein entsprechendes Suchverhalten aufzunehmen, wenn er sich unwohl fühlt, auch auf ungewöhnliche starre vorgefaßte Meinungen und Überzeugungen darüber zurückgehen, was ihm fehlt und was man dagegen tun kann. Dann dringen keinerlei neue Fakten, weder vieldeutige noch klare und ob sie gleich auf vielen Wegen von innen oder außen zu ihm kommen mögen, in sein Bewußtsein ein, so daß sie seine festgefahrenen Reaktionen nicht zu ändern vermögen.

Diese Formen einer *Leerlaufanpassung* an die Krankheit wurden besonders oft bei Patienten beobachtet, die an behandlungsresistenten Krankheiten leiden. Wir können leicht feststellen, daß diese Patienten häufig ihren »Primärprozessen« ausgeliefert sind und daß ein erheblicher Teil ihrer manifesten Symptome auf diese Prozesse zurückzuführen ist. Dennoch ist es vielleicht ebenso richtig, wenn nicht richtiger, wenn wir feststellen, daß mindestens einige der unbehandelbaren Symptome mit dem Krankheitszustand als solchem gar nicht in Beziehung stehen. Kann man nicht vernünftigerweise behaupten, daß eine Anzahl dieser Symptome für jeden Menschen typisch sind, der bei der Lösung seiner Krankheitsprobleme in eine Sackgasse geraten ist?

So wird die Fähigkeit des Arztes, strategische Züge gegen das »Symptom« leerlaufenden Suchverhaltens vorzunehmen, davon abhängen, ob er ermessen kann, wie weit der Patient sich der Komplexität der Einheit Erkranken – Gesundwerden bewußt ist im Vergleich mit dem totalen oder objektiven Universum möglicher Fragen, die man überhaupt im Zusammenhang damit stellen kann. Letztlich ist die Wirkung solcher Schachzüge damit verbunden, daß der berufsmäßige Heiler den Grad der Unabhängigkeit entdeckt, den der Patient in seinem »Forschungstrieb« erreicht hat (28), das heißt seine Tendenz, die unmittelbare Befriedigung seiner Bedürfnisse zugunsten weiterer Erforschung der Umwelt aufzuschieben. Wenn der Arzt das gelernt hat, dann ist er in die glückliche Lage versetzt, nun qualitativ zwischen dem Patienten, dessen Repertoire von Suchbewegungen beschränkt ist, und demjenigen mit einer ähnlichen Krankheit, der aber viele Fragen stellt, um mehr Informationen über sein Problem Erkranken – Gesundwerden zu erhalten, unterscheiden zu können.

Die begriffliche Formulierung des individuellen Erlebens von Krankheit als einer Aktionseinheit Erkranken – Gesundwerden und seiner Analyse als ein Problemlösungsvorgang, einschließlich aller Elemente und Verflechtungen, soll eine umfassendere Antwort auf eine Grundfrage in der medizinischen Wissenschaft erlauben. Es soll damit neues Licht auf die Frage geworfen werden: Welche therapeutische Handlung ist die optimale bei folgenden Voraussetzungen: den gegebenen möglichen Aktionen, die der Arzt unternehmen kann, den möglichen Zuständen der Erlebniseinheit Erkranken – Gesundwerden, die das Ergebnis seiner Aktionen differentiell berühren, und den Daten, die teilweise enthüllen, welcher Zustand die Oberhand hat. Um diesem Ziel näher zu kommen, wurde als Hauptaufgabe unserer Studie die umgekehrte Frage formuliert: Was sind die Minimalforderungen, einschließlich der Mindestforderungen an die Leistungsfähigkeit des Menschen, die es ihm ermöglichen, ein optimaler Problemlöser zu werden im Sinne des Überlebens einer gegebenen Erlebniseinheit Erkranken – Gesundwerden?

Eine generelle Formulierung dieses Problems kann für den einzelnen Fall nur dann gelten, wenn die Bedeutung der verschiedenen möglichen Resultate irgendwie vom Patienten festgestellt worden ist. Natürlich bedingt diese Methode eine erhebliche theoretische Umstellung in der Heilkunde. Sie besagt, daß der Heilspezialist bereit sein muß, den allgemein angenommenen Platz der Symptome in der ganzen Matrix der Ursachen des Phänomens Kranksein in Frage zu stellen. Er muß bereit sein, viele seiner Behandlungsentscheidungen auf der Annahme aufzubauen, daß nicht jedes Symptom notwendigerweise mit einem spezifischen somatischen, genetischen oder seelischen vorher bestehenden Faktor verbunden sein muß.

Welcher Nutzen für den Einzelfall kann entstehen, wenn wenigstens einige der Krankheitssymptome mit den besonderen Methoden der Problemlösung, die der Patient benutzt, zusammen gesehen werden, das heißt, wenn erkannt wird, daß einige dieser Symptome Funktionen des primären Bedürfnisses sind, die Ungewißheit zu vermindern und das Risiko in der Krankheit auf ein Mindestmaß zurückzuführen? Der künftige medizinische Wissenschaftler, der ein ausgedehntes empirisches Wissen über diese Prozesse besitzt, wird vielleicht die Möglichkeit haben, die hypothetischen aufeinanderfolgenden Verhaltensweisen jedes Patienten mit Hilfe von hochentwickelten Wahrscheinlichkeitsmethoden zu programmieren und auszuwerten. Er wird sozusagen gewarnt sein vor den möglichen Wandlungen in der hierarchischen Struktur der Elemente des Erkrankens und Gesundwerdens bei den verschiedenen Krankheiten und kann im voraus die notwendigen und ausreichenden Behandlungspläne entwerfen.

LITERATUR

(1) Apple, D., How Laymen Define Illness. In: *J. Health and Human Behavior*, 1, 1960, H. 3, S. 219–225.

(2) Barker, R. G., Wright, B. A. u. a., *Adjustment to Physical Handicap and Illness.* New York: Soc. Sci. Res. Council, 2. Aufl. 1953.

(3) Barker, R. G. u. Wright, B. A., Disablement: the Somato-psychological Problem. In: *Recent Developments in Psychosomatic Medicine*, hrsg. v. E. D. Wittkower u. R. A. Cleghorn. Lippincott, 1954.

(4) Bastock, N., Morris, D. u. Moyniken, M., Some Comments on Conflict and Thwarting in Animals. In: *Behavior*, 6, 1953, S. 66–84.

(5) Baumann, B., Diversities in Conceptions of Health and Physical Fitness. In: *J. Health and Human Behavior*, 2, 1961, H. 1, S. 39–46.

(6) Berensmann, Krapp, Rieger, Winter, Die ärztliche Aufklärungspflicht. In: *Ärzteblatt für Baden-Württemberg*, April-Sept. 1963, H. 4–9.

(7) Bloom, B. S. u. Boder, L. J., Problem-solving Processes of College Students: An Exploratory Investigation. In: *Suppl. Educ. Mon.*, 73, 1950.

(8) Booij, Joh., *Psychosomatics*. Amsterdam: Elsevier, 1957.

(9) Boor, Clemens de, Bemerkungen zum Verständnis der emotionellen Widerstandsmotive gegen die psychoanalytische Interpretation psychosomatischer Symptome. In: *Ärztliche Mitteilungen*, 59, 1962, H. 47, S. 301–305.

(10) Chernoff, H. u. Moses, L. E., *Elementary Decision Theory*, Wiley, 1959.

(11) Davies, D. u. Wilson, A., Observations of the Life History of Chronic Peptic Ulcer. In: *Lancet*, 2, 1937, S. 1353.

(12) Dembo, T., Ladieu, G. u. Wright, B. A., Adjustment to Misfortune (Report). In: *Army Med. Res. and Dvlpt. Board. Office of Surgeon General, War Dept.*, 1948.

(13) Deutsch, F., Basic Psychoanalytic Principles in Psychosomatic Disorders. In: *Acta Psycho-Therapeutica*, 1, 1953, S. 102–111.

(14) Devereux, G., Cultural Thought Models in Primitive and Modern Psychiatric Theories. In: *Psychiatry*, 21, 1958, S. 359–374.

(15) DiCicco, L. u. Apple, D., Health Needs and Opinions of Older Adults. In: *U. S. P. H. Reports*, 73, 1958, H. 6, S. 479–487.

(16) Earley, L. W., Treatment of Psychosomatic Disorders. In: *Pa. med. J.*, 57, 1954, S. 819–824.

(17) Feldman, J. J., Barriers to the Use of Health Survey Data in Analysis. In: *Milbank mem. Found. Quart.*, 36, 1958, S. 203–221.

(18) Fischer, Joachim, Der Kranke und seine Umwelt. In: *Soziale Welt*, 4, 1953, H. 3, S. 245–251.

(19) Fisher, S. u. Cleveland, S. E., *Body Image and Personality*. Van Nostrand, 1958.

(20) Fitzgerald, D. C., Success-failure and TAT Reactions of Orthopedically Handicapped and Physically Normal Adolescents. In: *Personality*, 1951, H. 1, S. 67–83.

(21) Friedson, S., Client Control and Medical Practice. In: *Amer. J. Sociol.*, 65, Jan. 1960, H. 4, S. 374–382.

(22) Gottschick, J., Der medizinische und der juristische (Gesundheits- und) Krankheitsbegriff. In: *Ärztliche Mitteilungen*, 1963, Nr. 22, S. 1246–1252 u. Nr. 23, S. 1303–1308.

(23) Graham, P. T. u. a., Experimental Investigation of the Specificity of Attitude Hypothesis in Psychosomatic Disease. In: *Psychosom. Med.*, 20, 1958, H. 6, S. 446–457.

(24) Green, W. K., Young, L. E. u. Surister, S. M., Psychological Factors and Reticuloendothelial Disease: Observations on a Group of Lymphomas and Leukemias. In: *Psychosom. Med.*, 18, 1956, H. 4, S. 284–309.

(25) Grinker, R. R., *Psychosomatic Research*. New York 1953.

(26) Groen, J., Psychosomatic Disturbances as a Form of Substitutive Behavior. In: *J. psychosom. Res.*, 1958.

(27) Gyr, J. W., An Investigation into, and Speculations about, the Formal Nature of a Problem-solving Process. In: *Behav. Sci.*, 5, 1960, H. 1.

(28) Halstead, W. C., *Brain and Intelligence*. University of Chicago Press, 1947.

(29) Halstead, Jas. u. Weinberg, H., Peptic Ulcer among Soldiers in the Mediterranean Theater of Operations. In: *New Eng. J. Med.*, 1946, S. 234, 313.

(30) Hinkle, L. E., Jr. u. Wolff, H., The Nature of Man's Adaptation to his Total Environment and the Relation of this to Illness. In: *A. M. A. Arch. int. Med.*, 99, 1957, S. 442, 260.

(31) Hinkle, L. E., Jr. u. a., An Investigation of the Relation between Life Experience, Personality Characteristics and General Susceptibility to Illness. In: *Psychosom. Med.*, 20, 1958, H. 4, S. 270–295.

(32) Hollander, M. H., The Utilization of Community Resources in Medical Practice. In: *Management of Emotional Problems in Medical Practice*, hrsg. v. S. Liebman. Philadelphia: Lippincott, 1956.

(33) Hsu, F. L. K., *Religion, Science and Human Crises. London:* Routledge 1952.

(34) John, E. R., Contributions to the Study of the Problem-solving Process. In: *Psychol. Mon.*, 71, 1954, Nr. 447, S. 1–39.

(35) John, E. R. u. Miller, J. C., The Acquisition and Application of Information in the Problem-solving Process. In: *Behav. Sci.*, 2, 1957, S. 291–301, S. 292.

(36) Jores, A., Der iatrogene Kranke. In: *Die Medizinische Welt*, 35, 1962, S. 1800–1803.

(37) Kepecs, J. G., Some Patterns of Somatic Displacement. In: *Psychosom. Med.*, 15, 1953, S. 425–432.

(38) Koos, E. L., *Illness in Regionville.* Columbia University Press, 1954.

(39) Krueger, D. E., Measurement of Prevalence of Chronic Disease by Household Interviews and Clinical Evaluations. In: *Amer. J. pub. Health*, 47, 1957, S. 953–960.

(40) Landy, D. u. Albert, R. S., Waiting for Hospitalization. In: *A. M. A. Arch. gen. Psychiat.*, 1, 1959, S. 519–529, 522.

(41) Lederer, H. D., How the Sick View their World. In: *J. soc. Issues*, 8, 1952, H. 4, S. 4–15.

(42) Lewis, Aubrey, Health as a Social Concept. In: *Brit. J. Sociol.*, 4, 1953, H. 2, S. 109–124.

(43) Luce, R. D., *Individual Choice Behavior.* Wiley, 1959.

(44) Lukowsky, A., Der unbestimmte Begriff im Denken des Logikers, des Juristen und des Arztes. In: *Ärztliche Mitteilungen*, 13, 1963, S. 722–732.

(45) Mackworth, J. F. u. Mackworth, N. H., The Overlapping of Signals for Decisions. In: *Amer. J. Psychol.*, 69, 1956, H. 1, S. 26–47.

(46) Margolin, S. G., Genetic and Dynamic Psychophysiological Determinants of Pathological Physiological Processes. In: *F. Deutsch, The Psychosomatic Concept in Psychoanalysis.* 1953.

(47) Mendelson, M., Hirsch, S. u. Webber, C. S., A Critical Examination of some Recent Theoretical Models in Psychosomatic Medicine. In: *Psychosom. Med.*, 18, 1956, H. 5, S. 363–373.

(48) Meng, H., Zur Sozialpsychologie der Körperbeschädigten: ein Beitrag zum Problem der praktischen Psychohygiene. In: *Schweiz. Arch. Neur. und Psych.*, 40, 1938, S. 328.

(49) v. Mering, Otto, Value Dilemmas and Reciprocally Evoked Transactions of Patient and Curer. In: *Psychoanalysis and Psychoanalytic Review*, 49, Summer 1962, H. 2, S. 119–143.

(50) Miller, G. A., The Magical Number Seven, Plus or Minus Two: Some Limits on our Capacity for Processing Information. In: *Psychol. Rev.*, 63, 1956, S. 81–97, 95.

(51) Miller, G. A., Galanter, E. u. Pribam, K. H., *Plans and the Structure of Behavior.* Henry Holt, 1960.

(52) Miller, J. G., Information Input Overload and Psychopathology. In: *Amer. J. Psychiat.*, 116, Febr. 1960, H. 8, S. 695–704.

(53) Mitscherlich, A., Über die Vielschichtigkeit sozialer Einflüsse auf Entstehung und Behandlung von Psychosen und Neurosen. In: *Med. Klinik*, 52, 1957, H. 5, S. 125–129, 161–164.
(54) Opler, M. K., Leading Problems in Cross-cultural Psychiatry. In: *Social Aspects of Mental Disorder*, hrsg. v. I. Rapaport, University of Wisconsin, 1961.
(55) Pflanz, M., Entstehung und Bedeutung von Vorstellungen über die Ursachen der Krankheiten. In: *Acta Psychotherapeutica, Separatum* Bd. 6, Teil 2, 1958, S. 156–168.
(56) Pflanz, M., Münchhausen-Syndrom. In: *DMW*, 86, 1961, H. 48, S. 2323–2327.
(57) Plügge, H., *Wohlbefinden und Mißbefinden.* Max Niemeyer, Tübingen 1962.
(58) Pratt, L., How do Patients Learn about Disease? In: *Soc. Problems*, 4, 1956, H. 1, S. 20–40.
(59) Prick, J. J. G., Psychosomatic Medicine: Its Possibilities and Limitations. In: Joh. Booij, *Psychosomatics.* op. cit., S. 1–32, S. 22–24.
(60) Rapaport, I., *Social Aspects* ..., op. cit., s. unter Ziffer (54).
(61) Richter, C. P., On the Phenomenon of Sudden Death in Animals and Man. In: *Psychosom. Med.* 19, 1957, H. 3, S. 191–198.
(62) Rimoldi, H. J. A., A Technique for the Study of Problem-solving. In: *Educ. psychol. Mesrmt.*, 15, 1955, S. 450–461.
(63) Ruesch, J. u. Bateson, G., *Communication: The Social Matrix of Psychiatry.* Norton, 1957.
(64) Ruffler, G. u. Mitscherlich, A., Der Schmerz als Symbol. In: *Med. Klinik*, 51, 1956, S. 909–913.
(65) Ruffler, G., Der Schmerz als Psychotherapeutisches Problem. In: *Therapiewoche*, 258, März 1958.
(66) Sabbath, J. u. Luce, R., Psychosis and Bronchial Asthma. In: *Psych. Quart.*, 26, 1952, S. 562–576.
(67) Schaff, T. J., Decision Rules, Types of Error and their Consequences in Medical Diagnosis. In: *Behavioral Science*, 8, 1963, H. 2, S. 97–107.
(68) Schmale, A. H., Jr., Relationship of Separation and Depression to Disease. In: *Psychosom. Med.*, 20, 1958, H. 4, S. 259–277.
(69) Schneider, D. M., The Social Dynamics of Physical Disability in Army Basic Training. In: *Psychiatry*, 10, 1947, S. 323–333.
(70) Schnore, L. F. u. Cowhig, J. D., Some Correlates of Reported Health in Metropolitan Centers. In: *Soc. Problems*, 7, 1959/60, H. 3, S. 218–226.
(71) Seitz, P. F. D., Symbolism and Organ Choice in Conversion Reactions. In: *Psychosom. Med.*, 13, 1951, S. 254–259.
(72) Seitz, P. F. D., Experiments in the Substitution of Symptoms by Hypnosis. In: *Psychosom. Med.*, 15, 1953, S. 405–424.
(73) Selye, H., *Stress, the Physiology and Pathology of Exposure to Stress.* Montreal: ACTA, 1950.
(74) Stunkard, A., Physical Activity, Emotions and Human Obesity. In: *Psychosom. Med.*, 20, 1958, H. 5, S. 366–372.
(75) Suchman, E. A., Phillips, B. S. u. Streib, G., An Analysis of the Validity of Health Questionnaires. In: *Soc. Forces*, 36, 1958, S. 223, 232, 226.
(76) Swartz, J. u. Semrad, E., Psychosomatic Disorders in Psychoses. In: *Psychosom. Med.*, 13, 1951, S. 314–321.
(77) Szasz, T. S., Malingering: Diagnosis or Social Condemnation? In: *Arch. Neurol. Psychiat.*, 76, 1956, S. 437–443.

(78) Trussell, R. E. u. Levin, M. L., Comparison of Various Methods of Estimating Prevalence of Chronic Disease in a Community: The Hunterdon Country Story. In: *Amer. J. pub. Health*, 46, 1956, S. 173–182.

(79) van der Valk, J. M., Groen, J. u. Bastiaans, J., Psychosomatic Aspects of Syndrome Shift and Syndrome Suppression. In: Joh. Booij, op. cit., S. 33–59, 35.

(80) Weigel, J. A., *Psychiatry in General Practice*. Amsterdam: Elsevier, 1958.

(81) Weisman, A. D., A Study of the Psychodynamics of Duodenal Ulcer Exacerbations. In: *Psychosom. Med.*, 8, 1956, H. 1, S. 2–42.

(82) Wittkower, E. D. u. Cleghorn, R. A., Hrsg., *Recent Developments in Psychosomatic Medicine*. Lippincott, 1954.

(83) Wolff, S. H., Life Stress and Bodily Disease: A Formulation. In: *Proceedings of the Assn. for Res. in nerv. and ment. Dis.*, Baltimore, 1950, Vol. 29.

(84) Yarrow, M. R., Schwartz, C. G., Murphey, H. S. u. Deasy, L. G., The Psychological Meaning of Mental Illness in the Family. In: *J. soc. Issues*, 1, 1955, H. 4, S. 12–24.

(85) Eine Erörterung der verschiedenen Krankheits- u. Heilungstheorien in der sozialfürsorgerischen Arbeit findet sich auch in v. Mering, O., Healing Experience and Disease Causation. In: *Family-centered Casework in Illness and Disability*, Monogr. Nr. VI der National Assoc. of Social Workers (NASW), New York, 1961, S. 51–67.

Probleme des Arztberufs im Krankenhaus

JOHANN JÜRGEN ROHDE

I DER BEDEUTUNGSZUWACHS DES KRANKENHAUSES

Das Krankenhaus ist in jeder seiner realen Erscheinungsformen zu einem wichtigen Bereich ärztlicher Tätigkeit geworden. Schon ein Zahlenvergleich läßt das erkennen. Am Ende des Jahres 1960 waren 30% aller Ärzte des Bundesgebiets (einschließlich West-Berlins) hauptamtlich in Krankenhäusern tätig. 1933 waren es 26%[1]. Womöglich ist die Zunahme der Bedeutung des Krankenhauses für die Ausübung der modernen Medizin überhaupt noch nicht abgeschlossen.

Neben den vergleichsweise äußerlichen statistischen Hinweisen rechtfertigen jedenfalls zwei Momente die freilich vielfach bestrittene Ansicht, daß *das Krankenhaus als entwicklungsleitende Subinstitution* unter den gesellschaftlichen Veranstaltungen zur Auseinandersetzung mit der Krankheit zu gelten habe[2].

Das erste dieser Momente ist technologischer Natur. *Der medizinisch-technische Fortschritt findet seit etwa einem Jahrhundert (oder länger) wesentlich in Krankenhäusern und Kliniken statt.* Er müßte jedenfalls ohne diese eines leicht zugänglichen, überschaubaren und wissenschaftlich kontrollierbaren Forschungs- und Entwicklungsfeldes entbehren. Zugleich aber hat er in derartigen Anstalten gleichsam ein »Depot«, den Ort seiner Mittelkonzentration, gefunden, von dem medizinische Leistungen nach Bedarf abrufbar sind, die so leicht keine andere medizinische Instanz bereitzustellen in der Lage ist[3].

Das zweite, für den Bedeutungsgewinn des Krankenhauses als Stätte des medizinisch-gesteuerten Heilens und Helfens verantwortliche Moment ist ein allgemeingesellschaftliches, das wohl als *Minderung der Subsidiaritätspotenz der Familie* am genauesten zu fassen ist. Die im buchstäblichen Sinne am nächsten liegende Pufferzone für krankheitsbedingte Dysfunktionalität, die Familie, vermag auf Grund ihrer Kontraktion auf die Kern- oder Kleinfamilie und der dahinter stehenden gesamtgesellschaftlichen Determinanten häufig nicht einmal mehr das pflegerische Minimum bereitzustellen, das dem Krankheitsfall angemessen wäre. Doch ist nicht nur die objektive Pflegepotenz der Familie stark reduziert. Diese engste gesellschaftliche Umgebung des Kranken hat auch die pflegerische Selbstsicherheit verloren, die ehedem einmal gegeben gewesen sein mag. Das alles zusammen setzt zwangsläufig die krankheitsspezifische Anstalt des Krankenhauses einer erhöhten Beanspruchung aus.

Diese kurzen Bemerkungen über die zentrale Bedeutung des Krankenhauses im medizinischen Geschehen müssen hier genügen. Vielleicht sollte man noch hinzufügen, daß der Arzt, welche Laufbahn er auch immer gewählt haben mag, im Kran-

Aus: *Hippokrates*, 36. Jg., H. 1, 15. 1. 1965, S. 27–34. Mit freundlicher Genehmigung des Hippokrates-Verlags, Stuttgart.

kenhaus und nirgendwo sonst die Stationen seiner formellen klinischen Ausbildung durchläuft. *Mithin ist das Krankenhaus nicht allein ein ärztlicher Berufsbereich unter anderen, sondern der Ort der Sozialisation, der Einführung in den Arztberuf schlechthin.*

II DAS KRANKENHAUS ALS SOZIOLOGISCHER GEGENSTAND

Der betriebliche Aspekt

Soziologie des Krankenhauses ist wie die Soziologie der Medizin überhaupt eine recht junge Disziplin. Allein in den USA ist sie hinreichend entwickelt und kann sich auf zahlreiche Forschungen stützen[4]. Die meisten der frühen Studien sind von betriebssoziologischen Fragestellungen inspiriert gewesen. Die Human-Relations-Hausse der dreißiger und vierziger Jahre übertrug sich auch auf das Interesse am Krankenhaus. Besonders die Kommunikationsprobleme arbeitsteiliger Systeme und die Autoritätsstrukturen standen im Mittelpunkt dieses Interesses. Ein großer Teil der frühen Studien beschäftigte sich mit dem Pflegepersonal; vielleicht nicht zuletzt deshalb, weil bei dem in den USA vorherrschenden Belegarztsystem besonders Krankenschwestern als wichtigstes Stammpersonal des Krankenhauses angesehen werden müssen.

Mehr als ein Betrieb

Die weitere Entwicklung stützt meine These, daß *Krankenhaussoziologie nicht* als bloße *Sparte der Betriebssoziologie* gelten kann. Der für den Industriebetrieb gegebene Primat ökonomischer Zielorientierung kann auf das Krankenhaus nicht leicht übertragen werden. Diese Anstalt gründet sich vielmehr auf eine durchaus eigene Wertstruktur, auf Orientierungsmodi, die von denen des ökonomischen Bereichs recht drastisch unterschieden sind und im Kern denen des Arztberufs entsprechen. Damit bleibt freilich die Relevanz von Ökonomie auch für das Krankenhaus unbestritten. Die Wert- und Ziel-Konflikte der Anstalt ließen sich aber weder in ihrer Tatsächlichkeit noch in ihren Ursachen deutlich herausarbeiten, wollte man das Krankenhaus von vornherein auf eine Ebene mit dem Industrie- oder Geschäftsbetrieb stellen[5]. So haben denn auch die jüngeren amerikanischen Forschungen sich in stärkerem Maße den Fragen der Zielkonflikte, der sozialen Erfordernisse für die technische Aufgabenerfüllung und der Unterstützung der Krankenhaustätigkeit von außen her zugewandt[6].

Totale Institution

Darüber hinaus besteht aber noch ein weiterer Grund, das Krankenhaus von den traditionellen Gegenständen der Betriebssoziologie zu unterscheiden. Es handelt sich bei ihm um eine *formelle Organisation* und um ein »Gemeinwesen« (community) zugleich, also um ein soziales Gebilde, das Erving Goffman mit dem Begriff »Total Institution« belegt hat: »Eine totale Institution läßt sich als eine Arbeits- und Wohnstätte definieren, an der eine größere Zahl von in gleicher Lage befindlichen Individuen für eine gewisse Zeitspanne von der weiteren Gesellschaft abgeschnitten, ein abgeschlossenes, formell geregeltes Leben führen«[7]. Von dieser Definition her wird das Krankenhaus in die Nähe von Kasernen, Klöstern, Heimschulen und Gefängnissen gerückt; und viele krankenhaussoziologische Probleme lassen sich eher von daher verstehen als unter gängigen betriebssoziologischen Gesichtspunkten.

Dennoch kann man die Krankenhaussoziologie in einen weiteren Bezugsrahmen der soziologischen Analyse einordnen, nämlich in den der *Organisationssoziologie*. Diese befaßt sich mit den sozialen Gebilden, die als »gegliederte Ganze mit angebbarem Mitgliederkreis und interner Rollendifferenzierung« bewußt auf spezifische Zwecke und Ziele orientiert sind und die »im Hinblick auf die Verwirklichung dieser Ziele oder Zwecke zumindest der Intention nach rational gestaltet sind«[8]. Dabei gehört dann das Krankenhaus zu dem Typus von Organisation, dessen Ziel es ist, »auf spezifische Weise auf eine Personengruppe einzuwirken, die – zu diesem Zweck – zumindest vorübergehend in die Organisation aufgenommen wird«[9]. Das stimmt aber ziemlich genau mit der Spezifikation überein, durch die ich selbst das Krankenhaus von den Zweck-Mittel-Systemen der Güterproduktion abgehoben habe[10]. Der Bearbeitungsgegenstand ist soziales, nicht bloß physisches Objekt und wird als solches Mitglied der Organisation (im Unterschied etwa zu Handelsfirmen, deren Kunden nicht als Mitglieder der Organisation angesehen werden können).

III DAS KRANKENHAUS ALS MEHRZWECK-ORGANISATION

Die Spezifizierung, die bei einem rein betriebssoziologischen Ansatz leicht verfehlt werden kann, ist also offenbar am leichtesten zu erreichen, indem man den im Grunde allgemeineren Ansatz der Soziologie der Organisation wählt[11]. Von seinem Ziel her läßt sich dann das Krankenhaus als eine Organisation definieren, die rational darauf hin entworfen ist, sich mit den Konsequenzen von Krankheit auseinanderzusetzen[12], wobei freilich nicht vergessen werden darf, daß das Krankenhaus in seiner Eigenart dann erst in den Blick kommt, wenn man diese allgemeinste Zielsetzung, die für die gesamte »Institution des Gesundheitswesens« und also für *alle* ihre Subinstitutionen gilt, aufspaltet in die konkreteren Zwecke der Anstalt. *Daß hier nämlich Diagnose, Therapie, Pflege und Isolierung des Kranken innerhalb ein und derselben Organisation institutionalisiert (und das heißt: auf Dauer gestellt) sind, ist das Entscheidende*[13]. Das Krankenhaus sorgt (als Kollektiv!):

1. für *Diagnose*, die die Entscheidung über »krank« oder »nichtkrank«, und auch über die Frage »Wie krank?« erübrigt;
2. für *Therapie*, die die Maßnahmen vorschreibt für die Heilung oder Linderung von Krankheitszuständen;

3. für *Pflege*, die durch die technologischen Erfordernisse von Diagnose und Therapie nötig wird oder beim Versagen – besonders der Therapie – die letzte Ausflucht für die Auseinandersetzung mit der Krankheit darstellt;

4. für *Isolierung* des Kranken, die sowohl dem Schutz der gesellschaftlichen Umgebung (in Fällen von Infektionsgefahr oder sonstiger sozial maligner Verfassungen des Kranken) als auch der effizienten Anwendung von Diagnose und Therapie, als auch der Entlastung des Patienten von den Ansprüchen seiner Normalumgebung dient[14].

Daneben bestehen offenbar auch noch die Zwecke der Lehre und der Forschung.

Zentralproblem des Arztberufs

In eine solche Mehrzweck-Organisation ist nun der Arztberuf an entscheidender Stelle »eingebaut«[15]. Und diese (unter manchem Aspekt peinliche) Tatsache lenkt die Aufmerksamkeit auf die Problematik, die aus der Fülle der krankenhaussoziologischen Probleme im gegebenen Zusammenhang allein zu behandeln ist, und die zugleich in der Organisationssoziologie der Gegenwart eine zentrale Stellung einnimmt. Sie wird am genauesten umschrieben mit der englischen Chiffre *The Professional in a Bureaucratic Setting*[16], etwa: der Freiberufler im bürokratischen System. Das damit umrissene Themengebiet stellt ein Zentrum jüngster krankenhaussoziologischer Forschung dar.

IV ZWISCHEN ORGANISATION UND FREIHEIT

Für die deutsche Diskussion ärztlicher Standesfragen dürfte die etwas verfremdet formulierte Problematik in doppelter Hinsicht von Interesse sein: Erst einmal ist Bürokratie eine beständige »Leidensquelle« für den Arztberuf überhaupt; und dann kann kein Zweifel darüber bestehen, daß sowohl der Arzt im Krankenhaus als auch der Arzt, der in irgendeiner Form kooperativ mit dem Krankenhaus als Organisation zu tun hat, sich an der gedachten oder realen Diskrepanz zwischen organisationsbestimmter und freier ärztlicher Tätigkeit stoßen. Für eine schnelle Verständigung über diese Problemstellung mag daher die bereits erwähnte Formel: »Der Freiberufler im bürokratischen System« hier genügen, obwohl die Begriffe *freier Beruf* und *profession* zwar miteinander verwandt, nicht aber identisch sind. In etwas laxer Weise ausgedrückt: Dem Arzt rückt im Krankenhaus (und dabei differenzieren wir zunächst nicht zwischen leitenden und nachgeordneten Ärzten) eine Situation auf den Pelz, die verblümt für den frei praktizierenden Arzt auch besteht, die dieser aber aus definitionsgemäß freier Brust eher als perverse ablehnen kann denn jener. *Daß der Arzt in seiner beruflichen Rolle Agent eines Kollektivs und nicht ein aus freien Stücken in Aktion tretendes hilfsbereites, im wahrsten Sinn autonomes Individuum ist, läßt sich in der Position eines Krankenhausarztes weniger verdrängen als in der Position eines frei praktizierenden Mediziners.*

Ich möchte in diesem Zusammenhang die Hypothese formulieren (die freilich zu belegen wäre), daß der Arzt im Krankenhaus häufiger und unvermittelter mit Situationen konfrontiert wird, in denen seine gleichwohl formell garantierte berufliche Autonomie durch gesellschaftliche Situationsmomente der unterschiedlichsten Potenz zumindest tangiert, jedenfalls angefochten, vielfach beschnitten und im äußersten Falle radikal durchkreuzt wird.

Der Hauptkonflikt

Es ist freilich einigermaßen schwierig, über den Arzt im Krankenhaus zu sprechen, ohne die jeweilige Positionskategorie anzugeben, in der er sich befindet. Den in dieser Hinsicht allgemeinst möglichen Standpunkt habe ich bereits mit der Diskussion der *Norm- und Orientierungsprobleme in Position und Rolle des Krankenhausarztes* eingenommen[17]. Die Quintessenz des Ganzen läuft auf die simple Feststellung einer Diskrepanz zwischen den dem Arzt auferlegten Verhaltensnormen (Anwendung aller erforderlichen und wissenschaftlich vertretbaren »Mittel« ohne Rücksicht auf den Kostenaufwand) und den Normen der für die Wirtschaftlichkeit der Anstalt verantwortlichen Administration hinaus. Die Pointen, die dieser allgemein bekannten Tatsache abzugewinnen sind, lassen sich folgendermaßen formulieren:

1. Der mit der genannten Diskrepanz konstituierte Konflikt zwischen professioneller Frei- und Großzügigkeit und administrativer Wirtschaftlichkeitsrechnung muß als *systeminhärent* angesehen werden. Er ist also *strukturell* bedingt und damit alles andere als von der einen oder anderen Seite subjektiv verschuldet.

Jede ernsthafte Analyse der Verhältnisse hat mithin sowohl den Vorwurf arroganter Maßlosigkeit gegenüber dem Arzt, als auch die den »Verwalter« treffende Unterstellung von Beschränktheit und Insensitivität gegenüber den professionellen Verpflichtungen zu transzendieren. Und zwar hätte das in der Richtung der Erkenntnis zu geschehen, daß das, was im Rollenkonflikt zwischen Arzt und Verwalter konkret sich manifestiert, als eine Form des – freilich im Gesundheitswesen spezifizierten – gesamtgesellschaftlichen Antagonismus widersprüchlicher Wertprävalenzen anzusehen ist, der auf der Einrichtung von Gesellschaft selber beruht und jedenfalls nicht einfach mit der von den jeweils Herrschenden bevorzugten Beschwörung des »Gemeinwohls« hinwegzueskamotieren ist. Es gibt kein schlagenderes Indiz für einen Abbau von demokratischer Gesinnung (Wertorientierung) als die ideologische Verkleisterung von Gegensätzen, die die Artikulation von Interessenlagen als illegitim hinzustellen sucht; zumal dann, wenn diese keineswegs unmittelbar, sondern vielmehr auf Grund von gesellschaftlich anerkannten, also auch vermittelten Orientierungen zustande kommen.

2. Weil es sich beim modernen Krankenhaus um eine medizinische Institution handelt und weil die Zielerfüllung der Organisation an den entscheidenden Positionen hängt, die dem Arztberuf eingeräumt werden, besteht *formelle Kongruenz zwischen den Tätigkeitsverpflichtungen des Arztes und denen des Krankenhauses.*

Die dem Arzt auferlegte professionelle Verpflichtung zur Orientierung an der Kollektivität[18] geht zusammen mit allen anderen Rollenverpflichtungen auf die Organisation selber über. Das Krankenhaus hat also seine Zielverfolgung unter Beobachtung der Ordnungsvariablen (pattern variables) zu betreiben, die für den Arztberuf gelten. Und von da aus gesehen muß man das Krankenkaus geradezu eine durch und durch professionelle Organisation nennen, in der der Arzt mit seinen professionellen Maßstäben den geringsten Grund hätte, sich nicht auf adäquatem Berufsterrain zu fühlen[19].

Auf Grund der letzten Bemerkungen könnte es so aussehen, als sollten nunmehr durch einen Trick jene strukturimmanenten Gegensätze doch hinwegdiskutiert werden, und sei es nur mit Hilfe des konservativistischen Arguments, daß strukturell (also systemimmanent) Unvermeidliches auch in der Ordnung sei. Das ist jedoch nicht der Fall. Die Bemerkungen dienten der Problem*setzung*, nicht der Problem*lösung*. Nun läßt sich allerdings die Fülle der Einzelprobleme, die im Brennpunkt der schwierigen Komplexe »Arzt und Bürokratie« oder allgemeiner: »Freier Beruf in der Organisation« zusammenlaufen, hier nicht einmal annähernd verdeutlichen. Deutlich zu machen ist wohl allein die Tatsache, daß mit allen Pauschalfeststellungen und -urteilen nichts gewonnen ist, solange diese nicht übergehen in das, was ich hier einmal den analytischen Eros nennen möchte[20]. *Krankenhaussoziologie ist dazu da, jene Analysen zu betreiben, die sonst niemand vornimmt.*

V PROBLEM DER ARZT-PATIENT-BEZIEHUNG

Analysen sind nötig

Da hier allein ein zur Beschäftigung mit der soziologischen Sicht der Dinge anregender, nicht diese Beschäftigung ersetzender Kurzbeitrag am Platze und erwünscht ist, muß ich hinsichtlich der Detaillierung der Probleme noch einmal mehr auf meinc frühere und ausführlichere Darstellung verweisen[21]. Im folgenden konzentriere ich mich daher zur Andeutung der Fruchtbarkeit einer soziologischen Betrachtung auf einige wenige, heutzutage hauptsächlich diskutierte Problemkreise. Dabei gehe ich von einigen gängigen Vorwürfen aus, die gegen das Krankenhaus erhoben werden.

Vom Dual zum Plural

Der erste, vielfach erhobene Vorwurf betrifft die *Beeinträchtigung der Intimität und Einmaligkeit der Arzt-Patient-Beziehung*. Mit ihm wird gleichsam die freie Arztpraxis gegen das Krankenhaus ausgespielt; denn während es für die freie Praxis als typisch erachtet werden kann, daß die Arzt-Patient-Beziehung wirklich in dem Dual sich abspielt, den das Wort andeutet, darf man es wohl auch als typisch ansehen, daß im Krankenhause ein und derselbe Patient von mehreren Ärzten »behandelt« wird. Wer also darauf bestehen wollte, daß der Begriff Arzt-Patient-Beziehung nicht zunächst eine Relation von Kategorien, also die Wechselbeziehung zwischen Arztberuf und dessen Klienten meint, müßte dann in der Tat davon reden, daß es im Krankenhaus nur zu einer *Ärzte*-Patient-Beziehung kommt. (Da hier das Krankenhaus nun als institutioneller Umkreis der ärztlichen Berufsausübung zur Debatte steht, darf ich von der die Situation verschärfenden Tatsache absehen, daß dem Patienten auch noch ein Plural von Hilfspersonal gegenübertritt.)

Fragwürdig freie Arztwahl

Im Sinne des angeführten Vorwurfs gilt: Das stets für entscheidend erachtete Konstituens einer normgerechten Arzt-Patient-Beziehung, die freie Arztwahl[22], ist im Krankenhaus beeinträchtigt. Mag der Patient, falls er es noch kann, oder mag an seiner Stelle ein Angehöriger, falls ihm das bei der heutigen Belegungssituation gelingt, das Krankenhaus aussuchen, weil dort dieser oder jener persönlich bekannte, durch den Hausarzt oder Bekannte anempfohlene oder auch nur öffentlich in gutem Ruf stehende Arzt praktiziert; es kann ihm geschehen, daß er zu dem Arzt seiner Wahl[23] im Laufe seines Krankenhausaufenthalts niemals in eine »Intimbeziehung« zu treten vermag, wie sie der Norm (und vielleicht auch seiner Erwartung) entspricht: Entweder bekommt der Patient eben diesen Arzt nur flüchtig oder gar überhaupt nicht zu Gesicht. Oder im besten Falle erfährt er ihn bei Visiten, bei der Antrittsuntersuchung, kurz vor der Operation usw. als den Spiritus rector einer ganzen Gruppe von Ärzten, die sich mit diagnostischen oder therapeutischen Teilhandlungen an ihm zu schaffen machen. Ein Arzt alleine – und dazu noch ein frei gewählter wie in der freien Praxis – ist im Krankenhaus selten Partner des Patienten.

Von solcher Situationsschilderung aus ist es nur zu leicht, den Schritt zu machen, der oft tatsächlich vollzogen wird: Der Vorwurf wider das Krankenhaus verwandelt danach sich in den Vorwurf wider den Krankenhausarzt, daß man dort, wo er Arzt ist, im eigentlichen Sinne kein Arzt sein könne. Gefordert sei schließlich freie Wahl des *Arztes*, geboten werde im Krankenhaus zwangsweise Zuordnung von *Ärzten*. Erwartet werde eine intime Beziehung von Mensch zu Mensch, geboten werde eine aller Bipersonalität entbehrende, diese jedenfalls beeinträchtigende Beziehung zu einem Ärztekollektiv.

Um den »Intimitätsverlust«

Im Gegensatz zu manch einer früheren Äußerung, die leicht als Rechtfertigung der bestehenden Verhältnisse im Krankenhaus aufgefaßt werden kann, möchte ich jetzt in keiner Weise bestreiten, daß der (als Intimität freilich häufig verkannten) *Intensität* der Arzt-Patient-Beziehung auch unter Krankenhausverhältnissen optimale Bedingungen geschaffen werden sollten. Die Entwicklung der sogenannten psychosomatischen Medizin, der die Soziologie in ihrem eigenen Erkenntnisfortschritt eher in die Hände spielt, als daß sie ihr ins Zaumzeug zu fallen vermag, fordert dies einfach. Der Standpunkt, dem allein entgegenzutreten ist und aus dem sich der hier behandelte Vorwurf des Intimitätsverlustes allein speist, kommt in der Unterstellung zutage, daß das Krankenhaus zu irgendeinem Zeitpunkt mehr Intimität in der Arzt-Patient-Beziehung zugelassen habe und daß es ehedem um die Arzt-Patient-Beziehung bei gleicher medizinischer Effizienz überhaupt besser bestellt gewesen ist.

Dies scheint mir nichts als ein retrospektiver Traum zu sein, der nur noch das Trauma beweist, das Vertreter des Arztberufs im Zuge ihrer Berufsausübung erfahren haben, weil sie die Richtung verkannten und dann degoutierten, in die sie das Schiff der wissenschaftlichen Medizin trug.

Krankenhaus ohne »Gemeinschaft«

Retrospektiver Traum im Sinne einer historischen Perspektivtäuschung scheint es mir schon zu sein, wenn angenommen wird, daß das Krankenhaus ehedem eher dem soziologischen Typus der »Gemeinschaft« entsprochen und einfach dadurch den »Intimitäts-Bedürfnissen« der Arzt-Patient-Beziehung mehr Raum gegeben habe. Selbst wenn man den Begriff der *communio medicorum et infirmorum*, der eher einen »theologischen« Bezug im Sinne von Gemeinde aufweist, in der romantischen Bedeutung von »Gemeinschaft« zwischen Ärzten und Kranken verstehen wollte, hätte man sich doch realistischerweise vor Augen zu halten, wie sehr eine solche Bezeichnung letzten Endes nur plakativ gemeint sein konnte. Medizin- wie krankenhaushistorische Erkenntnisse lassen es jedenfalls als höchst zweifelhaft erscheinen, daß unter den Krankenhausverhältnissen des späten Mittelalters, der Renaissance, des Barock usw. eine höhere Chance zu intensiver, gemeinhin als »intim« verstandener Arzt-Patient-Beziehung bestanden hätte als im modernen Krankenhaus. Weder die Zahl der Ärzte, die sich überhaupt dem Krankenhaus zuwandten, noch deren Attitüde gegenüber dem Krankenhause noch der Kenntnisstand der Medizin haben damals eine »intime« Beziehung von Arzt zu Patient zugelassen und auch nur als wünschbar erscheinen lassen. *Das alte Hospital hat sich erst in einer relativ kurz zurückliegenden Zeit in eine wirkliche medizinische Heilanstalt verwandelt.*

Krankenhaus ist arztbedingt

Das moderne Krankenhaus ist mithin von vornherein Organisation, in deren Zentrum die Zielsetzungen ärztlichen Handeln (vor allem Diagnose und Therapie) stehen. Und es ist um so mehr Organisation, je mehr ärztliches Handeln und die gegenüber diesem vorhandenen Erwartungen dies erfordern. Erwartet aber wird wirksame, rationale und rationelle Auseinandersetzung mit Krankheit, und von daher ist die organisierte Arbeitsteilung bedingt, die der Idee der Arzt-Patient-Beziehung entgegenzustehen scheint. Daß die Arzt-Patient-Beziehung (besonders auch im Hinblick auf die wissenschaftlich immer greifbarere Erkenntnis ihrer Bedeutung für den Heilungsprozeß) manches zu wünschen übrig läßt, kann nicht bezweifelt werden. Doch ist mit dem Vorwurf, daß das Krankenhaus die Arzt-Patient-Beziehung beeinträchtige, nichts getan, zumal wenn solcher Vorwurf übers Ziel hinausschösse und dem Krankenhaus prinzipiell »Arztwidrigkeit« unterstellen wollte, um die Stellung des Arztes in der freien Praxis als »eigentliches Arzttum« zu glorifizieren.

VI PROBLEM DER ARZT-HIERARCHIE

Von Vorwürfen zu Projekten

An Vorwürfen, die immer bedeutsam sind, weil sie auf Probleme aufmerksam zu machen vermögen, besteht kein Mangel. Nötig ist jetzt und in Zukunft eine genaue Analyse der in den Vorwürfen angeschnittenen Komplexe. Mit anderen Worten: Wir können uns nicht mehr einfach bei dem so plausiblen Satz dogmatisch zur Ruhe setzen, daß die Arzt-Patient-Beziehung »intim« zu sein habe. Wir müssen fragen und erforschen, was solche »Intimität« in diesem spezifischen Verhältnis zwischen Arzt und Patient bedeutet, in welchem Ausmaß und in welchen Situationen sie vom Patienten des Krankenhauses gefordert (oder auch nicht gefordert) wird, in welchem Grade sie auf Grund medizinisch-sozialpsychologischer Erkenntnisse erforderlich ist, auf welchen Strukturhintergrund Forderung und Erfordernis im heutigen Krankenhaus treffen und welche Modifikationen im gesamten Krankenhauswesen und/oder im einzelnen Krankenhaus unter organisationssoziologischen Aspekten nötig waren, um die Chancen für eine intensive Arzt-Patient-Beziehung im Krankenhaus zu erhöhen[24]. Immer wieder müssen wir nämlich feststellen: der ärztliche Berufsbereich, sei es der im Krankenhaus oder anderswo, ist bei uns weitgehend unerforscht. Über die Dynamik der Arzt-Patient-Beziehung innerhalb und außerhalb des Krankenhauses und über so wichtige Momente derselben wie »freie Arztwahl«, »Intimität« usw. sind bei uns keine empirischen Analysen vorhanden.

Beeinträchtigung der Autonomie

Ähnliche Erwägungen lassen sich nun auch für den zweiten Vorwurf anstellen, der häufig gegen das Krankenhaus erhoben wird, sofern es als Aktionsbereich des Arztberufs zur Debatte steht. Er betrifft das nachgerade leidige Problem der Freiheit des freien Berufs, also das der Autonomie des Arztes innerhalb eines hierarchisch gegliederten Gefüges. Diese Autonomie wird, wenn man die Quintessenz des Vorwurfs auf eine etwas übertriebene Formel bringen will, im Krankenhaus durch dessen Bürokratie aufgerieben. Ich will hier aber nicht mehr auf das allgemeine Problem eingehen, dem ich weiter oben schon einige Aufmerksamkeit gewidmet habe und das auf der Ebene der Antinomie zwischen Medizin und Administration (also Bürokratie im gängigen Sinne) liegt. Das Argument zielt auf etwas viel Spezifischeres ab: nämlich auf die Über- und Unterordnung innerhalb des ärztlichen Positionsbereichs. Vielfach stehen deshalb auch die Universitätskliniken im Brennpunkt der Zielrichtung dieses Vorwurfs.

Kollegialitätsprinzip und Organisation

Die Idee des freien Berufs läßt, da sie sich aus Prinzipien des akademischen Bereichs herleitet, unter den Positionsinhabern im Grunde nur das Prinzip der Kollegialität zu. Wo also formelle Organisation nötig ist, hätte sie nicht hierarchisch, sondern »egalitär« zu sein[25]. Autorität läßt sich von da aus nur als »individuelle« anerkennen[26]; denn wie alle Professionals, so brauchen auch die Ärzte »Freiheit, um in erster Linie professionelle Entscheidungen auf Grund ihres durch Ausbildung gewonnenen Urteilsvermögens zu treffen und nicht auf Grund des Diktats von Vorgesetzten in einer bürokratischen Hierarchie«[27]. Deutlicher gesprochen: Unter Ärzten im Krankenhaus dürfte »an sich« keine starre Autoritätsstruktur gegeben sein, sondern eine je und je nach der Situation und dem Gegenstande der Entscheidung sich einspielende Autoritätsverteilung. Autorität müßte also changeable bleiben dergestalt, daß sie im Einzelfalle unter gegebenen Umständen sogar einem formell nachgeordneten Arzt zugesprochen werden kann.

Dieses Ideal ist, wie man weiß, sicher keine gängige Wirklichkeit. Das aber ist so ziemlich das einzige, was wir in dieser Hinsicht mit Bestimmtheit sagen können. Die gängige Wirklichkeit ist nämlich auch im Hinblick auf die Autoritätsstruktur in Krankenhäusern bei uns bisher weitgehend unerforscht, also unanalysiert geblieben[28]. Wieder zeigen uns aber amerikanische Untersuchungen, wie gut erforschbar und analysierbar ist, was bei uns bisher nur zu endlosen und ressentimentgeladenen Diskussionen führte[29]. Das Krankenhaus als ärztlicher Berufsbereich ist für uns terra incognita. Soziologie wäre bereit, zu neuen Ufern aufzubrechen, die weißen Flecken auf der Landkarte der sozialen Verhältnisse im Krankenhaus zu tilgen, wenn man sie dazu bestimmte, wenn man sie an solche Forschung ließe. Dazu wäre freilich nötig, sich von dem Vorurteil frei zu machen, daß man als Arzt, welcher Couleur auch immer, aus eigener Erfahrung nur zu gut über die Wirklichkeit Bescheid wisse.

ANMERKUNGEN

1. Diese Angabe mußte wesentlich geschätzt werden, da hier in den Vorkriegsstatistiken keine so genauen Zahlen vorliegen wie im *Statistischen Jahrbuch* für die Bundesrepublik 1962.

2. Diese These wurde von Helmut Schelsky, Die Soziologie des Krankenhauses im Rahmen einer Soziologie der Medizin, in: *Beiträge zur Krankenhauswissenschaft, Schriften des Deutschen Krankenhausinstituts e. V.*, Band 3, Stuttgart und Köln 1959, zum erstenmal unter soziologischen Gesichtspunkten prägnant vorgetragen und von mir in Übereinstimmung mit einer Reihe von amerikanischen Autoren ausführlich belegt (vgl. Soziologie des Krankenhauses, F. Enke, Stuttgart 1962).

3. Diese der Wirklichkeit wohl angemessene Erwägung allein führte zu der u. a. wieder von Schelsky und mir vorgebrachten, von andern hartnäckig bestrittenen These vom *relativen* Bedeutungsverlust des frei praktizierenden, zumal praktischen Arztes herkömmlichen Verständnisses. In keiner anderen Hinsicht wurde dem praktischen Arzt der (selbstverständlich stets relativ gemeinte) Bedeutungsverlust unterstellt. Freilich war dabei einkalkuliert, daß eine Entwicklung dieser Art den Laien, allemal der zumindest potentielle Patient, nicht unberührt lassen kann, sondern vielmehr in ihm eine eben dieser Entwicklung gleichsam parallele Attitüde imputiert, das in jeder Hinsicht wohlversehene Krankenhaus, zumindest

aber den dem Krankenhaus am nächsten stehenden Facharzt, wo immer es nötig erscheint, eher zu konsultieren als den für die »minor ailments« generell als zuständig erscheinenden praktischen Arzt. Es handelte sich also um eine diagnostische, eher sogar um eine hypothetische Feststellung, die freilich mit guten Gründen versehen werden konnte. Despektierlich sollte sie gegenüber den praktischen Ärzten ganz und gar nicht sein.

4. Einen gerafften Überblick gibt Eliot Freidson in The Sociology of Medicine – A Trend Report and Bibliography, in: *Current Sociology*, vol X/XI, No. 3, Oxford, (England) 1963.

5. Vgl. hierzu J. J. Rohde, *Soziologie des Krankenhauses*, Stuttgart 1962, S. 8–12.

6. Vgl. Eliot Freidson, a. a. O., p. 134.

7. Vgl. Erving Goffman, *Asylums, Essays on the Social Situation of Mental Patients and other Inmates*, Garden City, N. Y. (Anchor Books) 1961, S. XIII.

8. Renate Mayntz, *Soziologie der Organisation*, Hamburg 1963, S. 36.

9. Renate Mayntz, op. cit. S. 59 f.

10. Vgl. J. J. Rohde, a. a. O., S. 11.

11. Ich darf an dieser Stelle vielleicht daran erinnern, daß ich bei meinem ersten Versuch einer theoretischen Lokalisierung des Krankenhauses ähnlich verfahren bin, als ich die Theorie der sozialen Institution zum Ausgangspunkt nahm und den organisationssoziologischen Ansatz gleichsam nach rückwärts ausweitete zur Frage nach der Institutionalisierung der Auseinandersetzung mit der Krankheit überhaupt. Ich würde übrigens heute nicht zögern, den Begriff der Subinstitution, der dort stets dem Krankenhaus beigegeben wird, durch den gängigeren der Organisation zu ersetzen.

12. »To cope with the consequences of illness«, heißt die entsprechende Passage bei Talcott Parsons, The Mental Hospital as a Type of Organization, in: Milton Greenblatt, Daniel J. Levinson und Richard H. Williams, *The Patient and the Mental Hospital*, Glencoe, Ill., 1957, S. 109.

13. Zur Bedeutsamkeit und zum Zustandekommen dieser Zweck-Kombination, vgl. J. J. Rohde, op. cit., S. 131 bis 187.

14. Hier findet sich auch das, was Talcott Parsons, a. a. O., S. 110, als »sub-goal of protection« bezeichnet und nicht nur den Schutz der Gesellschaft vor dem Kranken, sondern auch den Schutz des Kranken vor sich selber, d. h. vor seiner Krankheitsverfassung meint.

15. In Wahrheit darf man sogar sagen, daß der Arztberuf in seiner Qualität als medizinisch-wissenschaftlicher sich dieses organisierte Mehrzweckgefüge selbst als Terrain seiner Tätigkeit gebaut hat.

16. Eliot Freidson, a. a. O., S. 184.

17. Vgl. *Der angestellte Arzt*, 12. Jahrgang, Heft 10, Oktober 1959, und *Soziologie des Krankenhauses*, S. 247–277.

18. Vgl. hierzu Talcott Parsons, *The Social System*, London 1952, S. 477 ff., und König, René und Margaret Tönnesmann (Hrsg.), Probleme der Medizinsoziologie, in: *Kölner Zeitschrift für Soziologie und Sozialpsychologie*, Sonderheft 3, Köln-Opladen 1958, S. 14 ff., sowie J. J. Rohde, op. cit. S. 252 ff.

19. Obwohl man hier den naheliegenden Vorwurf erheben könnte, daß dieser Gesichtspunkt gar zu abstrakt sei, soll er hier einmal festgehalten werden, weil dadurch eine organisationssoziologisch interessante Variante des Problembereichs »The Professions in the Bureaucratic Setting« zum Vorschein kommt. Während nämlich die damit umschriebene generelle Problemstellung, daß sich – wie etwa in großen Industrie- und Handelsbetrieben – die professionellen Mitarbeiter (also im wesentlichen Wissenschaftler) mit den Restrik-

tionen auseinanderzusetzen haben, die durch die Prävalenz geschäftsmäßig ökonomischer Rationalität erzeugt werden, darf man im Falle des Krankenhauses fast von einer Umkehrung der Verhältnisse sprechen: Mit nicht minderer Berechtigung könnte die Problemstellung auch lauten »The Non-Professional in a Professional Setting«, womit die Aufmerksamkeit zugleich auf die Möglichkeit gelenkt wäre, daß der »Bürokrat« im Krankenhaus erheblichen Restriktionen in der Durchsetzung *seiner* berufsadäquaten Maßstäbe unterworfen ist.

20. Gemeint ist damit der kritisch-intellektuelle Drang, der es sich verbietet, die abstrakte Allgemeinheit für das Besondere auszugeben, was allem bloßen kulturkritischen Meinen nur allzu nahe liegt, und der stattdessen darauf insistiert, vom Besonderen her des Allgemeinen sich zu bemächtigen. Mit der Behauptung etwa, daß die Freiheit des Arztes in der Organisation Krankenhaus, also in deren Bürokratie, aufgerieben werde, ist im Grunde nicht viel mehr getan, als daß den vielen anderen Gemeinplätzen, die über den Arztberuf im Schwange sind, ein weiterer hinzugefügt wird. Das aber macht man eben am besten dadurch deutlich, daß man solcher Ansicht den *counter common place* entgegenhält, die Berufsfreiheitlichkeit des Arztes paralysiere ebenso das organisierte Gefüge des Krankenhauses. Die zur Allgemeingültigkeit sich versteigende »rohe Empirie« (nach dem Motto: »Beispiele könnte ich Ihnen nennen!«) läßt sich offenbar nur zum Interesse an analytischer Präzision führen, wenn man ihr zunächst auf gleicher Ebene begegnet, indem man sie mit ebenfalls »roh empirisch« gewonnenen Gegenthesen verblüfft. Wir werden aber weder in der allgemeinen Diskussion um Fragen des Gesundheitswesens, der Gesundheits-Politik, noch in der Diskussion der sozial relevanten Fragen des Krankenhauswesens einen intellektuell auch nur einigermaßen vertretbaren Schritt weiterkommen, wenn Ärztegruppen und -verbände, Politiker, Krankenhäuser (Krankenhausträger und -organisationen) und Patienten (diese auf dem zumeist höchst mittelbaren Wege der publizistischen Medien) sich weiterhin wechselseitig derartige unanalysierte Allgemeinplätze an den Kopf werfen.

21. Johann Jürgen Rohde, op. cit.

22. Vgl. hierzu: J. F. Volrad Deneke, Schweigepflicht und Aufklärungspflicht des Arztes, in: *Arzt und Christ*, Heft 2/1964, Seite 69–80. Auf diese Ausführungen beziehe ich mich hier gleichsam nur exemplarisch und obwohl Deneke nicht auf die spezifische Krankenhaussituation des Arztes eingeht. Gleichwohl findet man bei ihm die wichtigsten Positionen, die sich aus der Freiberuflichkeit des Arztberufes ergeben, deutlich und mit Nachdruck dargestellt.

23. Ich möchte annehmen, daß ich schon durch diese sehr kurzen Bemerkungen deutlich gemacht habe, wie sehr selbst ein juristisch so klarer Begriff wie der der freien Arztwahl im soziologischen Betracht durchaus der Eindeutigkeit entbehrt. Wie der Patient die Wahl des Arztes vornimmt, wie er zu »seinem« Arzt kommt, ist ein dringendes und interessantes soziologisch-analytisches Problem nicht nur für den hier angezogenen Fall eines Patienten, der vor der Aufnahme in ein Krankenhaus steht. Auch die Determinanten, die bei der angeblich so viel freieren Wahl des Arztes in der freien Arztpraxis mitwirken, sind bei uns keineswegs erforscht. Man darf getrost sagen, daß in dieser Hinsicht bei uns noch immer die normative Fiktion an der Stelle der analytischen Erkenntnis steht. Das liberalistische Modell, welches auf den Bereich der Arztpraxen übertragen, zunächst einmal die Gleichheit der Berufschancen garantieren soll, reicht zur Erkenntnis der Wirklichkeit sicher nicht aus. Gewiß wird nämlich die Entscheidung, ob dieser oder jener Arzt in Anspruch genommen wird, nicht auf der Basis einer alle nur möglichen Kriterien des Für und Wider abwägenden »Kritik« getroffen. In bezug auf die stets für so wesentlich erachtete Intimitätskomponente müßte

ein Patient dann erst einmal alle in seiner Reichweite zur Verfügung stehenden Ärzte durchprobieren. Hier setzen offenbar Mechanismen ein, die zum Teil durchaus soziale Zwangsmechanismen sind und über die so gut wie nichts bekannt ist. Um die Freiheit der Arztwahl analytisch in Frage zu stellen, braucht man also gar nicht auf die staatlichen Angriffstendenzen zu rekurrieren, die unter standespolitischem Betracht als bedrohlich angeführt werden. Ohne die Unterstellung, daß sich so etwas unmittelbar auf unsere Verhältnisse übertragen ließe, möchte ich auf zwei amerikanische Arbeiten hinweisen, die relevante Probleme behandeln. Eliot Freidson, Client Control and Medical Practice, in: *American Journal of Sociology*, LXV: 4, January 1960, S. 374–382, und: *Patient's View of Medical Practice, New York*, Russel Sage Foundation, 1961.

24. Man lese als Paradigma für einen Teil der hier aufgeführten Fragen nur die Referate von amerikanischen Studien in: E. Jaco Gartley (Ed.), *Patients, Physicians and Illness*, Glencoe, Ill. 1958, S. 351–548, um sich einen Überblick über die Fülle der Möglichkeiten soziologischer Analysen im Bereich der Medizin zu verschaffen. Für unsere spezielle Problematik sind besonders bedeutsam die folgenden Arbeiten: Bernard Kurtner, *Surgeons and their Patients: A Study in Social Perception* (a. a. O. S. 384–397) und Robert N. Wilson, *Teamwork in the Operation Room* (a. a. O. S. 491–501). Die Beispiele ließen sich, sofern es der Raum nicht verböte, erheblich vermehren. Die »Unterentwicklung« deutscher medizinsoziologischer Forschung läßt sich aber wohl leicht schon durch die Anführung der genannten Beispiele plausibel machen.

25. So z. B. A. M. Henderson und Talcott Parsons, *The Theory of Social and Economic Organization*, New York 1947, S. 58–60.

26. Der Begriff *individual authority* findet sich bei Logan Wilson, *The Academic Man*, New York 1942, S. 71–93.

27. Mary E. W. Goss, Influence and Authority Among Physicians in an Out-Patient Clinic, in: *American Sociological Review* 26/1, February 1961, S. 39–50.

28. Auf den Hochschulbereich beschränkte Ausnahmen bilden die Arbeiten der von Helmuth Plessner geleiteten Hochschuluntersuchung. Vgl. Renate Frenzel, Medizin, in H. Plessner (Hg.), *Untersuchungen zur Lage der Deutschen Hochschullehrer*, Bd. I, S. 181–220, Göttingen 1956; und Christian Graf von Krockow, Soziologische Aspekte der klinischen Medizin, in: *Deutsche Universitätszeitung*, Heft 11, 13. Jg., Nov. 1958, S. 650–658.

29. Ich möchte hier nur auf die folgenden Arbeiten aufmerksam machen: Joseph Ben-David, The Professional Role of the Physician in the Bureaucratized Medicine, in: *Human Relations* XI, 1958, S. 255–274; Mary E. W. Goss op. cit.; Rose Laub Coser, Authority and Decision Making in a Hospital, in: *American Sociological Review* 23, 1, February 1958, S. 56–63.

ACHTER TEIL

Probleme der Epidemiologie

Die Epidemiologie als Wissenschaft der gesellschaftlichen Implikationen von Krankheit setzt sich zur Aufgabe, Krankheitsformen mit sozialen Sachverhalten zu korrelieren; sie geht damit weit über die alte Epidemieforschung hinaus*. Dabei befindet sie sich in doppelt schwieriger Lage: einerseits sind viele Krankheitsformen mit hoher praktischer Relevanz diagnostisch nicht eindeutig abgrenzbar, wie schon ein Blick auf die Phänomenologie überaus häufiger Krankheitsbilder in den Bereichen der inneren, der psychosomatischen und der psychiatrischen Medizin erweist**. Andererseits entziehen sich entscheidende soziale Sachverhalte wie »städtische Lebensweise« oder »Entfremdung« weitgehend der Operationalisierbarkeit***. Daher sind klare Korrelationen und eindeutige Aussagen über soziale Implikationen spezifischer Krankheiten schwierig zu erhalten*. Ergeben sich trotz dieser Probleme eindeutige Wahrscheinlichkeitszusammenhänge – wie zum Beispiel die Häufung von Schizophrenie in den Unterklassen** –, stehen viele Interpretationsmöglichkeiten offen. Der entscheidende Schritt über den stochastischen Zusammenhang hinaus ist die Hypothesenbildung über mögliche Kausalzusammenhänge; dieser wichtige Schritt ist für eine adäquate Intervention unerläßlich***.

Der makrosoziologisch-epidemiologische Ansatz – die Feststellung von Korrelationen zwischen Krankheit und operationell definierten Gruppen mit spezifischen Merkmalen – kann wesentlich nur etwas über die Existenz spezifisch gesellschaftlich vermittelter Noxen oder Erlebnisfaktoren ausmachen†; die Identifizierung hoch mit

* Zur letzteren vgl. z. B. Junk, F., Zur Epidemiologie der Poliomyelitis in Europa in den Jahren 1952 und 1953. In: *DMW*, 80, 1955, S. 315–318; Anders, W., Die Poliomyelitis in der Bundesrepublik und in Europa. In: *Ärztl. Mitt.*, 59, 1962, S. 1691–1700; ders., Die Poliomyelitis-Schluckimpfung und ihre Auswirkungen. In: *Ärztl. Mitt.*, 60, 1963, S. 1072 bis 1075; Anders, Werner; Fleury, Clément u. Friza, Franz, Die epidemiologische Situation der Poliomyelitis in den Jahren 1962 und 1963 in der Bundesrep. Deutschland, der Schweizer Eidgenossenschaft und der Republik Österreich. In: *Bundesgesundheitsblatt*, 1965, S. 1–7.

** Vgl. Cooper, B., Der epidemiologische Beitrag zur psychosomatischen Medizin. In diesem Band S. 382.

*** Vgl. dazu Pflanz, M., Soziokulturelle, epidemiologische und ökologische Aspekte der Krankheit. In diesem Band S. 369.

* Vgl. Pflanz, M., Soziokulturelle Faktoren und innere Erkrankungen, sowie Blackard, W. G. u. a., Zur Epidemiologie des Diabetes mellitus in Japan. Beide in diesem Band S. 391 bzw. S. 438.

** Vgl. Berndt, Heide, Zur Soziogenese psych. Erkrankungen. In diesem Band S. 454.

*** Vgl. Hollingshead, A. B., Some Issues in the Epidemiology of Schizophrenia, in: *Am. Soc. Rev.*, 1961 (26), 5–13.

† Vgl. Graham, Saxon, Social Factors in the Epidemiology of Cancer at Various Sites, in: Rubin, V. (Ed.), *Annals of the N. Y. Acad. Sci.*, 1960, 84, 807–815.

einer Krankheit korrelierender Faktoren, die noch nichts über die Ätiologie des Einzelfalles aussagt, ist aber häufig eine Zwischenlösung, die bereits prophylaktische Maßnahmen im großen Maßstab und im Einzelfall ermöglicht*. Zur Diagnose und Therapie des Einzelfalles bedarf es darüber hinaus der Untersuchung des jeweiligen Einzelfalles, weil – sofern es sich um psychosomatische Zusammenhänge handelt – die Einmaligkeit der Konfliktlage sich stochastischen Aussagen ebenso entzieht wie bloß naturwissenschaftlichem Denken überhaupt. Durch Zusammenwirken des epidemiologischen und des Ansatzes am Einzelfall können allgemeingültige ätiologische Modelle entwickelt werden, die Diagnose und Behandlung des Einzelfalles ebenso erleichtern, wie die Abstraktion von der individuellen Konfliktlage jenes Modell bereichern und modifizieren hilft**.

Zur Erforschung der pathogenen Faktoren des Einzelfalles bedarf es auch des mikrosoziologischen Ansatzes, denn die individuelle Pathologie ist nicht nur gesamtgesellschaftlich, sondern zusätzlich noch durch die kleine Gruppe vermittelt. In der Primärgruppe bilden sich die Strukturen und spielt sich die innere Dynamik und dementsprechende Kommunikationsmuster ein, die später zur Krankheit führen können; in der Arbeitsgruppe beleben aktuelle Konflikte jene infantilen wieder. Strotzka und Mitarbeiter wollen die epidemiologische Forschung bei Geisteskrankheiten überhaupt auf die Primärgruppe abstellen***; aufgrund der Ähnlichkeit zwischen Geisteskrankheiten und psychosomatischen Störungen* braucht dieses Konzept nicht auf die Psychiatrie beschränkt zu bleiben. Auch Häfner trägt einem die traditionelle deutsche Psychiatrie transzendierenden Krankheitsverständnis Rechnung, indem er in die Therapie psychisch Gestörter das Lernen sozial anerkannter Kommunikationsformen mit einbezieht**.

Die Ergebnisse epidemiologischer Forschung sind im Verein mit mikrosoziologischen Untersuchungen geeignet, einem naiven Verständnis von Krankheit entgegenzuwirken – nicht nur dem naiven medizinisch-biologistischen Modell, sondern auch einem soziologisch naiven wie zum Beispiel dem von Parsons, das einer modifizierten puritanisch-liberalistischen Gesellschaftsvorstellung verhaftet ist***.

Der Sozialisationsprozeß müßte aufgrund des Selbstverständnisses unserer Gesellschaft als freiheitlicher bestimmte Bedingungen erfüllen. Die Desomatisierung im

* Vgl. Hartmann, G., Gibt es eine Prophylaxe der Arteriosklerose? In diesem Band S. 428.

** Vgl. dazu die Ulcusthematik: Mitscherlich, A., Zur Psychosomatik des Ulcus ventriculi et duodeni – Schritte der Forschung, in diesem Band S. 417; sowie Pflanz, M., *Sozialer Wandel und Krankheit.* Stuttgart 1962, S. 151 ff.

*** Vgl. Strotzka, H.; Leitner, I.; Czerwenka-Wenkstetten, G. und Graupe, S. R., Sozialpsychiatrische Feldstudien über eine ländliche Allgemeinpraxis. In: *Sozialpsychiatrie,* Berlin, Heidelberg, New York, Vol. 1, Okt. 1966, Nr. 2, S. 83–87.

* Vgl. Halliday, J., *Psychosocial Medicine, A Study of the Sick Society.* New York 1948.

** Vgl. Häfner, H., Ein sozialpsychologisch-psychodynamisches Modell als Grundlage für die Behandlung symptomarmer Prozeßschizophrenien. In: *Sozialpsychiatrie,* Berlin, Heidelberg, New York, Vol. 1, Aug. 1966, Nr. 1, S. 33–37 u. Nr. 2, Okt. 1966, S. 88–96.

*** Vgl. dazu Einleitung zu Teil III auf S. 53.

Verlauf der Ontogenese zunächst nur körperlich erlebter, später aber zusätzlich im sozialen Kontext idealiter begrifflich formulierbar und deswegen manipulierbar werdender Spannungszustände müßte die gesellschaftliche Anerkennung individueller Interessen in dem Maße zum Ziele haben, wie es die Art und Weise der Naturbeherrschung und deren gesellschaftliche Organisation erlaubt. Den Subjekten müßte insofern Zugang zu rationaler sprachlicher Formulierung jener Konflikte offengehalten werden, in die sie aufgrund ihrer Interessenlage verflochten werden; der symptomatische Ausdruck, also die regressive Verarbeitung des Konflikts, kann, sofern er Krankheitswert gewinnt*, nicht nur Zeichen für individuelles Versagen, sondern auch Merkmal gesellschaftlicher Überforderung der Individuen sein.

Der Sozialisationsprozeß in der Unterklasse zeugt davon, daß gesellschaftliche Herrschaft sich bis in Gesundheit und Krankheit hinein fortsetzt. Die Unterklasse ist bei psychosomatischen und geistigen Erkrankungen nicht nur von bestimmten Therapieformen ausgeschlossen**, das Stigma ist umfassender. Denn jenem größeren sozialen Druck, dem die Unterklasse durch ihre ökonomische Unsicherheit ausgesetzt ist, können deren Angehörige keine adäquat differenzierte Sprach- und Kommunikationsfähigkeit entgegensetzen***; ihren verdinglichten Vorstellungen von Gesellschaft entspricht das Krankheitsverständnis: ist es nicht mehr oder weniger magisch, so doch rein somatisch; geistige Störungen sind in der Regel schwerer als in den Oberklassen*.

Symptomhafte Konfliktresultate wie Schizophrenie können auf der abstrakten Basis der freiwilligen Kooperation des Kranken mit Gesundheitsfachleuten im Grunde nicht aufgelöst werden. Der Parsonsche Krankheitsbegriff gewinnt angesichts dieser Zusammenhänge die gleiche Qualität wie der naiv naturwissenschaftliche: von ihm ausgehend kann wesentlich nur an eine Symptombekämpfung gedacht werden, nicht aber an eine Beseitigung der komplexen Ursachen, geschweige an eine Prophylaxe im psychosozialen und gesellschaftlichen Feld. Gerade diese wird aber aus ökonomischen Gründen immer dringlicher.

Psychosomatische Zusammenhänge sind aufgezeigt**. Beim Erarbeiten weiterer

* Vgl. Mitscherlich, A., *Freiheit und Unfreiheit in der Krankheit.* Hamburg 1948.

** Vgl. Brill und Storrow, Soziale Schicht und psychiatrische Behandlung, in diesem Band S. 483; sowie Mitscherlich, A., Hindernisse in der sozialen Anwendung der Psychotherapie. In: *Psyche*, VIII, 1954/55, H. 5, S. 284–305. Zu diesem Thema vgl. auch Ruesch, Jurgen, Social Factors in Therapy. A Brief Review, in: *Psychiatric Treatment*, Vol. XXXI, Proc. Ass. Res. Nerv. Ment. Dis., Baltimore 1953, S. 59–93.

*** Vgl. Bernstein, Basil, Soziokulturelle Determinanten des Lernens. Mit Berücksichtigung der Rolle der Sprache. In: *Kölner Zeitschrift für Soziologie und Sozialpsychologie*, Sonderheft 4, Soziologie der Schule, S. 52–79, Köln o. J.; sowie ders., Aspects of Language and Learning in the Genesis of the Social Process. In: *Language in Culture and Society. A Reader in Linguistics and Anthropology*, hrsg. v. Dell. Hymes, New York-Evanstown und London 1964, S. 251–263.

* Vgl. Berndt, Heide, Zur Soziogenese psych. Erkrankungen. In diesem Band S. 454.

** Alexander, F., *Psychosomatic Medicine.* London 1952; de Boor, Clemens, *Zur Psycho-*

psychosomatischer Modelle und der Aufklärung stochastischer Zusammenhänge wird man davon ausgehen können, daß bei einer großen, nicht genau festlegbaren Zahl von Krankheiten ein Mehr oder Weniger an psychosomatischem Simultangeschehen angenommen werden muß. Als psychisch mitdeterminiert sind diese Krankheiten, wie zum Beispiel das Ulcus, zugleich auch in gesellschaftliche Dynamik, hier in Auf- und Abstiegsprozesse, integriert. Ein solcher Motivationszusammenhang ist hingegen sicher nicht gegeben für die kongenitale Lues. Diese kann jedoch auf andere Weise als die psychosomatischen Leiden, ohne die unmittelbare Mitwirkung eines Motivationszusammenhanges, auch gesellschaftlich vermittelt sein: kongenitale Lues mag in bestimmten gesellschaftlichen Gruppen, die durch Einkommen, Ausbildung und andere Daten charakterisiert werden können, signifikant häufiger vorkommen. Die Epidemiologie kann via stochastischen Zusammenhang noch eine weitere Art Beziehung von Krankheit und Gesellschaft aufzeigen: bei den Unfällern führte eine unbewußte Motivation nicht zu psychosomatischen Leiden, sondern zur öffentlichen Demonstration des Konflikts mit entsprechenden Konsequenzen*.

Drei medizinsoziologische Untersuchungsbereiche lassen sich operationell sinnvoll voneinander abgrenzen. Das Somatisch-Naturwissenschaftliche bleibt selbstverständlich das Fundament wissenschaftlicher Medizin. Ein weiterer Bereich, die (kleine) Gruppe, bietet Gelegenheit, die Genese psychosomatisch(-pathologischen) Simultangeschehens und das Entstehen von Kommunikationsstörungen mit Krankheitswert zu beobachten; die Familie ist immer noch der entscheidende Sozialisations- und mithin ätiologische Faktor. Die Schizophrenieforschung zeigt, daß auf der Ebene der kleinen Gruppe durchaus relativ autonome Gesetzmäßigkeiten sich kristallisieren können, die ätiologisch von Bedeutung sind; insofern kann auch im Arbeitsbereich die Verflechtung von Krankheit und Gruppenprozeß sinnvoll untersucht werden. Ein gesamtgesellschaftlicher Zusammenhang schließlich wird darüber entscheiden, ob überhaupt und bei welchen Gruppen ein Konfliktsymptom gehäuft vorkommt. Jedes Krankheitsmodell hat ebenso wie jeder einzelne Krankheitsfall sein eigenes ätiologisches Schwergewicht innerhalb der Verflochtenheit dieser drei Felder. Nur die Zusammenarbeit einer sich immer weiter naturwissenschaftlich differenzierenden, doch zugleich psychosomatisch sich orientierenden Medizin mit der Soziologie** im Rahmen der Epidemiologie kann diagnostisch, therapeutisch und prophylaktisch der Bekämpfung von Krankheit den adäquaten Rahmen bieten.

somatik der Allergie, insbesondere des Asthma bronchiale. Bern/Stuttgart 1965; Grinker, R. R., *Psychosomatic Research.* New York 1953; Thomä, Helmuth, *Anorexia nervosa.* Stuttgart 1961.

* Vgl. dazu Dunbar, Flanders, *Emotions and Bodily Changes.* Neuauflage New York 1955; referiert in: v. Uexküll, Thure, *Grundfragen der psychosomatischen Medizin.* Reinbek bei Hamburg 1963, S. 50 ff.

** Diese Zusammenarbeit selbst wirft neue Probleme auf. Vgl. z. B. Segal, B. E., Psychiatrist and Sociologist: Social System, Subculture and Division of Labour, in: *J. Health and Human Behavior,* Vol. 6, Winter 1965, S. 207–217.

Soziokulturelle, epidemiologische und ökologische Aspekte der Krankheit

MANFRED PFLANZ

ZUR PROBLEMSTELLUNG UND METHODOLOGIE

Die Ökologie, eine in der zweiten Hälfte des vorigen Jahrhunderts von Ernst Haeckel etablierte Wissenschaft, stellt die Beziehung zwischen Organismen und ihrer Umgebung in den Mittelpunkt ihrer Betrachtungen. Im Gegensatz zur Umweltlehre, die Jakob von Uexküll begründet hat und die sich nur mit jenen Ausschnitten aus der Umgebung befaßt, die für den Organismus eine Bedeutung haben, beachtet die Ökologie auch Umgebungsfaktoren, die ohne unmittelbare Bedeutung für das Lebewesen sind. Das Objekt der Ökologie ist nicht der einzelne Organismus, sondern die Einheit von Lebewesen und Gesamtumgebung in einem abgeschlossenen Gebiet. 1921 haben die Soziologen Burgess und Park (zit. n. Rogers[1]) den Begriff »menschliche Ökologie« eingeführt, der die spezifisch menschlichen Ansprüche, Ziele und kulturellen Werte berücksichtigt und sich vor allem den psychosozialen Aspekten der menschlichen Umwelt zuwendet.

Die Idee, die hinter dem Konzept der menschlichen Ökologie steht – der Mensch als Teil eines ganzheitlichen Systems dynamischer Abhängigkeit –, ist zu global, zu abstrakt und nicht in Forschungstechniken umzusetzen[1]. Daher wird der Begriff »menschliche Ökologie« nur wenig verwendet. Soweit es sich um die Beziehungen zwischen Umwelt und Krankheiten des Menschen handelt, wird von Epidemiologie gesprochen, die man als den organisierten Zugangsweg zur menschlichen Ökologie bezeichnen kann[2]. Die Epidemiologie untersucht die Verteilung von Krankheiten in der Bevölkerung in ihrer Abhängigkeit von definierbaren Faktoren. Sie ist weder eine besondere Methode, denn sie bedient sich vieler verschiedener Methoden, noch ist es ihre Aufgabe, die Verteilung von Variablen festzustellen, die nichts mit Krankheit oder Gesundheit zu tun haben[3]. Die frühere Anwendung des Begriffes Epidemiologie, die sich nur auf die Ausbreitung von Infektionskrankheiten beschränkt hat, ist mehr und mehr aufgegeben worden. Epidemiologie beschäftigt sich jetzt vorwiegend mit nichtinfektiösen Krankheiten, die in den westlichen Ländern ganz im Vordergrund stehen.

Die Zusammenhänge zwischen soziokulturellen Umweltfaktoren und Krankheiten sind schon seit langer Zeit durch einzelne Ärzte beachtet und untersucht worden[4]. Ein früher Höhepunkt auf diesem Gebiet war 1849 die Arbeit von Rudolf Virchow[5] über die Typhus-, beziehungsweise Fleckfieber-Epidemie in Oberschlesien, die ihn zu dem Schluß brachte, daß die Medizin »den Forscher unmerklich in das

Originalbeitrag. Abgeschlossen 1963.

soziale Gebiet führt und an die großen Fragen der Zeit stößt«. Unter den vielen Forschern nach Virchow muß der Deutsche A. Grotjahn[6] erwähnt werden, der um die Zeit des Ersten Weltkrieges einer der entschiedensten Vertreter einer »sozialen Epidemiologie« war. Die soziale Epidemiologie dieser Zeit war eine unmittelbare Vorläuferin der heutigen Sozialmedizin.

In den Vereinigten Staaten wurden schon einige Zeit vor dem Zweiten Weltkrieg ausgezeichnete epidemiologische Studien veröffentlicht. Der entscheidende Durchbruch jedoch geschah erst während des Krieges, als 1943 in England Ryle den ersten Lehrstuhl für Sozialmedizin erhielt und in den Vereinigten Staaten immer mehr Institute für präventive Medizin eröffnet wurden. In diese Nachkriegszeit fallen auch die ersten gemeinsamen Arbeiten von Epidemiologen und Soziologen.

Die meisten Epidemiologen stammen ursprünglich aus der Klinik. Sie sind der Überzeugung, daß ihre Standardisierung von gewissen Methoden, ihre Bemühungen um Verläßlichkeit von Diagnosen und ihre statistisch-nüchterne Blickrichtung dem Kliniker viel sagen könnten. Eine Zusammenarbeit zwischen Klinik und Epidemiologie könnte gerade wegen der verschiedenartigen Blickwinkel sehr fruchtbar sein. Doch hat es der Kliniker oft schwer, die Tätigkeit des Epidemiologen zu verstehen[7]. Er müßte die Methoden der Epidemiologie wenigstens in ihren Grundzügen kennen, um ihre Ergebnisse kritisch lesen zu können.

Noch eine andere Zusammenarbeit muß weiter gefördert werden, die zwischen »Schuhsohlenepidemiologen« und den »Lehnstuhlepidemiologen«. Während erstere jede mögliche Gelegenheit ergreifen, von Haus zu Haus zu wandern und Leute zu befragen oder ihre Untersuchungen in fernen Ländern durchzuführen, rechnen letztere die Ergebnisse nach, entwickeln neue Methoden oder stellen neue Hypothesen auf. Beide sind zur fruchtbaren Entwicklung der Epidemiologie nötig.

Die Ökologie steckt Grenzen ab, innerhalb deren sich die Epidemiologie entfalten kann. Leider gibt es in der Ökologie viele nebulöse Vorstellungen. Ein Beispiel dafür geben Plunkett und Gordon[2], welche sagen, die Gesundheit des Individuums oder der Spezies sei die Erreichung einer positiven Dominanz positiver Anpassung an die Umwelt, Krankheit dagegen die Dominanz der negativen oder ungünstigen Anpassung. Alle Sätze über die Bedeutung des Gleichgewichtes, der positiven Anpassung und der Ganzheit der Interrelationen dokumentieren einen idealistischen Holismus, der aber ohne konkrete Angabe der Ziele und Maßstäbe ohne jeden heuristischen und operationalen Wert ist, das heißt man kann ihn weder zum Beweisen oder Widerlegen von Hypothesen benutzen noch ihn in konkrete Forschungstechniken umsetzen. Man darf sich aber auch nicht in das Gegenteil verlieren, einen »Atomismus«, der nur einzelne, künstlich ausgegliederte Variable mit Krankheit zu verknüpfen versucht. So exakt »atomistische« Ergebnisse erscheinen, oft sind sie ohne Bedeutung. In der konkreten Forschungstechnik ist dieser enge Gesichtspunkt wohl noch zu rechtfertigen, als konzeptueller Hintergrund aber ist er unzureichend.

Anzustreben ist ein ökologisches Konzept, das man als »konkreten Holismus« bezeichnen könnte. Darin müssen als wesentlich drei Gegebenheiten berücksichtigt werden:

1. Zwar gehorcht eine Krankheit ihren eigenen Gesetzmäßigkeiten, aber sie existiert nicht unabhängig von Personen. Deswegen ist es zweckmäßig, von der Verteilung der Krankheiten in der Bevölkerung zu sprechen. Ökologie und Epidemiologie setzen voraus, daß diese Verteilung nicht zufällig ist, sondern sich nach Gesetzmäßigkeit vollzieht, die es zu ergründen gilt.

2. Man kann Kultureinrichtungen und kulturbestimmte Einzelfaktoren für sich untersuchen, aber man darf dabei nicht vergessen, daß jede Kultur – das heißt jede menschliche Gemeinschaft, die eine weitgehend übereinstimmende Ausstattung der einzelnen mit Wertvorstellung, Glaubenshaltung, Sitten und Gebräuchen besitzt – eine Einheit darstellt, in welcher jeder Teil auf alle anderen Teile bezogen ist. Krankheit und Umgang mit Krankheit sind in jeder Kultur engstens mit anderen Bereichen wie Religion, Kunst, Viehzucht, Wirtschaft, Umgang mit Naturkatastrophen, Handwerk, Ernährung, Sitten und Gebräuchen verbunden.

3. Weder Kultur beziehungsweise soziale Umwelt noch Krankheit existieren als in sich geschlossene Größen, die unmittelbar aufeinander wirken können, sondern sie werden beide erst durch das Vorhandensein von Personen ermöglicht. Es ist daher müßig, sich darüber zu streiten, ob in der Epidemiologie und Ökologie das Individuum oder die Gemeinschaft die Einheit darstellen, auf welche sich die Forschung zu beziehen hat. Letztlich ist es hier in diesem Zusammenhang nur eine methodologische Frage, ob man das Individuum als eine Art »Schachfigur« sieht, die nach übergeordneten Gesetzen bewegt wird, oder als Person mit Eigeninitiative, welche die Spielregeln manipuliert und sich ihnen auch entziehen kann.

Die soziale Epidemiologie befaßt sich definitionsgemäß nicht wie die klinische Medizin mit dem Individuum, das einer Reihe zufälliger ungünstiger Einflüsse ausgesetzt ist und aufgrund einer Disposition Krankheiten und Symptome entwickelt, sondern sie stellt strukturelle Aspekte der Umwelt in den Mittelpunkt ihrer Betrachtungen. Sie erfährt daher bei ihren Forschungen nicht nur medizinisch Relevantes, sondern auch vieles über die soziale Struktur. Solche Untersuchungen sind allerdings noch selten*.

Epidemiologische Einheiten, deren Strukturen mit Krankheit und Gesundheit der Gruppenmitglieder verknüpft sind, sind Familie, Betrieb, Gemeinde und Kultur. Die Familie steht im Zentrum des Interesses der Forschergruppe in Newcastle upon Tyne[8], wo Kinder von ihrer Geburt an in allen medizinisch wichtigen Daten kontrolliert werden. Wichtig ist, welchen Einfluß Familiengröße, Einkommen, Wohnverhältnisse und Integrationsgrad der Familie auf leichte wie auch schwere Erkrankungen der Kinder haben, aber auch auf das Verhalten der Familie diesen Erkrankungen gegenüber. Der Betrieb steht heute im Mittelpunkt der Untersuchungen über den Krankenstand[9]. Von Politikern und politisierenden Laien wird versucht, als »Einheit« des Phänomens Krankenstand die Sozialpolitik zu sehen. Diese Versuche sind unfruchtbar, denn die empirische Forschung hat gezeigt, daß sozialpoliti-

* Vgl. dazu Berndt, Heide, Zur Soziogenese psychiatrischer Erkrankungen, in diesem Band S. 454.

sche Maßnahmen weniger Einfluß auf den Krankenstand haben, als man zunächst glaubte, und daß der Krankenstand von einem Betrieb zum anderen so erhebliche Differenzen aufweisen kann, daß es richtiger ist, den Betrieb als Einheit zu wählen. Betriebsstruktur, Verhalten der Führungsschicht, Integrationsgrad im Betrieb, gegenseitiges Vertrauen zwischen Arbeitgeber und Arbeitnehmer; das Gewicht, welches dem Arbeitnehmer zuerkannt wird, dies sind die wichtigsten Faktoren, die mit dem Krankenstand zusammenhängen. Charakterliche Mängel der Arbeitnehmer oder finanzielle Arrangements treten demgegenüber stark zurück.

Auch die arbeitsmedizinische Seite des Problems – spezifische Erkrankungen durch spezifische toxische oder mechanische Schädigungen – ist im allgemeinen von untergeordneter Bedeutung. Dagegen kann man fragen, ob sich nicht Rudimente des Klassenkampfes auf dem Felde des Krankenstandes finden[10]. Wie sehr der Krankenstand, unabhängig von einzelnen Krankheiten, mit der Betriebsstruktur zusammenhängt, erkennt man, wenn man ihn mit Versetzungen im Betrieb und mit Ausscheiden aus dem Betrieb (Fluktuation) im gleichen Rahmen betrachtet. Der Betrieb ist vermutlich auch die sinnvollste Einheit zur Erforschung der sogenannten Frühinvalidität, die bisher fast ausschließlich entweder vom Standpunkt des Erwerbsunfähigen oder von dem der Sozialpolitik betrachtet worden ist. Vieles spricht dafür, daß häufig eine gerade Linie von Isolierung im Betrieb zu Krankenstand, von dort zu weiterer Isolierung, zum Wechsel des Arbeitsplatzes, zu noch größerer Isolierung und schließlich zur Frühinvalidität führt.

Andere Arbeiten, wie zum Beispiel die von Rosenstock, Hochbaum und Leventhal[11], wählen die Gemeinde als epidemiologische Einheit. Wie sich die Gemeinden auf die Grippe-Epidemie im Jahre 1957 vorbereiteten, welche Maßnahmen während ihres Verlaufs ergriffen wurden, womit die Infektion einzelner Personen zusammenhing – alles das wurde hier mit der Gemeindestruktur in Verbindung gebracht. Im Gegensatz zu anderen Untersuchungen, die eine repräsentative Auswahl der Bevölkerung für ausreichend halten, wird in der Tecumseh-Studie[12] davon ausgegangen, daß die Ökologie der Gemeinde in Beziehung zu Risikofaktoren und zu klinischen wie präklinischen Störungen nur an der gesamten Gemeinde zu erkennen ist. Die Gemeindeorientierung der amerikanischen sozialwissenschaftlichen Forschung hängt auch damit zusammen, daß man dort die Gemeinde als demokratische Aktionseinheit gerade auch in Gesundheitsbelangen ansieht, im Gegensatz zur deutschen Mentalität, die immer erst nach Staatshilfe ruft und nur ungern Selbstverantwortung übernimmt.

Eine gesamte Kultur zur ökologischen und epidemiologischen Einheit zu erheben ist nur möglich, wenn diese Kultur überschaubar ist. Das zeigen hervorragende Arbeiten von Kulturanthropologen, die sich mit Krankheiten und Gesundheitsverhalten in fremden Kulturen befaßt haben[13, 14, 15, 16*].

Man kann sich bei vielen Krankheiten damit begnügen, zu untersuchen, wie häufig sie in Abhängigkeit von bestimmten kulturellen Variablen auftreten. Viele Gesund-

* Vgl. die Arbeit von Manfred Pflanz in Teil VI dieses Bandes.

heitsprobleme werden aber erst dann richtig beleuchtet, wenn man auch danach fragt, wie sie von der fremden Kultur wahrgenommen, geformt, ausgeschlossen oder in den Dienst der Kultur gestellt werden. Viele Beispiele demonstrieren eindrucksvoll, wie mannigfaltige Aspekte der Problemkreis »Krankheit und Kultur« hat und daß voreilige und verallgemeinernde Schlußfolgerungen nicht gerechtfertigt sind. Sicher ist nur eines, *daß* sich jede Kultur mit dem Phänomen Krankheit auseinandersetzt.

Die Epidemiologie, die sich größtenteils statistischer Methoden bedient, muß, um zu beweiskräftigen Aussagen zu gelangen, einzelne soziokulturelle Faktoren (das Wort »Faktor« wird hier in einem von statistischer Theorie unbelasteten Sinne verwendet und kann jederzeit durch »Merkmal« oder »Variable« ausgetauscht werden) ausgliedern und diese mit einzelnen Krankheiten, Krankheitsgruppen oder Symptomen in zahlenmäßige Beziehungen bringen.

Die bestformulierte Hypothese ist nutzlos, wenn man sie nicht prüfen kann. Man kann zum Beispiel weder bestätigen noch zurückweisen, daß »Desintegration der Gesellschaft«, »Verlust der Mitte« oder »soziokultureller Stress« zu bestimmten Krankheiten führen, weil es sich hierbei nicht um nachprüfbare Konzepte handelt. Ähnlich komplexe Konzepte, wie etwa »Säkularisierung«, »Erfolgsorientierung der Gesellschaft« oder »Anspruchsniveau«, lassen sich dagegen nachprüfen, weil es Einzelfaktoren gibt, die über den ganzen Komplex genügend aussagen.

Durch Werturteile belastete Hypothesen spiegeln kulturell bedingte Vorurteile wider, stehen aber in keiner Beziehung zu solider Sozialwissenschaft. Beispielsweise mag die Entwicklung von der Großfamilie zur Kernfamilie beklagenswert sein; medizinisch gesehen hat sie auch positive Auswirkungen[17]. Die Berufstätigkeit von Müttern, besonders mit kleinen Kindern, halten viele für unnatürlich und schädlich, doch wurden bei der Gruppe berufstätiger Mütter bisher weder mehr noch weniger medizinisch oder psychologisch ernst zu nehmende Schäden an Mutter und Kind nachgewiesen als bei einer vergleichbaren Gruppe nichtberufstätiger Mütter[18, 19]. Auch der beliebte Begriff »Zivilisationskrankheit« enthält ein Werturteil.

Bei der methodologisch erforderlichen Ausgliederung von Einzelfaktoren, die geprüft werden sollen, muß man sich zweierlei klarmachen: Erstens ist diese Ausgliederung aus einer langen Kette von möglichen Ursachen immer willkürlich; jeder Einzelfaktor hat wieder seine unmittelbar vorangehende Ursache. Zweitens gibt es zwar wichtige und weniger wichtige Krankheitsfaktoren, aber bis auf wenige Ausnahmen keine allein wirkenden Krankheitsursachen. Jede Krankheit ist in ihrer Entstehung überdeterminiert, es gibt mehr Ursachen für sie als zur Erzeugung der Krankheit unbedingt notwendig gewesen wären. Fast jede Krankheit ist multifaktoriell beziehungsweise multikausal zustande gekommen. Das bezieht sich nicht nur auf den zeitlichen Ablauf in der Ursachenkette, sondern auch auf das gleichzeitige Zusammenwirken mehrerer Ursachen, die zu dem Ergebnis der Krankheit führen. Diese kausalistische Ausdrucksweise darf nicht vergessen lassen, daß auch eine personale Ebene der Auseinandersetzungen mit Krankheits-Teilursachen besteht. Ebenso gibt es Krankheiten, die ohne äußeren Anlaß ablaufen, wenn auch in geringerer

Zahl, als die deutsche Medizin, von Erb- und Konstitutionsforschung beeinflußt, im allgemeinen annimmt. Jede solche Forschung muß sich in ihrem Ansatz bescheiden; man kann nicht alles erfahren, was man für wissenswert hält. Die Einbeziehung der Variablen Sozialschicht, Familienstand, Beruf und Herkunft sollte aber in epidemiologischen Untersuchungen zum Standardprogramm gehören, auch wenn sie sich nicht mit soziokulturellen Fragestellungen beschäftigen. Es handelt sich dabei erst um demographische Faktoren, die dann zu soziologischen Faktoren werden, wenn sie an soziologischer Theorie geprüft werden. Bei aller Notwendigkeit einer Begrenzung ist es aber sehr zu bedauern, wenn in der sozialen Epidemiologie nicht genügend Querverbindungen zwischen verschiedenen Einzelfaktoren hergestellt werden[19].

Schließlich ist hier zu erwähnen, daß die Faktoren soziokultureller Art nicht nur für verschiedene Individuen verschiedene Bedeutung haben, sondern daß auch die Bedeutung von einer Kultur zur anderen wechseln kann. Eine Behauptung wie »Hypertonie ist häufiger in der Stadt« hat nur ihren Sinn innerhalb eines bestimmten kulturellen Rahmens; sie stimmt in Norddeutschland, aber nicht in Hessen, sie trifft auf Indien zu und Griechenland, aber nicht auf die Vereinigten Staaten und auf Südwestafrika, während sie in Südafrika nach den Arbeiten von Scotch[16] nur für Leute stimmt, die noch nicht lange in der Stadt wohnen. Diese Arbeiten von Scotch und Mitarbeiter[20] zeigen weiterhin, daß die gleiche Variable in der Stadt oder im Reservat, bei Männern oder bei Frauen ganz verschiedene Bedeutung haben kann. Man würde mehr über diese Verhältnisse wissen, wenn es gelänge, mehr echt »transkulturelle« Konzepte zu entwickeln.

Die Variablen medizinischer Art können für den Epidemiologen manchmal einfach feststellbar sein, besonders wenn sie zur inneren Medizin gehören. Häufig genug ist es aber recht schwierig für ihn, sich in einem medizinisch klar definierbaren Bereich zu bewegen. Hier sollen nur einige allgemeine Probleme gestreift werden, die zur Orientierung unerläßlich sind.

Von manchen wird gefordert, »positive Gesundheit« festzustellen, doch das ist unmöglich*. Den Gesundheitszustand einer Bevölkerung zu messen gehört zum Ideal von Gesundheitsverwaltern. »Gesundheitszustand« ist jedoch eine Abstraktion, die sich nicht messen läßt. Alle sogenannten »Gesundheitsindizes« sind irreführend. Es bleibt also nur übrig, sich mit Krankheiten und Symptomen zu befassen. Aber wie kann man Krankheit von »Nichtkrankheit« unterscheiden? Hierüber hat jede Kultur ihre eigenen Vorstellungen, die auch der Epidemiologe nicht umgehen kann. Alkoholismus, Süchtigkeit, Kriminalität, Simulation, Verwahrlosung, Lebensuntüchtigkeit, asoziales Verhalten, Scheitern der Ehen und der Karrieren, früher Symptome schlechten Verhaltens, der Unmoralität oder persönlichen mehr oder minder schicksalhaften Versagens werden heute von vielen Psychiatern ohne Bedenken als »Krankheiten« bezeichnet. Beginnt man hier zu zählen, kommt man auf 80 % psychisch gestörter Menschen in der Gesamtbevölkerung von Manhattan[21], aber hat das noch mit Krankheit zu tun? Jede Kultur hat ihre Maßstäbe, die ihr

* Vgl. dazu Teil III dieses Bandes.

erlauben, häufige abweichende Zustände nicht durch den Ausschluß von Normalität, sondern positiv als abnorm, als krankhaft oder »abnorm-nichtkrank« zu klassifizieren. Damit gibt sie auch Handlungsanweisungen, zu welcher sozialen Institution eine Abweichung gehört, zum Arzt, zum Familienrat, zur Kirche, zum Richter usw.

Das Eingreifen soziokultureller Faktoren in pathogenetische Ketten läßt sich besser verstehen, wenn man sich mit einzelnen Krankheitsgruppen beschäftigt, zwischen denen die Grenzen allerdings fließend sind. Man hat es dabei vor allem mit vier Hauptgebieten zu tun: mit Neurosen, mit psychosomatischen Krankheiten, mit organischen Krankheiten und mit Psychosen. Freilich sprengen die zahlenmäßig am meisten ins Gewicht fallenden Gesundheitsprobleme den Rahmen dieser Einteilung. Unterernährung, Unfälle, Säuglingssterblichkeit und Kriegsopfer stehen in der Weltperspektive im Vordergrund der Todesursachen. Sie sind so sehr mit der Kultur verwoben wie kaum eine Krankheit. Von ihnen ist erst über Säuglingssterblichkeit[22], Unfälle und Unterernährung[23] in kulturellem Kontext geforscht worden. Andere aktuelle Fragen der Epidemiologie, welche die Einteilung in Krankheitsgruppen sprengen, sind die erwähnte Problematik des Krankenstandes und der Frühinvalidität und die »perzipierte Gesundheit«, das heißt die subjektiv eingeschätzte körperliche Leistungsfähigkeit, die besonders bei alten Menschen eine große Rolle spielt[24].

Das bisher Gesagte enthielt auch den Hintergrund der Methodologie, befaßte sich aber noch nicht mit den Methoden selbst. Wesentlich bei jeder Methode ist es für den Epidemiologen, sich mit eindeutig definierbaren Zuständen zu beschäftigen, sich Gedanken zu machen über die Abgrenzung seines Untersuchungsobjektes und sich auch gegen die Gefahr der subjektiven Verfälschung abzusichern durch Einbau von Zuverlässigkeitsproben. Er entwickelt dabei Methoden, die auch von der Klinik mit Vorteil übernommen werden könnten[7]. Versuchsplanung, Auswahlverfahren für Patienten und Kontrollen, Zuverlässigkeitskriterien für Symptome und Diagnosen sind seine Beiträge zur Objektivität, die durch vernünftige Anwendung statistischer Verfahren untermauert werden. Technischer und finanzieller Aufwand werden dadurch immer größer.

Sicher wären viele Methoden überflüssig, wenn es ein »epidemiologisches Universum« geben würde, eine übergeordnete Position, von der aus man die Merkmale und Merkmalskombinationen bei kranken und nichtkranken Personen überschauen und zählen könnte. Doch handelt es sich dabei um ein unerreichbares Ideal. Der größte Teil des methodologischen Aufwandes ist dadurch bedingt, daß man sich zu weit von diesem Ideal entfernt befindet. Bei der Auswahl von Patienten oder Versuchspersonen und Kontrollen gibt es viele Möglichkeiten, Fehler zu machen. Eine Auswahl von Patienten aufs Geratewohl, wie in einer Klinik oder einem Sanatorium, ist wenig geeignet für epidemiologische Untersuchungen. Das gleiche gilt für Sektionen. Patienten von Polikliniken und von praktischen Ärzten eignen sich mehr dafür. Allgemeinere Aussagen erlauben Untersuchungen in Betrieb oder Schule. Ideal wären Studien an repräsentativen Bevölkerungsauslesen, bei denen sich alle ausgewählten Personen beteiligen, was allerdings nie der Fall ist.

Doch ist immerhin eine starke Annäherung an dieses Ziel möglich. Bei einer Ausfallquote von mehr als 20 % werden aber die Ergebnisse fragwürdig. Solche Studien sagen nur etwas aus über die Bevölkerung, die repräsentiert wird. Die sogenannte »Gesamtbevölkerung« und »Durchschnittsbevölkerung« existiert nicht, man kann nur in sehr kleinen geographischen Bereichen forschen und erfaßt auch praktisch nie die Leute, die sich auf Reisen, im Gefängnis, beim Militär oder in einer Krankenanstalt befinden.

Das Ergebnis einer Befragung ist häufig nicht voll reproduzierbar. Mit diesen Fragen beschäftigen sich einige Arbeiten von Suchman, Phillips und Streib, von Enterline und Capt sowie von Friberg, Jonsson und Strandberg. Die Reproduzierbarkeit muß nicht nur bei Befragungen, sondern auch bei medizinischen Beurteilungen überprüft werden. Man unterscheidet Abweichungen bei Wiederholung der Beurteilung durch den *gleichen* Untersucher (intraobserver variation) und Unterschiede in der Beurteilung durch *verschiedene* Untersucher (interobserver variation). Es gibt auch beträchtliche Diskrepanzen bei vielen Routinemethoden des klinischen Alltags, wie bei der Beurteilung von Röntgenaufnahmen, von Elektrokardiogrammen, Augenhintergrund usw. Besondere Schwierigkeiten tauchen auf bei der Feststellung von Diagnosen, was für bestimmte Fragestellungen unerläßlich ist, aber von Epidemiologen gern vermieden würde. Die »medizinische Kultur« lehrt schon den Studenten, daß es besser sei, fälschlich eine funktionelle Krankheit als organisch zu bezeichnen, als auch nur einmal eine organische Krankheit zu übersehen[25]. Ist der Nutzen dieser Lehrmeinung schon in der Klinik fragwürdig, so führt sie in der Epidemiologie zu Verzerrung, die oft das Maß des Erträglichen überschreitet. Diagnostische Moden und Vorurteile, ungenügende Abgrenzungen und zu geringe Übereinstimmung bei Beurteilungen können zu weiteren Verfälschungen der Ergebnisse führen. Es ist daher für den Epidemiologen häufig erforderlich, ihn interessierende diagnostische Probleme von Grund auf neu zu durchleuchten. Es ist nicht immer richtig, diese Verzerrungen und Deformierungen nur als Fehler anzusehen und als Hindernisse auf dem Wege zum Verständnis der Ökologie von Krankheiten. Auch diese »Fehler« sind Glieder der Verkettung von soziokulturellen und gesundheitlichen Faktoren und gehören deshalb in den Arbeitsbereich des Epidemiologen. Betrachtet man Ergebnisse der sozialen Epidemiologie, läßt sich manches entdecken, was eigentlich dem Bereich »Soziologie des Gesundheitswesens« zuzuschreiben ist: unterschiedliche Etikettierung mit Diagnosen nach sozialer Gruppenzugehörigkeit, Unterschiede in der Arzt-Patient-Beziehung, die beim diagnostischen Prozeß mitspielt, oder auch grundlegende Differenzen in den Wertauffassungen von Arzt und Patient, die sich in den Diagnosen und Symptomen widerspiegeln können.

Neben dem unterschiedlichen Gesundheitsverhalten* ist es in der Epidemiologie einer der wichtigen Faktoren, daß bestimmte soziokulturelle Konstellationen spezifische Gruppen mit einem Agens in Berührung bringen können, welches krank-

* Vgl. die beiden anderen in Teil VI dieses Bandes enthaltenen Arbeiten von Manfred Pflanz und Mitarbeitern.

heitsbegünstigend ist[26,27]. Die günstigere Gelegenheit kann dem Angestellten und dem Kraftfahrer erlauben, mehr zu rauchen als anderen Berufsgruppen. Dadurch könnte eine höhere Sterblichkeit dieser Berufsgruppen an Lungenkrebs bedingt sein. In kinderreichen Familien sind Erkältungskrankheiten häufiger, einfach weil sie mehr Gelegenheit haben, mit Infektionsträgern zusammenzukommen. Man kann einen ähnlichen Mechanismus für den Hochdruck und auch für die Koronarerkrankungen vermuten, ohne aber bisher alle Zwischenglieder zu kennen.

Auch zu differentieller Mortalität können unterschiedliche Exposition und schichtenspezifisches Gesundheitsverhalten beitragen. Säuglingssterblichkeit, vorzeitiger Tod oder Langlebigkeit können von soziokulturellen Bedingungen abhängen. Wie sich das auf die Krankheitshäufigkeit auswirken kann, sieht man beispielsweise bei der Tuberkulose: bei Gruppen mit einer hohen Mortalität an Tuberkulose ist der Bestand an chronisch Tuberkulosekranken gering und umgekehrt[26]. Möglicherweise spielt so etwas auch bei den Herzkrankheiten mit. Diese Zusammenhänge werden meist zu wenig berücksichtigt, weil sie außerordentlich schwer zu überblicken sind.

Ein anderes Konzept, welches man bei der Interpretation von Befunden in der sozialen Epidemiologie heranziehen muß, ist das der Selektion. Einige Anthropologen des 19. Jahrhunderts wie Galton, Lapouge, Amonn, Schallmayer und Niceforo haben im Zusammenhang mit dem Sozialdarwinismus dieses Konzept zu Unrecht in Mißkredit gebracht. Die Selektionshypothese meint, ganz allgemein formuliert, folgendes: Wenn man bestimmte Krankheiten in einigen soziokulturell definierbaren Gruppen häufiger findet als in anderen, braucht das nicht daran zu liegen, daß ein ursächlicher Zusammenhang besteht zwischen soziokulturellen Faktoren und dieser Krankheit. Es könnte auch sein, daß Menschen mit dieser Krankheit oder der Neigung dazu eine spezielle Gruppe aufsuchen oder in sie hineingedrängt werden. So behauptet etwa die »drift«-Hypothese der Schizophrenie, daß es nur deshalb so viele Schizophrene im Stadtkern oder in der untersten Sozialschicht gibt, weil sie aufgrund ihrer prämorbiden psychischen Abnormität dorthin getrieben werden beziehungsweise dort ihre »ökologische Nische« finden. Man kann sich auch vorstellen, daß Menschen, die übergewichtig sind oder die zur Fettsucht neigen, keinen Beruf wählen, der mit großen körperlichen Anstrengungen oder Entbehrungen verbunden ist. Manche Autoren glauben, ein »Prä-Koronar-Temperament« könne den Infarktkandidaten in bestimmte Berufspositionen führen. Wenn solche Überlegungen auch in das Reich der Spekulation zu gehören scheinen, so wird doch die Selektionshypothese für manche Fragestellungen von Nutzen sein.

Viele Autoren bedauern, daß es im Bereich der soziokulturellen Krankheitsbedingungen keine Theorie gibt, welche die Forschung befruchten und zu praktisch verwertbaren Ergebnissen führen könnte. Einige werden bereits diskutiert, sie stammen vorwiegend von Medizinern, während sich die Soziologen bisher nur wenig in dieser Richtung engagiert haben.

Fast alle Hypothesen beschäftigen sich mit dem Verhältnis von soziokulturellen Bedingungen und »Krankheit«, nicht aber einzelnen Krankheiten[28]. Viele dieser Hypothesen betreffen mehr den Umgang der Kultur mit Krankheit oder den kulturellen Überbau als die Entstehung der Krankheiten. Manchmal werden Ursachen und Wirkung verwechselt, oder etwas wird als Ursache bezeichnet, was untrennbares Merkmal der Krankheit ist. Das gilt beispielsweise für den Zusammenhang zwischen Krankheit einerseits und Entfremdung oder Ablösung andererseits. Diese hielt man früher für eine Folge der Krankheit im Sinne eines somatopsychischen Geschehens. Später wurde Krankheit als Folge von Entfremdung und sozialer Loslösung angesehen. Dies ist zwar möglich, aber häufig genug ist beides dasselbe, nur von verschiedenen Seiten betrachtet. Ähnliches gilt für die Verknüpfung von sozialer Kontrolle und Krankheit. Sozialer Druck kann, wie Parsons[29] sagt, zu Krankheit führen. Krankheit ist aber auch ein soziales Machtmittel, im Betrieb als sublimes Instrument des Klassenkampfes, aber auch in der Familie bei konflikthaften Auseinandersetzungen.

Alle ökologischen Theorien von einem »Gleichgewicht« zwischen verschiedenen Äußerungsformen des sozialen Lebens (zu denen man auch Krankheit zählen kann) sind rein spekulativ, solange man nicht das Ende anzugeben weiß, zu dem das Gleichgewicht führen soll. Man kommt ohne eine Vorstellung von gegenseitig sich beeinflussenden und bedingenden Vorgängen nicht aus. Das gilt besonders für die Schlußfolgerungen, die man aus epidemiologischen Ergebnissen zieht. Man ist leicht geneigt, eine größere Krankheitshäufigkeit als ungünstig oder schlecht anzusehen, das Fehlen oder Seltenerwerden einer Krankheit als günstig. Der große Bestand an einer chronischen Krankheit kann bedeuten, daß die Mortalität an dieser Krankheit gering ist. Je länger die Lebenserwartung, desto mehr Menschen werden an Herz-Kreislaufkrankheiten und Krebs sterben. Daher ist der starke Anstieg des Anteils der Herz-Kreislaufkrankheiten an der Gesamtmortalität keineswegs so beunruhigend, wie es von vielen angenommen wird; es wäre weit beunruhigender, wenn dieser Anteil plötzlich abfallen würde, denn das wäre nur möglich durch eine Seuche, durch Hungersnot oder eine andere Katastrophe. Die Selbstmordziffern nehmen in Kriegen ab, ohne daß man diese Situation als erfreulich bezeichnen könnte. Ellenberger[30] hat darauf hingewiesen, daß eine geringe Anzahl von Neurosen in einer Gesellschaft kein gutes Zeichen zu sein braucht. Es ist daher nicht richtig, Krankheitshäufigkeit mit den Werturteilen »günstig« oder »ungünstig« zu versehen. Der Gesundheitspolitiker würde gut daran tun, die gegenseitige Verflechtung rechtzeitig in seine Überlegungen und Maßnahmen einzubeziehen. Das ernsthafteste Weltproblem, die Bevölkerungslawine, ist ein erschreckendes Beispiel für die Folgen einer Vernachlässigung der Verknüpfung zwischen Gesundheitswesen und anderen Institutionen der Gesellschaft.

Bisher wurden noch keine kausalpathogenetischen Beziehungen zwischen Kultur und Krankheit erwähnt. Wenn man vom Konzept der Multikausalität ausgeht, muß man fragen, welche soziokulturellen Faktoren im Ursachenbündel bestimmter Krankheiten eine wesentliche Rolle spielen können. Für die Epidemiologie, die den Begriff »wesentlich« liberal auslegt, steht die Untersuchung der möglich kausalen Faktoren ganz im Vordergrund der empirischen Forschung. Es ergab sich, daß soziokulturelle Faktoren unmittelbar am Krankheitsgeschehen beteiligt sein können. Zum Teil kann die epidemiologische Forschung bestätigen, was die psychosomatische Medizin mit ihrer andersartigen Methodik vermutet oder gefunden hat. Unmittelbare Beteiligung soziokultureller Faktoren ist bei Fettsucht, beim Magen- und Zwölffingerdarmgeschwür und bei den Neurosen anzunehmen. Vorläufig sind andere Verknüpfungen noch hypothetisch. Die *mittelbare* Beteiligung soziokultureller Faktoren innerhalb einer pathogenetischen Kette ist vermutlich häufiger. Bei den arteriosklerotischen Herzkrankheiten und beim Bluthochdruck, die sich beide – in Abhängigkeit von soziokulturellen Faktoren – in der Bevölkerung verschieden verteilen, spielt die kulturelle Formung von geistiger Einstellung, Lebensgewohnheiten, Ernährungsweise und Berufswahl eine entscheidende Rolle. Die Hauptursache des Lungenkrebses ist das Zigarettenrauchen; Verbreitung, Art und Intensität des Rauchens werden aber sehr wesentlich durch soziokulturelle Faktoren mitbestimmt (Terry-Report*). Die Trennung zwischen mittelbarer und unmittelbarer Beteiligung soziokultureller Faktoren am Krankheitsgeschehen ist oft nicht eindeutig durchzuführen. Sie hat im wesentlichen heuristischen Wert und erleichtert es dem naturwissenschaftlich orientierten Mediziner, diese Zusammenhänge zu verstehen. Das ist deshalb von Bedeutung, weil sich Korrelationen zu soziokulturellen Faktoren auch bei Krankheiten nachweisen lassen, welche die meisten Mediziner ausschließlich im Rahmen naturwissenschaftlicher Krankheitsgenese und -verursachung sehen, wie beispielsweise Infektionen, Krebs, Stoffwechselkrankheiten, Mißbildungen oder Erbleiden.

ANMERKUNGEN

1. Rogers, E. S., Man, Ecology, and the Control of Disease. In: *Publ. Hlth. Rep.*, 77, 1962, S. 755–762.

2. Plunkett, R. J.; Gordon, J. E., *Epidemiology and Mental Illness*. Basic Books, New York 1960.

3. Terris, M., The Scope and Methods of Epidemiology. In: *Amer. J. publ. Hlth.*, 52, 1962, S. 1371–1376.

4. Rosen, G., The Evaluation of Social Medicine. In: *Handbook of Medical Sociology*, Englewood Cliffs, N. J. 1963, S. 17–64.

5. Virchow, R., Mitteilungen über die in Oberschlesien herrschende Typhus-Epidemie. In: *Virchows Archiv*, 2, 1849, S. 144–322.

6. Grotjahn, A., *Soziale Pathologie*. 3. Aufl., Springer, Berlin 1923.

7. Fletcher, Ch. M., Epidemiologist and Clinical Investigator. In: *Proc. roy. Soc. Med.*, 56, 1963, S. 851–858.

8. Miller; Court; Walton; Knox, *Growing up in Newcastle upon Tyne*. Oxford 1960.

9. Stirn, Hans, *Der Aussagewert des Krankenstandes*. Beiheft zum *Zentralblatt für Arbeitswissenschaft*. Frechen/Köln 1963; Auszüge abgedruckt in Kasl u. French, The Effect of Occupational Status on Physical and Mental Health. In: *J. Soc. Issues*, Vol. XVIII, 1962, No. 3, S. 67–89.

* Vgl. Cyran, Wolfgang, Rauchen und Gesundheit, in: *Hessisches Ärzteblatt*, 25, 1964, S. 243–247.

10. Kellner, W., *Der moderne soziale Konflikt*. Enke, Stuttgart 1961.

11. Rosenstock, I. M.; Hochbaum, G. M., Leventhal, H., *The Impact of Asian Influenca on Community Life. A Study in Five Cities*. Washington 1960 (Public Health Service Publication, No. 766).

12. Epstein, F. H., Epidemiological Research in Total Commuties. In: *Meth. Inform. Med.*, 3, 1964, S. 18–22.

13. Caudill, W., Applied Anthropology in Medicine. In: *Anthropology Today*, hrsg. v. A. L. Kroeber, University of Chicago Press, Chicago 1953, S. 772–806.

14. Galdston, I. (Hrsg.), *Man's Image in Medicine and Anthropology*. International University Press, New York 1963.

15. Polgar, St., Health and Human Behavior. In: *Current Anthropology*, 3, 1962, S. 159–179; ders., Health Action in Cross-cultural Perspective. In: *Handbook of Medical Sociology*, hrsg. v. H. E. Freeman, S. Levine, G. L. Reeder, Prentice Hall, Englewood Cliffs, N. J. 1963, S. 397–419.

16. Scotch, N. A., A Preliminary Report on the Relation of Sociocultural Factors to Hypertension Among the Zulu. In: *Ann. N. Y. Acad. Sci.*, 84, 1960, Art 17, S. 1000; ders., Sociocultural Factors in the Epidemiology of Zulu Hypertension. In: *Amer J. Publ. Hlth.*, 53, 1963, S. 1205–1213; ders., Persönliche Mitteilung; ders., Medical Anthropology. In: *Bienn. Rev. Anthropol.*, 1963, S. 31–68.

17. Lin, Tsung-Yi, A Study of the Incidence of Mental Disorder in Chinese and other Cultures. In: *Psychiatry*, 16, 1953, S. 313; ders., Research on Hypertension. In: *Rev. Newsletter Transcult. Res. Ment. Health Problems*, No. 6, 1959, S. 16.

18. Yudkin, J., Diet and Coronary Thrombosis Hypothesis and Fact. In: *Lancet*, II, 1957, S. 155.

19. Cassel, J., Social and Cultural Implications of Food and Food Habits. In: *Am. J. Publ. Health*, 47, 1957, S. 732.

20. Geiger, H. J. und Scotch, N. A., The Epidemiology of Essential Hypertension. In. Biologic Mechanisms and Descriptive Epidemiology, in: *J. chron. Dis.*, 16, 1963, S. 1151.

Scotch, N. A. und Geiger, H. J., The Epidemiology of Essential Hypertension. II. Psychologic and Sociocultural Factors in Etiology, in: *J. chron. Dis.*, 16, 1963, S. 1182.

21. Srole, L.; Langer, T. S.; Michael, S. T.; Opler, M. K.; Rennie, T. A. C., *Mental Health in the Metropolis. The Midtown Manhattan Study*. McGraw Hill, New York, Toronto, London 1962.

22. Morris, J. N.; Raffle, P. A. B., Coronary Heart Disease in Transport Workers. In: *Brit. J. Industr. Med.*, 11, 1954, S. 260; Morris, J. N.; Titmuss, R. M., Epidemiology of Peptic Ulcer. Vital Statistics. In: *Lancet*, II, 1944, S. 841.

23. May, J. M., *The Ecology of Malnutrition in the Far and Near East*. Hafner, New York 1963.

24. Schnore, L. F.; Cowhig, J. D., Some Correlates of Reported Health in Metropolitan Centers. In: *Social Problems*, 7, 1959/60, H. 3, S. 218–226.

25. Scheff, T. J., Decision Rules, Types of Error, and their Consequences in Medical Diagnosis. In: *Beh. Sci.*, 8, 1963, S. 97–107.

26. Graham, S., Social Factors in Relation to the Chronic Illness. In: *Handbook of Medical Sociology*, Hrsg. v. H. E. Freeman, S. Levine, G. L. Reeder, Prentice Hall, Englewood Cliffs, N. J. 1963, S. 65–98.

27. King, St. H., Social Psychological Factors in Illness. In: *Handbook of Medical Sociology*, op. cit., S. 99–121.

28. Pflanz, M., *Sozialer Wandel und Krankheit. Ergebnisse und Probleme der medizinischen Soziologie.* Stuttgart 1962.

29. Parsons, T., Struktur und Funktion der modernen Medizin. In: *Kölner Zeitschrift für Soziologie und Sozialpsychologie,* Sonderheft 3, S. 10–57, Westdeutscher Verlag Köln/Opladen 1958.

30. Ellenberger, H., Cultural Aspects of Mental Illness. In: *Amer. J. Psychother.,* 14, 1960, S. 158 ff.

Der epidemiologische Beitrag zur psychosomatischen Medizin

B. COOPER

EINFÜHRUNG

Die geläufigen Konzeptionen der psychosomatischen Medizin stammen in der Hauptsache aus der klinischen Arbeit und sind zumeist analytisch orientiert. Der Epidemiologe hat dazu noch relativ wenig beigetragen und darüber hinaus auf die klinische Praxis keinen großen Einfluß. Nichtsdestoweniger stellen ihn die psychosomatischen Erkrankungen vor Probleme, die er letzten Endes nicht ignorieren kann. Die Absicht dieser Arbeit ist es, einige dieser Probleme zu prüfen und Möglichkeiten zukünftiger Untersuchungen auf diesem Gebiet zu diskutieren. Das zur Erläuterung benutzte Material stammt in erster Linie aus neueren Arbeiten in Großbritannien, wo in den letzten zehn Jahren ein großes Interesse für die epidemiologischen Aspekte der Psychiatrie aufkam.

Der Terminus »psychosomatisch« wird gemeinhin in zwei verschiedenen Weisen gebraucht. Insofern, als generell ein breiteres Angehen medizinischer Probleme gemeint ist, muß man es als willkommenen Fortschritt betrachten, vor allem als einen mit bedeutenden therapeutischen Implikationen. Zugleich wird der Begriff auch noch in anderer Weise benutzt, um nämlich bestimmte Krankheitseinheiten zu bezeichnen; um ein autoritativ sich gebendes Textbuch zu zitieren: »Wir benutzen diesen Terminus auch in einem mehr eingeschränkten Sinn für eine spezifische Krankheit; damit wird dann angezeigt, daß dieses Leiden eines ist, das nur verstanden werden kann, wenn psychologische und physiologische Faktoren herangezogen werden«[1]. Diese Verwendung des Begriffs kann zu Schwierigkeiten führen, wenn wir dazu übergehen, die Verteilung der Krankheit in Populationen zu studieren.

Grundsätzlich teilen Krankheiten, die als »psychosomatisch« klassifiziert werden, bedeutende Attribute mit jenen, die traditionell als »psychiatrisch« bezeichnet werden – insbesondere mit den funktionalen Psychosen und den Psychoneurosen. Das kann hergeleitet werden aus der Sieben-Punkte-Formel, die Halliday für die psychosomatischen Leiden wie folgt festlegte[2]:

1. Auslösung durch aufdeckbare emotionale Störungen.
2. Auftreten bei bestimmten Persönlichkeitstypen.
3. Charakteristisches Geschlechterverhältnis (das von Krankheit zu Krankheit differieren kann).
4. Verbindung mit anderen psychosomatischen Erkrankungen.

Aus: *Journal of Psychosomatic Research*, Vol. 8, 1964, S. 9–15. Mit freundlicher Genehmigung der Pergamon Press Ltd., Headington Hill Hall, Oxford. Übersetzt von Klaus Horn.

5. Positive Familiengeschichte.
6. Phasische Manifestation.
7. Häufigkeitsraten bezogen auf Veränderungen in der unmittelbaren sozialen Umgebung.

Alle diese Charakteristika sind mehr oder weniger auch für die Formulierung der allgemeinen psychiatrischen Morbidität herangezogen worden; darüber hinaus stellt Halliday heraus, daß psychoneurotische Erkrankungen psychosomatische Leiden begleiten, ihnen vorangehen, ihnen folgen oder mit ihnen alternieren können und daß die gleichen Persönlichkeitstypen oft mit zwei größeren Kategorien im Zusammenhang stehen.

Akzeptieren wir diesen Gesichtspunkt, dann folgt daraus, daß es eine große Gruppe Krankheiten gibt, die außerhalb der traditionellen Grenzen der psychiatrischen Erkrankungen liegen und doch einige deren bedeutender Charakteristika teilen und mit deren Ätiologie eng verknüpft sind. Konsequenterweise muß daraus geschlossen werden, daß Untersuchungen über den Massenaspekt seelischer Erkrankungen, die psychosomatische Leiden nicht in Rechnung stellen, bedenklich unvollständig sind. Der Epidemiologe ist zu zweierlei angehalten: sowohl die Verbreitung als auch die Art der Krankheitsprobleme in Populationen zu veranschlagen, Gruppen mit hohem Risiko genauer zu untersuchen und letzten Endes Präventivmaßnahmen zu ergreifen. Den Rahmen der Neuerkrankungen bei Psychosen und Psychoneurosen zu bestimmen und dabei die große Gruppe eng damit im Zusammenhang stehender Leiden zu vernachlässigen, kann bedeuten, daß bedeutsame Verknüpfungen mit genetischen oder sozialen Faktoren zum Beispiel verdeckt werden. Aus diesem Grund muß der Epidemiologe mit den sich verändernden klinischen Konzepten der Grenzen der psychologischen Medizin Schritt halten.

UNTERSUCHUNGEN IM KRANKENHAUS

Für diese Art der Untersuchung haben die Populationen von Krankenhäusern einige Vorteile, denn sie sind sowohl leicht abzugrenzen als auch für die epidemiologische Forschung gut zugänglich. Ganz allgemein gesprochen ist es der Zweck solcher Untersuchungen, den relativen Erkenntniswert der physischen Krankheit zu bestimmen im Vergleich mit dem Rest der Population jener Personen, die entweder an einer klinischen psychiatrischen Erkrankung oder einer manifesten emotionalen Störung leiden oder bei Persönlichkeitstesten charakteristische Profile zeigen. Zwei große Untersuchungsrichtungen können verfolgt werden: entweder eine Population mit bekannter psychiatrischer Krankheit kann auf eine oder mehrere Kategorien organischer Erkrankungen hin überprüft werden; alternativ dazu kann eine Gesamtheit, die wegen mehrerer Arten organischer Erkrankungen behandelt wird, auf psychologische Abnormalität hin gesichtet werden. Den ersten Ansatz illustrieren wir mit Goslings Studie über das Magengeschwür und seelische Erkrankung[3]. Als Indexgruppe nahm er alle männlichen Patienten zwischen 16 und 65 Jahren, die aus stationärer Behandlung im Bethlem Royal und dem Maudsley Hospital im Zeitraum von 5 Jahren entlassen worden waren. Es war möglich, das Neuauftreten des Magengeschwürs in dieser Gruppe zu vergleichen mit jener Population aktiver Arbeiter, die Doll und Avery Jones[4] beschrieben haben, die als eine effektive Kontrollgruppe dienten. Es ergab sich eine signifikant niedrigere Neuerkrankungszahl bei Magengeschwür unter psychiatrischen Patienten, die sich fast ausschließlich aus der sehr niedrigen Neuerkrankungsrate der Schizophrenen ergab; die Durchschnittsrate der Neuerkrankungen bei Neurotikern war höher. Besonders hoch war die Zahl der Neuerkrankungen unter den Depressiven sowie bei Alkoholikern und jenen Patienten, die unter Asthma litten.

Ein Beispiel für den zweiten Ansatz gibt Kissens[5] Untersuchung, in der man herausfand, daß bei Patienten, die zur Untersuchung in eine Lungenklinik kamen und dort gebeten wurden, einen psychiatrischen Fragebogen auszufüllen, eine charakteristische vorangehende Lebenssituation signifikant öfter bei jenen Patienten gefunden wurde, die sich später als tuberkulös herausstellten. Die intensive Untersuchung einer Untergruppe von Klinikbesuchern bestätigte diesen Zusammenhang; Kissen zog den Schluß, daß zwischen dem Persönlichkeitsmerkmal emotionale Abhängigkeit und dem Risiko, eine Lungentuberkulose zu entwickeln, ein Zusammenhang bestand.

Wenn die Betonung auf die psychosozialen Aspekte der Krankheit gelegt wird, kann das Studium des Krankheitsverlaufs und seiner Folgen eher Früchte tragen, als wenn man sich nur auf die Ätiologie stützt. Ein interessantes Beispiel ist die Untersuchung Rutters[6], die erste einer geplanten Serie über die kurzfristigen Folgen des Magengeschwürs. Eine Anzahl Richtfälle wurden im Verlauf von sechs Monaten registriert; sowohl ambulante als auch stationäre Fälle wurden einbeschlossen. Weder physische noch soziale Faktoren wurden gefunden, die von prognostischem Wert gewesen wären; jedoch waren Angst oder Depression beim ersten Krankenhausbesuch des jeweiligen Anfalls hoch korreliert mit einer schlechten Prognose für die folgenden sechs Monate.

Bei anspruchsvolleren Projekten wurden Gruppen gebildet mit Hilfe diagnostischer Kategorien, die entweder die Hypothese einer spezifischen psychosomatischen Störung bestätigten oder als Ausgangsbasis für die Untersuchung dienen sollten. Sainsbury zum Beispiel begann damit, das neurotische Potential von Patienten mit psychosomatischen Störungen mit demjenigen einer Kontrollgruppe von Patienten mit anderen Krankheiten zu vergleichen. Sowohl die Versuchs- als auch die Kontrollgruppe wurden einer Stichprobe von ambulanten Patienten eines allgemeinen Krankenhauses entnommen; das folgende operationelle Kriterium wurde benutzt: »Diagnosen, die in die psychosomatische Gruppe aufgenommen wurden, waren jene, denen in mindestens zwei von sechs Standardwerken der psychosomatischen Medizin ein Kapitel oder ein Paragraph gewidmet war.« Unter Benutzung des Maudsley Personality Inventory[8] fand Sainsbury bei den Personen der Indexgruppe ein höheres neurotisches Potential als bei jenen der Kontrollgruppe. Falls diese Befunde validiert sind, unterstützen sie die Vorstellung von spezifischen psychosomatischen Affektionen. Einiger Zweifel dagegen wird jedoch von Robinson[9] vorgebracht, der zeigt, daß – obgleich ambulante Klinikpatienten mit hohem Blutdruck auch ein hohes neurotisches Potential hatten – keine signifikante Korrelation zwischen Blutdruck und neurotischem Potential in einer Stichprobe der Gesamtbevölkerung war. Er schloß daraus auf einen Selektionsprozeß, für den sicher die praktischen Ärzte verantwortlich waren, indem sie den Hochdruckpatienten mit neurotischen Anzeichen ins Krankenhaus schickten und den ohne nicht. Wenn herausgefunden werden könnte, ob der gleiche Auswahlprozeß auch bei anderen »psychosomatischen« Diagnosen stattfindet, würde das den Wert jener Schlüsse, die aus aufs Krankenhaus zentrierten Untersuchungen gezogen worden sind, ernsthaft tangieren. Es besteht einige Wahrscheinlichkeit, daß es sich um einen nichtspezifischen Auswahlprozeß handelt, durch den mehr neurotische Patienten an allgemeine Krankenhäuser überwiesen werden. Culpan und andere[10], die den Cornell Medical Index als Auswahltest für psychiatrische Störungen benutzten, konnten zeigen, daß eine Anzahl medizinischer und chirurgischer ambulanter Patienten höher eingestuft werden mußten als eine normale Kontrollgruppe. Ihre Resultate lassen erwarten, daß insbesondere Patienten gynäkologischer und Kliniken mit physikalischer Therapie ein hohes neurotisches Potential aufweisen. Diese Ergebnisse weisen auf die Notwendigkeit hin, unausgewählte Gruppen aus der Gesamtbevölkerung zu untersuchen.

DIE ALLGEMEINE PRAXIS UND GEMEINDESTUDIEN

Die Begrenztheit der psychosomatischen Diagnose kann leichter eingesehen werden, wenn wir uns dem Feld der Häufigkeitsuntersuchungen zuwenden. Die dabei auftretenden Schwierigkeiten lassen sich anhand zweier Studien in der allgemeinen Praxis darlegen. Ein Bericht für eine nationale Morbiditätsübersicht, der von praktizierenden Ärzten[11] verfaßt wurde, gibt für seelische Erkrankungen, Psychoneurosen und Verwandtes insgesamt eine Risikoquote von 73,6/1000 an; dann aber werden noch eine Reihe von Zusammenhängen unter der Überschrift psychosomatische Störungen aufgeführt. Diese enthalten so allgemeine Kategorien wie »Allergie, endokrine Störungen, Stoffwechsel- und Ernährungsstörungen« sowie »Krankheiten der Knochen und der Organe des Bewegungsapparates einschließlich aller rheumatischen Zustände, Lumbago und Muskelrheumatismus«. Fügt man alle diese Krankheitsraten noch hinzu, erhält man eine Zahl von 338,7/1000 – das ist nahezu fünfmal die ursprüngliche Zahl –, und der Berichterstatter kommentiert, daß dieses Ergebnis »übereinstimmt mit der gewöhnlichen Schätzung, daß ein Drittel der Patienten eines praktizierenden Arztes an einer psychogenen oder seelischen Erkrankung leidet«.

Dieser Ansatz ist etwas großzügig; er sieht voraus, daß alle Fälle oder die überwältigende Mehrzahl der Fälle in jeder der angegebenen Gruppen die Kriterien für eine psychosomatische Diagnose erfüllen; jedoch soll das keiner der anderen, oder doch nur eine unbedeutende Minderheit jener Fälle, die anderen Kategorien zugeordnet waren. Dieses Postulat konnte nicht bewiesen werden, und die Annahme scheint infolgedessen nicht gerechtfertigt zu sein. Darüber hinaus geht aus den von uns gewonnenen Einsichten hervor, daß diese Vorstellung nicht mit weitgehend akzeptierten medizinischen Meinungen übereinstimmt.

Um letzteren Punkt zu testen, wurde ein Item über die psychosomatische Diagnose in eine jüngere Untersuchung über die Haltung der praktischen Ärzte gegenüber der Psychiatrie[12] aufgenommen. Die Befragung wurde mittels Post durchgeführt; unter den Adressaten waren auch jene praktischen Ärzte, die an der obenerwähnten nationalen Morbiditätserhebung teilgenommen hatten. Die Ergebnisse legen folgenden Schluß nahe: Während allgemeine Uneinigkeit über spezifische Krankheitseinheiten besteht, kennt die populäre medizinische Vorstellung keine eindeutige Unterscheidung zwischen »organischen« Krankheiten einerseits und »psychosomatischen« andererseits; es scheint eher eine stetige Abstufung von solchen Fällen wie Asthma und Ekzem, die gemeinhin als von starken psychogenen Momenten bestimmt angenommen werden, bis hin zu so eindeutig »organischen« Zuständen wie Lungentuberkulose und Krebs zu bestehen.

Diese Weigerung des normalen praktischen Arztes, ganze diagnostische Kategorien als »psychosomatisch« zu klassifizieren, wird auch in einer Studie über vier diagnostische Gruppen demonstriert, die als Teil einer normalen Erhebung über psychiatrische Krankheiten bei praktischen Ärzten in London lief[13]. Die Informationen wurden aus den Untersuchungsdaten herausgezogen, die sich auf alle Fälle bezogen, welche als Koronarerkrankung, Magengeschwür, Asthma und rheumatoide Arthritis diagnostiziert wurden. Tabelle 1 zeigt das Ausmaß, in welchem jede der Diagnosen mit psychologischen Störungen verbunden war. In der zweiten Reihe sind jene Fälle aufgeführt, die der berichtende praktische Arzt als psychosomatisch klassifizierte – das heißt, in denen man annahm, daß psychologische Mechanismen in der Entwicklung oder beim Ausbruch der physischen Störung von Bedeutung

Tabelle 1

Proportionen, in denen vier Krankheitsgruppen mit psychologischen Störungen verknüpft waren

	Koronar-erkrank.	Magen-geschwür	Asthma	rheuma-toide Arthritis
Alle Fälle	118	165	133	70
Als psychosomatisch erachtete Fälle	7 (5,9%)	30 (18,2%)	33 (24,7%)	6 (8,6%)
Fälle, bei denen zugleich andere psychiatr. Diagnosen gestellt wurden	19 (16,1%)	30 (18,2%)	15 (11,3%)	7 (10,0%)

waren. Die dritte Reihe zählt jene Fälle auf, die nicht klassifiziert wurden, bei denen jedoch separat eine psychiatrische Erkrankung zu irgendeiner Zeit im Untersuchungsjahr identifiziert wurde (die häufigsten Diagnosen waren Angstzustände und neurotische Depressionen).

Es ist ersichtlich, daß in ungefähr zwei Dritteln aller dieser Fälle keine psychologischen Störungen erkannt wurden. Während es beträchtliche Unterschiede zwischen den einzelnen Ärzten gab, was die Proportion ihrer Fälle betrifft, die als psychosomatisch eingeordnet wurden, kam auch jene am meisten psychiatrisch orientierte Gruppe nicht auf das Niveau von 100 %.

Man kann wohl berechtigterweise vermuten, daß der praktische Arzt als praktizierender Kliniker jeden Fall vorzugsweise nach seinem jeweiligen Eindruck beurteilt und sich nicht enger an irgendwelchen theoretischen Positionen orientiert. Wahrscheinlich wird er keinen Fall als psychosomatisch klassifizieren, wenn er beim Patienten nicht Anzeichen für eine geläufige psychische oder emotionale Störung entdeckt oder ihn für eine abnormale Persönlichkeit hält. Aber selbst dann wird er diese Dinge nicht unbedingt auf den organischen Befund beziehen. Wenn wir uns wieder den Untersuchungsdaten zuwenden, sehen wir, daß für die vier ausgewählten Diagnosen die Gesamtzahl jener Fälle, die als psychosomatisch bezeichnet wurden, 76 war, also 15,3 %. Nehmen wir jedoch alle Fälle, die mit einer psychiatrischen Diagnose verbunden waren, beträgt die Summe 147, das sind 30,2 %, also praktisch das Doppelte. Zwei der Diagnosen, Magengeschwür und Asthma, erwiesen sich als signifikant verbunden mit psychischen Störungen; bei den anderen war das nicht der Fall. Es will scheinen, als ob die praktischen Ärzte in einer großen Zahl der Fälle die psychische Störung erkannten, jedoch nicht an eine Kausalverknüpfung mit den physischen Beschwerden des Patienten dachten.

Diese Ergebnisse deuten an, daß die Hypothese spezifischer psychosomatischer Affektionen, die beim gegenwärtigen Stand des Wissens als noch nicht verifiziert betrachtet werden muß, in der Tat von der Mehrheit der praktischen Ärzte, zumindest in England, noch nicht anerkannt ist. Diese Tatsache mag, für sich genommen, nur eine Wirkung jener Verspätung sein, mit der neue Ideen stets ins allgemeine Bewußtsein aufgenommen werden. In gewissem Umfang wird jedoch diese klinische Einschätzung von seiten des praktischen Arztes durch den Gebrauch anderer Methoden bestätigt, die weniger von der subjektiven Beurteilung abhängig sind, sondern zum Beispiel von psychiatrischen Auswahltests über die Patienten des praktischen Arztes[14]. Der Epidemiologe, der versucht, die psychosomatischen und psychosozialen Aspekte der Krankheit in der Gemeinde zu studieren, der beunruhigt ist, wenn er das Fallmaterial seiner klinischen Kollegen benutzen soll, tut vielleicht besser daran, theoretische Annahmen zu vermeiden und sich streng, soweit wie möglich, auf den empirischen Ansatz zu beschränken.

Einige Ergebnisse der allgemeinen laufenden Untersuchungen der Arztpraxis sind in diesem Zusammenhang relevant. An erster Stelle steht, daß jene Patienten mit identifizierter psychiatrischer Morbidität größere Ansprüche an die ärztliche Pflege stellen als der Rest der Bevölkerung; das zeigt sich in der höheren Konsultationsrate im Beobachtungsjahr. Dieser Unterschied kann nicht völlig aus der größeren Konsultationshäufigkeit für psychiatrische Störungen erklärt werden. Überprüft man die Arztbesuche für alle Krankheiten außer den psychiatrischen[15], dann haben die psychiatrischen Patienten immer noch eine höhere Besuchsrate: ihr größerer Bedarf an medizinischer Pflege erstreckt sich also auch auf physische Beschwerden. Das Auffallendste ist das häufigere Auftreten aller Arten chronischer Krankheiten bei den psychiatrischen Patienten. Das ist auf der Basis von 0,01 für beide Geschlechter signifikant für alle chronischen Krankheiten insgesamt und für bestimmte Kategorien auch gesondert. Betrachtet man andere physische Krankheiten als die chronischen, dann ist der Überhang der psychiatrischen Patienten weniger auffällig, für einige Krankheitstypen aber immer noch signifikant. Diese Ergebnisse halten auch stand, wenn man standardisierte Altersraten einführt, und sind somit auch nicht durch ein Überwiegen älterer Patienten in der psychiatrischen Gruppe zu erklären.

Zusammenfassend läßt sich sagen, daß bei den psychiatrischen Patienten in dieser Grundgesamtheit das Auftreten verschiedener Kategorien der chronischen Krankheit höher als erwartet war, ebenso einige Arten akuter physischer Erkrankung. Das befindet sich in Übereinstimmung mit den Ergebnissen früherer Studien[16, 17]. Es ist möglich, daß die postulierte Beziehung zwischen psychischer Störung und bestimmten organischen Erkrankungen nicht so sehr spezifisch ist als vielmehr Teil einer allgemein erhöhten Krankheitsbereitschaft zwischen unterscheidbaren Persönlichkeitstypen. Weitere Studien sind erforderlich, um diese Verbindungen in großen Gruppen zu überprüfen. So ist zum Beispiel die stärkste Beziehung, die wir finden konnten, die zwischen psychiatrischer Störung und gastrointestinalen Erkrankungen, aber wir wissen noch nicht, wieviel das Magengeschwür und andere Krankheitseinheiten relativ zu dieser Verbindung beitragen.

Letztendlich ist auch die Untersuchung der Beziehungen zwischen Familiengefüge und Morbidität ein potentiell lohnendes Feld. Hier findet man möglicherweise eine Anhäufung verschiedener Diagnosekategorien in Familien; über die Auswirkung eines allgemeinen Stress auf die Krankheitserfahrung einzelner Familienmitglieder und etwas über die Verknüpfung zwischen psychischer Störung bei einem und organischer Krankheit bei anderen Familienmitgliedern. In einer jetzt in Angriff genommenen Studie[15] wurde eine Gruppe von Familien über den Zeitraum eines Jahres hin vermittels regelmäßiger Hausbesuche beobachtet; sie wurden interviewt und legten Gesundheitstagebücher an, um eine intensivere Untersuchung der Beziehung zwischen psychischer Störung und allgemeiner Morbidität zu ermöglichen. Alle Familien waren Patienten *eines* praktischen Arztes; die Schlüsselfigur war jeweils eine Hausfrau, die man aus seiner Patientenkartei entnahm. Die Indexfälle waren Frauen, die der praktische Arzt in dem der Studie vorangehenden Jahr als chronisch neurotisch diagnostiziert hatte; die Kontrollgruppe bestand aus Frauen, die niemals im vorangehenden Jahr als psychiatrische Fälle diagnostiziert worden waren; ein nachfolgendes psychiatrisches Interview hatte diese Einschätzung in allen – bis auf eine Handvoll – Fällen bestätigt. Bis heute gesammelte Daten lassen vermuten, daß nicht nur die neurotischen Frauen selbst, sondern auch ihre Ehemänner und Kinder eine höhere Konsultationsrate und eine höhere Rate an kleineren Krankheitsepisoden aufweisen als die entsprechende Kontrollgruppe. Darüber hinaus waren die Rangeinstufungen, die man aus einem standardisierten psychiatrischen Fragebogen erhielt, positiv mit der Häufigkeit medizinischer Konsultationen und der Zahl von Tagen korrelat, an denen von Krankheitssymptomen berichtet wird; dieses Ergebnis war unabhängig von jeder klinischen Klassifizierung.

DISKUSSION

Welche weiteren Forschungen regen die bisherigen Ergebnisse an? Es scheint deutlich, daß zwei verschiedene Untersuchungslinien verfolgt werden müssen. Die erste zentriert ihre Aufmerksamkeit auf spezifische diagnostische Einheiten; es wird versucht, Beziehungen zwischen ihrem Auftreten – oder, alternativ, ihrem Verlauf und ihren Folgen – und ihrer Verteilung auf identifizierbare persönliche und soziale Charakteristika in der betreffenden Bevölkerung zu finden. Für solche Studien wäre es offensichtlich vorteilhaft, bereits gut definierbare Krankheiten oder Syndrome auszuwählen, vielleicht solche wie Diabetes oder Magengeschwür, bei denen die klinische Diagnose mit einiger Zuverlässigkeit überprüft werden kann – und andererseits dann validierte psychiatrische Fragebogen oder Persönlichkeitstests zu verwenden, um die untersuchte Bevölkerung zu sichten.

Solche Studien sind unzweifelhaft notwendig; es ist aber auch eine vertretbare Hypothese, daß alle Morbiditätsformen, speziell aber die chronischen Erkrankungen, dazu neigen, sich in bestimmten verwundbaren Bevölkerungsgruppen zu häufen; wenn dem so ist, dann ist es die dringende Notwendigkeit, sich viel eher der Charakteristika dieser Gruppen zu versichern, als spezifische diagnostische Einheiten zu untersuchen. Hier kommen wir zur zweiten der obengenannten Untersuchungsrichtung. Insofern das Auftreten der Morbidität äußerst schwierig von der Nachfrage nach medizinischer Betreuung zu unterscheiden ist, kann es sehr wohl der erste Schritt sein, die Eigentümlichkeiten der Bevölkerungsgruppen zu untersuchen, die sich durch häufige chirurgische Konsultationen und andere Inanspruchnahmen der medizinischen Einrichtungen hervorhebt. In diesem Bereich besteht ein Bedürfnis nach Longitudinalstudien, die dazu bestimmt sind, die Aufteilung der Krankheitserfahrung in der Bevölkerung über eine Reihe von Jahren hin zu verfolgen. Retrospektive Studien dieser Art sind für viele Irrtümer anfällig; jedoch können die Ergebnisse dann verläßlich sein, wenn genaue Krankenberichte zur Verfügung gestanden haben, wie es in der Untersuchung der Industriekrankheiten von Hinkle und Wolff[18] der Fall war. Es gibt jedoch keinen Zweifel darüber, daß anterospektive Studien lohnender sind und daß man solche in Angriff nehmen sollte – wenn möglich an nach dem Zufallsprinzip ausgewählten Gruppen in der Gemeinde.

Das Gemeinsame dieser beiden Arten der Untersuchung ist, daß der Untersuchende von vornherein die psychologische Störung und die physische Krankheit als unabhängige Variable behandelt und versucht, ihre statistische Beziehung zu untersuchen. Durch solche Methoden kann es, noch eher als vermittels der bisher verfügbaren, ermöglicht werden, zu einer mehr wissenschaftlichen Formulierung der psychosomatischen Krankheiten zu kommen.

Danksagung. – *Ich bin Herrn Dr. Michael Shepherd für seine Hilfe und seine Ratschläge beim Schreiben dieser Arbeit sehr verpflichtet.*

ANMERKUNGEN

1. Weiss, E. und English, O. S., *Psychosomatic Medicine.* W. B. Saunders, Philadelphia und London 1949.

2. Halliday, J. L., *Psychosocial Medicine.* Heinemann, London 1949.

3. Gosling, R. H., Peptic Ulcer and Mental Disorder, I and II. In: *J. Psychosom. Res.*, 2, 1957, S. 190 u. 285.

4. Doll, R., Avery Jones F. und Buckatzsch, M., Occupational Factors in the Aetiology of Gastric and Duodenal Ulcers, with an Estimate of their Incidence in the General Population. In: *Spec. Rep. Ser. Med. Res. Coun., Lond.* No. 276, 1951.

5. Kissen, D. M., *Emotional Factors in Pulmonary Tuberculosis.* Tavistock, London 1958.

6. Rutter, M., Psychosocial Factors in the Short-term Prognosis of Physical Disease: I. Peptic Ulcer. In: *J. Psychosom. Res.*, 7, 1963, S. 45.

7. Sainsbury, P. Neurosis and Psychosomatic Disorders in Outpatients. In: *Adv. Psychosom. Med.* 1, 1960, S. 259.

8. Eysenck, H. J., *The Manual of the Maudsley Personality Inventory.* University of London Press, London 1959.

9. Robinson, J. O., A Study of Neuroticism and Casual Arterial Blood Pressure. In: *Brit. J. Soc. Clin. Psychol.*, 2, 1962, S. 56.

10. Culpan, R. H., Davies, D. M. und Oppenheim, A. N., Incidence of Psychiatric Illness Among Hospital Out-patients. In: *Brit. Med. J.*, 1, 1960, S. 855.

11. Watts, C. A. H., *Morbidity Statistics from General Practice.* Vol. 3. G. R. O. Studies on Medical and Population Subjects, No. 14. H. M. S. O., London 1962.

12. Cooper, B., General Proditioners Attitudes to Psychiatry. In: *De Medicina Tuenda*, Vol. 1 (im Druck).

13. Unter der Schirmherrschaft der Nuffield Foundation.

14. Brown, A. C. und Fry, J., The Cornell Medical Index Health Questionnaire in the Identification of Neurotic Patients in General Practice. In: *J. Psychosom. Res.*, 6, 1962, S. 185.

15. Brown, A. C., Unveröffentlichte Ergebnisse.

16. Doust, J. W. Lovett, Psychiatric Aspects of Somatic Immunity. In: *Brit. J. Soc. Med.*, 6, 1952, S. 49.

17. Downes, J. und Simon, K., Characteristics of Psychoneurotic Patients and their Families as Revealed in a General Morbidity Study. In: *Psychosom. Med.*, 15, 1953, S. 463.

18. Hinkle, L. E. und Wolff, H. G., Health and the Social Environment: Experimental Investigations. In: *Explorations in Social Psychiatry*, hrsg. v. Leighton, A. H., Clausen, J. A. und Wilson, R. N., London und New York 1957.

Soziokulturelle Faktoren und innere Erkrankungen

MANFRED PFLANZ*

Die nachfolgenden Überlegungen setzen das Akzeptieren der Tatsache voraus, daß nur wenige innere Erkrankungen auf eine einzige Ursache zurückzuführen sind. Fast überall in der Medizin ist heute das polyätiologische Konzept anerkannt. Daher können soziokulturelle Faktoren nie die einzige Ursache einer Krankheit sein; sie sind immer nur mehr oder minder mitbeteiligt, falls sie nicht ganz auszuschließen sind. Wenn alle bisher genannten Fehler und Interpretationsmöglichkeiten bedacht worden sind**, wird man sehen, ob eine erhärtete Beobachtung oder eine zahlenmäßig festgelegte Korrelation zwischen einem soziokulturellen Faktor und einer Krankheit als ursächliche Beziehung zu interpretieren ist. Überzeugende Beispiele für eine direkte ätiologische Verknüpfung sind nicht zahlreich genug, um hier eingehender diskutiert werden zu können. Vorwegnehmend kann gesagt werden, daß es eine Vielzahl solcher ätiologischer Hypothesen gibt und daß selbst ein einzelnes Krankheitsbild mit seinen soziokulturellen Verflechtungen meist sehr verschieden interpretiert werden kann und muß. Es kann nicht genug davor gewarnt werden, hierbei mit ganz allgemeinen Begriffen zu operieren und etwa eine Vielzahl von Krankheiten – zum Beispiel Ulcus pepticum, Hypertonie, Herzinfarkt oder Asthma bronchiale – mit einem einzigen Faktor in Verbindung zu bringen, etwa mit »Verlust der Mitte« oder »Selbstentfremdung«, oder auch konkreter mit Konkurrenzdruck, Aufstiegsstrebigkeit, Zivilisation, Unrast der heutigen Zeit, Lärm, Entdifferenzierung der Geschlechter oder Auflösung der Familie. Unsere Gießener Untersuchungen[1], bei denen an einem Krankengut von rund 10 000 unausgelesenen Patienten alle Diagnosen, Blutdruckwerte und geäußerten Beschwerden mit einer Vielzahl von genau festgelegten soziologischen Faktoren korreliert wurden, haben uns vor allem gezeigt: 1. daß es eine große Vielfalt von Interpretationsmöglichkeiten gibt, und 2. daß offenbar die Beziehungen zwischen manchen soziokulturellen Faktoren und bestimmten Krankheiten eine gewisse Spezifität besitzen.

Eine solche Beziehung, die für direkte mitbestimmende ätiologische Einflüsse spricht, wurde beim *Ulcus pepticum* festgestellt. Wenn man die wichtigsten Ergeb-

* Zu dieser Originalarbeit wurden außer den im Text zitierten noch weitere Veröffentlichungen des Verfassers herangezogen: Pflanz, M., Soziokulturelle Faktoren und innere Erkrankungen, in: *Der Internist*, 3, 1962, S. 80–85; Pflanz, M., *Sozialer Wandel und Krankheit*, Stuttgart 1962; Pflanz, M., Medizinisch-soziologische Aspekte der Fettsucht, in: *Psyche*, XVI, 1962/63, S. 579–591; Pflanz, M., Medizinsoziologischer Beitrag zur Hochdruckforschung, in: *Verh. d. Ges. f. Inn. Med.*, Wiesbaden 1963 (69. Kongreß), S. 500 bis 510. Die Arbeit wurde 1963 vom Autor abgeschlossen.

** Vgl. Pflanz, M., Soziokulturelle, epidemiologische und ökologische Aspekte der Krankheit, S. 369 ff. dieses Bandes.

nisse zusammenfaßt, so lassen sich vor allem zwei Gruppen unterscheiden, die verschiedene Erklärungsmöglichkeiten nahelegen:

A. Das *Ulcus* kommt häufiger vor bei *Menschen, die aus einer Gemeinschaft ausgeschieden sind:* bei Verheirateten, die eine Männerkameradschaft und ihr Elternhaus aufgeben müssen, bei den Heimatvertriebenen, die aus ihrem alten Gemeindeverband ausscheiden mußten, bei den Geschiedenen, die die Gemeinschaft der Ehe verloren haben, und bei den Arbeitslosen. Diese Befunde stehen in Übereinstimmung mit den Ergebnissen von Pflanz, Rosenstein und v. Uexküll[2] sowie von Mirsky[3], die mit anderen Methoden erzielt wurden. Diese Autoren stießen bei Explorationen von Ulcuskranken immer wieder auf den Bericht über den Verlust einer bergenden Gemeinschaft oder eines geliebten Objektes. Die Beobachtung psychoanalytisch orientierter Autoren, die besonderen Nachdruck auf die »orale Abhängigkeit« legen, werden durch unsere Statistik wenigstens zum Teil gestützt*.

Jene Untersuchung an 45 Männern verschiedener Ausbildung, unterschiedlichen Berufs und Alters[2] erbrachte die folgenden Ergebnisse:

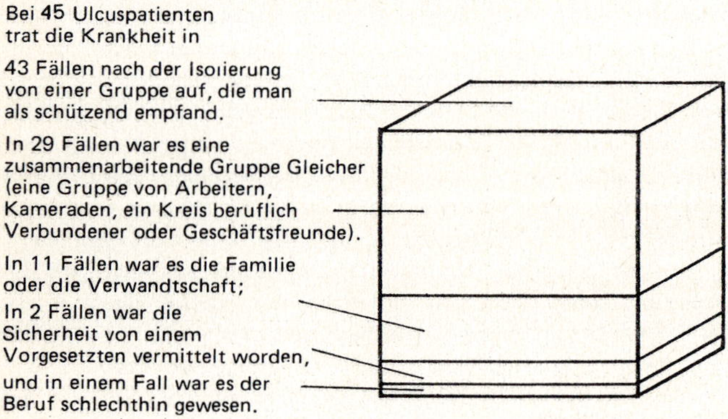

Abb. 1 Die verschiedenen Situationen, die der Entwicklung eines Ulcus pepticum vorausgingen

In Abbildung 1 haben wir versucht, einen Überblick über die verschiedenen Situationen zu geben, die der Entwicklung des Ulcus pepticum vorausgehen. In 43 Fällen begannen die ersten Symptome nach der Trennung von einer Gemeinschaft, die als eine beschützende erfahren worden war. In 29 Fällen handelte es sich um eine kooperierende Gruppe Gleicher, eine Gruppe von Arbeitern, Kameraden, einen Kreis beruflicher Verbundener oder um Geschäftsfreunde. In 11 Fällen war es die Familie oder die Verwandschaft. In zwei Fällen war es der Schutz, den ein Vorgesetzter gewährte, und in einem Fall der Beruf schlechthin. Die Zeit, welche zwi-

* Vgl. auch A. Mitscherlich, Zur Psychosomatik des Ulcus ventriculi et duodeni – Schritte der Forschung, S. 417 ff. dieses Bandes.

schen der Beeinträchtigung der Beziehung zur Gruppe und dem Einsetzen der Ulcussymptome verging, variierte zwischen acht Tagen und zwei Monaten. Nur bei einem Patienten dauerte es sechs Monate.

Vergegenwärtigen wir uns, daß dieser Versuch der Klassifizierung nach Gruppen nur vorläufig Wert hat; obendrein ergeben sich viele Überschneidungen. Das enthüllt ein wichtiges Faktum: Eine Veränderung der persönlichen Beziehungen mit einem Nahestehenden, das heißt das Neuhinzukommen oder der Verlust eines flüchtigen oder näheren Freundes, ist für unsere Patienten nur dann von Bedeutung, wenn dieser Wandel indirekt zu einer Trennung von der Gruppe führte.

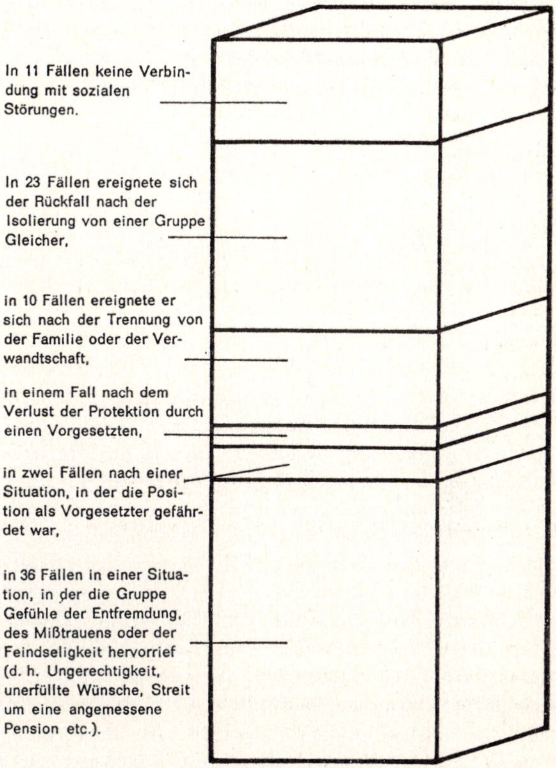

Abb. 2 Die verschiedenen Situationen, die am Rückfall bei Ulcuspatienten vorausgingen (83 Rückfälle)

Abbildung 2 zeigt die Situationen, die den 83 verzeichneten Rückfällen oder Rückfallperioden in einem symptomfreien Intervall vorausgingen. In elf Fällen wurde kein Zusammenhang mit sozialen Konflikten entdeckt. Dreiundzwanzigmal ereignete sich der Rückfall nach einer Isolierung von einer Gruppe Gleicher, zehnmal nach einer Trennung von der Familie oder der Verwandtschaft, einmal nach dem Verlust des Schutzes durch einen Vorgesetzten und zweimal in einer Situation, in der die Position als Vorgesetzter gefährdet war.

Besonderes Interesse verdient die nächste Gruppe, zu der wir Erkrankte zusammenfassen, die, einmal von ihrer alten Gruppe getrennt, nun unfähig waren, mit einer neuen wirklich Kontakt aufzunehmen. Die neue Gemeinschaft wurde von der emotionalen Seite her nicht als Sicherheit und Schutz spendende erachtet; im Gegenteil, sie schien fremd, drohend, manchmal sogar feindlich zu sein. Das war besonders dann der Fall, wenn der Patient das Gefühl entwickelte, ungerecht behandelt zu werden, oder wenn seine Wünsche nicht erfüllt wurden. Typisch für diesen Fall ist der Kampf um eine gerechte Pension.

Was die Haltung gegenüber der Gemeinschaft betrifft, glauben wir, zwei Gruppen unterscheiden zu können:

1. Menschen, die sich von Fall zu Fall ähnlich denkenden Gruppen anschließen. In diesen Fällen kommt das Gefühl der Isolierung auf, wenn solche Gruppen nicht zur Verfügung stehen.

2. Menschen, die Kontaktschwierigkeiten haben. Diese bedingten Individualisten suchen nach Unterstützung von seiten mehr anonymer Organisationen. Dort versuchen sie, sich durch besondere berufliche Leistungen Schutz zu verdienen. In diesen Fällen beginnt die Isolierung dann, wenn dieser Versuch fehlschlägt oder wenn die Organisation versagt.

Menschen der ersten Gruppe demonstrieren oft das Verhalten der zweiten, wenn sie keine neue Gruppe finden, der sie sich anschließen können. Den Mitgliedern der Gruppen ist offensichtlich eine tiefe Abhängigkeit vom Gefühl persönlicher Sicherheit in der Gruppe gemeinsam. Das Reifen des Ich und die Möglichkeit, die eigene Individualität richtig einzuschätzen, scheinen gestört zu sein. Ein Patient dieser Art vermittelte oft den Eindruck eines Einsiedlerkrebses, der nur leben kann, wenn er seinen Körper in einer Muschelschale versteckt. Diese Panzerung zu wechseln ist für diese Leute eine höchst kritische Situation, in der sie besonders verletzbar sind.

Der Eindruck, der hier aus sozialpsychologischen Studien gewonnen wurde, stimmt gut mit dem analytischen Konzept früher oraler Frustration überein[4, 5, 6, 7, 8], von der man annimmt, daß sie für jenes so kleine und zerbrechliche Fundament des Vertrauens verantwortlich sei, das vielen Ulcuspatienten nur zur Verfügung steht. In diesem Zusammenhang scheint es bemerkenswert, daß die Spähre der Ernährung oft eng verknüpft war mit der Sphäre der Gemeinschaft: Immer wieder fanden wir, daß Menschen panische Zustände und Unterernährung aushielten, wenn sie mit ihrer Gruppe harmonisierten; in der Isolierung jedoch traten bei vielen die Symptome auf.

Aufgrund dieser Ergebnisse halten wir die Trennungssituation von der Gruppe für ziemlich spezifisch für die Entwicklung des Ulcus pepticum. Nachdem sie in Todesgefahr geschwebt hatten, zeigten die Patienten andere somatische Störungen, aber keinen Ulcus mehr (siehe Abbildung 3).

Katastrophen wie die Zerstörung der ökonomischen Existenz, wie Zerbomben des Hauses oder die Vertreibung aus der Heimat während des Krieges brachten keine somatischen Symptome hervor. Diese Ereignisse führten nicht zur Isolierung –

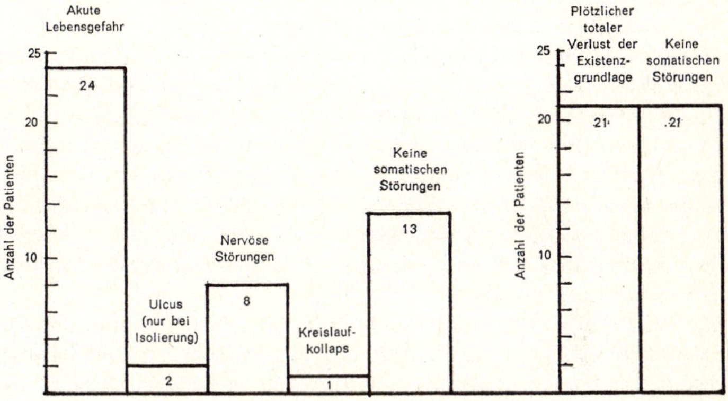

Abb. 3 Korrelation zwischen akuter Lebensgefahr, Verlust der Existenzgrundlage und somatischen Störungen

im Gegenteil, das Ergebnis war ein festerer Zusammenschluß in der großen Gemeinschaft der Mitleidenden, die das gleiche Schicksal zur gleichen Zeit teilten.

B. Auf der anderen Seite ist das Ulcus häufiger *bei den Angehörigen der untersten Sozialschichten,* die dadurch besonderen beruflichen Belastungen ausgesetzt sind, daß sie nur Vorgesetzte, aber keine Untergebene haben – ein Gesichtspunkt, den auch Glatzel[9] hervorhebt. Weiterhin ist das Ulcus häufiger *bei Werkmeistern,* bei denen eine berufliche Ehrgeizhaltung eine Rolle spielt, die nie ganz befriedigt werden kann, da sie nie die Stellung erreichen können, die beispielsweise Ingenieure oder Betriebsleiter innehaben. Bei den Werkmeistern spielt auch eine soziale Isolierung mit, da sie von den Arbeitern nicht mehr und von den Höherstehenden noch nicht als ihresgleichen anerkannt werden. Diese Feststellung ist zugleich auch eine Stütze für die »Ehrgeizhypothese«. Dafür spricht auch die relativ hohe Zahl von Duodenalgeschwüren bei den Patienten, deren Kinder eine höhere Schule besuchen. Somit erhält auch die Annahme von Hollmann und Hantel[10] sowie von Glatzel[9] eine Stütze.

Die meisten dieser Korrelationen lassen sich in der Weise interpretieren, daß das Ulcus, wie schon gesagt, offenbar häufiger auftritt, wenn ein Geborgenheitsverlust eingetreten ist – oder neutraler ausgedrückt –, wenn ein Mensch aus einer Gemeinschaft ausscheidet, ferner dann, wenn besondere Statusunsicherheit besteht, also die soziale Zugehörigkeit nicht klar definiert ist, wie bei den Werkmeistern und den sozial Abgestiegenen. Die Häufigkeit des Ulcus in der untersten Sozialschicht ist allerdings nicht ohne weiteres unter diese beiden Gesichtspunkte einzuordnen, obwohl sie durchaus eine Rolle spielen können. Diese Kombination von soziologischen Faktoren ließ sich bei keinem anderen Krankheitsbild nachweisen. Es ist auch nicht unwichtig, darauf hinzuweisen, daß unsere Korrelation beim Ulcus und ihre Interpretation recht konform gehen mit den Ergebnissen von psychosomatischen Untersuchungen verschiedener Schulrichtungen.

Neben solchen direkteren ätiologischen Faktoren gibt es auch eine Reihe von indirekten Faktoren, die eine Krankheit begünstigen oder auslösen können. Diese Art der Interpretation setzt natürlich voraus, daß auch die anderen Glieder bekannt sind. Oft gelingt es hierbei nicht, die Reihenfolge im pathogenetischen Geschehen festzulegen, weil die einzelnen Glieder so sehr untereinander korrelieren, daß man nur aussagen kann, daß hier die einzelnen Faktoren Hand in Hand gehen. Hierzu sollen zwei aktuelle Beispiele gebracht werden, der Herzinfarkt und die Hypertonie, die beide nicht diskutiert werden können, ohne das Fettsuchtproblem zu erwähnen, mit dem hier begonnen werden soll.

Fettsucht hängt mit hohem Lebensstandard zusammen, übrigens nicht nur in unserer Kultur[11,12]. In erster Linie spielt hierbei eine Rolle, daß bei höherem Lebensstandard eine bessere Ernährung möglich ist und auf diesem direkten und banalen Wege die Fettsucht zustande kommt. Daran ist aber weiterhin beteiligt, daß bei höherem Lebensstandard der Kalorienumsatz abnimmt – oder anders ausgedrückt –, daß Völker und Menschen mit hohem Lebensstandard seltener schwere Arbeit verrichten und sich weniger bewegen – auch wenn sie nicht motorisiert sind.

Wenn man ganze Völker betrachtet und ihren Lebensstandard mit Nahrungsmittelkonsum und Fettsuchthäufigkeit in Beziehung setzt, besteht an der Richtigkeit der genannten Hypothese kein Zweifel. Schwieriger ist es, wenn man innerhalb eines Volkes oder einer Kultur bestimmte Sozialgruppen herausgreift. Dann findet man nämlich innerhalb der westlichen Kultur – und an unserem Gießener Material konnten wir es ebenfalls nachweisen –, daß bei Männern die Fettsuchthäufigkeit in den oberen Sozialschichten am größten und in der untersten Sozialschicht am geringsten ist, während sich dies bei den Frauen etwa umgekehrt verhält. Es scheinen danach Beziehungen zwischen Fettsucht und Sozialprestige zu bestehen: beim Mann ist Fettsucht mit hohem, bei der Frau mit geringerem Prestige verbunden. Da die Frauen der untersten Sozialschicht den niedrigsten Lebensstandard haben, ist also die Hypothese, die für Völker gilt – hoher Lebensstandard führt zu höheren Raten an Fettsüchtigen –, innerhalb eines Volkes nicht mehr zutreffend. Eine Hypothese, die die Fettsuchthäufigkeit mit soziokulturellen Faktoren in Verbindung zu bringen sucht, kann an dieser Tatsache nicht vorbeigehen.

Die Diskussion soziologischer Aspekte der Fettsucht braucht nicht mehr auf mehr oder minder anekdotischem Material zu beruhen, seit es möglich ist, mit epidemiologischen Methoden die Häufigkeit der Fettsucht unter soziologischen Gesichtspunkten zu untersuchen. Im folgenden soll gezeigt werden, wie vielfältige Momente soziologischer Art die Häufigkeit der Fettsucht bestimmen können.

KURZE ERLÄUTERUNG ZU DEN FOLGENDEN ZAHLEN UND TABELLEN

Es handelt sich um die Ergebnisse einer Untersuchung, die eine Reihe von soziologisch interessanten Daten mit der Fettsuchthäufigkeit in zahlenmäßige Verbindung gebracht hat[13]. Das Untersuchungsmaterial besteht aus den Angaben und Befunden von sämtlichen rund 10 000 Patienten, die innerhalb eines Jahres die Medizinische Poliklinik in Gießen aufgesucht haben. Als fettsüchtig wurde bezeichnet, wer nach der *Brocaschen* Formel mehr als 15 kg Übergewicht hatte, also nur Patienten, über deren Einordnung als »adipös« nach keiner Definition irgendein Zweifel besteht. Die Zahl dieser Adipösen beträgt rund 1000 Patienten. Bei der Berechnung der Häufigkeiten wurde die sehr verschiedene Besetzung der Altersklassen mit Fettsüchtigen mit einem entsprechenden statistischen Verfahren genügend berücksichtigt und ausgeglichen. Die folgenden Zahlen sagen aus, um wieviel Prozent die Fettsuchthäufigkeit in einer bestimmten ausgesonderten Gruppe von der durchschnittlichen Fettsuchthäufigkeit aller unserer Patienten gleichen Geschlechts abweicht. Es wurde zwar sowohl die Häufigkeit der Fettsucht in jeder dieser Gruppen berechnet als auch die Häufigkeit des gleichen Gruppenmerkmals bei den Fettsüchtigen – konkret an einem Beispiel gesagt: Anteil der Fettsüchtigen unter den Heimatvertriebenen und auch Anteil der Heimatvertriebenen unter den Adipösen –; um das Verständnis zu erleichtern, wird aber in den Abbildungen dieser doppelte statistische Zugangsweg zu einem einzigen zusammengefaßt, so daß die Abbildungen folgendermaßen zu verstehen sind:

Prozentzahlen über 100 bedeuten Zusammenhang mit größerer Fettsuchthäufigkeit, Prozentzahlen unter 100 weisen auf einen Zusammenhang mit geringerer Fettsuchthäufigkeit hin.

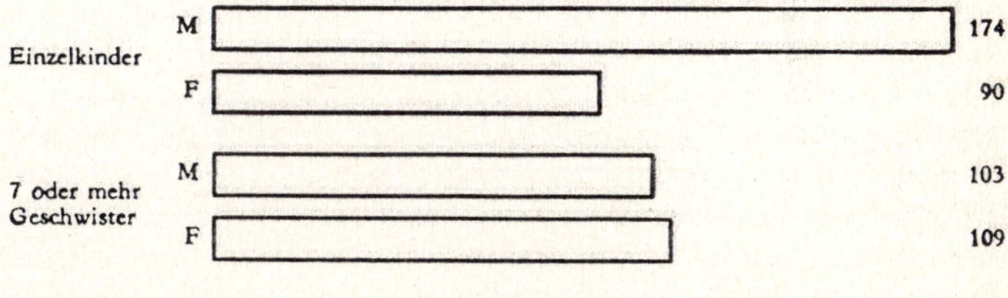

Abb. 4

Zunächst (Abbildung 4) wenden wir uns Zusammenhängen zu, die zum Bereich der Familie gehören. Bei männlichen Einzelkindern, die eine Fettsucht haben, spielt die von den Psychosomatikern herausgestellte »overprotectiveness« sicher eine Rolle; vom soziologischen Standpunkt aus wird mehr Gewicht auf die Tatsache zu legen sein, daß diese Kinder in einer Familienstruktur aufwachsen, die René König[14] als »überorganisiert« bezeichnet hat.

Wie bei fast allen späteren Beispielen zeigt sich auch hier, daß sich das gleiche soziologische Moment auf Männer anders als auf Frauen auswirkt. Patienten, die in einer kinderreichen Familie aufgewachsen sind, fallen hinsichtlich ihrer Fettsuchthäufigkeit nicht aus dem Rahmen. Weiterhin zeigen sich Unterschiede in der Fettsuchthäufigkeit je nach dem Familienstand des Patienten (Abbildung 5). Ledige und geschiedene Frauen haben seltener Fettsucht, verheiratete und verwitwete Frauen dagegen häufiger.

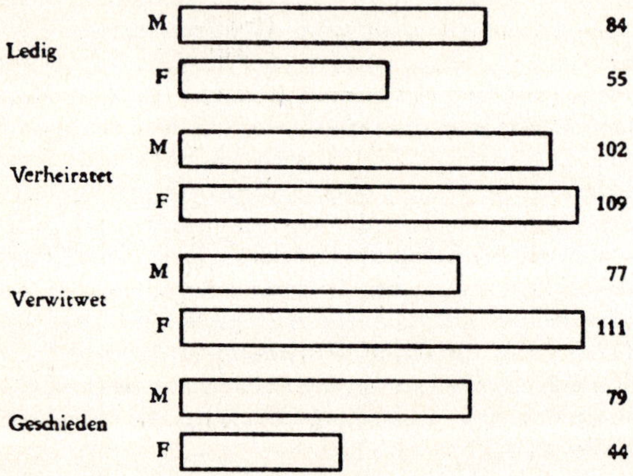

Abb. 5

Abb. 6

Aus Abbildung 6 geht hervor, daß auf dem Lande die Fettsucht bei Frauen häufiger ist. In manchen anderen Ländern ist das gleiche bei beiden Geschlechtern zu beobachten. Eine mögliche Erklärung wird später versucht werden.

Besonders wichtig sind die Beziehungen zwischen Fettsucht und der sozialen Schichtenstruktur (Abbildung 7). Bei der Sozialschicht 2, den selbständigen Landwirten und Kaufleuten, haben sowohl Männer als auch Frauen häufiger eine Fettsucht. Bei den anderen Sozialschichten zeigen sich deutlich Differenzen zwischen den Geschlechtern. Besonders wichtig sind die Unterschiede zwischen der obersten und

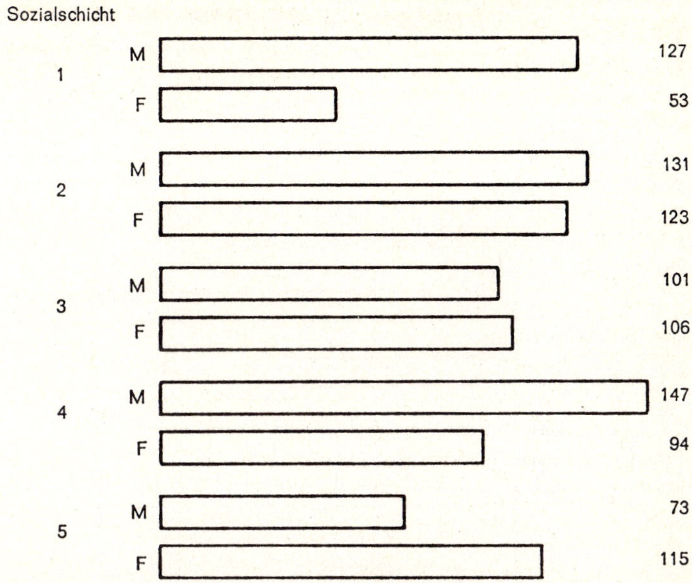

Abb. 7

der untersten Sozialschicht, die deutlich die Beziehung der Fettsucht zur Prestigestruktur zeigen. Die Sozialschicht 4 macht hiervon zwar eine Ausnahme, die weitere Aufgliederung nach Berufen läßt aber erkennen, daß diese Ausnahme dadurch bedingt ist, daß wir die Beamten in die Sozialschicht 4 fehlplaciert haben, obwohl bei unserer vorwiegend ländlichen Bevölkerung ihr Prestige eher dem der oberen Mittelschicht entspricht.

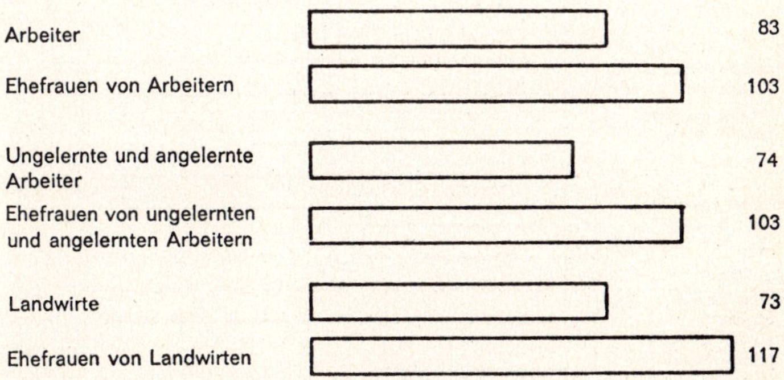

Abb. 8

In Abbildung 8 sind 3 Berufsgruppen aufgeführt, bei denen die Männer seltener eine Fettsucht haben: die Arbeiter, die bei diesen bereits mitgezählten ungelernten Arbeiter und die Landwirte.

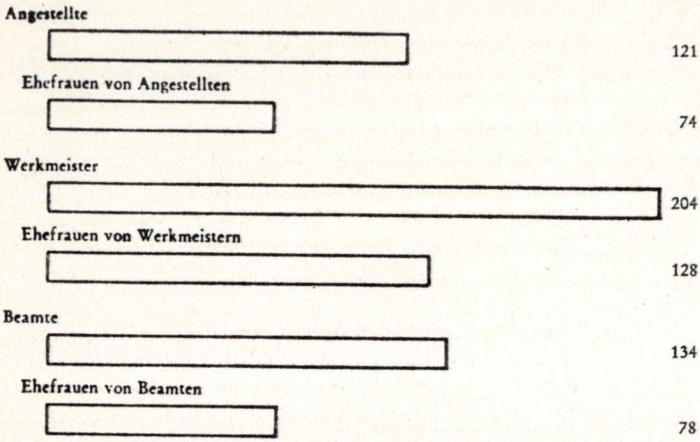

Abb. 9

Umgekehrt ist es bei den Angestellten, den Werkmeistern und den Beamten (Abbildung 9). Mit Ausnahme der Werkmeister haben hier die Männer häufiger eine Fettsucht. Wenn man bedenkt, daß die Landwirte in unserem Patientengut in der Mehrzahl nur kleine Höfe haben, die ihnen nach einer Formulierung von Geiger[15] nur eine »proletaroide« Existenz erlauben, stimmen die bei den einzelnen Berufsgruppen erhobenen Befunde recht gut mit der Hypothese überein, daß in unserer Kultur beim Mann die Fettsucht mit hohem, bei der Frau eher mit niedrigem Sozialprestige verknüpft ist. Das geht auch aus Abbildung 10 hervor, die zeigt, daß

Sozialer Aufstieg 2 Schichten (Intergenerationenmobilität)
M
167
F
93
Kinder gehen in höhere Schule
M
144
F
70
Eltern Sozialschicht 5, Kinder gehen in höhere Schule
M
151
F
62

Abb. 10

beim Mann sozialer Aufstieg und soziales Prestigestreben mit einer besonderen Fettsuchthäufigkeit verbunden ist, während es sich bei der Frau wiederum umgekehrt verhält.

Interessant ist dabei, daß sich in dieser Richtung nicht nur der eigene soziale Aufstieg im Vergleich zur Sozialposition des Vaters auswirkt, sondern auch der Aufstieg, den sich die Patienten für ihre Kinder wünschen.

Diese Ergebnisse sind nur ein kleiner Ausschnitt aus unserem ganzen Material. Aber sie genügen, um das Grundsätzliche aufzuzeigen. Besonders wichtig ist das Ergebnis, daß die Fettsucht soziologisch gesehen beim Mann etwas ganz anderes bedeutet als bei der Frau. Es geht dabei offensichtlich nicht um die biologische oder psychologische Andersartigkeit, sondern um die Verschiedenheit der soziologischen Geschlechterrollen. Weiterhin sollten die Zahlen beweisen, daß sich die Fettsucht nicht gleichmäßig und zufällig auf die Bevölkerung verteilt, sondern daß die Häufigkeit der Fettsucht von soziologischen Momenten verschiedenster Art mitbestimmt wird[14, 16, 17, 18, 19].

Dies nur als Vorbesprechung zu dem Thema *soziokulturelle Faktoren und Herzinfarkt.* Gemeinsam ist dem Infarkt mit der Fettsucht, daß auch er offenbar mit hohem Lebensstandard zusammenhängt, das heißt, daß er in einem Land oder den Gebieten eines Landes um so häufiger vorkommt, je höher der Lebensstandard ist. Dazu kommt, daß die Fettsucht oft eine wesentliche Vorbedingung des Herzinfarktes ist. Es wäre sehr wesentlich, zu wissen, welcher Einzelfaktor innerhalb des Faktorenbündels »Lebensstandard« in erster Linie für den Infarkt verantwortlich zu machen ist.

Vor allem Keys[20, 21] und seine Schule, aber auch viele andere sehen diesen Einzelfaktor im Fettverbrauch. Es läßt sich einerseits zeigen, daß mit zunehmendem Lebensstandard der Prozentsatz an Kalorien, die durch Fett gedeckt werden, ansteigt und daß andererseits eine Korrelation zwischen Fettverbrauch einer Bevölkerung oder einer *Bevölkerungsgruppe und der Infarkthäufigkeit* besteht, die allerdings nicht einer einfachen Proportion entspricht.

Nun konnte aber nachgewiesen werden, daß gleichzeitig eine starke Korrelation zwischen Infarkthäufigkeit und Durchschnittseinkommen, Zuckerverbrauch, Zahl der Telefonanschlüsse, der Fernsehlizenzen und der Kraftfahrzeugzulassungen besteht[22, 23]. Es wurde daher versucht, Beziehungen zwischen dem Infarkt und verschiedenen Faktoren der Lebensweise herzustellen. Die meisten Hypothesen ließen sich jedoch nicht mit Fakten belegen. Es sollen nur einige der bekanntesten Behauptungen erwähnt werden: 1. Der Infarkt komme häufiger vor bei Managern, anders gesagt, in der obersten Sozialschicht oder bei Berufen mit hoher Verantwortung. Tatsache ist, daß in England der Infarkt bei Funkern, Pfarrern und Hafen- und Dockangestellten am häufigsten vorkommt[24] und er in unserem Gießener Material bei einfachen Angestellten und den Beamten der unteren Laufbahn der Bundespost und Bundesbahn am häufigsten beobachtet wurde. 2. Der Infarkt sei in den Städten häufiger als auf dem Lande. Obwohl diese in vielen Ländern zutrifft, gibt es einige wesentliche Ausnahmen, vor allem die karelischen Landwirte mit ihrer hohen Infarktrate[21]. Die karelischen Landwirte sind gleichzeitig ein Gegenbeweis für die 3. Behauptung, daß der Infarkt bei Männern mit sitzender Beschäftigung häufiger sei als bei Schwerarbeitern, eine Behauptung, die sonst gut gestützt ist, aber auch von Master[25] kritisiert wird.

Als Zusammenfassung zu dem Thema Infarkt kann man also sagen, daß es bisher noch keine genügend bewiesene Hypothese gibt, die den Infarkt mit einzelnen soziokulturellen Faktoren in Verbindung zu bringen gestattet.

Genau das gleiche läßt sich auch über den *Hypertonus* sagen. So viele Untersuchungen es über dieses Thema gibt, so wenig ist es geklärt. Besonders erschwerend ist es, daß es recht verschiedene Meß- und Bewertungsmethoden des Blutdruckes gibt und daß die statistische Auswertung von Blutdruckmeßreihen nicht so einfach und unproblematisch ist, wie es die meisten Mediziner annehmen. Es gibt mehrere häufig zitierte Blutdruckstatistiken aus Afrika, Amerika und China, die methodologisch so dürftig sind, daß man aus ihnen keine Schlüsse ziehen kann.

Überhaupt sind Vergleiche zwischen den Zahlen verschiedener Autoren sehr fragwürdig[26].

Die bisherigen Fakten, die allerdings teilweise nicht ganz unumstritten sind, sind folgende: 1. Die durchschnittlichen Blutdruckwerte von Völkern in den verschiedensten Teilen der Welt unterscheiden sich nicht erheblich. 2. Es gibt ursprünglich lebende Völkerstämme, deren durchschnittlicher Blutdruckwert ebenso hoch oder sogar höher ist als der entsprechende Wert einer nordamerikanischen oder europäischen Bevölkerung. 3. Die Hypertoniehäufigkeit hängt von der Definition eines Normwertes ab, über dessen Höhe keine Übereinkunft besteht. Bei gleicher Definition ist der Hochdruck sehr wahrscheinlich in den industrialisierten westlichen Ländern häufiger. 4. In den westlichen Ländern gibt es keine eindeutigen Schichtunterschiede in der Hochdruckfähigkeit. 5. In den westlichen Ländern ist mit wenigen Ausnahmen der Hochdruck auf dem Lande häufiger als in der Stadt. 6. In den USA und in Westindien ist der Hochdruck bei Farbigen häufiger als bei Weißen. 7. Das wichtigste, allerdings auch nicht bei jedem untersuchten Material nachgewiesene Faktum ist, daß Hochdruck bei Übergewichtigen öfter nachweisbar ist als bei Normalgewichtigen.

Der anfängliche Enthusiasmus und Optimismus der soziokulturell ausgerichteten epidemiologischen Blutdruckforschung ist wesentlich gedämpft worden. Hierzu hat das Skytop-Symposion über »Die Beziehung sozialer Faktoren zur Krankheitsätiologie« beigetragen, das im Herbst 1962 in Pennsylvania stattfand, ganz besonders die großen Übersichtsreferate von Norman Scotch und Jack Geiger[27,28], die zur Vorbereitung auf dieses Symposion angefertigt wurden, das ziemlich kritisch zu den bisherigen epidemiologischen Blutdruckuntersuchungen Stellung nahm, wobei die Kritik um so heftiger war, je mehr die einzelnen Teilnehmer sich selbst an diesem Forschungsgebiet beteiligt hatten. Die Notwendigkeit und Wichtigkeit weiterer Forschung wurde besonders unterstrichen; kritisiert wurden jedoch die bisherigen Hypothesen, die Methoden, die Fragestellung und die Interpretationen.

Leider sind die medizinsoziologischen Hypothesen über die mögliche Ätiologie der Hypertonie recht dürftig. Es hat sich als unmöglich erwiesen, zu allgemein gehaltene Hypothesen, wie etwa die populäre Zivilisationskrankheitenhypothese, zu verifizieren. Die Hypothese, einen sozialen Stress als Bedingungsfaktor der Hypertonie anzusehen, fand auf der Skytop-Konferenz den Beifall einiger Soziologen und Kulturanthropologen, jedoch Hinkle, der bedeutendste Schüler von H. G. Wolff, nahm aus theoretischen Gründen gegen die Stress-Hypothese in der Medizinsoziologie Stellung. Vielfach wurden auch pseudosoziologische Hypothesen aufgestellt und diskutiert, die mit den wenigen allgemein anerkannten Tatsachen nicht in Übereinstimmung zu bringen waren. »Pseudosoziologisch« meint in diesem Zusammenhang, daß Formulierungen benutzt wurden, die dem Laien als soziologisch imponieren, jedoch in keinerlei Verbindung zu den wissenschaftlichen soziologischen Theorien, Methoden oder Fakten zu bringen sind.

Bisher hat die junge Medizinsoziologie noch keine eigenen akzeptablen Hypothesen über den Zusammenhang zwischen soziokulturellen Variablen und dem Blutdruck entwickelt, die sich mit epidemiologischen Methoden überprüfen lassen. Es gibt auch noch keine Beweise dafür, ob die bisher gefundenen Beziehungen zwischen der Hypertonie und soziokulturellen Faktoren primäre Verknüpfungen bedeuten oder nur sekundärer Natur sind, das heißt auf dem Umwege über andere pathogenetische Glieder wie Ernährungsgebräuche und Ernährung oder Bewegungsstil und muskuläre Beanspruchung zu erklären sind. Die Zurückhaltung, die sich die Mehrzahl der medizinsoziologischen Interessierten auferlegt hat, bedeutet aber nicht, daß eine gezielte Forschung auf diesem Gebiet unmöglich sei. Zum gegenwärtigen Zeitpunkt werden operationale Hypothesen und Begriffe für ausreichend gehalten, um darauf einen fruchtbaren Forschungsansatz aufzubauen. Der Medizinsoziologe befindet sich dabei in der gleichen Situation wie der Kliniker und der Epidemiologe, die beide noch nicht in der Lage sind, eine Krankheitseinheit »essentielle Hypertonie« zu definieren und festzustellen, sondern die sich eines operationalen und statistischen Hypertoniebegriffes bedienen, mit dem jedoch ständig in Forschung und Praxis gearbeitet wird.

Trotz aller notwendigen Kritik wird man auch in Zukunft den Blutdruck in seinen Beziehungen zu soziokulturellen und demographischen Faktoren untersuchen. Dabei ist es eine wesentliche Voraussetzung, daß die zu testende Variable soziologisch möglichst genau abgegrenzt und definiert wird. Bei der Interpretation der Befunde ist besonders zu berücksichtigen, daß der scheinbar gleiche soziokulturelle Umstand je nach Bezugsrahmen eine ganz verschiedene Bedeutung haben kann. Dasselbe gilt schon für einfachere Tatbestände wie Stadt-Land-Unterschiede oder die Berufe und Sozialschichten. Erst recht ist das zu beachten bei komplexeren soziokulturellen Faktoren, wie sie etwa Norman Scotch in Afrika untersucht hat.

Scotch, ein amerikanischer Anthropologe, hat in der Südafrikanischen Union zwei repräsentative Gruppen untersucht, einmal im Reservat lebende Zulu und zum anderen Zulu, die am Rande der Großstadt Durban wohnten. Dabei zeigte sich zunächst, daß die Hypertonie bei den Stadtbewohnern häufiger war als bei den

Zulu im Reservat. Die nähere Analyse deckte allerdings auf, daß der Hochdruck häufiger bei den Zulu-Frauen war, die gerade erst in die Stadt gezogen waren, während er bei jenen, die 80 bis 100 % ihres Lebens in der Stadt verbracht hatten, ebenso selten war wie im Reservat[29,30]. Das bedeutet, daß bei den Zulu-Frauen nicht der Faktor »städtische Lebensweise«, sondern die Anpassung beziehungsweise Gewöhnung an diesen Lebensstil für den Blutdruck eine Rolle spielt. Bei den Männern ist es allerdings umgekehrt; je länger sie in der Stadt wohnten, desto häufiger hatten sie eine Hypertonie.

In einer späteren Arbeit hat Scotch noch weitere detaillierte Ergebnisse mitgeteilt[31]:

Er wertete den Prozentsatz der Personen aus, die einen diastolischen Blutdruckwert von 90 mm Hg oder darüber hatten. Im Reservat waren nur wenige Faktoren mit der auf diese Weise definierten Hypertonie verknüpft: diastolische Blutdruckwerte über 90 mm Hg waren im Reservat häufiger bei Frauen über 45 Jahre, bei übergewichtigen Personen und bei verwitweten und getrennt lebenden Frauen; seltener wurden sie beobachtet bei Personen, die regelmäßig die Kirche besuchten. In der Stadt waren weit mehr soziokulturelle Faktoren mit der Hypertonie verbunden. Wie auf dem Lande war die Hypertonie häufiger bei den fettsüchtigen, bei älteren sowie bei verwitweten und getrennt lebenden Frauen. Weiterhin wurde festgestellt, daß die Hypertonie bei ihnen häufiger war als bei Frauen, die glaubten, irgendwann einmal verzaubert worden zu sein, bei Frauen mit fünf und mehr Kindern und bei solchen, deren Ehemann ein niedrigeres Einkommen als der Durchschnitt hatte. Weiterhin wurde Hypertonie häufiger innerhalb traditioneller Großfamilien gefunden im Vergleich zu konjugalen oder Kernfamilien, das heißt solchen Familien, die nur aus den Ehegatten und deren Kindern bestehen. Männer, die zu einer christlichen Kirche gehörten, hatten häufiger eine Hypertonie, während bei den Frauen umgekehrt die Mitglieder einer christlichen Kirche seltener erhöhte Blutdruckwerte hatten.

Im folgenden sollen einige Ergebnisse einer epidemiologischen Untersuchung mitgeteilt werden, die zwar im wesentlichen die Aufgabe hatten, die Beziehung zwischen Übergewicht und Blutdruck unter verschiedenen Bedingungen zu studieren. Es wurde aber auch versucht, einzelne soziokulturelle Variable des Blutdrucks auszuwerten. Es wurden dabei drei verschiedene Kollektive statistisch ausgewertet:

1. 11 338 Patienten, die 1947 und 1948 in der Medizinischen Poliklinik in Gießen untersucht wurden[32];
2. 6528 Poliklinikpatienten der Jahre 1957 und 1958 und
3. 1164 Eingeborene von Südwestafrika, die 1962 von Herrn Kiel untersucht wurden.

Leider sind die Blutdruckwerte der drei Studien nicht voll vergleichbar. 1947/48 wurde der diastolische Blutdruckwert bei Leiserwerden der Arterientöne registriert. Die Empfehlung, den diastolischen Wert erst bei völligem Verschwinden der Arteriengeräusche anzunehmen, wurde erst 1951 von der American Heart Association ausgearbeitet und bei den zwei späteren Untersuchungen berücksichtigt. Außerdem wurde in Südwestafrika der Blutdruck mit einer »blinden« Methode bestimmt, das heißt, der Untersucher konnte die Skala des Meßgerätes während des Vorganges der Messung nicht erkennen. Dies gilt jetzt als die genaueste Blutdruckmeßmethode, falls man nicht ein vollautomatisch registrierendes Gerät benutzt, das sich aber nicht für Felduntersuchung eignet. Diese methodischen Unterschiede sollte man bei der Betrachtung der folgenden Diagramme im Auge behalten.

Wir berücksichtigen hier nur drei Meßgrößen des Blutdrucks: 1. den Durchschnitt des systolischen, 2. den des diastolischen Blutdrucks für jedes Geschlecht und jede Zehnjahres-Altersklasse und 3. des Prozentsatzes der Hypertoniker, wobei wir uns den Definitionen der Weltgesundheitsorganisation[33] und der Princeton-Konferenz[34] angeschlossen haben, die jeden Blutdruckwert als eindeutig erhöht bezeichnen, der den Grenzwert 160/95 mm Hg erreicht oder überschreitet, ganz gleich, ob nur der systolische Wert oder beide Werte diesem Kriterium entsprechen.

Leider läßt sich nur wenig auf diesem Gebiet verallgemeinern. Manchmal ist nur eine der drei Meßgrößen mit einer soziokulturellen Variablen verknüpft, manchmal alle drei. In einigen Fällen besteht eine statistische Beziehung bei einem Geschlecht und nicht bei dem anderen, und schließlich unterscheiden sich bisweilen auch die jüngeren von den älteren Jahrgängen.

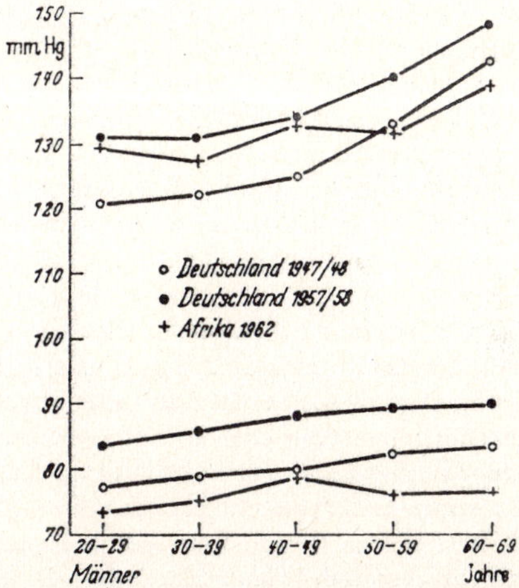

Abb. 11

Abbildung 11 zeigt die durchschnittlichen systolischen und diastolischen Blutdruckwerte bei den Männern der drei Kollektive. Man erkennt, daß die deutschen Patienten von 1947/48 die niedrigsten systolischen Blutdruckwerte haben, jedenfalls in den mittleren Altersklassen. Der Altersanstieg der Blutdruckwerte ist bei den Eingeborenen von Südwestafrika geringer als bei den Deutschen. Die diastolischen

Werte sind dagegen bei den Farbigen am niedrigsten; möglicherweise liegt das nur daran, daß unter den klimatischen Bedingungen Südwestafrikas der periphere Gefäßwiderstand niedriger ist als in Deutschland. Aber ebensogut könnte das auch an rassischen Bedingungen, an der Ernährung oder an den soziokulturellen Umständen liegen.

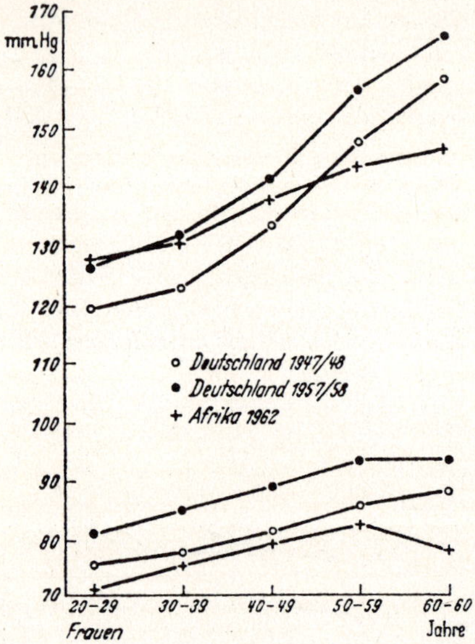

Abb. 12

Abbildung 12 zeigt bei den Frauen die gleichen Verhältnisse. Auch hier liegen die systolischen Werte der Afrikaner bis zum 49. Lebensjahr nahe an den Werten unserer Patientengruppe von 1957/58, während im höheren Lebensalter bei den Eingeborenenfrauen der Blutdruckanstieg weniger steil verläuft. Auch beim weiblichen Geschlecht liegen die diastolischen Blutdruckwerte in Afrika am niedrigsten.

Wenn man den Prozentsatz der Hypertoniker betrachtet (Abbildung 13), so erkennt man sofort, daß dieser bei den Afrikanern wegen ihrer niedrigen diastolischen Blutdruckwerte geringer ist, aber doch kaum geringer als bei den deutschen Patienten der Notjahre 1947/48. Die Unterschiede zwischen den beiden deutschen Kollektiven sind erheblich größer als die zwischen den südwestafrikanischen Eingeborenen und den Deutschen 1947/48. Bei der Abbildung des Prozentsatzes der weiblichen Hypertoniker (Abbildung 14) kommt das besonders gut zum Ausdruck.

Als Zwischenergebnis ist festzuhalten, daß südwestafrikanische Eingeborene, die unter einfachen Bedingungen leben, nicht seltener eine Hypertonie haben als unsere deutschen Patienten der Jahre 1947 und 1948. Die Differenzen zwischen

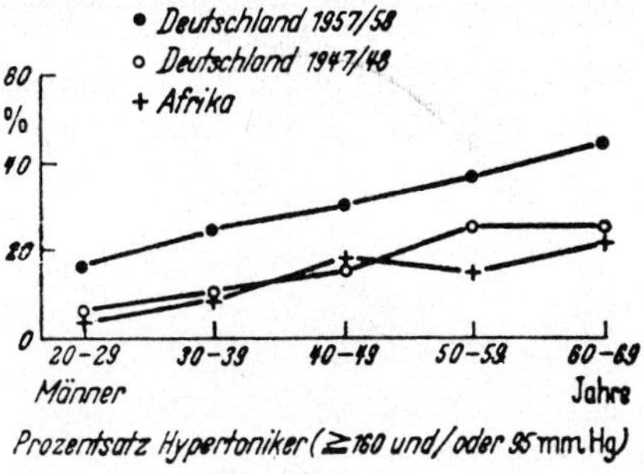

Abb. 13

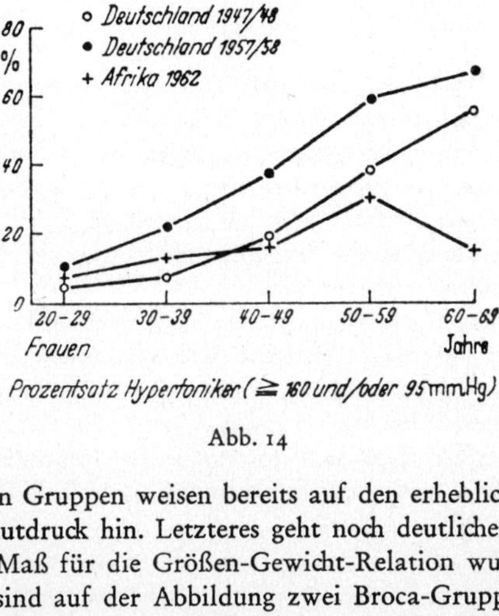

Abb. 14

den beiden deutschen Gruppen weisen bereits auf den erheblichen Einfluß der Ernährung auf den Blutdruck hin. Letzteres geht noch deutlicher aus Abbildung 15 hervor. Als grobes Maß für die Größen-Gewicht-Relation wurde hier der Broca-Index gewählt. Es sind auf der Abbildung zwei Broca-Gruppen aufgetragen mit mehr als 20 % Untergewicht und Frauen mit 20 bis 39 % Übergewicht; bei Männern sind die Verhältnisse gleich, weshalb hier auf eine Wiedergabe der entsprechenden Abbildung verzichtet werden kann.

Man erkennt, was schon lange Zeit bekannt ist, daß Übergewichtige häufiger eine Hypertonie haben als Normal- oder Untergewichtige. Erstaunlich ist dagegen, daß so erhebliche Differenzen zwischen der Hypertoniehäufigkeit zweier verschiedener Patientenjahrgänge innerhalb gleicher Gewichtsgruppen bestehen: 1957/58 ist in jeder Broca-Gruppe die Hypertonie häufiger als 1947/48. Es gibt verschiedene Erklärungsmöglichkeiten, auf die hier nicht eingegangen werden soll, weil sie noch empirisch nachgeprüft werden müssen. Diese Abbildung soll vor allem veranschaulichen, welchen großen Einfluß das relative Körpergewicht auf den Blutdruck hat. Manches spricht dafür, daß die Völker, bei denen die Hy-

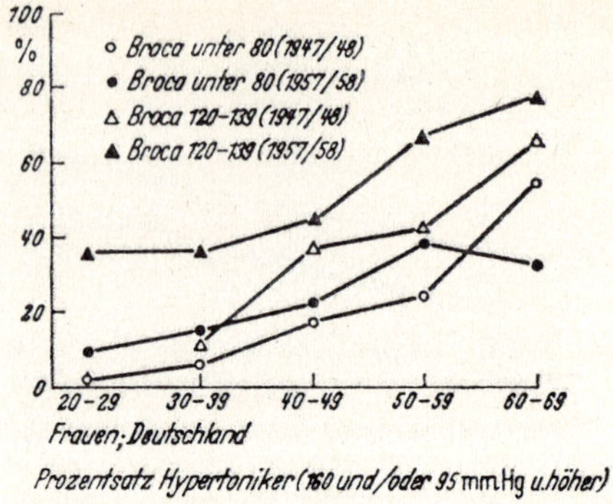

Abb. 15

pertonie fehlt oder selten ist, besonders stark an Unterernährung leiden. Der heutige soziale Wandel bringt in der Regel bessere Ernährungsbedingungen, häufig aber auch Überernährung mit sich. Falls sich zeigen sollte, daß die Bevölkerungsgruppen, die zum Beispiel in den Entwicklungsländern in besonderem Maße in den Strudel des sozialen Wandels geraten sind, häufiger an Hypertonie erkranken, so müßte zunächst die Frage gestellt werden, in welchem Ausmaß die Umstellung der Ernährung hieran beteiligt ist. Wir haben vor, in der nächsten Zeit in Südindien diese Frage zu bearbeiten. Der überragende Einfluß des relativen Körpergewichtes auf die Hypertonie erschwert die soziokulturell ausgerichtete Hochdruckforschung beträchtlich, weil bei jedem Vergleich auch Differenzen des Körpergewichtes berücksichtigt werden müssen, die ihrerseits sehr stark von soziokulturellen Variablen abhängen. Aus einigen der folgenden Abbildungen wird aber ersichtlich, daß mit Gewichtsdifferenzen nur ein Teil der Blutdruckdifferenzen zu erklären ist.

Abbildung 16 zeigt die Unterschiede in der Hypertoniehäufigkeit zwischen Stadt und Land bei den Frauen. Bei den Männern wurden keine signifikanten Differenzen gefunden, bei den Frauen auch nur in den Wohlstandsjahren, aber nicht in der Notzeit. Dieses Ergebnis könnte auf Unterschiede im relativen Körpergewicht beruhen; in den Jahren 1947/48 lag der Broca-Index höher. Die Hypertoniehäufigkeit war in diesen Jahren bei den Stadtfrauen seltener. Ihr durchschnittlicher Broca-Index betrug auch nur 103,3, während er bei den Landfrauen mit 109 deutlich höher war. Hier zeigt sich also wieder eine Parallelität zwischen relativem Körpergewicht und Blutdruck. Außerdem demonstriert diese Abbildung, daß die oft gehörte Behauptung unrichtig ist, die Hypertonie sei in der Stadt häufiger als auf dem Lande.

Die nächsten beiden Abbildungen befassen sich mit Berufsdifferenzen. Die Frauen von Landwirten, Arbeitern und Angestellten zeigen trotz gewisser Gewichtsunterschiede – Landwirtfrauen haben größere Broca-Werte – keine signi-

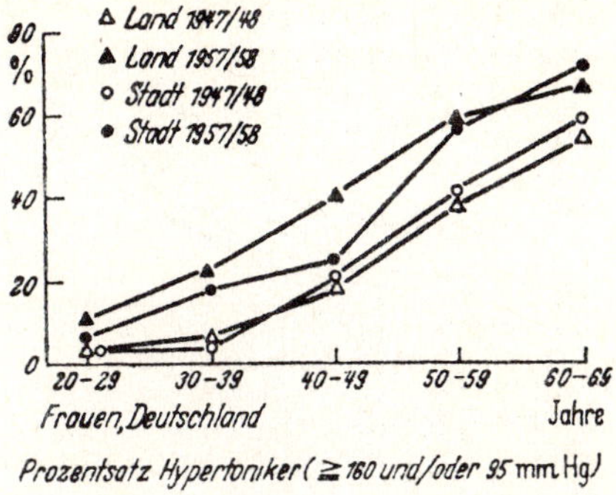

Abb. 16

fikanten Blutdruckdifferenzen. Anders ist es bei den Männern. Angestellte und Beamte haben sowohl 1947/48 als auch 1957/58 höhere durchschnittliche Blutdruckwerte und häufiger eine Hypertonie als Arbeiter. Auf Abbildung 17, die in einem etwas anderen Maßstab als die vorhergegangenen Abbildungen gezeichnet ist, sieht

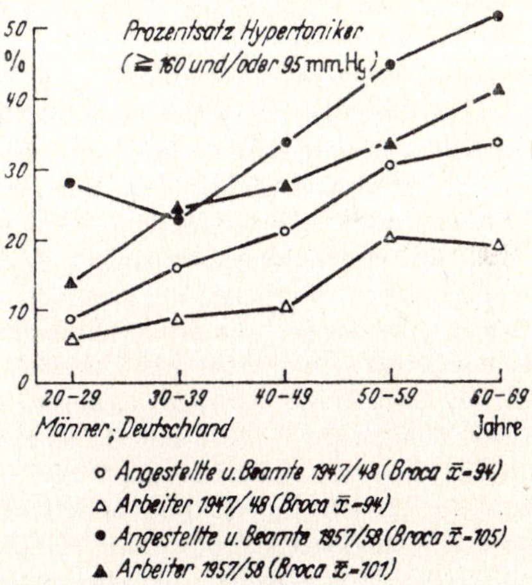

Abb. 17

man wieder, daß 1947/48 in jeder der beiden Berufsgruppen die Hypertoniehäufigkeit geringer ist als 1957/58. Aber zu den beiden Zeiten hatten Arbeiter seltener eine Hypertonie als Angestellte und Beamte. Die durchschnittlichen Broca-Werte lassen in den Notjahren keine Unterschiede zwischen den Berufsgruppen erkennen,

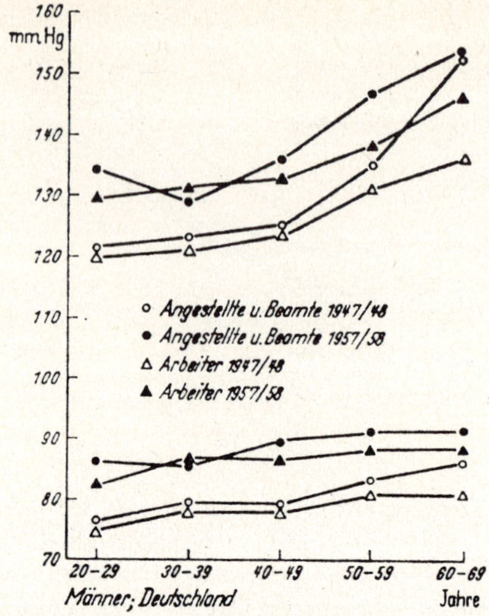

Abb. 18

während 1957/1958 – wie erwartet – der höheren Hypertoniefrequenz der Angestellten und Beamten auch ein höherer Broca-Wert entspricht. Wenn man die durchschnittlichen Blutdruckwerte dieser Berufsgruppen betrachtet (Abbildung 18), sind die Unterschiede zwischen den Berufsgruppen zwar nicht mehr so deutlich wie die Unterschiede zwischen den Untersuchungsjahren, jedoch liegen ebenfalls die Werte der Angestellten und Beamten über denen der Arbeiter. Wenn die Gewichtsdifferenzen allein nicht zur Erklärung der Blutdruckunterschiede ausreichen, so wird man bei der Interpretation einerseits an den Einfluß der körperlichen Aktivität auf den Blutdruck verschiedener Bevölkerungsgruppen denken, andererseits aber an soziale, mit Berufsprestige und Schichtenstruktur verbundene Faktoren.

Die nächsten Diagramme befassen sich mit den Ergebnissen der Untersuchung in Südwestafrika. Zunächst (Abbildung 19) lassen sich Stammesunterschiede des Blutdrucks nachweisen, wie hier die zwischen Herero und Owambo. Der höhere durchschnittliche Broca-Wert der Herero, der übrigens noch weit unter dem durchschnittlichen Wert unserer männlichen Patienten der Hungerjahre liegt, scheint hier der Erwartung entsprechend mit höheren Blutdruckwerten einherzugehen. Dabei darf man aber nicht vergessen, daß sich Herero und Owambo auch in vielen anderen Eigenschaften unterscheiden. So sind die Herero aggressiver, selbstbewußter, politisch aktiver als die Owambo. Dafür, daß eher solche soziokulturell-psychologischen Unterschiede für die Blutdruckdifferenzen verantwortlich sind, spricht auch, daß bei den Frauen die Gewichtsdifferenzen geringer sind, aber der Blutdruck ebenfalls bei den Herero-Frauen höher ist. Die letzte Abbildung (Abbildung 20) gibt die

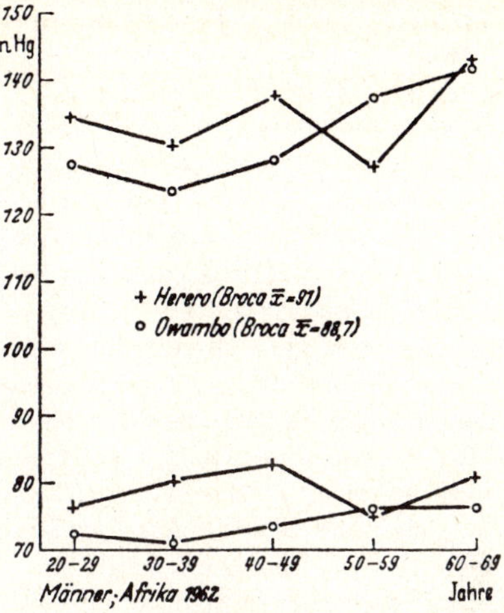

Abb. 19

Blutdruckdifferenzen zwischen lesekundigen Eingeborenen und Analphabeten wieder. Obwohl die Lesekundigen einen etwas höheren durchschnittlichen Broca-Index haben, liegen doch ihre Blutdruckwerte unter denen der Analphabeten. Das widerspricht nicht nur der Erwartung, daß höheres Körpergewicht mit höherem durchschnittlichen Blutdruckwert einhergeht, sondern auch einer anderen Erwartung, daß Lesekundige in engerer Berührung mit der westlichen Zivilisation stehen und dadurch höhere Blutdruckwerte haben müßten. Die hier dargestellten vorläufigen Er-

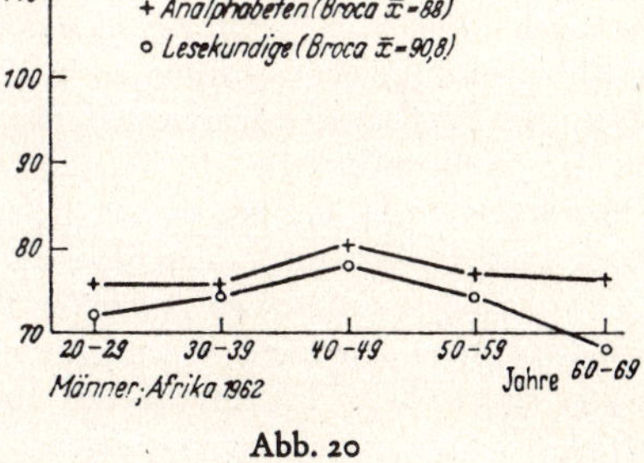

Abb. 20

gebnisse unserer Untersuchungen sollten nicht mehr sein als Beispiele dafür, wie weit sich die Tatsachen der Blutdruckepidemiologie von den populär gewordenen Hypothesen entfernen, die den Hochdruck als eine typische Zivilisationskrankheit bezeichnen. Sie sollten ferner demonstrieren, wie kompliziert die Verhältnisse liegen und wie viele Faktoren in einer epidemiologischen Hochdruckuntersuchung zu berücksichtigen sind. Dabei haben wir mehrere Faktoren unberücksichtigt gelassen, die in der Blutdruckepidemiologie bisher überhaupt vernachlässigt worden sind. In Zukunft werden viele Facetten des Blutdrucks mit dem medizinisch-soziologischen Aspekt in Verbindung gebracht werden müssen.

Die Frage nach der psychosomatischen Hochdruckgenese läßt sich noch nicht eindeutig beantworten. Wie auch ein Teil unserer Ergebnisse gezeigt hat, ist nicht daran zu zweifeln, *daß* psychosomatische Einflüsse, zu denen letztlich die soziokulturellen Faktoren gehören, bei der Hochdruckentstehung beteiligt sind.

Bisher ist es aber nicht gelungen, *spezifische* Beziehungen nachzuweisen. Überhöhtes Anspruchsniveau, Angst oder unterdrückte Aggressivität mögen mittels psychoanalytischer Methoden, also im Umgang mit Individuen, als wichtige pathogenetische Faktoren der Hochdruckentstehung nachgewiesen worden sein. Die medizinsoziologischen Methoden gestatten solche detaillierten Aussagen für menschliche Gruppen noch nicht. Dazu trägt vor allem der Umstand bei, daß sich psychoanalytische Methoden und psychologische Testuntersuchungen nur unter bestimmten Bedingungen in der epidemiologischen Feldforschung verwenden lassen.

Diese Beispiele Fettsucht, Infarkt und Hypertonie haben gezeigt, daß man mit direkten Interpretationen oft nicht auskommt. Es ist in vielen Fällen notwendig, für die Interpretationen von Fakten Ergebnisse heranzuziehen, die aus anderen Quellen stammen. Wenn berichtet wurde, daß in Ländern mit hohem Fettverbrauch die Infarkthäufigkeit hoch ist, ist damit noch nicht gesagt, daß Infarktkranke mehr Fett essen als Menschen, die keinen Infarkt bekommen. Besser ist es natürlich, wenn Fakten mit anderen Befunden am gleichen Material konfrontiert werden, doch das ist nicht immer möglich.

Ähnliches gilt für den Fall, daß man gezwungen ist, Fakten mit Hypothesen zu konfrontieren, die noch nicht oder für ein ganz anderes Material belegt sind. Auch hierauf kann man oft nicht verzichten. Wir fanden bei unseren Gießener Patienten, daß Angestellte häufiger eine Obstipation haben. Nun kann man diesen Befund recht banal mit der sitzenden Tätigkeit erklären. Es zeigte sich aber weiter, daß auch Ehefrauen von Angestellten häufiger eine Obstipation angeben. Wenn man beide Fakten mit einer einheitlichen Hypothese erklären will, bietet sich die Möglichkeit an, in der sogenannten »Angestelltenideologie« das Tertium comparationis zu sehen. Daß es eine Angestelltenideologie gibt und wie sie sich äußert, ist an unserem Material nicht nachgewiesen worden. Wir stützen uns dabei auf nicht einmal wirklich belegte Hypothesen, die von einigen Autoren aufgrund von Beobachtungen an ganz anderem Material gemacht wurden. Diese indirekten Interpretationen sind Notbehelfe, aber sie sind besser als gar keine Interpretationen und vor allem besser als Erklärungsversuche mit Hilfe nicht belegbarer Hypothesen.

SCHLUSSBEMERKUNGEN

Die Einteilung in »sociology *in* medicine« (Soziologie im Bereich der Medizin) und »sociology *of* medicine« (Soziologie des Gesundheitswesens), die Robert Straus[35] anhand vorliegender Forschungsberichte getroffen hat, ist in Deutschland überstrapaziert worden. Nach dieser Einteilung gehört die soziale Epidemiologie zur »sociology in medicine«, doch dürfte aus dem bisher Gesagten deutlich genug hervorgegangen sein, daß sie untrennbar mit der Soziologie des Gesundheitswesens verbunden ist. Deshalb sollten sich die Soziologen nicht von diesem Gebiet fernhalten oder nur eine beratende Funktion übernehmen. Die soziale Epidemiologie kann auf die Theorien und Methoden der Soziologie nicht verzichten, sie kann aber auch ihrerseits die allgemeine Soziologie bereichern. Wenn ein Soziologe an einem solchen Projekt mitarbeitet, sollte er zwar nicht die Verbindung zu seinen Fachkollegen der Soziologie aufgeben, andererseits muß er aber voll in der Forschergruppe integriert sein. Dazu müssen vor allem auch die Mediziner das Ihre beitragen.

Die soziale Epidemiologie hat sich in England und in den Vereinigten Staaten verschieden entwickelt. In England von Anfang an mit der Sozialmedizin verknüpft, hat sie dort hervorragende deskriptive Daten hervorgebracht. Dies wurde dadurch erleichtert, daß in England schon seit langer Zeit die Todesursachen nach Berufen und Sozialschichten aufgegliedert werden. In den Vereinigten Staaten hat sich nach dem Krieg die soziale Epidemiologie vielseitig entwickelt. Der Fülle empirischer Arbeit steht jedoch eine viel zu geringe theoretische Durchdringung gegenüber, was auch in Amerika selbst als ein Hindernis für die weitere Forschung angesehen wird.

Wie der frühere Präsident der Deutschen Forschungsgemeinschaft, Professor Hess, festgestellt hat, ist die deutsche Forschung auf all den Gebieten im Rückstand, die sich zwischen einzelnen Disziplinen angesiedelt haben und auf Zusammenarbeit angewiesen sind. Sind in Deutschland epidemiologische Arbeiten von internationalem Niveau schon selten, die eine Zusammenarbeit zwischen Klinik, Labor und Biostatistik erfordern, so hat sich eine soziale Epidemiologie, zu der auch Soziologen, Kulturanthropologen (Ethnologen) und Psychologen herangezogen werden müßten, so gut wie gar nicht entwickelt. Es gibt bei uns keine Stelle, die sich hauptsächlich mit diesen Fragen beschäftigen könnte*. Voraussichtlich wird es sich die Bundesrepublik nicht mehr lange leisten können, hier zurückzustehen, während die DDR in ihren Instituten für Sozialhygiene den früheren Rückstand aufzuholen beginnt. Es wäre zu wünschen, daß in der Bundesrepublik die Chancen wahrgenommen werden, die mit einem Neuaufbau vom Punkt Null her verbunden sein können. Es ist charakteristisch für die nordamerikanische Epidemiologie, daß sie häufig unmittelbar in praktische Aktionsprogramme umgesetzt wird, ja, daß sie nicht selten mit solchen Programmen verknüpft ist. Es geht darum, in einem begrenzten Bereich, zum Beispiel in einem Landkreis, einer Gemeinde oder einem Betrieb, auf epidemiologischem

* Inzwischen wurde in Gießen und Hannover je ein Lehrstuhl für Sozialmedizin eingerichtet.

Wege die wesentlichen Gesundheitsprobleme kennenzulernen und Ansatzpunkte für konkrete Maßnahmen zu finden. Diese Programme sind manchmal etwas naiv, doch ist der Zweck zum Teil schon erfüllt, wenn sie das Gesundheitsgewissen der Gemeinde schärfen und das Gesundheitsverhalten verbessern. Es ist aber noch erforderlich, genauere Definitionen zu finden. In den Vereinigten Staaten spielt beispielsweise der Begriff »unerfüllte Gesundheitsbedürfnisse« eine Rolle. Er erhält nur dort einen Sinn, wo für einen nennenswerten Teil der Bevölkerung kein Versicherungsschutz im Krankheitsfalle besteht. Der Begriff ist aber sinnlos, wenn man nicht genau festlegt, für welche Gesundheitsbedürfnisse eine Erfüllung wünschenswert, aber aus sozialen, psychologischen oder finanziellen Gründen nicht möglich ist. Es braucht nicht jede gesundheitliche Abweichung kontrolliert oder behandelt werden, manche sind beim gegenwärtigen Stand der Therapie unbeeinflußbar. Es wird zu wenig daran gedacht, daß man durch solche Programme vielleicht nicht gerade Hypochonder im psychopathologischen Sinne schafft, aber doch die unmittelbare, unreflektierte Einstellung zur Gesundheit bei größeren Bevölkerungsgruppen unterminieren kann.

Man sollte im gegenwärtigen Zeitpunkt die soziale Epidemiologie im wesentlichen noch als eine Grundlagenwissenschaft ansehen. Später wird sie vielleicht einmal zur Zweckforschung. Bei aller Zurückhaltung Werturteilen gegenüber wird auch die soziale Epidemiologie nicht ohne »moralisches Engagement«[36] arbeiten dürfen. Es geht letztlich um Prävention, ein Ziel, das für manche Krankheiten schon erreichbar ist, für andere noch in unerreichbarer Ferne liegt.

Anschließend noch ein Wort zur Prophylaxe von Krankheiten. Es gibt Krankheiten, die aufgrund epidemiologischer Erkenntnisse verhütet werden können, ohne daß damit ein Gleichgewicht gestört wird. In letzter Zeit ist die Eindämmung der Poliomyelitis ein ebenso eindrucksvolles Beispiel wie die Aufdeckung und Beherrschung der durch Thalidomid hervorgerufenen Mißbildungsepidemie. Für viele der häufigsten Krankheiten, beispielsweise Koronarerkrankungen, Hochdruck und Arteriosklerose, wird wahrscheinlich eine Prophylaxe – wenn überhaupt – nur durch radikale Änderung fest eingefahrener Lebensgewohnheiten möglich sein. Es bedarf noch gründlicher Untersuchungen unter Beteiligung der dynamischen Psychologie, um die Motive des menschlichen Verhaltens kennenzulernen und feststellen zu können, ob und wie sich diese in der Persönlichkeitsstruktur häufig fest verankerten Motive, die Realität oder beides ändern lassen. Außerdem ist aber ernsthaft zu fragen, ob eine Änderung solcher Lebensgewohnheiten möglich ist, ohne das Äquilibrium der Gesellschaft zu stören. Wenn man das Rauchen aufgibt, ißt man mehr und nimmt an Gewicht zu. Damit verringert man die Chance, an Lungenkrebs zu erkranken, erhöht aber die Arterioskleroseneigung. Beseitigt man die Tendenz, ständig zu viel zu essen, schafft man vielleicht ein Heer von Unzufriedenen. Manipulationen an der Gesellschaft und an Motivationen können zu empfindlichen Störungen führen. Wir sind heute so weit, daß wir es nicht mehr verantworten können, eine naive Gesundheitserziehung zu vertreten, ohne uns um vorhersehbare Bumerangeffekte zu kümmern.

ANMERKUNGEN

1. Pflanz, M., *Sozialer Wandel und Krankheit. Ergebnisse und Probleme der medizinischen Soziologie.* Stuttgart 1962.

2. Pflanz, Rosenstein u. v. Uexküll, Socio-psychological Aspects of Peptic Ulcer. In: *J. psychosom. Res.*, 1, 1956, S. 68–74.

3. Mirsky, J. A., Physiologic, Psychologic, and Social Determinants in the Etiology of Duodenal Ulcer. In: *Am. J. Digest Dis.* N. S. 3, 1958, S. 285.

4. Alexander, F., *Psychosomatic Medicine. Its Principles and Applications.* New York 1950.

5. Dunbar, Fl., *Mind and Body: Psychosomatic Diagnosis.* New York 1947.

6. Dunbar, Fl., *Synopsis of Psychosomatic Diagnosis and Treatment.* St. Louis 1948.

7. Hofmeier, K., *Die Umweltbedingungen des Kindes als Grundlage der späteren Leistungsfähigkeit.* Stuttgart 1955.

8. Schwidder, W., Die Bedeutung psychischer Faktoren in der Ätiologie der Ulcuskrankheit. In: *Psyche*, 4, 1951, S. 561.

9. Glatzel, H., Ulcuspersönlichkeit und Ulcuserlebnis. Die Bedeutung der abnormen Erlebnisreaktion in der Ätiologie des Ulcus ventriculi und duodeni. In: *Ergeb. inn. Med.*, 65, 1945, S. 504–711.

10. Hollmann, W. u. Hantel, E., *Klinische Psychologie und soziale Therapie.* Stuttgart 1948.

11. Sorokin, P., *Social Mobility.* New York u. London 1927.

12. Powdermaker, H., An Anthropological Approach to the Problem of obesity. In: *Bull. N. Y. Acad. Med.*, 36, 1960, S. 286.

13. Pflanz, M., Medizinisch-soziologische Aspekte der Fettsucht. In: *Psyche*, 16, 1962/63, H. 10, S. 579–591.

14. König, R. Überorganisation der Familie als Gefährdung der seelischen Gesundheit. In: *Die Psychohygiene*, hrsg. v. M. Pfister-Ammende, Bern 1949, S. 130–144.

15. Geiger, Th., *Die soziale Schichtung des deutschen Volkes.* Stuttgart 1932 (Soziologische Gegenwartsfragen Nr. 1).

16. Cohen, A. K., The Study of Social Disorganization and Deviant Behaviour. In: *Sociology Today*, hrsg. v. R. K. Merton, L. Broom u. L. S. Cottrell jr., New York 1959, S. 461–484.

17. Morris, J. N., Occupation and Coronary Heart Disease. In: *Arch. Int. Med.*, 104, 1959, S. 90.

18. Schwidetzky, I., Großstadt und Kleinstadt nach sozialanthropologischen Untersuchungen in Schlesien. In: *Homo*, 1, 1949, S. 154.

19. Interdepartment Commitee on Nutrition for National Defense, *Alaska. An Appraisal of the Health and Nutritional Status of the Eskimo.* Washington, D. C. 1959.

20. Keys, A., Mode of Life and the Prevalence of Coronary Heart Disease. In: *Minnesota Med.*, 38, 1955, S. 758.

21. Keys, A., Diet and the Epidemiology of Coronary Heart Disease. In: *J. Am. Med. Ass.*, 164, 1957, S. 1912; Ders., Epidemiologic Aspects of Coronary Artery Disease. In: *J. Chron. Dis.* 6, 1957, S. 552.

22. Jolliffe, N. u. Archer, M., Statistical Associations between International Coronary Heart Disease Death Rates and Certain Environmental Factors. In: *J. Chron. Dis.*, 9, 1959, S. 636.

23. Yudkin, J., Diet and Coronary Thrombosis. Hypothesis and Fact. In: *Lancet,* II, 1957, S. 155.

24. Morris, J. N., Occupation and Coronary Heart Disease. In: *Arch. intern. Med.,* 104, 1959, S. 903.

25. Master, A. M., Effort and Occupation in Coronary Occlusion. In: *J. Am. Med. Ass.,* 174, 1960, S. 942.

26. Knebel, R., Ökologie des Blutdrucks. In: *Nauheimer Fortb. Lehrgänge,* 25, 1960, S. 1.

27. Geiger, H. J. und Scotch, N. A., The Epidemiology of Essential Hypertension. I. Biologic Mechanisms and Descriptive Epidemiology, in: *J. chron. Dis.,* 16, 1963, S. 1151.

28. Scotch, N. A. und Geiger, H. J., The Epidemiology of Essential Hypertension. II. Psychologic and Sociocultural Factors in Etiology, in: *J. chron. Dis.,* 16, 1963, S. 1182.

29. Gampel, B.; Slome, C.; Scotch, N. u. Abramson, J. N., Urbanization and Hypertension among Zulu Adults. In: *J. Chron. Dis.* 15, 1961, S. 67.

30. Scotch, N. A., A Preliminary Report on the Relation of Sociocultural Factors to Hypertension among the Zulu. In: *Ann. N. Y. Acad. Sci.,* 84, 1960, Art. 17, S. 1000.

31. Scotch, N. A., Sociocultural Factors in the Epidemiology of Zulu Hypertension. In: *Am. J. Publ. Health,* 53, 1963, S. 1205–1213.

32. Manfred Pflanz erläutert an Hand praktischer Beispiele die vielfachen Schwierigkeiten, die sich einer exakten Methodologie entgegenstellen, wenn über Hypertonie epidemiologische Aussagen gemacht werden sollen. Die Auseinandersetzung mit dieser spezifischen Krankheit verhindert jedoch nicht, daß die erörterten methodologischen Probleme – wenngleich sie für die meisten Gegenstände jeweils modifiziert aufträten – doch von allgemeinem Interesse sind. Zur Epidemiologie der Hypertonie. Fragestellung, Methodik und Ergebnisse epidemiologischer Blutdruckuntersuchungen. In: *Zeitschrift für Kreislaufforschung,* 50, 1961, S. 464–476.

33. World Health Organization, Hypertension and Coronary Heart Disease. In: *WHO Tech. Rep. Ser.,* No. 168, 1959.

34. Doyle, J. T., Epidemiology of Cardiovascular Diseases. Committee on Criteria for Diagnosis of Disease and Clinical Evaluation. Subcommittee on Clinical Evaluation Blood Pressure Measurement, and ECG Interpretation. In: *Am. J. Publ. Health,* 50, 1960, Suppl. 20–27 (Princeton-Konferenz).

35. Straus, R., The Nature and Status of Medical Sociology. In: *Am. Sociol. Rev.,* 22, 1957, S. 200–204.

36. Dahrendorf, R., *Gesellschaft und Freiheit.* München 1962.

Zur Psychosomatik des Ulcus ventriculi et duodeni
- Schritte der Forschung -

ALEXANDER MITSCHERLICH

Der um die Aufklärung der Vielschichtigkeit pathogenetischen Geschehens beim Zustandekommen eines Magen- oder Zwölffingerdarmgeschwürs so verdiente Arthur Mirsky hat einmal eine Definition der psychosomatischen Medizin gegeben: »Psychosomatisch heißt nicht psychogen. Andererseits bedeutet es auch nicht die Abwesenheit einer genetischen Determinante. Es will einzig besagen, daß für die Entwicklung einer Krankheit ein aus dem Erleben stammender Faktor eine wesentliche, aber nicht immer ausschlaggebende Bedingung ist[1].« Sich dieser bescheidenen Definition zu erinnern, ist zweckmäßig, weil nach so langer Bemühung um das Verständnis der Ulcus-Krankheit immer noch so vieles unserem Blick rätselhaft geblieben ist.

Zunächst ist die Tatsache einigermaßen erregend, daß nahezu jedes Ulcus ventriculi oder duodeni mit Hilfe der Therapie ausheilt. Aber es heilt auch ohne jede Therapie aus. Mancher therapeutische Erfolg, den der Arzt sich zuschreibt, kann auch als Spontanheilung zustande kommen. Wie es zur Heilung kommt, ist in vielen Stücken ebenso dunkel wie das periodische Auftreten der Krankheit.

Außerdem müssen wir uns darüber klar sein, daß sehr viele Kranke nach einer langen Leidensgeschichte, also bei einem chronifizierten Ulcusleiden, durch eine internistische wie eine psychotherapeutische Beeinflussung nicht mehr zu erreichen sind. Durch einen chirurgischen Eingriff (nach Billroth II), der einen Teil des Magens entfernt, können sie jedoch rasch geheilt werden. Sie bleiben auch in sehr vielen Fällen symptomfrei. Was bedeutet das?

Der Magen ist ganz offensichtlich ein Organ, das in seinen Leistungen sehr variationsfähig ist. Einige Beobachtungen zeigen das. Mit ihrer Aufzählung läßt sich ein Stück Geschichte und Wesensbestimmung der psychosomatischen Medizin verbinden.

Das Ehepaar Crisler – eigentlich Tierfotografen – hat in seinem Buch *Wir heulten mit den Wölfen*[2] von Beobachtungen in der Arktis berichtet. Während 18 Monaten lebten sie in großer Nähe zu Wölfen. Da sie einen Wurf Welpen aufzogen, hatten sie Gelegenheit zu sehr genauen Beobachtungen. Dabei gelangen eindrucksvolle Entdeckungen. So stellte sich heraus, daß die Wölfe den Magen als Transportorgan benützen können. Sie reißen ein Tier, fressen den Magen voll, laufen bis zu 30 km zu ihrem Bau zurück und würgen dort den Jungen das Gefressene wieder heraus. Es ist so frisch, als ob es eben vom Metzger käme. Das heißt also, daß die Wölfe eine Distanz von 30 km hinter sich bringen und während dieser Zeit die

Originalbeitrag aus einem geplanten Werk: Verständigungen über psychosomatische Medizin.

Magensekretion blockieren können. Der Magen als Verdauungsorgan kann dann aber auch unter den instinktregulierten Aufgaben der Aufzucht einer völlig anderen Funktion dienen, nämlich dem Transport von Futter.

Das war gewiß eine interessante Beobachtung. Sie läßt sich durch einen schon länger bekannten, freilich sehr grausamen Versuch an Hunden kontrastieren. Sie sind als die Silbermannschen Hunde in die Literatur eingegangen. Silbermann[3] legte in Verfolgung Pavlovscher Konditionierungsexperimente Hunden eine Speiseröhrenfistel an. Das gefressene Futter fällt dann sofort wieder aus der künstlichen Öffnung der Speiseröhre heraus, worauf die hungrigen Hunde den Brocken dann wieder aufschnappen. In diesem befriedigungslosen Fressen stimuliert sich die Magensekretion enorm. Die Hunde setzen dieses Wiederaufnehmen der Nahrung bis zu 45 Minuten fort. Das Endergebnis des Experimentes war immer ein Ulcus. Diese hier künstlich gesteigerte Hyperaktivität des Magens, insbesondere seine Hypersekretion, muß etwas mit der Ulcuspathogenese zu tun haben.

Noch wesentlich bekannter wurden die Beobachtungen von Stewart Wolf und Harold G. Wolff an ihrem Labordiener Tom[4]. Bei ihm wurde wegen einer Verätzung der Speiseröhre eine künstliche Magenfistel angelegt. Um sie herum entwickelte sich ein Vorfall der Magenschleimhaut von der Größe eines Fünfmarkstücks. Damit bot sich eine seltene Gelegenheit, die Magenschleimhaut in vivo zu studieren. Wolf und Wolff unterzogen nun Tom von ihnen geplanten seelischen Belastungssituationen – etwa behandelten sie ihn ungerecht –, um dabei die Mitbeteiligung der Magenschleimhaut zu verfolgen. In solchen Stress-Situationen, die etwa eine intensive Wut bei Tom erweckten, erblaßte die Schleimhaut, eine ergotrope Reaktion setzte ein. In diesen Versuchen ging es um die psychosomatischen Koppelungen bei ganz bewußten Erregungen.

Im nächsten Schritt gelang der Nachweis unbewußter emotioneller Beeinflussung der Magenfunktion. Sidney Margolin[5] hat über einen ebenfalls sehr bekannt gewordenen Fall einer Negerstudentin berichtet. Sie hatte einen zunächst kaschierten und dann in der Analyse eingestandenen Selbstmordversuch gemacht, indem sie eine ätzende Flüssigkeit trank. Die schweren Zerstörungen am Oesophagus zwangen ebenfalls zur Anlage einer künstlichen Magenfistel. Um sie herum bildete sich wiederum ein Schleimhautprolaps, aber die Operation hinterließ einen viel größeren Eingang; man konnte direkt in das Magenlumen blicken. Bei der gemeinsam mit den Physiologen Crider und Walker durchgeführten Beobachtungsserie stellte sich heraus, daß die Magenschleimhaut dieser Negerstudentin gerade entgegengesetzt zu der des Labordieners Tom von Wolf und Wolff reagierte. Wenn bei ihm Ärger, Groll und Furcht die Sekretion gehemmt hatten und die Schleimhaut erblassen ließen, so sah man dort vermehrte Sekretion und Erweiterung der Schleimhautgefäße. Es wurde die Hypothese versucht, ob dies nicht möglicherweise durch einen Geschlechtsunterschied der physiologischen Reaktionen bei emotioneller Belastung bedingt sein könnte. Die Frage ist noch offen; wahrscheinlicher dürfte die unbewußte emotionelle Steuerung die ausschlaggebende Rolle bei diesem Unterschied spielen.

Der wichtige Nachweis, den Margolin führen konnte, wurde durch die fortlaufenden Untersuchungen während einer psychoanalytischen Behandlung der Patientin möglich. Es zeigte sich, daß es Mitbeteiligungen des Magens sowohl bei bewußten wie bei unbewußt verlaufenden emotionellen Regungen gibt. Durch eine vorzügliche Zusammenarbeit von Analytiker und physiologischem Labor gelang der Nachweis, daß unbewußte, nicht im Bewußtsein erlebte oder von der bewußten Wahrnehmung ferngehaltene Emotionen einen nachhaltigen Einfluß auf die Organleistungen ausüben. Sie halten gleichsam die Steuerung des Organs besetzt. Es muß also zum Beispiel ein sehr intensiver Wunsch nach Gefüttertwerden, nach oraler Rezeption, eine »Hungerstimmung« keineswegs bewußt werden. Im Gegenteil, sie wurde unter Umständen sehr heftig verleugnet; trotzdem verhält sich das Organ dieser Regung entsprechend trophotrop. Peristaltik, Durchblutung, Sekretion benehmen sich so, als ob die Aufnahme einer Mahlzeit bevorstünde. Auch wenn es sich um einen sehr allegorisch anmutenden Hunger handelt, also um Hunger nach Zärtlichkeit, Anerkennung, Geborgenheit, verhält sich – bei bestimmten Menschen – das Organ ganz konkretistisch so, als sollte jetzt ein Verlangen nach Nahrung gestillt werden.

Wenn Individuen dieser frühesten Erlebniswelt verhaftet, also oral fixiert bleiben, so wird das im Falle einer Lebensgestaltung, die wenig Konflikte mit diesem gebieterischen Verlangen nach Fütterung heraufbeschwört (etwa bei der Berufswahl des Kochs oder Lebensmittelhändlers), wenig störend sein; verlangen Beruf und Umstände eine weitgehende Selbständigkeit, geben sie wenig passiv erlebbare Gratifikationen, dann wird das unbewußt fortdauernde Verlangen nach solcher Gewährung unter Umständen zu einer permanenten Konfliktquelle. Orale Befriedigung wird dann zum Maßstab aller seelischen Spannungs-Entspannungs-Erlebnisse. Wobei man im Auge zu behalten hat, daß mit »Oralität« eine Gesamtsituation frühester Kommunikation gemeint ist. Das Verlangen nach Stillung einer imperativ sich ankündigenden Hungerunlust, die darauf folgende »Verstimmung« und Unlustkundgabe und die Befriedigung bringende Nahrungsaufnahme bilden eine Verlaufseinheit. Man kann sie ritualisiert zum Beispiel oft in Büros, an Arbeitsplätzen beobachten, wo morgens die »Vespermahlzeit« (also vom Namen her eigentlich die Abendmahlzeit nach geleisteter Arbeit) eingenommen wird. Es ist nicht so sehr ein kalorisches Bedürfnis, das in diesem Augenblick befriedigt wird, sondern es wird die Unlust, die von der Situation ausgeht, beschwichtigt. Zum »oralen« Erleben gehören die ontogenetisch frühesten erregungsdämpfenden Erfahrungen: Hautkontakt (Wärme, zarte Berührung), akustischer Kontakt (Sprache und Tonfall) und passiv beruhigendes Bewegtwerden. All das bildet zusammen in der psychologischen Begriffssprache die Einheit Oralität. Umgekehrt können wiederholte Entbehrungen des befriedigenden Hautkontaktes, Erfahrungen der Verlassenheit (Mangel an sprachlichem Kontakt) ebenso wie häufiger physiologischer Hunger als Traumen erlebt werden. Psychoanalytisch spricht man von einer Fixierung an die orale Phase oder an den oralen Erlebnishorizont, wenn traumatische Erfahrungen im Zusammenhang mit Gefüttert- oder Gestilltwerden zu Phantasien gierigen Verschlingens, maßloser Erwartung passiv erlebter Verwöhnung führen und diese Phantasien unbewußt einen mehr oder weniger bedeutsamen Einfluß auf das Verhalten eines Menschen ausüben. Oral aggressive und oral passive Einstellungen sind im Sozialverhalten von großer Bedeutung; sie gehen in der Entwicklungsgeschichte des Charakters auf die frühesten Sättigungs- und Entbehrungserlebnisse zurück.

Die Untersuchungen Margolins haben uns also eine weitere Einsicht in das psychosomatische Simultangeschehen bei unbewußt bleibenden emotionellen Regungen gebracht. Das stützt die Hypothese, daß aus dem Bewußtsein abgewehrte, unbewußt gewordene Konflikte nicht nur Auswirkungen auf die psychische Verfassung haben, sondern ebenso in körperlichen Symptomen sich bemerkbar machen können. Da der Mensch in seinem Erleben wie in seinem Verhalten ein leibseelisches Wesen ist, die Prävalenz des Denkens eine geschichtlich späte Errungenschaft ist, liegt der Schluß nahe, daß die psychosomatische Krankheit die ursprünglichere, archaischere Form ist (gegenüber den eigentlichen Psychoneurosen ohne nennenswerte vegetative Begleitung, wie etwa einer Zwangsneurose). Am dramatischsten drückt sich diese psychosomatische Einheit wohl im »Voodoo«-Tod aus. Walter B. Cannon[6] hat ihn zunächst als überwältigende Angstreaktion gedeutet. In einer eindrucksvollen Nachfolgearbeit hat Curt P. Richter (vom Psychobiologischen Latoratorium der John Hopkins University) nachgewiesen, daß es die Kombination von heftigster Angst und *Hoffnungslosigkeit* ist, die den Schocktod herbeiführt[7].

Die psychoneurotische Erkrankung stellt demgegenüber, modellhaft gedacht, eine auf Empfindungen, Gedanken reduzierte Erkrankungsform dar; mit Max Schur[8] dürfen wir sagen, sie setze bereits ein nicht geringes Maß von »Desomatisierung« der erregend erlebten Spannung voraus. Damit folgt sie einem Gebot der Kultur, welche Erlebnisantworten immer »symbolischer«, vom leiblichen Ausdruck entfernter erwartet. Im Gesamt der psychischen Organisation entspricht dem die Entwicklung »autonomer Ichfunktionen« (H. Hartmann). Das Ich löst sich zeitweise von den Triebspannungen, handelt autonom nach den Realitätsforderungen beziehungsweise nach seiner Spontaneität.

Verfolgt man die psychosomatischen Forschungsbeiträge zur Ulcusgenese weiter, so stößt man als nächstes auf die wichtigen Untersuchungen des eingangs erwähnten Biochemikers und Psychoanalytikers I. Arthur Mirsky[9] in Pittsburgh, dem der Nachweis von Serum- und Uropepsinogen gelang. Ihr Titer korrespondiert der Sekretionsrate des Magens. Mirsky hat nun aus der Nabelschnurvene bei Neugeborenen Blut entnommen und festgestellt, daß bei etwa 12 % die Plasmapepsinogenkonzentration Werte zeigte, die denen von Ulcuspatienten entsprachen. Für die Erklärung dieser Hypersekretion lag die Annahme eines erbgenetischen Merkmales nahe.

Prinzipiell ist zu bedenken, daß der hypersekretorische Typ von Geburt an mehr Hungerempfindungen haben wird; er wird als Säugling mehr schreien, gebieterischer, häufiger nach Nahrung verlangen. Damit ist eine Voraussetzung geschaffen, daß Menschen mit Hypersekretion intensiver und konfliktträchtiger an die oralen Erlebnisse gebunden werden und gebunden bleiben als normal oder schwach sezernierende. Das Verlangen nach Fürsorge, Zuwendung bleibt für sie gekoppelt mit dem Verlangen nach Nahrung. Unter Stress, das heißt unter Lebensumständen, die ihnen Aktivität, Ausdauer, Konzentration, Verzicht auf Schutz und Obhut, Selbständigkeit abverlangen, werden sie die Neigung haben, sich auf diese passiv-orale, rasch erreichbare Befriedigungsform zurückzuziehen (wie abgewehrt dieser Wunsch auch immer in ihrem bewußt gesteuerten Verhalten sein mag). Entsprechend diesem Rückzugswunsch wird die Menge des abgesonderten Magensaftes steigen. Man kann dann zum Beispiel beobachten, daß sie bei schwierigen Lernaufgaben dauernd Süßigkeiten essen, rauchen und ähnliches. Diese Fixierung an orale Befriedigung hat überdies zur Folge, daß Menschen mit derart nachhaltig bestimmten Kindheitserfahrungen auch nur schwer die Sicherheit der Beziehung zu jenen Personen ihrer Umwelt aufgeben werden, von denen die Hunger- und Sicherheitsbefriedigung gewährleistet wurde.

Zur Prüfung der Hypothese, daß Hypersekretion an der Ulcuspathogenese beteiligt sei, ersann Mirsky ein Experiment beziehungsweise er benutzte eine bestehende soziale Situation als Experiment. Er ging von der Überlegung aus, daß unter einem ergotropen Stressor, also bei starker körperlicher Anstrengung, zunächst die sekretorischen Magenfunktionen absinken müßten; ist jedoch mit der Belastungssituation ein psychischer Konflikt verbunden, dann würde die Sekretion gegen die physiologischen Erwartungen ansteigen. Das wäre eine ideale Vorbedingung für das Entstehen eines Ulcus.

Mit dieser Hypothese wählte Mirsky die militärische Grundausbildung als Experimentalsituation für seine Überlegungen. Die körperliche Anstrengung, die (oft erstmalige) Trennung von den wichtigsten Beziehungspersonen mußte starke regressive Wünsche (nach Ruhe und Geborgenheit) stimulieren. Mit ihnen mußte, wie gesagt, die Sekretionsrate des Magens steigen. Dadurch würden beim hypersekretorischen Typ Höchstwerte zustande kommen und damit die Entstehung eines Ulcus wahrscheinlich werden.

Mirsky ließ nun von 2079 Rekruten eine Blutprobe entnehmen. Er sortierte die 300 höchsten Serumpepsinogenwerte und die 179 Proben mit den niedrigsten Werten aus. Eine Gruppe diente der anderen als Kontrollgruppe. Von der Gruppe der 300 nahm er wiederum die Proben mit den 10 absolut höchsten Werten. Für sie hat er blind, ohne weitere Kenntnisse der Individuen prognostiziert, sie würden unter den Belastungen der Rekrutenausbildung, die für sie eine schwere und anhaltende orale Versagung darstellt, an einem Ulcus erkranken. In 9 Fällen ist die Vorhersage eingetroffen. Der zehnte der »hypersecreter« erkrankte zunächst nicht; später stellte sich heraus, daß er zunächst eine Arreststrafe zu absolvieren hatte und deshalb die Grundausbildung nicht mitmachte. Als er sie später nachholen mußte, erkrankte auch er mit einem Ulcus. Hier liegt eine Prognose mit sonst in der Medizin kaum bekannter Treffsicherheit vor.

Damit war ein weiterer Hinweis darauf gegeben, daß zur Ulcusentstehung ein starker Anstieg der Sekretion notwendig ist, aber auch, daß diese Vermehrung durch soziale Belastungen provoziert wird. Außerdem wurde klar, daß die Sekretionssteigerung von einem schon habituell hohen Niveau ausgehen mußte, um pathologisch wirksam zu werden. Das wiederum erklärte, warum eine Regression auf orale Wünsche nicht in jedem Fall eine Ulcusbildung zur Folge hat. Bei einem habituell hyposekretorischen Typ reicht dann offenbar die Sekretionsmenge nicht zur Andauung aus (wenn man dieser Theorie über die Entstehung des häufigsten, des pylorusnahen Magengeschwürs an der kleinen Kurvatur oder des Duodenalulcus folgen darf).

Als gut geschulter Biologe sah Mirsky in seinem Nachweis nicht mehr als die Feststellung *eines* determinierenden Faktors, nicht aber eine Erklärung der Ulcuspathogenese im ganzen. Man muß sich in diesem Zusammenhang nur noch einmal an die schon erwähnte Frage erinnern, warum die Geschwürsbildung sich in periodischen Exacerbationen vollzieht, warum in den Zwischenphasen hohe Sekretionswerte ohne Gastritis und Ulcus verlaufen können. Keine Erklärung eines Einzelfaktors ist allein ausreichend; wir haben es in der psychosomatischen Medizin vielmehr mit einem Beobachtungsfeld zu tun, in dem *Multikausalität* herrscht oder, moderner formuliert, in dem es viele unabhängige Variablen gibt. Diese vielen Variablen haben wir im Auge zu behalten, um nicht in die Irre zu gehen, wenn wir uns theoretische Modellvorstellungen bilden. Solche Modelle brauchen wir aber, sonst können wir nicht forschen und auch nicht sinnvoll therapieren. Deshalb noch einmal: Die Übersekretion von Pepsin ist ein wesentlicher, aber nicht der einzige Faktor in der Ätiologie des Ulcus. Erlebnisbelastungen, die auf Grund dieser somatischen Prädisposition (Hypersekretion – heftige Hungergefühle) leichter als orale Traumen verarbeitet werden, sind ein anderer Faktor.

Als erster hat Franz Alexander, unvergessener Pionier der psychosomatischen Medizin, einen Entwurf zu einem psychosomatischen Modell der Ulcus-Entstehung vorgelegt. Das Modell hat seither seine Gültigkeit nicht verloren. Auch Alexander hat mit ihm sicher nicht alle Probleme gelöst, aber es stellt einen sehr brauchbaren Ansatz zum Verständnis der *spezifischen* Pathogenese des Magengeschwürleidens dar (vergleiche Abbildung 1). Das Modell beschreibt die Pathogenese in zwei zirkulären Abläufen: a) der psychologischen Steuerung und b) einer psychosomatischen Steuerung, die den Erlebnisvorgängen korreliert bleibt.

Auf der psychologischen Seite werden sieben intrapsychische Schritte dargestellt:

1. Individuen mit angeborener hoher Magensaftsekretion, die »hypersecreters« im Mirskyschen Sinn, stehen unter dem Einfluß starker Hungererlebnisse; in ihrer Kindheit hat sie das sehr abhängig gemacht und empfindlich gegen diese Abhängigkeit werden lassen. Weil diese aber so stark somatisch motiviert ist, bleibt sie in ein Alter hinein erhalten, in dem das zu ernstlichen Konflikten mit den Beziehungspersonen führen muß. (Eine sehr starke soziale Forderung an das Kind unserer Zeit heißt: werde selbständig, konkurriere frühzeitig, passe dich an die Gesetze der Konkurrenzgesellschaft an, du kannst nicht immer bei Mutter am Rockzipfel hängen.)

2. Gegen diese oral determinierte Abhängigkeit, die von der Umwelt meist als Verwöhnungsanspruch gedeutet und entsprechend ambivalent beantwortet wird,

entwickelt sich im Kind ein Gefühl der Minderwertigkeit und als Reaktionsbildung darauf ein besonders intensives Unabhängigkeitsverlangen.

3. Dieses Unabhängigkeitsstreben kann als narzißtischer Protest gegen die lastend erlebte infantile Abhängigkeit aufgefaßt werden.

4. Die somatisch (durch Hypersekretion) stimulierten unbewußten Phantasien – die in doppelter Richtung verlaufen: sie können oral-aggressive und oral-passive

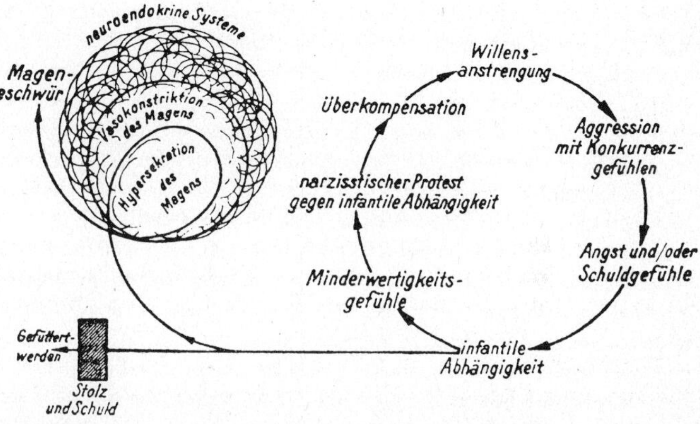

Abb. 1 Schematische Darstellung der Spezifität bei der Ätiologie des Magengeschwürs nach Franz ALEXANDER, Psychosomatic Medicine, London (Allen und Unwin), 1952

Inhalte haben – werden durch die Abwehrform der Reaktionsbildung (zum Beispiel demonstrativ unabhängiges, riskantes Verhalten) in ihrer Heftigkeit nicht gebrochen. Das Streben nach Sicherheit, Geborgenheit hält weiter an; es wird am Magen somatisiert, als Hungerstillung phantasiert; im faktischen Verhalten wird es in überkompensierender Selbständigkeit überspielt.

5. Infolgedessen müssen auch die Willensanstrengungen, in den Besitz befriedigender (und das heißt unbewußt weiterhin sättigender) Objekte zu gelangen, fortgesetzt werden. Wegen ihrer unrealistischen Maßlosigkeit erwecken die oral-aggressiven Phantasien Schuldgefühle, verletzen die oral-passiven den Stolz. (Dabei ist immer im Auge zu behalten, daß diese Phantasien sehr archaisch und präverbal bleiben, weil die Abwehr gegen sie schon in einer Zeit einsetzt, in welcher das Kind der Sprache noch nicht mächtig ist.)

6. Die aggressive Haltung, die als echt gegenphobische (»Angabe«) oft sehr impulsiv das Verhalten bestimmt, bringt in scharfe Konkurrenz oder Rivalität, was wiederum Angstgefühle und Wunsch nach den Sicherheitserfahrungen der oralen Lebensphase erweckt.

7. Diese Angst- und Schuldgefühle drängen das Individuum also in die Richtung der ursprünglichen Ausgangshaltung, nämlich in die infantile Abhängigkeit

von und die Protektion durch spendende übermächtige Figuren, die so beunruhigend ambivalente Gefühle geweckt haben. So daß von dieser Ausgangslage aus dann der gleiche Ablauf erneut induziert wird.

Auf der somatischen Ebene bleibt in all diesen widersprüchlichen emotionellen Gestimmtheiten der Hunger als permanente, unbewußte, funktionelle Stimulierung bestehen. Auch in realen Lebenslagen, in denen »Aktivität« in verschiedenstem kulturellen Kontext verlangt wird und wo entsprechend eine Sekretions- und Durchblutungsverringerung am Magen zugunsten der ergotropen Haltung überwiegen sollte. Auch dann scheint sich die trophotrope Innervation durchzusetzen. Die Permanenz dieser unbewußten Stimulierung ist es, die das Organ überfordert und schließlich die Geschwürsentstehung befördert. Das hieraus entstehende Symptom Ulcus wird im Schmerz erlebt, und erst dieser vermag den Zirkel der psychischen Prozesse zu durchbrechen und eine Regression ohne Schuldgefühle herbeizuführen. (Denn unsere Kultur läßt im Fall der schmerzhaften Krankheit von ihrer Leistungsforderung ab, nicht so leicht im Falle des innerseelischen Konfliktes.)

Diese Schritte zur Symptomentwicklung belegen ausgezeichnet Freuds Bemerkung, das Symptom »sei Anzeichen und Ersatz einer unterbliebenen Triebbefriedigung, ein Erfolg des Verdrängungsvorganges«. Der Ich-Es-Konflikt ist deutlich. Das Ich weigert sich, »eventuell im Auftrag des Über-Ich«, das sich in Stolz und Schuldgefühlen meldet, »eine im Es angeregte Triebbesetzung« mitzumachen[10]. Die Persönlichkeit ist sich innerlich entfremdet; die Zielsetzungen, die der primäre Hunger vorbereitet hat, sind in den neurotisierenden Gegensatz zu den kulturkonformen Werten getreten. Das gilt sowohl für die Beschränkung der Aggressivität wie der passiven Forderungshaltung. Die Fixierung auf die Modi der »oralen« Befriedigung verhindert, daß Oralität ichsynton (akzeptabel, weniger von Schuld und Scham belastet) werden kann. In äußerster Verkürzung gesprochen: der Verdrängungsvorgang bezieht sich auf einen nicht mehr akzeptablen Wunsch, Liebe als Gefüttertwerden zu erleben und sie so zu erstreben. Das Symptom ist nicht nur Ersatz, sondern direktes Signal der Leere, der noch nicht erfolgten Triebbefriedigung, das heißt, das Individuum fühlt sich wie einstmals als Kind im Stich gelassen, vernachlässigt, überfordert. Dieser Erlebnismodus kann sich bis in die Erwachsenheit erhalten. Nur wird später der Nüchternschmerz des intensiven Hungers durch den Nüchternschmerz als Begleiterscheinung des Ulcus ersetzt.

In der Realität befindet sich das Individuum, das einmal eine derartige orale Fixierung erfahren hat, in einer ziemlich hilflosen Lage, denn es kann Sättigung nicht mehr durch häufige Nahrungszufuhr (wie sie etwa in der Ulcus-Diät verordnet wird) erreichen, weil die materielle Nahrung nicht das Problem der Abhängigkeit lösen kann und auch nicht die mit ihr verbundenen ambivalenten Gefühle der Umwelt gegenüber, die versagend und überfordernd zugleich erlebt wird.

Alexanders Modell ist deshalb so wichtig, weil es dieses Miteinander bestimmter starr gewordener Erwartungshaltungen und zu ihnen somatisch zugeordneter Funktionsveränderungen am Organ zeigt. Auf diesen langen Entwicklungsweg vor der akuten Zuspitzung im Symptom Ulcus muß hingewiesen werden, weil die meisten Auffassungen eine viel zu kurzfristige Entwicklung annehmen. In Ausnahmefällen kann einmal eine akute Belastungssituation zu ganz ungewöhnlich hohen Sekretionsraten bei einem Individuum und dann auch zu einer einmaligen Ulcus-Bildung führen. Solche psychischen Panik-Situationen stellen aber die Ausnahme dar. Gewöhnlich bedarf der akute emotionelle Stress der mehr oder weniger weit zurückliegenden oralen Fixierung, die ihrerseits durch die Hypersekretion des Magens mitbedingt ist, damit ein chronisch rezidivierendes Ulcus sich entwickeln kann. Diese orale Fixierung braucht als solche im Phänotypus nicht leicht kenntlich zu sein. Sie kann, wie dargestellt, hinter der Reaktionsbildung – Mut, Draufgängertum, gespannte Aktivität – verborgen bleiben.

Ein zweiter Entwicklungsweg, der im Alexanderschen Modell nicht ausdrücklich beschrieben wird, zweigt sich an der dritten Phase des beschriebenen psychischen Zirkels ab. Es kommt bei diesen Kranken nicht zur Überkompensation, sondern zur passiven Resignation mit intensiver halluzinatorischer (das heißt tagträumender) Vorwegnahme der Triebbefriedigung. Diese Kranken sind mit ihrem Versagen, mit ihrer Lethargie, mit ihrem Mangel an Initiative und Ausdauer in der Konkurrenzgesellschaft die scheinbar Kränkeren; diese Einschätzung dürfte aber willkürlich sein und vom Leistungsidol unserer Kultur her erfolgen. Auch die zwanghafte Ehrgeizhaltung, die den Bewältigungsversuch der oralen Aggression und die Abwehr der ohnmächtigen infantilen Abhängigkeit darstellt, ist gewiß keine unkomplizierte Persönlichkeitsentwicklung, auch wenn dies erst mit dem Ausbruch eines Ulcusleidens nicht mehr zu verdecken ist.

Schließlich läßt sich am chronischen Ulcus ein klinisch wichtiges Phänomen darstellen: die Zerreißung des psychosomatischen Simultangeschehens. Der chronische Ulcuskranke, der seine Fehleinstellung nicht korrigieren kann, lebt in dem beschriebenen chronischen Konflikt. Er erkrankt periodisch, meist in schneller werdendem Rhythmus, an Schüben seiner Geschwürserkrankung. 85 % aller Magenulcera sind nahe dem Pylorus, dem Magenausgang, und führen zu einer Veränderung des Bulbus. Diese narbigen Veränderungen machen offenbar wegen der Behinderung der Peristaltik ihrerseits Schmerzen. Hier hat man es jetzt mit einer neuen, zweiten, einer mechanischen Schmerzquelle zu tun. Diese sekundären Schmerzen haben mit der psychosomatischen Dynamik der gastrischen oder duodenalen Schmerzen bei der Ulcus-Entstehung nichts zu tun; sie sind eine davon unabhängige mechanische Spätfolge. Die jetzt entstehenden Schmerzen sind somatopsychisch und nicht mehr psychosomatisch. Sie sind nicht mehr Ausdruck des primär wirksamen Konflikts des Kranken. Das macht auch verständlich, warum im Falle der Entfernung dieses Teils des Magens die Schmerzquelle eliminiert wird und der Kranke oft eine nachhaltige Erleichterung erfährt.

Damit können wir eine wichtige Faustregel psychosomatischer Klassifikation aufstellen: es sind zwei Formen von Chronizität zu unterscheiden. Jene, die aus einem ungelösten und für das Ich des Kranken unlösbaren Konflikt hervorgeht. Sie ist nur in einer glücklich verlaufenden psychoanalytischen Behandlung zu beenden, in welcher infolge der Ich-Stärkung die Konfliktlösung gelingt. In diesem

Fall läuft der chronischen Organerkrankung die Chronizität des neurotischen Konflikts voraus: pathologische Charakterentwicklung führt zu unzureichender Realitätseinschätzung und zu Fehlerwartungen und Fehlentscheidungen. Wenn die aus ihnen resultierenden ambivalenten Spannungen ansteigen, die Triebbefriedigung aber unterbleibt, verschärft sich die Anstrengung der Abwehr – entsprechend wächst das Bedürfnis, die Not, die das Individuum empfindet, auch auszudrücken. Es kommt zu einer Symptombildung als einem bewußtseinsfernen Ausdruck einer Notlage, die ihrerseits ebenfalls nicht voll ins Bewußtsein zu treten vermag. Die Triebbefriedigung ist verschoben. Die neue Notlage durch das Symptom bringt nun die Erfahrung mit sich, daß die jetzt entstandene Hilfsbedürftigkeit erlaubt ist. Man darf nachgeben, sich in eine passiv-empfangende Position des Kranken begeben, und damit ist eine Teilentlastung der Unlust möglich. Weil das Symptom trotzdem keine adäquate Befriedigung bringt, keine Konfliktlösung bewirkt, führt es in die Chronizität des psychosomatischen Symptomes hinein. Je länger die endgültige Konfliktlösung ausbleibt, desto mehr wächst Hoffnungslosigkeit und reduziert sich die Widerstandskraft infolge der Überbeanspruchung, psychisch wie organisch.

Das ist die erste, die eigentlich psychosomatische Form der Chronizität. Die zweite besteht im Fall der Ulcus-Erkrankung in den narbigen Veränderungen, die ihrerseits somatopsychisch Schmerzen machen. Sie haben mit dem Konflikt, der das Ulcus heraufbeschworen hat, nichts zu tun, sie haben keinen Ausdruckscharakter und sind die Konsequenz mechanischer Behinderung.

Solcherart muß die eingangs erwähnte Heilung der Ulcus-Beschwerden durch eine Operation nach Billroth II zu erklären sein. Es ist gut zu verstehen, daß eine partielle Gastrectomie die Schmerzen aus dem sekundär veränderten Organ beseitigt. Kann die Operation aber auch den schmerzlichen Konflikt beseitigen? Doch kaum. Trotzdem scheint es so zu sein, daß auch die neurotische Besetzung eines schließlich sehr schmerzhaft reagierenden Organes nachläßt. Dauernder Schmerz kann eine Verschiebung der Triebbesetzung bewirken. Das gilt einmal für jene Fälle, in denen ein Symptomwandel eintritt, zum Beispiel die Magenbeschwerden von Herzbeschwerden gefolgt sind. Andererseits kann aber auch nicht nachlassender Schmerz doch ein endliches Aufgeben der infantilen Hoffnungen und Erwartungen mit sich bringen. Es erfolgt nach langen Schmerzperioden eine neue Anpassung, sei es im Sinne stummerer Resignation, sei es im Sinne erträglicherer Arrangements mit der Umwelt. Die Operation wirkt dann wie eine Absolution, ein Freispruch, eine Sühne; es wird ein Organteil geopfert und damit eine Kette schuldhafter Erlebnisse, zu denen keine innere Distanz zu erringen war, abgeschlossen. Wir müssen uns dabei vergegenwärtigen, daß auch die pathologischen Verhaltensweisen vielfach keine absolute und definitive Starrheit aufweisen. Sie verändern sich nicht nur unter dem Einfluß der Therapie, es gibt auch Spontanverläufe, zuweilen mit einer Wendung zum Besseren. Wie sich der Verhaltenshabitus eines Menschen unter den Reifungs- und Altersbedingungen zu ändern vermag, so auch sein Krankheitshabitus, wenn dies freilich auch Verläufe sind, die sich zunächst noch einer generalisierenden Beschreibung entziehen.

Modellvorstellungen sind also unersetzlich, auch für das Verständnis der Notlage des einzelnen Kranken. Ohne ein solches orientierendes Modell gibt es keine Möglichkeit, die pathologischen Prozesse in Richtung ihrer Herkunft zu verfolgen. Natürlich auch nicht die Implikationen abzuschätzen, welche soziale Forderungen (wie zum Beispiel der Zwang zur raschen Einordnung in die harten Ansprüche der Gesellschaft, etwa ein rigides Arbeitszeitschema) auf die Erkrankung ausüben.

ANMERKUNGEN

1. Mirsky, Arthur I., Körperliche, seelische und soziale Faktoren bei psychosomatischen Störungen. In: *Psyche*, 15, 1961/62, 26.
2. Crisler, Lois, *Wir heulten mit den Wölfen*, München 1962, dtv 75.
3. Silbermann, I. S., Experimentelle Magen-Duodenal-Ulcuserzeugung durch Scheinfüttern nach Pavlov. In: *Zbl. f. Chirurg.* 54, 1927, 2385, zit. n. Franz Alexander, *Psychosomatic Medicine*. London (Allen & Unwin), 1952.
4. Wolf, St. und Wolff, H. G., *Human Gastric Function*. New York 1947, Oxford Universities Press.
5. Margolin, S., Das Verhalten des Magens während der psychoanalytischen Behandlung. In: *Psyche*, 6, 1952/53, 443.
6. Cannon, W. B., »Voodoo« Death. In: *Psychosom. Med.* 19, 1957, 182.
7. Richter, C. P., On the Phenomenon of Sudden Death in Animals and Man. In: *Psychosom. Med.* 19, 1957, 191 ff. »Nach Cannon würde der Tod als Folge eines Schockzustandes eintreten, der durch eine kontinuierliche Adrenalinausschwemmung hervorgerufen ist« (ib. S. 192). Rasche Atmung, rascher Puls, Blutkonzentration durch Flüssigkeitsverlust in die Gewebe.
8. Schur, M., Comments on the Metapsychology of Somatization. In: *Psa. Study of the Child*, Bd. 10, 1955.
9. Mirsky, I. A., loc. cit.
10. Freud, S., Hemmung, Symptom und Angst. In: *Ges. Werke* XIV, 118.

Gibt es eine Prophylaxe der Arteriosklerose?

G. HARTMANN

Das Thema »Arteriosklerose« ist trotz einer ungeheuren Fülle von Publikationen voll von Problemen und reich an Widersprüchen. Es dürfte schwierig sein, in der kurzen zur Verfügung stehenden Zeit von der Möglichkeit einer Prophylaxe zu überzeugen. Vorausgehend seien einige Begriffe geklärt, um Mißverständnisse zu vermeiden:

1. Es gibt Fälle schwerster Atheromatose aller Arterien, auch der Coronar- und Hirnarterien, »deren Träger trotzdem ein hohes Alter erreichen und eine sehr hohe Intelligenz bewahren«, wie im Lehrbuch für Pathologie von Kaufmann zu einer Abbildung kommentiert wird[1]. Der scheinbare Widerspruch beruht auf der Gleichsetzung von pathologisch-anatomischem Befund mit klinischer Diagnose. Atherosklerose führt dann zur Krankheit, wenn infolge Stenose oder Verschlusses Organfunktionen gestört werden oder ausfallen. Mit Dawber und Kannel[2] sollte man beim Patienten nach Möglichkeit *klinische Begriffe* verwenden, um damit die allgemeine Verwirrung zu vermindern: coronare Herzkrankheit anstelle von Coronarsklerose, periphere arterielle Verschlußkrankheit, vasculärer Insult usw. Dies selbst auf die Gefahr hin, daß in Einzelfällen dem klinischen Ereignis reine Thrombosen oder Embolien zugrunde liegen.

2. »Arteriosklerose« ist ein Sammelbegriff chronischer arterieller Umbauvorgänge, die zu Verhärtung, Elastizitätsverlust und Lichtungseinengung führen (Schettler[3]), beziehungsweise ein *Gattungsname* (Vastesaeger und Delcourt[4]), dem verschiedene *Arten* degenerativer Arterienprozesse untergeordnet sind (diffuse Intimasklerose, Atherombildung, Mönckeberg-Sklerose usw.). »Atherosklerose« umfaßt als Läsion sowohl Atherombildung wie Intimasklerose und dürfte für die meisten Manifestationen der arteriellen Verschlußkrankheit, vor allem im Bereich der Coronarien, verantwortlich sein. Wir ziehen diesen Terminus deshalb vor.

3. Die Korrelation zwischen arterieller Verschlußkrankheit verschiedener Gefäßbezirke ist locker: Schwere Atheromatose der Aorta kann ohne Beteiligung der Coronarien vorkommen, Coronarverschluß ist bei völlig intakten cerebralen Gefäßen möglich usw.

4. Die Ausbildung einer Atherosklerose ist eindeutig *altersabhängig*. Wenn mit 65 Jahren 68 % und mit 80 Jahren 96 % einer bestimmten Population befallen sind[5], so muß zu Recht die Frage aufgeworfen werden, ob es sich um einen normalen Alterungsprozeß oder eine Krankheit handelt. Die Mehrzahl neuerer Autoren hält daran fest, daß es sich um einen Krankheitsprozeß handelt, da doch sehr häufig Organstörungen auftreten, große Unterschiede zwischen Individuen und Fehlen bei gewissen Leuten beobachtet werden und zudem in einigen Fällen eine Rückbildung angenommen werden darf.

Aus: *Schweizerische medizinische Wochenschrift*, 95, 1965, Nr. 17, S. 555–560. Mit freundlicher Genehmigung des Autors.

5. Handle es sich nun um einen Krankheits- oder einen Alterungsprozeß, unbestritten ist der *hochgradige Befall* nicht nur auf Grund amtlicher Mortalitätsstatistiken, sondern vor allem auf Grund gezielter autoptischer Untersuchungen sowie der zunehmenden Patientenzahl in den Kliniken.

Eine *wirksame Prophylaxe* setzt Kenntnis der Ursache oder zumindest der Umstände und begünstigenden Faktoren voraus, unter denen eine Krankheit auftritt. Die Situation ist klar bei Infektionskrankheiten, bei gewissen Mangelkrankheiten, wie Rachitis und Perniciosa. – *Die* Noxe der Atherosklerose beziehungsweise arteriellen Verschlußkrankheit ist bis heute unbekannt; es lassen sich lediglich begünstigende Faktoren mit einiger Zuverlässigkeit abgrenzen. Sicherlich liegt dem Prozeß eine Polyätiologie zugrunde. Erschwerend wirkt sich die lange Latenzzeit von Jahrzehnten zwischen Einwirkung schädigender Faktoren und dem Ausfall von Organfunktionen aus, so daß der Zusammenhang für den Laien kaum mehr einsehbar ist.

Dennoch wird im Ernst niemand an der Notwendigkeit und Wünschbarkeit einer Prophylaxe zweifeln, falls es sie eben nur gibt. Besonders dringend erscheint sie dem Spitalarzt, wenn er die Zeit überdenkt, die für Patienten mit arteriellen Verschlußkrankheiten aufgewendet werden muß. Die wesentlichen Gründe, die zu präventiven Maßnahmen auffordern, seien kurz rekapituliert:

1. Die *Atherosklerose hat zugenommen* auf Grund klinischer und autoptischer Untersuchungen[6, 7, 8], doch scheint in den letzten Jahren eine gewisse Stabilisierung eingetreten zu sein. Von anderen Autoren wird die Zunahme bezweifelt und als scheinbar auf Altersverschiebung, bessere Diagnostik und andere Klassifizierung der Herzkrankheiten zurückgeführt[9, 10]. Ohne diese Frage zu entscheiden, muß auf den jedenfalls sehr häufigen Befall, die sehr hohe Mortalität sowie auf die Tatsache hingewiesen werden, daß Atherosklerose in irgendeiner Form zur häufigsten Todesursache in den westlichen Ländern geworden ist.

2. Die Atherosklerose befällt bereits das *jugendliche Alter:* Genannt seien die Untersuchungen von Enos und Mitarbeitern[11] bei jugendlichen Frontkämpfern in Korea, ähnliche Erhebungen von Townsend[12] bei jungen Piloten. Levy und Tracy[13] fanden bereits bis zum Jahre 1941 122 Fälle von Coronarverschluß bei Jugendlichen bis zu 20 Jahren und weitere 465 Fälle bei 20–30jährigen in der Literatur, was zu jener Zeit nur einen Bruchteil der effektiven Zahl bedeutet. Herzinfarkt bei unter 30jährigen war bisher an unserer Klinik eine Rarität; im Jahre 1962 wurden nicht weniger als 3 Fälle beobachtet.

3. Die manifeste Verschlußkrankheit ist meist ein *Endzustand,* der als solcher therapeutisch schwer zu beeinflussen ist.

4. Die Prophylaxe ist *erfolgversprechend.* Dieses wohl wichtigste Argument liefert die Studie von New York, wo nach 5 Jahren der Diättherapie die Infarktmorbidität in einem größeren Kollektiv bemerkenswert gesenkt werden konnte (Tab. 1). Weiter ist die Beobachtung von Dawber und Kannel ermutigend, wonach starke Zigarettenraucher nach Absetzen des Nikotinkonsums der gleichen oder einer niedrigeren Risikogruppe angehören als Nichtraucher.

Tabelle 1

Erfolg der Infarktprophylaxe. Myokardinfarkte pro 1000 Untersuchte innerhalb von 5 Jahren (nach Jolliffe und Mitarbeitern, aus: Schettler[19])

Hohe Risikofaktoren	Keine Diät (Framingham)	Diät (New York)
0	2,5	3,5
1	20	5
2 +	36	2
Gesamt	14	3

PROPHYLAXE FÜR WEN?

Bei dem frühzeitigen und ubiquitären Befall sollten theoretisch alle Individuen in Ländern mit hoher Morbidität an Atherosklerose erfaßt werden. Dazu hat heute niemand den Mut noch die überzeugenden Argumente, wenn es darum geht, eventuelle Lebensgewohnheiten ganzer Bevölkerungskreise umzustellen. Als realisierbar und zumutbar wird heute jedoch eine Prophylaxe der besonders Gefährdeten betrachtet, eine Auffassung, der wir uns nur anschließen können. »Gefährdet« bezieht sich auf die Gruppe der coronaren Herzkrankheit, da lediglich für diese gewichtige Belege vorhanden sind, nicht aber für periphere arterielle Verschlüsse und cerebrale Gefäßprozesse.

Wir werden uns in der Folge lediglich mit der coronaren Herzkrankheit (CHK) und ihrer Prophylaxe befassen, der wichtigsten Form frühen Atherosklerosebefalls, der mit Abstand wichtigsten Ursache der Todesfälle in jüngerem Alter. Es ist vor allem die Zunahme der CHK, die die Gemüter beunruhigt und zu einer Unzahl von Untersuchungen, Veröffentlichungen und Spekulationen angespornt hat.

Zum *pathogenetischen Mechanismus* sei lediglich bemerkt, daß sowohl die von Page[14] propagierte Filtrationstheorie (nach der der vermehrte Gehalt des einströmenden Plasmas an hochmolekularen Lipoproteiden wesentlich ist) wie daneben die Auffassung von der primären Thrombenanlagerung Duguids[15] gemeinsam die frühen Vorgänge erklären. Zum unmittelbaren Verschluß einer Coronararterie führt in einem hohen Prozentsatz ein Thrombus, wobei die vorausgegangene Lumeneinengung wechselndes Ausmaß zeigt. – Auf der Suche nach Gefährdeten müssen somit einerseits Faktoren berücksichtigt werden, die den initialen Intimaprozeß beziehungsweise die Fibrinanlagerung begünstigen, andererseits Einflüsse, die schließlich zur fatalen Thrombosierung führen, das heißt es sind sowohl *Wandfaktoren* wie humorale *Faktoren* zu berücksichtigen.

Für die heutige Fragestellung interessiert lediglich das Endergebnis der coronaren Herzkrankheit und seine eventuelle Beeinflussung durch bestimmte Umstände. Aus der riesigen Literatur stützen wir uns in erster Linie auf die Unterlagen der jetzt seit 14 Jahren laufenden Framingham-Studie. Diese Gruppenuntersuchung umfaßt Beobachtungen mit zweijähriger Kontrolle an ursprünglich nicht weniger als 5128 Männern und Frauen[16a, b].

WELCHE RISIKOFAKTOREN SIND ZU BERÜCKSICHTIGEN?

1. Hypertonie. Ein Blutdruck von über 160/95 mm Hg bedeutet in Framingham ein zunehmend höheres Risiko für Morbidität an CHK; besonders hoch ist dieses bei Zeichen einer Linkshypertrophie im Ekg. Albrink und Mitarbeiter[17] fanden unter Infarktpatienten doppelt so häufig Hypertonien wie in einer Kontrollgruppe. Unter 1300 Angestellten von Dupont-Nemours fanden Pell und d'Alonzo beim Hypertoniker ein erhöhtes Infarktrisiko in allen Altersklassen, am ausgeprägtesten in der Gruppe unter 45 Jahren[18]. Bei 106 Hypertonikern führten Corcoran und Mitarbeiter während 4½ Jahren antihypertensive Maßnahmen durch: Bei erfolgreicher Blutdrucksenkung fiel der Anteil manifester Atherosklerose von 40 auf 16%.

2. Hyperlipidämie. In der Framingham-Studie besteht eine klare Korrelation zwischen Cholesterinwerten und Morbiditätsrisiko an CHK (Abb. 1). Je höher das Serumcholesterin, desto größer die Erkrankungswahrscheinlichkeit. Triglyceride wurden nicht bestimmt. Eindrücklich sind die Ergebnisse von Jolliffe (New York-Studie), der nach systematischer Senkung der Lipide die zu erwartende Coronarmorbidität erheblich senken konnte. Albrink und Mitarbeiter fanden die engste Korrelation von CHK und Lipiden bei der Triglyceridfraktion[20]. Selbst Glatzel[21],

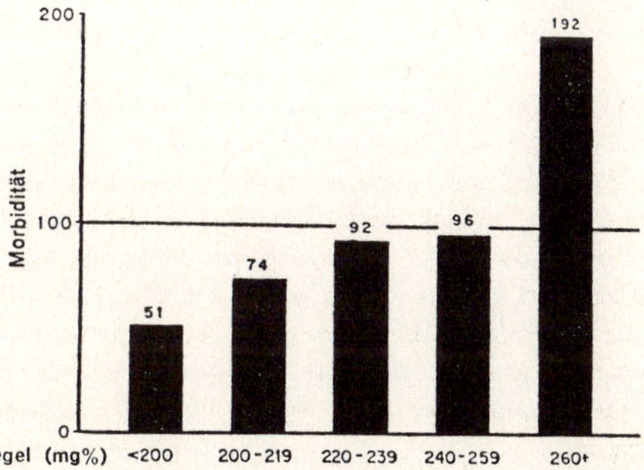

untersucht	148	114	116	79	135
CHK beob.	10	11	14	10	34
CHK erwartet	19,4	15,0	15,2	10,4	17,7

Abb. 1 Framingham-Studie. Risiko der Entwicklung einer CHK im Zeitraum von 8 Jahren in Abhängigkeit vom initialen Serumcholesterin bei zu Beginn 50–59jährigen Männern.

der im allgemeinen keinen Zusammenhang zwischen Fettkonsum und CHK sehen will, verschließt sich der Tatsache nicht, daß Coronarpatienten einen auffallend hohen Prozentsatz von Hypercholesterinämie aufweisen. – Enttäuschend sind andererseits die Befunde von Oliver und Boyd[22], die nach Senkung der Lipide mittels Äthinylöstradiol nach fünfjähriger Beobachtungsperiode keine Verminderung der Recidivquote bei Infarktpatienten sehen konnten.

3. Übergewicht. Definiert als Zunahme um mehr als 15 % gegenüber Standardwerten wird Übergewichtigkeit nur in Kombination mit Hypertonie oder Diabetes mellitus zu einem Risikofaktor, nicht aber per se. Unter Ausschluß dieser beiden Faktoren fanden *Spain* und Mitarbeiter bei 5000 Juden ebenfalls kein höheres Morbiditätsrisiko bei Adipösen[23]. Nach bereits eingetretenem Herzinfarkt ist jedoch die Letalität unter anderen nach *Eggers* und Mitarbeitern um nahezu 50 % höher als bei Normgewichtigen[24]. Übergewichtige weisen nach *Albrink* und Mitarbeitern, *Gofman* und Mitarbeitern[25] nach eigenen Untersuchungen[26] erhöhte Serumlipide auf, wodurch sie indirekt zu einer risikobelasteten Gruppe geraten. Extreme Adipositas (Übergewicht von 50 % und mehr) geht jedoch meist mit relativ niederen Serumlipiden einher[27].

4. Rauchen. Von zahlreichen Arbeiten über die Beeinflussung der Coronarmorbidität durch Zigarettenrauchen seien nur folgende genannt: *Doyle* und *Dawber*[28] fanden bei kombinierter Verwertung der Resultate von Framingham und Albany (total 4100 Versuchspersonen) eine 3fache Infarktqoute bei Zigarettenkonsum von mehr als 20 pro Tag. Nach *Silber* und Mitarbeitern[29] überwogen bei Infarkttoten die Raucher in einem Verhältnis von 7 : 1. *Friedman* und *Rosenman*[40] betrachteten nicht das exzessive Rauchen per se als kausalen Faktor, sondern die damit verbundene Verhaltensweise und den psychischen Status. Unterstützt wird diese Ansicht durch die Beobachtung der Risikominderung nach Aufgabe des Zigarettenrauchens in Framingham.

5. Diabetes mellitus. Unabhängig von der peripheren Angiolopathie hat der Diabetiker ein mehrfach erhöhtes Risiko für CHK. *Nathanson* fand bereits 1932 unter 100 obduzierten Diabetikern in 41 % schwere Coronarsklerose, bei vergleichbaren Kontrollen nur in 8 %. – Diabetes und CHK sind bei Jemeniten äußerst selten und treten erst nach Einwanderung in Israel auf; die CHK ist dann bei Diabetikern gleich häufig wie bei den übrigen diabetischen Juden und erreicht 12 %[30]. In der prospektiven Studie von *Pell* und *d'Alonzo* bei Industrieangestellten liegt das Infarktrisiko für Diabetiker 2,5mal höher als bei Nichtdiabetikern[18]. In Zürich fand *Büchele*[31] bei Infarktpatienten die hohe Quote von 42 % latenten Kohlenhydratstoffwechselstörungen.

6. Körperliche Inaktivität. Abnehmende Mortalität an CHK sahen *Breslow* und *Buell* bei Männern mittleren Alters mit zunehmender körperlicher Tätigkeit[32]. *Kahn*[33] berichtet über eine um 1,4–1,9mal höhere Mortalität an Herzinfarkt bei Büroangestellten der Post gegenüber Briefträgern in gleicher sozialer Stellung. Ähnliche Befunde erhob *Morris*[34] bei einem Vergleich von Busschaffnern mit Buschauffeuren in England. Zweifellos kann vermehrte körperliche Aktivität andere Risikofaktoren beeinflussen, indem Übergewicht vermindert oder aufgehalten wird, Blutdruck und Serumlipide gesenkt werden. – Mit regelmäßiger Bewegung hat extremer Leistungssport natürlich nichts zu tun, wo heute nicht selten akuter Coronartod bei Jugendlichen beobachtet wird.

7. *Psychische Belastung (»Streß«).* *O'Brian*[35] stellte auf Grund der Anzeigen in einem amerikanischen Standesblatt fest, daß 22 % der »gewöhnlichen« Ärzte an Coronartod sterben, demgegenüber 41 % einer altersmäßig vergleichbaren Gruppe von »berühmten« Ärzten. *Russek*[36] sah eine abnehmende Häufung der CHK vom Praktiker über den Anästhesisten, den Dermatologen zum Pathologen. Nach *Wardwell*[37] wiesen in einer amerikanischen Stadt die Protestanten der Mittelklasse den höchsten Grad von Coronarmorbidität auf, da sie es sich auf Grund ihrer Erziehung nicht leisten können, sich schwach zu zeigen oder im Wettbewerb zu versagen. *Horwitz* und *Bronte-Stewart*[38] versuchten, die Streß-Situation in Zahlen zu erfassen, indem sie Messungen der Hautleitfähigkeit unter verschiedenen Stimuli vornahmen und bei Infarktgruppen häufigere und intensivere Reaktionen registrierten. – Mit Recht wird gelegentlich darauf hingewiesen, daß die kollektive Streß-Situation von geringer Bedeutung ist, wie sie etwa bei den Bauern des Yang-Tse-Tales vorkam mit der immer gegenwärtigen Bedrohung durch Hochwasser, Hungersnot, Seuchen und Krieg bei minimer Morbidität an CHK[39]. *Friedman* und Mitarbeiter[40] versuchen anscheinend mit Erfolg, den eher vagen Streßbegriff einzuengen, indem sie eine Verhaltensweise vom Typ A charakterisieren, dem eine vielfach höhere CHK-Frequenz zukommt gegenüber einem Typ B. Typ A neigt ausgesprochen zum beruflichen Wettbewerb, verbunden mit Terminsorgen und zeichnet sich aus durch eine Reihe motorischer Phänomene, die auf Angespanntheit und Zeitnot hinweisen.

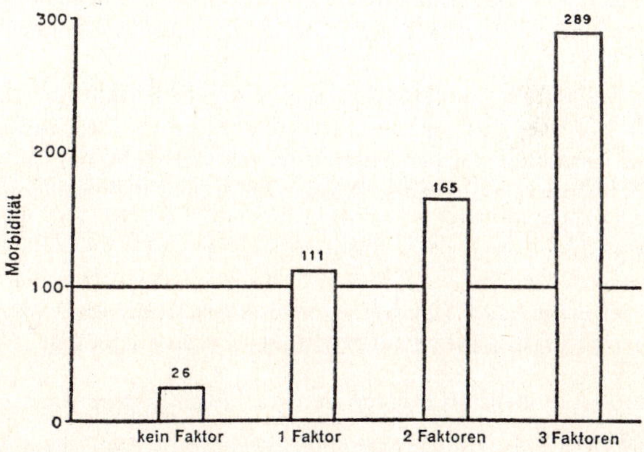

Abb. 2 Framingham-Studie. Risiko der Entwicklung eines Herzinfarkts im Zeitraum von 8 Jahren in Abhängigkeit von den drei Faktoren Cholesterinerhöhung, Hypertonie und starkes Zigarettenrauchen oder von Kombinationen dieser Faktoren bei zu Beginn 30–59 Jahre alten Männern.

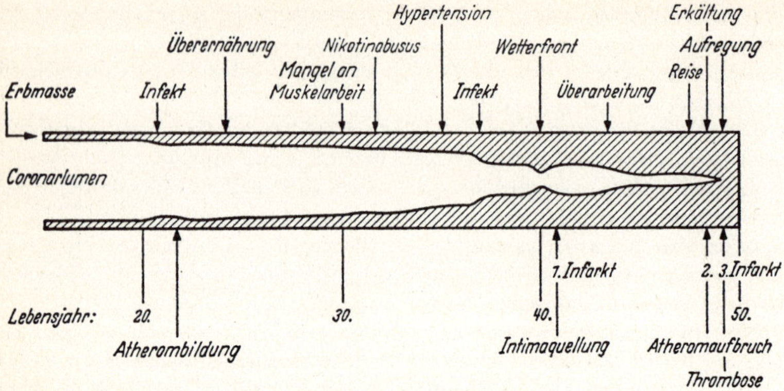

Abb. 3 Weg zum Herzinfarkt.

Nach Fettbelastung produziert diese Gruppe eine bedeutend stärkere Lipämie und zeigt hochgradige Ausbildung des Sludge-Phänomens in den Conjunctivalgefäßen.

8. *Familiäre Belastung.* Ohne Zweifel tritt in gewissen Familien auch ohne familiäre Hypercholesterinämie CHK gehäuft auf. *Yater* und Mitarbeiter[41] fanden bei 69 % jugendlicher Infarktpatienten eine Coronarkrankheit bei einem oder beiden Elternteilen.

Die Bedeutung einer *Kombination von Risikofaktoren* kommt eindrücklich zur Darstellung in einer graphischen Darstellung von *Dawber*[42] (Abb. 2). Es ist eine Hauptaufgabe des praktizierenden Arztes, den einzelnen Faktor in bezug auf andere Risikomomente richtig einzuschätzen. – Anschaulich zusammengefaßt ist die Einwirkung der verschiedenen Risikofaktoren in einer Abbildung von *Hauss*[43] (Abb. 3).

Wir haben uns bewußt beschränkt auf einige wenige Risikofaktoren, deren Gültigkeit jedoch gut belegt ist und die für eine Prophylaxe Bedeutung haben. Wir müssen darauf verzichten, auf den Zusammenhang von CHK mit Ovarialfunktion, Ulcus duodeni, Konsum von weichem Wasser, Zivilstand, Bleiintoxikation, Vitaminmangel usw. einzugehen.

WIE GESTALTET SICH DIE DURCHFÜHRUNG EINER ATHEROSKLEROSEPROPHYLAXE?

Wir begnügen uns in Berücksichtigung der acht ausgewählten Punkte mit folgenden Hinweisen:

a) *Besonders Gefährdete müssen gesucht werden.* Diese Aufgabe wird der frei oder im Spital tätige Arzt innerhalb seiner Routinearbeit erfüllen, wenn er an die Risikofaktoren denkt. Einzig die Feststellung einer Hyperlipidämie erfordert eine spezielle Laboruntersuchung, doch kann diese heute in Form der von uns wiederholt propagierten β-Lipoproteid-Bestimmung nach *Burstein* theoretisch überall durchgeführt werden.

b) *Risikofaktoren sollen beachtet und ausgemerzt werden.* In einem Schema (Tab. 2) ist das praktische Vorgehen zusammengefaßt. Wir begnügen uns mit dem Kommentar, sowohl bei Hypertonie wie Hyperlipidämie von der symptomatischen Behandlung eine allfällige Grundkrankheit auszuschließen, ferner prophylaktische Empfehlungen (Kalorieneinschränkung, Fettrestriktion, mehr Bewegung usw.) in möglichst konkreter Form vorzubringen. Der scheinbar beträchtliche Aufwand ist im Grunde nichts anderes als die tägliche Arbeit des praktizierenden Mediziners.

Erlauben Sie mir zum Schluß eine kleine Rechnung: In Framingham ist in 10 Jahren jeder 10. Mann und jede 20. Frau zwischen 30 und 59 Jahren an CHK erkrankt. Auf die Schweiz umgerechnet umfaßt diese Altersklasse für ein beliebiges Jahr rund 1 000 000 Männer; die Hälfte davon dürfte mit einem oder mehreren Risikofaktoren belastet sein. Wenn nun jeder Schweizer Arzt in Praxis oder Spital jährlich nur zwei Patienten aus dem Risiko-Kollektiv eliminiert, so ergibt das in 10 Jahren die respektable Zahl von 100 000, womit die Infarktmorbidität drastisch gesenkt werden dürfte. Die ursprünglich fast hoffnungslose Frage nach einer möglichen Atheroskleroseprophylaxe erhält damit einen recht optimistischen Aspekt.

Tabelle 2

Suche von Gefährdeten, Maßnahmen

Risikofaktor	Methodik	Kriterium	Maßnahmen
1. Hypertonie	Blutdruckmessung (10' Liegen)	> 150 > 95	1. Abklärung 2. Therapie
	Ekg.	Linkshypertrophie	
2. Hyperlipidämie	Serumtrübung	Serum klar	1. Abklärung
	β-Lipoproteide (Cholesterin)	> 600 o. D. (> 260)	2. Therapie
3. Übergewicht	Waage	> 15% Sollgewicht	Kalorienrestriktion
4. Rauchen	Anamnese	> 10 Zig./die	Stop (ev. Pfeife)
5. Diabetes mellitus	Anamnese		Diät
	Blutzucker, Urinzucker n. Frühstück	BZ ≧ 180 und/oder UZ +	Jugendliche: Insulin
6. Körperl. Inaktivität	Anamnese	< 30 min/die	Vorschläge
7. Psych. Belastung	Anamnese, Klinik	Zeitnot, Ambitionen	?
8. Familiäre Belastung	Anamnese	CHK, Diabetes, Hyperlipidämie, Gicht	Kontrollen gehäuft

ANMERKUNGEN

1. Kaufmann, E., *Lehrbuch der speziellen pathologischen Anatomie,* Bd. 1, 1911.

2. Dawber, Th. R. und Kannel, W. B., *Amer. J. publ. Hlth.* 53, 1963, S. 433.

3. Schettler, G., *Arteriosklerose,* Thieme, Stuttgart 1961.

4. Vastesaeger, M. M. und Delcourt, R., *Circulation* 26, 1962, S. 841.

5. Allison, R. B., Rodriguez, F. L., Higgins, E. A., Leddy, J. P., Abelmann, W. H., Ellis, L. B. und Robbins, S. L., *Circulation* 27, 1963, S. 170.

6. Albrink, J. M., Lavietes, P. H. und Man, E. B., *Ann. intern. Med.* 58, 1963, S. 305.

7. Pezold, F. A. und Günther, B., *Z. Kreisl.-Forsch.* 51, 1962.

8. Bainton, C. R. und Peterson, D. R., *New Engl. J. Med.* 268, 1963, S. 569.

9. Glatzel, H., *Arch. Kreisl.-Forsch.* 43, 1964, S. 249.

10. Campbell, M., *Brit. med. J.* II, 1963, S. 528.

11. Enos, W. F., Holmes, R. H. und Beyer, J., *J. Amer. med. Ass.* 152, 1953, S. 1090.

12. Townsend, F. M. und Davidson, W. H., in: *Probleme der Luftfahrtpathologie,* Panorama Sandoz 1962.

13. Levy, R. L. und Tracy, *Publ. Hlth. Rep.* (Wash.) 1951, S. 1248.

14. Page, J. H., *Circulation* 10, 1954, S. 1.

15. Duguid, J. B., *Bull. schweiz. Akad. med. Wiss.* 13, 1957, S. 73.

16 a. Dawber, Th. R., Meadow, G. F. und Moore, F. E., *Amer. J. publ. Hlth.* 41, 1951, S. 279.

16 b. Dawber, Th. R., Moore, F. E. und Mann, G. V., *Amer. J. publ. Hlth.* 47, 1957, S. 4.

17. Albrink, J. M., Meigs, J. W. und Granoff, M. A., *New Engl. J. Med.* 266, 1962, S. 484.

18. Pell, S. und D'Alonzo, C. A., *J. Amer. med. Ass.* 185, 1963, S. 831.

19. Schettler, G., *Med. Welt* 1964, S. 1785.

20. Albrink, M. J., Meigs, J. W. und Man, E. B., *Amer. J. Med.* 31, 1961, S. 4.

21. Glatzel, H., *Dtsch. med. Wschr.* 85, 1960, S. 1296.

22. Oliver, M. F. und Boyd, G. S., *Lancet* 1961/II, S. 499.

23. Spain, D. M., Nathan, D. J. und Gellis, M., *Amer. J. med. Sci.* 245, 1963, S. 63.

24. Eggers, P., Vogelberg, K. und Zylmann, E., *Münch. med. Wschr.* 104, 1962, S. 2388.

25. Gofman, J. W. und Jones, H. B., *Circulation* 5, 1952, S. 514.

26. Hartmann, G., Widmer, L. K., Creux, G., Greensher, A. und Kaufmann, L., *Z. Kreisl.-Forsch.* 51, 1962, S. 425.

27. Hartmann, G., unveröffentlichte Untersuchungen.

28. Doyle, J. T., Dawber, Th. R., Kannel, W. B., Heslin, A. S. und Kahn, H. A., *New Engl. J. Med.* 266, 1962, S. 796.

29. Silber, E., Pick, R. und Katz, L. N., *Circulation* 21, 1960, S. 1193.

30. Cohen, A. M., *Metabolism* 10, 1961, S. 50.

31. Büchele, S., *Schweiz. med. Wschr.* 92, 1962, S. 742.

32. Breslow, L. und Buell, Ph., *J. chron. Dis.* 11, 1960, S. 421.

33. Kahn, H. A., *Amer. J. publ. Hlth.* 53, 1963, S. 1058.

34. Morris, J. N., Heady, J. A., Raffle, P. A. B., Roberts, C. G. und Parks, J. W., *Lancet* 1953/II, S. 1053 und 1111.

35. O'Brian, D., *Lancet* 1947/I, S. 193.

36. Russek, H. I., *Amer. J. med. Sci.* 240, 1960, S. 711.

37. Wardwell, W. I., Hyman, M. und Bahnson, C. B., *J. chron. Diss.* 17, 1964, S. 73.

38. Horwitz, C. und Bronte-Steward, B., *Amer. J. med. Sci.* 244, 1962, S. 272.

39. Arnott, E. M., *Brit. med. J.* 1954/II, S. 891.

40. Friedman, M., Rosenman, R. H. und Byers, S., *Circulation* 29, 1964, S. 874.

41. Yater, W. M., Traum, A. H., Spring, S., Brown, W. G., Fitzgerald, R. P., Geisler, M. A. und Wilcox, B. B., *Amer. Heart J.* 36, 1948, S. 683.

42. Dawber, Th. R., *Bibl. cardio.* (Basel) 13, 1963, S. 9.

43. Hauss, W. H., *Verh. dtsch. Ges. inn. Med.* 69, 1963, S. 554.

Zur Epidemiologie des Diabetes mellitus in Japan

WILLIAM G. BLACKARD, M. D., YOSHIAKI OMORI, M. D., UND LAWRENCE R. FREEDMAN, M. D.*

Diabetes mellitus, eine der am längsten bekannten Krankheiten, gibt es auf der ganzen Welt. Seine große Häufigkeit, Beziehungen zu anderen Krankheiten und die Beteiligung aller Organsysteme haben zu vielen Untersuchungen herausgefordert. Es herrschte die Tendenz vor, begrenzte Aspekte dieser Krankheit mit dem fortgeschrittenen Instrumentarium der modernen Naturwissenschaft zu untersuchen. Die Studien des Diabetes in Krankenhaus, Klinik und Labor waren zahlreich und geben bei den Anstrengungen gegenüber der unentwirrbaren Pathogenese noch den Ton an. Die Epidemiologie jedoch wird beim Angehen vieler ungelöster Probleme oft vernachlässigt, zweifelsohne infolge der Schwierigkeiten des Umgangs mit umfangreichem Patientengut. Nichtsdestotrotz kann ein Vergleich des Diabetes in geographisch verschiedenen Gegenden, ein Vergleich von Menschen mit verschiedener genetischer Konstitution, die unter verschiedenen sozialen Normen leben, dazu beitragen, unser Wissen über die Rolle von Anlage und Umwelt bei Diabetes mellitus wesentlich zu erweitern.

Obgleich lange der Verdacht vorherrschte, daß die klinischen Merkmale des Diabetes im Orient von denen in der westlichen Welt variieren, war es schwierig, das Wesentliche dieses Unterschiedes zu belegen. Der vorliegende Artikel ist ein Bericht über Diabetes in Japan, mit der Betonung auf den klinischen und epidemiologischen Aspekten der Krankheit im Vergleich mit dem Diabetes des Westens.

DIE VERBREITUNG DES DIABETES IN JAPAN

Eine genaue Beurteilung der Verbreitung des Diabetes ist nur mittels klinischer Frühdiagnose-Aktionen möglich. Die Notwendigkeit wird augenfällig, wenn man bedenkt, daß nur 25–50% des bei Früherkennungsaktionen in Hiroschima[1] und Tokio[2] gefundenen Diabetes schon bekannt gewesen war. Trotzdem sollte man Vorsicht walten lassen beim Übertragen der Ergebnisse dieses Programms sowohl auf Japan als auch auf andere Länder; denn die Untersuchung bei einer Früherkennungsaktion ist im allgemeinen freiwillig und mag deswegen verzerrte Ergebnisse bringen. Da Alter, Geschlecht und Beschäftigung bei der Bestimmung der Verbrei-

Blackard u. a., Epidemiology of Diabetes Mellitus in Japan. Aus: *Journal of Chronic Diseases,* H. 18, 1965, S. 415–427. Mit freundlicher Genehmigung des Autors und der Pergamon Press Ltd., Headington Hill Hall, Oxford. Übersetzt von Klaus Horn.

* Medizinische Abteilung der Atomic Bomb Casualty Commission, Hiroschima und Nagasaki, Japan.

tung des Diabetes bedeutende Variablen ausmachen, müssen diese Faktoren bei einer untersuchten Bevölkerung besonders sorgfältig behandelt werden. Sogar bei in bezug auf das Geschlecht berichtigten Untersuchungen über die Verbreitung kann eingewandt werden, daß deutliche Unterschiede der Anteile der Geschlechter an Diabetes in verschiedenen Gebieten festgestellt worden sind. Viel hängt auch von den benutzten Auswahlmethoden und der Definition des Diabetes mellitus, deren man sich bedient, ab.

In Japan sind einige Erhebungen über die Häufigkeit des Diabetes gemacht worden[1, 3, 4]. Bei allen ergaben sich Häufigkeitsraten von etwas mehr als 4 % bei Personen über 40 Jahren. Jedoch kann keine dieser Studien in bezug auf eine Übertragung der Ergebnisse auf die Gesamtbevölkerung ganz befriedigen, denn es wurde dabei die Verteilung der Geschlechter in der nationalen Bevölkerung nicht berücksichtigt. Die Auswahl, die Kobayashi[3] und Nakayama[4] trafen, war vorwiegend männlich und ergab 4,6 % beziehungsweise 4,2 % Diabeteshäufigkeit für Personen über 40 Jahre. Die Resultate einer neueren, noch unveröffentlichten Untersuchung von Kobayashi und Mitarbeitern[2] ergab 7,6 % Diabeteshäufigkeit für Personen über 40 Jahre. Die Erkennungsaktion der Atomic Bomb Casualty Commission (ABCC) bei 3581 Personen (zwei Drittel Frauen) ergab eine Häufigkeit von 4,9 % für Personen über 40 Jahre[1].

Eine genaue Verbreitung des Diabetes in der japanischen Bevölkerung kann nicht angegeben werden. Wegen der größeren Häufigkeit dieser Krankheit bei Männern sind Kobayashis und Nakayamas Ergebnisse zu hoch und die Zahlen der ABCC zu niedrig. Darüber hinaus ergibt sich aus den Studien der ABCC in Hiroschima und Nagasaki, daß der Diabetes in Japan geographisch variiert. Bei gleichen Erhebungsverfahren in Hiroschima und Nagasaki ergab sich für Hiroschima doch eine viermal so große Häufigkeit wie für Nagasaki[5]. Dieser bemerkenswerte Unterschied wird weiter unterstützt von Familienanamnesen von Nichtdiabetikern in den beiden Städten. Familien, in denen Diabetes vorkam, gab es in Hiroschima doppelt so häufig wie in Nagasaki. Zufällig wurden diese Erkennungsprogramme in Gegenden mit der höchsten und der niedrigsten Todesrate für Diabetes durchgeführt. Die Untersuchung der vergleichbaren Sterblichkeit in den beiden Städten ergab, daß in Hiroschima doppelt so viele Menschen an Diabetes sterben wie im Bereich Nagasaki[6].

Der vierfache Unterschied der Diabeteshäufigkeit in Hiroschima und Nagasaki steht im Widerspruch zur Auffassung, Japan habe eine homogene Bevölkerung. Die unterschiedliche Diabetesrate, sogar in vergleichbaren Gegenden, illustriert die Gefahr, in die man sich begibt, wenn man unterschiedliche Diabetshäufigkeit bei Ländern nur den Umwelteinflüssen anlastet.

Beträchtliche geographische Unterschiede der Diabetes-Todesfälle wurden auch in den USA beobachtet[7]. Die Jahrestodesrate des Diabetes nimmt von der Ostküste zur Westküste hin und von Norden nach Süden entlang der Ostküste ab. Diese Unterschiede sind noch nicht völlig erklärt.

Geographische Unterschiede erschweren exakte Schätzungen der Häufigkeit in einem Land. Die Vorstellung einer nationalen Häufigkeitsrate des Diabetes, entweder aus den entsprechenden Todesfällen oder aus sporadischen Erkennungsprogrammen hergeleitet, ist ohne Zweifel nur ein Zahlenartefakt von geringem wissenschaftlichem Wert.

Andererseits sind Daten aus begrenzten, kleinen Grundgesamtheiten zu Vergleichen geeignet. Erhebungen aus Gegenden Japans und der USA, wo die Diabetik-Todesraten am höchsten sind, zeigen Häufigkeitsraten, die annähernd vergleichbar sind. In Hiroschima haben zur Zeit 5,4 % aller Personen über 40, in einer Bevölkerung, die zu gleichen Teilen aus Männern und Frauen besteht, Diabetes*. In einer Bevölkerung vergleichbaren Alters (über 44 Jahre) und gleicher Geschlechtsverteilung in Oxford, Massachusetts beträgt die Diabeteshäufigkeit 5 %[8]. Doch paßt die annähernd gleiche Häufigkeitsrate nicht zu der deutlichen Differenz der Diabetes-Todesraten der beiden Städte. Die jährliche Todesrate pro 100 000 Personen ist in den USA fünfmal größer als in Japan[7, 9]. Offensichtlich sind Sterberaten ein ungenaues Maß für Häufigkeitsschätzungen ganzer Länder.

KLINISCHE STUDIEN AUS JAPAN

Vier Hauptunterschiede zwischen dem Diabetes in Japan und jenem in westlichen Ländern waren bemerkt worden: seltenes Auftreten von Ketosen; relatives Fehlen atherosklerotischer Komplikationen; umgekehrte Geschlechtsrate; die Seltenheit jugendlicher Diabetiker in Japan. Die Existenz einer Form des Diabetes mellitus, der solche entscheidende Unterschiede im Vergleich zum westlichen aufweist, öffnet uns eine entscheidende Möglichkeit, mehr über die Pathogenese dieser Krankheit zu erfahren. Es gilt, sich jedoch erst der in mancher Beziehung vorhandenen Unterschiede zu versichern und festzustellen, ob es die vermuteten Differenzen tatsächlich gibt.

Eine Auswertung klinischer Diabetes-Studien aus japanischen Universitätskliniken hat ergeben, daß die Ähnlichkeiten des Diabetes in Japan und im Westen die Unterschiede bei weitem überwiegen[10]. Die Krankheit beginnt in beiden Gebieten allgemein zwischen 40 und 60 Jahren. Der Zusammenhang zwischen unmäßig hohem Körpergewicht und Diabetes findet sich in Japan wie im Westen. Darüber hinaus wurde Diabetes in der Aszendenz in beiden Gebieten festgestellt, obgleich in Japan nicht so häufig wie bei Diabetikern der USA. Überblicke aus Japan zeigten, daß nicht mehr als 27,1 % Fälle mit Diabetes[11] in der Aszendenz waren, während Studien im Westen ein Auftreten in der Familie von Diabetikern von 19–41 % ergaben[12]. Eine größere Anzahl unentdeckter Diabetiker und wenig Kenntnis über Familienkrankheiten in Japan mag für diesen Unterschied verantwortlich sein. In einer japanischen Studie, in der an 52 Familienangehörigen von Prostituierten aus 20 Familien die Glukosetoleranz getestet wurde, hatten 45 % der Familien wenigstens eine Person mit positiver Diabetesreaktion aufzuweisen, während auf Befragen nur

* Schätzungen nach den Daten des Erkennungsprogrammes der ABCC[1].

19,4 % (31 Familien) von 160 Diabetikern (108 Männer, 52 Frauen, je ein Patient war ohne Familie) eine positive Familiengeschichte hatten[13]. Um die Häufigkeit des Diabetes in Japan und im Westen genau zu vergleichen, müßten alle Familienmitglieder untersucht werden.

Eine der wesentlichen Ähnlichkeiten zwischen dem Diabetes in Japan und im Westen basiert auf der Häufigkeit von Kapillargefäßerkrankungen und bestimmten chronischen Komplikationen in beiden Bevölkerungen. Die weitgehende Beeinträchtigung der Kapillargefäße ist die Ursache von Nierenleiden und Netzhauterkrankungen. Für andere Komplikationen, die oft im Zusammenhang mit Netzhauterkrankungen und Leberleiden auftreten, ist diabetische Neuropathie, wofür jedoch eine Ätiologie im Bereich der Kapillaren ebensowenig beigebracht werden konnte wie für periphere Gangränerkrankungen, die nur zum Teil von Kapillarerkrankungen abhängen. Diese Schäden, welche häufig mit Diabetes verknüpft sind und oft zu seiner Entdeckung führen, werden oft nur als Begleitumstände, nicht aber als Komplikationen des Diabetes angesehen[14]. Klinische Studien der Universität Hiroschima konnten zeigen, daß das Auftreten dieser Schäden vom Geschlecht und von der Krankheitsdauer abhängt und zumeist bei schon lange erkrankten Frauen zu finden ist[10]. Weil Berichte über die Häufigkeit dieser Komplikationen nach Geschlecht und Krankheitsdauer in der englischsprachigen medizinischen Literatur nicht auffindbar waren, sind nur grobe Vergleiche möglich. Tabelle 1 vergleicht das Auftreten dieser Schäden in der klinischen Studie der Universität Hiroschima mit solchen in Kliniken des Westens[10, 15–18]. Eine umfassende Übersicht über dieses Problem hat gezeigt, daß die Resultate der klinischen Studie der Uni-

Tabelle 1

Häufigkeit der Retinopathie, Neuropathie und der Gangränerkrankungen in japanischen und Diabetikerkliniken der westlichen Welt (nach Prozenten)

	Hiroschima, Japan[10]	Rochester, USA[15]	Philadelphia, USA[16, 17]	Tonsburg, Norwegen[18]
Retinopathie				
Insgesamt	39	30		
Krankheitsdauer (nach Jahren)				
<1	21	11		
1–10	38	22		
11–15	57	65		
>15	71	67		
>20	60	73		
Albuminurie	26		8	
Neuropathie (fehlende Reflexe)	22		2	19
Gangränerkrankungen	0		6	

versität Hiroschima typisch für andere Diabetikerkliniken in Japan sind[10]. Es werden hier jedoch nur Daten aus dem Westen referiert, die mit gleichen oder sehr ähnlichen Ermittlungsmethoden erhoben wurden (das ist bei der Retinopathie eher von Wagners als von Scotts Kriterien zu sagen).

Die Häufigkeit der Retinopathie und deren vermehrtes Auftreten im Verlauf der Krankheitsdauer ist in Japan und dem Westen gleich. Vergleicht man die Retinopathiefälle der Diabetikerklinik der Universität von Hiroschima mit denen der Scottschen Untersuchungen[10], so ist auch die Schwere der Krankheit in ihren verschiedenen Stadien gleich. Diese Befunde bei japanischen Diabetikern mit 20 g Fett in ihrer täglichen Nahrung lassen es unwahrscheinlich erscheinen, daß der Verbrauch von Fett einen entscheidenden Einfluß auf die Retinopathie hat. Diese Daten widersprechen zwei Berichten aus den USA nicht[19, 20], denn die Besserung, die bei westlichen Diabetikern bei niedrigem Fettgehalt der Ernährung erzielt werden konnte, bezog sich hauptsächlich auf das Verschwinden der Exsudate. Die diabetische Retinopathie in Japan ist vielleicht durch geringere Exsudation charakterisiert; Quantitätsbestimmungen wurden jedoch nicht gemacht.

Albuminurie und Areflexie finden sich allgemein bei japanischen Diabetikern. Die einzige Ziffer über Albuminurie beim unausgewählten Patientengut einer westlichen Diabetikklinik scheint unglücklicherweise ein wenig niedrig, wenn man die Häufigkeit von Leberleiden bei Diabetikern, das sich nach der Autopsie herausstellt, in Betracht zieht[21]. Gangränerkrankungen trifft man in Japan weniger häufig als bei Diabetikern im Westen. Jedoch hängen diese oft, wenn nicht immer mit Erkrankungen peripherer Gefäße zusammen. Das seltene Auftreten von Gangränerkrankungen in japanischen Kliniken (Tokio 2 %, Keio 0 %, Hiroschima 0 %)[10] erweckt den Eindruck, daß die gegenwärtige Auffassung, Gangränerkrankungen den Angiopathien zuzurechnen[22], die Rolle der Erkrankungen der großen Gefäße unterschätzt, denn Retinopathien und Nephropathien, die gemeinhin als Mikroangiopathien angesehen werden, treten in Japan ebenso häufig wie im Westen auf. Unzweifelhaft kann die Gangräne bei Diabetes auch ohne Erkrankung der peripheren Großgefäße vorkommen, doch die relativ große Häufigkeit von Gangränerkrankungen bei West-Diabetikern scheint dann besser verständlich, wenn man sowohl eine Erkrankung der großen wie der kleinen Gefäße annimmt.

Diese Ähnlichkeiten bei Diabetikern in Japan und im Westen sprechen dafür, daß Diabetes mellitus bei beiden Bevölkerungen wesentlich die gleiche Krankheit ist; damit wird Joslins[23] Ansicht, der Diabetes komme überall vor, unterstützt. Doch gerade wegen dieser Ähnlichkeiten ist es von größter Bedeutung, zu versuchen, die Differenzen zu erklären.

KETONÄMIE

Ketonämie ist in Japan selten. Ergebnisse aus acht Diabetikerkliniken[24] in Japan zeigen, daß nur 2–11 % der Patienten eine Ketonurie hatten, bevor sie behandelt wurden; in britischen Diabetikerkliniken dagegen waren es 43 %[25]. Darüber hinaus brachte eine Durchsicht der japanischen Literatur aus den Jahren zwischen 1915 und 1957 (Goto und Muraki[26]) nur 101 Fallberichte von Ketonämie und diabetischem Koma. Die Mehrheit der in Hiroschima interviewten Internisten hatten niemals während ihrer Ausbildung oder Praxis eine diabetische Azidose gesehen.

Wegen des seltenen Auftretens der Ketonämie wurden anderswo zitierte Studien[27] unternommen, um die Fähigkeit der japanischen Diabetiker zu bestimmen, ungesättigte Fettsäuren (UFS) zu mobilisieren und sie in Ketone umzusetzen. Diese Fähigkeit war bei japanischen Diabetikern und Nichtdiabetikern vergleichbar mit denjenigen von Nichtdiabetikern im Westen. Obgleich Studien über die ketonämische Reaktion westlicher Diabetiker auf Infusionen von Norepinephrin nicht zur Verfügung standen, fand sich bei japanischen Diabetikern eine größere hyperketonämische Reaktion als bei japanischen Nichtdiabetikern. Die hyperketonämische Reaktion variierte reziprok zur Fettleibigkeit und in unerwarteter Weise mit dem Blutzucker beim Nüchterntest (BNT). Paradoxerweise war die hyperketonämische Reaktion bei Diabetikern mit BNT 150–250 mg/100 ml geringer als bei Diabetikern mit niedrigerem BNT. Deswegen war es unwahrscheinlich, daß schlimme Hyperketonämie oder Ketonurie bei Patienten mit einem BNT von weniger als 250 mg je 100 ml vorkam. Aikawa berichtete von Ketonurie bei 2,7 % der Diabetiker mit einem BNT von weniger als 250 mg/100 ml und 16,6 % der Diabetiker mit BNT von mehr als 250 mg/100 ml.

Diese Ergebnisse erwecken den Eindruck, daß das relative Fehlen von Ketonämie bei japanischen Diabetikern mit einem geringeren Grad von Glykämie zusammenhängen muß. Zumindest ein japanischer Autor hat den Eindruck gewonnen, daß die BNT-Werte bei japanischen Diabetikern niedriger wären als bei westlichen[28]. Aus Japan berichtet Kan[29] von 4 % unbehandelter Diabetiker mit BNT von 300 mg/100 ml, während andere Kliniken von 6 % und 8 % der Patienten mit BNT in dieser Höhe berichten[30, 31]. Geeignete Vergleichzahlen vom Westen sind nicht verfügbar.

Die geringe Häufigkeit von Ketonämie in anderen Ländern mit überwiegender Kohlehydraternährung wie Ceylon[32] und Ostpakistan[33] scheint geeignet, die japanische Ernährung als Erklärung für die relativ geringe Häufigkeit von Ketonämie in Japan zu betrachten. Japanische[34] und westliche[35] Forscher haben gezeigt, daß überwiegende Kohlehydraternährung mit einer größeren Toleranz (wahrscheinlich geringerer Hyperglykämie beim Nüchterntest) gegenüber Kohlehydraten zusammenhängt. Ob die Abnahme der Ketonämie auf größerer Kohlehydrattoleranz beruht oder mit weiteren Änderungen in Zusammenhang steht, die durch die Kohlehydraternährung hervorgerufen werden, ist noch zu überprüfen. Ein Vergleich von Blutketonnüchterntests bei verschiedenen BNT-Niveaus bei japanischen[27] und westlichen Diabetikern[36] kann diese Frage beantworten. Diesen Vergleich bringt Tabelle 2. Wegen des Einflusses der Fettleibigkeit auf den Ketongehalt des Blutes[27] haben die Vergleiche der verschiedenen BNT-Niveaus nur beschränkte Gültigkeit, wenn sie unter Vernachlässigung dieses Faktors gemacht worden sind.

Die Patienten in Cincinnati waren vor dem Test verschiedenen Behandlungen unterzogen worden, während die Patienten in Hiroschima wenigstens zwei Wochen lang vorher nicht in Behandlung waren; doch ist es unwahrscheinlich, daß die Therapie die Korrelation zwischen Stoffwechselembolie (BNT) und dem Blutketonniveau wesentlich beeinflußt. Keiner der Patienten war in Biguanidin-Behandlung; die Standardabweichungen sind darüber hinaus zu groß, als daß exakte Vergleiche angestellt werden könnten. Trotz dieser Vorbehalte läßt der relative Umfang des Ketongehaltes (siehe Tabelle 2) nicht darauf schließen, daß die Seltenheit der Ketonämie bei japanischen Diabetikern auf ihrer Resistenz gegen Hyperketonämie beruht.

Tabelle 2

Blutketonnüchterntest in Hiroschima, Japan und Cincinnati, USA
(Mittelwerte in μ-mol/l. ± S. D.)

	Hiroschima, Japan[27]	Cincinnati, USA[36]
Nichtdiabetiker	187 ± 59 (11)	143 ± 89 (94)
Diabetiker		
BNT 60– 89 mg%	219 ± 43 (8)	
BNT 90–149 mg%		302 ± 201 (48)
mager	347 ± 123 (8)	
fettleibig	179 ± 31 (5)	
BNT 150–199 mg%	331 ± 85 (9)	329 ± 178 (30)
BNT 200–299 mg%	601 ± 379 (7)	692 ± 1140 (19)

Zahlen in runden Klammern geben die Anzahl der getesteten Personen an. Vergleiche Text.

ATHEROSKLEROSE

Seit dem Beginn der Insulinära vor 40 Jahren sind atherosklerotische Komplikationen in der Mehrzahl der Diabetessterbefälle in westlichen Ländern verantwortlich. In Japan hingegen ist die Erkrankung der Koronargefäße nicht verbreitet; Japan hat eine der niedrigsten Todesraten bei Koronarerkrankungen in der ganzen Welt[37]. Es ist noch nicht festzustellen, ob Diabetes wie im Westen auch in Japan zum Entstehen von Gefäßerkrankungen beiträgt. Das ist ein schwieriges Problem, weil das seltene Auftreten von Koronarerkrankungen und Erkrankungen der peripheren Gefäße in der nichtdiabetischen Bevölkerung dazu zwingt, große Stichproben zu untersuchen.

Die Seltenheit der Koronarerkrankung in Japan ist mit dem niedrigen Fettgehalt der Ernährung in Zusammenhang gebracht worden[37]. Das dürfte auch für die relative Seltenheit von atherosklerotischen Komplikationen bei Diabetikern gelten.

Es ist jedoch nicht entschieden, ob wenig Kalorien, wenig Fett oder beides für den offensichtlich günstigen Effekt der japanischen Ernährung verantwortlich gemacht werden kann. Albrink, Lavietes und Man[38] glauben, aus einer Analyse von Daten der letzten 30 Jahre über Diabetiker schließen zu können, daß niedriger Fettgehalt der Nahrung paradoxerweise Atherosklerose vermehrt, während wenig Kalorien sie reduzieren. Diese Schlüsse waren zum Teil auf einen Vergleich von Diabetikern gegründet, die 40 % beziehungsweise 60 % ihrer Kalorien in Form von Fett zu sich nahmen. Solch ein Vergleich ist nicht ohne weiteres für japanische Diabetiker relevant, die nur 10 % ihrer Kalorien in Form von Fett zu sich nehmen. Jüngere kurzfristige Studien mit Patienten aus dem Westen, die die gleiche fettarme Nahrung hatten[39], und Longitudinalstudien mit Patienten, die sowohl wenig Fett zu sich nahmen als auch wenig Kalorien[19], bieten keine gültige Einschätzungsmöglichkeit der Rolle der fettarmen Ernährung bei der Vorbeugung oder Verzögerung der Gefäßerkrankungsprozesse. Longitudinalstudien an Diabetikern, die die gleiche Kalorienmenge, jedoch bei niedrigem Fettgehalt (20 g pro Tag) und hohem Fettgehalt (über 100 g pro Tag), zu sich nehmen, könnten klären, ob niedriger Fettgehalt oder wenig Kalorien überhaupt für den offenbar günstigen Einfluß der japanischen Ernährung verantwortlich sind.

Im Gegensatz zu westlichen Ländern tritt Diabetes in Japan vorwiegend bei Männern auf. Die meisten japanischen Diabeteskliniken berichten von einer Geschlechtsrelation von 2, 3 oder 4 : 1[10]. In dem einzigen japanischen Untersuchungsprogramm, das dazu dienen könnte, die Häufigkeit des Diabetes getrennt für Männer und Frauen im Alter von über 40 Jahren zu bestimmen, war die Häufigkeit bei Männern um 2,4mal größer als bei Frauen[1].

Theoretisch können Variationen der Geschlechtsrate bei Diabetikern in westlichen Ländern im Vergleich zu Japan auf genetische oder auf Umweltfaktoren zurückgeführt werden, obgleich es hier keine Möglichkeit gibt, zwischen diesen beiden Faktoren zu unterscheiden. Einige Wahrscheinlichkeit besteht dafür, daß geschlechtsspezifische Grenzen bestehen, wenn es um die Ausprägung des Diabetes geht, denn einige Forscher stellten das Leiden häufiger bei Geschwistern gleichen Geschlechts fest[40]. Diese geschlechtsspezifische Grenze hat jedoch keine weiter verbreitete Anerkennung oder Bestätigung als bedeutsames Phänomen der Vererbung des Diabetes gefunden.

Die umgekehrte Geschlechtsrate in Japan verliert einiges an Bedeutung, wenn wir die sich wandelnde Geschlechtsrate im Westen im Verlauf des letzten halben Jahrhunderts in Erwägung ziehen. Im Jahre 1912 stellte Osler fest, daß Diabetes bei Männern häufiger war als bei Frauen[47]. Abbildung 1, die aus einem Artikel von Harris und McArthur stammt[42], zeigt die Sterblichkeitsrate des Diabetes in England und Wales zwischen 1912 und 1947. Vor 50 Jahren waren Männer eindeutig in der Mehrzahl. Nach dem Ersten Weltkrieg, einer Zeit, die durch bessere Lebensbedingungen gekennzeichnet war, durch reichliche Ernährung, weniger Energieverbrauch und leichteres Leben für die Frauen, wurde die Diabetessterblichkeisrate für Frauen höher. Die beiden steilen Einbrüche der Diabetesmortalität fallen mit Kriegsjahren zusammen. Solche dramatischen Veränderungen in der Geschlechtsrate innerhalb zweier Generationen legt die Vermutung nahe, daß eher Umwelt- als Anlagefaktoren die Ursachen sind. Obgleich eine genetische Erklärung für die umgekehrte Geschlechtsproportion in Japan nicht ausgeschlossen werden kann, scheinen Umweltursachen als Erklärungen sinnvoller.

Die Häufigkeit des Diabetes bei Personen über 40 Jahre, die bei Untersuchungsprogrammen in Hiroschima, Japan und Oxford, Massachusetts gefunden wurden,

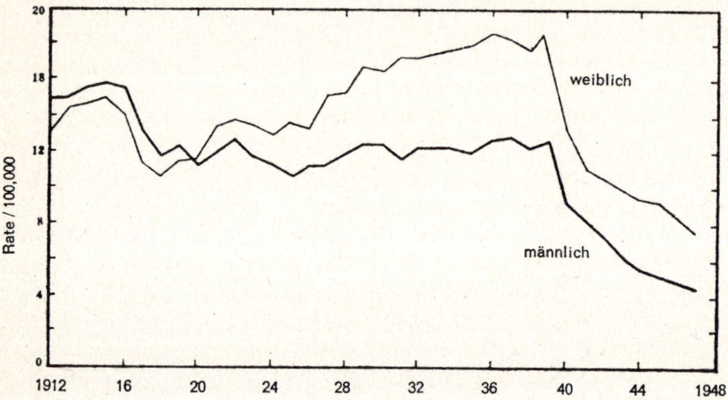

Abb. 1 Standardisierte Sterberaten (Diabetes) in England und Wales 1912–1947 (Harris und McArthur [42])

sind in Abbildung 2[1, 8] wiedergegeben*. Diabetes tritt bei Männern aus Hiroschima öfter auf als bei Männern aus Oxford, bei Frauen aus Hiroschima weniger häufig als bei ihren westlichen Geschlechtsgenossinnen. Es muß betont werden, daß beide Erhebungen in Gegenden gemacht wurden, deren jährliche Diabetes-Todesraten die höchsten im jeweiligen Land waren.

Wenn die Empfänglichkeit für Diabetes in Hiroschima und Oxford die gleiche wäre, dann wären notwendigerweise Umweltfaktoren die Ursache der vermehrten Häufigkeit bei Männern und des gesunkenen Vorkommens bei Frauen gewesen. Obgleich das genetische Moment der Diabetesanfälligkeit in den beiden Gemeinden nicht abgeschätzt werden kann, ist es unwahrscheinlich, daß der Umwelteinfluß schlechthin die Veränderung bewirkt hat. Wahrscheinlicher ist also, daß unterschied-

*Altersberichtigte Häufigkeitsraten für Hiroschima im Vergleich mit Oxford können nur als Näherungswerte angegeben werden, denn in der Oxforder Stichprobe sind 10-Jahres-Intervalle von Mitte zu Mitte der Dekaden, in Hiroschima Dekaden angegeben. Die Altersverteilung der über 40 Jahre alten ist in beiden Städten annähernd vergleichbar, eine Altersberichtigung würde die Angaben der Abbildung 2 nicht wesentlich beeinträchtigen.

liche Umwelt*faktoren,* was den Vergleich von Oxford und Hiroschima anbelangt, entweder zu einer Erhöhung der männlichen Diabetikerzahl oder zur Senkung der weiblichen beitragen. Von den Umweltfaktoren, die zu einer Veränderung der Diabeteshäufigkeit beitragen können, sind diätetische, ökonomische und solche, die zur Fettleibigkeit führen, diejenigen, die zunächst erörtert werden müssen.

Ein Zusammenhang zwischen Fettleibigkeit und Diabetes ist nachgewiesen. Zwei Gründe sprechen dafür, daß eher Fettleibigkeit Diabetes hervorruft als umgekehrt

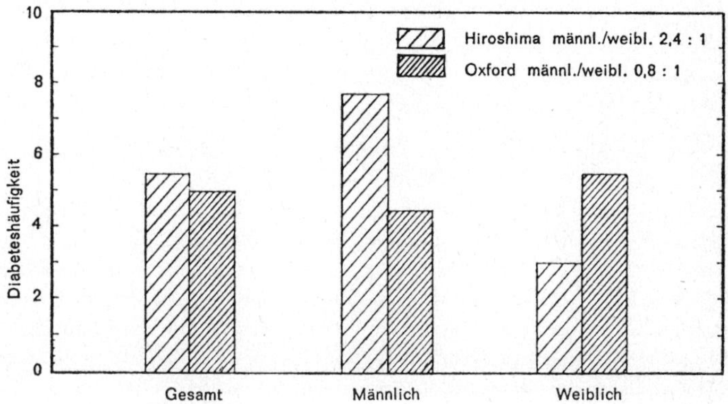

Abb. 2 Diabeteshäufigkeit bei Personen über 40 Jahre in Oxford, Massachusetts und Hiroshima, Japan. (Oxford: Alter über 44 Jahre)

oder daß beide Manifestationen einer Stoffwechselstörung sind. Gewichtsreduzierung führt bei fettleibigen Diabetikern oft zu einer verbesserten Kohlehydrattoleranz. Auch Experimente in Ländern, die zu Kriegszeiten an Nahrungsknappheit litten, unterstützen die Behauptung, daß zu reichliches Essen und Übergewicht Diabetes verursachen. Japanische Beobachter bemerkten ein bemerkenswertes Zurückgehen der Diabetiker während der Zeit der Nahrungsmittelknappheit[43]. Doch war dieser Rückgang in der Hauptsache auf diejenigen weniger gravierenden Diabetesfälle beschränkt, die keiner Insulintherapie bedurften.

Wenn Fettleibigkeit ein bedeutender ätiologischer Faktor des späten Ausbruchs des Diabetes ist, dann müßte Fettleibigkeit in einer Bevölkerung die Häufigkeit von Diabetes beeinflussen. Ein Vergleich der Veränderung des Körpergewichtes im Erwachsenenalter in Japan und westlichen Ländern[44] mag Einsicht in die Gründe für die Veränderung der Geschlechtsproportionen geben. Im Gegensatz zu der Bevölkerung der USA und europäischer Länder gewinnen die Japaner als Erwachsene wenig an Gewicht. Zudem übertreffen die Japanerinnen diese prozentuale Gewichtszunahme der Männer nicht, wie es bei Frauen westlicher Länder der Fall ist. Die Verhältnisse sind in Tabelle 3[44] dargelegt.

Tabelle 3

Durchschnittliche Gewichtszunahme zwischen 25 und 60 Jahren

Land	Männer %	Frauen %
Japan	0,4	0,4
England	3,6	15,5
Kanada	4,6	19,3
USA	8,1	15,0

Aus Hundley[44]

Es ist interessant, dem nachzugehen, ob im Westen das Überwiegen weiblicher Diabetiker tatsächlich darauf zurückzuführen ist, daß westliche Frauen mehr zunehmen als Männer. Aufgrund der minimalen und gleichen Gewichtszunahmen beider Geschlechter in Japan könnten eher niedrigere oder gleiche Häufigkeitsraten für Männer und Frauen als das tatsächlich beobachtete größere Auftreten bei Männern vorausgesagt werden. Wenn in Zukunft Fettleibigkeit als verantwortliche Variable für die umgekehrte Geschlechterproportion untersucht wird, ist es wohl notwendig, eine größere natürliche Disposition der Männer für Diabetes in Rechnung zu stellen.

Das leichte Übergewicht der Männer mit früh beginnendem Diabetes, das bei Forschungsprogrammen im Westen entdeckt wurde, spricht für eine größere Neigung der Männer für diese Krankheit[8, 45]. Jedoch kann die Empfänglichkeit der Geschlechter für spät beginnenden Altersdiabetes nicht genau veranschlagt werden. Andere Faktoren wie Fettleibigkeit, Gebärfähigkeit, Altern und hormonale Veränderungen, die mit der Menopause in Zusammenhang stehen, beeinflussen die Häufigkeitsrate in gleichem Maß wie die Prädisposition den späten Beginn. Vielleicht gleicht sich im Westen die größere Neigung der Männer zum Diabetes durch die größere Neigung der Frauen, dick zu werden, aus, und beide Faktoren laufen darauf hinaus, daß überwiegend Frauen Diabetes haben. In Japan hingegen, wo die Fettleibigkeit fast fehlt und Männer wie Frauen in gleichem Maße zunehmen, sind vielleicht die natürlichen Dispositionen deutlicher zum Ausdruck gekommen.

Obgleich das relative Fehlen der Fettleibigkeit die Diabeteshäufigkeit bei japanischen Frauen senken sollte, gibt es keinen Beweis dafür, daß dieser Faktor allein für den Unterschied der Geschlechtsrate im Westen und in Japan verantwortlich ist. Doch sind Umweltfaktoren, die bei japanischen Frauen für die Seltenheit der Fettleibigkeit verantwortlich sein können, so zum Beispiel die kalorienarme kohlehydratreiche Ernährung und weniger Freizeit, auch bei anderen orientalischen Völkern mit ähnlicher Geschlechtsrate für Diabetes zu finden. Männliche Diabetiker überwiegen offensichtlich in China, Ceylon, Ost-Pakistan und Indien[32, 33]. Die Geschlechtsrate diabetischer Inder in einer Studie in Trinidad zeigte ein Überwiegen der Männer, doch war die Anzahl der untersuchten Personen zu klein, und außerdem waren die

Frauen im Durchschnitt jünger als die untersuchte Gruppe[46]. Im Gegensatz dazu entnehmen wir aus einem Bericht aus Durban, daß mehr weibliche Diabetiker als männliche stationär behandelt wurden[45]. Jedoch ist keine dieser Studien zufriedenstellend im Hinblick auf die Bestimmung der Häufigkeit bei den beiden Geschlechtern. Untersuchungen an Orientalen, die im Westen leben, würden die männliche Prädisposition für Diabetes als orientalischen Konstitutionsfaktor betrachten, ohne die Ernährungsweise und andere Umweltfaktoren in Erwägung ziehen zu müssen. Eine Untersuchung der Geschlechtsrate bei diabetischen Japanern in Hawaii und Kalifornien wäre von großer Bedeutung.

Vorläufige Ergebnisse einer Ermittlung unter Lohnempfängern in Hawaii gestatten die Annahme, daß bei schwerkranken Diabetikern die Geschlechtsrate bei Japanern und Kaukasiern (1,2 zu 1 zugunsten der Männer) gleich war. Zugegebenermaßen sind diese Ergebnisse nicht definitiv, weil die Homogenität der untersuchten Gruppen unter dem Optimum lag und die Häufigkeitsraten nicht altersberichtigt waren, aber sie unterstützen doch das Argument, daß Umweltdifferenzen den Unterschied der Geschlechtsrate in Japan und im Westen erklären[48, 49].

JUGENDDIABETES

Es ist festgestellt worden, daß Jugenddiabetes in Japan nicht häufig anzutreffen ist[50]. Obgleich die Daten dürftig sind, stimmt der niedrige Prozentsatz (1 %) jugendlicher Patienten in der Diabetesklinik der Universität von Hiroschima mit dieser Behauptung überein. In Diabeteskliniken des Westens beträgt der Prozentsatz jugendlicher Patienten 5 %–10 %[51]. In der im Jahre 1942 veröffentlichten Monographie Isodas[50], Diabetes in Children, wird vom Professor einer Kinderklinik berichtet, der im Zeitraum von 30 Jahren nur 5 Fälle von Jugenddiabetes gesehen hat. Ein »assistent professor« der Kinderklinik der Universität Hiroschima fand unter 20 000 ambulant oder stationär behandelten Kindern im Verlauf der letzten 10 Jahre lediglich 3 Diabetesfälle[52]. Obgleich diese Beobachtungen die Krankheitshäufigkeit nicht exakt wiedergeben, ist eine solche Differenz der Diabeteshäufigkeit bei Jugendlichen der beiden Bevölkerungen wahrscheinlich.

Jugenddiabetes unterscheidet sich von dem im Erwachsenenalter beginnenden durch seine Heftigkeit und die relative Wirkungslosigkeit aller Behandlungen, außer der mit Insulin. Darüber hinaus hängt Jugenddiabetes nicht von der Ernährung und übermäßigem Gewicht ab, wie es beim Erwachsenendiabetes häufig der Fall ist. Es ist deswegen unwahrscheinlich, daß Umweltfaktoren sein klinisches Hervortreten und Erkennen verhindern können oder für unterschiedliche Häufigkeit des Jugenddiabetes verantwortlich sind.

Im Vergleich Japans mit dem Westen sind genetische Unterschiede die wahrscheinliche Erklärung. Unglücklicherweise werden bei der geläufigen Arbeitshypothese der rezessiven Vererbung des Diabetes die klinischen Varianten der Krankheit nicht berücksichtigt. Zur Verfügung stehende Daten lassen keinen Schluß zu auf größere

Häufigkeit des Diabetes bei Eltern jugendlicher Diabetiker als bei erst im Erwachsenenalter erkrankten, einmal abgesehen von der Theorie, daß homozygoter und heterozygoter Erbgang für diese klinischen Unterschiede verantwortlich sein kann. Studien von Saito und Mitarbeitern[11] haben ergeben, daß bei japanischen Diabetikern die Häufigkeit positiver Familiengeschichten nicht mit dem Alter variiert, in dem die Krankheit ausbrach.

Die annähernd gleiche Häufigkeit von Diabetikern, die erst als Erwachsene erkrankten, und die unterschiedliche Häufigkeit von Jugenddiabetes in den beiden Bevölkerungen mit wahrscheinlich unterschiedlicher genetischer Konstitution wie Japan und die Vereinigten Staaten könnte vielleicht die Hypothese stützen, daß mehr als ein Erbfaktor für Diabetes verantwortlich ist. Käme nur ein einziger Faktor in Betracht – vorausgesetzt, daß das Alter bei Krankheitsausbruch nicht durch Umweltfaktoren bedingt ist –, so müßte man in beiden Ländern eine gleiche Proportion von Jugenddiabetikern annehmen können. Die klinische Variation, das heißt Jugenddiabetes oder Ausbruch im Erwachsenenalter, kann durch verschiedene genetische Faktoren oder durch das Zusammenspiel mehrerer genetischer Faktoren, die dem metabolischen Defekt zugrunde liegen, verursacht sein. Man kann der Spekulation nachgehen, daß ein einziges gewöhnliches Gen für die Diabetesdisposition verantwortlich ist, daß jedoch andere, seltenere, einen modifizierenden Effekt auf den Grad der Krankheit und ihren Ausbruchszeitpunkt haben. Mit dieser Hypothese stimmt die Tatsache engerer Blutverwandtschaft zwischen Eltern früh erkrankter Diabetiker in Studien aus dem Westen überein[53]. Trotz der neuerlich hohen Heiratsziffern zwischen engen Blutsverwandten ist die Häufigkeit des Jugenddiabetes in Japan offensichtlich niedrig.

ZUSAMMENFASSUNG

Das klinische und epidemiologische Bild des Diabetes mellitus in Japan wurde zusammenfassend dargestellt und mit Daten aus anderen Ländern verglichen. Diabetes ist in Japan grundsätzlich der gleiche wie anderswo; doch hat das Erwägen bedeutsamer Unterschiede zu folgenden Schlüssen geführt.

Die Seltenheit der Ketoazidose in Japan beruht auf der leichten Kohlehydratintoleranz der meisten Diabetiker. Die große Kohlehydratintoleranz hängt sicher teilweise mit dem hohen Kohlehydratkonsum zusammen.

Diabetische Retinopathie tritt in Japan bei Frauen häufiger als bei Männern auf. Im Westen gibt es darüber nur beschränkt und einander widersprechende Zahlen; doch gibt es Retinopathie, Nephropathie und Neuropathie in Japan und im Westen annähernd gleich häufig. Wegen deutlicher Ernährungsunterschiede zwischen Japan und den westlichen Ländern lassen sich diese Daten dahingehend auslegen, daß Nahrungsfett keine Bedeutung für die Pathogenese dieser Erkrankungen hat.

Periphere Gangränerkrankungen sind bei japanischen Diabetikern entschieden ungewöhnlich. Daraus folgt, daß entweder die zugrunde liegende Gefäßerkrankung sich von jener unterscheidet, die Nephropathie oder Retinopathie auslöst, oder daß die Erkrankung der kleinen Gefäße die gleiche ist, also lediglich der Mangel der Atherosklerose der großen Gefäße in der Gesamtbevölkerung für die mindere Häufigkeit des Auftretens gangräner Erkrankungen verantwortlich ist.

In Japan erkranken Männer zwei- oder dreimal häufiger an Diabetes als Frauen. Wenn die geschlechtsdeterminierte Vererbung als möglicher Grund aufgedeckt werden kann, ist es wahrscheinlich, daß der Ausbruch des Diabetes im Erwachsenenalter bei Männern häufiger als bei Frauen ist, außer in jenen Ländern – den westlichen –, wo bei Frauen relativ große Gewichtszunahmen festzustellen sind.

Die Seltenheit des Jugenddiabetes in Japan erklärt sich am besten durch die Seltenheit verursachender genetischer Faktoren. Daraus ergibt sich, daß Jugenddiabetes durch verschiedene oder zusätzliche genetische Faktoren, die für den Erwachsenendiabetes irrelevant sind, verursacht wird.

Die Diabeteshäufigkeit variiert zwischen einzelnen Gebieten im gleichen Land zu deutlich, als daß das Konzept eines nationalen Häufigkeitsfaktors sinnvoll erscheinen könnte.

Bemerkung: *Diese Studie wurde beendet, während Dr. Blackard der Atomic Bomb Casualty Commission beim United States Public Health Service, Division of Radiologie Health zugeteilt war. Die Atomic Bomb Casualty Commission (Hiroschima-Nagasaki, Japan) ist eine Research Agency der U. S. National Academy of Sciences-National Research Council. Die Studie wurde ausgearbeitet mit finanzieller Unterstützung der U. S. Atomic Energy Commission und in Zusammenarbeit mit dem Japanese National Institute of Health of the Ministry of Health and Welfare durchgeführt.*

ANMERKUNGEN

1. Rudnick, P. A. und Anderson, P. S. jr., Clinical Survey to Detect Diabetes Mellitus, in: *Diabetes*, 11, 533, 1962.

2. Kobayashi, Y., Persönliche Mitteilung.

3. Kobayashi, Y., The Frequency of Diabetes and Early Treatment in Japan, in: *Nippon No Igaku 1959 (Medicine of Japan in 1959)*, 1, 641, 1959.

4. Nakayama, M., Early Detection of Diabetes Mellitus, in: *Nippon Rinsho (Jap. Clin.)*, 16, 45, 1958.

5. Freedman, L. R., Fukushima, K. und Seigel, D., *The ABCC-JNIH Adult Health Study, Hiroshima-Nagasaki: Data from the 1960/62 Cycle of Examinations*, ABCC TR 20–63.

6. *Statistical Year Books of Japan*, veröffentlicht vom Japanischen Gesundheitsministerium.

7. Committee on Statistics (Herbert H. Marks, Vorsitzender); Recent Statistics on Diabetes, in: *Diabetes* 7, 403, 1958.

8. Wilkerson, H. I. C. und Krall, L. P., Diabetes in a New England Town, in: *J. Amer. med. Ass.* 135, 209, 147.

9. Muraji, T., Yamamoto, H., Ishimaru, Y., Yoshiyuki, T. und Murata, K., The incidence of diabetes mellitus, in: *Naika (Jap. J. intern. Med.)* 1, 657, 1958.

10. Wada, S., Toda, S., Omori, Y., Yamakido, M. und Blackard, W. G., The Clinical Features of Diabetes Mellitus in Japan as Observed in a Hospital Outpatient Clinic, in: *Diabetes* 13, 485, 1964.

11. Saito, T. and Uchiyama, T., Diabetes Mellitus and Hereditary, in: *Naika (Jap. J. intern. Med.)* 11, 490, 1963.

12. Williams, R. H.: *Textbook of Endocrinology*, S. 607–8, Saunders, Philadelphia, 1962.

13. Saito, T., Murakawa, Y., Muraki, T., Ito, I., Nakayama, Y., Kato, J., Yagi, C. und Sasaki, Y., Investigations on Glucose Tolerance in Diabetic Families, in: *Nippon Rinsho (Jap. Clin.)* 15, S. 1854, 1957.

14. Freedman, L. R., Inapparent Diabetes Mellitus as a Cause of Renal Insufficiency Due to Kimmelsteil-Wilson Lesions, in: *Bull. Johns Hopk. Hosp.* 100, 132, 1957.

15. Wagener, H. P., Retinopathy in Diabetes Mellitus, in: *Proc. Amer. diabet. Ass.*, 5, 201, 1946.

16. Mac Neal, P. S. und Rogers, J., The Complications of Diabetes Mellitus, in: *Med. Clin. N. Amer.* 39, 1607, 1955.

17. Kramer, D. W. und Perilstein, P. K., Peripheral Vascular Complications in Diabetes Mellitus. A Survey of 3.600 Cases, in: *Diabetes* 7, 384, 1958.

18. Broch, O. J. und Klovstad, O., Polyneuritis in Diabetes Mellitus, in: *Acta. med. scand.* 127, 514, 1947.

19. van Eck, W. F., The Effect of a Low Fat Diet on the Serum Lipids in Diabetes and its Significance in Diabetic Retinopathy, in: *Amer. J. Med.* 27, 196, 1959.

20. Kempner, W., Peschel, R. L. und Schlayer, C., Effect of Rice Diet on Diabetes Mellitus Associated with Vascular Disease, in: *Postgrad. Med.* 24, 269, 1958.

21. Lambhs, A. T. und MacFarlane, A., A Clinico-pathological Study of Diabetic Glomerulosclerosis, in: *Quart. J. Med.* 24, 125, 1955.

22. Williams, R. H., *Textbook of Endocrinology*, S. 669 und 676. Saunders, Philadelphia, 1962.

23. Joslin, E. P., Root, H. F., White, P. und Marble, A.: *The Treatment of Diabetes Mellitus*, S. 18. Lea & Febiger, Philadelphia, 1959.

24. Sasaki, S., Hara, T. und Nakayama, M., Statistical Observations on Glycosuria and Diabetes Mellitus, in: *Nippon Shokaki pyo Gakkai Zasshi (Jap. J. Gastroenterol.)* 36, 412, 1938.

25. Freeman, A. G., Symptoms and Clinical Aspects of Diabetes Mellitus, in: *Brit. med. J.* 1, 1149, 1958.

26. Goto, Y. und Muraki, T., Statistical Observations on Diabetic Coma in Japan, in: *Saishin Igaku (Mod. Med.)* 12, 118, 1957.

27. Blackard, W. G. und Omori, Y., Blood Ketone Response to Norepinephrine-induced Free Fatty Acid in Diabetes, in: *Diabetes* 13, 518, 1964.

28. Yoshida, T., Autopsy Findings in Japanese Diabetics, in: *Tonyobyo (Diabetes)* 4, 3, 1961.

29. Kan, R., Statistical Observations on Glycosuria and Diabetes Mellitus, in: *Nippon Shikakibyo Gakkai Zasshi (Jap. J. Gastroenterol.)* 40, 502, 1941.

30. Ueda, H., Maezawa, H., Takamura, U., Ocia, M., Harada, T., Sakurai, T. und Nakajima, A., Treatment of Diabetes Mellitus by Sulfonylurea Drugs, in: *Naika (Jap. J. intern. Med.)* 8, 367, 1961.

31. Katacki, K. und Shiraiaki, F., Statistical Observations on Diabetic Inpatients, in: *Shindan to Chiryo (Diagnosis and Therapy)* 45, 243, 1957.

32. de Zoysa, V. P., Clinical Variations of the Diabetic Syndrome in a Tropical Country (Ceylon), in: *Arch. intern. Med.* 88, 812, 1951.

33. Ibrahim, M. B., Diabetes in East Pakistan, in: *Brit. med. J.* 1, 837, 1962.

34. Saito, T., Re-evaluation of High Carbohydrate, Low Fat Diet Treatment of Diabetes Mellitus and the Significance of Dietary Protein, in: *Nihon Naika Gakkai Zasshi (J. Jap. Soc. intern. Med.)* 47, 864, 1958.

35. Mirsky, I. A., Franzblau, A. N., Nelson, N. und Nelson, W. F., The Role of Excessive Carbohydrate Intake in the Etiology of Diabetic Coma, in: *J. clin. Endocrinol.* 1, 307, 1941.

36. Werk, E. E. jr. und Knowles. H. C. jr., The Blood Ketone and Plasma Free Fatty Acid Concentration in Diabetic and Normal Subjects, in: *Diabetes* 10, 22, 1961.

37. Keys, A., Diet and Coronary Heart Disease. In: *World Trends in Cardiology. I. Cardiovascular Epidemiology*, S. 135. Hoeber-Harper, New York, 1956.

38. Albrink, M. J., Lavietes, P. H. und Man, E. B., Vascular Disease and Serum Lipids in Diabetes Mellitus, in: *Ann. inter. Med.* 58, 305, 1963.

39. Hatch, E. T., Abell, L. I. und Kendall, F. E., Effects of Restriction of Dietary Fat and Cholesterol upon Serum Lipids and Lipoproteins in Patients with Hypertension, in: *Amer. J. Med.* 19, 48, 1955.

40. Harris, H., Heredity in Diabetes Mellitus, in: *Proc. roy. Soc. Med.* 42, 326, 1949.

41. Osler, W., *The Principles and Practice of Medicine*, 8. Aufl., S. 430. D. Appleton, New York, 1912.

42. Harris, H. und MacArthur, N., Changes in Sex Incidence of Diabetes Mellitus (1912–1947), in: *Ann. Eugen.* 16, 109, 1952.

43. Goto, Y., Nakayama, Y. und Yagi, T., Influence of the World War II Food Shortage on the Incidence of Diabetes Mellitus in Japan, in: *Diabetes* 7, 133, 1958.

44. Hundley, J. M., Diabetes – Overweight: U. S. Problems, in: *J. Amer. diet. Ass.* 32, 417, 1956.

45. Walker, J. B., The Detection of Latent Diabetes, in: *Postgrad. Med. J.* 35, 302, 1959.

46. Wright, N. B. und Taylor, B., The Incidence of Diabetes in a Sample of the Adult Population in South Trinidad, in: *W. Indian med. J.* 7, 123, 1958.

47. Cosnett, J. E., Diabetes among Natal Indians, in: *Brit. med. J.* 1, 187, 1959.

48. Sloan, N. R., Ethnic Distribution of Diabetes Mellitus in Hawaii, in: *J. Amer. med. Ass.* 183, 419, 1963.

49. Sloan, N. R., Persönliche Mitteilung.

50. Isoda, S., *Diabetes in Children.* Nihon Isho Shuppan Kaisha, Tokyo, 1947.

51. Joslin, E. P., Root, H. F., White, P., Marble, A., *The Treatment of Diabetes Mellitus*, S. 656. Lea & Febiger, Philadelphia, 1959.

52. Nakamoto, A., Persönliche Mitteilung.

53. Harris, H., The Incidence of Parental Consanguinity in Diabetes Mellitus, in: *Ann. Eugen.* 14, 293, 1949.

Zur Soziogenese psychiatrischer Erkrankungen. Familiendynamische Aspekte der Schizophrenieforschung

HEIDE BERNDT

Hollingshead versteht unter dem soziogenetischen Ansatz der Ursachenforschung psychiatrischer Erkrankungen allein den familiendynamischen, den er zudem noch von dem psychogenetischen Ansatz trennt[1]. Der Begriff Soziogenese wird hier in einem allgemeineren Sinne gebraucht: er schließt all die ätiologischen Modelle ein, die Geisteskrankheiten und insbesondere Schizophrenie nicht als Erkrankungen darstellen, die im wesentlichen durch organische Schäden verursacht werden – sei es, daß diese Schäden durch einen »Schizococcus« hervorgerufen sind oder in einer mangelhaften Erbanlage gründen[1a]. Der biologisch-genetische Forschungsansatz wurde am stärksten von der deutschen und skandinavischen Psychiatrie verfolgt[2]; er geht davon aus, daß nicht äußere, durch die Lebensumstände bedingte Ursachen, sondern innerhalb des Individuums selbst verankerte Störungen schizophrene Erkrankungen hervorrufen. Die Frontstellung der psychiatrischen Forschung konzentriert sich also um die Frage: Sind Geisteskrankheiten individuelle Defektzustände, die auf ungünstige Erbanlagen zurückgehen beziehungsweise mangelhafte Resistenz gegenüber unbekannten Infektionserregern oder werden Geisteskrankheiten durch Lebensumstände gefördert, die aus einer bestimmten gesellschaftlichen Verfassung herrühren? Abgekürzt heißt die Fragestellung: Sind Geisteskrankheiten ein Problem von »nature« (Erbanlage) oder »nurture« (Erziehung)?

Diese Streitfrage war bereits in dem alten Einteilungsschema der Psychiatrie enthalten, das zwischen endogenen und exogenen Psychosen unterschied. Danach zählten unter exogene Psychosen solche, die durch Alter, Intoxikation, Syphilis oder Hirntrauma verursacht sind, während unter endogenen Psychosen (Schizophrenien und manisch-depressives Irresein) all diejenigen subsumiert wurden, denen eine organisch vermittelte »exogene« Ursache nicht nachgewiesen werden konnte.

Durch die Anwendung der ökologischen Forschungsmethoden auf die Psychiatrie konnte der Nachweis erbracht werden, daß zumindest die Schizophrenien soziale Verteilungsmuster aufwiesen, die mit denen der exogenen Psychosen weitgehend übereinstimmten. Psychosen, gleichgültig ob exogener oder endogener Definition, wurden häufiger in den Arme-Leute-Vierteln in der Nähe des Stadtkerns gezählt als in den wohlhabenderen Wohnbezirken am Rande der Stadt[3]. Damit gewann die soziogenetische Ursachenforschung in der Psychiatrie gegenüber der biologisch-genetischen Forschungsrichtung konkurrierende ätiologische Bedeutung. Durch ausführliche empirische Untersuchungen wurde bestätigt, daß die verschiedenen Arten gei-

Originalbeitrag. Eine Arbeit der Autorin über ökologische und epidemiologische Aspekte der Schizophrenieforschung (Darstellung und Kritik von Untersuchungen) erscheint 1968 in der *Sozialen Welt*.

stiger Erkrankung sich unterschiedlich auf die sozialen Schichten verteilen; eindeutig sind schizophrene Erkrankungen in den untersten Schichten am häufigsten anzutreffen[4]. Die Verteilungsdifferenzen im Auftreten einzelner Geisteskrankheiten haben zu der Frage geführt, welche spezifischen Faktoren innerhalb einer Schicht bei der Genese psychiatrischer Symptome beteiligt sind beziehungsweise ob die Sozialisationsprozesse zwischen den Einkommensschichten differieren. Zur Klärung dieser Frage muß die statistisch-epidemiologische Methode durch Kenntnisse aus der psychoanalytischen und soziologischen Theorie erweitert werden, damit die Beziehungen zwischen Sozialisationsmodellen und gesellschaftlicher Reproduktion durchsichtiger werden. Da dieses Untersuchungsfeld jedoch wissenschaftliches Grenzland zwischen verschiedenen Disziplinen ist und daher wenig begangen wird[5], mögen Schlußfolgerungen, wie sie in diesem Aufsatz angeboten werden, leicht spekulativ erscheinen. Sie stellen nichts weiter als einen Versuch dar, die Verschiedenartigkeit der statistischen und vor allem klinischen Ergebnisse auf einer Stufe zu integrieren, auf der der gesellschaftliche Bezug von Geisteskrankheiten deutlicher wird.

I FAMILIÄRE INTERAKTIONSSYSTEME UND SCHIZOPHRENIE

Die Aufmerksamkeit der Psychiater richtete sich bei Analysen über die Familienverhältnisse schizophrener Patienten zuerst auf das Verhältnis des Patienten zur Mutter. Sanua erklärt dieses Interesse an der »schizophrenogenen Mutter« aus der relativ leichten Erreichbarkeit der Mütter und der methodisch einfachen Schlußfolgerung ihres schädlichen Einflusses[6]. Die soziologischen Erklärungshypothesen begnügen sich jedoch nicht mit der schizophrenogenen Mutter als monokausal wirkendem ätiologischen Faktor, sondern gehen weiter. Schizophrenie wird gefördert durch:

a) die Unfähigkeit des Individuums, seinen Rollenerwartungen gerecht zu werden,
b) Zugehörigkeit zu einer sozial benachteiligten (deprived) Gruppe,
c) Isolierung von seinen nächsten Freunden und Bekannten (fellow-men),
d) Veränderungen des sozialen Status (mobility changes)[7].

Die Aspekte sind vor allem im Lidz-Forscherteam berücksichtigt worden und von Lidz selbst zu einer Theorie über die Funktion der Kleinfamilie in industrialisierten Gesellschaften erweitert worden[8].

Die einseitige Orientierung an bestimmten Eigenschaften einer unter allen Umständen schizophrenogen wirkenden Mutter ist von Sanua in Einzelheiten als methodisch fragwürdig nachgewiesen worden. Der Typ der »überbesorgten« Mutter (overprotective mother), die in einigen Untersuchungen als pathogen ermittelt wurde[9], tritt wegen der Bereitwilligkeit dieser Mütter, über ihr tadelloses Verhalten zu berichten, leichter in Erscheinung als die ablehnende Mutter, die es für überflüssig hält, sich um ihr hospitalisiertes Kind zu kümmern. Außerdem erscheint dieser Typ eher in den Mittelschichten als in den Unterschichten, in denen Ablehnung offener ausgedrückt wird als durch die verhüllteren Formen von Destruktion wie »possessiveness and overprotection«.

Sanua kritisiert, daß nur in wenigen Untersuchungen über Mütter und Familien der Schizophrenen die Faktoren Schicht, Religion und ethnische Gruppe kontrolliert seien. Zwar erscheinen die Mütter der Schizophrenen aller Schichten selbst mehr oder weniger gestört in den Beziehungen zu den erkrankten Kindern[10], aber die Formen der Ablehnung des Kindes variieren nach Maßgabe der umfassenderen Merkmale bestimmter sozialer Gruppen. Sanua bemerkt daher zu Recht, wenn nur für den Therapeuten leicht erreichbare Familien untersucht werden, weil diese tendenziell den höheren Klassen angehören, also mehr Mittel an Einsicht und Geld für den therapeutischen Prozeß aufbringen, daß diese ein untypisches Bild schizophrenogener Sozialisationsprozesse ergeben; vor allem, wenn man bedenkt, daß die Mehrzahl der schizophrenen Patienten aus den untersten Schichten der Gesellschaft stammen[11]. Sanua berichtet von einer eigenen Untersuchung an 150 Schizophrenen, die nach den Kriterien Unterklassenzugehörigkeit und Religion, jüdisch oder protestantisch, ausgewählt waren: bei den jüdischen Patienten war die Hälfte der Mütter schwer gestört (davon waren 20 % overprotective und 15 % ablehnend); bei den protestantischen Familien war offenbar der Vater von stärkerem pathogenem Einfluß als die Mutter (ein Drittel waren Trinker, 15 % sonst sehr gestört[12]). In einer Untersuchung über die Entstehung schizophrener Erkrankungen, die in einem puertorikanischen Slum durchgeführt wurde, haben Rogler und Hollingshead festgestellt, daß nur diejenigen Kinder schizophrener Familien ebenfalls psychiatrische Symptome zeigten, bei denen die Mutter erkrankt war[13]. Der pathogene Einfluß der Mutter war allerdings eng mit der Struktur des Familiensystems der dortigen Kultur verbunden. Die Bedeutung gesellschaftlicher Rollendefinitionen und -erwartungen wird an späterer Stelle noch ausführlicher diskutiert.

Die unterschiedliche Wirkung der verschiedenen Typen schizophrenogener Mütter und auch Väter wird von Lidz aus dem Interaktionsschema der Familie erklärt, der dieses zunächst unabhängig von äußeren Lebensbedingungen beschreibt[14]. Demnach wirken die Eltern nicht als Einzelpersönlichkeiten, sondern als verschieden gewichtiges und balanciertes Interaktionssystem auf die Sozialisation des Kindes ein. Das Interaktionsschema war in 14 von Lidz und seinen Mitarbeitern über Jahre hinaus untersuchten Familien mehr oder weniger schwer gestört. Dies läßt sich in Übereinstimmung mit Untersuchungen bringen, die für Schizophrene einen besonders hohen Anteil unvollständiger Elternhäuser ermittelt haben – sei es daß das Elternhaus durch Scheidung, Tod oder Trennung auseinandergebrochen war oder überhaupt häufigere Todesfälle von Familienmitgliedern (Eltern oder Geschwister) aufwiesen[15]. Brüche und Unstimmigkeit der Familienstruktur wirken offenbar traumatisierend. In den 14 Familien, die Lidz analysierte, war das wichtigste pathogene Merkmal, daß »Versuche zu wechselseitiger Ergänzung und Rollenentsprechung in dauerndem Mißerfolg endeten«[16]. In Anlehnung an das Parsonssche Sozialisationsmodell, in dem die gesellschaftlich anerkannten Familienbeziehungen (patterns of family relationship) in der instrumentell-adaptiven Rolle des Vaters und der integrativ-expressiven der Mutter bestehen sollen, haben Lidz und sein Forscherteam die Abweichungen schizophrenogener Familien von diesem Schema notiert.

Statt gegenseitiger Ergänzung der Ehepartner fanden sie »Kampfehen« vor, in denen je nach Stärke der narzißtischen Ansprüche der männliche oder weibliche Partner dominierte und das Ansehen und adäquate Rollenverhalten des jeweilig unterlegenen Partners untergrub. Bei männlich dominierten Kampfehen (man dominated competitive axes) strebte der Ehemann in pathologischem Maße danach, seine Männlichkeit zu beweisen, und zeigte oft starre, zwangshafte oder paranoide Züge[17]. Er hinderte die Frau durch seine narzißtischen Ansprüche in bezug auf Anerkennung sowie Angst vor den Kindern als Rivalen an der Wahrnehmung mütterlicher Pflichten. Er tendierte dazu, das Vertrauen der Kinder durch ständige Herabsetzung der Mütter zu zerstören, und schaffte eine Atmosphäre gegenseitigen Mißtrauens. Selbst wenn die Mutter keine pathologischen Züge hatte, konnte sie die Kinder nicht richtig erziehen, wenn sie vom pathologisch reagierenden Vater darin gestört wurde[18]. Bei weiblich dominierten Kampfehen (woman dominated competitive axes) wurde der Vater aus seiner Führungsrolle innerhalb der Familie verdrängt, und die Frau übernahm einen Teil der instrumentell-adaptiven Rolle, indem sie die Entscheidungen über Familienangelegenheiten in die Hand nahm. Damit gab sie ihre expressiv-integrative Funktion innerhalb der Familie auf. Die Kinder sahen sich dann zwar einem oft sanften und gutmütigen, aber völlig hilflosen und schwachen Vater gegenüber, dessen Liebe ihnen keinen Rückhalt gegenüber der Kälte und Strenge ihrer Mutter geben konnte. Mangelhafte Rollenadäquanz fand sich auch in den Ehen zweier unreif-abhängiger Partner« (dual immature dependency axes). In diesen Fällen war nicht zu entscheiden, ob Mann oder Frau dominierte, weil beide gewöhnlich noch so stark von den elterlichen Familien abhängig waren, daß sie selbst nicht zu Vorbildern für ihre eigenen Kinder werden konnten, weder in instrumentell-adaptiver noch integrativ-expressiver Hinsicht.

Neben den offen gespalteten Ehen, in denen wenig oder keine Übereinstimmung zwischen den Ehepartnern herrschte, gab es Ehen, die nur geringe Verbindung zu den elterlichen Familien hatten und nach außen einigermaßen intakt erschienen. In diesen Fällen wurde die Szene gewöhnlich auch von der Pathologie des einen Partners bestimmt, aber der andere Partner brachte es fertig, sich diesen Bedürfnissen zu beugen und ihnen zu entsprechen. Gerade die Bestätigung des dominierenden, aber pathologischen Partners durch den »gesunden«, also das teilweise Eingehen auf die Bedürfnisse des anderen, wurde hier zum pathogenen Element. Es fand sich eine beträchtliche Maskierung von potentiellem Konfliktstoff, wodurch eine unwirkliche Atmosphäre geschaffen wurde, in der alles, was gesagt und anerkannt wurde, verschieden war von dem, was tatsächlich gemeint und getan wurde[19].

Das Gewicht der Strukturverschiebung innerhalb der Ehe zuungunsten des Vaters oder der Mutter blieb nicht ohne Einfluß auf das Erkrankungsrisiko der Kinder. Lidz' Analyse des Schicksals der Geschwister von 16 schizophrenen Patienten zeigte, daß auch diese zum größten Teil gestört waren[20]. Dabei ist die Erkrankungswahrscheinlichkeit für die Kinder, denen die Identifizierung mit dem gleichgeschlechtlichen Elternteil besonders schwergemacht wird, am höchsten. Für den männlichen Patienten war die typische Familiensituation: starke Beanspruchung durch die Mutter bei schwächlichem, entferntem Vater, der nur ein ebenfalls von der Mutter abhängiger Rivale ist; typisch bei Frauen: kalte distanzierte Mutter bei Vater, der gegenüber der Tochter aus narzißtischen Gründen inzestuös reagiert[21]. Gewiß sind diese typischen Familienkonstellationen auch wieder mit Rücksicht auf schichtenspezifische Differenzen zu interpretieren. Möglicherweise herrschen in den untersten Schichten im Gegensatz zu den von Lidz untersuchten wohlhabenderen Familien andere typische Familienkonstellationen vor, die den Ausschlag geben, ob das Mädchen oder der Junge eher krank wird und wie schwer und mit welchen Symptomen der Krankheitsprozeß verlaufen wird.

Das Erlernen geschlechtsspezifischer Rollen, das die Eltern schizophrener Patienten verhindern, scheitert, wie Lidz nachwies, an der Unfähigkeit der Eltern, diese Rollen selbst so weit zu beherrschen, daß die elterliche Beziehung genügend gegenseitige Entsprechung in sich birgt, um sich als ausbalancierte und flexible Einheit in den weiteren sozialen Kontext einzupassen. Die mangelnde Rollenbeherrschung der Eltern bedeutet, daß sie meist selbst nicht fähig sind, die Geschlechts- und vor allem die Generationsgrenzen zwischen sich und den Kindern scharf zu ziehen. Die Eltern, die Kinder als Waffen im ehelichen Kampf um Anerkennung ihrer narzißtischen Bedürfnisse gebrauchen, mißbrauchen sie oft durch Verführung (um sich Anhängerschaft zu sichern) und erhalten damit die noch der Ödipusphase entstammenden inzestuösen Phantasien und Wünsche aufrecht. Die bei Schizophrenen häufig beobachtete inzestuöse oder homosexuelle Problematik trägt entscheidend zur Rollen- und Identitätsdiffussion bei[22]. Diese Wünsche lösen späterhin zudem oft schwere Schuldgefühle aus, weil das Inzesttabu von der Gesellschaft streng eingehalten wird.

II DIE BEDEUTUNG DES INZESTVERBOTES FÜR DEN SOZIALISATIONSPROZESS

Parsons hat das Gebot zur Exogamie, das die Folge des Inzesttabus ist, als Grundlage der Errichtung sozialer Systeme bezeichnet[23]. Ähnlich hatte schon Freud argumentiert, indem er annahm, daß die Gesellschaft deswegen zur Unterdrückung der Sexualität tendiert – und vor allem der kindlichen Sexualität –, weil nicht zugelassen werden kann, daß der größte Teil der psychischen Energie in kleinen, libidinös in sich abgesättigten Einheiten aufgezehrt wird und größere Gruppenanstrengungen und Kulturleistungen unterbleiben[24]. Der Untergang des Ödipuskomplexes bedeutet in diesem Zusammenhang den Sieg umfassenderer gesellschaftlicher Bedürfnisse über das narzißtische Luststreben der Individuen. Insofern verzichtet keine Gesellschaft auf das Verbot des Inzests, das heißt des Gebotes der Triebeinschränkung zugunsten der Bewältigung von Aufgaben, die außerhalb des engsten Familienkreises liegen. Freud hatte angenommen, daß jede Gesellschaft im Zuge ihrer Weiterentwicklung vom Individuum ein immer höheres Maß an primärem Triebverzicht fordere und dadurch die neurotische Entwicklung der Individuen begünstige. Dies bedeutet implizit eine kritische Bewertung gesellschaftlicher Normen.

Parsons sieht die Schwierigkeit des Ödipuskomplexes weniger in der Schwierigkeit der Bewältigung der Triebkontrolle und -sublimierung für weitere gesellschaftliche Ziele als vielmehr in dem Hineinpassen in die gesellschaftlichen Strukturen überhaupt. Freuds Frage, ob durch zu weitgehende Unterdrückung der primären Antriebe die Kultur nicht selbst Schaden nehmen und der von der Gesellschaft geforderte Triebverzicht nicht gleichzeitig zu ihrer Zerstörung führen könne, wird von Parsons viel einfacher gesehen. Ohne auf die für die Gesellschaft selbst gefährlichen Tendenzen zu starker nicht notwendiger Triebunterdrückung hinzuweisen, meint er lakonisch, daß man den »erotischen Faktor« nun einmal nicht abschaffen könne, selbst wenn man bei den Kindern alle erotischen Regungen unterdrückte oder vermiede und die biologische Reproduktion der Gesellschaft durch künstliche Befruchtung vornähme. Andererseits dürfe dieser Faktor auch nicht zu stark nach der triebhaften Seite variieren, sondern er müsse eben konstant gehalten werden, damit das Maß an »affektiver Neutralität« zustande kommt, das zur Erhaltung und Normerfüllung jedweder Gesellschaft notwendig sei[25]. Durch die Beschreibung der soziologischen Notwendigkeit des Inzesttabus wird zwar einsichtig, daß von »suprafamilialen Beziehungen« die ökonomischen, politischen und religiösen Funktionen der Gesellschaft abhängig sind und daß diese Beziehungen in der Exogamie der Heiratsvorschriften ihren Ursprung haben, aber der Zusammenhang auf der individuellen Ebene, die Entstehung von Schuldgefühlen bei nicht unterdrückten, offen zutage tretenden Inzestwünschen, ist damit noch nicht geklärt. Zwar hängt, wie Parsons so deutlich betont, das Erlernen weiterer kultureller Beziehungen mit den primären Lernprozessen in der Familie zusammen; wie aber diese Lernprozesse im einzelnen sich vollziehen, um eine gelungene Sozialisation zu garantieren, muß noch genauer beschrieben werden. Denn in diesem Prozeß, in dem das in der Gesellschaft erarbeitete technische Wissen zur Lebenserhaltung weitergegeben wird, sind instrumentale Lernprozesse an affektive Lernprozesse geknüpft[26]. Die Störung des Individuums kann sich auf Störungen der kognitiven Prozesse wie auf die affektiven Prozesse beziehen; oder aber auch: als Störung wäre zu bezeichnen, wenn die bewußte Verknüpfung zwischen beiden Prozessen gelöst wurde oder nicht zustande kam[27]. Der Ödipuskomplex gibt auch noch für die nachliberalistische Gesellschaft die Stelle in der psychischen Entwicklung an, in der es sich herausstellt, ob einem Individuum die Verknüpfung von gesellschaftlichen Verhaltensmustern (kognitive Ebene) mit biologisch-psychischen Bedürfnissen (affektive Ebene) gelingt. In der ödipalen Phase werden, wie Lidz sagt, die »structural requisites« der Familie auf die Probe gestellt, das heißt die Kommunikationsmöglichkeiten, die sie vermittelt und die eine angemessene Interpretation der Handlungen und Motivationen anderer Menschen erlauben, so daß eine weitere Anpassungsfähigkeit gegeben ist[28].

III SCHIZOPHRENE KOMMUNIKATIONSFORMEN

Bateson und Wynne haben über die Analyse der Familienstrukturen hinaus die Techniken der Kommunikation genauer zu erforschen gesucht, die in schizophrenogenen

Familien herrschen und die verhindern, daß das Kind die adäquate Verknüpfung instrumenteller und emotioneller Verhaltensweisen lernt. Bateson beschreibt die schizophrenogenen Kommunikationsweisen in der Familie als »Double-bind-Situationen«[29]. Nicht eine vereinzelte traumatische Erfahrung, sondern die wiederholte Erfahrung von Double-bind-Situationen ist pathologisch. In der Double-bind-Situation ist das Kind »Opfer« widersprüchlicher Botschaften (messages), die ihm gleichzeitig, aber auf verschiedenen logischen Ebenen der Kommunikation vermittelt werden. Die verbale Aussage des »binders« wird durch seine nichtverbale Ausdruckweise negiert. Beispiel: Eine Mutter fordert ihr Kind auf, sich auf ihren Schoß zu setzen, bringt diese Einladung aber in einem Ton vor, der dem Kind bedeutet, daß es eigentlich nicht erwünscht ist[30]. Das »Bindende« oder Ausweglose dieser Situation ist, daß das Kind, gleichgültig auf welche Botschaft (erwünscht sein gegen unerwünscht sein) es reagiert, im Grunde nur falsch reagieren kann, das heißt nachteilig für seine Bedürfnisse. Das Kind sucht der Widersprüchlichkeit der Situation durch individuelle Kompromisse zu entgehen. In dem geschilderten Fall näherte sich das Kind zwar der Mutter, blieb aber kurz vor ihr stehen, um einen Knopf an ihrem Kleid zu bewundern. Wenn das Kind die Anstrengung machen wollte, den Gehalt beider Botschaften oder Signale zu unterscheiden, so liefe es Gefahr, von der Mutter gestraft zu werden. Die Anpassung an die Double-bind-Situation bezahlt das Kind mit dem Verlust der Diskriminierung verschiedener logischer Ebenen von Kommunikationen sowie der sich auf dieser Diskriminierungsfähigkeit aufbauenden Fähigkeit zu metakommunikativem Verhalten, das heißt der Kommunikation über Kommunikation oder: sich über die Bedeutung von eigenen und fremden Handlungen klarzuwerden. Die Alltagssprache ist voll von »metakommunikativen« Botschaften (etwa der Art: Wie meinst du das?, willst du mich ärgern?, warum hast du das getan?), die den täglichen sozialen Umgang erleichtern[31]. Der Schizophrene, in diesem Kommunikationsverhalten ungeübt und gehandikapt, benutzt unspezifische Metaphern (unlabeled metaphors), die nur ihm, nicht aber anderen in ihrem Sinnzusammenhang klar sind. Weil der Schizophrene nicht weiß, welcher verbindliche Bedeutungsgehalt beliebigen Informationen (je nach Ton ihrer Äußerung) zukommt, fühlt er sich festgenagelt (feels terribly on the spot) und klammert sich bei Verständnis von Informationen ängstlich an das wörtliche Verständnis, was nicht nur dann ein ganz unangemessenes Verhalten ist, wenn jemand zum Beispiel Witze macht[32].

Grundsätzlich wird die Double-bind-Situation dyadisch, das heißt als Interaktion zwischen zwei Personen geschildert, meistens am System Mutter-Kind. Das Pathologische der Double-bind-Situation, ihre Unentrinnbarkeit ist aber eigentlich erst bei einer »three-party-interaction«[33] gegeben; zur Genese des Schizophrenen gehört: »Er muß in einem Universum leben, in dem die Folge der Ereignisse so ist, daß seine ungewöhnlichen Kommunikationsweisen in gewissem Sinne passend sind«[34]. »Three-party-interaction« bedeutet nicht nur, daß das Mutter- Kind- System gestört ist, sondern die Familienbeziehungen insgesamt. Three-party-double-bind-Situationen sind von Lidz mit der Familienkonstellation »Strukturverschiebung« (marital skew) beschrieben worden. Es herrscht unter oberflächlicher Einigkeit versteckte Feindseligkeit. Die »Maskierung« der untergründigen Differenzen manifestiert sich in »double-bind-messages« an das Kind. Schwieriger ist die Double-bind-Situation bei offener Spaltung (marital schism) zu erkennen. Als »double-bind« wäre in diesem Fall das Verhalten zu bezeichnen, das die gegenseitige Abhängigkeit voneinander ständig zu verleugnen versucht. Dieser Art der »maskierten« Familienbeziehungen hat Wynne die Bezeichnung Pseudofeindschaft gegeben. Wie auch bei den Lidz-Ergebnissen erscheinen inkongruente Verhaltensweisen der Eltern als pathogen. Mishler und Waxler kritisieren an der Double-bind-Theorie, daß sie zu viele Situationen umfaßt, wenn sie allein auf den Nenner widersprüchlicher Aussagen gebracht werde. Es fehle dieser Theorie außerdem die psychologische Grundlage; nicht nur die kognitiven Prozesse (Aussage und begleitende Geste) sind kontradiktorisch, sondern auch die emotionellen (Haß gegen Liebe)[35].

Bowen interpretiert die Disjunktion zwischen kognitiver und emotionaler Ebene ebenfalls mit Hilfe der Double-bind-Situation (ohne jedoch diesen Ausdruck zu gebrauchen): »Die verbale Ebene ist gewöhnlich ein direkter Widerspruch zur Handlungsebene (des Kommunikationsprozesses). Viel vom emotionalen Verlangen der Mutter, der Patient möge ein Kind bleiben, wird auf der Handlungsebene ausgedrückt und bleibt jenseits der bewußten Wahrnehmung sowohl der Mutter wie auch des Patienten«[36]. Dabei ist der Patient nicht nur passives Opfer, sondern er spielt die ihm zugedachten Rollen aktiv mit. Als häufigstes Konfliktmoment schizophrenogener Familien nennt Bowen »overadequate-inadequate reciprocity«, das heißt, der jeweilige andere Partner wird zum Ausgleich der eigenen Fehler gewählt und soll diese gewissermaßen überkompensieren. In diesen Familien werden andere Personen grundsätzlich nicht introspektiv behandelt, sondern projektiv verzerrt gesehen, und zwar entsprechend den eigenen Schwächen[37]. Diese schiefe Art der gegenseitigen Entsprechung zweier Partner (reciprocal functioning) bildet auch bei Wynne ein zentrales Thema zur ätiologischen Erklärung schizophrenogener Prozesse.

Mißglückte Entsprechung zwischen Ehepartnern ist nach Wynne die Grundlage pseudogemeinschaftlicher Beziehungen (pseudo-mutuality)[38], das heißt einer bestimmten Art der Maskierung feindlicher Gefühle innerhalb der Ehe[38]. Nur bei »echter Gegenseitigkeit« können Divergenzen des Selbstinteresses ertragen werden, und der Partner muß nicht für kompensatorische Bedürfnisse herhalten. Nichtkomplementaritäten der Rollen können als Stimuli wirken; sie sind nicht immer als Störung der gesamten Beziehung zu betrachten. Dürfen aber Divergenzen zwischen zwei Partnern nicht wahrgenommen werden – was auf psychologische Gründe (narzißtische Störungen) wie auf gesellschaftliche Ursachen (rigide Rollenerwartungen) zurückgehen kann –, so kann die Beziehung nicht weiterentwickelt werden, sondern muß bei altgewohnten Erwartungen und stereotypen Rollen stehenbleiben. Der Versuch, die Divergenzen durch Pseudogemeinschaft zu verdecken, verlangt eine alles beherrschende Anstrengung zur gegenseitigen Anpassung, die auf Kosten der Differenzierung der Identität des Partners geht[39].

Wynne entwickelt drei Hypothesen zu den Familienbeziehungen potentieller Schizophrener:

1. die akzeptierten Beziehungen beruhen auf Pseudogemeinschaft (innerhalb der Familie wird eine rigide Rollenstruktur aufrechterhalten).

2. Intensität und Dauer pseudogemeinschaftlicher Beziehungen führen zu bestimmten Abwehrmechanismen innerhalb der Familie (Abweichungen von der Rollenstruktur dürfen nicht wahrgenommen werden). Diese Mechanismen sind im einzelnen:

a) uneingeschränkte Übereinstimmung (indiscriminate approval). Zum Beispiel wird einem bestimmten Kind eine bestimmte Rolle zugewiesen.

b) Reinterpretation von unterdrückten Widersprüchen. (Elterliche Differenzen werden dem Kind entstellt erklärt.)

c) Geheimhaltung (zum Beispiel wird über die Rolle des Vaters außerhalb der Familie, über seinen Beruf nichts erzählt).

d) Kommunikation über dritte Personen (um etwas von einem Familienmitglied zu erfahren, wird es nicht selbst, sondern jemand anderes gefragt).

3. Die Fragmentation der Erfahrung, die Identitätsdiffusion, mangelhafte Wahrnehmung und Kommunikationsstörungen des Schizophrenen leiten sich aus der sozialen Organisation der Familie her, die der Schizophrene internalisiert[40].

Die Rollenkomplementarität der Eltern scheint deshalb so wichtig, weil sie dem Kind die gesellschaftlich passenden Modelle für seine eigene rollengerechte Identität liefern müssen. Wynne führt als eine Art anthropologischer Konstanten für nichtgestörtes menschliches Verhalten an: 1. der Mensch muß objektbezogen sein (object-related). 2. der Mensch muß einen Sinn für persönliche Identität entwickeln. Die Ich-Identität[41] verleiht den ständig einströmenden Reizen der äußeren und inneren (psychischen) Realität Zusammenhang und Kontinuität. Sie beruht auf Differenzierung und gleichzeitiger Integration psychischer Energie. Parallel zu den Stadien der Ich-Entwicklung stuft Wynne die Schwere der schizophrenen Erkrankungsform ein: je größer die Ich-Defekte, um so schwerer das schizophrene Irresein[42]. Die Grade der seelischen Desorganisiertheit variieren nach Maßgabe der Sprach- und Denkfähigkeiten, die den Stufen der Ich-Entwicklung entsprechen. Wenn die Realitätsorientierungen des Schizophrenen global und undifferenziert sind, so befindet er sich im Zustand »amorpher Unstrukturiertheit«; sind aber bereits Differenzierungen erreicht und liegt das Versagen erst bei der hierarchischen Integration des Differenzierten, so handelt es sich um fragmentierte Realitätsorientierung. Die Art und Weise der Realitätskontrolle, eine der wichtigsten Funktionen des Ichs, wird von Wynne implizit zum Maßstab der Schwere einer psychischen Erkrankung gemacht. Damit findet er auch ein grundsätzlich von der klassischen Psychiatrie abweichendes Einteilungsschema für psychische Erkrankungen. Bei Schizophrenie unterscheidet er nicht nach hebephrener, katatoner oder paranoider Form, sondern nur (sehr grob) nach amorpher und fragmentierter Schizophrenie. Diese Unterscheidung ist ätiologisch gesehen aufschlußreicher; sie sagt zugleich etwas über die Heilungschancen des Patienten aus: Die amorphen Schizophrenien haben schlechtere Heilungsaussichten, sie sind gewöhnlich unter den »Prozeß-Schizophrenien« zu finden, während die fragmentierten Schizophrenien über »vergleichweise größere Inseln klar differenzierter, wenn auch unintegrierter Wahrnehmungen und Denkformen« verfügen[43]. Wynne und Singer stufen die schizophrenen Erkrankungen in ein zweidimensionales Schema ein, dessen eine Dimension schlicht »Schweregrad« heißt (in dieser Dimension sind wohl die zeitlichen Progressionsformen der psychischen Gleichgewichtsstörungen enthalten), während die andere Dimension die gestörten Denkformen bezeichnet: amorph, Mischformen, fragmentiert, stabil eingeengt[44]. Schwachsinnige ließen sich nach dieser Art der Einteilung als besonders schwere Fälle amorpher Gestörtheit einstufen[45]. Borderline-Fälle sind nach Wynne von den Schizophrenen dadurch unterschieden, daß es ihnen trotz amorpher oder fragmentierter Denkformen gelingt, ihrem Leben insgesamt ein »tragende Gerichtetheit und Sinnhaftigkeit« zu verleihen. Andere Patienten, meist wenig gestörte fragmentierte, können unter günstigsten Lebensumständen ihre psychotischen Symptome durch neurotische Abwehrmechanismen zurückdämmen, oder aber sie schirmen sich gegen drohende Desorganisation ihrer Realitätsorientierung durch starre, sie einengende Charakterzüge ab[46]. Insgesamt erscheint der schizophrene Erkrankungsprozeß als mangelhafte Abwehr gegenüber Familienbeziehungen, die unerträglich sind.

Wynne versuchte, die Differenz schizophrenogener Familien zu anderen (solchen, die »nur« neurotische Kinder produzieren) mit Hilfe von verschiedenen psychologischen Tests zu erfassen, darunter im wesentlichen dem Rorschach-Test zur Bestimmung der Denkstile und Kommunikationsformen und dem TAT (Thematic Apperception Test) zur Kennzeichnung der emotionellen Beziehungen der Familienmitglieder untereinander. Sein wichtigstes Unterscheidungskriterium heißt »Strukturierung der Aufmerksamkeit«: »Wir sind der Überzeugung, daß in den Familien Schizophrener die Kommunikation besonders im Bereich der Aufmerksamkeitsstrukturierung gestört ist, während in den Familien mit Borderline-Patienten, neurotischen oder normalen Individuen die Kommunikationsstörung erst dann zum Zuge kommt, wenn ein gemeinsamer Aufmerksamkeitsfokus bereits gebildet wurde[47].« Die Interaktionen dieser Familien haben nur ein Minimum an Gerichtetheit und Übereinstimmung; die Doppelbödigkeit und Verschwommenheit der in ihnen artikulierten Gefühle führt zur Sabotierung und Fragmentierung der Kommunikation[48]. In einer Vergleichsstudie zwischen Familien mit Kindern der Diagnose: a) spätadoleszente Schizophrenie (40) und b) Schizophrenie im Kindesalter (40), c) neurotisch-agierend (20), neurotisch-autistisch (20) fand Wynne, daß die Eltern jugendlicher Schizophrener von denen neurotisch-agierender Kinder am besten durch die Kriterien Denkstil und Aufmerksamkeitsstrukturierung unterschieden werden konnten, die Eltern schizophrener Kinder und autistisch-neurotischer Kinder dagegen besser durch das Kriterium Beziehungsstörungen[49].

Wynne betont immer wieder, daß nicht die Gestörtheit eines einzelnen Elternteiles etwas über die psychischen Fehlentwicklungen des heranwachsenden Kindes aussagt, sondern der dynamische Interaktionszusammenhang zwischen beiden Eltern. Ein Elternteil kann die Gestörtheit des anderen verstärkten oder korrigieren.

Entscheidend bleibt das »Zusammenfinden« (fit) der elterlichen Rollen und der entsprechenden der Kinder. Kennzeichnend für die Familien junger Schizophrener erschien Wynne, daß »die Beziehung beziehungsweise Transaktion der Familie als ganzes in charakteristischer Weise tiefer und qualitativ anders gestört (ist), als dies in der Haltung und Orientierung jedes einzelnen Familienmitgliedes für sich genommen zum Ausdruck kommt«[50]. Das präschizophrene Kind wächst im Gegensatz zum normalen mit konfusen Wahrnehmungen auf, was die psychologischen Grenzen seiner Familie anbelangt. Durchlässigkeit oder Fehlen der Grenzen der Kleinfamilie hält die Kinder in Richtung der Entwicklung auf erweiterte soziale Bezüge wie hinter einem »Gummizaun« (Wynne) gefangen[51].

Eine weitere Frage ist, warum ein bestimmtes Kind mit einer gestörten Familie schizophren wurde und seine Geschwister nicht. Diese Frage läßt sich so gut aus der Analyse der Familienstruktur und der aktiven Rolle, die das Kind darin spielt, erklären, daß die Vermutung, daß genetische Aspekte bei der Entstehung dieser Krankheit entscheidend seien, weiter zurückgedrängt wird. Lidz hatte bei der Untersuchung der Geschwister schizophrener Patienten bereits festgestellt, daß diese ebenfalls oft stark gestört sind[52]. Aber für Ausbildung einer besonders schweren Psychose wurde meistens ein Kind besonders prädestiniert, dieses Kind wurde zum Sündenbock der elterlichen Auseinandersetzungen gemacht. Aber diese ihm zugedachte Rolle muß von dem Kind auch aktiv mitgespielt werden; so wenn es versucht, die Kluft zwischen den Eltern zu schließen oder zu erweitern[53]. Lidz sagt – und stimmt darin fast wörtlich mit Wynne überein –, daß sich die gesünderen Geschwister des schizophrenen Patienten durch Flucht aus der Familie oder zumindest größere (emotionale) Distanz zur Familie auszeichnen. Erbliche Faktoren können für das schizophren werdende Kind insofern eine Rolle spielen, als sie Kristallisationspunkt für emotionale Störungen der Eltern und daraus folgender gestörter Interaktionsformen werden können. Sie sind dann jedoch für die Ätiologie der Schizophrenie unspezifische Faktoren. Ebensowenig scheinen somatische Besonderheiten schizophrener Patienten spezifische Faktoren bei der Genese zu sein. Arieti hat nach Kenntnis der vorhandenen somatischen Störungen bei Schizophrenen die These aufgestellt, daß die physiologischen Symptome der Schizophrenen psychosomatischer Natur und reversibel sind[54]. Es wäre auf jeden Fall zu einfach, wollte man die aus physiologischen Sekundärprozessen entstehenden Symptome als Hauptursachen der Genese betrachten[55].

IV INDIVIDUALPSYCHOLOGISCHE ASPEKTE SCHIZOPHRENER ERKRANKUNGEN

Krout hatte im Anschluß an Faris' und Dunhams ökologische Untersuchung gefordert, daß die soziale Persönlichkeit des Schizophrenen untersucht werden müsse, um über soziale Faktoren der Genese Aufschluß zu erhalten[56]. Dunham hat dieser Forderung mit einer Studie über die soziale Persönlichkeit des Katatonisch-Schizophrenen entsprochen[57]. Er fand als hervorstechendste Eigenschaften dieser Kranken Scheu, Ängstlichkeit, Zurückhaltung, Formalität und ein ziemlich starkes Bemühen um die Anpassung an die allgemeinen Normen der Gesellschaft. Berichten der Mütter und Geschwister zufolge seien diese Patienten ganz besonders sensibel, lerneifrig und gefügig gewesen[58]. Besonders große Sensibilität im Vergleich zu Geschwistern oder Freunden wurde auch von Weinberg in einer Untersuchung des »schizophrenen Typs« betont[59]. Die scheinbar konstitutionellen Eigenschaften des Präschizophrenen, erhöhte Sensibilität, beziehen sich jedoch gewöhnlich auf eine entsprechend anders strukturierte Umgebung. In den Untersuchungen, in denen der Schichtfaktor systematisch berücksichtigt wurde (Dunham, Myers und Roberts), bezog sich das prämorbide »Anderssein« auf eine sehr rauhe Umwelt, nämlich die amerikanischen Slumverhältnisse, die eine spezielle Subkultur herausgebildet haben, die für Kriminalität besonders förderlich ist. Dem Schizophrenen fällt die Anpassung an diese Umwelt besonders schwer. Weinberg setzt den Beginn der psychotischen Dekompensation mit der Periode einer »forcierten, aber frustrierenden Anstrengung nach zwangshafter Sozialisation oder persönlicher Emanzipation« an. Entscheidend bei dem Ausbruch der Psychose ist, daß die psychischen Abwehrmechanismen den erhöhten Belastungen nicht mehr gewachsen sind und der Patient, der vorher sein psychisches Gleichgewicht mit neurotischen Reaktionen zu halten imstande war, nun auf eine tiefere Stufe des Abwehrverhaltens fällt[60]. Auch Jenkins stellt den psychotischen Dekompensationsprozeß als einen Regressionsprozeß dar, der in seinem Verlauf auf immer primitivere seelische Verhaltenweisen führe[61]. Jenkins beschreibt dabei die prämorbide Persönlichkeit des Schizophrenen in Hinsicht auf die psychologischen Abwehrfähigkeiten von vornherein als eingeschränkt, wobei er zum Beleg eine Untersuchung von Mark zitiert, der zufolge die Mütter männlicher Schizophrener im Vergleich zu Müttern, die keine schizophrenen Kinder hatten, sich signifikant durch Auffassungen unterschieden, die auf besondere charakterliche Starre schließen lassen[62]. Weinberg hat die sozialen Bedingungen des schizophrenen Rückzugs zu klären versucht, indem er die Ergebnisse der Untersuchungen zur »sozialen Isolation« mit den psychologischen Tendenzen zur Isolierung durch autistischen Rückzug in Verbindung setzte. Der Rückzug ist zuerst eine Schutzmaßnahme, um ein sehr schwaches Selbstbewußtsein keiner Gefahr auszusetzen. Unter dem Schirm dieses Schutzes entwickeln sich aber idiosynkratische Verhaltensweisen, die das Teilen von Erfahrung mit anderen erschweren und zum Verfall sozialer Fertigkeiten führen. Wenn der Präschizophrene neue soziale Beziehungen knüpfen muß, so sieht er seine Identität und sein Selbstbewußtsein aufgrund seiner Absage an intime soziale Beziehungen leicht durch mögliche Ablehnung, Vermeidung oder Verachtung gefährdet, und er kann mit einem Zusammenbruch reagieren[63].

Eine feindliche isolierende Umwelt, so wie sie in den Slums erscheint, fördert die Entstehung von solchen kurzgeschlossenen psychologisch regressiven Systemen wie[64]: Ablehnung (offene oder versteckte durch die Familie) – mangelhafte psychische Integration – erschwerte Anpassung – weitere Ablehnung (durch den »erweiterten« Kreis der Familie: die »peer-groups« der Nachbarschaft, Schule, Lehrstelle) – Rückzug – Ablehnung wegen Versagens in Erwachsenenrollen – Rückzug (bis hin zur Dekompensation). Je früher die Ablehnung erfolgt und je andauernder sie ist, um so größer die Wahrscheinlichkeit irreversiblen emphatischen Rückzugs. Diese Art des Rückzugs korreliert nicht notwendig mit Kontaktverlust oder äußerer sozialer Isolierung, ist aber um so gefährlicher, je weiter sie von der Entwicklung stabiler Abwehrmechanismen entfernt ist[65]. Unmittelbar bedrohliche Angst kann das Individuum erst dann bewältigen, wenn es ich-gerechte Abwehrmechanismen entwickelt hat. Je unentwickelter die Abwehrmechanismen sind, um so eher besteht die Möglichkeit zu schizophrener, oder allgemeiner gesagt: autistischer Regression. »Die organisierte, ich-integrierte Stabilität der Abwehr« hält Hartmann für das trennschärfste Kriterium von psychotischer zu neurotischer Pathologie. Die schädigende Wirkung des schizophrenen Rückzugs liegt in der Überschwemmung des Ich mit nichtneutralisierter Libido (Sexualisierung oder Aggressivierung der autonomen Ich-Funktionen, das heißt Störungen des Wahrnehmungsapparates, der Denkprozesse und der Bewegungskontrolle). Die Abwehrmechanismen haben die Funktion, die Angst der Kinder vor der Umwelt mit den verschiedensten Objektrepräsentanzen zu binden und die Grundlage für Selbst-Objekt-Beziehungen zu schaffen, die eine stabile Identität sichern. Die schizophrene Erkrankung läßt sich gewöhnlich bis auf Störungen vom Übergang des primären Narzißmus zu den ersten Objektbeziehungen zurückverfolgen. Zumindest beinhaltet sie Regressionen, die auf früheste Entwicklungsstufen der Objektbeziehungen zurückgehen (magische Wechselbeziehungen), das heißt Entwicklungsstufen, »die zwischen einfacher Abfuhr und echten ich-gelenkten und organisierten Handlungen eingeschaltet (sind)«[66]. Nach Arieti ist den Regressionsmöglichkeiten bei Schizophrenen offenbar gar keine Grenze gesetzt: im tiefsten Stadium der Krankheit greifen die Kranken nach sämtlichen Gegenständen, die ihnen zwischen die Finger kommen und verschlingen sie, gleichgültig, ob eßbar oder nicht eßbar. Sie begeben sich damit auf eine Stufe ausschließlich oral vermittelter Objektbeziehungen, die der Säugling nur kurze Zeit einhält[67]. Werden die Objektbeziehungen von Anfang an sehr gestört und die integrativen Fähigkeiten des heranwachsenden Kindes erstickt, so erreicht es von vornherein keine differenzierten Entwicklungsstufen und verbleibt im Zustand schwachsinniger Unansprechbarkeit, lernt nicht sprechen, kann nur schwach kommunizieren und entwickelt psychotische Symptome. Das Erschreckende der psychotischen Erkrankungsformen ist die maßlose Regressionsfähigkeit, die zum Zuge kommt, wenn durch ein hohes Maß an Angsterzeugung die Abwehrmechanismen (und seien es auch die zwangshaftesten) so außer Kurs gesetzt werden, daß archaische Verhaltensweisen, die niederen Integrationsebenen angehören, die Oberhand gewinnen und je nach Ungunst ontogenetischer und sozialer Umstände Stillstand auf einer niederen Integrationsstufe bedeuten oder weitere Regression und nur unter glücklichen Umständen Heilung. Das Problem, wie der ständig drohende Regressionsfortgang beim Schizophrenen aufgehalten werden kann, ist ein Problem der Individualpsychologie. Die Frage, wie die Entstehung von Schizophrenie verhindert werden kann, ist eine gesellschaftliche. Die Erforschung der Ätiologie trägt zur Beantwortung beider Fragen bei.

Freud hat die Psychosen nur wenig behandelt, weil sie sich gemäß seiner Definition nicht als behandlungszugänglich erwiesen. In der Analyse des Falles Schreber[68] beschreibt er, wie die narzißtische Regression und der Rückzug von objektbezogenen Libidopositionen zur Verwischung der Ichgrenzen und der Sexualisierung der sozialen Ziele und zur schließlichen Ablösung von der Realität führt und erst im Selbstheilungsversuch des Schizophrenen in ein strukturiertes Wahnsystem mündet, in dem Realität mehr oder weniger verzerrt erscheint. Freud machte den Unterschied zwischen Neurose und Psychose am Realitätsbezug beider Krankheitsformen deutlich. Während das Ich in der Neurose das Es unterdrückt und die Realität anerkennt, besteht in der Psychose eine Ablösung von der Realität zugunsten des Es[69]. Diese Ablösung von der Realität macht die Behandlung mit Psychotikern zu einem therapeutischen Problem: wie kann überhaupt eine tragfähige Übertragung hergestellt werden? Beim Neurotiker richtet sich die Behandlung bei einmal erfolgter, wenn auch wechselnder Übertragung unmittelbar auf die Abwehrsysteme und deren Beziehung zur äußeren und inneren Realität der Person. Bei Psychotikern richtet sich die Behandlung zunächst auf die Herstellung einer kognitiv wahrgenommenen wie auch emotionell sicheren Übertragung. Erst dann können in einem Prozeß mühsamer Dechiffrierung der Privatmetaphern des Patienten die Konflikte, die er nicht bewältigen konnte, umformuliert werden.

Searles hat wertvolle Einblicke in die Psychodynamik des einzelnen Psychotikers geliefert, indem er sie psychoanalysierte. Seine Erkenntnisse über den psychotischen Krankheitsverlauf ergänzen die familiensoziologischen Untersuchungen von Wynne, Bateson und Lidz. Bei gelungener Übertragung während der Therapie bekommt der Arzt im Gegenübertragungsverhältnis alle die familiären Zerstörungstechniken zu spüren, die die Ich-Fähigkeiten des Patienten geschädigt haben. Die familiären oder kollektiven Abwehrmechanismen, die von Wynne auf der kognitiven Ebene beschrieben wurden, alle jene Maßnahmen zur Zerstörung der Denkprozesse durch Verhinderung einer sinngemäßen Aufmerksamkeitsstrukturierung, werden von Searles als (individuelle) »Techniken des Verrücktmachens« zusammengefaßt[70]:

1. Gleichzeitiges oder schnell wechselndes Stimulieren und Frustrieren von Bedürfnissen im anderen.
2. Sexuell verführerisches Verhalten gegenüber Personen, für die das Inzestverbot gilt (Lidz: inzestuöse und homosexuelle Problematik).
3. Verknüpfung kontradiktorischer Kommunikationsebenen (Bateson: »double bind«; Lidz: Maskierung; Wynne: Pseudogemeinschaft und Pseudofeindschaft).
4. Plötzliches Wechseln der »emotionellen Wellenlänge«.

Als Motive für diese »Anstrengung, eine andere Person verrückt zu machen«, gibt Searles an: Todeswünsche (wo physische Vernichtung nicht erlaubt ist, wird die psychologische Zerstörung versucht); der Wunsch, die eigene Verrücktheit zu externalisieren oder unlösbare Konfliktsituationen zu lösen. Neben diesen destruktiven Motiven der Eltern nennt Searles aber auch den (positiven) Versuch der Kinder, die nichtkranken Persönlichkeitsanteile eines symbiotischen Elternteils zu unterstützen – also ihm zu helfen – oder einfach das Streben nach Erhaltung der Gratifikationen symbiotischer Beziehungen als pathogene Ursachen[71]. Die Weitergabe gestörten Verhaltens kann auf zwei verschiedenen Wegen erfolgen: durch aktive Destruktionsprozesse (so wie sie vor allem bei Lidz und Bateson beschrieben wurden) und durch passive Gleichgültigkeit oder Hilflosigkeit (wie sie bei Wynnes Darstellung der »amorphen« Schizophrenien angedeutet werden). Für die These, daß psychotische Defektstrukturen durch vermindertes Agieren innerhalb des familialen Systems entstehen, spricht das von Wynne, Jenkins und Lu beobachtete (keineswegs universale) niedrige Energieniveau schizophrenogener Familien (Wynne beobachtete niedriges Energieniveau häufiger bei »amorphen« Familienbeziehungen).

V ZUR ÄTIOLOGIE DER SCHIZOPHRENIE

Die individualpsychologischen und familiendynamischen Aspekte der schizophrenen Erkrankungsmöglichkeiten haben zunächst eine Entfernung von epidemiologischen Aspekten bedeutet. Die Trennung der beiden Aspekte ist nicht bloß eine arbeitsteilige und methodisch unbrauchbare Gewohnheit, sie hat auch sachliche Gründe. Die Systeme Individuum, Familie und Gesellschaft befinden sich zwar in ständiger wechselseitiger Beeinflussung und gegenseitiger Abhängigkeit (wobei die jeweilige Abhängigkeit der verschiedenen Systeme untereinander verschieden gewichtet sein kann), aber sie haben darüber hinaus jeweils eigene, das heißt vom anderen System unabhängige Gleichgewichtsbedingungen. Diese müssen als solche erkannt sein, bevor man zur Integration der wechselseitigen Abhängigkeiten und damit komplizierenden Gleichgewichtsbedingungen schreitet. Denkbar ist, daß das beliebige Gleichgewicht eines Systems bei enger Verbundenheit mit dem eines anderen Systems nicht beliebige Gleichgewichtszustände bei diesem erlaubt. So ist zum Beispiel das wie immer prekäre Gleichgewicht pseudogegenseitiger Familienbeziehungen vielleicht noch in guter Übereinstimmung mit gesellschaftlichen Gleichgewichtsvorstellungen, führt aber im individuellen System endgültig zu Störungen. Oder aber gesellschaftliche Ungleichgewichtszustände, wie sie durch die Klassen- oder Schichtungsabgrenzungen entstehen, wirken unmittelbar auf die Gleichgewichtsbedingungen der familiären Systeme und stören damit auch die individuellen Prozesse. Entscheidendes Verbindungskriterium zwischen individuellem und familiärem (und darüber hinaus sozialem) Bereich ist die Fähigkeit der Individuen zur Internalisierung, der Ausbildung von Über-Ich und Ich-Ideal. Die Fähigkeit zur Internalisierung äußerer Objektrepräsentanzen schafft die besonderen Möglichkeiten der Kommunikation in menschlichen Gesellschaften: die Verständigung findet über Symbole statt. Dies bedeutet, daß das menschliche Handeln nicht reflexhaft an äußere Reize und Signale gebunden ist; denn die verinnerlichten Objektrepräsentanzen und die aus ihnen entwickelten Symbole sind mit psychischer Energie besetzt und bilden neben der äußeren Realität eine eigene innere Realität[72]. Die Differenzierung beider Ebenen ist eine Leistung, die der Säugling allmählich mit Hilfe der libidinösen Besetzung an Personen vollbringt[73]. Die Integration geschieht später über die zunehmende Generalisierung der psychischen Objektrepräsentanzen. Diese Integration ermöglicht erst interpersonale Kommunikation und darüber hinaus auch Korrekturen der äußeren Realität durch Handlungen, wenn sie dem Bilde der inneren Realität nicht entspricht. Die Vermittlung generalisierbarer, das heißt gesellschaftlich bedeutsamer Symbole gehört zu der wesentlichsten gesellschaftlich (und nicht nur biologisch) reproduktiven Funktion der Familie. Die schizophrenogenen Familien versagen in dieser Funktion, weil sie die Symbolisierungsfähigkeit ihrer Mitglieder verkrüppeln. Die »scheinbare Übersymbolisierung«, die Searles bei Schizophrenen beobachtete, die zugleich mit »Konkretismus« einhergeht, ist ein Zeichen einer äußerst gering gebliebenen Symbolisierungsfähigkeit, die vergleichbar mit der Entwicklungsstufe eines Kleinkindes ist, »das noch nicht zwischen konkretem und gleichnishaftem Denken unterscheiden kann«. Die schizophrene Kommunikation arbeitet mit denselben Abwehrtechniken, die in der normalen Regression des Denkens während des Schlafens die Traumentstellungen bewirken[74].

Die Familie, die die primären Objekte der Internalisierung abgibt und damit die Symbolbildungsfähigkeit des Individuums entscheidend prägt, bezieht die konkreten Inhalte ihrer individuellen Interaktionsmuster aus den Rollenerwartungen und Normvorschriften der für sie maßgeblichen Gruppe in einer bestimmten Gesellschaft. Die Rollen, die jede Gesellschaft gemäß ihrer Struktur für angemessen hält, leiten sich aus den verschiedensten historischen Formen der gesellschaftlichen Arbeitsteilung beziehungsweise Wirtschaftsstruktur ab[75]. Parsons hat das Rollenkonzept und seine Bedeutung für den über die Familie vermittelten Sozialisationsprozeß systematisch darzustellen versucht. Dieser Ansatz hat sich als außerordentlich fruchtbar für die psychiatrische Familienforschung erwiesen (Lidz, Wynne und Bateson beziehen sich sämtlich auf Parsons). Sehr vereinfacht gesagt herrscht familiäres Gleichgewicht, wenn die Eltern komplementär aufeinander abgestimmte Rollen spielen. Zu dieser Komplementarität der Rollen gehört die Polarisierung in eine mehr instrumentell-adaptive und eine expressiv-integrative Rolle, wobei die instrumentelle Führung dem Vater zuzukommen hat, die expressive der Mutter. Diese Polarisierung der Rollen entnimmt Parsons der Organisation der amerikanischen Familie[76]. Obwohl er ausdrücklich darauf hinweist, daß die Definition der Geschlechtsrollen ein kultureller Lernprozeß ist, erscheinen die Geschlechtsrollen in quasi naturgegebener Starre. Diese Einengung der Geschlechterrollen versucht Parsons abzumildern, indem er von einem »Mehr« oder »Weniger« an Polarisierung spricht. So hat der Mann auch expressive Fähigkeiten, aber die Frau soll »mehr« haben als der Mann. Umgekehrt besitzt auch die Frau instrumentelle Fähigkeiten, aber der Mann soll darin die Führung behalten, wenn der Sozialisationsprozeß ideal, das heißt ohne pathologische Abweichungen verlaufen soll. Die Dimensionen instrumental und expressiv (performance level) werden durch die Ebene »power« (superior-inferior) ergänzt. Sie umreißen die biologischen Unterschiede in der Familie: Alters- und Geschlechtsunterschiede. Wichtig für den Sozialisationsprozeß ist, daß das Kind die Rollen, die sich aus diesen Dimensionen ergeben (instrumental-superior: Rolle des Vaters, expressive-superior: Rolle der Mutter, instrumental-inferior: Sohn, expressive-inferior: Tochter), generalisieren lernt, das heißt den familialen, »partikularsten« Gehalt der Rollen als universelle Rollenmuster begreift. Diese Generalisierungsleistung der in früheren Phasen verinnerlichten (partikularen) Rollenmuster fällt mit der Ödipuskrise zusammen. Die Differenzierung kognitiver Ebenen wird von dem Kind zwar schon auf der oralen Stufe vorgenommen, wenn es lernt, daß es von der Umwelt abhängig ist, aber die Bedeutung des Ödipuskomplexes vom sozialen System gesehen liegt bei der Markierung der integrativen Möglichkeiten für weitere Internalisierungsangebote. Vernachlässigt wird bei Parsons soziologischer Betrachtungsweise die triebökonomische Basis der Integrations- und Generalisierungsleistungen. Das »pleasure principle« der frühesten Phasen, das sich in ein »love-dependency«-Verhältnis gegenüber der Mutter umwandeln soll, beziehungsweise der »erotische Faktor« überhaupt, erscheint als untergeordnetes Vehikel zur Erfassung der gesellschaftlich gebotenen Internalisierungsmuster. Dies zeigt sich bei Parsons' Vorstellung von der Symbolbildung, die er hauptsächlich der expressiven Ebene zuordnet[77]. Jedoch ist gerade die Verknüpfung der kognitiven wie auch der emotionalen Ebene die Voraussetzung für aktive Symbolbildung (nicht nur reaktive Übernahme angebotener Internalisierungsobjekte). Weil das »pleasure principle« eine hierarchisch gesehen untergeordnete Rolle im Parsonsschen Sozialisationsmodell spielt, wird auch niemals zwingend klar, was das Kind aktiv dazu veranlassen kann, sich in das soziale System zu integrieren und jede der weiteren »bifurcations« von Rollenerwartungen mitzumachen, wenn es gerade eine Rollenerwartung erfolgreich verinnerlicht hat.

Die Schwäche des Parsonsschen Modells in bezug auf die Bedingungen fehlerhafter Sozialisationsprozesse zeigt sich am deutlichsten bei der Interpretation klinischen Materials. Er kann nicht die Ursachen von den sichtbaren Symptomen spezifischer Erkrankungsformen unterscheiden. So ordnet er Fehlentwicklungen auf der oralen Stufe den Zwangscharakteren und Psychopathen zu, während Paranoide und sonstige Schizophrene der ödipalen Phase und Manisch-Depressive der analen Phase zugeschlagen werden[78]. Diese Zuordnungen wären noch verständlich gewesen, wenn sie rein klassifikatorisch nach dem Balesschen Gruppeninteraktionsschema erfolgt wären; dort hätten die Schizophrenien als Abweichung von der obersten »Spiralenform« der adaptiven Fähigkeiten rangieren können. Das klinische Material zeigt, daß die komplizierten Differenzierungsleistungen des psychischen Apparates mit höher entwickelten Stufen der Libidoentwicklung in Zusammenhang stehen, nicht aber daß Störungen, die in höheren Entwicklungsphasen manifest werden, auf einen einzigen Bruch in dieser Entwicklungsstufe zurückgehen. Parsons berücksichtigt die Art und den Aufbau der verschiedenen Abwehrmechanismen nicht in dem Umfange, der es verständlich machen würde, daß die Schwere psychiatrischer Erkrankungen mit der Struktur, Stärke oder Schwäche verschiedener Abwehrmechanismen und ihrer Geschichte entscheidend zusammenhängt[79]. Seine vornehmlich formalen Parallelisierungen und Zuordnungen der Organisationsstufen von persönlichem und sozialem System verleugnen die Gleichgewichtsbedingungen des persönlichen Systems, die nicht mit dem des sozialen übereinstimmen, weil im persönlichen System körperliche Bedürfnisse eine wichtigere Rolle spielen. Parsons mißlingt die Rekonstruktion der entscheidenden Bruchstellen in abweichenden Sozialisationsprozessen, weil er diese als bloße Plus-Minus-Abweichungen von normalen Reizverarbeitungsvorgängen betrachtet, nicht aber als Konflikte, in denen spezifische psychophysische Bedürfnisse des Individuums frustriert werden. So haben die schweren psychotischen Erkrankungen (Psychopathien mit eingeschlossen) sämtlich ihre Anfänge schon in der oralen Phase, weil die kindlichen Bedürfnisse bereits auf dieser Stufe dem schiefen Beziehungssystem innerhalb der Familie untergeordnet werden und ihnen keine Eigenständigkeit gewährt wird, und nicht erst auf der ödipalen Stufe[80]. Am brauchbarsten bleibt bei Parsons das einfache Vier-Felder-Rollenverteilungsschema der Familie mit den Dimensionen: »power«, »instrumental-expressive qualities« und »particularistic-universalistic aspects« für die primären Identifikationsprozesse. Die weiteren »bifurcations« der auf diesen Ebenen erreichten (rollengemäßen) »needpositions«, die sich nach positiv verlaufenem Ödipuskomplex entwickeln, laufen auf so stark kulturell determinierte Inhalte hinaus (zum Beispiel accomplishment complex, success complex), daß sie für Fragen der primären Sozialisation nicht mehr relevant sind[81].

Besonders Lidz hat die Bedeutung der Einhaltung der Alters-(power-difference) und Geschlechtsgrenzen (instrumental vs. expressive) innerhalb der Familie hinsichtlich normaler Sozialisationsprozesse betont. Er verifiziert den Parsonsschen Ansatz, indem er nachweist, daß die von ihm untersuchten Familien diese Rollenverteilung nicht einhielten. Dabei ist aber zu bedenken, daß zum Beispiel die instrumentell-expressive Rollenvertauschung schizophrenogener Eltern allzu umstandslos mit »Nichtkomplementarität« der Rollenentsprechung gleichgesetzt wird; es wäre an Hand der Fallberichte zu fragen, was den pathogenen Ausschlag gibt: daß die Mutter die instrumentale Führung innerhalb der Familie übernimmt oder daß sie kalt und abweisend ist und daß sie den Vater nicht nur in seinen instrumentellen, sondern auch expressiven Fähigkeiten schwächt. Es ist nämlich, bezieht man sich nicht auf einen bestimmten kulturellen Rahmen der Rolleninhalte, eine nicht ganz zwingende Einsicht, daß eine instrumentell führende Mutter kalt und abweisend, ein mehr expressiver Vater immer ein Schwächling sein muß. Wynne hat denn auch viel stärker die formalen Aspekte des Zusammenpassens (fit) der verschiedenen Rollen der Familienmitglieder betont und wie diese Rollen auf die Triebäußerungen des Kindes abgestimmt sind. Störungen des primären Sozialisationsprozesses scheinen in erster Linie durch die Art der Sanktionen und das Maß an Affektzufuhr bestimmt zu sein, mit denen das Hineinpassen in bestimmte Rollen gelenkt oder erzwungen wird[82].

Das Erlernen spezifischer kulturell »richtig« definierter Rollenmuster ist insofern angebracht, weil allein diese Rollen bei den ödipalen und postödipalen Generalisierungsleistungen von partikularistischen Erfahrungen auf universalistische Kategorien zur Orientierung in der Gesellschaft von Nutzen sind. Andererseits ist zu bedenken, daß aber eine allzu starre kulturell vorgenommene Polarisierung erwarteter Verhaltensmuster nicht den erwünschten Orientierungshalt abgibt, weil eine solche Polarisierung das Zusammenpassen der Bedürfnisse in einem geschlossenen Interaktionsfeld (Familie) erschwert und damit schizophrenogene Kommunikationsformen fördert.

So haben auch Rogler und Hollingshead am Schluß ihrer Untersuchung über Schizophrenie in puertorikanischen Slumverhältnissen die Frage gestellt, ob die Dissoziation in Familien mit einer schizophrenen Ehefrau nicht gemildert würde, wenn der Mann die Konflikte, die die Frau bei der Ausübung ihrer weiblichen Rolle hat, überbrücken könnte und zu ihr wenigstens ein so komplementäres Verhältnis entwickelte, wie es die gesunde Frau gegenüber einem schizophrenen Mann tut. Die Ehefrau mit einem kranken Mann weicht auf die Rolle eines Mutter-Kind-Verhältnisses aus und bleibt damit in einer kulturell anerkannten Weiblichkeitsrolle. Umgekehrt erlaubt aber die in diesen Slums vorherrschende patriarchalische Familienform, in der die Frau fest ans Haus gebunden ist und nur der Mann sexuelle und soziale Beziehungen außerhalb des Hauses anknüpfen kann, dem Manne nicht, der Frau irgendwelche (Haus)-Arbeiten abzunehmen, wenn er nicht insgesamt in seiner Männlichkeit bezweifelt werden will. Infolgedessen gelingt es diesen Familien mit schizophrenen Müttern nicht, die Kinder vor geistiger Verkrüppelung zu bewahren. Die Rigidität und Polarisierung der Geschlechtsrollen, die in diesen Unterschichtsfamilien vorherrscht, kann nur aus der ökonomischen Situation dieser Familien erklärt werden. Je geringer der sozioökonomische Status einer Familie ist, je größer also ihre wirtschaftliche Unsicherheit ist, um so schwieriger ist es, feste Beziehungen in der Familie aufrechtzuerhalten; denn die Stabilität der Beziehungen kann zu leicht durch Schicksalsschläge, wie etwa Arbeitslosigkeit des Mannes, erzwungener Berufs- oder Stellungswechsel, Notwendigkeit der Berufsarbeit der Mutter wegen Belastung der Familie durch Krankheit, Tod naher Anverwandter wegen Fehlen angemessener ärztlicher Hilfe, gestört werden. Rogler und Hollingshead fanden, daß Schicksalsschläge der genannten Art dem »kritischen« Jahr vor dem Ausbruch einer Psychose vorangingen[83]. Gegenüber diesen von außen kommenden Zerfallsdrohungen bilden die rigiden Rollennormierungen der Unterschichtfamilien einen zwangsneurotischen kollektiven Abwehrmechanismus. Zwischen Rollenerwartungen und Rollenerfüllung besteht für die Unterschichten die Gefahr stärkerer Diskontinuitäten als in gehobeneren Schichten mit flexibleren Rollenmustern. Besonders wenn sich die Rollenerwartungen der unteren Schichten inhaltlich an traditionale Rollenmuster anlehnen, die nur wenig funktionalen Bezug an die Erfordernisse einer industrialisierten Umwelt aufweisen, kann es zu individuell nicht tragbaren Spannungen und psychiatrischer Symptombildung kommen. Rolleninkonsistenz wird auch durch die Dominanz eines bestimmten bezogenen Wertsystems gefördert, wenn dieses universellen Charakter beansprucht und auf nichtkongruente Lebensumstände angewandt wird.

Langner und Michael sehen die Inkonsistenz, die sich aus unterschiedlichen Wertsystemen innerhalb einer Gesellschaft ergibt, als wichtigsten Grund für die Häufigkeit der psychotischen Erkrankungen in Unterklassen an, nicht dagegen die Inhalte der Wertsysteme selbst. Pathogen ist dabei das unterlegene Wertsystem, das heißt das der Unterklasse. Die Unterlegenheit des Unterklassennormensystems hat verschiedene Gründe. Es entspricht den objektiven Beschränkungen der Sublimationsmöglichkeiten und der Gefahr der »Untersozialisierung« der ökonomischen Deprivation in diesen Schichten. Es kann nicht mithalten mit den Mittelklassennormen, die vor allem auch bei der Definition von geistiger Gesundheit verwendet werden und damit einen gesamtgesellschaftlichen Anspruch erhalten[84]. Die Unterklassenmitglieder sind gewöhnlich nicht so sehr dem Streß in der Kindheit unterworfen als dem Streß auf der Schwelle zum Erwachsenwerden, wo sich zeigt, daß die sozialen und technischen Fertigkeiten (skills), die ihnen der Unterklassenerziehungsprozeß vermittelt hat, nicht ausreichen, um die allgemein anerkannten gesellschaftlichen Ziele zu erreichen. Die Unterklassenmitglieder in den USA sehen sich offenbar nicht in der Lage, aus ihrem Normensystem ein kollektives Selbstbewußtsein zu entwickeln, das bei ihren Mitgliedern den Kern zu einer stabilisierenden Über-Ich-Entwicklung legen könnte. Statt dessen übernehmen sie die Werte der Mittelschichten, denen sie sich aber nur zwangshaft anpassen können. Langner und Michael haben in der Midtown Manhattan Study die Bevölkerung mit der von Adorno entwickelten F-Skala (zur Messung politisch autoritären Verhaltens) untersucht[85]. Sie fanden dabei ein deutliches Überwiegen autoritätsgebundener Einstellungen bei den Angehörigen der untersten Schichten. Dies spricht für eine zwangshafte Anpassung an Normen, die den Lebensverhältnissen dieser Schichten nicht entsprechen und nicht gerecht werden können; denn es gehört zu den Kennzeichen des autoritären Charakters, sich in rigider und konformistischer Weise an die Rollen anzupassen, die von der Majorität der Gesellschaft (das heißt den machtmäßig dominierenden Gruppen) verhängt werden[86]. Betrachtet man die Items, durch die sich Mütter mit schizophrenen Patienten von anderen Müttern unterschieden, so stellt man fest, daß diese Items sich sämtlich innerhalb der Dimensionen des autoritätsgebundenen Verhaltens bewegen, in dem Konformität und Kontrolle eine überragende Rolle spielt[87]. Starre, den Bedürfnissen der Kinder nicht angemessene Erwartungen der Eltern an die Kinder resultieren, wie aus der Untersuchung von Yi Chiang Lu hervorgeht, aus zu starker Mittelklassenorientierung der Eltern dieser Schichten. Gerade die psychotischen Abweichungen erscheinen demnach als das individuelle Zerbrechen an Klassenbeschränkungen, deren Überwindung allzusehr auf der individuellen, nicht aber auch der kollektiven Ebene versucht wird.

In dieser Form der Verallgemeinerung schichtenspezifischen Einflusses läßt sich begreifen, warum gerade Einwanderergruppen und ethnische Subkulturen in besonders hohem Maße zu psychiatrischen Erkrankungen neigen[88]: nicht die Strenge oder Güte der primären Erziehungstechniken (orale Entwöhnung, Sauberkeitstraining) allein entscheidet über die innere Stabilität des persönlichen Systems, sondern ebenso der auf die Gesellschaft bezogene Sinn dieser Erziehungstechniken. Ein diskontinuierlicher, das heißt von scharfen Schichtungsgrenzen durchgezogener Gesellschaftsaufbau, in dem ein unterschiedliches Machtgefüge herrscht, kann zu diskontinuierlichen Ich-Entwicklungen bei den Mitgliedern der unterprivilegierten Mitgliedern führen, weil die vor dem Ödipuskomplex erfahrenen Rolleninternalisierungen nicht in gradliniger Weise generalisierbar sind (Bruch auf der Ebene: Übergang von partikularistischen zu universellen Wahrnehmungsinhalten) und weil die Triebanteile des primären Narzißmus nicht in den Ich-Idealen sublimiert werden können, die gesellschaftliche Anerkennung genießen. Dadurch können bereits erworbene Ich-Fähigkeiten wieder zerstört werden. Ob das Ich solchen Bedrohungen widerstehen kann, hängt allerdings von der Flexibilität und Fertigkeit der primären Erziehungstechniken ab, die dem Kind helfen, seinen Bedürfnissen gerecht werdende Abwehrsysteme zu entwickeln[89]. Schwere Ich-Störungen gehen gewöhnlich auf mangelhaften Ausbau stabiler Abwehrtechniken zurück, die das Kind aber auf jeden Fall zur Abwehr seiner eigenen Passivitäts- und (oralen) Abhängigkeitswünsche braucht, um allmählich Unabhängigkeit und Autonomie zu erlangen. Nicht nur eine gewalttätig ablehnende und übermäßig strenge, sondern ebensogut eine vollkommen willfährig gewährende, im Grunde vernachlässigende Erziehung sind Vorbedingung für das Scheitern des Ödipuskomplexes und später folgende Ich-Dekompensationen bei Konfliktsituationen. Eine liebevoll strenge Erziehung, sofern sie dem Kind wenigstens verläßliche (wenn auch oft negative) Verhaltensmuster anbietet, kann zuträglicher sein als eine milde, aber orientierungslose.

Für die Häufung schwerer psychiatrischer Erkrankungen in den Unterschichten wären an gesellschaftlich bedingten Störfaktoren in der Sozialisation im wesentlichen zwei Gründe zu nennen: der erste Grund liegt in der unmittelbaren Frustration vitaler Lebensbedürfnisse von Kindern aufgrund des Ausschlusses der Eltern von materiellen Gütern. Darunter fallen Entbehrungen durch Hunger, Angsterzeugung durch Ungeziefer, mangelnder Schutz vor Witterungseinflüssen, Drosselung der motorischen Energien wegen zu wenig Wohnraum, Vernachlässigung und Verstoßung. Der zweite Grund liegt in der fehlerhaften Anpassung der Eltern an Anforderungen der gesellschaftlichen Umwelt. Mißlingt es den Eltern, dem Kind Verhaltensmodelle zu liefern, mit deren Hilfe es die Erfordernisse der äußeren Realität mit den Bedürfnissen der inneren Realität zu vermitteln lernt, dann wird die Ich-Entwicklung des Kindes geschwächt, und es ist wenig widerstandsfähig gegenüber gesellschaftlichen und psychologischen Belastungen.

ANMERKUNGEN

1. Hollingshead, A. B., Some Issues in the Epidemiology of Schizophrenia. In: *Am. Sociol. Rev.* 26, 1961, S. 7 f.

2. Jackson, D. D., Critique of the Literature on the Genetics of Schizophrenia. In: *The Etiology of Schizophrenia*, hrsg. von D. D. Jackson. New York 1960, S. 41. Der wichtigste Vertreter der genetischen Theorie ist der von Deutschland nach den USA ausgewanderte Kallmann.

3. Dies ist das Ergebnis der bahnbrechenden Untersuchung von Faris, R. E. L. und Dunham, H. W., *Mental Disorders in Urban Areas.* An Ecological Study of Schizophrenia and Other Psychoses. Chicago 1965 (1. Aufl. 1939).

4. Die Literatur dazu habe ich in einem Artikel referiert, der in der Zeitschrift *Soziale Welt* erscheinen wird. Die wichtigsten Untersuchungen über die statistische Verteilung von Geisteskrankheiten in der Bevölkerung, aufgeschlüsselt nach Schicht, Beruf und Ausbildung, sind: Hollingshead, A. B. und Redlich, F. C., *Social Class and Mental Illness.*

A Community Study. New York 1958; und Srole, L.; Langner, T.; Michael, S. T.; Opler, M. u. Rennie, T., *The Midtown Manhattan Study*, Bd. I: *Mental Health in the Metropolis*, New York 1962 und Bd. II: *Life Stress and Mental Health*, Glencoe 1963. Eine gute methodische Diskussion der Ergebnisse verschiedener ökologischer und schichtenspezifischer Untersuchungen findet sich bei Mishler E. G. und Scotch, N. A., Sociocultural Factors in the Epidemiology of Schizophrenia. In: *Psychiatry* 26, 1963, S. 315–343.

5. Abgesehen von den nicht immer glücklichen Ausflügen der sogenannten Revisionisten unter den Psychoanalytikern in das soziologische Feld und mit Ausnahmen von T. Parsons, dessen Grenzüberschreitungen auf diesem Feld ein wenig den Charakter von soziologischen Missions- und Eroberungszügen im Bereich der Psychoanalyse haben.

6. Sanua, V. D., Sociocultural Factors in the Families of Schizophrenics. A Review of the Literature. In: *Psychiatry*, 24, 1961, S. 248: »The majority of the studies concentrated on mothers rather than fathers of schizophrenies, for the simple reason that mothers were more accessible.«

7. Ebd., S. 249.

8. Lidz, Th., *The Family and Human Adaption. Three Lectures*. New York 1963, besonders das Kapitel: The Family and Human Adaption in the Scientific Era, S. 11 ff.

9. So in der Untersuchung Gerard, D. L. u. Siegel, J., The Family Background of Schizophrenia. In: *Psychiatric Quarterly*, 24, 1950, S. 47–73, wo in 91,4 % der Fälle starke Bindung an die Mutter herrschte; und der Untersuchung von Kasanin, J.; Knight, E.; Sage, D., The Parent-Child-Relationship in Schizophrenia. In: *J. Nerv. Ment. Dis.*, 79, 1934, S. 263, die in 60 % ihrer Fälle Überprotektion feststellten und selten Ablehnung; widersprechend die Ergebnisse von Tietze, T., A Study of Mothers of Schizophrenic Patients. In: *Psychiatry*, 12, 1949, S. 55–65, die bei 10 von 25 Müttern offene Ablehnung gefunden hatte und in 15 Fällen subtilere Formen von Ablehnung (wozu overprotectiveness gehören kann).

10. Alanen, Y., On the Personality of the Mother and Early Mother-Child-Relationship of 100 Schizophrenic Patients. In: *Acta psychiat. neurol. Scand.*, 1956, Suppl. 106, S. 227 bis 233. Alanen kontrollierte soziale Daten (Schicht, Herkunft) nicht. Er stellte durch Interviews fest, daß die Mütter schizophrener Patienten während der frühen Kindheit des Patienten unter besonderen Schwierigkeiten litten.

11. Dieser Einwand richtet sich gegen Lidz' Untersuchungseinheiten, vgl. Sanua, op. cit., S. 257.

12. Ebd., S. 252.

13. Rogler, L. H. C. und Hollingshead, A. B., *Trapped: Families and Schizophrenia*. New York/Sidney/London 1965. Die Informationen stammen aus Intensivinterviews von 20 Familien, in denen sich ein schizophren erkrankter Elternteil befand, und von 20 gesunden Kontrollfamilien aus der gleichen Nachbarschaft.

S. 396: In 5 von 6 Familien, in denen ein Kind psychiatrische Symptome zeigte, war die Mutter gestört, unabhängig davon, ob der Ehemann ebenfalls gestört war. Ausnahmen von diesem Bild waren 1. ein schiz. Mädchen mit gesunder Mutter, das von dieser Mutter wegen seiner dunkleren Hautfarbe sehr diskriminierend behandelt wurde, und 2. ein gesunder Junge aus einer Familie, in der beide Eltern schizophren waren, aber doch in bezug auf ihren Sohn einig und fähig, auf ihn einzugehen.

14. Ich beziehe mich im folgenden auf die Zeitschrift *Psyche*, 13, 1959, Nr. 5/6 (Doppelheft), in dem verschiedene Aufsätze von Lidz und seinen Mitarbeitern, Fleck, Cornelison, Terry, Schafer, Norton übersetzt wurden: Schizophrenie und Familie, Der Vater, Spaltung und Strukturverschiebung in der Ehe, Elternpersönlichkeit und Wechselbeziehungen in

der Familie, Irrationalität als Familientradition, Inzestuöse und homosexuelle Problematik. Lidz untersuchte 14 Familien, deren Familienereignisse in klinischen Interviews teilweise bis zu 30 Jahren zurückverfolgt wurden. Es handelt sich bei diesen Familien vorwiegend um Angehörige des Mittelstandes, besonders des oberen Mittelstandes. Es wäre zu einfach, wollte man die klinischen Ergebnisse, die aus diesem Sample gewonnen wurden, wegen mangelnder statistischer Repräsentanz für eine breitere Bevölkerungsgruppe in Frage stellen. Dennoch gilt Sanuas Einwand, daß die Generalisierbarkeit der Lidzschen Daten dadurch eingeschränkt ist, daß die Schichtenspezifität möglicherweise nur einen beschränkten Satz pathogener Familienkonstellationen enthält. Die Darstellung der Zusammenhänge der klinischen Befunde ist von dieser Kritik nicht betroffen.

15. Nach Sanua, a. a. O., S. 251, der dazu die Untersuchungen von Rosenzweig u. Bray (1943) und Ellison u. Hamilton (1949) nennt.

16. *Psyche*, a. a. O., S. 290 (Spaltung und Strukturverschiebung in der Ehe).

17. Ebd., S. 292 ff.

18. Op. cit., S. 276 (Der Vater).

19. Op. cit., S. 296 (Spaltung und Strukturverschiebung ...).

20. Lidz, Th.; Fleck, St.; Alanen, Y.; Cornelison, A., Schizophrenic Patients and their Siblings. In: *Psychiatry*, 26, 1963, S. 4: Von den 24 Geschwistern der 16 Patienten waren 3 gut angepaßt, 3 angemessen angepaßt, 8 galten als neurotisch, 7 als Borderline-Fälle, 3 ebenfalls als schizophren.

21. Ebd., S. 15 f.

22. *Psyche*, a. a. O., S. 330 ff. Die Furcht vor inzestuösen Wünschen bedingt entweder weitere Rückzugstendenzen oder Verstärkung starrer Abwehrtechniken.

23. Parsons, T., The Incest Taboo in Relation to Social Structure and the Socialization of the Child. In: *Personality and Social Systems*, hrsg. v. Smelser u. Smelser, New York 1963, S. 140: »... it is not so much the prohibition of incest in its negative aspect which is important as the positive obligation to perform functions for the submit and the lager society by marrying out. Incest is a withdrawal from this obligation to contribute to the formation and maintenance of suprafamilial bonds on which major economic, political and religious functions of the society are dependent.«

24. Freud, S., Das Unbehagen an der Kultur. In: *Gesammelte Werke, Bd. XIV*, S. 419 bis 506.

25. Parsons, op. cit., S. 138 f.: »I think, however, that it is fairly safe to contend that the primary socializing agency must be a small group with broadly the social characteristics I have suggested, and that even the erotic factor could not vary extremely widely. For example, it could not be completely suppressed, by having all fertilization occur by artificial in semination, and by a careful policy of avoiding arousing any erotic interest on the part of children, or at the other extreme by removing all restrictions on fulfilment of any and all erotic impulses as and when they might be aroused.«

26. Darauf hat auch Mitscherlich, A., *Auf dem Wege zur vaterlosen Gesellschaft*, München 1963, S. 30 ff. verwiesen.

27. Klaus Horn hat diese Störung in ihrer gesellschaftlichen Bedeutung bei der soziologischen Analyse des Zwangscharakters herausgearbeitet. Vgl. Horn, K., *Dressur oder Erziehung. Schlagrituale und ihre gesellschaftliche Funktion*. Frankfurt 1967, S. 82 ff.

28. Lidz, Th., u. Fleck, St., Schizophrenia, Human Integration, and the Role of the Family. In: *The etiology of Schizophrenia*, hrsg. v. D. D. Jackson, a. a. O., S. 338 f.

29. Bateson, G.; Jackson, D. D.; Haley, J.; Weakland, J., Towards a Theory of Schiz-

ophrenia (1956). In: *Personality and Social Structure,* hrsg. v. Smelser u. Smelser, New York 1963, S. 172–187.

30. Haley, J., An Interactional Description of Schizophrenia. In: *Psychiatry,* 22, 1959, S. 321–332.

31. Bateson u. a., Towards a Theory ..., a. a. O., S. 180.

32. Ebd., S. 176.

33. Weakland, J., The »double-bind« Hypothesis of Schizophrenia and Three Party Interaction. In: *Etiology of Schizophrenia,* a. a. O., S. 379.

34. Bateson u. a., Towards a Theory ..., a. a. O., S. 174.

35. Mishler, E. G. u. Waxler, N. E., Family Interaction Process and Schizophrenia. A Review of Current Theories and Critical Evaluations. In: *Int. J. Soc. Psychiat.,* 2, 1966, Nr. 4, S. 383.

36. Bowen, M., A Family Concept of Schizophrenia. In: *Etiology of Schizophrenia,* a. a. O., S. 359ff.

37. Ebd., S. 355.

38. Wynne, L. C.; Ryckoff, I. M.; Day, J. D.; Hirsch, Pseudo-Mutuality in the Family Relations of Schizophrenics. In: *A Modern Introduction to the Family,* hrsg. v. Bell u. Vogel, Glencoe 1962, S. 573–594. Das Material, das diesen Überlegungen zugrunde liegt, hat keinerlei statistischen Aussagewert. Es stützt sich im wesentlichen auf vier Familien, die je ein schizophrenes Kind mit relativ guten Heilungsaussichten hatten.

39. Ebd., S. 574.

40. Ebd., S. 577.

41. Wynne beruft sich bei der Definition des Identitätsbegriffes auf Erikson. Diese Aufsätze zum Identitätsbegriff von Erikson liegen jetzt auch auf deutsch vor. Vgl. Erikson, E. H., *Identität und Lebenszyklus,* Frankfurt 1966.

42. Im folgenden beziehe ich mich auf Wynne, L. C., u. Singer, M. T., Denkstörung und Familienbeziehung bei Schizophrenen. In: *Psyche,* 19, 1965, S. 82–160. Die Untersuchung wurde in den USA zuerst 1963 veröffentlicht; sie enthält vier Aufsätze. Das Sample umfaßt etwa 50 neurotische und schizophrene Patienten (Verhältnis Neurotiker zu Schizophrenen 1 : 2).

43. Ebd., S. 105.

44. Ebd., Tabelle S. 101.

45. Wynne geht auf diesen Zusammenhang nicht ein. Die Vermutung, daß Schwachsinn nicht nur auf organischen Schäden beruht, ergibt sich aus den statistischen Angaben über das häufigere Vorkommen schwachsinniger oder geistig zurückgebliebener Kinder in sehr überbelegten Wohnungen. Vgl. dazu Marie Chombart de Lauwe, *Psychopathologie Sociale de l'Enfant Inadapté.* Paris 1959, S. 80: Verteilung bestimmter Arten von psychischer Störung bei Kindern auf durchschnittliche Zimmerdichte:

neurotisch (gaucher)	1,9 Pers. pro Zimmer
Verhaltensstörung (troubler du comportement)	2,3 Pers. pro Zimmer
in der psycho-motorischen Entwicklung zurückgeblieben	2,7 Pers. pro Zimmer
debil	3,4 Pers. pro Zimmer

Auch Mayer-Gross, W., Mental Health Survey in a Rural Area. In: *Eugenics Review,* 40, 1948, S. 140–148, fand, daß debile und geistig zurückgebliebene Kinder (dullards and defectives) zu 39 % aus Wohnverhältnissen ärmlichster Art kamen, mit drei und mehr Personen pro Zimmer, schlecht möbliert, zum Teil mit Ungeziefer verseucht. Mayer-Gross weist außerdem auf die geringe Aggressivität dieser Familien hin, die es anscheinend verhindere, daß die Kinder kriminell agieren.

46. Wynne, Denkstörung und Familienbeziehung ..., a. a. O., S. 106.

47. Ebd., S. 118.

48. Wynne hat seine Hypothesen über Denkstile und Familienbeziehungen bei Schizophrenen jeweils durch »blinde Voraussagen« verifiziert, das heißt, er testete die Übereinstimmung zwischen dem auf bestimmte Störungsmerkmale untersuchten Testmaterial der Auskunft gebenden Familien schizophrener Patienten und den dazugehörigen Patienten. Die Testauswerter durften nicht wissen, was für ein Patient zu der jeweils getesteten Familie gehörte, vielmehr mußten sie »blind« die spezifische Krankheitsdiagnose nennen, so wie sie sich aus dem Testmaterial der Eltern ableiten ließ. Die Übereinstimmungen zwischen vorausgesagten (von der Familienstruktur) und tatsächlichen Krankheitsformen der Patienten waren sehr hoch. Charakteristischerweise kamen Einstufungsfehler vor, wenn sich der Tester von inhaltlichen Übereinstimmungen zwischen Aussagen von Familienmitgliedern und Patienten irreführen ließ und nicht die formalen Aspekte der Kommunikationsstörungen der Familie als Hauptkriterien der Diagnose benutzte.

49. Singer, M. T. u. Wynne, L. C., Differentiating Characteristics of Parents of Childhood Schizophrenics, Childhood Neurotics and Young Adult Schizophrenics. In: *Am. J. Psychiat.*, 120, 1963, 64, S. 234–243.

50. Wynne, Denkstörung und Familienbeziehung ..., a. a. O., S. 88.

51. Ebd., S. 150.

52. Lidz, Th. u. a., Schizophrenic Patients ... s. Anm. 20.

53. Ebd., S. 9.

54. Arieti, S., *Interpretation of Schizophrenia*. New York 1955, Kap. 22. Arieti beschreibt ferner, daß es sehr wohl möglich sei, eine Besserung des Krankheitsbildes durch physiologische Behandlung (Insulintherapie, Elektroschocks) zu erreichen, weil durch den Schock diejenigen psychosomatischen Veränderungen, die sich durch die Krankheit ergeben haben, zerstört werden können. Schocktherapie ist ein »reduktiver« Vorgang, der den Patienten künstlich auf eine (hirnphysiologisch) niedere Ebene bringt, von der aus er leichter integrieren kann. Schocktherapie kann den Beginn einer Psychotherapie erleichtern, indem sie die Patienten überhaupt erst aufnahmefähig für solche Behandlung macht, S. 483 ff.

55. Diese Hoffnung auf eine möglichst einfache ätiologische Ursache der Schizophrenie und entsprechend einfache medikamentöse Behandlung wurde in den Zeitungen laut, nachdem von einer amerikanischen Forschergruppe herausgefunden worden war, daß ein autoimmunologischer Prozeß im Hirn zu den spezifischen Verhaltensstörungen führe. Vgl. dazu: *Deutsches Ärzteblatt*, 50, 11. 12. 1965, S. 2797: Neues aus der Schizophrenieforschung. Die *Frankfurter Allgemeine Zeitung* berichtete über diese Ergebnisse am 15. 2. 1967 und äußerte zugleich den Gedanken, daß bei Kenntnis dieses Autoimmunstoffes die Entwicklung eines Medikamentes gegen diesen Stoff (wenn auch unter Schwierigkeiten) einen großen Schritt weiter in der Bekämpfung der Schizophrenie bedeute.

56. Krout, M., A Note on Dunham's Contribution to the Ecology of Functional Psychoses. In: *Am. Sociol. Rev.*, 3, 1938, S. 212.

57. Dunham, H. W., The Social Personality of the Catatonic-Schizophrene. In: *Am. J. Sociol.*, 49, 1944, Nr. 6, S. 508 ff.

58. Eine Bestätigung zu dieser Beschreibung findet sich bei Clausen, J. A. u. Kohn, M. E.: Social Isolation and Schizophrenia. In: *Am. Sociol. Rev.*, 20, 1953, a. a. O., S. 300: Die Patienten, die im Alter von 14 Jahren isoliert oder teilweise isoliert erschienen, wurden

von der Familie als besonders scheu und empfindlich beschrieben. Ähnliche Beschreibung des prämorbiden Zustands schizophrener Patienten aus der Unterklasse bei Myers, J. K. u. Roberts, B. H., *Family and Class Dynamics in Mental Illness.* New York 1959, S. 74: Langsam, ein bißchen ungeschickt, aufgeweckt, aber etwas scheu. Auch Dunhams Beschreibung der präschizophrenen Persönlichkeit bezieht sich auf das Mileu der Unterklasse und Slumbevölkerung. Ebenfalls auf Unterklassenmilieu bezogen ist eine Untersuchung von Yi Chiang Lu: Contradictory Parental Expectation in Schizophrenia. In: *Arch. Gen. Psychiat.,* 6, 1962, S. 219–234, in der bestätigt wird, daß präschizophrene Kinder wesentlich gehorsamer als ihre gesünderen Geschwister waren und auch ein stärkeres Aufstiegsbewußtsein, das von den Eltern gewünscht war, zeigten. Die Präschizophrenen »klebten« stärker an den Eltern und konnten daher weniger Unterstützung bei anderen sozialen Gruppen erfahren und ihr Abhängigkeitsverhältnis von den Eltern lösen.

59. Weinberg, K., A Sociological Analysis of a Schizophrenic Type. In: *Mental Health and Mental Disorder,* hrsg. von Rose, New York 1955, S. 246. Weinberg untersuchte 53 Fälle, die in bezug auf Intelligenz und gute Heilungschancen ausgewählt waren. Der Faktor Schicht war nicht kontrolliert.

60. Ebd., S. 248: »The schizophrenic onset can be considered a penetration of the neurotic defenses and a need for the patient to resort to a more profound level of defensive behavior.«

61. Jenkins, R. L., The Schizophrenic Sequence: Withdrawal, Disorganization, Psychotic Reorganization. In: *Am. J. Orthopsychiat.,* 22, 1952, S. 738–749. Ähnlich beschreibt Arieti die psychologische Struktur der Schizophrenie im 3. Teil seines Buches: *The Interpretation of Schizophrenia,* a. a. O.

62. Ebd., S. 739, Joseph Mark verglich die Übereinstimmung beziehungsweise Abweichung von 139 vorgegebenen Items zwischen 100 Müttern mit männlichen schizophrenen Kindern und 100 Müttern, die keine solchen Kinder hatten. Einige der 15 Statements, durch die sich die Mütter schizophrener Patienten signifikant (0,001 level) unterschieden:

»Eine Mutter sollte sich darum bemühen, alles zu wissen, was ihre Kinder denken.«

»Eine wahre Mutter hat keine Zeit für geselliges Leben.«

»Zuviel spielen mit dem Kind verdirbt es.«

»Die Eltern dürfen vor den Kindern niemals Fehler machen.«

»Eltern sollten alles für ihre Kinder opfern.«

»Die meisten Kinder sind im Alter von 15 Monaten sauber.«

»Kinder, die bei Doktorspielen mitmachen, werden Sexualverbrecher, wenn sie älter sind.« usw.

63. Weinberg, K., The Relevance of the Forms of Isolation to Schizophrenia. In: *Int. J. Social Psychiat.,* 13, 1966/67, S. 33–41. »Thus the subjective counterpart of situational isolation would be the internalization of the images of nonresponding and indifferent others in a reciprocal process of inhibited sociability or, more extremely, in the social void of the non-other.«

64. Vgl. hierzu die Untersuchung von Lu, Contradictory Parental Expectations, a. a. O., S. 220 ff., die zu den Streß-Faktoren der Unterklasse zählt, daß sich die Unterklassenmitglieder an Wertsystemen orientieren – oder sich zu orientieren genötigt sehen –, die im Widerspruch zu den objektiven Möglichkeiten stehen, unter denen sie realisiert werden könnten.

65. Spitz, der das Problem des Kontaktmangels an der psychologischen Fehlentwicklung von »hospitalisierten« Kindern nachwies, hat in einem späteren Aufsatz seine Ergebnisse mit Harlows Versuchen an Affen, die ohne Mütter, nur mit Attrappen von Müttern auf-

wuchsen, verglichen; vgl. Spitz, R., Ein Nachtrag zum Problem des Autoerotismus. In: *Psyche*, 28, 1964/65, Nr. 5, S. 246 ff. Nicht nur bei Kindern, sondern auch bei Affen führt das Fehlen irgendwelcher Objektbeziehungen zu schweren psychiatrischen Symptomen. Bei normalen Objektbeziehungen müssen die anaklitischen Beziehungen (Anlehnungsbedürfnisse) narzißtischer Art aufgegeben werden. Unterbleiben diese Objektbeziehungen, so entstehen trotz äußerer Gefügigkeit Kontaktstörungen, die insbesondere mit abartigem sexuellem Verhalten einhergehen. Den braven, verträglichen, wenn auch unintelligenten Burschen, der plötzlich zum Mörder werden kann, und die willfährige kleine Prostituierte führt Spitz als soziale Modellcharaktere gestörten Verhaltens an, das von Harlow künstlich bei Affen erzeugt wurde. Störungen der ersten Objektbeziehungen und narzißtische Fehlentwicklungen sind bei Kindern zu befürchten, die – ähnlich wie Harlows mutterlose Affen – übermäßig an Stofftieren oder Kissen hängen. Wichtig ist hier der Nachweis, daß schwere psychische Schäden auch ohne lärmende Symptomatik auftreten, beziehungsweise daß entsprechende Symptome kulturell geduldet sind (Willfährigkeit).

66. Hartmann, H., Ein Beitrag zur Metapsychologie der Schizophrenie. In: *Psyche*, 18, 1964/65, S. 375–419, zit. S. 380.

67. Arieti, op. cit., S. 383.

68. Freud, Sigmund, Ein autobiographisch beschriebener Fall von Paranoia. *Gesammelte Werke Bd. VIII*, S. 240–320.

69. Freud, S., Der Realitätsverlust bei Neurose und Psychose. In: *Gesammelte Werke Bd. XIII*, S. 363–368. Neurose und Psychose haben danach zwei verschiedene charakteristische Entstehungsformen; die Psychose wäre nicht als ein bloß besonders schwerer Fall von Neurose aufzufassen.

70. Searles, H. F., The Effort to Drive the Other Person Crazy – An Element in the Etiology and Psychotherapy of Schizophrenia (1959). In: *Collected Papers*. London 1965, S. 254–283.

71. Dieser Problematik hat Searles eine extra Studie gewidmet: Positive Feelings in the Relationship between the Schizophrenic and his Mother (1958). In: *Collected Papers*, a. a. O., S. 216–254. Darin wird das Motiv näher erläutert, das den Patienten von sich aus bewegt, in einem symbiotischen Verhältnis zu einem gestörten Elternteil zu verbleiben. Ausgehend davon, daß Eltern-Kind-Verhältnisse wechselseitig sind, muß auch im Kind ein positives Streben nach Beibehaltung symbiotischer Beziehungen vorhanden sein, wenn die Beziehung nicht gerade unter physischen Vernichtungsdrohungen durch Gewaltsamkeit der Eltern steht, die das Kind bei der Durchsetzung seiner berechtigten Strebungen nach Autonomie schädigen.

72. Diese Überlegungen über den Symbolbegriff entstammen einer noch unveröffentlichten Arbeit von A. Lorenzer. In dieser Arbeit wird eine Revision des psychoanalytischen Symbolbegriffs vorgenommen, in der mit der Auffassung, daß hauptsächlich die in Träumen erscheinenden Symbolbildungen psychoanalytisch relevant seien, gebrochen werden soll.

73. Die komplizierten Beziehungen zwischen individueller Veranlagung, körperlichen Reifestadien und sozialen Interaktionsprozessen, auf denen die menschlichen Kommunikationsfähigkeiten aufbauen, sind von René Spitz anhand von Säuglingsbeobachtungen sehr genau erforscht worden. Vgl. Spitz, R. A., *Nein und Ja. Die Ursprünge der menschlichen Kommunikation.* Stuttgart o. J., besonders die Zusammenfassung ab S. 122.

74. Searles, H. F., Über schizophrene Kommunikation. In: *Psyche*, 17, 1963, 3/5, S. 198 ff.

75. Parsons, T.; Bales, R. F., *Family, Socialization and Interaction Process.* 4. Aufl., Glencoe 1964 (1. Aufl. 1955), S. 12 f.

76. Ebd. S. 36: Parsons hält diesen Ansatz nicht für »kulturabhängig«, sondern für universell.

77. Ebd. S. 97: über den »erotic factor«, der aber i. g. zur Psychoanalyse undefiniert bleibt.

78. Ebd., vgl. dazu Tabelle auf S. 254 und die vorausgehenden Ausführungen zu dieser Tabelle.

79. Ebd., S. 243 ff., wo Parsons einige Abwehrmechanismen aufzählt, typischerweise jedoch keine inhaltlichen Konflikte, um die sich Abwehrstrukturen bilden (zum Beispiel inzestuöse Wünsche, Todeswünsche), sondern wo er lediglich das formale Kriterium von zuviel oder zuwenig Input seitens des sozialen Systems als Anlaß für Störungen in der Sozialisation nimmt.

80. Die Zuordnung manisch-depressiver Erkrankungen würde nach den psychoanalytischen Kriterien der Libido- und Ich-Entwicklung auch besser auf die orale Phase verlegt, hingegen werden die Abwehrmechanismen, deren sich der Zwangscharakter bedient, der analen Phase zugeordnet. Störungen der bereits entwickelten Genitalität werden in hysterischen Symptomen gesehen. Daß Parsons sich ausschließlich auf Erkrankungen stützt, die präödipalen Ursprung haben, mag indirekt ein interessantes Licht auf die vorherrschenden individuellen Störungen in der amerikanischen Gesellschaft werfen, wird jedoch von ihm in keiner Weise mit irgendwelchen kulturellen Besonderheiten der amerikanischen Gesellschaft in Verbindung gebracht.

81. Ebd., S. 149, Tabelle über die Genealogie von »need-positions«.

82. Diese These findet eine sehr gute Bestätigung in den Untersuchungen von McCord u. McCord, The Effects of Parental Role Model on Criminality. In: *Personality and Social System,* hrsg. v. Smelser u. Smelser, a. a. O., S. 199: Nicht die Inhalte der Kriminalität werden von den Kindern übernommen, sondern die Ablehnung oder Strenge der Eltern führt das Kind auf kriminelle Bahnen. Kinder von kriminellen Eltern, die liebevoll zu ihren Kindern waren, waren signifikant weniger kriminell.

83. Rogler, L. H. C. u. Hollingshead, A. B., Trapped: *Families and Schizophrenia,* a. a. O., S. 132 und 171 f.

84. Belege für diese These sind überzeugend erbracht worden von Gursslin, O. R.; Hunt, R. G. und Roach, J. L., Social Class and the Mental Health Movement. In: *Social Problems.* 7, 1959/60, S. 210–218.

85. Langner, Th.; Michael, St. T., *Life Stress and Mental Health. The Midtown Manhattan Study, Vol. II.* Glencoe 1963, Kap. 16, S. 424 ff. Die Tabelle über Verteilung der Autoritätsgebundenheit der verschiedenen Schichten S. 464. Dies steht teilweise im Gegensatz zu Verhältnissen in Europa, wo autoritätsgebundenes Verhalten, gemessen an der Beteiligung und Wahl rechtsradikaler Parteien, im wesentlichen auf abgesunkene Mittelschichten, nicht aber auf Arbeiterschichten, insbesondere wenn diese politisch organisiert waren, zutraf.

86. Vgl. dazu Adorno, T. W. & Frenkel-Brunswik, E. u. a., *The Authoritatian Personality.* New York 1950, Kap. XI von Else Frenkel-Brunswik: Sex, People, and Self as seen through the Interviews.

87. Vgl. dazu Mark, J., *Attitudes of Mothers of Male Schizophrenics toward Child Behavior,* (1951), zit. nach Jenkins, R. L., *Schizophrenic Withdrawal,* a. a. O., S. 739 f. Einige der typischen Sätze (von 139 Statements, die insgesamt verglichen) der schizophrenogenen Mütter, s. Anm. 62.

88. Siehe dazu die Einleitung dieses Artikels, besonders die Ergebnisse von Faris und Dunham.

89. Es gibt seit Hartmann Bemühungen in der psychoanalytischen Forschung, den »bedürfnisgerechten« Anteil von Abwehrmechanismen in den ersten eigenständigen Körperreaktionen Neugeborener festzustellen. Vgl. dazu: Korner, A., Some Hypotheses Regarding the Significance of Individual Differences at Birth for Later Development. In: *The Psychoanalytic Study of the Child*, 19, 1964, S. 59–72.

Soziale Schicht und psychiatrische Behandlung

NORMAN Q. BRILL, HUGH A. STORROW

Hollingshead und Redlich[1] haben berichtet, daß Patienten der oberen sozialen Schichten[2], die nach irgendeiner Form psychiatrischer Behandlung verlangten, eher zu einer intensiven, ich-stärkenden Psychotherapie fähig sind als Patienten der unteren sozialen Schichten, bei denen eher kurzfristige, unterstützende Psychotherapie und pharmakologische oder andere somatologische Therapie und sogar, wenn sie hospitalisiert sind, einfache Pflege anschlägt. Es war hervorgehoben worden, daß diese unterschiedliche Behandlung oder Diskriminierung zum Teil daraus resultiert, daß Patienten aus unteren sozialen Schichten sich die kostspielige und vermutlich deswegen bevorzugte intensive Psychotherapie nicht leisten können.

Wenn ökonomische Faktoren so große Bedeutung hätten, könnte man vermuten, daß dieser Unterschied in einer öffentlichen Klinik, die keine Patienten aufnimmt, welche sich private psychiatrische Behandlung leisten können, sich nicht bemerkbar macht. Hat man den ökonomischen Faktor eliminiert, stünde intensive Psychotherapie allen Patienten, unabhängig von ihrer sozialen Stellung, gleichmäßig zur Verfügung. Schaffer und Myers[3] testeten diese Hypothese in einer Studie in einer »psychiatrischen Ambulanzklinik (für Behandlungsbedürftige) in einer großen medizinischen Ausbildungsanstalt«. Dabei fanden sie, daß soziale Schichten auch dort eine Rolle zu spielen scheinen. Es wurden Patienten der oberen sozialen Schichten nicht nur häufiger zur Behandlung angenommen; darüber hinaus wurde diese Behandlung auch öfter von einem älteren erfahreneren Arzt übernommen, als das bei Patienten aus unteren sozialen Schichten der Fall war. Andere Untersuchungen, in denen der Bildungsgrad der Patienten als Index für die Schichtzugehörigkeit diente, berichten ähnliche Ergebnisse sowohl bei stationärer als auch bei ambulanter Behandlung (Kahn u. a.[4], Lorr[5] sowie Rosenthal und Frank[6]). Der Eindruck entsteht, als gäbe es möglicherweise eine Beziehung zwischen dem Bildungsgrad, der Differenziertheit des Bewußtseins und psychologischer Disponiertheit sowie die Möglichkeit, daß es diese Faktoren sind, die, wenigstens in gewissem Maße, neben der Schichtzugehörigkeit oder dem ökonomischen Status darüber entscheiden, welche Art psychiatrischer Behandlung dem Patienten zuteil wird.

Wo der Stab einer Klinik darüber hinaus in erster Linie an intensiver individueller Psychotherapie interessiert ist (wie das oft der Fall ist), werden Patienten, von denen man glaubt, sie seien an einer solchen Behandlung nicht interessiert oder ihr nicht zugänglich, höchstwahrscheinlich von Anfang an zurückgewiesen. Wir haben es unternommen, die Erfahrungen unserer eignen Klinik, die jener von Schaffer und Myers untersuchten ähnlich ist, auf diese Möglichkeiten hin zu überprüfen.

Aus: *Archives of General Psychiatry*, Vol. 3, Nr. 10, Oktober 1960, S. 340–344. Mit freundlicher Genehmigung des Autors und der American Medical Association, Chicago. Übersetzt von Klaus Horn.

ZUR METHODE

Die Versuchsanordnung

Diese Studie wurde in der Ambulanzabteilung des Neuropsychiatrischen Instituts des Medizinischen Ausbildungszentrums der Universität von Kalifornien in Los Angeles gemacht. Die Klinik dient in erster Linie als Unterrichtszentrum für Medizinstudenten und Assistenten der Psychiatrie. Annähernd 60 % der Hilfesuchenden werden von Ärzten überwiesen, etwas über 35 % kommen aus eigenem Antrieb. Die restlichen werden von nichtmedizinischen Stellen, wie Schulen, Dienststellen sozialer Institutionen und Gerichten, zu uns geschickt. Es werden sowohl Erwachsene als auch Kinder zur Behandlung angenommen. Patienten, die sich finanziell eine private psychiatrische Behandlung leisten können, werden nicht zugelassen. Die Entscheidung über die finanzielle Eignung wird anhand einer gleitenden Skala gefällt, in die das Familieneinkommen, die Familiengröße und fixe Kosten eingehen. Wenn die Familie eines Patienten aus drei Personen besteht, beträgt das Maximum des akzeptablen Familieneinkommens 400 Dollar im Monat. Dieser Betrag fällt oder steigt mit der Familiengröße. Die Kosten der Behandlung liegen zwischen 0,50 und 10 Dollar pro klinisches Interview, obgleich die Minimalkosten noch weiter reduziert werden können, wenn der Patient Sozialunterstützung erhält. Das Durchschnittshonorar pro Behandlungsstunde beläuft sich auf 1,47 Dollar.

Da das Bedürfnis nach klinischer Behandlung das Angebot übersteigt, wird eine Auswahl der Patienten notwendig. Das erste Kontaktgespräch wird von einem zur Klinik gehörenden Sozialarbeiter geführt, der bereits die ersten aus finanziellen und klinischen Gründen aussiebt. Wenn die finanziellen Möglichkeiten des Patienten die für die Klinik gesetzte Grenze überschreiten, wird er natürlich an einen Privatarzt überwiesen. Die klinischen Gründe für eine Annahmeverweigerung hingegen sind: 1. Krankheiten von langer Dauer, die in der Vergangenheit auf eine Reihe von Therapien nicht angesprochen haben; 2. schwere Depressionen, insbesondere dann, wenn sie mit aktiven oder anderen psychiatrischen Phänomenen verbunden sind, die Hospitalisierung erfordern. Der überwiegende Teil der wenigen psychotischen Patienten, die von unserer Ambulanz angenommen werden, waren vorher in der psychiatrischen Abteilung des Medizinischen Ausbildungszentrums behandelt worden und kamen nach ihrer Entlassung zu uns. Chronische Alkoholiker werden abgewiesen und an eine separate, auf Alkoholismus spezialisierte Abteilung der Klinik überwiesen.

Patienten, die die Präliminarauswahl des Sozialdienstes passiert haben, werden dann nach einem Aufnahmeinterview, das mittels eines Gruppentests gemacht wird, beurteilt. Der Aufnahmeinterviewer ist gemeinhin ein Assistenzarzt oder ein Medizinstudent. Die auszuwertenden Daten werden später in einer Aufnahmekonferenz besprochen, welche die Frage zu beantworten hat, ob der Patient von der Behandlung wird profitieren können. In der überwiegenden Mehrzahl der Fälle bedeutet »Behandlung« eine relativ kurzfristige, nicht sehr intensive Psychotherapie. Wird diese Frage mit »ja« beantwortet und ist ein Therapeut verfügbar, wird der Patient zur Behandlung angenommen.

Zum größten Teil – bei relativ wenigen Ausnahmen – behandeln Medizinstudenten und Assistenten der Psychiatrie. Den Medizinstudenten, die im dritten Studienjahr stehen, werden in der Regel zwei Patienten zugewiesen, denen sie während eines ganzen Studienjahres wöchentlich eine Stunde unterstützende Psychotherapie geben. Die Assistenzärzte, die insgesamt drei Jahre Erfahrungen gesammelt haben, besorgen den Großteil der Behandlungen. Sie haben beträchtliche Freiheit bei der Auswahl ihrer Fälle. Mitglieder des Lehrkörpers selbst behandeln nicht; jene Behandlungsfälle, die Sozialarbeiter und Psychologen betreuen, bestehen darin, die Familie im Umgang mit einem zu ihr gehörenden Patienten zu unterstützen.

Die Durchsicht der beendeten Fälle zeigt, daß in der Klinik vorwiegend kurzfristige, nichtintensive Psychotherapie gewährt wird. Fünfundsiebzig Prozent der Patienten haben ein oder zwei Wochenstunden, die durchschnittliche Gesamtstundenzahl pro Patient beträgt zwanzig. Ein Drittel der Patienten werden in erster Linie mit unterstützender Psychotherapie behandelt, bei den restlichen wird auf psychotherapeutischem Weg ein Verständnis für die psychologischen Gründe ihrer Krankheit zu wecken versucht. Medikamente werden selten verschrieben.

Zum Sammeln der Daten

Von jedem Patienten werden in jedem Stadium seines Kontaktes mit der Klinik standardisierte Daten gesammelt. Diese Daten werden in Rangskalen, die für diesen Zweck entwickelt wurden, festgehalten; sie erlauben eine direkte Übertragung der Informationen auf IBM-Karten. Personaldaten wie Alter, Geschlecht, Beschäftigung und Ausbildung erhält die psychiatrische Fachschwester beim ersten Klinikbesuch. Der Aufnahmeinterviewer sammelt Informationen und berichtet darüber, insofern diese eine Bedeutung für die Behandlungsfähigkeit des Patienten haben; der Therapeut wird darum gebeten, Daten über die Therapie und ihre Ergebnisse beizutragen. Alle Interviewer sind mit Anweisungen zum Verkoden der Daten in den Rangskalen versehen und im Koden geübt. Diese Studie basiert auf Daten aus diesen Rangskalen. Dieser Ansatz hat Vorteile gegenüber jenem, der von Informationen ausgeht, die aus Krankenkarteien herausgezogen werden, denn solche Karteikarten sind oft magere Quellen für Daten, die von Patient zu Patient vergleichbar sind.

Die zugrunde liegende Auswahl

Vierhundertundfünfzig Patienten über achtzehn Jahre bewarben sich zwischen dem 1. Juli 1958 und dem 30. Juni 1959 um eine Behandlung und erfuhren eine Aufnahmebeurteilung. Davon wurden siebenundzwanzig von Psychologen und Sozialarbeitern behandelt. Weil diese Fälle allesamt Verwandte von Patienten waren, die von Assistenten oder Medizinstudenten behandelt wurden, betrachteten wir diese Fälle lediglich als Teil einer gemeinsamen Anstrengung und schlossen sie von der weiteren Untersuchung aus. Auf die verbleibenden 423 Patienten beziehen sich unsere Aussagen. Die Patienten waren zwischen 18 und 55 Jahren alt, das Mittel lag in den frühen Dreißigern. Zwei Drittel waren Frauen, 95 % waren Weiße. Verallgemeinernd wurden folgende Diagnosen gestellt:

Leiden	%
Psychotisch	8
Psychophysiologisch	7
Psychoneurotisch	44
Charakterstörungen	36
Andere Diagnosen	5

Hollingsheads Zwei-Faktor-Index der sozialen Position wurde benutzt, um die Schichtungszugehörigkeit der Patienten zu bestimmen. Im Index sind verarbeitet die Bildung des Patienten und seine Beschäftigung innerhalb des schichtspezifischen abgesteckten Rahmens. Die sich aus diesem Index ergebende Schichtenverteilung war wie folgt:

Schicht	%
I und II	13
III	33
IV	39
V	15

Die geringe Anzahl von Personen aus Schicht I in unserer Auswahl ist dem Instrument anzulasten. Nur wenige bestens ausgebildete und beruflich tätige Individuen der relativ niedrigen Einkommensschicht aus akademischen Kreisen waren aus finanziellen Gründen zu unserer Klinik zugelassen worden, besonders wenn ihre Familie groß und anderweitige finanzielle Verpflichtungen schwerwiegend waren.

Von den 423 Patienten der Auswahl wurden 43 % zurückgewiesen, weil wir sie nicht in unserer Klinik behandeln konnten; 14 % wurden Medizinstudenten zur Behandlung übergeben; 43 % an psychiatrische Assistenten. Über 85 der 423 Patienten waren zu wenig Informationen verfügbar, so daß man ihre Schichtzugehörigkeit nicht bestimmen konnte; sie wurden von der weiteren Untersuchung ausgeschlossen, es blieben also 338 in der Auswahl. Da der Ausschluß dieser Anzahl möglicherweise eine Verzerrung in die nachfolgende Analyse der Daten hätte bringen können, wurden die Ausgeschiedenen mit den Verbliebenen in bezug auf ihren Weg durch die Klinik verglichen. Doch weder in bezug auf die Wahrscheinlichkeit der Annahme zur Therapie noch in Beziehung auf die Ausbildung und Erfahrung jener Therapeuten, zu denen sie in Behandlung gingen, ergab sich ein statistisch signifikanter Unterschied. In diesem Vergleich und allen anderen Analysen, die in diesem Bericht veröffentlicht werden, wurde die Signifikanz mit dem χ^2-Test gemessen.

ERGEBNISSE

Eine Anzahl von Analysen wurden gemacht, um die Korrelation zwischen der Besserung des Patienten während seiner Behandlung und seiner Schichtzugehörigkeit zu bestimmen. Wenn man dabei die Sozialschichten I, II und III zu einer oberen, die Schichten IV und V zu einer unteren zusammenfaßte, kam auf dem Signifikanzniveau von 0,05 ein Zusammenhang zwischen Schichtzugehörigkeit und der Annahme zur Behandlung heraus. Patienten der Oberschicht wurden eher zur Behandlung angenommen als die der Unterschicht. (Prozente und absolute Zahlen der Patienten vergleiche Tabelle 1.) Wurden die sozialen Schichten für sich allein berech-

Tabelle 1

Soziale Schichtzugehörigkeit der Patienten und Annahme zur psychiatrischen Behandlung

Verfügung	Soziale Schicht*					
	I, II u. III Anzahl	%	IV u. V Anzahl	%	Summe I–V Anzahl	%
Keine Behandlung	57	37	91	49	148	44
Behandlung	97	63	93	51	190	56
Insgesamt	154	100	184	100	338	100

$\chi^2 = 4{,}78$ $p < 0{,}05$

* Bestimmung nach Hollingheads Zwei-Faktor-Index des Sozialstatus[7].

net, verschwanden die statistisch signifikanten Unterschiede. Nicht signifikant war auch der Unterschied zwischen der Gruppe, die den Studenten, und jener, die den Assistenten zugewiesen wurden. Als Resultat dieser Untersuchung kann also festgestellt werden, daß eine signifikante Beziehung zwischen sozialer Schichtzugehörigkeit und der Entscheidung der Klinik besteht, ob ein Patient zur Behandlung angenommen wurde oder nicht; keine Beziehung bestand jedoch zwischen Schichtzugehörigkeit und Ausbildung sowie Erfahrung des betreffenden Therapeuten. Der beobachtete Zusammenhang bestand nur zwischen Schichtzugehörigkeit und Annahme zur Behandlung; er bestand nicht, wenn man Annahme zur Behandlung durch Alter, durch Geschlecht oder die Diagnose ersetzte.

KOMMENTAR UND SCHLUSSFOLGERUNGEN

Unsere Ergebnisse stimmen mit denen von Hollingshead und Redlich und jenen von Schaffer und Myers überein; es konnte eine Beziehung zwischen der Schichtzugehörigkeit der Patienten und der Entscheidung, ob er zur Behandlung angenommen wurde oder nicht, festgestellt werden. Nicht zustimmen können wir jedoch der Existenz jener Beziehung, die Schaffer und Myers zwischen der Schichtzugehörigkeit und der Ausbildung und Erfahrung des zugewiesenen Therapeuten fanden. Da die Auswahl der Patienten in Beziehung auf Verteilung auf die Schichten und den Prozentsatz der zur Behandlung angenommenen vergleichbar waren, kann diese Differenz vielleicht darauf zurückgeführt werden, daß die Mitglieder des Lehrkörpers bei uns nicht als Therapeuten fungieren und Patienten, die als der Psychotherapie fähig beurteilt werden, ebensogut an Medizinstudenten wie Assistenten überwiesen werden. Eine Beziehung zwischen der sozialen Schicht und der Annahme zur psychiatrischen Behandlung ist damit bewiesen für eine Klinik, in der die Kosten einer solchen Behandlung nicht als ein verursachender Faktor dieses Zusammenhanges angesehen werden können. Daraus läßt sich folgern, daß Maßnahmen, die auf eine Reduzierung der Psychotherapiekosten abzielen, um sie größeren Kreisen zugänglich zu machen, nicht *die* Lösung des Problems, auch den unteren sozialen Schichten die notwendige psychiatrische Behandlung zuteil werden zu lassen, ist. Es will scheinen, als ob, wenn man eine Anzahl um psychiatrische Behandlung Bittender in obere und untere Schicht teilt, ein größerer Teil jener Patienten, die der Psychotherapie für fähig erachtet werden, zur oberen Schicht gehören wird. Es gibt eine deutliche Tendenz, den Patienten aus unteren Sozialschichten für weniger geeignet zur Psychotherapie zu halten als den aus den oberen Schichten.

Analysen jener Daten, die wir bei der Anmeldung erheben, die sich auf die »psychologische Disponiertheit« der Patienten bezogen, ergaben im Zusammenhang mit der sozialen Klasse folgendes: Untere Sozialschicht korreliert signifikant mit niedrig eingeschätzter Intelligenz; weniger Bildung; einer Neigung, das vorliegende Problem eher als physisch denn als emotional verursacht zu beurteilen; dem Wunsch, nur vom Symptom befreit, nicht aber gründlich behandelt zu werden; mangelndem Verständnis für den psychotherapeutischen Prozeß, ja dem Fehlen des Wunsches nach Psychotherapie überhaupt. Der Aufnahmeinterviewer neigt dazu, auf den Patienten aus der unteren Sozialschicht weniger positiv zu reagieren und ihn als weniger geeignet für Psychotherapie zu betrachten als sein Double in der Oberschicht. Zwei Variablen standen nicht im Zusammenhang mit der sozialen Schicht: manifeste Angst und offensichtlicher sekundärer Krankheitsgewinn. Diese Ergebnisse sind in Tabelle 2 aufgeführt.

Imber, Nash und Stone[8] untersuchten eine Situation, in welcher es den Therapeuten nicht gestattet war, sich ihre Patienten auszuwählen, und wo sowohl Therapeuten wie Patienten unter bürokratischem Druck standen, wenn sie in therapeutischem Kontakt bleiben wollten. Sie fanden, daß Patienten der unteren Schichten für signifikant kürzere Zeiträume in Behandlung blieben als Angehörige der mittleren Schichten. Darüber hinaus waren Patienten der Unterschicht nach der Erstuntersuchung weniger geneigt, zur Behandlung wiederzukommen. Falls die Patienten, wie in unserer Klinik, nicht nach dem Zufallsprinzip ausgewählt, sondern auf der Grundlage ihrer Eignung für Psychotherapie ausgewählt werden, verschwindet dieser Unterschied. Bei 147 Patienten, deren Behandlung zum Zeitpunkt des Beginns der Datenanalyse beendet war, zeigten sich keine signifikanten Unterschiede im Hinblick

Tabelle 2 **Soziale Schicht und »psychologische Disponiertheit«**

	Schicht I, II u. III			Schicht IV u. V			
	Hoch eingeschätzt (%)	Niedrig eingeschätzt (%)	Insgesamt (%)	Hoch eingeschätzt (%)	Niedrig eingeschätzt (%)	Insgesamt (%)	Statist. Signifikanz der Differenz
Geschätzte Intelligenz	54	46	100	24	76	100	$p < 0,01$
Ausbildungsgrad	67	33	100	13	87	100	$p < 0,01$
Manifeste Angst	8	92	100	14	86	100	nicht sign.
Offensichtlich sekundärer Krankheitsgewinn	38	62	100	40	60	100	nicht sign.
Anerkennung emotionaler Krankheitsfaktoren	57	43	100	44	56	100	$p < 0,05$
Eher Wunsch nach gründlicher Heilung als nur nach Symptombeseitigung	64	36	100	47	53	100	$p < 0,01$
Verständnis für psychotherapeutisches Vorgehen	43	57	100	28	72	100	$p < 0,01$
Wunsch nach Psychotherapie	89	11	100	80	20	100	$p < 0,05$
Positive Gefühle des Interviewers gegenüber dem Patienten	71	29	100	56	44	100	$p < 0,01$
Einschätzung des Heilerfolgs bei Psychotherapie	88	12	100	77	23	100	$p < 0,01$

Jede Variable wurde vom Aufnahmeinterviewer für jeden Patienten geschätzt.

auf die Gesamtzahl der Behandlungsstunden, die Stundenfrequenz oder das Urteil darüber, ob die Therapie angeschlagen hatte.

Wir glauben, daß die klinische Beurteilung, nach der eine geringere Anzahl von Patienten aus der Unterschicht als aus der Oberschicht sich für Psychotherapie eignen, allgemeine Gültigkeit hat. In einer zusammenfassenden Darstellung der Beziehung sozialer Faktoren zur Psychotherapie schreibt Ruesch: »Die gegenwärtig üblichen Methoden der individuellen Psychotherapie – die Psychoanalyse eingeschlossen – sind Methoden, die zum Gebrauch unter Leuten bestimmt sind, die annähernd zur gleichen Sozialschicht gehören und allgemein eine größere Anzahl von Einstellungen teilen[9].« Das ist auch schon von Schaffer und Myers[3], Hollingshead und Redlich[1] und anderen Wissenschaftlern auf diesem Gebiet betont worden. Teilweise aus diesem Grund mögen Patienten aus der Unterschicht öfter an unerfahrene Analytiker überwiesen werden oder ihnen andere Heilmethoden als Psychotherapie angeboten werden.

Auf keinen Fall wollen wir vorschlagen, daß unsere Klinik oder andere ähnliche den Versuch aufgeben sollten, dieses Problem zu bewältigen und weiterhin lediglich jene Art von Behandlung anbieten, die Psychiater, welche »dynamisch« orientiert sind, vorziehen. Wir denken vielmehr, daß solche Kliniken die Betonung der Psychotherapie als der bevorzugten Behandlungsmethode überprüfen sollten. Der Kritik gegenüber, Angehörige der unteren sozialen Schichten zu diskriminieren, meinen wir, sind viele Psychiater und psychiatrische Kliniken offener als gegenüber jener, die bemängelt, daß Behandlung nur auf ein spezifisches Vorgehen beschränkt wird. Möglicherweise führt Bildung eines Tages in größerem Umfang dazu, daß es ein breiteres psychologisch disponiertes Publikum gibt, das viel einheitlicher nach Psychotherapie verlangt; doch bis dahin sind die Psychiater verpflichtet, Behandlungsmethoden zu benutzen, die dazu geeignet sind, allen Patienten zu helfen und nicht nur jenen, welche diese Methode aus einer Reihe persönlicher Gründe bevorzugen.

ANMERKUNGEN

1. Hollingshead, A. B. und Redlich, *Social Class and Mental Illness*, New York 1958, John Wiley & Sons Inc.

2. Diese Autoren benutzen die gleiche Klassifizierung, die Hollingshead entwickelt hat. Die Schicht, zu der einer gehört, ist die seiner Familie und wird im Hinblick auf die Ausbildung und die Beschäftigung des Familienvorstandes bestimmt; hinzugezogen wird noch der Wohnungsstandort der Familie. Fünf Schichten werden unterschieden. Kurz beschrieben sind es die folgenden:

Schicht I: Familien dieser Schicht sind meist beträchtlich reich. Das Familienoberhaupt hat die beste Ausbildung und ist ein bedeutender Freiberufler oder hoher Manager eines großen Konzern.

Schicht II: Die Familienvorstände dieser Gruppe haben abgeschlossene College-Ausbildung. Sie sind weniger bedeutende Freiberufler oder Manager der zweiten Garnitur.

Schicht III: Das Familienoberhaupt hat die High School abgeschlossen und möglicherweise noch weiterführende Fachschulen oder ein College besucht. Er ist etwa Ladenbesitzer, Kaufmann, Angestellter oder Facharbeiter.

Schicht IV: Hier hat der Haushaltsvorstand die High School nicht beendet. Er ist zumeist angelernter Fabrikarbeiter.

Schicht V: Der Haushaltsvorstand hat nur die einfachste Schulbildung und arbeitet als ungelernter Arbeiter.

Hollingshead hat auch eine vereinfachte Methode entwickelt, Schichtzugehörigkeit zu messen, indem er nur Ausbildungsstand und Beschäftigung heranzieht[7].

3. Schaffer, L. u. Myers, J., Psychotherapy and Social Stratification, in: *Psychiatry*, 17, S. 83–93, Feb. 1954.

4. Kahn, R. L.; Pollack, M. u. Fink, M., *Social Factors in the Selection of Therapy in a Voluntary Mental Hospital, J. Hillside Hosp.* 6, S. 216–228, 1957.

5. Lorr, M., Survey Findings, A Survey of Use of Tranquilizers for Psychiatric Patients, in: *Transactions of The Third Research Conference on Chemotherapy in Psychiatry*, edited by C. L. Lindley, Vol. 3, Washington, D. C., Veterans Administration, 1959, S. 39–49.

6. Rosenthal, D. u. Frank, J. D., The Fate of Psychiatric Clinic Outpatients Assigned to Psychotherapy, in: *J. Nerv. & Ment. Dis.*, 127, S. 330–343, Okt. 1958.

7. Hollingshead, A. B., *Two Factor Index of Social Position* (mimeographed), New Haven, Connecticut, A. B. Hollingshead, 1957.

8. Imber, S. D.; Nash, E. H., Jr. und Stone, A. R., Social Class and Duration of Psychotherapy, in: *J. Clin. Psychol.*, 11, S. 281–284, July 1955.

9. Ruesch, J.: Social Factors in Therapy, in: *Association for Research in Nervous and Mental Diseases, Psychiatric Treatment*, Vol. 31, edited by S. B. Wortis, M. Herman and C. C. Hare, Baltimore, The Williams & Wilkins Company, 1953, S. 59–93.

Bibliographie

Beim Zusammenstellen der Bibliographie dieses Bandes hat insbesondere der medizinische Brauch, den Titel der zitierten Arbeiten nicht anzugeben, Schwierigkeiten verursacht. Es ist nicht in allen Fällen gelungen, die Angaben zu vervollständigen. Denjenigen Autoren, die im Nachhinein bei der Ergänzung ihrer Bibliographie im Sinne allgemeiner wissenschaftlicher Gepflogenheiten geholfen haben, sei besonderer Dank ausgesprochen.

ABKÜRZUNGSVERZEICHNIS

Acta med. Scand.	Acta medicinae Scandinavia
Acta psychiat. et neurol.	Acta psychiatrica et neurologia
Acta psychiatr. (scand.)	Acta psychiatrica (scandinavia)
Ärztl. Mitt.	Ärztliche Mitteilungen
Ärztl. Wschr.	Ärztliche Wochenschrift
Allg. Therap.	Allgemeine Therapie
Allg. Z. Psychiatr.	Allgemeine Zeitschrift für Psychiatrie
Am. Anthropologist	American Anthropologist
A. M. A. Arch. Int. Med.	American Medical Association Archives of International Medicine
Am. cath. sociol. Rev.	American Catholical and Sociological Review
Amer. J. hum. Genet.	American Journal of Human Genetics
Amer. J. Hyg.	American Journal of Hygiene
Amer. J. Med.	American Journal of Medicine
Amer. J. med. Sci.	American Journal of Medical Science
Am. Heart Assoc.	American Heart Association
Am. Heart J.	American Heart Journal
Am. J. Cardiol.	American Journal of Cardiology
Am. J. clin. Nutr.	American Journal of Clinical Nutrition
Am. J. Digest. Dis.	American Journal of Digestion Diseases
Am. J. med. Sci.	American Journal of Medical Science
Am. J. Obstet. Gynaecol.	American Journal of Obstetrics and Gynaecology
Am. J. Pathol.	American Journal of Pathology
Am. J. Psych.	American Journal of Psychiatry
Am. J. Psychol.	American Journal of Psychology
Am. J. Psychother.	American Journal of Psychotherapy
Am. J. publ. Hlth.	American Journal of Public Health
Am. Psychol.	American Psychology
Am. J. Sociol.	American Journal of Sociology
Am. social Rev.	American Social Review
Am. sociol. Rev.	American Sociological Review

Ann. am. Acad. Polit.	Annals of the American Academy of Polity
Ann. Eugen.	Annual of Eugenics
Ann. intern. Med.	Annual of International Medicine
Ann. N. Y. Acad. Sci.	Annals of the New York Academy of Sciences
Ann. Soc. belge Méd. trop.	Ann. Société belge de Médecine Tropique
Arch. intern. Med.	Archives of International Medicine
Arch. Neurol. Psychiat.	Archives of Neurology and Psychiatry
Arch. Psychiatr. u. Z. Neur.	Archiv für Psychiatrie und Zeitschrift für Neurologie
Archiv Psychol.	Archiv für Psychologie
A. Res. Nerv. & Ment. Dis. Proc.	American Research of Nervous and Mental Diseases Proceedings
Beh. Sci.	Behavioral Science
Biennial Rev. Anthropol.	Biennial Review of Anthropology
Brit. Heart. J.	British Heart Journal
Brit. J. industr. Med.	British Journal of Industrial Medicine
Brit. J. prev. soc. Med.	British Journal of Preventive and Social Medicine
Brit. J. Psychol.	British Journal of Psychologie
Brit. J. soc. clin. Psychol.	British Journal of Social and Clinical Psychology
Brit. J. Sociol.	British Journal of Sociology
Brit. J. soc. Med.	British Journal of Social Medicine
Brit. m. J.	British Medical Journal
Bull. N. Y. Acad. Med.	Bulletin of the New York Academy of Medicine
Canad. J. biochem. Physiol.	Canadian Journal of Biochemical Physiology
Canad. m. A. J.	Canadian Medical Association Journal
Clin. Chemistry	Clinical Chemistry
Clin. Sci.	Clinical Science
Curr. Anthropol.	Current Anthropology
Danish m. Bull.	Danish Medical Bulletin
DMW	Deutsche medizinische Wochenschrift
Dtsch. Ges. wes.	Das deutsche Gesundheitswesen
Dtsch. med. J.	Deutsches medizinisches Journal
Dtsch. med. Rdsch.	Deutsche medizinische Rundschau
Dtsch. Z. Nervenheilk.	Deutsche Zeitschrift für Nervenheilkunde
Edinburgh med. J.	Edinburgh Medical Journal
Educ. Psychol. Mesrmt.	Educational Psychology Measurement
Ergeb. inn. Med.	Ergebnisse der inneren Medizin
Eugen. Quart.	Eugenics Quarterly
Eug. Rev.	Eugenics Review
Fortschr. Neurol.	Fortschritte in der Neurologie
Hawaii med. J.	Hawaii Medical Journal
Health Bull., Edinb.	Health Bulletin, Edinburgh

H. M. S. O.	His (Hers) Majesty's Stationary Office
Hum. Biol.	Human Biology
Hum. Organ.	Human Organization
Industr. Med. a. Surg.	Industrial Medicine and Surgery
Intern. J. prophyl. Med.	International Journal of Prophylactic Medicine
Int. J. Psychoanal.	International Journal of Psychoanalysis
Int. J. soc. Psychiat.	International Journal of Social Psychiatry
J. abn. and soc. Psychol.	Journal of Abnormal and Social Psychology
J. A. M. A.	Journal of the American Medical Association
Jap. Clin.	Japanese Clinic
Jap. J. Gastroenterol.	Japanese Journal of Gastroenterology
Jap. J. intern. Med.	Japanese Journal of International Medicine
J. biol. Chem.	Journal of Biological Chemistry
J. chron. Dis.	Journal of Chronic Diseases
J. clin. Endocrinol.	Journal of Clinical Endocrinology
J. clin. Invest.	Journal of Clinical Investigations
J. clin. Psychol.	Journal of Clinical Psychology
J. Gerontol.	Journal of Gerontology
J. Hillside Hosp.	Journal of Hillside Hospital
J. Hlth. hum. Behav.	Journal of Health and Human Behavior
J. Jap. Soc. intern. Med.	Journal of Japanese Society of International Medicine
J. med. Educ.	Journal of Medical Education
J. ment. Sci.	Journal of Mental Sciences
J. Mt. Sinai Hosp.	Journal of Mount Sinai Hospital
J. natl. Cancer Inst.	Journal of National Cancer Institute
J. natl. med. Assoc.	Journal of National Medical Association
J. Nerv. & Ment. Dis.	Journal of Nervous and Mental Diseases
J. Obstet. Gynaec., Brit. Emp.	Journal of Obstetrics and Gynaecology, British Empire
J. Psych.	Journal of Psychology
J. psychosom. Res.	Journal of Psychosomatic Research
J. r. statist. Soc.	Journal of Royal Statistical Society
J. soc. Issues	Journal of Social Issues
J. soc. Psych.	Journal of Social Psychology
Langenbecks Arch. u. dtsch. Z. Chir.	Langenbecks Archiv und Deutsche Zeitschrift für Chirurgie
Med.	Die Medizinische
Med. Care	Medical Care
Med. Clin. N. Amer.	Medical Clinic of North America
Med. Kl.	Medizinische Klinik
Med. Mschr.	Medizinische Monatsschrift
Med. Sachverst.	Medizinische Sachverständige
Med. Welt	Medizinische Welt

Milbank Mem. Fd. Quart.	Milbank Memorial Fund Quarterly
Minnesota Med.	Minnesota Medicine
Mod. Concepts Cardiovas. Dis.	Modern Concepts of Cardiovascular Disease
Mod. Med.	Modern Medicine
Mon. Bull. Minist. Hlth., Lond.	Monthly Bulletin of Ministry of Health, London
Montpellier Med.	Montpellier medicine
Mschr. Psychiatr.	Monatsschrift für Psychiatrie
Mschr. Unfallheilk.	Monatsschrift für Unfallheilkunde
MMW	Münchner medizinische Wochenschrift
Natl. Acad. Sci.	National Academy of Science
Nauheimer Fortb. Lehrgänge	Nauheimer Fortbildungslehrgänge
N. E. J. Med.	New England Journal of Medicine
Neurol. Zbl.	Neurologisches Zentralblatt
New Engl. J. Med.	New England Journal of Medicine
N. Y. State J. Med.	New York State Journal of Medicine
Pa. med. J.	Psychoanalytic Medical Journal
Permanent Foundation med. Bull.	Permanent Foundation of Medical Bulletin
Popul. Stud.	Popular Studies
Postgrad. med. J.	Postgraduate Medical Journal
Proc. Amer. diabet. Ass.	Proceedings of the American Diabetes Association
Proceedings of the Assn. for Res. in Nerv. and Ment. Dis.	Proceedings of the Association for Research in Nervous and Mental Diseases
Proc. roy. Soc. Med.	Proceedings of Royal Society of Medicine
Progr. in Cardiovascular Disease	Progress in Cardiovascular Disease
Psychiatr., Neurol. u. med. Psychol.	Psychiatrie, Neurologie und medizinische Psychologie
Psychol. Mon.	Psychological Monthly
Psychol. Rev.	Psychological Review
Psychom. Med.	Psychomatic Medicine
Psych. Quart.	Psychological Quarterly
Publ. Hlth. Rep.	Public Health Report
Quart. J. Med.	Quarterly Journal of Medicine
Rep. publ. Hlth. med. Subj.	Report of Public Health and Medical Subjects
S. Afric. med. J.	South African Medical Journal
Schweiz. Arch. Neur.	Schweizer Archiv für Neurologie
Schweiz. Arch. Neur. Psych.	Schweizer Archiv für Neurologie und Psychiatrie
Schweiz. med. Wschr.	Schweizerische medizinische Wochenschrift
Scot. J. polit. Econ.	Scotch Journal of Political Economy
Southern African J. med. Sci.	Southern African Journal of Medical Science

Spec. Rep. Ser. med. Res. Coun., Lond.	Special Report Service of Medical Research Council, London
Stat. Bull.	Statistical Bulletin
U. S. Armed Forces med. J.	United States Armed Forces Medical Journal
U. S. P. H. Rep.	United States Public Health Report
WFMH	World Federation for Mental Health
Wien. klin. Wschr.	Wiener klinische Wochenschrift
Wien. med. Wschr.	Wiener medizinische Wochenschrift
W. Indian med. J.	West Indian Medical Journal
Wiss. Ztschr. Halle	Wissenschaftliche Zeitschrift Halle
Yale J. Biol. a. Med.	Yale Journal of Biology and Medicine
Zbl. Arbeitswiss.	Zentralblatt für Arbeitswissenschaft
Zbl. Neurochir.	Zentralblatt für Neurochirurgie
Z. Kreisl. Forsch.	Zeitschrift für Kreislaufforschung
Z. Neur.	Zeitschrift für Neurologie

Acheson, R. M.; Blaney, R.; Butterfield, W. J. H.; Chamberlain, J.; Scott-Brown, M., »Factors influencing referrals to the outpatient department of a London teaching hospital«, *Brit. J. prev. soc. Med.* 17 (1963), S. 81–84.

Alanen, Y., »On the personality of the mother and early mother-child-relationship of 100 schizophrenic patients«, *Acta psychiat. neurol. Scand.*, 1956, Suppl. 106, S. 227–233.

Albrink, J. M.; Lavietes, P. H.; Man, E. B., »Vascular disease and serum lipids in diabetes mellitus. Observations over thirty years (1931—1961)«, *Ann. intern. Med.* 58 (1963), S. 305.

Albrink, J. M.; Meiges, J. W.; Granoff, M. A., »Weight gain and serum triglycerides in normal men«, *New Engl. J. Med.* 266 (1962), S. 484.

Albrink, M. H.; Meiges, J. W.; Man, E. B., »Serum lipids, hypertension and coronary artery disease«, *Amer. J. Med.* 31 (1961), S. 4.

Alexander, F., »The influence of psychologic factors upon gastro-intestinal disturbances: A symposium: A report upon research carried on at the Chicago Institute for Psychoanalysis. I. General principles, objectives and preliminary results«, *Psychosom. Med.* 1 (1939), S. 429–430.

–, »Psychological aspects of medicine«, *Psychosom. Med.* 1 (1939), S. 7–18.

–, *Psychosomatic medicine. Its principles and applications.* New York 1950, London 1952.

–, »Symposium on hypertension. Psychoanalytic study of a case of essential hypertension«, *Psychosom. Med.* 1 (1939), S. 93–179.

Allen, Robert M., »A comparism of the test performances of the brain-injured and the brain diseased«, *Am. J. Psych.* 106 (1949), S. 195–198.

Allison, R. B.; Rodriguez, F. L.; Higgins, E. A.; Leddy, J. P.; Abelmann, W. H.; Ellis, L. B.; Robbins, S. L., »Clinicopathologic correlations in coronary atherosclerosis from hundred patients studied with postmortem coronary angiography«, *Circulation* 27 (1963), S. 170.

Allport, G. W., *Personality, a psychological interpretation.* 1937.

Alvarez, W. C., *The neuroses.* 1951.

Alzheimer, A., *Histologische Studien zur Differentialdiagnose der progressiven Paralyse. Histologische und histopathologische Arbeiten über die Großhirnrinde mit besonderer Berücksichtigung der pathologischen Anatomie der Geisteskrankheiten.* Jena 1904, Bd. I.

American Psychiatric Association, *Mental disorder: Diagnostic and statistical manual.* Washington, D. C. 1952 (subcategory 000-X 41).

Anders, W.; Fleury, C.; Friza, F., »Die epidemiologische Situation der Poliomyelitis in den Jahren 1962 und 1963 in der Bundesrepublik Deutschland, der Schweizer Eidgenossenschaft und der Republik Österreich«. *Bundesgesundheitsblatt* (1965), S. 1–7.

Anders, W., »Die Poliomyelitis in der Bundesrepublik und in Europa«, *Ärztl. Mitt.* 59 (1962), S. 1691–1700.

–, »Die Poliomyelitisschluckimpfung und ihre Auswirkungen«. *Ärztl. Mitt.* 60 (1963), S. 1072–1075.

Anderson, O. W., »The utilization of health services.« In: *Handbook of medical sociology*, Englewood Cliffs, N. J. 1963, S. 349–367.

Andervont, H. B., »Influence of environment on mammary cancer in mice«, *J. natl. Cancer Inst.* 4 (1944), S. 579.

Apple, D., »How laymen define illness«, *J. Hlth. hum. Behav.* 1 (1960), H. 3, S. 219–225.

Arbeits- und sozialstatistische Mitteilungen. Herausgeber: Der Bundesminister für Arbeit und Sozialordnung, Bonn.

Arieti, S., *Interpretation of schizophrenia.* New York 1955.

–, »Schizophrenia: The manifest symptomatology. The psychodynamic and formal mechanisms«, in: *American handbook of psychiatry*, Bd. I, New York 1959, S. 455.

Arnason, B., unveröffentlichte Dissertation, Radcliffe College, 1958.

Arnott, E. M., »The changing aetiology of heart disease«, *Brit. m. J.* II (1954), S. 887.

Auerbach, O.; Stout, A. P.; Hammond, D. C,; Garfinkel, L., *Changes in bronchial epithelium in relation to cigarette smoking and in relation to lung cancer.* Paper presented at the clinical meeting of the American Medical Association. Dallas, Texas; Dec. 4, 1959.

Austeda, F., *Axiomatische Philosophie.* Berlin 1962.

Baier, Horst, »Die Wirklichkeit der Industriegesellschaft als Krankheitsfaktor. Medizinsoziologische Überlegungen«, *Hippokrates* 36 (1965), H. 20, S. 795–803. Auch in diesem Band.

Bainton, C. R.; Peterson, D. R., »Deaths from coronary heart disease in persons fifty years of age and younger. A community-wide study«, *New Engl. J. Med.* 268 (1963), S. 569.

Bakwin, H., »Loneliness in Infants«, *American Journal of Diseases of Children* 63 (1942), S. 30–40.

Balint, M., *Der Arzt, sein Patient und die Krankheit.* Stuttgart 1957.

–, *The doctor, his patient, and the illness.* New York 1957; Auszüge in *Lancet* I (1955), S. 683–688.

Barker, P. G.; Wright, B. A.; Meyerson, L.; Gonick, M. R., *Adjustment to physical handicap and illness: A survey of the social psychology of physique and disability.* 2. Aufl. New York 1953 (Social Science Research Council Bulletin No. 55).

Barker, R. G.; Wright, B. A., Disablement: the somato-psychological problem: In: *Recent developments in psychosomatic medicine*, hrsg. v. E. D. Wittkower u. R. A. Cleghorn. O. O. 1954, S. 419–435.

Barnard, I., *The functions of the executive.* o. O. 1938.

Barrabee, P.; v. Mering, O., Ethnic variations in mental stress in families with psychotic children. In: *Mental health and mental disorder*, hrsg. v. Rose, New York 1955, S. 161 bis 167.

Baruk, H., *Les thérapeutiques psychiatriques.* Paris 1957.

Bastock, M.; Morris, D.; Moyniken, M., »Some comments on conflict and thwarting in animals«, *Behaviour* 6 (1953), S. 66–84.

Bateson, Gregory; Mead, Margaret, *Balinese character: A photographic analysis.* New York 1942.

Bateson, G.; Jackson, D. D.; Haley, J.; Weakland, J., Towards a theory of schizophrenia (1956). In: *Personality and social structure*, hrsg. v. Smelser u. Smelser, New York 1963, S. 172–187. auch in: *Beh. Sci.* 1 (1956), S. 251–264.

Bauer, F.; Bürger-Prinz, H.; Giese, H.; Jäger, H., Hrsg., *Sexualität und Verbrechen.* Frankfurt/M. 1963.

Bauer, R. A., *The new man in soviet psychology.* o. O., o. J.

Baumann, B., »Diversities in conceptions of health and physical fitness«, *J. Hlth. hum. Behav.* 2 (1961), H. 1, S. 39–46.

Bay, E., »Spätschädigungen gedeckter Hirnverletzungen unter besonderer Berücksichtigung ihrer Begutachtung«, *Mschr. Unfallheilk.* 57 (1954), S. 268–276.

–, »Die traumatischen Hirnschädigungen, ihre Folgezustände und ihre Begutachtung«, *Fortschr. Neurol.* 21 (1953), S. 151–181.

–, »Die Untersuchung und Begutachtung von Kopfverletzten«, *Nervenarzt* 19 (1948), S. 393–400.

Beck, A. T.; Ward, C. H.; Mendelson, M.; Mock, J. E.; Erbaugh, E. K., »Reliability of psychiatric diagnosis: A study of consistency of clinical judgments and ratings«, *Am. J. Psych.* 119 (1962), S. 351–356.

Becker, »Marihuana use and social control«, *Social Problems* 3 (1955), S. 35.

Belknap, Ivan, *Human problems of a state mental hospital*, o. O., 1956.

Ben-David, Joseph, »The professional role of the physician in the bureaucratized medicine«, *Human Relations* XI (1958), S. 255–274.

Bender, L.; Yarnell, H., »An observation nursery: A study of 250 children in the psychiatric division of Bellevue Hospital«, *Am. J. Psych.* 97 (1941), S. 1158–1174.

Benedict, Ruth, *Race, science and politics.* New York 1940.

Benedict, P. R.; Jacks, I., »Mental illness in primitive society«, *Psychiatr.* 17 (1954), S. 377–391.

Berensmann; Krapp; Rieger; Winter, »Die ärztliche Aufklärungspflicht«, *Ärzteblatt für Baden-Württemberg*, April-September 1963, H. 4–9.

Berg, Alexander, »Hufeland als Sozialhygieniker«, *Deutsches Ärzteblatt* Nr. 9, 1964, S. 498–506.

Berger, B. M., Sociology and the intellectuals: An analysis of a stereotype. In: *Sociology: The progress of a decade*, Hrsg. S. M. Lipset u. N. J. Smelser. Prentice-Hall, Englewood Cliffs, N. J. 1961, S. 44.

Bergleiter, R.; Jokl, E., »Hirnschädigungen durch Boxsport«, *Zbl. Neurochir.* 16 (1956), S. 28–44.

Bernard, C., *An introduction to the study of experimental medicine.* O. O. 1927.

Berndt, H., Zur Soziogenese psychiatrischer Erkrankungen. Familiendynamische Aspekte der Schizophrenieforschung. In diesem Band S. 454 ff.

Berndt, R. M., »A 'devastating disease syndrome'. Kuru sorcery in the eastern central highlands of New Guinea«, *Sociologus* 8 (1958), S. 4–28.

Bernstein, B., Aspects of language and learning in the genesis of the social process. In: *Language in culture and society. A reader in linguistics and anthropology*, hrsg. v. Dell Hymes, New York-Evanstown u. London 1964, S. 251–263.

–, »Soziokulturelle Determinanten des Lernens. Mit Berücksichtigung der Rolle der Sprache«, *Kölner Zeitschrift für Soziologie und Sozialpsychologie*, Sonderheft 4: *Soziologie der Schule*, Köln o. J., S. 52–79.

Binger, Carl, »What is maturity?« *Harper's* 202 (1951), S. 70–78.

Birkmayer, W., »Die Commotio cerebri als pathogenetisches und Begutachtungsproblem«, *Acta neuroveget.* 4 (1952), S. 453–469.

Bitter, W., Hrsg., *Angst und Schuld in theologischer und psychotherapeutischer Sicht.* Stuttgart 1953.

Blackard, W. G.; Omori, Y., »Blood ketone response to norepinephrine-induced free fatt acid in diabetes«, *Diabetes* 13 (1964), S. 518.

Blackard, William G.; Omori, Yoshiaki; Freedman, Lawrence R., »Epidemiology of diabetes mellitus in Japan«, *J. chron. Dis.* 18 (1965), S. 415–427.

Bleckwenn, H.; Presber, W., »Das Berliner Rehabilitationsprogramm im Jahre 1959/60«, *Dtsch. Ges. wes.* 16 (1961), S. 493–503.

Bleuler, E., *Dementia Praecox oder die Gruppe der Schizophrenien*, o. O., 1911 (amerikanische Ausgabe: New York 1950).

Bleuler, M., *Endokrinologische Psychiatrie*, Stuttgart 1954.

Bloom, B. S.; Boder L. J., »Problem-solving processes of college students: an exploratory investigation«, *Suppl. Educ. Mon.* 73 (1950).

Böhler, L., »Weitere Erfahrungen bei der Erkennung, Behandlung und Begutachtung von 975 Gehirnerschütterungen«. *Hefte Unfallheilk.* (1958), H. 56, S. 119–126.

Böök, Jan A., »Genetics of schizophrenia«, *Work conference in the mental disorders, New York City, February 15–19, 1959.* S. 300–301 u. S. 538–542 (mimeographiert).

Bogolepov, N. K., »La compensation des fonctions troublées à la mite des traumes du cerveau«, *Z. Nevropat.* 57 (1957), S. 1395—1404.

Bonhoeffer, K., »Erfahrungen aus dem Krieg über die Ätiologie psychopathischer Zustände. Kriegstagung des Dt. Vereins für Psychiatrie in München am 21. September 1916«, *Neurol. Zbl.* 35 (1916), S. 789.

–, »Psychogene Krankheitszustände«, *Allg. Z. Psychiatr.* 68 (1911), S. 371.

Booij, J., *Psychosomatics.* Amsterdam 1957.

de Boor, C., »Bemerkungen zum Verständnis der emotionellen Widerstandsmotive gegen die psychoanalytische Interpretation psychosomatischer Symptome«, *Ärztl. Mitt.* 59 (1962), H. 47, S. 301–305.

–, *Zur Psychosomatik der Allergie, insbesondere des Asthma bronchiale.* Bern-Stuttgart 1965.

Booth, G. C., »Variety in personality and its relation to health«. In: *The review of religion*, New York 1946.

Bostroem, A., »Psychische Störungen nach Hirnschüssen«, *MMW* 87 (1940), II, S. 985–988.

Bowen, M., A family concept of schizophrenia. In: *The etiology of schizophrenia*, hrsg. v. D. D. Jackson, New York 1960, S. 346–372.

Brecke, F., »Bericht über zwei Jahre der Zusammenarbeit mit dem ›Hochschulsanatorium St. Blasien‹«, *Der Tuberkulosearzt* 13 (1959), S. 711.

Brecke, F.; Braun, M., »Tuberkulose bei Studenten«, *DMW* 87 (1962), S. 2010.

Bremer, J., »A social-psychiatric investigation of a small community in northern Norway«, *Acta psychiat. et neurol.*, Suppl. 62, 1951.

Breslow, L.; Buell, Ph., »Mortality from coronary heart disease and physical activity of work in California«, *J. chron. Dis.* 11 (1960), S. 421.

Bresser, P. H., »Die Beurteilung der sogenannten traumatischen Hirnleistungsschwäche«, *Fortschr. Neurol.* 29 (1961), S. 33–55.

Brill, N. Q.; Storrow, H. A., »Social class and psychiatric treatment«, *Archives of general psychiatry*, Vol. 3 (Oct. 1960), No. 10, S. 340–344; auch enthalten in: *Mental health of the poor*, hrsg. v. Riessman, Cohen u. Pearl, Glencoe, Ill., London 1964, S. 68–75. Auch in diesem Band.

Brill, N. Q.; Beebe, G. W., »Some applications of a follow-up study to psychiatric standards for mobilization«, *Am. J. Psych.* 109 (1952), S. 401–410.

Broch, O. J.; Klovstad, O., »Polyneuritis in diabetes mellitus«, *Acta med. Scand.* 127 (1947), S. 514.

Brocher, T.; Mergen, A.; Müller, H. E., *Plädoyer für die Abschaffung des § 175.* Frankfurt/M. 1967.

Bromberg, W., *Man above humanity – a history of psychotherapy.* Philadelphia 1954.

Bronisch, F. W., »Zur Beurteilung der Kopfverletzten« *Neue med. Welt*, 1950, S. 1223–1224.

Brown, A. C.; Fry, J., »The cornell medical index health questionnaire in the identification of neurotic patients in general practice«, *J. psychosom. Res.* 6 (1962), S. 185.

Bruch, H.; Touraine, G., »Obesity in childhood, V. The family frame of obese children«, *Psychosom. Med.* 2 (1940), S. 141–206.

Brügger, H., »Die Führung des Lungenkranken während der stationären Behandlung. Schwierigkeiten und Möglichkeiten. Die Situation der Jugendlichen«, *Monatsschrift Tuberkulosebekämpfung* 2 (1959), S. 267.

–, »Wo stehen wir heute in der Tuberkulosebehandlung?« *Hippokrates* 35 (1964), S. 672.

Bruetsch, W. L., Mental disorders arising from organic diseases. In: *The biology of mental health and disease*, hrsg. v. Hoeber, New York 1952, S. 303–326.

Brugger, C., »Versuch einer Geisteskrankenzählung in Thüringen«, *Ztschr. f. d. ges. Neurol. u. Psychiat.* 145 (1931), S. 516–544.

Brun, R., »Ergebnisse katamnestischer Untersuchungen über Verlauf und Spätfolgen von Schädel- und Gehirntraumen aufgrund eines Krankengutes von 1648 Fällen. I.: Vorläufige Ergebnisse«, *Bull. Schweiz. Akad. Med. Wiss.* 8 (1952), S. 442–449.

–, »Katamnestische Untersuchungen über Verlauf und Spätfolgen von Schädel- und Gehirntraumen aufgrund eines Krankengutes von 1648 Fällen«, *Ztschr. Unfallmed. u. Berufskr.* 47 (1954), S. 243–273 und 48 (1955), S. 21–48.

–, »Katamnestische Untersuchungen über Verlauf und Spätfolgen von Schädel- und Gehirntraumen aufgrund eines Krankengutes von 1648 Fällen. II.: Verlauf und allgemeine Katamnese«, *Ztschr. Unfallmed.* 48 (1955), S. 163– 191 u. 49 (1956), S. 3–45.

–, »Katamnestische Untersuchungen über Verlauf und Spätfolgen von Schädel- und Gehirntraumen aufgrund eines Krankengutes von 1648 Fällen«, *Ztschr. Unfallmed.* 52 (1959), S. 3–47.

–, »Katamnestische Untersuchungen über Verlauf und Spätfolgen von Schädel- und Gehirntraumen aufgrund eines Krankengutes von 1648 Fällen. IV: Anderweitige Komplikationen im Verlauf der Schädel-/Hirn-Traumen«, *Ztschr. Unfallmed. u. Berufskr.* 53 (1960), S. 3–30.

Buck, R., »Behavioral scientists in schools of medicine«, *J. Hlth. hum. Behav.*, Spring 1961.

Büchele, S., »Über die Beziehung zwischen Herzinfarkt und Diabetes mellitus, unter besonderer Berücksichtigung des latenten Diabetes«, *Schweiz. med. Wschr.* 92 (1962) S. 742.

Bühler, Ch., *Kindheit und Jugend.* Leipzig 1931.

Bühler, K., *Die geistige Entwicklung des Kindes.* 4. Aufl., Jena 1942.

Bürkle de la Camp, H., »Zur Beobachtung, Beurteilung und Wiedereingliederung Schädel-Hirn-Verletzter«, *Dtsch. med. J.* 11 (1960), S. 8–14.

Der Bundesminister für Arbeit und Sozialordnung, Hrsg., *Die »Neurose«. Ihre versorgungs- und sozialmedizinische Beurteilung.* Bonn 1960 (Schriftenreihe des Bundesversorgungsblattes, H. 1).

Burgess; Park; McKenzie, *The City.* Chicago 1925.

Burghard, C.; Mendl, E., Antworten auf Artikel »Homosexualität« v. Schumann, H. J., in: *Ärztl. Mitt.* 47 (1963), S. 2444–2447.

Calder, R., *Medicine and man.* New York 1958.

Cameron, D. E., *Objective and experimental psychiatry,* o. O. 1941.

Campbell, M., »Death rate from diseases of the heart: 1876 to 1959«, *Brit. med. J.* II (1963), S. 528.

Cannon, W. B., »›Voodoo‹ death«. *Am. Anthropologist* 44 (1942), nachgedruckt in *Psychosom. Med.* 19 (1957), S. 182–190.

Carr-Saunders, A. M.; Wilson, P. A., The emergence of professions. In: S. Nosow; W. Form, *Man work and society,* Basic Books, New York 1962, S. 200.

Carstairs, »Cultural factors in the choice of an intoxicant«, Q. *St. Alc.* 15 (1954), S. 220.

Cassel, J., »Social and cultural implications of food and food habits«, *Am. J. publ. Hlth.* 47 (1957), S. 732.

Castiglioni, A., *Adventures of the mind.* New York 1946.

Caudill, W., Applied anthropology in medicine. In: *Anthropology today,* hrsg. v. A. L. Kroeber, Chicago 1953, S. 772–806.

Caudill, W.; Roberts, B., »Pitfalls in the organization of interdisciplinary research«, *Hum. Organ.* 10 (1954), S. 12–15.

Chapin, H. D., »A plea for accurate statistics in infants' institutions«, *Archives of pediatrics* (Okt. 1915).

–, »Are institutions for infants necessary?« *J. A. M. A.* (Jan. 1915).

Chein; Rosenfeld, »Juvenile narcotics use«, *Law and Contemporary Problems* 22 (1957), S. 52–68.

Chein, I.; Gerard, D. L.; Lee, R. S.; Rosenfeld, E., *Narcotics, delinquency and social policy.* London 1964.

Chein, I., »Studies in narcotics use among juveniles«, *Social Work* 1 (1955), S. 50–59.

Chernoff, H.; Moses, L. E., *Elementary decision theory,* o. O. 1959.

Chombart de Lauwe, M. J., *Psychopathologie sociale de l'enfant inadapté.* Paris 1958.

Chombart de Lauwe, P. H., *Famille et habitation II.* Paris 1959.

Christian, P.; Haas, R., *Wesen und Formen der Bipersonalität.* Stuttgart 1949.

Christian, P.; Fink-Eitel, K., »Zur Pathogenese funktioneller Herz- und Kreislaufstörungen: Eine sozialanthropologische Studie an 250 Frauen«, *DMW* 82 (Jan. 1957), S. 17–20.

Clark, R. E., »The relationship of schizophrenia to occupational income and occupational prestige«, *Am. J. Sociol.* 53 (1948).

Clausen, J. A.; Kohn, M. L., The ecological approach in social psychiatry. In: *Personality and social system,* hrsg. v. Smelser u. Smelser, New York 1964; auch in: *Am. J. Sociol.* 60 (1954), S. 140–151.

Clausen, J. A.; Kohn, M. E., »Schizophrenia and the social structure of a small town«, *Publ. Hlth. Rep.* 72 (1957), S. 578–580.

Clausen, J. A., »Social and psychological factors in narcotics addiction«, *Law and Contemporary problems,* Vol. 22 (1957), S. 34–51.

Clute, K. F., *The general practitioner.* Toronto 1962.

Cobb, B., »Why people detour to quacks«, *The Psychiatric Bulletin* 3 (1954), S. 66–69.

Cohen, A., *Delinquent boys: The culture of the gang.* Glencoe 1953.

Cohen, A. K., The study of social disorganization and deviant behaviour. In: *Sociology today,* hrsg. v. R. K. Merton; L. Broom; L. S. Cottrell jr., New York 1959, S. 461–484.

Cohen, A. M., *Metabolism* 10 (1961), S. 50.

College of General Practice (London), »Records unit working party«. *Journal of College of General Practice* (U. K.) I (1958), S. 107.

Committee on Statistics (Herbert H. Marks, Vorsitzender), »Recent statistics on diabetes«, *Diabetes* 7 (1958), S. 403.

Compayré, G., *L'évolution intellectuelle et morale de l'enfant.* Paris 1893.

Conrad, K., »Der postkommotionelle Kopfschmerz und seine Bewertung in der ärztlichen Praxis«, *Monatskurse ärztlicher Fortbildung* 1959, S. 261–265.

Cooper, B., »The epidemiological approach to psychosomatic medicine«, *J. Psychosom. Res.* 8 (1964), S. 9–15. In diesem Band.

–, »General practitioners' attitudes to psychiatry«, *De Medicina Tuenda,* Vol. 1, (in press).

Corsellis, J. A. N.; Brierley, J. B., »Observations on the pathology of insidious dementia following head injury«, *J. ment. Sci.* 105 (1959), S. 714–720.

Coser, R. »Authority and decision making in a hospital«, *Am. soc. Rev.* 23 (Febr. 1958), H. 1, S. 56–63.

Cosnett, J. E., »Diabetes among natal Indians«, *Brit. m. J.* 1 (1959), S. 187.

Cowdry, E. V., Hrsg., *Problems of aging.* Baltimore 1939.

Cowles, W.; Polgar, St.; Simmons, L.; Switzer, J., »Health and communication in a negro census tract«. *Social Problems* 10 (1963), S. 228–236.

Crisler, Lois, *Wir heulten mit den Wölfen.* München 1962 (dtv 75).

Crombie, D. L., »Beliefs and attitudes of general practitioners«, *Med. Care* (U. K.) I (April 1963), S. 92–94.

–, »The defects of general practice«, *Lancet* (U. K.) I (26th of January, 1963), S. 209–211.

Crombie, D. L.; Cross, K. W., »The relationship of hospital and domiciliary care«, *Med. Care* (U. K.) I (October 1963), S. 245–250.

Crowley, »Psychoanalytic literature on drug addiction and alcoholism«, *Psychoanalytic Review* 26 (1939), S. 39.

Culpan, R. H.; Davies, D. M.; Oppenheim, A. N., »Incidence of psychiatric illness among hospital out-patients«, *Brit. m. J.* 1 (1960), S. 855.

Cumming, Elaine; John, *Closed ranks.* Cambridge 1957.

Curtis, F.; Krüger, K. H., *Das vegetativ-endokrine Syndrom der Frau.* München 1952.

Dahrendorf, R., *Gesellschaft und Freiheit.* München 1962.

Dai, B., *Opium addiction in Chicago.* o. O. 1937.

Dambeck, H. U., Die Begutachtung von Schädel- und Hirnverletzungen. In: *Sammlung zwangl. Abhandl. a. d. Geb. d. Psychiatrie u. Neurologie,* hrsg. v. H. Schwarz, Halle/S. 1952.

Davies, D.; Wilson, A., »Observations of the life history of chronic peptic ulcer«, *Lancet* 2 (1937), S. 1353.

Davis, K., »Mental hygiene and the class structure«, *Psychiatry* 1 (1938), S. 55–64.

Dawber, Th. R.; Kannel, W. B., »Coronary heart disease as an epidemiologic entity«, *Am. J. publ. Hlth.* 53 (1963), S. 433.

Dawber, Th. R., »Coronary heart disease. Morbidity in the Framingham study and analysis of factors of risk«, *Bibl. Cardiol.* 13 (1963), S. 9.

Dawber, Th. R.; Meadors, G. F.; Moore, F. E., »Epidemiological approaches to heart disease: The Framingham study«, *Am. J. publ. Hlth.* 41 (1951), S. 279.

Dawber, Th. R.; Moore, F. E.; Mann, G. V., »Measuring the risk of coronary heart diesease in adult population groups: II. Coronary heart disease in the Framingham study«, *Am. J. publ. Hlth.* 47 (1957), S. 4.

Dayton, N. A., *New facts on mental disorders,* o. O. 1940.

Dembo, T.; Ladieu, G.; Wright, B. A., »Adjustment to misfortune« (Report), *Army med. Res. and Dvlpt. Board. Office of Surgeon General, War Dept.*, 1948.

Dencker, S. J., »A follow-up study of 128 closed head injuries in twins using cotwins as controls«, *Acta psychiatr.* 33 (1958), Suppl. 123, S. 7–125.

Deneke, J. F. Volrad, »Schweigepflicht und Aufklärungspflicht des Arztes«, *Arzt und Christ* 2 (1964), S. 69–80.

Derwort, »Beurteilung und Betreuung von Hirnverletzten (Demonstration)«, *Dtsch. med. Rdsch.* 2 (1948), S. 108.

Deuschle, K.; Adair, J., »An interdisciplinary approach to public health on the Navajo Indian reservation: Medical and anthropological aspects«, *Ann. N. Y. Acad. Sci.* 84 (1960), S. 887–905.

Deutsch, F., »Basic psychoanalytic principles in psychosomatic disorders«, *Acta Psycho-Therapeutica* 1 (1953), S. 102–111.

–, »The choice of organ in organ neuroses«, *Int. J. Psychoanal.* 20 (1939), Nr. 3 u. 4.

–, *Emotional factors in asthma and other allergic conditions.* Mimeographiert, American Ass. of Medical Social Workers, o. O. 1938.

Devereux, G., »Cultural thought models in primitive and modern psychiatry theories«, *Psychiatry* 21 (1958), S. 359–374.

Di Cicco, L.; Apple, D., Health needs and opinions of older adults. In: *Sociological studies of health and sickness*, hrsg. v. D. Apple, New York, Toronto, London 1960, S. 26–39; und: *Publ. Hlth. Rep.* 73 (1958), S. 479–487.

Diethelm, O., »Cornell conference on therapy«, *N. Y. State J. Med.* 46 (1946), S. 17–18.

Döhner, W., »Psychogene Reaktionen bei Hirnverletzungen«, *Med. Sachverst.* 53 (1957), S. 127–132.

Doll, R.; Hill, A. B., »Lung cancer and other causes of death in relation to smoking: Second report on mortality of British doctors«, *Brit. m. J.* 2 (1956), S. 1071.

Doll, R.; Avery; Jones, E.; Buckatzsch, M., »Occupational factors in the aetiology of gastric and duodenal ulcers, with an estimate of their incidence in the general population«, *Spec. Rep. Ser. med. Res. Coun., Lond.*, No. 276 (1951).

Dollard, John, »Mental hygiene and a scientific culture«, *Intern. J. Ethics* 45 (1935), S. 431 bis 439.

Dorland, W. A. N., *The American illustrated medical dictionary.* Philadelphia u. London 1951.

Dorn, H. F., *Smoking and cancer.* Social statistics section proceedings of the American Statistical Association. 1958, S. 34–71.

Doust, J. W. Lovett, »Psychiatric aspects of somatic immunity«, *Brit. J. soc. Med.* 6 (1952), S. 49.

Downes, J.; Simon, K., »Characteristics of psychoneurotic patients and their families as revealed in a general morbidity study«, *Psychosom. Med.* 15 (1953), S. 463.

Doyle, J. T.; Dawber, Th. R.; Kannel, W. B.; Heslin, A. S.; Kahn, H. A., »Cigarette smoking and coronary heart disease. Combined experience of the Albany and Framingham Studies«, *New Engl. J. Med.* 266 (1962), S. 796.

Doyle, J. T., »Epidemiology of cardiovascular diseases«, *Am. J. publ. Hlth.* 50 (1960), Suppl. 20–27 (Princeton-Konferenz).

Dubitscher, F., »Feststellungen bei 1000 Hirnverletzten an Hand der Versorgungsamtsakten«, *Mschr. Unfallheilk.* 62 (1959), S. 321–339; u. 56 (1953), S. 65–82.

Dubois, W. F., »Cornell conference on therapy«, *N. Y. State J. Med.* 46 (1946) Nr. 2, S. 1718.

Duguid, J. B., »The pathogenesis of arterial narrowing«, *Bull. Schweiz. Akad. med. Wiss.* 13 (1957), S. 73.

Dunbar, H. F., »Character and symptom formation. Some preliminary notes with special reference to patients with hypertensive, rheumatic and coronary disease«, *Psychoanalytic Quarterly* 8 (1939), S. 18–47.

–, *Emotions and bodily changes.* New York 1938.

–, *Emotions and bodily changes: A survey of literature and psychosomatic interrelationships 1910–1945.* New York 1946 u. 1955.

–, *Mind and body: Psychosomatic diagnosis.* New York 1947.

Dunbar, H. F.; Wolfe, Th. P.; Rioch, J. McK., »The psychic component of the disease process (including convalescence) in cardiac, diabetic, and fracture patients«, *Am. J. Psych.* 93 (1936), S. 649–679.

Dunbar, H. F.; Wolfe, Th. P.; Tauber, E. S.; Brush, A. L.; unter Mitarbeit v. Rioch, J. McK.; Coffin, M., »The psychic component of the disease process (including convalescence) in cardiac, diabetic, and fracture patients (part II)«, *Am. J. Psych.* 95 (1939), S. 1319–1342.

Dunbar, Fl., *Synopsis of psychosomatic diagnosis and treatment.* St. Louis 1948.

Dunham, W. H., *Community and schizophrenia. An epidemiological analysis.* Detroit 1965.

–, »The social personality of the catatonic-schizophrene«, *Am J. Sociol.* 49 (1944), Nr. 6, S. 508–518.

–, Social structures and mental disorders. In: *Causes of mental disorders, knowledge 1959,* hrsg. v. The Milbank Memorial Fund, New York 1961, S. 227–265.

Durfee, H.; Wolf, K., »Anstaltspflege und Entwicklung im ersten Lebensjahr«, *Zeitschrift für Kinderforschung* 42 (1933), H. 3.

Durkheim, *The elementary forms of the religious life,* o. O. 1947.

Earley, L. W., »Treatment of psychosomatic disorders«, *Pa. med. J.* 57 (1954), S. 819–824.

Eaton, J. W., »The assessment of mental health«, *Am. J. Psych.* 108 (1951), S. 81–90.

Ebermayer, C., *Hirntrauma, Konstitution und prämorbide Persönlichkeit.* Stuttgart 1960.

van Eck, W. F., »The effect of a low fat diet on the serum lipids in diabetes and its significance in diabetic retinopathy«, *Amer. J. Med.* 27 (1959), S. 196.

Edwards, F.; McKeown, Th.; Whitfield, A. G. W., »Incidence of disease and disability in elderly men« u. »Contributions and demands of elderly men«, *Brit. J. prev. soc. Med.* 13 (1959), S. 51–58 u. 59–66.

Eggers, P.; Vogelberg, K.; Zylman, E., »Klinische Studie an 570 Herzinfarkten«, *MMW* 104 (1962), S. 2388.

Eicke, D., »Diagnosen bei vegetativer Dystonie«, *Med. Kl.* 55 (2. Sept. 1960), S. 1586–1592.

Einkauf und Gebrauch von Heil- und Vorbeugungsmitteln. Köln 1961 (Schriftenreihe zur Heilmittelwerbung).

Eliot, T. S., *The cocktail party*, o. O. 1950.

Ellenberger, H., »Cultural aspects of mental illness«. *Am. J. Psychother.* 14 (1960), S. 158 ff.

Engel, G., Homeostasis, behavioral adjustment and the concept of health. In: *Mid-century Psychiatry*, hrsg. v. Roy R. Grinker, 1952.

English, H. B.; English, C. A., *A comprehensive dictionary of psychological and psychoanalytic terms*. New York 1958.

Enos, W. F.; Helmes, R. H.; Beyer, J., »Coronary disease among United States soldiers killed in action in Korea. Preliminary report«, *J. A. M. A.* 152 (1953), S. 1090.

Enste, W., »Zur Diagnostik und Begutachtung der symptomarmen geschlossenen Hirnschädigung«, *Med.* 1952, S. 442–445.

Eppinger, H.; Hess, L., *Die Vagotonie*. Berlin 1910 (auch in Englisch unter dem Titel: *Nervous and Mental Disease*, o. O. 1915 [Monograph Series No. 20]).

Epstein, F. H., »Epidemiological research in total communities«, *Meth. Inform. Med.* 3 (1964), S. 18–22.

Erikson, E. H., *Childhood and society*, o. O. 1950 (*Kindheit und Gesellschaft*, Zürich 1957).

–, *Identität und Lebenszyklus*. Frankfurt 1966.

–, »Observations on Sioux education«, *J. of Psych.* 7 (1939), S. 101–156.

Eron, L. D., »The use of the Rorschach method in medical student selection«, *J. med. Educ.* 29 (1954), S. 35–39.

Eysenck, H. J., »Behavior theory, spontaneous remission, and transference in neurotics«, *Am. J. Psych.* 119 (1963), S. 867–871.

–, »The effects of psychotherapy: An evaluation«, *J. Consulting Psychology* 16 (1952), S. 319.

–, *The manual of the Maudsley personality inventory*. University of London Press, London 1959.

Faris, R. E. L.; Dunham, H. W., *Mental disorders in urban areas. An ecological study of schizophrenia and other psychoses*. Chicago 1965 (1. Aufl. 1939).

–, *Social disorganization*. New York 1955.

Faust, C., Die cerebralen Herdstörungen bei Hinterhauptverletzungen und ihre Beurteilung. In: *Arbeit und Gesundheit*, hrsg. v. M. Bauer u. F. Paetzold, H. 57, Stuttgart 1955.

–, *Das klinische Bild der Dauerfolgen nach Hirnverletzung*. Stuttgart 1956.

Felber, R., »Fürsorge und Wiedereingliederung«, *Praxis* 49 (1960), S. 309.

Feldman, J. J., »Barriers to the use of health survey data in analysis«, *Milbank Mem. Fd. Quart.* 36 (1958), S. 203–221.

Ferey, D., *Traumatismes du crâne, Médecine-chirurgie-expertise*. Paris 1955.

Field, Mark, *Doctor and patient in Soviet Russia*, o. O., 1957.

Fischer, Joachim, »Der Kranke und seine Umwelt«, *Soziale Welt* 4 (1953), H. 3, S. 245 bis 251.

Fisher, H. K.; Dlin, B. M., »The dynamics of placebo therapy: A clinical study«, *Am. J med. Sci.* 232 (1956), S. 504–512.

Fisher, S.; Cleveland, S. E., *Body image and personality*. O. O. 1958.

Fitzgerald, D. C., »Success-failure and TAT reactions of orthopedically handicapped and physically normal adolescents«, *Personality*, 1951, H. 1, S. 67–83.

Fleck, U., »Über gutachtliche Irrtümer«, *Med. Kl.* 46 (1951), S. 1230–1232.

Fletcher, Ch. M., »Epidemiologist and clinical investigator«, *Proc. roy. Soc. Med.* 56 (1963), S. 851–858.

Flottes, L.; Pasquet; Picard; Navarenne; Bathias, »Étude critique et statistique du syndrome subjectif des traumatisés du crâne de 1934 à 1954«, *Montpellier Med.* 47 (1955), S. 77–84.

–, »Le syndrome subjectif des traumatismes du crâne«, *Rev. d'Otol.* 26 (1954), S. 449–454.

Fontan, M., »Les séquelles centrales des traumatismes crâniens fermés. VII. Les troubles psychotiques et neurotiques«, *Rev. d'Otol.* 30 (1958), S, 65–78.

Forschbach, G.; Klöver, E., »Klinischer Beitrag zu den Ansteckungsproblemen der tuberkulösen Erstinfektion«, *Der Tuberkulosearzt* 13 (1959), S. 27.

Forsyth, G.; Logan, R. F. L., *The demand for medical care.* London 1960.

Fort, »Heroin addiction among young men«, *Psychiatry* 17 (1954), S. 251

Francioli, P., »Enquête faite chez d'anciens traumatisés crânio-cérébraux non assurés«. *Z. Unfallmed.* 40 (1947), S. 128–138.

Frank, L. K., »Society as the patient«, *Am. J. Sociology* 42 (1936), S. 335–344.

Franke, K., Freizeit und Erholung. In: *Der vorzeitig verbrauchte Mensch,* hrsg. v. Heise, F. u. Franke, K., Stuttgart 1964, S. 332.

Franke, K.; Weber, K., »Infektionsquellen bei kindlicher Tuberkulose in den Jahren 1947–1950«, *Der Tuberkulosearzt* 5 (1951), S. 597.

Franke, M., Die Betreuung tuberkulosekranker Studenten. *XXII. Tagung der wissenschaftlichen Gesellschaft südwestdeutscher Tuberkuloseärzte.* Kongreßbericht Gaggenau/Baden 1956.

–, Sozialhygienische Aspekte der Lebenssituation tuberkulöser Jugendlicher. In: *Forschungsberichte aus dem Deutschen Jugendinstitut, 7–1964.* München 1965.

–, »Die sozialhygienische Situation tuberkulöser Jugendlicher«, *Gesundheitsfürsorge* 4 (1965), S. 60–64. In diesem Band.

–, »Student und Tuberkulose«, *Deutsche Universitätszeitung* 10 (1954), H. 7.

Frantzen, E.; Harvald, B.; Haugsted, H., »Fresh head injuries. Clinical and electroencephalographic studies on 399 patients«, *Acta psychiatr. (scand)* 33 (1958), S. 417–428.

Fraser, Russel, *The incidence of neuroses among factory workers.* Medical Research Council report No. 90. London 1947.

Freedman, L. R., »Inapparent diabetes mellitus as a cause of renal insufficiency due to Kimmelsteil-Wilson lesions«, *Bull. Johns Hopk. Hosp.* 100 (1957), S. 132.

Freedman, L. R.; Fukushima, K.; Seigel, D., *The ABCC-JNIH Adult Health Study. Hiroshima-Nagasaki: Data from the 1960/62 cycle of examinations.* ABCC TR 20–63.

Freedman, L. Z.; Redlich, F. C.; Eron, L. D.; Jackson, E. B., »Training for natural childbirth. II. Remembrance of labor«, *Psychosom. Med.* 14 (1952), S. 439–452.

Freeman, A. G., »Symptoms and clinical aspects of diabetes mellitus«, *Brit. m. J.* 1 (1958), S. 1149.

Freeman, H. E.; Levine, S.; Reeder, L. G., Hrsg., *Handbook of medical sociology.* Englewood Cliffs, N. Y. 1963.

Freidson, E., »Client control and medical practice«, *Am. J. Sociol.* LXV (Jan. 1960), H. 4, S. 374–382.

–, *Patient's view of medical practice.* New York 1961.

–, »The sociology of medicine – a trend report and bibliography«, *Current Sociology,* Vol. X/XI (1963), No. 3, S. 123–141.

Fremont-Smith, E., »The influence of emotional factors upon physiological and pathological processes«, *Bull. N. Y. Acad. Med.* 15 (1939), S. 560–569.

Frenkel-Brunswik, E., Sex, people and self as seen through the interviews. In: *The authoritarian personality,* Hrsg. Th. W. Adorno; E. Frenkel-Brunswik u. a., New York 1950, Kap. XI.

Frenzel, R., *Medizin. Untersuchungen zur Lage der Deutschen Hochschullehrer,* Bd. 1, hrsg. v. H. Plessner, Göttingen 1956, S. 181.

Freud, S., Analysis terminable and interminable. In: *Collected papers, Vol. V.* 1924/25 (Die endliche und die unendliche Analyse. In: *Gesammelte Werke XVI,* London/Frankfurt ab 1940, S. 57 ff.).

–, Ein autobiographisch beschriebener Fall von Paranoia. In: *Gesammelte Werke, Bd. VIII,* S. 240–320.

–, Hemmung, Symptom und Angst. In: *Gesammelte Werke XIV.* S. 118.

–, Das Ich und das Es. In: *Gesammelte Werke, Bd. XIII,* S. 253.

–, Der Realitätsverlust bei Neurose und Psychose. In: *Gesammelte Werke, Bd. XIII,* S. 363–368.

–, Das Unbehagen an der Kultur. In: *Gesammelte Werke, Bd. XIV,* S. 419–506.

–, Die Zukunft einer Illusion. In: *Gesammelte Werke, Bd. XIV.*

Freudenberg, »Über Frühinvalidität«. *Bundesarbeitsblatt,* 22/1961.

v. Friedeburg, L., *Soziologie des Betriebsklimas. Studien zur Deutung empirischer Untersuchungen in industriellen Großbetrieben.* Frankfurt 1963 (Frankfurter Beiträge zur Soziologie Bd. 13).

Friedman, M.; Rosenman, R. H.; Byers, S., »Serum lipids and conjuctival circulation after fat ingestion in men exhibiting type-A behavior pattern«, *Circulation* 29 (1964), S. 874.

Friedson, S., »Client control and medical practice«, *Am. J. Sociol.* 65 (Jan. 1960), H. 4, S. 374–382.

Fromm, E., *Escape from freedom.* O. O. 1941 (*Die Furcht vor der Freiheit.* Zürich 1945).

–, *The sane society.* o. O. 1955. *(Der moderne Mensch und seine Zukunft.* Frankfurt 1960.)

Frowein, R.; Harrer, G., »Beobachtungen bei Untersuchungen zentral-nervös bedingter Störungen der Kreislaufregulation nach offenen und gedeckten Hirnverletzungen«, *Schweiz. Arch. Neur.* 65 (1950), S. 434–439.

–, »Neurovegetative Störungen nach Hirnverletzung«, *Schweiz. Arch. Neur.* 65 (1950), S. 450–453.

Frumkin, R. M., Occupation and major mental disorders. In: *Mental health and mental disorder,* hrsg. v. Rose, New York 1955, S. 136–160.

Fünfgeld, E. W.; Rabache, C. u. R.; Gastaut, H., »Vergleichende hirnelektrische und klinische Untersuchungen bei Schädeltraumen. Erhebungen an einem größeren, unausgelesenen Krankengut«, *Zbl. Neurochir.* 17 (1957), S. 326–342.

Galdstone, I. (Hrsg.), *Man's image in medicine and anthropology.* New York 1963.

–, Hrsg., *Social medicine. Its derivations and objectives.* New York 1949.

Gampel, B.; Slome, C.; Scotch, N.; Abramson, J. N., »Urbanization and hypertension among Zulu adults«, *J. chron. Dis.* 15 (1961), S. 67.

Garrison, F. H., *An introduction to the history of medicine.* Philadelphia 1921.

Gartley, J. E. (Hrsg.), *Patients, physicians and illness.* Glencoe, Ill. 1958.

Gebauer, S., *Familie und Staat.* Heidelberg und Berlin 1961.

Geiger, Th., *Die soziale Schichtung des deutschen Volkes.* Stuttgart 1932 (Soziologische Gegenwartsfragen Nr. 1).

Gerard; Kornetsky, »Adolescent opiate addiction: A study of control and addict subjects«, *Psychiatric Quarterly* 29 (1955), S. 457.

Gerard, D. L.; Siegel, J., »The family background of schizophrenia«, *Psychiatric Quarterly* 24 (1950), S. 47–73.

Gerard, D. L.; Houston, L. G., »Family setting and the social ecology of schizophrenia«, *Psychiatric Quarterly* 27 (1953), S. 90–101.

Gesell, A.; Ilg, F., *Feeding behavior of infants.* Philadelphia 1937.

Gesell, A.; Thompson, H., *Infant behavior, its genesis and growth.* New York 1934.

Gesundheit und Erwerbstätigkeit der Frau im mittleren Lebensalter. Im Auftrag des Bundesministeriums für Gesundheitswesen, bearbeitet von P. Hülsmann; H. Kirchhoff; U. Lehr; H. A. Paul; H. Thomae. Frechen 1966.

Giberti, F.; Gregoretti, L.; Loeb, C., »Rilievi clinici e nosografici in traumatizzati cranici da infortunio sul lavoro«, *Sistema nerv.* (Milano) 8 (1956), S. 345–354.

Gillespie, R. D., *Psychological effects of war on citizen and soldier.* New York 1942.

Glatzel, H., »Aufgaben und Schwierigkeiten der versicherungsmedizinischen Beurteilung«, *Ärztl. Wschr.*, 1952, S. 728–733.

–, »Fettverzehr – Plasmacholesterin – Koronarkrankheit. Eine epidemiologische Dokumentation. Die Epidemiologie in der pathogenetischen Atheroskleroseforschung«, *Arch. Kreisl. Forsch.* 43 (1964), S. 249.

–, »Nahrungsfett und Herzinfarkt«, *DMW* 85 (1960), S. 1296.

–, »Ulcuspersönlichkeit und Ulcuserlebnis. Die Bedeutung der abnormen Erlebnisreaktionen in der Ätiologie des Ulcus ventriculi und duodeni«, *Ergeb. inn. Med.* 65 (1945), S. 504 bis 511.

Glover, E., »Medico-psychological aspects of normality«, *Brit. J. Psychol.* 23 (1932), S. 152–166.

Goffman, E., *Asylums, essays on the social situation of mental patients and other inmates.* Garden City, N. Y., 1961.

Gofman, J. W.; Jones, H. B., »Obesity, fat metabolism and cardiovascular disease«, *Circulation* 5 (1952), S. 514.

Goldberger, J., *Publ. Hlth. Rep.*, Washington, D. C. 1941, Vol. XXIX, S. 1683.

Goldfarb, W., »Effects of early institutional care on adolescent personality: Rorschach data«, *Am. J. Orthopsych.* XIV (1944), S. 441–447.

–, »Effects of early institutional care on adolescent personality«, *Journal of Experimental Education* 12 (1943), S. 106–129.

–, »Infant rearing as a factor in foster home placement«, *Am. J. Orthopsych.* XIV (1944), S. 162–167.

Goldfarb, W.; Klopfer, B., »Rorschach characteristics of institutional children«, *Rorschach research exchange* 8 (1944), S. 92–100.

Goldhamer, H.; Marshall, A. W., *Psychosis and civilization.* O. O. 1953.

Goldsen, R. K., »Patient delay in seeking cancer diagnosis: Behavioral aspects«, *J. chron. Dis.* 16 (1963), S. 427–436.

Goldstein, B.; Eichhorn, R. L., »The changing protestant ethic: Rural patterns in health, work, and leisure«, *Amer. soc. Rev.* 26 (1961), S. 557–565.

Goldstein, K., »Beobachtungen über die Veränderungen des Gesamtverhaltens bei Gehirnschädigung«, *Mschr. Psychiatr.* 68 (1928), S. 217–242.

–, »Über körperliche Störungen bei Hirnverletzten«, *MMW* 64 (1917), S. 1249.

Goode, W. J., »Community within a community: The professions«, *Am. sociol. Rev.* 22 (1957), S. 194–200.

Goode, W. J.; Hatt, P. K., *Methods in social research.* McGraw-Hill, New York 1952.

Goodman, N.; Dornbusch, S. M.; Richardson, S. A; Hastorf, A. H., »Variant reactions to physical disabilities«, *Am soc. Rev.* 28 (1963), S. 425–435. In diesem Band.

Gorer, G., *Die Amerikaner.* Hamburg 1956.

Gosling, R. H., »Peptic ulcer and mental disorder«, I u. II, *J. psychosom. Res.* 2 (1957), S. 190; 285.

Goss, M. E. W., »Influence and authority among physicians in an out-patient clinic«, *Am. sociol. Rev.* 26 (Febr. 1961), H. 1, S. 39–50.

Goto, Y.; Nakayama, Y.; Yagi, T., »Influence of the World War II food shortage on the incidence of diabetes mellitus in Japan«, *Diabetes* 7 (1958), S. 133.

Goto, Y.; Muraki, T., »Statistical observations on diabetic coma in Japan«, *Saishin Igaku (Mod. Med.)* 12 (1957), S. 118.

Gottschick, J., »Der medizinische und der juristische (Gesundheits- und) Krankheitsbegriff«, *Ärztl. Mitt.*, 1963, Nr. 22, S. 1246–1252 u. Nr. 23, S. 1303–1308.

Graf, »Studien über Arbeitspausen in Betrieben bei freier und zeitgebundener Arbeit (Fließarbeit) und ihre Auswirkung auf die Leistungsfähigkeit«, *Forschungsberichte des Wirtschafts- und Verkehrsministeriums Nordrhein-Westfalen,* Nr. 115, Köln und Opladen 1954.

Graham, P. T. u. a., »Experimental investigation of the specifity of attitude hypothesis in psychosomatic disease«, *Psychosom. Med.* 20 (1958), H. 6, S. 446–457.

Graham, S. »Social factors in the epidemiology of cancer at various sites«, *Ann. N. Y. Acad. Sci.* 84 (1960), S. 807–815.

–, »Social factors in relation to the chronic illness«, In: *Handbook of Medical Sociology,* Freeman, Levine, Reeder, eds., Englewood Cliffs, N. J. 1963, S. 95–98.

–, Socio-economic status, illness, and the use of medical services. In: *Patients, physicians and illness,* hrsg. v. Jaco, E. G., Glencoe, Ill. 1958, S. 129–134, und: *Milbank Mem. Fd. Quart.* 35 (1957), S. 58.

Graham, S.; Levin, M.; Lilienfeld, M., »The socioeconomic distribution of cancer of various sites in Buffalo, N. Y., 1948–1952«, *Cancer* 13 (1960), S. 18.

Granofsky, J., *Modification of attitudes toward the visibly disabled: An experimental study of the effectiveness of social contact in producing a modification of attitudes of non-disabled females toward visibly disabled males.* Unveröffentlichte Dissertation, Yeshiva Universität, 1955.

Graščenkov, N. I., »Über die Wechselbeziehung von Hemmung und Erregung bei geschlossenen Traumen des Schädels und über die Methoden der Therapie«, *Z. Nevropat.* 56 (1956), S. 845–853.

Green, W. K.; Young, L. E.; Surister, S. M., »Psychological factors and reticuloendothelial disease: Observations on a group of lymphomas and leukemias«, *Psychosom. Med.* 18 (1956), H. 4, S. 284–309.

Greenwood, E., Attributes of a profession. In: *Man, work and society,* hrsg. v. S. Nosow u. W. Form, Basic Books, New York 1962.

Grinker, R. R., »Discussion of article by Bromberg, W.«. *Am J. Psych.* 114 (1958), S. 725.

–, *Psychosomatic Research,* New York 1953.

Groen, J., »Psychosomatic disturbances as a form of substitutive behavior«, *J. psychosom. Res.* 1958.

Grotjahn, A., *Soziale Pathologie.* 3. Aufl., Berlin 1923.

Gsell, O., »Wandel der Infektionskrankheiten durch die moderne Therapie und Prophylaxe«, *Das Krankenhaus* 57 (1965), S. 172–178.

Grosch, H.; »Encephalopathie nach Trauma und Dystrophie mit dem histopathologischen Befund der Alzheimerschen Krankheit«, *Dtsch. Z. Nervenheilk.* 179 (1959), S. 217–231.

Gruenberg, E. M., »Community conditions and psychoses of the elderly«, *Am. J. Psych.* 110 (1953), S. 888–896.

–, »The epidemiology of mental disease«, *Scientific American* 190 (1954), S. 38–42.

–, »The prevention of mental disease«, *Ann. am. Acad. Polit. a. soc. Sci.* 286 (1953).

–, Mental health. In: *Textbook of preventive medicine,* hrsg. v. H. R. Leavell u. E. G. Clark, 1953, S. 290–321.

Gurin, G.; Veroff, J.; Feld, S., *Americans view their mental health. A nationwide interview survey.* New York 1960.

Gursslin, O. R.; Hunt, R. G.; Roach, J. L., »Social class and the mental health movement«, *Social Problems* 7 (1959/60), S. 210–218.

Guttmacher, M., *The mind of the murderer.* Grove Press, New York 1962.

Gyr, J. W., »An investigation into, and speculations about, the formal nature of a problem solving process«, *Behav. Sci.* 5 (1960), H. 1.

Habermas, J., Dogmatismus, Vernunft und Entscheidung – Zu Theorie und Praxis in der verwissenschaftlichten Zivilisation. In: *Theorie und Praxis.* Neuwied u. Berlin 1963, S. 231–257.

–, in: *Philosophische Rundschau,* Beiheft 5: *Sonderheft zur Logik der Sozialwissenschaften.* Tübingen, Februar 1967.

Hacker, Fr., »The concept of normality and its practical significance«, *Am. J. Orthopsych.* 15 (1945), S. 47–64.

Häfner, H. unter Mitarb. v. W. v. Baeyer; K. P. Kisker, »Dringliche Reformen in der psychiatrischen Krankenversorgung der Bundesrepublik. Über die Notwendigkeit des Aufbaus sozialpsychiatrischer Einrichtungen (psychiatrische Gemeindezentren)«, *Helfen und Heilen,* H. 4/5 (Okt. 1965).

–, »Psychopathologie des Stirnhirns 1939 bis 1955«, *Fortschr. Neurol.* 25 (1957), S. 205–252.

–, »Ein sozialpsychologisch-psychodynamisches Modell als Grundlage für die Behandlung symptomarmer Prozeßschizophrenien«, *Sozialpsychiatrie,* Vol. 1 (Aug. 1966), Nr. 1, S. 33–37, Vol. 1 (Okt. 1966), Nr. 2, S. 88–96.

Haggard, H. W., *Devils, drugs and doctors.* New York 1929.

–, *The doctor in history.* New Haven 1934.

–, *Mystery, magic and medicine.* New York 1933.

Haley, J. »The family of the schizophrenic: A model system«, *J. Nerv. & Ment. Dis.* 129 (Okt. 1959), S. 357–374.

–, »An interactional description of schizophrenia«, *Psychiatry* 22 (Nov. 1959), S. 321–332.

Halliday, J. L., »Epidemiology and the psychosomatic affections: A study in social medicine«, *Lancet* 2 (1946), S. 185–191.

–, The sick society. In: *Psychosocial medicine,* v. J. L. Halliday, New York 1948, S. 11 bis 129.

–, *Psychosocial Medicine.* London 1949.

–, Leitartikel, *Brit. m. J.* 1 (1945), S. 913.

Halstead, J.; Weinberg, H., »Peptic ulcer among soldiers in the mediterranean theater of operations«, *New Eng. J. Med.,* 1946, S. 234, 313.

Halstead, W. C., *Brain and intelligence,* Chicago 1947.

Hammond, E. C.; Horn, D., »Smoking and death rates. – Report on 44 months of followup, 187, 783 men«, *H. J. A. M. A.* 166 (1958), S. 1159–1294.

Hanhart, D., *Arbeiter in der Freizeit. Eine sozialpsychologische Untersuchung.* Bern/Stuttgart 1964.

Hardt, R. H., »The ecological distribution of patients admitted to mental hospitals from an urban area«, *Psychiatric Quarterly* 33 (1959), S. 126–144.

Hare, E. H., »Family setting and the urban distribution of schizophrenia«, *J. ment. Sci.* 102 (1956), S. 753–760.

–, »Mental illness and social class in Bristol«, *Brit. J. prev. soc. Med.* 9 (1955), S. 191 bis 195.

v. Harnack, G. A., *Nervöse Verhaltungsstörungen beim Schulkind.* Stuttgart 1958.

Harrer, G.; Kargl, O., »Folgezustände nach gedeckten Schädelverletzungen», *Dtsch. med. Rdsch.*, 1950, S. 148–152 und S. 169–173.

Harris, H., »Heredity in diabetes mellitus«, *Proc. roy. Soc. Med.* 42 (1949), S. 326.

–, »The incidence of parental consanguinity in diabetes mellitus«, *Ann. Eugen.* 14 (1949), S. 293.

Harris, H.; McArthur, N., »Changes in sex incidence of diabetes mellitus (1912–1947)«, *Ann. Eugen.* 16 (1952), S. 109.

Harris, R. E.; Christiansen, C., »Prediction of response to brief psychotherapy«, *J. Psych.* 21 (1946), S. 269–284.

Hartmann, G.; Widmer, L. K.; Creux, G.; Greensher, A.; Kaufmann, L., »Serumlipide bei 1900 berufstätigen Männern: Beziehung zu Körpergewicht, Konstitution und Blutdruck. Basler Studie«, *Z. Kreisl. Forsch.* 51 (1962), S. 425.

Hartmann, G., »Gibt es eine Prophylaxe der Arteriosklerose?« *Schweiz. med. Wschr.* 95 (1965), Nr. 17, S. 555–560. In diesem Band.

Hartmann, H., »Ein Beitrag zur Metapsychologie der Schizophrenie«, *Psyche* 18 (1964/65), S. 375–419.

–, Psychoanalysis and the concept of health«, *Int. J. Psychoanal.* 20 (1939), S. 308–321.

Hastings, D. W., »Follow-up results in psychiatric illness«, *Am. J. Psych.* 114 (1958), S. 1057–1066.

Hastorf; Richardson; Dornbusch, The problem of relevance in the study of person perception. In: *Person perception and interpersonal behavior*, hrsg. v. R. Tagiuri u. L. Petrullo, Stanford, Calif. 1958, S. 54–62.

Hatch, E. T.; Abell, L. L.; Kendall, F. E., »Effects of restriction of dietary fat and cholesterol upon serum lipids and lipoproteins in patients with hypertension«, *Amer. J. Med.* 19 (1955), S. 48.

Hauptmann, A., »Krieg der Unfalls-Hysterie!«, *Dtsch. Z. Nervenheilk.* 88 (1926), S. 186–193.

–, »Psychogen-hysterisch-simuliert. Ein Bekenntnis, zugleich ein Appell«, *Arch. Psychiatr. u. Nervenkrkh.* 74 (1925), S. 499–513.

Hauss, W. H., »Pathogenese der Coronarsklerose und des Herzinfarktes. I. Pathogenese der Coronarsklerose«, *Verh. dtsch. Ges. inn. Med.* 69 (1963), S. 554.

Hauswirth, O., *Vegetative Konstitutionstherapie.* Wien 1953.

Hawley, A., »Theorie und Forschung in der Sozialökologie«. In: *Handwörterbuch der empirischen Sozialforschung*, Bd. I, Stuttgart 1962.

Hein, W., »Betrachtungen an Hand von 1000 Kopfverletzungen«, *Mschr. Unfallheilk.* 59 (1956), S. 238–249.

Hellpach, »Rentenhysterie«, *Zeitschrift für die gesamte Versicherungswissenschaft*, VIII/1908.

Henderson, A. M.; Parsons, Talcott, *The theory of social and economic change.* New York 1947.

Henschler, D.; Kreutzer, P., »Intoxikationsbehandlung durch Bindung von Giftstoffen im Magen-Darm-Kanal: Tierkohle oder ›Universalantidot‹?«, *DMW* 91 (1966), S. 2241–2248.

Herbst, A., »Die soziale Rehabilitation von Hirntraumatikern und ihre Begutachtung«, *Dtsch. Ges. wes.* XVIII. Jg. (1963), S. 1989–1994. In diesem Band.

Herter, B., »Die psychologische Untersuchung von Hirnverletzten«. *Psychol. u. Praxis* 1 (1957), S. 374–382.

Hetzer, H.; Wolf, K., »Baby-Tests«, *Zeitschrift für Psychologie,* 107 (1928).

Heyden, S., »Definition und Aufgabe der Präventivmedizin«, *MMW* 107 (1965), H. 6, S. 275–279.

Heygster, H., »Über doppelseitige Stirnhirnverletzungen«, *Psychiatr., Neurol. u. med. Psychol.* 1 (1949), S. 114–123.

–, »Zur Symptomatologie der Stirnhirnläsionen. Bericht über die Gründungsversammlung der Psychiatrisch-Neurologischen Gesellschaft in Mecklenburg«, *Psychiatr., Neurol. u. med. Psychol.* 1 (1949), S. 93.

Hillbom, E., »After-effects of brain-injuries. Research on the symptoms causing invalidism of persons in Finland having sustained brain-injuries during the wars of 1939–1940 and 1941–1944«, *Acta psychiatr. (scand.)* 35 (1960), Suppl. 142, S. 5–195.

–, »Experience of cases of serious brain-injury«, *Acta psychiatr.,* Suppl. Bd. 59 (1950), S. 166–177.

Hinkle, E.; Wolff, H., Health and the social environment: Experimental investigations. In: *Explorations in social psychiatry,* hrsg. v. A. Leighton, J. Clausen, R. Wilson, New York 1957.

Hinkle, L. E., jr. u. a., »An investigation of the relation between life experience, personality characteristics and general susceptibility to illness«, *Psychosom. Med.* 20 (1958), H. 4, S. 270–295.

Hinkle, L. E. jr., Wolff, H., »The nature of man's adaptation to his total environment and the relation of this to illness«, *A. M. A. Arch. Int. Med.* 99 (1957), S. 442–460.

Hoch, Paul H., »Work conference in the mental disorders«. In: *American Handbook of Psychiatry,* Bd. I, New York 1959, S. 145–146.

Hoefer, W., »Wiedereingliederung tuberkulöser Studenten in die Universität«, *Der Tuberkulosearzt* 15 (1961), S. 130.

Hoff, H.; Solms, W., »Begutachtung neurologischer Unfallsfolgen«, *Wien. med. Wschr.* 102 (1952), S. 396–399.

Hofmeier, K., *Die Umweltbedingungen des Kindes als Grundlage der späteren Leistungsfähigkeit.* Stuttgart 1955.

Hollander, M. H., The utilization of community resources in medical practice. In: *Management of emotional problems in medical practice,* hrsg. v. S. Liebman, Philadelphia 1956.

–, »The psychiatrist and the release of patient information«, *Am. J. Psych.* 116 (1959), S. 828–833.

Hollingshead, A. B., Family stability and class differences. In: *Class, status and power,* hrsg. v. Lipset u. Bendix, o. O., o. J.

–, »Schizophrenia and social structure«, *Am. J. Psych.* 110 (1954), S. 695–701.

–, »Social stratification and schizophrenia«, *Am. sociol. Rev.* 19 (1954), S. 302–306.

–, »Some issues in the epidemiology of schizophrenia«, *Am. J. Sociol.* 26 (1961), S. 5–13.

–, *Two factor index of social position.* New Haven, Conn. 1957 (mimeographiert).

Hollingshead, A. B.; Redlich, F. C., *Social class and mental illness.* New York 1958.

–, »Social stratification and psychiatric disorders«, *Am. sociol. Rev.* 18 (1953), S. 163–169.

Hollmann, W.; Hantel, E., *Klinische Psychologie und soziale Therapie.* Stuttgart 1948.

Holmes, O. W., *Medical Essays, 1842–1882. Cambridge,* Mass. 1891.

Horn, Klaus, *Dressur oder Erziehung. Schlagrituale und ihre gesellschaftliche Funktion.* Frankfurt 1967.

Hornet, Th.; Voinescu, S., »Influence du traumatisme crânio-cérébral sur la circulation reineuse des confins diencephalo-mésencephaliques«, *Stud. Cercet. Neurol.* 3 (1958), S. 165–173.

Horwitz, C.; Bronte-Stewart, B., »Mental stress and serum lipid variation in ischmic heart disease«, *Amer. J. med. Sci.* 244 (1962), S. 272.

Hsu, F. L. K., *American and Chinese,* o. O. 1952.

–, *Religion, science and human crises.* London 1952.

Hudolin, V.; Breitenfeld, J., »The clinical and pneumoencephalographic picture of the chronic posttraumatic states«, *Neuropsihijatrija* (Zagreb) 6 (1958), S. 136–154.

Hufeland, Christoph Wilhelm und Kant, Immanuel, *Eine frühe Diskussion über psychosomatische Probleme.* Halle/Saale, erschienen zwischen 1796 und 1827. In diesem Band.

Hughes, E. C., »Dilemmas and contradictions of status«, *Am. J. Sociol.* 50 (1944/45), S. 357.

Hundley, J. M., »Diabetes – overweight: U. S. problems«, *J. Amer. diet. Ass.* 32 (1956), S. 417.

Hyde, R. W.; Kingsley, L. V., »The relation of mental disorders to the community socioeconomic level«, *N. E. J. Med.* 231 (Oct. 1944), No. 16, S. 543–548.

Ibrahim, M. B., »Diabetes in East Pakistan«, *Brit. m. J.* 1 (1962), S. 837.

Illinois Institute for Juvenile Research, *Drug addiction among young persons in Chicago.* O. O., 1953.

Imber, S. D.; Nash, E. H. jr.; Stone, A. R., »Social class and duration of psychotherapy«, *J. clin. Psychol.* 11 (July 1955), S. 281–284.

Inkeles, Alex, *Public opinion in Soviet Russia.* O. O., 1950.

Inkeles, A.; Levinson, J., »National character: The study of modal personality and sociocultural systems«. In: *The handbook of social psychology,* G. Lindzey, Hrsg., Addison-Wesley, Cambridge 1954, S. 993.

Institut für Demoskopie, *Jahrbuch der öffentlichen Meinung 1947–1955.* Allensbach 1956.

–, *Soziologische Daten zur Gesundheitspolitik. Gutachten über eine Bevölkerungsumfrage in Hessen.* Allensbach 1958.

Interdepartment Committee on Nutrition for National Defense, *Alaska. An appraisal of the health and nutritional status of the Eskimo.* Washington, D. C. 1959.

Isoda, S., *Diabetes in children.* Nihon Isho Shuppan Kaisha, Tokyo, 1947.

Jackson, D. D., A critique of the literature on the genetics of schizophrenia. In: *Etiology of schizophrenia,* hrsg. v. D. D. Jackson, New York 1960, S. 37–87.

–, (Hrsg.), Introduction. In: *The etiology of schizophrenia.* New York 1960, S. 10 f.

Jackson, E. F., »Status consistency and symptoms of stress«. *Am. sociol. Rev.* 27 (1962), No. 4, S. 469–480.

Jaco, E., Hrsg., *Patients, physicians and illness.* Glencoe, Ill. 1958.

–, »The social isolation hypothesis and schizophrenia«, *Am. sociol. Rev.* 19 (1954), No. 5, S. 567–577.

Jahoda, M., Toward a social psychology of mental health. In: *Mental health and mental disorder,* hrsg. v. A. M. Rose, 1955.

Jantz, H., »Aufbau einer Betreuungsstelle für Hirn- u. Rückenmarkverletzte und deren Erfahrungen seit 1945«, *Med. Mschr.* 4 (1950), S. 333–338.

Janzen, R., »Klinische Erfahrungen bei Gehirnverletzungen«, *Dtsch. Z. Nervenheilk.* 163 (1950), S. 354–375.

–, »Zur Spätklinik der Hirnverletzungen«, *Dtsch. Z. Nervenheilk.* 166 (1951), S. 363–381.

Jaques, E., »Executive organization and individual adjustment«, *J. psychosom. Res.* 10 (1966), S. 77–82.

Jaspers, K., *Allgemeine Psychopathologie.* 4. Aufl., Berlin u. Heidelberg 1946.

Jelliffe, S., Sketches in psychosomatic medicine. *Nervous and mental disease monographs,* Nr. 65, New York 1939.

Jenkins, R. L., »The schizophrenic sequence: Withdrawal, disorganization, psychotic reorganization«. *Am. J. Orthopsych.* 22 (1952), S. 738–749.

Jensen, M. B., »Some psychological aspects of migraine«. *Psychological Record* 2 (1938), Dezemberausgabe.

John, E. R.; Miller, J. C., »The acquisition and application of information in the problem solving process«, *Beh. Sci.* 2 (1957), S. 291–301.

John, E. R., »Contributions to the study of the problem solving process«, *Psychol. Mon.* 71 (1954), Nr. 447, S. 1–39.

Johnson, G. W., »Psychiatrists and the public«, *New Republic,* 8. Dez. 1962, S. 10.

Jolliffe, N.; Archer, M., »Statistical associations between international coronary heart disease death rates and certain environmental factors«, *J. chron. Dis.* 9 (1959), S. 636.

Jones, E., *Essays in applied psychoanalysis.* London 1951.

Jones, H. B., »Personal reactions of the yearbook committee«, *39th yearbook, national society for the study of education* I, 1940, S. 454–456.

Jones, M. S., *Social psychiatry.* London 1952.

Jores, A., »Der iatrogene Kranke«, *Med. Welt* 35 (1962), S. 1800–1803.

–, »Magie und Zauber in der modernen Medizin«, *DMW* 80 (1955), S. 915–920.

–, »Zivilisation und Krankheit«, *MMW* 101 (1959), S. 145–149.

Jores, A.; Puchta, H. G., »Der Pensionierungstod. Untersuchungen an Hamburger Beamten«, *Med. Kl.* 54 (1959), S. 1158–1164.

Joslin, E. P.; Root, H. F.; White, P.; Marble, A., *The treatment of diabetes mellitus.* Lea & Febiger, Philadelphia 1959.

Jung, C. G., *The psychology of dementia praecox.* New York 1936 (Nervous and mental disease monograph No. 30).

Junk, F., »Zur Epidemiologie der Poliomyelitis in Europa in den Jahren 1952 und 1953«, *DMW* 80 (1955), S. 315–318.

Jusatz, H. J., »Hauptursachen der sogenannten Frühinvalidität«, *Nachrichtendienst des Deutschen Vereins für öffentliche und private Fürsorge,* April 1963, H. 4, S. 177 ff.

Kahlbaum, J. L., *Gruppierung der psychischen Krankheiten.* Danzig 1863.

Kahn, H. A., »The relationship of reported coronary heart disease mortality to physical activity of work«. *Am. J. publ. Hlth.* 53 (1963), S. 1058.

Kahn, R. L.; Pollack, M.; Fink, M., »Social factors in the selection of therapy in a voluntary mental hospital«. *J. Hillside Hosp.* 6 (1957), S. 216–228.

Kaiser, Edw., »Eingliederung von geistig Behinderten in unsere Gesellschaft und in das Arbeitsleben«, *Gesundheitsfürsorge* 16 (1966), S. 78–82.

Kallmann, F. J., Genetic aspects of psychoses. In: *The biology of mental health and disease,* hrsg. v. Hoeber, New York 1952, S. 283–303.

–, »The genetics of mental illness«. In: *American handbook of psychiatry,* Bd. I, New York 1959, S. 175–196.

Kan, R., »Statistical observations on glycosuria and diabetes mellitus«, *Nippon Shikakibyo Gakkai Zasshi (Jap. J. Gastroenterol.)* 40 (1941), S. 502.

Kaneda, Y.; Kondo, Sh.; Kondo, S., »Posttraumatic symptom on the head and the electroencephalogram. The clinical view of the traumatic neurosis«, *Proc. VI. Ann. Meet. Jap. EEG Soc.*, 1957, S. 73.

Kaplan, B.; Reed, R. B.; Richardson, W., »A comparison of the incidence of hospitalized and non-hospitalized cases of psychosis in two communities«, *Am. sociol. Rev.* 21 (1956), S. 472 ff.

Kardiner, A., *The individual and his society.* New York 1939.

Kardiner, A.; Ovesey, L., *The mark of oppression: A psycho-social study of the American negro.* O. O. 1951.

Kasanin, J.; Knight, E.; Sage, D., »The parent-child-relationship in schizophrenia«, *J. Nerv. & Ment. Dis.* 79 (1934) S. 260 ff.

Kasl, St. V.; French, D. G., »The effect of occupational status on physical and mental health«. *J. soc. Issues,* Vol. XVIII (1962), No. 3, S. 67–89.

Kasl, St. V.; Cobb, S., »Some psychological factors associated with illness behavior and selected illness«, *J. chron. Dis.* 17 (1964), S. 325–345.

Kataoki, K.; Shiraiaki, F., »Statistical observations on diabetic inpatients«, *Shindan to Chiryo (Diagnosis and Therapy),* 45 (1957), S. 243.

Kaufmann, E., »Arterien«. In: *Lehrbuch der speziellen pathologischen Anatomie.* Bd. 1, o. O., 1911.

Kaufmann, M. R.; Bernstein, S., »A psychiatric evaluation of the problem patient: A study of a thousand cases from a consultation service«, *J. A. M. A.* 163 (January, 12, 1957), S. 108–111.

Kellner, W., »Betriebsklima und Krankenstand«, *Zbl. Arbeitswiss.* 8/9 (1959).

–, *Der moderne soziale Konflikt.* Stuttgart 1961.

–, »Ursachen eines hohen Krankenstandes«, *Ärztl. Mitt.* 40 (Okt. 1963), S. 2021–2030.

Kempner, W.; Peschel, R. L.; Schlayer, C., »Effect of rice diet on diabetes mellitus associated with vascular disease«, *Postgrad. med. J.* 24 (1958), S. 269.

Kepecs, J. G., »Some patterns of somatic displacement«, *Psychosom. Med.* 15 (1953), S. 425–432.

Kety, S. S., »Biochemical theories of schizophrenia«, *Science* 129 (May 22, 1959), S. 1528 bis 1532 (Teil I) u. (Teil II) ibid, 129 (June 12, 1959), S. 1590–1596.

Keys, A., »Diet and the epidemiology of coronary heart disease«, *J. A. M. A.* 164 (1957), S. 1912; auch in: *World Trends in Cardiology. I. Cardiovascular Epidemiology.* New York 1956, S. 135.

–, »Epidemiologic aspects of coronary artery disease«, *J. chron. Dis.*, 6 (1957), S. 552.

–, »Mode of life and the prevalence of coronary heart disease«. *Minnesota Med.* 38 (1955), S. 758.

King, C. D., »The meaning of normal«, *Yale J. Biol. a. Med.* 17 (1954), S. 493–501.

King, St. H., »Social psychological factors in illness«. In: *Handbook of medical sociology,* Englewood Cliffs, N. J. 1963, S. 99–121.

Kinsey, A. C., *Sexual Behavior in the Human Female.* 1953.

–, *Sexual behavior in the human male.* O. O., 1948. *(Das sexuelle Verhalten des Mannes.* Berlin-Frankfurt/M. 1955.)

Kirkpatrick, P.; Michael, S. T., Study methods; mental health ratings. In: L. Srole; T. S. Langner; S. T. Michael; M. K. Opler; T. A. C. Rennie, *Mental health in the Metropolis: The Midtown Manhattan Study,* Vol. I, McGraw-Hill, New York 1962.

Kissen, D. M., *Emotional factors in pulmonary Tuberculosis.* Tavistock, London 1958.

Klaue, R., »Zur Beurteilung hirntraumatischer Folgezustände nach stumpfem Schädeltrauma mit besonderer Berücksichtigung encephalographischer Befunde«, *Dtsch. Z. Nervenheilk.* 164 (1950), S. 259–302.

Klausberger, E. M.; Schiller, O., »Fragen neurologischer Begutachtung. Die Commotio cerebri«, *Wien. med. Wschr.* 102 (1952), S. 1032–1035.

Kleiner, R. J.; Parker, S., »Goal-striving, social status and mental disorder. A research review«, *Am. sociol. Rev.* 28 (1963), S. 189–203.

Kleist, K., *Gehirnpathologie.* Leipzig 1934.

Knebel, R., »Ökologie des Blutdrucks«, *Nauheimer Fortb. Lehrgänge* 25 (1960), S. 1.

Kobayashi, Y., »The frequency of diabetes and early treatment in Japan«, *Nippon No Igaku 1959 (Medicine of Japan in 1959)*, 1 (1959), S. 641.

Kobrak, F., »Dürfen die Ergebnisse der Untersuchung des Vestibularsystems, auch der Fahndungen nach latenten Vestibularanomalien, bei allgemein neurologischer Begutachtung von Hirnschäden, insbesondere von Kopftraumen, vernachlässigt werden?« *Z. Laryng.* 31 (1952), S. 603–608.

Kobrin, »The conflict of values in delinquency areas«, *Am. sociol. Rev.* 16 (1951), S. 653.

König, G., »Die ärztliche Praxis als Problemfeld«, *Ärztl. Mitt.* Nr. 17 (1963), S. 948–958.

König, R., *Grundformen der Gesellschaft. Die Gemeinde.* Hamburg 1958.

–, »Probleme der Medizinsoziologie«, *Kölner Zeitschrift für Soziologie und Sozialpsychologie*, Sonderheft 3: *Probleme der Medizinsoziologie.* Köln u. Opladen 1958, S. 1–9.

–, »Strukturwandlungen unserer Gesellschaft und einige Auswirkungen auf die Krankenversicherung«, *Kölner Zeitschrift für Soziologie und Sozialpsychologie*, Sonderheft 3: *Probleme der Medizinsoziologie.* Köln u. Opladen 1958, S. 115–133.

–, Überorganisation der Familie als Gefährdung der seelischen Gesundheit. In: *Die Psychohygiene*, hrsg. v. M. Pfister-Ammende, Bern 1949, S. 130–144.

König und Tönnesmann (Hrsg.), *Probleme der Medizinsoziologie*, Köln und Opladen 1958, Sonderheft 3 der *Kölner Zeitschrift für Soziologie und Sozialpsychologie.*

Koeppen, S., *Erkrankungen der inneren Organe und des Nervensystems nach elektrischen Unfällen.* 2. erw. Aufl., Berlin-Göttingen-Heidelberg 1953 (Hefte zur Unfallheilkunde, Nr. 34).

Kohlhausen, »Der Krankenstand – Erkenntnisse und Folgerungen«, *Die Krankenversicherung*, 3/1962.

Kohn, M. E.; Clausen, J. A., »Social isolation and schizophrenia«, *Am. sociol. Rev.* 20 (1955), No. 3, S. 265–273.

Koos, Earl L., *The health of Regionville. What people thought and did about it.* New York 1954.

–, Illness in Regionville. In: *The health of Regionville.* New York 1954, S. 30–38. In diesem Band.

–, »Metropolis« – what city people think of their medical services. In: *Patients, physicians and illness*, hrsg. v. E. G. Jaco, Glencoe, Ill. 1958, S. 113–119 und: *Am. J. publ. Hlth.* 45 (1955), S. 1551–1557. In diesem Band.

Korner, A., Some hypotheses regarding the significance of individual differences at birth for later development. In: *The Psychoanalytic Study of the Child*, 19 (1964), S. 59–72.

Kostić, S., »Allgemeine Prinzipien in der modernen Therapie der akuten Schädel- und Gehirnverletzungen. *Med. Glasnik* 8 (1954), S. 153–158.

Kraepelin, F., *Dementia praecox and paraphrenia.* Edinburgh 1925.

Kraines, S. H., *Therapy of the neuroses and psychoses.* O. O. 1948.

Kramer, D. W.; Perilstein, P. K., »Peripheral vascular complications in diabetes mellitus A survey of 3600 cases«, *Diabetes* 7 (1958), S. 384.

Krebs, H., »Umweltprobleme des geistig behinderten Kindes«, *Gesundheitsfürsorge* 15 (1965), S. 1–6.

Kress, H. Frhr. v., »Der Arzt als Krankheitsursache (iatrogene Krankheiten)«, *Hippokrates* 35 (1964), S. 528–533.

Kris, E., »On preconscious mental processes«, *Psychoanalytic Quarterly* 18 (1950), S. 540. bis 560.

Krockow, Chr. Graf v., »Soziologische Aspekte der klinischen Medizin«, *Deutsche Universitätszeitung* 13. Jg. (Nov. 1958), H. 11, S. 650–658.

Kroeber-Kenneth, *Menschenführung – Menschenkunde*, Düsseldorf 1953.

Krout, M., »A note on Dunham's contribution to the ecology of functional psychoses«, *Am. sociol. Rev.* 3 (1938), S. 209–212.

Krueger, D. E., »Measurement of prevalence of chronic disease by household interviews and clinical evaluations«, *Am. J. publ. Hlth.* 47 (1957), S. 953–960.

Kubie, L. S., *Practical and theoretical aspects of psychoanalysis.* 1950.

–, »The fundamental nature of the distinction between normality and neurosis«, *Psychoanalytic Quarterly* 23 (1954), S. 167–204.

Kuhn, H. E., *Soziologie der Apotheker.* Stuttgart 1963. (Sozialwissenschaftliche Studien, H. 4.)

Kutner, B., Surgeons and their patients: A study in social perception. In: *Patients, physicians and illness*, hrsg. v. Jaco, E. G., Glencoe, Ill. 1958, S. 384–397.

Lader, S., »A survey of the incidence of self-medication«, *Practitioner* 194 (1965), S. 132 bis 136.

Lambhs, A. T.; MacFarlane, A., »A clinicopathological study of diabetic glomerulosclerosis«, *Quart. J. Med.* 24 (1955), S. 125.

Landauer, K., Erkranken und Gesunden. In: *Psychoanalyse und Medizin*, hrsg. v. H. Meng, München 1965, S. 124–131.

Landy, D., »The anthropologist and the mental hospital«, *Human Organization* 17 (1958), S. 30–35.

Landy, D.; Albert, R. S., »Waiting for hospitalization«, *A. M. A. Arch. Gen. Psychiat.* 1 (1959), S. 519–529.

Lane-Claypon, J. E., *A further report on cancer of the breast with a special reference to its associated antecedent conditions.* Reports on public health and medical subjects. No. 32. The Administry of Health. London 1926.

Langner, Th.; Michael, St. T., *Life stress and mental health. The Midtown Manhattan Study*, Vol. II. Glencoe 1963.

La Pouse, R.; Monk, M. A.; Terris, M., »The drift hypothesis and socioeconomic differentials in schizophrenia«, *Am. J. publ. Hlth., Nation's Health* 46 (1956), S. 978–986.

Laubenthal, F., »Über Pseudohysterie«, *Nervenarzt* 6 (1933), S. 17–19.

La Wall, C. H., *Four thousand years of pharmacy.* Philadelphia u. London 1927.

Lederer, H. D., »How the sick view their world«, *J. soc. Issues* 8 (1952), H. 4, S. 4–15.

Lehmann, G., »Lärmeinwirkungen auf den heutigen Menschen – Ergebnisse medizinischer Forschung«, *Universitas*, 19. Jg. (1964), H. 7, S. 689–698. In diesem Band.

Leighton, A. H., *Human relations in a changing world*, o. O. 1949.

–, »A proposal for research in the epidemiology of psychiatric disorders«. In: *Epidemiology of mental disorder.* 1950.

–, *My name is Legion.* New York 1959.

–, »Work conference in the mental disorders«. In: *American handbook of psychiatry*, Bd. I, New York 1959, S. 147–148.

Leighton, D. C., »The distribution of psychiatric symptoms in a small town«, *Am. J. Psych.* 112 (1956), No. 9, März.

Lemert, E. M., »An explanatory study of mental disorders in a rural problem area«, *Rural Sociology* 13 (1948), S. 48–64.

Lemkau, P. V., »The epidemiological study of mental illnesses and mental health«, *Am. J. Psych.* 111 (1955), S. 801–809.

Lemkau, P. V.; Tietze, C.; Cooper, M., »Survey of statistical studies on the prevalence and incidence of mental disorders in sample populations«, *Publ. Hlth. Rep.* 58 (1943), S. 1909 bis 1927.

Leslie, A., »Ethics and practice of placebo therapy«, *Amer. J. Med.* 16 (1954), S. 854.

Levy, D., »Fingersucking and accessory movements in early infancy«, *Am. J. Psych.* 7 (1928), S. 881–918.

Lewis, A., »Health as a social Concept«, *Brit. J. Sociol.* 4 (1953), H. 2, S. 109–124.

–, »Social aspects of psychiatry«, *Edinburgh med. J.* 58 (1951), S. 214–247.

Lewis, L. S.; Lopreato, J., »A rationality, ignorance, and perceived danger in medical practice«, *Am. social. Rev.* 27 (1962), S. 508–514.

Leznoff u. Westley, »The homosexual community«, *Social Problems* 3 (1956), S. 257.

Lidz, Th.; Fleck, St., Schizophrenia, human integration, and the role of the family. In: *The etiology of schizophrenia*, hrsg. v. D. D. Jackson, New York 1960, S. 323–345.

Lidz, Th.; Fleck, St.; Alanen, Y.; Cornelison, A., »Schizophrenic patients and their siblings«, *Psychiatry* 26 (1963), S. 1–18.

Lidz; Fleck; Cornelison; Terry; Schafer; Norton, »Schizophrenie und Familie«, »Der Vater«, »Spaltung und Strukturverschiebung in der Ehe«, »Elternpersönlichkeit und Wechselbeziehungen in der Familie«, »Irrationalität als Familientradition«, »Inzestuöse und homosexuelle Problematik«, *Psyche* 13 (1959), H. 5/6.

Lilienfeld, A. M.; Graham, S., »Validity of determining circumcision status by questionnaire as related to epidemiological studies of cancer of the cervix«, *J. natl. Cancer Inst.* 21, (1958), S. 713.

Lin Tsung-Yi, »Research on hypertension«, *Rev. Newsletter Transcult. Res. Ment. Health Problems*, No. 6 (1959), S. 16.

–, »A study of the incidence of mental disorder in Chinese and other cultures«, *Psychiatry* 16 (1953), S. 313.

Lindemann, E., »The Wellesley project for the study of certain problems in community health«. In: *Interrelation between the social environment and psychiatric disorders.* 1953, S. 167–186.

Lindenberg, W., *Die ärztliche und soziale Betreuung des Hirnverletzten. IV.*, Leipzig 1948.

–, »Ärztliche und soziale Betreuung des Hirnverletzten«, *Dtsch. Ges. wes.* 3 (1948), S. 145 bis 147.

–, »Fehlbeurteilungen Hirnverletzter«, *Dtsch. Ges. wes.* 2 (1947), S. 225–228.

–, »Grundsätzliches zur Frage der Anerkennung von Hirnverletzungen«, *Psychiatr. Neurol. med. Psychol.* 1 (1949), S. 145–156.

–, »Zur Frage der Beurteilung der Erwerbsfähigkeit Hirnverletzter«, *DMW* 1952. S. 1091 bis 1093.

Lindesmith, R., *Opiate addiction.* O. O. 1947.

Linton, R., *Culture and personality.* 1941.

Lipset, S. M., Opinion formation in a crisis situation. In: *The language of social research,* hrsg. v. P. F. Lazarsfeld, Rosenberg, M., Glencoe, Ill. 1962, S. 125–140.

Lob, A.; Probst, J., »Begutachtungsprobleme der Gehirnerschütterung«, *Ärztl. Wschr.* 14 (1959), S. 372–377.

–, »Diagnostisch-therapeutische Probleme der Gehirnerschütterung«, *Ärztl. Wschr.* 13 (1958), S. 1005–1009.

Loew, F., »Spätere Komplikationen nach gedeckten traumatischen Hirnschädigungen«, *Zbl. Neurochir.* 12 (1952), S. 28–34.

Lorenz, W. F., *Publ. Hlth. Rep.*, Washington, D. C. 1914, Vol. XXIX, S. 2357.

Lorenzer, A., »Zum Begriff der traumatischen Neurose«, *Psyche* XX (Juli 1966), H. 7, S. 481–492.

Lorr, M., Survey findings. In: *Veterans administration survey of use of tranquilizers for psychiatric patients. Transactions of the third research conference on chemotherapy in psychiatry,* hrsg. v. C. L. Lindley, Washington, D. C. 1959, Bd. 3, S. 39–49.

Lowrey, L. G., »Personality distortion and early institutional care«, *Am. J. Orthopsych.* X (1940), H. 3, S. 576–585.

Lowys, P., »Gedanken zu einer umfassenden Behandlung tuberkulöser Kinder in Sanatorien«, *Der Tuberkulosearzt* 14 (1960), S. 612.

Luce, R. D., *Individual Choice Behavior,* o. O. 1959.

Lüschen, G.; König, R., *Jugend in der Familie – Überblick zur wissenschaftlichen Jugendkunde.* München 1965, Bd. 3.

Lukowsky, A., »Der unbestimmte Begriff im Denken des Logikers, des Juristen und des Arztes«, *Ärztl. Mitt.* 13 (1963), S. 722–732.

Lund, O.-E., »Spätvorgänge im Bereich alter, offener Hirnverletzungen«, *Dtsch. Zschr. Nervenheilk.* 174 (1956), S. 583–592.

Lynd, R. und H. M., *Middletown.* New York 1929.

Lystad, M. H., »Social mobility among selected groups of schizophrenic patients«. *Am. sociol. Rev.* 22 (1957), S. 288–292.

Mackintosh, J. M. u. a., »Examination of the need for hospital admissions«, *Lancet* (U. K.) (April, 15, 1961), S. 815–818.

Mackworth, J. F.; Mackworth, N. H., »The overlapping of signals for decisions«, *Am. J. Psychol.* 69 (1956), H. 1, S. 26–47.

MacNeal, P. S.; Rogers, J., »The complications of diabetes mellitus«, *Med. Clin. N. Amer.* 39 (1955), S. 1607.

Maisel, E., *Meet a body.* New York 1953 (unveröffentlichtes Manuskript, Institute for the Crippled and Disabled).

Malinowski, Br., *A scientific theory of culture, and other essays.* O. O. 1944. (*Eine wissenschaftliche Theorie der Kultur und andere Aufsätze.* Zürich 1949.)

Malzberg, B., *Social and biological aspects of mental disease.* 1940.

Mannheim, Karl, *Die Gegenwartsaufgaben der Soziologie.* Tübingen 1932.

Manunza, P., »Criteri di indennizzabilità per i traumatizzati cranio cerebrali in campo infortunistico«, *Riv. Pat. nerv.* 73 (1952), S. 693–736.

Maranon, G., zit. nach Dunbar, H. F., *Emotions and bodily change.* lit. cit.

Margolin, S. G., Genetic and dynamic psychophysiological determinants of pathological physiological processes. In: F. Deutsch, *The psychosomatic concept in psychoanalysis.* O. O. 1953.

–, »Das Verhalten des Magens während der psychoanalytischen Behandlung«, *Psyche* 6 (1952/53), S. 443.
Mark, J., *Attitudes of mothers of male schizophrenics toward child behavior.* O. O. 1951.
Mascher, W. L., »Probleme der gutachtlichen Beurteilung funktioneller Hirntraumafolgen«, *DMW*, 1953, S. 904–907.
Masserman, J. H.; Pechtel, C., »How brain lesions affect normal and neurotic behavior. An experimental approach«, *Am. J. Psych.* 112 (1956), S. 865–872.
Master, A. M., »Effort and occupation in coronary occlusion«, *J. A. M. A.* 174 (1960), S. 942.
Maurer, D. W.; Vogel, V. H., *Narcotics and narcotic addiction.* O. O., 1954, S. 259.
May, J. M., *The ecology of malnutrition in the Far and Near East.* New York 1963.
May, S., »Die psychogenen Störungen bei Hirnbeschädigten«, *Zschr. Neurol.* 75 (1922), S. 460–515.
Mayer-Gross, W., »Mental health survey in a rural area«, *Eug. Rev.* 40 (1948), S. 140–148.
Mayntz, R., *Soziologie der Organisation.* Hamburg 1963.
Mayr, S., »Begutachtung der Gehirnerschütterung«, *Wien. med. Wschr.* 102 (1952), S. 126 bis 128.
McCord, J. u. McCord, W., The effects of parental role model on criminality. In: *Personality and social system,* hrsg. v. Smelser u. Smelser, New York 1964, S. 194–202.
Mc Dermott, Neil T.; Cobb, St., »A psychiatric survey of bronchial asthma«, *Psychosom. Med.* 1 (1939), S. 203–244.
Mead, M., »The concept of culture and the psychosomatic approach«, *Psychiatry* 10 (Febr. 1947), S. 57–76. In diesem Band.
–, *Growing up in New Guinea.* New York 1930.
–, *Mann und Weib.* Hamburg 1958.
Mechanic, D., »The concept of illness behavior«, *J. chron. Dis.* 15 (1962), S. 189–194.
–, »Religion, religiosity, and illness behavior. The special case of the Jews«, *Hum. Organ.* 22 (1963), S. 202–208.
–, »Some implications of illness behavior for medical sampling«. *New Engl. J. Med.* 269 (1963), S. 244–247.
Mechanic, D.; Volkart, E. H., »Stress, illness behavior, and the sick role«, *Am. sociol. Rev.* 26 (1961), S. 51–58.
Mechelke, K.; Christian, P., »Vegetative Herz- und Kreislaufstörungen«. In: *Handbuch der Inneren Medizin,* Bd. 4, 4. Aufl., o. O. 1960.
Melechov, D. E.; Kamenskaja, V. M., »Klinisch-pathophysiologische Untersuchungen der Spätfolgen geschlossener Schädel-Gehirntraumen«, *Z. Nevropat.* 53 (1953), S. 595–606.
Melzer, E., »Ärztliche Erfahrungen in der Behandlung der vom ›Hochschulsanatorium‹ betreuten Studenten«, *Der Tuberkulosearzt* 13 (1959), H. 10, S. 716–721.
Mendelson, M.; Hirsch, S.; Webber, C. S., »A critical examination of some recent theoretical models in psychosomatic medicine«, *Psychosom. Med.* 18 (1956), H. 5, S. 363–373.
Meng, H., »Zur Socialpsychologie der Körperbeschädigten: ein Beitrag zum Problem der praktischen Psychohygiene«, *Schweiz. Arch. Neur. Psych.* 40 (1938), S. 328.
Menninger, K., *The human mind.* 1946.
v. Mering, O.; Earley, W. L., »The diagnosis of problem patients: An underdeveloped pocket in contemporary scientific medicine«, *Human Organization* 25 (1966), S. 20–23. Erweitert in diesem Band.
–, »Major changes in the western medical environment: Impact of changes in care of un-

differentiated disorders«, *Archives of General Psychiatry* 13 (September 1965), S. 195 bis 201.

v. Mering, O., »Disease, healing and problem solving: A behavioral science approach«, *Int. J. soc. Psychiat.* 8 (Spring, 1962), S. 137–148. In diesem Band.

–, Healing experience and disease causation. In: *Family-centered casework in illness and disability*. New York 1961, S. 51–67 (Monogr. No. VI der National Assoc. of Social Workers, NASW).

–, »Value dilemmas and reciprocally evoked transactions of patient and curer«, *Psychoanalysis and Psychoanalytic Review* 49 (Summer 1962), H. 2, S. 119–143.

Merton, R. K., »The role-set«, *Brit. J. Sociol.* Juni 1957.

–, *Social theory and social structure*. Glencoe 1957.

Merton, R. K. u. a., Hrsg., *The student-physician. Introductory studies in sociology of medical education*. Cambridge, Mass. 1957.

Meusert, W., »Unfallereignis und seelische Unfallverarbeitung bei der Gehirnerschütterung«, *Med.*, 1955, S. 179–181.

Meyer, A., »Fundamental conceptions of dementia praecox«, *Brit. m. J.*, 1906; nachgedruckt in A. Lief, *The commonsense psychiatry of Dr. Adolf Meyer*. New York 1958, S. 247–259.

Mifka, P., »Probleme neurologischer Unfallbegutachtung«, *Wien. med. Wschr.* 1953, S. 423 bis 425.

–, »Zur Unfallbegutachtung der Schädelbasisfrakturen«, *Wien. med. Wschr.* 1953, S. 844 bis 845.

Miller, E.; Crichton-Miller, H., *The neuroses in war*. New York 1940.

Miller, F. J. W.; Court, S. D. M.; Walton, W. S.; Knox, E. G., *Growing up in Newcastle-upon-Tyne*. Oxford, London, New York, Toronto 1960.

Miller, G. A.; Galanter, E.; Pribam, K. H., *Plans and the structure of behavior*. O. O. 1960.

Miller, G. A., »The magical number seven, plus or minus two: Some limits on our capacity for processing information«, *Psychol. Rev.* 63 (1956), S. 81–97.

Miller, J. G., »Information input overload and psychopathology«, *Am. J. Psych.* 116 (1960), H. 8, 695–704.

Miller, M. H.; Halleck, S. L., »The critics of psychiatry: A review of contemporary critical attitudes«, *Am. J. Psych.* 119 (1963), S. 705–712.

Miller, S. M.; Mishler, E. G., Social class, mental illness, and American psychiatry: An explanatory review. In: *Mental health of the poor*, hrsg. v. F. Riessman u. a., New York 1964, S. 16–36.

Miller, S. M.; Riessman, F., »The working class subculture: A new view«, *Social Problems* 9 (1961), S. 86–97.

Miller, W. B., »Lower class culture as a generating milieu of gang delinquency«, *J. soc. Issues* 14 (1958), S. 5–19.

Mintz, N. L.; Schwartz, D. T., »Urban ecology and psychosis: Community factors in the incidence of schizophrenia and manic-depression among Italians in greater Boston«, *Int. J. soc. Psychiat.* 10 (1964), S. 101–118.

Mirsky, I. A., »Körperliche, seelische und soziale Faktoren bei psychosomatischen Störungen«, *Psyche* 15 (1961/62), S. 26.

–, »Physiologic, psychologic, and social determinants in the etiology of duodenal ulcer«, *Am. J. Digest. Dis.* N. S. 3 (1958), S. 285.

Mirsky, I. A.; Franzblau, A. N.; Nelson, N.; Nelson, W. E., »The role of excessive carbohydrate intake in the etiology of diabetic coma«, *J. clin. Endocrinol.* 1 (1941), S. 307.

Mishler, E. G.; Waxler, N. E., »Family interaction process and schizophrenia. A review of current theories and critical evaluations«, *Int. J. soc. Psychiat.* 2 (1966), Nr. 4, S. 383 ff.

Mishler, E. G.; Scotch, N. A., »Sociocultural factors in the epidemiology of schizophrenia«, *Psychiatry* 26 (1963), S. 315–343.

Mitscherlich, A., »Anmerkung über die Chronifizierung psychosomatischen Geschehens«, *Psyche* 15 (1961/62), S. 1 ff.

–, *Auf dem Wege zur vaterlosen Gesellschaft*. München 1963.

–, *Freiheit und Unfreiheit in der Krankheit*. 2. Aufl., Hamburg 1948.

–, »Hindernisse in der sozialen Anwendung der Psychotherapie«, *Psyche* VIII (1954/55), H. 5, S. 284–305.

–, *Krankheit als Konflikt. Studien zur psychosomatischen Medizin I*, Frankfurt/M. 1966.

–, Die psychosomatische und die konventionelle Medizin. Von der Bedeutung sozialer Vorentscheidungen für die medizinische Forschung und Praxis. In: A. Mitscherlich, *Krankheit als Konflikt. Studien zur psychosomatischen Medizin I. Frankfurt/M.* 1966, S. 53–73. In diesem Band.

–, Pubertät und Tradition. In: *Verhandlungen des 16. Deutschen Soziologentages in Bad Meinberg*. Köln - Opladen 1957.

–, »Rationale Therapie und Psychotherapie«, *Psyche* 12 (1958), S. 721–731.

–, »Das soziale und das persönliche Ich«, *Kölner Zeitschrift für Soziologie und Sozialpsychologie* 18 (1966), S. 21 ff.

–, Zur Soziologie des ärztlichen Berufes. In: *Festgabe für Carlo Schmid*, hrsg. v. Th. Eschenburg; Th. Heuss; G. A. Zinn, unter Mitwirkung von W. Hennis. Tübingen 1962, S. 129 bis 139.

–, »Soziologisches Denken in der Medizin.« *Der deutsche Arzt*, Sonderdruck: *Die Soziologie der Medizin*. Mainz o. J., S. 18–29.

–, Ulcus ventriculi et duodeni – Schritte der Forschung. In diesem Band Teil VIII, auch in: *Verständigungen über Psychosomatische Medizin* (in Vorbereitung).

–, »Über die Vielschichtigkeit sozialer Einflüsse auf Entstehung und Behandlung von Psychosen und Neurosen«, *Med. Kl.* 52 (1957), H. 5, S. 125–129, 161–164.

Mittelman, P.; Wolff, H. G.; Scharf, M. P., »Emotions and gastroduodenal functions. Experimental studies on patients with gastritis, duodenitis and peptic ulcer«, *Psychosom. Med.* 4 (1942), S. 5–61.

Modell, W., *The relief of symptoms*. Philadelphia 1955.

Moloney, J. C., *The magic cloak*. 1949.

Mooney, J., *The ghost-dance religion and the Sioux outbreak of 1890*. O. O., o. J. (Bureau of Amer. Ethnology, fourteenth annual report, 1892–1893.)

Morel, B., *Traités des maladies mentales*. Paris 1860.

Morris, J. N.; Heady, J. A.; Raffle, P. A.; Roberts, C. G.; Parks, J. W., »Coronary heart disease and physical activity of work«, *Lancet* II (1953), S. 1053.

Morris, J. N.; Raffle, P. A., »Coronary heart disease in transport workers«, *Brit. J. Industr. Med.* 11 (1954), S. 260.

Morris, J. N.; Titmuss, R. M., »Epidemiology of peptic ulcer. Vital statistics«, *Lancet* II (1944), S. 841.

Morris, J. N., »Occupation and coronary heart disease«. *Arch. intern. Med.* 104 (1959), S. 903.

Müller, E., »Kopfprellungen und ihre Folgen«, *Mschr. Unfallheilk.* 62 (1959), S. 340–354.

Müller, H. R., »Katamnestische Erhebung an Hirnverletzten bis Kriegsende«, *Nervenarzt* 18 (1947), S. 474–475.

Muraji, T.; Yamamoto, H.; Ishimaru, Y.; Yoshiyuki, T.; Murata, K., »The incidence of diabetes mellitus«, *Naika (Jap. J. intern. Med.)* 1 (1958), S. 657.

Muskat, D. A., »Aspects of cranio-cerebral trauma. 6. Prognosis and treatment«, *S. Afric. med. J.*, 1951, S. 773–776.

Myers, J. K.; Roberts, B. H., *Family and class dynamics in mental illness.* New York 1959.

Myers, J. K.; Schaffer, Leslie, »Social stratification and psychiatric practice«, *Am. sociol. Rev.* 19 (1954), S. 307–310.

Nakayama, M., »Early detection of diabetes mellitus«, *Nippon Rinsho (Jap. Clin.)* 16 (1958), S. 45.

Natho, G. W.; Bittner, W., Stellungnahmen zum Artikel »Neurosenproblem« v. E. Schubert, in *Ärztl. Mitt.* 46 (1963), S. 2382–2386.

National Center of Health Statistics, *International classification of diseases.* Washington, D. C. 1962, Vol. I. (Tabular list subcategory 325.9).

National Manpower Council. *Womanpower.* New York 1957.

National Manpower Council, *Work in the lifes of married women.* New York 1958.

»Neues aus der Schizophrenieforschung.« *Deutsches Ärzteblatt* 50 (11. 12. 1965), S. 2797; s. auch *Frankfurter Allgemeine Zeitung* v. 15. Febr. 1967.

Neugebauer, W., »Flobert-Schußverletzungen des Gehirns«, *MMW* 103 (1961), S. 1565 bis 1567.

Neumann, G., *Die epidemiologische Bedeutung der inaktiven Lungentuberkulose.* Stuttgart 1962.

–, »Die künftige Epidemiologie der Tuberkulose«, *Der Tuberkulosearzt* 15 (1961), S. 198.

–, »Zur häuslichen Absonderung Offentuberkuloser«, *Der Öffentliche Gesundheitsdienst* 26 (1964), S. 257.

Nissl, F., *Zur Histopathologie der paralytischen Rindenerkrankung.* Jena 1904, Bd. I.

Nockemann, P. F., »Die Wiedereingliederung Schädel-Hirn-Verletzter. Ergebnisse aus der Behandlung von 4139 Fällen«, *Med. Welt,* 1960, S. 1288–1294.

Noguchi, H.; Moore, J. W., »A demonstration of treponema pallidum in the brain in cases of general paralysis«, *Journal of Experimental Medicine* 17 (1913), S. 232.

Nonne, M., »Neurosen nach Kriegsverletzungen = VIII. Jahresversammlung der Gesellschaft Deutscher Nervenärzte in München am 22. und 23. Sept. 1916«, *Neurol. Zbl.* 35 (1916), S. 793–795.

–, »Zur Suggestivbehandlung der motorischen Psychoneurosen bei Soldaten = 47. Wanderversammlung der südwestdeutschen Neurologen und Psychiater, Baden-Baden am 2. und 3. Juni 1917«, *Neurol. Zbl.*, 36 (1917), S. 606–608.

–, »Zur therapeutischen Verwendung der Hypnose bei Fällen von Kriegshysterie«, *Med. Kl.* 11 (1915), S. 1391 u. S. 1418–1421.

–, »Therapeutische Erfahrungen an den Kriegsneurosen in den Jahren 1914–1918«. In: *Handbuch der ärztlichen Erfahrungen im Weltkriege 1914–18,* Bd. 4, Leipzig 1922.

O'Brien, D., »Coronary disease«, *Lancet* I (1947), S. 193.

Ødegaard, Ø., »The distribution of mental diseases in Norway«, *Acta psychiat. et neurol.* 20 (1945), S. 247.

Oliver, M. F.; Boyd, G. S., »Influence of reduction of serum lipids on prognosis of coronary heart disease. A five-year study using oestrogen«, *Lancet* II (1961), S. 499.

Opler, M. K., Leading problems in cross-cultural psychiatry. In: *Social aspects of mental disorder,* hrsg. v. I. Rapaport, o. O. 1961.

Oppenheim, H., »Für und wider die traumat. Neurose«, *Neurol. Zbl.* 35 (1916), S. 225–233.

–, »Die Neurosen nach Kriegsverletzungen«, *Neurol. Zbl.* 34 (1915), S. 810–812.

–, »Zur traumatischen Neurose im Kriege«, *Neurol. Zbl.* 34 (1915), S. 514–518.

Osler, W., »Medicine in the nineteenth century«. In: *Aequanimatas.* Philadelphia 1905.

–, *The principles and practice of medicine,* 8. Aufl., D. Appleton, New York 1912, S. 430.

Owen, M. B., »Alternative hypothesis for the explanation of Faris' and Dunham's results«, *Am. J. Sociol.* 47 (1941), S. 48–52.

Page, I. H.; Lewis, A., »Conner memorial lecture: atherosclerosis: introduction«, *Circulation* 10 (1954), S. 1.

Panse, F., »Die Behandlung von Hirnverletzungsfolgen«, *Med. Kl.* 50 (1955), S. 942–945.

Parsons, T., »An approach to psychological theory in terms of the theory of action«. *Studies in general theory,* hrsg. v. Sigmund Koch, o. O., 1958.

–, Definition of health and illness in the light of American values and social structure. In: *Patients, physicians and illness. Sourcebook in behavioral science and medicine,* hrsg. v. Jaco, E. Gartley, Glencoe, Ill. 1958, S. 165–187. In diesem Band.

–, Illness and the role of the physician. In: *Personality in nature, culture, and society,* hrsg. v. C. Kluckhohn u. a., New York 1953. Auch in *Am. J. Orthopsych.* (July 1951), S. 452–460.

–, The incest taboo in relation to social structure and the socialization of the child. In: *Personality and social systems,* hrsg. v. Smelser u. Smelser, New York 1963; auch in: *Brit. J. Sociol.,* Vol. V (June, 1954), S. 101–117. (Das Inzesttabu in seiner Beziehung zur Sozialstruktur und Sozialisierung des Kindes. In: *Soziologische Theorie, Soziologische Texte,* hrsg. v. D. Rüschenmeyer, Neuwied u. Berlin 1964, Bd. 15, S. 109–135.)

–, The mental hospital as a type of organization. In: *The patient and the mental hospital,* hrsg. v. Milton Greenblatt, Daniel J. Levinson und Richard H. Williams, Glencoe, Ill., 1957, S. 109.

–, The professions and social structure. In: T. Parsons, *Essays in sociological theory.* Free Press, Glencoe 1949.

–, *The social system.* Glencoe, Ill. 1951, London 1952.

–, A sociologist looks at the legal profession. In: *Essays in sociological theory.* Rev. Aufl., o. O. 1954.

–, »Struktur und Funktion in der modernen Medizin«, *Kölner Zeitschrift für Soziologie und Sozialpsychologie,* Sonderheft 3: *Probleme der Medizinsoziologie.* Köln u. Opladen 1958, S. 10–57.

Parsons, T.; Bales, R. F., *Family, socialization and interaction process.* Glencoe 1964, 4. Aufl. (1. Aufl. 1955).

Parsons, T.; Fox, R. C., »Illness, therapy and the modern urban american family«, *J. soc. Issues,* 8, S. 31–44.

Parsons, T.; Bales, R. F.; Shils, E. A., *Working papers in the theory of action.* Kapitel V. O. O. 1951.

Pasamanick, B., »Mental disease prevalence in an urban population«, *Publ. Hlth. Rep.* 72 (1957), S. 574–576.

–, »Work conference in the mental disorders«. In: *American handbook of psychiatry,* Bd. I, New York 1959, S. 143–145.

Pasamanick, B.; Dinitz, S.; Lefton, M., »Psychiatric orientation and its relation to diagnosis and treatment in a mental hospital«, *Am. J. Psych.* 116 (1959), S. 127–132.

Pasamanick u. a., A survey of mental disease in an urban population. Prevalence by race and income. In: *Mental health of the poor,* hrsg. v. F. Riessman, New York 1964, S. 39–48.

Paul, H., »Die ärztliche Honorierung als sozialpsychologisches Phänomen«, *Ärztliche Praxis* 12, 1960.

–, »Die Analyse der Bagatell-Unfälle in ihrer Bedeutung für eine gezielte Unfall-Bekämpfung«. In: *Bericht des 2. Weltkongresses über die Verhütung von Arbeitsunfällen in Brüssel*. Brüssel 1959.

–, »Leistungsminderung bei Zwangsarbeit«. *Zbl. Arbeitswiss.* 14/1960.

–, »Die soziale Rolle des Arztes von heute«, *Heilkunst* 74, 1961.

–, »Unfall und Krankheit in ihrer Bedeutung für den Kohlenbergbau«, *Zbl. Arbeitswiss.* 8/9, 1954.

–, »Zum Verständnis seelischer Ausweichreaktionen in die Krankheit«, *Psychologie und Praxis* 2, 1958.

Paul, John R., »Clinical epidemiology«, *J. clin. Invest.* 17, S. 593–641, (September 1938).

Pearsall, M., *Medical behavioral science. A selected bibliography of cultural anthropology, social psychology and sociology in medicine.* O. O. 1963.

Pell, S.; D'Alonzo, C. A., »Acute myocardial infarction in a large industrial population. Report of a 6-year study of 1356 cases«, *J. A. M. A.* 185 (1963), S. 831.

Perrot, G. St. J., »The problem of chronic disease«, *Psychosom. Med.* 7 (1945), S. 21–27.

Pescor, M. J., »A statistical analysis of the clinical records of hospitalized drug addicts«, *U. S. P. H. Rep.*, Nachtr. Nr. 143 (1943).

Peterson, O. L. u. a., »An analytical study of North Carolina General Practice, 1953–54«, *J. med. Educ.* 31 (December 1956), Teil 2.

Pezold, F. A.; Günther, B., »Vergleichende statistische Erhebungen über die Häufigkeit und Verteilung arteriosklerotischer Manifestationen an einem einheitlichen autoptischen Material nach einer mehrjährigen Unter- und mehrjährigen Überernährungsperiode«, *Z. Kreisl. Forsch.* 51 (1962).

Pflanz, M., »Der Entschluß, zum Arzt zu gehen«, *Hippokrates* 35 (1964), S. 894–897.

–, »Entstehung und Bedeutung von Vorstellungen über die Ursachen der Krankheiten«, *Acta Psychotherapeutica*, Separatum Bd. 6, Teil 2 (1958), S. 156–168.

–, »Die epidemiologische Methode in der medizinischen Soziologie«, *Kölner Zeitschrift für Soziologie und Sozialpsychologie*, Sonderheft 3: *Probleme der Medizin-Soziologie.* Köln und Opladen 1958, S. 134–149.

–, »Gesundheitsverhalten«, *Mensch und Medizin* 6 (1965), S. 173 ff. In diesem Band.

–, »Medizinisch-soziologische Aspekte der Fettsucht«, *Psyche* XVI (1962/63), H. 10, S. 579 bis 591.

–, »Medizinsoziologischer Beitrag zur Hochdruckforschung«, *Verh. d. Ges. f. Inn. Med.*, Wiesbaden 1963 (69. Kongreß), S. 500–510.

–, »Münchhausen-Syndrom«, *DMW* 86 (1961), H. 48, S. 2323–2327.

–, »Rezension über J. J. Rohde: Soziologie des Krankenhauses«. *Kölner Zeitschrift für Soziologie und Sozialpsychologie* 15 (1963), S. 754–757.

–, *Sozialer Wandel und Krankheit. Ergebnisse und Probleme der medizinischen Soziologie.* Stuttgart 1962.

–, Soziokulturelle, epidemiologische und ökologische Aspekte der Krankheit. In diesem Buch, Teil VIII.

–, Soziokulturelle Faktoren und innere Erkrankungen. In diesem Buch. Teil VIII.

–, »Soziokulturelle Faktoren und innere Erkrankungen«, *Der Internist* 3 (1962), S. 80–85.

–, »Zur Epidemiologie der Hypertonie. Fragestellung, Methodik und Ergebnisse epidemiologischer Blutdruckuntersuchungen«, *Z. Kreisl.* 50 (1961), S. 464–476.

Pflanz, M.; v. Uexküll, Th., »Entlastung als pathogenetischer Faktor«, *Klinische Wochenschrift* 30 (1952), S. 414 ff.

Pflanz, M.; Pinding, M.; Armbrüster, A. K. W.; Török, M., »Medizinsoziologische Untersuchung über Gesundheitsverhalten«, *Med. Kl.* Nr. 10 (1966), S. 391–397. In diesem Band.

Pflanz, M.; Armbrüster, A.; Pinding, M., »Die Poliklinik als Untersuchungsobjekt der Medizin-Soziologie. IV. Erwartungen der einweisenden Ärzte«, *Med. Welt* 17 (1966), S. 2149–2152.

Pflanz, M.; Rosenstein, E.; v. Uexküll, Th., »Socio-psychological aspects of peptic ulcer«, *J. psychosom. Res.* 1 (1956), S. 68–74.

Pflanz, M.; Lambelet, L., »Zivilisationskrankheiten und psychosomatische Probleme im ländlichen Indien«, *MMW* 107 (1965), S. 1493–1502.

Pflugfelder, G., »Intellektuelle Störungen nach schweren Schädeltraumen«, *Mschr. Psychiatr.* 118 (1949), S. 288–304 u. S. 379–404.

Pia, H. W., »Klinik und Behandlung der schweren gedeckten Hirnverletzungen«, *Langenbecks Arch. u. dtsch. Z. Chir.* 280 (1955), S. 623–634.

Piquet, J.; Piquet, J.-J., »Les séquelles centrales des traumatismes crâniens fermés. V. Les vestiges postcommotionnels et leurs manifestations objectives«. *Rev. d'Otol.* 30 (1958), S. 29–47.

Plant, J. S., *Personality and the cultural pattern.* O. O. 1937.

Plügge, H., *Wohlbefinden und Mißbefinden.* Tübingen 1962.

Plunkett, R. J.; Gordon, J. E., *Epidemiology and mental illness.* New York 1960.

Polgar, St., »Health action in cross-cultural perspective«. In: *Handbook of medical sociology*, Englewood Cliffs, N. J. 1963, S. 397–419.

–, »Health and human behavior«, *Curr. Anthropol.* 3 (1962), S. 159–205.

Poppelreuter, W., »Psychologische Untersuchung bei Hirnverletzten«, *Archiv. Psychol.* 98 (1937), S. 279–285.

–, *Die psychischen Schädigungen durch Kopfschuß im Kriege 1914/17.* Bd. I, Leipzig 1917.

Powdermaker, H., »An anthropological approach to the problem of obesity«, *Bull. N. Y. Acad. Med.* 36 (1960), S. 286.

Pratt, L., »How do patients learn about disease?«, *Social Problems* 4 (1956), H. 1, S. 20–40.

Prick, J. J. G., Psychosomatic medicine: Its possibilities and limitations. In: Joh. Booij, *Psychosomatics.* Amsterdam 1957, S. 1–32.

Probst, D. W., *The patient is the unit of practice.* Springfield, Ill. 1939.

Quensel, F., »Die nervenärztliche Begutachtung im Versicherungsrecht, insbesondere in der Unfallversicherung«, *Fortschr. Neurol.* 14 (1942), S. 1–30.

Querido, A., *The efficiency of medical care.* Leiden 1963.

Quisenberry, W. B.; Tilden, I. L.; Rosengard, J. L., »Racial incidence of cancer in Hawaii – A study of 3257 cases of malignant neoplastic disease«, *Hawaii med. J.* 13 (1954), S. 449.

Ranke, O. F., *Einleitende Bemerkungen zur Vorlesung Physiologie.* Erlangen o. J. (1952).

Rapoport, R., »Notes on the disparagement of sociologizing in collaborative research«, *Hum. Organ.* 16 (1957), S. 14–15.

Rapport, S.; Wright, H., *Great adventures in medicine.* New York 1952.

Ray, M. H., *The effect of crippled appearance on personality judgments.* Unveröffentlichte M. A.-Arbeit, Stanford Universität, 1946.

Reader, G., The role of the sociologist: A physician's view. In: S. U. Bloom u. a., »The sociologist as medical educator: A discussion«, *Am. sociol. Rev.* 25 (1960), S. 100.

Redlich, F. C., The concept of health in psychiatry. In: *Explorations in social psychiatry,*

hrsg. v. A. Leighton, J. Clausen, R. Wilson, New York 1957, S. 138–164. In diesem Band.
–, »The concept of normality«, *Am. J. Psychother.* 6 (1952), S. 551–576.
–, »The influence of environment on mental health«, *Bull. N. Y. Acad. of Med.* 30 (1954), S. 608–621.
Redlich, F. C.; Brody, E., »Emotional problems of interdisciplinary research in psychiatry«, *Psychiatry* 18 (1955), S. 233–239.
Redlich, F. C.; Ravitz, L. J.; Dession, G. H., »Narcoanalysis and truth«, *Am. J. Psych.* 107 (1951), S. 586–593.
Redlich, F. C.; Bellis, E., »Social class differences in attitudes toward psychiatry«, *Am. J. Orthopsych.* 25 (1955), S. 60–70.
Redlich, F. C.; Hollingshead, A. B. u. a., »Social structure and psychiatric disorders«, *Am. J. Psych.* 109 (1953), S. 729–734.
Rehwald, E., *Das Hirntrauma. Beiträge zur Behandlung, Begutachtung und Betreuung Hirnverletzter.* Stuttgart 1956.
Reichardt, M., *Einführung in die Unfall- und Invaliditätsbegutachtung.* 3. Aufl., Jena 1942.
–, »Hirnerschütterung und Hirnquetschung«, *MMW* 80 (1933), S. 1922–1926.
–, »Der heutige Stand der Beurteilung der sogenannten Unfallneurosen«, *Dtsch. med. Wschr.* 54 (1928), S. 213–215, S. 261–264, S. 302–304.
Reider, N., »The concept of normality«, *Psych. Quart.* 19 (1950), S. 43–51.
Renaud, H., »Contexts of aggression: Play constructions of head injuries and psychoneurotics«, *J. Psych.* 21 (1946), S. 307–326.
–, »Group Differences in Fantasies: Head Injuries, Psychoneurotics and Brain Diseases«, *J. Psych.* 21 (1946), S. 327–346.
Rennie, T. A. C.; Woodward, L. E., *Mental health in modern society.* 1948.
Rennie, T. A. C., »Social psychiatry: A definition«, *Int. J. soc. Psychiat.* I (July 1955), S. 5–13.
Renthe-Fink, B. v., »Sozialhygienische Gesichtspunkte der Tuberkulosesituation«, *Röntgen- und Laborpraxis* 14 (1961), S. 4.
Report on infant mortality in Scotland, hrsg. v. H. M. Stationery Office, o. O. 1943.
Richardson, H. B., *Patients have families.* New York 1945.
Richardson, S. A.; Goodman, N.; Hastorf, A. H.; Dornbusch, S. M., »Cultural uniformity in reaction to physical disabilities«, *Am. sociol. Rev.*, 26 (1961), No. 2, S. 241–246. In diesem Band.
Richter, C. P., »On the phenomenon of sudden death in animals and man«, *Psychosom. Med.* 19 (1957), H. 3, S. 191–198.
Riedel, H., »Die Beurteilung der Minderung der Erwerbsfähigkeit bei Hirnverletzten«, *DMW* 76 (1951), S. 1505–1506.
Rieger, Ch.; Jochheim, K. A., »Methoden der Aktivierung von Patienten«, *Deutsches Ärzteblatt* 49 (1966), S. 2847–2854.
Rimoldi, H. J. A., »A technique for the study of problem-solving«, *Educ. Psychol. Mesrmt.* 15 (1955), S. 450–461.
Ripin, R., »A study of the infant's feeding reactions during the first six months of life«, *Archiv. Psychol.* 116 (1930), S. 38.
Rivers, H. W. R., *Medicine, magic, and religion.* New York 1927.
Roberts, B. H.; Myers, J. K., »Religion, national origin, immigration, and mental illness«, *Am. J. Psych.* 110 (1954), S. 759–764.
Robinson, G. C., *The patient as a person.* New York 1939.

Robinson, H. A.; Redlich, F. C.; Hollingshead, A. B., »An investigation of social structure and psychiatric disorder«, *Am. Psychol.* 7 (1952), S. 348.

Robinson, H. A.; Redlich, F. C.; Myers, J. K., »Social structure and psychiatric treatment« *Am. J. Orthopsych.* 24 (1954), S. 307–317.

Robinson, J. O., »A study of neuroticism and casual arteria blood pressure«, *Brit. J. soc. clin. Psychol.* 2 (1962), S. 56.

Rogers, E. S., »Man, ecology, and the control of disease«, *Publ. Hlth. Rep.* 77 (1962), S. 755–762.

Rogler, L. H.; Hollingshead, A. B., *Trapped: Families and schizophrenia.* New York, London, Sidney 1965.

Rohde, J. J., »Das Dilemma der Gesundheitspolitik. Soziologische Ansichten zur Auseinandersetzung der Gesellschaft mit der Krankheit«, *Die Neue Gesellschaft* 11 (1964), H. 1, S. 1–12.

–, »Gesundheitspolitik, Arzt und Sozialwissenschaft«, *Berliner Ärzteblatt* 77 (1964), H. 10.

–, »Norm- und Orientierungsprobleme in Position und Rolle des Krankenhausarztes«, *Der Angestellte Arzt,* 12 (Okt. 1959), H. 10.

–, »Probleme des Arztberufs im Krankenhaus«, *Hippokrates* 36 (1965), H. 1, S. 27–34. In diesem Band.

–, *Soziologie des Krankenhauses. Zur Einführung in die Soziologie der Medizin.* Stuttgart 1962.

Romano, J., »Basic orientation and education of the medical student«, *J. A. M. A.* 143 (1950), S. 409–415.

Rosen, G., »The evaluation of social medicine«. In: *Handbook of medical sociology*, Freeman, H. E.; Levine, S.; Reeder, L. G., eds., Englewood Cliffs, N. J. 1963, S. 17–64.

Rosenstock, I. M.; Hochbaum, G. M.; Leventhal, H., *The impact of Asian influenca on community life. A study in five cities.* Washington 1960 (Public Health Service Publication, No. 766).

Rosenstock, I. M., »Public responses to cancer screening and detection of health behavior«, *J. chron. Dis.* 16 (1963), S. 407–418.

Rosenthal, D.; Frank, J. D., »The fate of psychiatric clinic outpatients assigned to psychotherapy«, *J. Nerv. & Ment. Dis.* 127 (Oct. 1958), S. 330–343.

Ross, F. A., *Ecology and the statistical method.* O. O. 1933.

Roth, W. F.; Luton, F. H., »The mental health program in Tennessee«. *Am. J. Psych.* 99 (1943), S. 662–675.

Rothschuh, K. E., *Theorie des Organismus.* 2. Aufl., München-Berlin 1963.

Rudnick, P. A.; Anderson, P. S. jun., »Clinical survey to detect diabetes mellitus«. *Diabetes* 11 (1962), S. 533.

Ruesch, J.; Loeb, M. B.; Jacobson, A., »Acculturation and illness«, *Psychological monographs,* v. 62 (1948), No. 5.

Ruesch, J.; Bateson, G., *Communication: The social matrix of psychiatry.* O. O. 1957.

Ruesch, J.; Bowman, K. M., »Personality and chronic illness«, *J. A. M. A.*, 136 (1948), No. 13, S. 851–855.

–, »Prolonged post-traumatic syndromes following head injury«, *Am. J. Psych.* 102 (1945), S. 145–163.

Ruesch, J.; Harris, R. E.; Bowman, K. M., »Pre- and post-traumatic personality in head injuries«, *A. Res. Nerv. & Ment. Dis. Proc.* 24 (1945), S. 507–544.

Ruesch, J. u. a., *Chronic disease and psychological invalidism. Psychosomatic medicine monographs.* New York 1946.

–, »Psychological invalidism in thyroidectomized patients«, *Psychosom. Med.* 9 (März-April 1947), S. 77–91.

–, *Duodenal ulcer: A psychosomatic study. Psychosomatic medicine monographs.* New York 1946.

Ruesch, J., Social factors in therapy. In: *Psychiatric treatment. Proceedings of the association for research in nervous and mental diseases,* hrsg. v. S. B. Wortis, M. Herman u. C. C. Hare, Baltimore 1953, Bd. 31, S. 59–93.

–, Social techniques, social status and social change in illness. In: *Personality in nature, society, and culture,* hrsg. v. Clyde Kluckhohn u. Henry A. Murray unter Mitarbeit von David M. Schneider, New York 1965, S. 123–136.

Rüsken, W., »Die Arbeitstherapie im Dienste der Behandlung und Beurteilung hirnverletzter Soldaten«, *Zbl. Neurochir.* 8 (1943), S. 254–263.

–, »Die Veränderungen des Bewußtseins nach akutem Hirntrauma in ihrer Bedeutung für die differentialdiagnostische Klärung der Kopfverletzungen«, *Zbl. Neurochir.* 18 (1958), S. 253–265.

Ruffler, G.; Mitscherlich, A., »Der Schmerz als Symbol«, *Med. Kl.* 51 (1956), S. 909 bis 913.

Ruffler, G., »Der Schmerz als psychotherapeutisches Problem«, *Therapiewoche* 258 (März 1958).

Russek, H. I., »Emotional stress and coronary heart disease in Americans physicians«, *Amer. J. med. Sci.* 240 (1960), S. 711.

Rutter, M., »Psychosocial factors in the short-term prognosis of physical disease: I. peptic ulcer«, *J. psychosom. Res.* 7 (1963), S. 45.

Sabbath, J.; Luce, R., »Psychosis and bronchial asthma«, *Psych. Quart.* 26 (1952), S. 562–576.

Sainsbury, P., »Neurosis and psychosomatic disorders in out-patients«, *Adv. psychosom. Med.* 1 (1960), S. 259.

Saito, T.; Murakawa, Y.; Muraki, T.; Ito, I.; Nakayama, Y.; Kato, J.; Yagi, C.; Sasaki, Y., »Investigations on glucose tolerance in diabetic families«, *Nippon Rinsho (Jap. Clin.),* 15 (1957), S. 1854.

Saito, T., »Re-evaluation of high carbohydrate, low fat diet treatment of diabetes mellitus and the significance of dietary protein«, *Nihon Naika Gakkai Zasshi (J. Jap. Soc. intern. Med.)* 47 (1958), S. 864.

Saito, T.; Uchiyama, T., »Diabetes mellitus and hereditary«, *Naika (Jap. J. intern. Med.)* 11 (1963) S. 490.

Sanua, V. D., »Sociocultural factors in the families of schizophrenics. A review of the literature«, *Psychiatry* 24 (1961), S. 246–265.

Sapir, E., »Sound patterns in language«, *Language* 1 (1925), S. 37–51.

Sargant, W.; Slater, E., »Acute war neuroses«, *Lancet,* Vol. II, July 1940.

Sasaki, S.; Hara, T.; Nakayama, M., »Statistical observations on glycosuria and diabetes mellitus«, *Nippon Shokaki pyo Gakkai Zasshi (Jap. J. Gastroenterol.)* 36 (1938), S. 412.

Saul, L. J., *Emotional Maturity.* O. O. 1947.

–, Physiological effects of emotional tension. In: *Personality and the behavior disorders,* hrsg. v. J. McV. Hunt, New York 1944.

Schaffer, L.; Myers, J., »Psychotherapy and social stratification«, *Psychiatry* 17 (Febr. 1954), S. 83–93.

Scheele, L. A., »Summary of medical aspects of automobile crash injuries and deaths«, *A. M. A.* 163 (1957), S. 247–248.

Scheff, T. J., »Decision rules, types of error, and their concequences in medical diagnosis«, *Beh. Sci.* 8 (1963), S. 97–107.

Scheid, K. F., »Die psychischen Störungen nach Hirnverletzungen«. In: *Bumkes Handbuch der Geisteskrankheiten*, Erg. Bd. I, o. O. 1939, S. 305.

Schelsky, H., *Der Mensch in der wissenschaftlichen Zivilisation.* Köln und Opladen 1961.

–, *Ortsbestimmung der deutschen Soziologie.* Düsseldorf u. Köln 1959.

–, Die Soziologie des Krankenhauses im Rahmen einer Soziologie der Medizin. In: *Auf der Suche nach Wirklichkeit.* Düsseldorf u. Köln 1965, S. 222–237; auch in: *Beiträge zur Krankenhauswissenschaft. Schriften des Deutschen Krankenhausinstitutes e. V., Bd. 3.* Stuttgart u. Köln 1959.

Schettler, G., *Arteriosklerose.* Stuttgart 1961.

–, »Herzinfarkt«. *Med. Welt,* 1964, S. 1785.

Schilf, E., »Über den Hirnschaden, insbesondere die Gehirnerschütterung (vom versorgungswissenschaftlichen Standpunkt aus)«, *Med. Sachverst.* 53 (1957), S. 87–90.

Schlesinger, B., »Delayed effects of seemingly minor head injuries«, *Dis. nerv. system* 11 (1950), S. 259–267.

Schlossman, A., »Zur Frage der Säuglingssterblichkeit«, *MMW* 67 (1920).

Schmale, A. H., Jr., »Relationship of separation and depression to disease«, *Psychosom. Med.* 20 (1958), H. 4, S. 259–277.

Schmitt, F. J., »Neurotische Erkrankungen und Religionszugehörigkeit«, *Allg. Therap.* H. 2 (1965).

Schneider, D. M., »The social dynamics of physical disability in army basic training«, *Psychiatry* 10 (1947), S. 323–333.

Schnore, L. F.; Cowhig, J. D., »Some correlates of reported health in metropolitan centers«, *Social Problems* 7 (1959/60), H. 3, S. 218–226.

Schoene, W., »Krankheit und Verantwortung – gesellschaftlich definiert«. Wissenschaftliche Beilage Nr. 8 der *Politica,* 3. Jg. (März 1965), S. 2.

–, »Einige kulturanthropologische Betrachtungen über die Medizin«, *Kölner Zeitschrift für Soziologie und Sozialpsychologie,* Sonderheft 3: *Probleme der Medizinsoziologie.* Köln und Opladen 1958, S. 80–114.

–, »Die Medizin als Faktor im Akkulturationsgeschehen«, *Sociologus* 8 (1958), S. 113–125.

–, »Die öffentliche Aufgabe des Arztes, ihre individuale und ihre soziale Bedeutung – Vom Standpunkt der Soziologie«, *Mensch und Medizin* 1 (1964), H. 4.

–, »Zur sozialen Funktion und zur soziologischen Problematik des Gesundheitsideals«, *Soziale Welt* 14 (1964), S. 109–126.

Schöneberg, G.; u. Mitw. v. L. Adelberger u. a., *Die ärztliche Beurteilung Beschädigter.* 2. neubearb. Aufl., Darmstadt 1955.

Schröder, P., »Folgezustände der Gehirnverletzungen«, *Neue deutsche Chirurgie* 18 (1916), III, S. 211 ff.

Schubert, E., »Das Neurosenproblem«, *Ärztl. Mitt.* 12 (1963), S. 655–661.

Schulte, W., »Möglichkeiten und Grenzen der vitalen Prognostik bei frischen Hirnverletzungen (vom neurologischen Standpunkt)«, *Med. Kl.* 42 (1947), S. 309.

–, »Zur Begutachtung der Commotio und Contusio cerebri«, *Med. Kl.* 46 (1951), S. 129 bis 135.

–, »Zur Frage des traumatischen Parkinsonismus«, *Z. Neur.* 168 (1940), S. 669–678.

v. Schumann, H., »Homosexualität und Strafrechtsreform«, *Ärztl. Mitt.* 20 (1963), S. 1130 bis 1134.

Schur, M., »Comments on the metapsychology of somatization«, *Psychoanalytic Study of* the Zulu«, *Ann. N. Y. Acad. Sci.* 84 (1960), S. 1000.

Schwartz, M., »The uses of sociology in the mental hospital«, *Social Problems* 10 (1963), S. 219–227.

Schwarz, B., »Zur Begutachtung von Schädel-Hirn-Traumen«, *Dtsch. Ges. wes.* 11 (1956), S. 430–434.

Schwidder, W., »Die Bedeutung psychischer Faktoren in der Ätiologie der Ulcuskrankheit«, *Psyche* 4 (1951), S. 561.

Schwidetzky, I., »Großstadt und Kleinstadt nach sozialanthropologischen Untersuchungen in Schlesien«, *Homo* 1 (1949), S. 154.

Scotch, N. A.; Geiger, H. J., »The epidemiology of essential hypertension. I. Biologic mechanism and descriptive epidemiology«, *J. chron. Dis.* 16 (1963), S. 1151; Geiger; Scotch, »II. Psychologic and sociocultural factors in etiology«, *J. chron. Dis.* 16 (1963), S. 1182.

Scotch, N. A., »Medical anthropology«, *Biennial Rev. Anthropol.* (1963), S. 31–68.

–, »A preliminary report on the relation of sociocultural factors to hypertension among the Zulu«, *Ann. N. Y. Acad. Sci.* 84 (1960), S. 1000.

–, »Sociocultural factors in the epidemiology of Zulu hypertension«, *Am. J. publ. Hlth.* 53 (1963), S. 1205–1213.

Scott, W. R. und Volkart, E. H. (eds.), Medical care: Readings in the sociology of medical institutions, London 1966.

Searles, H. F., The effort to drive the other person crazy – an element in the etiology and psychotherapy of schizophrenia (1959). In: *Collected Papers.* London 1965, S. 254–283.

–, Positive feelings in the relationships between the schizophrenic and his mother (1958). In: *Collected papers,* London 1965, S. 216–254.

–, »Über schizophrene Kommunikation«, *Psyche* 17 (1963), 3/5, S. 197–217, S. 292–316.

Secord, P. F., Facial features and inference processes in interpersonal perception. In: *Person perception and interpersonal behavior,* hrsg. v. R. Tagiuri u. L. Petrullo, Stanford, Calif. 1958, S. 301–315.

Segal, B. E., »Psychiatrist and sociologist: Social system, subculture, and division of labor«, *J. Hlth. hum. Behav.* Vol. 6, Nr. 4, 1965, S. 207–217.

Seifert, J., »Der Bedarf an medizinischen Leistungen. Eine Studie im Spiegel der Zahlen einer sich wandelnden Gesellschaft«, *Deutsches Ärzteblatt,* Nr. 46–51 (1966), S. 2657 bis 2662; 2733–2738; 2805–2809; 2861–2864; 2913–2916; 2967–2970.

–, »Der Krankenstand«, *Ärztl. Mitt.* 48 (1962), S. 2487–2497.

–, »Die Problematik um den Bagatellfall«, *Ärztl. Mitt.* 45 (1961), S. 2563–2572.

Seitz, P. F. D., »Experiments in the substitution of symptoms by hypnosis«, *Psychosom. Med.* 15 (1953), S. 405–424.

–, »Symbolism and organ choice in conversion reactions«, *Psychosom. Med.* 13 (1951), S. 254–259.

Selye, H., *Stress, the physiology and pathology of exposure to stress.* Montreal 1950.

Shapiro, A. K., »The placebo effect in the history of medical treatment: Implications for psychiatry«, *Am. J. Psych.* 116 (1959), S. 298–304.

Siegel, S., *Non-parametric statistics for the behavioral sciences.* New York 1956.

Sigerist, H. E., *The great doctors.* New York 1958.

–, The physician and his environment. In: *Henry E. Sigerist on the sociology of medicine*, hrsg. v. M. I. Roemer, N. Y., M. D. Publications, Inc., 1960, S. 3–4.

Silbermann, I. S., »Experimentelle Magen-Duodenal-Ulcuserzeugung durch Scheinfüttern nach Pavlov«, *Zbl. f. Chirurg.* 54 (1927), S. 2385.

Silfverskiöld, B. P., »Encephalopathia traumatica«, *Nord. Med.* 55 (1956), S. 45–50.

Simmel, G., The stranger. In: *The sociology of George Simmel*, hrsg. v. K. Wolff, Free Press, Glencoe 1950.

Simmons, L. W.; Wolff, H. G., *Social science in medicine*. New York 1954.

Simmons, O. G.; Davis, J. A., »Interdisciplinary collaboration in mental illness research«, *Am. J. Sociol.* 64 (1957), S. 297–301.

Simon-Weidner, R., »Ist die Commotio ein Problem der Psychologie oder der Unfallheilkunde« *Hefte Unfallheilkunde* 48 (1955), S. 77–80.

Simpson, B. R. »The wandering I. Q.«, *J. Psych.* 7 (1939), S. 351–367.

Singer, M. T.; Wynne, L. C., »Differentiating characteristics of parents of childhood schizophrenics, childhood neurotics and young adult schizophrenics«, *Am. J. Psych.* 120 (1963/64), S. 234–243.

Sjögren, T., »Genetic-statistical and psychiatric investigations of a west Swedish population«, *Acta psychiat. et neurol.*, Nachtr. Nr. 52, 1948.

Skeels, H. M., »Mental development of children in foster homes«, *Journal of Consulting Psychology* 2 (1938), S. 33–43.

–, »Some Iowa studies of the mental growth of children in relation to differentials of the environment: A summary«, *39th Yearbook, National Society for the Study of Education* II, 1940, S. 281–308.

Skeels, H. M.; Updegraff, R.; Wellman, B. L.; Williams, H. M., »A study of environmental stimulation; an orphanage preschool project«, *University of Iowa Studies in child welfare* 15 (1938), H. 4.

Skodak, M., »Children in foster homes«, *University of Iowa Studies in child welfare* 16 (1939), H. 1.

Sloan, N. R., »Ethnic distribution of diabetes mellitus in Hawaii«, *J. A. M. A.* 183 (1963) S. 419.

Slotkin, »Peyotism, 1521–1891«, *Am. Anthropologist* 57 (1955), S. 202.

Smith, H., Professional strains and the hospital context. In: *The Patient and the mental hospital*, hrsg. v. M. Greenblatt u. a., Free Press, Glencoe 1957.

–, »Psychiatry in medicine: Intra- or inter-professional relationships?«, *Am. J. Sociol.* 63 (1957), S. 285–289.

–, Some contingencies of professional differentiation. In: Nosow, S. u. Form, W., *Man work and society*, Basic Books, New York 1962, S. 223.

Smith, H.; Levinson, D. J., The major aims and organizational characteristics of mental hospitals. In: *The patient and the mental hospital*, hrsg. v. M. Greenblatt u. a., Free Press, Glencoe 1957.

Smith, J. A.; Wittson, L. L., »Evaluation of treatment procedures in psychiatry«, *Dis. nerv. System* 18 (1957), H. 10, S. 387–390.

Smith, M. Br., »Optima of mental health«, *Psychiat.* 13 (1950), S. 503–510.

Sopp, H., *Was der Mensch braucht*. Düsseldorf 1958.

–, *Beitrag zur Erforschung arbeitsbedingter Krankheitsursachen und betriebsbedingter Gründe der Frühinvalidität*, Frankfurt/M. 1959.

–, »Zur Soziologie des Krankenstandes«, *MMW* 13/1958, 37/1958 und 100/1958.

Sorokin, P., *Social mobility*. New York u. London 1927

Spain, D. M.; Nathan, D. J.; Gellis, M., »Weight, body type and the prevalence of coronary atherosclerotic heart disease in males«, *Am. J. med. Sci.* 245 (1963), S. 63.

Spence, J. u. a., *Thousand families in Newcastle upon Tyne*. London – New York – Toronto 1954.

Spiegelhalter u. Schnabel, »Die Struktur des Krankenstandes in der Industrie«, *Der Arbeitgeber* 10/1962.

Spinley, B. M., *The deprived and the privileged: Personality development in English society*. O. O. 1953.

Spitz, R. A., »Anaclitic depression«. In: *Psychoanalytic study of the child*, Vol II/1946, S. 313–342.

–, *Die Entstehung der ersten Objektbeziehungen*. 2. Aufl., Stuttgart 1960.

–, »Ein Nachtrag zum Problem des Autoerotismus«, *Psyche* 28 (1964/65), Nr. 5, S. 241–272.

–, *Nein und Ja. Die Ursprünge der menschlichen Kommunikation*. Stuttgart o. J. (Beiheft zur *Psyche)*.

–, »Hospitalism«. In: *The psychoanalytic study of the child*, Vol. I/1945, S. 53–74 und Vol. II/1946, S. 113–117. In diesem Band.

Srole, L.; Langner, Th., »Mental disorder in a metropolis«, *Publ. Hlth. Rep.* 72 (1957), S. 580–582.

Srole, L.; Langner, T. S.; Michael, S. T.; Opler, M. K.; Rennie, T. A. C., *Mental health in the metropolis. The Midtown Manhattan Study*. New York – Toronto – London 1962.

–, »Urban life and mental health: Socioeconomic status and mental disorder in the metropolis«, *Am. J. Psych.* 113 (1957), S. 831–836.

Stagner, R.; Krout, M. H., »A correlational study of personality development and structure«, *J. abnormal and social Psychol.* 35 (1940), S. 339–355.

Stainbrook, E. J., »Some characteristics of the psychopathology of schizophrenic behavior in Bahian society«, *Am. J. Psych.* 109 (1952), S. 330–335.

Stanton, A., Schwartz, M., *The mental hospital*. Basic Books, New York 1954.

Statistical Year Books of Japan. Veröffentlicht vom Japanischen Gesundheitsministerium.

Statistisches Bundesamt, *Krankenanstalten, Heil- und Heilhilfspersonen*. 1963 (Fachserie A, Reihe 7, III.).

Stauder, K. H., »Über die Dekompensation alter Hirnherde durch Infektionskrankheiten«, *Arch. Psychiatr. u. Z. Neur.* 187 (1951), S. 165–176.

Stern, W., *Psychology of early childhood*. London 1930.

Stevenson, I., »The challenge of results in psychotherapy«, *Am. J. Psych.* 116 (1959), S. 120–123.

Stiefler, G., »Die sogenannte Unfallneurose II«, *Fortschr. Neurol.* 3 (1931), S. 461–490.

Stirn, Hans, *Der Aussagewert des Krankenstandes*. Beiheft zum *Zbl. Arbeitswiss.* Frechen/Köln 1963.

Stoddard, G. D., »Intellectual development of the child: An answer to the critics of the Iowa Studies«, *School and society* 51 (1940), S. 529–536.

Stoeckle, J. D.; Davidson, G. E., »Communicating aggrieved feelings in the patient's initial visit to a medical clinic«, *J. Hlth. hum. Behav.* 4 (1963), S. 199–206.

Stoeckle, J. D.; Zola, I. K., »After everyone can pay for medical care«, *Med. Care.* 2 (1964), S. 36–41.

Stoeckle, J. D.; Zola, I. K.; Davidson, G. E., »On going to see the doctor, the contributions of the patient to the decision to seek medical aid«, *J. chron. Dis.* 16 (1963), S. 975–989.

–, »The quantity and significance of psychological distress in medical patients«, *J. chron. Dis.* 17 (1964), S. 959–970.

Stokes, J. H.; Beerman, H.; Ingraham, N. R., »The psychoneurogenous component of cutaneous reaction mechanisms«, *Am. J. med. Sci.* 198 (1939), S. 577–588.

–, »The psychoneurogenous component of cutaneous reaction mechanisms« (Teil II), *Am. J. med. Sci.* 200 (1940), S. 560–576.

Straus, R., »The nature and status of medical sociology«, *Am. sociol. Rev.* 22 (1957), S. 200–204.

Stromgren, E., »Social surveys«, *J. ment. Sci.* 94 (1948), S. 226.

Strotzka, H., *Einführung in die Sozialpsychiatrie*. Hamburg 1965.

–, *Sozialpsychiatrische Untersuchungen. Beiträge zu einer Soziatrie*. Wien 1958.

Strotzka, H.; Leitner, I.; Czerwenka-Wenkstetten, G.; Graupe, S. R., »Sozialpsychiatrische Feldstudien über eine ländliche Allgemeinpraxis«, *Sozialpsychiatrie*, Vol. 1 (Okt. 1966), Nr. 2, S. 83–87.

Study group on smoking and health, »Smoking and health: Joint report of the study group on smoking and health«, *Science* 125 (1957), S. 1129.

Stunkard, A., »Physical activity, emotions and human obesity«, *Psychosom. Med.* 20 (1958), H. 5, S. 366–372.

Suchman, E. A.; Menzel, H., The interplay of demographic and psychological variables in the analysis of voting surveys. In: *The language of social research*, hrsg. v. Lazarsfeld, P. F. u. Rosenberg, M., Glencoe 1962, S. 148–173.

Suchman, E. A.; Phillips, B. S.; Streib, G., »An analysis of the validity of health questionnaires«, *Social Forces* 36 (1958), S. 223, 226, 232.

Suchman, E. A., »Social patterns of illness and medical care«, *J. Hlth. Behav.* 6 (1965), S. 2–16.

–, *Sociology and the field of public health*. New York 1963.

–, »Sociomedical variations among ethnic groups«, *Am. J. Sociol.* 70 (1964), S. 319–331.

Sullivan, H. S., *Clinical studies in psychiatry*. New York 1956.

–, *Conceptions of modern psychiatry*. Washington, D. C. 1946.

–, *The interpersonal theory of psychiatry*. New York 1953.

Sussman, M. B., »Needed research on the employed mother«, *Marriage and family living*, Vol. 23 (Nov. 1961), No. 4, S. 368–373.

Swartz, J.; Semrad, E., »Psychosomatic disorders in psychoses«, *Psychosom. Med.* 13 (1951), S. 314–321.

Szasz, T. S., »Malingering: Diagnosis or social condemnation?«, *Arch. Neurol. Psychiat.* 76 (1956), S. 437–443.

Taylor, F. Sh., *The century of science*. London 1941.

Terris, M., »The scope and methods of epidemiology«, *Am. J. publ. Hlth.* 52 (1962), S. 1371–1376.

Terry, Ch. E.; Pellens, M., *The opium problem*. O. O. 1928.

The National Foundation for Infantile Paralysis, *Understanding the Disabled*. New York 1956 (Publication No. 9).

»The placebo«, *Spectrum* 5 (1957), S. 141.

Thiry, S.; Wattillon, M.; Wouters, J.; Tinant, M., »Le syndrome subjectif des traumatisés du crâne, ou syndrome postcommotionnel tardif. Son appréciation en médecine légale. L'électroencéphalogramme dans les traumatismes crâniens fermés et sa valeur en médecine légale«, *Arch. belg. Méd soc. et Hyg.* 13 (1955), S. 617–626.

Thomä, H., *Anorexia nervosa*. Stuttgart 1961.

Thudicum, J. W. L., *A treatise on the chemical constitution of the brain*. London 1884.

Thum, H. J., »Die Beurteilung u. Behandlung Schädelverletzter«, *DMW* 85 (1960), S. 31–34.

Tichy, H.; Velde, G.; Schilling, V.; Schwarz, H.; Elsaesser, K. H., *Renten und Invaliditätsbegutachtung bei Rheumatismus, Diabetes mellitus, Blutschädigungen und Nervenkrankheiten«*. Leipzig 1954.

Tietze, T., »A study of mothers of schizophrenic patients«, *Psychiatry* 12 (1949), S. 55 bis 65.

Tillmann, A., »Begutachtungsfragen bei Schädelhirnverletzten«, *Praxis* 1956, S. 761–766.

Tönnesmann, M., »Einige Aspekte zur Entwicklung einer Medizinsoziologie und Sozialpsychologie in Deutschland«. *Kölner Zeitschrift für Soziologie und Sozialpsychologie*, Sonderheft 3: *Probleme der Medizinsoziologie*. Köln und Opladen 1958. S. 294–336.

Tönnis, W., »Die Behandlung der gedeckten traumatischen Hirnschädigung«, *Hefte Unfallheilk*. 45 (1953), S. 111–117.

–, »Schußverletzungen des Gehirns«, *Zbl. Neurochir*. 6 (1941), S. 113–161.

Tönnis, W.; Loew, F.; Frowein, R.-A., »Considérations sur la classification et le traitement des traumatismes crânio-cérébraux fermés«, *Neurochirurgie* (Paris) 1 (1955), S. 268–272.

Tolman, E. C., *Purposive behavior*. New York 1932.

Townsend, F. M.; Davidson, W. H., Befall von Jugendlichen mit Koronarsklerose. In: *Probleme der Luftfahrtpathologie*. Panorama Sandoz 1962.

Trussell, R. E.; Levin, M. L., »Comparison of various methods of estimating prevalence of Chronic disease in a community: The Hunterdon County Story«, *Am. J. publ. Hlth*. 46 (1956), S. 173–182.

Ueda, H.; Maezawa, H.; Takamura, U.; Ooia, M.; Harada, T.; Sakurai, T.; Nakajima, A., »Treatment of diabetes mellitus by sulfonylurea drugs«, *Naika (Jap. J. intern. Med.)* 8 (1961), S. 367

v. Uexküll, Th., »Die Berufstätigkeit der Frau in psychosomatischer Sicht«, *Ärztl. Mitt*. 45. Jg. (1960), H. 24, S. 1201–1207. In diesem Band.

–, *Grundfragen der psychosomatischen Medizin*. Hamburg 1963.

–, »Der Körper als Problem der psychosomatischen Medizin«, *Psyche* XV (1961/62), S. 76 bis 87.

–, »Was kann eine Spezialdisziplin ›Soziologische Medizin‹ für eine allgemeine Medizin leisten?«, *Kölner Zeitschrift für Soziologie und Sozialpsychologie*, Sonderheft 3: *Probleme der Medizinsoziologie*. Köln und Opladen 1958, S. 58–79.

Umbach, W., »Praktische Beispiele für die Begutachtung und Behandlung von Schädel-Hirnverletzungen«, *Med*. 1957, S. 119, S. 1102–1105.

–, »Über die Behandlung der Schädelverletzungen und die rechtzeitige Diagnose ihrer Komplikationen«, *MMW* 98 (1956), S. 114–118.

Updegraff, R., »The determination of a reliable intelligence quotient for the young child«, *Journal of Genetic Psychology* 41 (1932), S. 152–166.

Usbeck, W., »Über statistische Erhebungen bei unseren alten offenen und gedeckten Hirnverletzungen«. *Psychiatr., Neurol. u. med. Psychol*. 6 (1954), S. 300–306.

–, »Wie weit können die doppelte Traubenzuckerbelastung und die Insulinbelastung zur Beurteilung von Spätschäden gedeckter Hirnverletzungen beitragen?«, *Zbl. Neurochir*. 12 (1952), S. 87–97.

–, »Zur gedeckten Hirnverletzung ohne primäre Bewußtlosigkeit«, *Ärztl. Wschr*., 1953, S. 152–155.

U. S. Department of Health, Education and Welfare, Public Health Service, »Hospital discharges and length of stay: Short-stay hospitals, United States 1958–1960«. *Health statistics for the U. S. National Health Survey,* Ser. B-No. 32 (1960).

–, »Volume of physician visits, United States, July 1957–June 1959«. *Health statistics for the U. S. National Health Survey,* Ser. B-No. 19 (1960).

US-Gesetz vom 17. Dez. 1914, c. 1, 38 Stat. 785, berichtigt 26 U. S. C. §§ 4701-36 (Ergänzung III, 1956).

van der Valk, J. M.; Groen, J.; Bastiaans, J., Psychosomatic aspects of syndrome shift and syndrome suppression. In: Joh. Booij, *Psychosomatics,* Amsterdam 1957, S. 33–59.

Vasterling, H. W., »Die Berufstätigkeit der Frau aus der Sicht des Gynäkologen«, *Hippokrates* 35 (1964), H. 9, S. 365–369.

Vastesaeger, M. M.; Delcourt, R., »The natural history of atherosclerosis«, *Circulation* 26 (1962), S. 841.

»14. Kongreß der skandinavischen Neurologen in Helsingfors, Finnland, 1958«, *Acta psychiatr. (scand.)* 34, (1959), Suppl. 137, S. 5.

Virchow, R., »Mitteilungen über die in Oberschlesien herrschende Typhus-Epidemie«, *Virchows Archiv* 2 (1849), S. 144–322.

Vogel, Ch., »Infektionsquellen tuberkulöser Kinder«, *Der Tuberkulosearzt* 8 (1954), S. 571.

Wada, S.; Toda, S.; Omori, Y.; Yamakido, M.; Blackard, W. G., »The clinical features of diabetes mellitus in Japan as observed in a hospital outpatient clinic«, *Diabetes* 13 (1964), S. 485.

Waelder, R., »The principle of multiple function«, *Psychoanalytic Quarterly* 5 (1936), S. 45–62.

–, »Psychiatry and the problem of criminal responsibility«, *University of Pennsylvania Law Review* Vol. 101 (1952), I, S. 378–390. In diesem Band.

Wagener, H. P., »Retinopathy in diabetes mellitus«, *Proc. amer. diabet. Ass.* 5 (1946), S. 201.

Walcher, W., »Zur Objektivierung und Therapie der traumatischen Encephalopathie«, *Wien. klin. Wschr.,* 1954, S. 98–144.

Walker, A. E.; Jablon, S., »A follow-up of head-injured men of world war II«, *J. Neurosurg.* 16 (1959), S. 600–610.

Walker, J. B., »The detection of latent diabetes«, *Postgrad. med. J.* 35 (1959), S. 302.

Wallentin, G., »Begutachtungsprobleme bei traumatischen, nicht lokalisierten hirnatrophischen Prozessen«. *Wien. med. Wschr.* 107 (1957), S. 710–712.

Waller, J. V.; Kaufmann, R. M.; Deutsch, F., »Anorexia nervosa: A psychosomatic entity«, *Psychosom. Med.* 2 (1940), S. 3–16.

Wardwell, W. I.; Hyman, M.; Bahnson, C. B., »Stress and coronary heart disease in three field studies«, *J. chron. Dis.* 17 (1964), S. 73.

Warner, W. L.; Lunt, P. S., *The social life of a modern community. New Haven,* Conn. 1941.

Watts, C. A. H., *Morbidity statistics from general practice,* Vol. 3., London 1962. (G. R. O. Studies on medical and population subjects, No. 14, H. M. S. O.).

Weakland, J., The »double-bind« hypothesis of schizophrenia and three party interaction. *Etiology of schizophrenia,* hrsg. v. D. D. Jackson, New York 1960, S. 373–388.

Weber, M., Science as a vocation. In: L. Wilson u. W. Kolb, *Sociological analysis,* Harcourt Brace, New York 1949.

Wegrocki, H. J., »A critique of cultural and statistical concepts of abnormality«, *J. abn. and soc. Psychol.* 34 (1939), S. 166–178.

Weigel, J. A., *Psychiatry in general practice.* Amsterdam 1958.
Weiler, K., »Das Schicksal der Hirnverletzten«, *Med. Mschr.* 1 (1947), S. 115–121
Weinberg, K., »The relevance of the forms of isolation to schizophrenia«, *Int. J. social Psychiat.* 13 (1966/67), S. 33–41.
–, A sociological analysis of a schizophrenic type. In: *Mental health and mental disorder,* hrsg. v. Rose, A. M., New York 1955, S. 240–257.
Weisman, A. D., »A study of the psychodynamics of duodenal ulcer exacerbations«, *Psychosom. Med.* 8 (1956), H. 1, S. 2–42.
Weiss, E.; English, O. S., *Psychosomatic medicine.* Philadelphia 1943, London 1949.
v. Weizsäcker, V., *Fälle und Probleme. Anthropologische Vorlesungen in der medizinischen Klinik.* 2. Aufl. Stuttgart 1951.
–, *Menschenführung.* Göttingen 1955.
–, *Soziale Krankheit und soziale Gesundung.* 2. Aufl., Göttingen 1955.
Wemmer, F., »Erfahrungen bei der stationären Behandlung jugendlicher Tuberkulosekranker«, *Der Tuberkulosearzt* 16 (1962), S. 14.
Werk, E. E. jun.; Knowles, H. C. jun., »The blood ketone and plasma free fatty acid concentration in diabetic and normal subjects«, *Diabetes* 10 (1961), S. 22.
Whitehorn, J. C., »Guide to interviewing and clinical personality study«, *Arch. Neurol. Psychiat.* 52 (1944), S. 197–216.
–, »Psychiatric implications of the ›placebo effect‹«, *Am. J. Psych.* 114 (1958), S. 662–664.
Whitmore, W. F., Tumors of the male generative tract. In: *Cancer diagnosis and treatment.* Hrsg. J. B. Field, Boston, Mass. 1959, S. 411–413.
Whyte, W. F., *Street corner society.* O. O. 1943.
Wikler, A. *Opiate addiction.* 1953, o. O.
Wilkerson, H. I. C. u. Krall, L. P., »Diabetes in a New England town«. *A. M. A.* 135 (1947), S. 209.
Wille, K., Über die Arbeits-, Verkehrs- und Sportunfälle aus der Sicht des Volkswirtes«. *Dtsch. Ges. wes.* 16 (1961), S. 733–739.
Williams, F. E., The Vailala madness in retrospect. In: *Essays presented to C. G. Seligman,* hrsg. v. E. E. Evans-Pritchard u. a. London 1934, S. 368–379.
Williams, R. H., *Textbook of endocrinology.* Saunders, Philadelphia 1962.
Williams, T. F.; White, K. L.; Andrews, L. F.; Diamond, E.; Greenberg, E. G.; Hamrick, A. A.; Hunter, E. A., »Patient referral to a university clinic, patterns in a rural state«. *Am. J. publ. Hlth.* 50 (1960), S. 1493–1507.
Wilson, L., *The academic man.* New York 1942.
Wilson, R. N., »Patient-practitioner relationship«. In: *Handbook of medical sociology.* Freeman, H. E.; Levine, S.; Reeder, L. G., eds., Englewood Cliffs, N. J. 1963, S. 273–295.
–, Teamwork in the operation room. In: *Patients, physicians and illness,* hrsg. v. Jaco E. G., Glencoe, Ill. 1958, S. 491–501
Winick, »Narcotics addiction and its treatment«, *Law and contemporary problems* 22 (1957), S. 9–33.
Wirth, L., Introduction. In: K. Mannheim, *Ideology and utopia,* New York 1940, S. XXIV.
Witter, H.; Mayer, A., »Untersuchungen über Art und Schwere der Folgezustände stumpfer Schädel-Hirntraumen«, *Ann. Univ. Saraviensis* 2 (1954), S. 57–74.
Wittkower, E. D.; Cleghorn, R. A., Hrsg., *Recent developments in psychosomatic medicine.* O. O. 1954.
Woelm, M., Hrsg., *Gesundheitsprobleme in Prozenten.* Eschwege o. J.

Wolf, K., »Body mastery of the child as an index for the emotional relationship between mother and child« (in Vorbereitung).

Wolf, St.; Wolff, H. G., *Human gastric function.* New York 1947.

Wolfe, H. G., »Personality features and reactions of subjects with migraine«, *Arch. Neurol. Psychiat.* 37 (1937), S. 895–921.

Wolfe, S., »Talking with doctors in Urbanville: An exploratory study of Canadian general practitioners«, *Am. J. publ. Hlth.* 53 (April 1963), S. 4.

Wolfe, Th. P., »Emotion and organic heart disease«, *Am. J. Psych.* 93 (1936), S. 681–691.

Wolff, S. H., »Life stress and bodily disease: A formulation«. In: *Proceedings of the association for Research in Nervous and Mental Diseases,* Baltimore 1950, Vol. 29.

Woodworth, R. S., »Heredity and environment«, *Bulletin 47, Social Science Research Council.* 1941.

World Health Organization, »Hypertension and coronary heart disease«. *WHO Tech. Rep. Ser.* No. 168 (1959).

Wouk, H. *The Caine mutiny.* 1951.

Wright, B. A., *Physical disability – a psychological approach.* New York 1960.

Wright, N. B.; Taylor, B., »The incidence of diabetes in a sample of the adult population in South Trinidad«, *W. Indian med. J.* 7 (1958), S. 123.

Wrong, D. H., »The over-socialized conception of man in modern sociology«, *Psychoanalysis and the Psychoanalytic Review* Vol. 49 (Summer 1962), No. 2, S. 53–69.

Wynder, E. L.; Cornfield, J.; Schroff, P. D.; Doraiswami, K. R., »A study of environmental factors in carcinoma of the cervix«, *Am. J. Obstet. Gynaecol.* 68 (1954), S. 1016.

Wynne, L. C.; Singer, M. T., »Denkstörung und Familienbeziehung bei Schizophrenen«, *Psyche* 19 (1965), S. 82–160.

Wynne, L. C.; Ryckoff, I. M.; Day, J. D.; Hirsch, S., Pseudo-mutuality in the family relations of schizophrenics. In: *A modern introduction to the family,* hrsg. v. Bell, N. W. u. Vogel, E., Glencoe 1962, S. 573–594.

Yarrow, M. R.; Schwartz, C. G.; Murphey, H. S.; Deasy, L. G., »The psychological meaning of mental illness in the family«. *J. soc. Issues* 1 (1955), H. 4, S. 12–24.

Yater, W. M.; Traum, A. H.; Spring, S.; Brown, W. G.; Fitzgerald, R. P.; Geisler, M. A.; Wilcox, B. B., »Coronary artery disease in men eighteen to thirty-nine years of age«, *Am. Heart J.* 36 (1948), S. 683.

Yi Chiang Lu, »Contradictory parental expectations in schizophrenia«, *Arch. Gen. Psychiat.* 6 (1967), S. 219–234.

Yoshida, T., »Autopsy findings in Japanese diabetics«, *Tonyobyo (Diabetes),* 4 (1961), S. 3.

Young, C., »Sociology and the practicing professions«, *Am. soc. Rev.* 20 (1955), S. 644.

Yudkin, J., »Diet and coronary thrombosis. Hypothesis and fact«, *Lancet II* (1957), S. 155.

Zeh, »Die Objektivierung der Folgen von gedeckten traumatischen Hirnschädigungen«, *Fortschr. Neurol.* 18 (1950), S. 1–30.

Zelditch, M. jr., Role differentiation in the nuclear family. In: Parsons, T. u. Bales, R. F., *Family, socialization and interaction process.* O. O. 1955.

Zilboorg, G., *A history of medical psychology.* New York o. J.

Zillig, G., »Ergebnisse des Evipanversuches bei Hirnverletzten«, *Dtsch. Z. Nervenheilk.* 164 (1950), S. 16–23.

–, »Die traumatische Hirnleistungsschwäche«, *Nervenarzt* 19 (1948), S. 206–216.

–, »Zur Beurteilung der Spätfolgen nach Contusio cerebri«, *Nervenarzt* 17 (1944), S. 215 bis 233.

–, »Zur Symptomatologie traumatischer Psychosen mit expansivem Syndrom«, *Nervenarzt* 14 (1941), S. 145–158.

Zimmering u. a., »Drug addiction in relation to problems of adolescence«. *Am. J. Psych.* 109 (1952), S. 272.

Zola, I. K., »Problems of communication, diagnosis, and patient care: The interplay of patient, physician and clinic organization«, *J. med. Educ.* 38 (1963), S. 829–838.

de Zoysa, V. P., »Clinical variations of the diabetic syndrome in a tropical county (Ceylon)«, *Arch. intern. Med.* 88 (1951), S. 812.

Zubin, J., Biometric methods in psychopathology. In: *Depression*, hrsg. v. P. H. Hoch u. J. Zubin, New York 1954, S. 126.

Zülch, K. J., »Die sozialmedizinische Begutachtung der Hirnverletzten«, *DMW* 74 (1949), S. 1412–1415.

–, »Vegetative und psychische Symptome bei umschriebenen traumatischen Zwischenhirnschädigungen und ihre Beurteilung im Gutachten«, *Zbl. Neurochir.* 10 (1950), S. 73–97.

Namen- und Sachregister

NAMENREGISTER

SACHREGISTER

Taschenbücher Syndikat / EVA

Band 2 **Arthur Rosenberg**
Entstehung und Geschichte der Weimarer Republik
ISBN 3-434-42002-0

Band 3 **Hans Peter Duerr**
Traumzeit – Über die Grenze zwischen Wildnis und Zivilisation
ISBN 3-434-46003-9

Band 4 **Giovanni Jervis**
Kritisches Handbuch der Psychiatrie
Aus dem Italienischen von Maja Pflug und Traudi Pulz
ISBN 3-434-46004-7

Band 5 **Peter Gorsen**
Salvator Dali, der »kritische Paranoiker«
ISBN 3-434-46005-5

Band 6 **Gesellschaften ohne Staat**
Gleichheit und Gegenseitigkeit
Herausgegeben von Fritz Kramer und Christian Sigrist
ISBN 3-434-46006-3

Band 8 **Maud Mannoni**
Der Psychiater, sein Patient und die Psychoanalyse
Aus dem Französischen von Katharina Bischoff und Hans-Jürgen Grune
ISBN 3-434-46008-X

Band 9 **Paul Parin**
Der Widerspruch im Subjekt
Ethnopsychoanalytische Studien
ISBN 3-434-46011-X

Band 10 **Carlo Ginzburg**
Der Käse und die Würmer
Die Welt eines Müllers um 1600
ISBN 3-434-46010-1

Band 12 **Bronislaw Malinowski**
Das Geschlechtsleben der Wilden in Nordwest-Melanesien
ISBN 3-434-46012-8

Taschenbücher Syndikat / EVA

Band 13 **Nahum Goldmann**
Das Jüdische Paradox
Zionismus und Judentum nach Hitler
ISBN 3-434-46013-6

Band 14 **Soziologische Exkurse**
Nach Vorträgen und Diskussionen
Frankfurter Beiträge zur Soziologie
Im Auftrag des Instituts für Sozialforschung
herausgegeben von Theodor W. Adorno und Walter Dirks
ISBN 3-434-46014-4

Band 15 **Wolfgang Neuss**
Wir Kellerkinder
Serenade für Angsthasen
Genosse Münchhausen
ISBN 3-434-46015-2

Band 16 **Hermann K.A. Döll**
Philosoph in Haar
Tagebuch über mein Vierteljahr in einer Irrenanstalt
ISBN 3-434-46016-0

Band 17 **Giorgio Colli**
Nach Nietzsche
Aus dem Italienischen von Reimar Klein
ISBN 3-434-46017-9

Band 18 **Die neuen Narzißmustheorien: zurück ins Paradies ?**
Herausgegeben vom Psychoanalytischen
Seminar Zürich
ISBN 3-434-46018-7

Band 19 **Erich Fried**
Höre, Israel!
Gedichte und Fußnoten
ISBN 3-434-46018-7

Band 20 **Gesellschaften ohne Staat II**
Genealogie und Solidarität
Herausgegeben von Fritz Kramer und Christian Sigrist
ISBN 3-434-46020-9

Taschenbücher Syndikat / EVA

Band 26 **Bronislaw Malinowski**
Argonauten des westlichen Pazifik
ISBN 3-434-46026-8

Band 27 **Klaus Dörner**
Bürger und Irre
Zur Sozialgeschichte und Wissenschaftssoziologie der Psychiatrie
ISBN 3-434-46027-6

Band 28 **Ernesto Grassi**
Die Macht der Phantasie
Zur Geschichte abendländischen Denkens
ISBN 3-434-46028-4

Band 29 **A. Mitscherlich / T. Brocher / D. von Mering / U. Horn (Hrsg.)**
Der Kranke in der modernen Gesellschaft
ISBN 3-434-46029-2

Band 30 **H. G. Adler / Hermann Langbein / Ella Lingens-Reiner (Hrsg.)**
Auschwitz
Zeugnisse und Berichte
ISBN 3-434-46030-6

Band 31 **Raymond Roussel**
In Havanna
Ein Romanfragment
ISBN 3-434-46031-4

Band 32 **Michael Müller**
Architektur und Avantgarde
Ein vergessenes Projekt der Moderne?
ISBN 3-434-46032-2

Band 33 **Rudolf zur Lippe**
Autonomie als Selbstzerstörung
Zur bürgerlichen Subjektivität
ISBN 3-434-46033-0

Band 34 **Thomas Ziehe**
Pubertät und Narzißmus
ISBN 3-434-46034-9

Band 35 **Ulrich Sonnemann**
Die Einübung des Ungehorsams in Deutschland
ISBN 3-434-46035-7